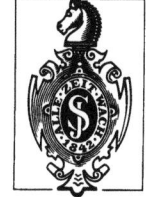

H.-J. Schmoll H.-J. Meyer
H. Wilke R. Pichlmayr (Hrsg.)

Aktuelle Therapie gastrointestinaler Tumoren

Mit 162 Tabellen und 115 Abbildungen

Springer-Verlag

Berlin Heidelberg New York
London Paris Tokyo
Hong Kong Barcelona
Budapest

Professor Dr. med. Hans-Joachim Schmoll
Abteilung Hämatologie und Onkologie
Medizinische Hochschule Hannover
Konstanty-Gutschow-Str. 8
3000 Hannover 61

Professor Dr. med. Hans-Joachim Meyer
Klinik für Abdominal- und Transplantationschirurgie
Zentrum Chirurgie der Medizinischen Hochschule Hannover
Konstanty-Gutschow-Str. 8
3000 Hannover 61

Priv.-Doz. Dr. med. Hansjochen Wilke
Westdeutsches Tumorzentrum Essen
Innere Klinik und Poliklinik
Hufelandstr. 55
4300 Essen 1

Professor Dr. med. Rudolf Pichlmayr
Klinik für Abdominal- und Transplantationschirurgie
Zentrum Chirurgie der Medizinischen Hochschule Hannover
Konstanty-Gutschow-Str. 8
3000 Hannover 61

ISBN-13:978-3-642-76188-1   e-ISBN-13:978-3-642-76187-4
DOI: 10.1007/978-3-642-76187-4

CIP-Titelaufnahme der Deutschen Bibliothek
Aktuelle Therapie gastrointestinaler Tumoren / H.-J. Schmoll; H.-J. Meyer; H. Wilke; R. Pichlmayr (Hrsg.). –
Berlin; Heidelberg; New York; London; Paris; Tokyo; Hong Kong; Barcelona; Budapest: Springer, 1992
ISBN-13:978-3-642-76188-1
NE: Schmoll, Hans-Joachim [Hrsg.]

© Springer-Verlag Berlin Heidelberg 1992
Softcover reprint of the hardcover 1st edition 1992

Satz: Elsner & Behrens GmbH, 6836 Oftersheim

27/3145-5 4 3 2 1 0 – Gedruckt auf säurefreiem Papier

Vorwort

Noch vor wenigen Jahren bestand – von Ausnahmen abgesehen – keine eindeutige Indikation zur systemischen Chemotherapie bei Patienten mit inoperablen oder metastasierten gastrointestinalen Karzinomen. Die konsequente Entwicklung und Erweiterung der chemotherapeutischen Konzepte in den letzten Jahren hingegen zeigte, daß auch die gastrointestinalen Tumoren zum Teil hoch Chemotherapie-sensible Tumoren sind. Pathologisch dokumentierte komplette Remissionen bei Magen- und Ösophaguskarzinomen, die kombinierte Strahlen-/Chemotherapie beim Ösophagus- und Analkarzinom, die Möglichkeit der Tumorkontrolle bei einem großen Prozentsatz der Patienten mit metastasiertem Kolon-/Rektumkarzinom durch eine gut verträgliche, wenig eingreifende ambulante Chemotherapie, ebenso wie die hohe remissionsinduzierende Potenz der regionalen Chemotherapie bei Lebermetastasen erfordern eine neue Konzeption des therapeutischen Procedere bei Tumoren des Gastrointestinaltraktes. Zum ersten Mal wurden durch adjuvante Therapieverfahren bei dem sehr häufigen Kolon- und Rektumkarzinom eine signifikante Überlebensverbesserung erzielt, die die adjuvante Therapie bei den entsprechenden Risikogruppen obligat werden lassen. Präoperative ebenso wie postoperative additive oder adjuvante Therapiekonzepte versprechen neben den palliativen Therapiemöglichkeiten eine Verbesserung der Langzeitüberlebensraten bei den meisten Tumoren des Gastrointestinaltraktes sowie eine Verbesserung der palliativen Therapieoptionen. Die stetige und auch zum Teil rasante Entwicklung bei der Chemotherapie und die Möglichkeiten der Kombination mit Strahlentherapie wie z. B. beim Ösophagus-, Rektum- oder auch Magenkarzinom erfordern eine rasche Umsetzung der präklinischen oder frühen klinischen Erkenntnisse in prospektive klinische Forschung. Die Heterogenität der Patientenpopulationen, die Vielzahl der Fragestellungen und zu überprüfenden Optionen und die Identifizierung biologischer und molekularbiologischer Prognosefaktoren erfordern eine intensive Kooperation nicht nur der internistischen Onkologen, sondern aller im Gesamtkonzept der Therapie gastrointestinaler Tumoren relevanten Disziplinen wie Chirurgie, Strahlentherapie und Gastroenterologie. Die molekularbiologischen Erkenntnisse der letzten Jahre lassen einen weiteren rasanten Fortschritt der Definition von Risikogruppen und möglicherweise auch der Therapie in den nächsten Jahren erkennen. Für die Durchsetzung dieser neuen Therapiekonzepte und

der richtungsweisenden klinischen Forschung wird ein integratives Gesamtkonzept in der klinischen und präklinischen Forschung, erst Recht aber in der
praktischen Therapie benötigt. Nur dieses integrative Gesamtkonzept kann der
wissenschaftlichen und therapeutischen Herausforderung in der Therapie
gastrointestinaler Tumoren und in der gesamten internistischen Onkologie
gerecht werden.

H.-J. Schmoll
H.-J. Meyer
H. Wilke
R. Pichlmayr

Inhaltsverzeichnis

Ösophaguskarzinom

Magenkarzinom

Kolon-Rektum-Karzinom

Lebermetastasen

Analkarzinom

Management des nicht kurativ resektablen Pankreas- und Gallengangskarzinom

Perspektiven für die Therapie gastrointestinaler Tumoren

Zusammenfassung

Mitarbeiterverzeichnis

Achterrath, W., Steinweg 24, 6070 Langen

Altendorf-Hofmann, A., Chirurgische Klinik mit Poliklinik der Universität Erlangen-Nürnberg, Maximiliansplatz 1, 8520 Erlangen

Abramson, S., Alpha Therapeutic Corp. 5555 Valley Blvd, Los Angeles, CA, USA

Arndt, M., Klinik und Poliklinik für Allgemeine Chirurgie der Universität Münster, Jungeblodtplatz 1, 4400 Münster

Aulenbacher, P., ASTA Pharma AG, Klinische Tumorforschung, 6000 Frankfurt 1

Bartsch, H. H., Abteilung Hämatologie/Onkologie, Zentrum Innere Medizin der Universität, Robert-Koch-Str. 40, 3400 Göttingen

von Bassewitz, D. B., Gerhard-Domagk-Institut für Pathologie der Universität Münster, 4400 Münster

Bechstein, W. O., Chirurgische Klinik und Poliklinik, Universitätsklinikum Rudolf Virchow, Spandauer Damm 130, 1000 Berlin 19

Behre, W., Abteilung Hämatologie/Onkologie, Medizinische Hochschule Hannover, Konstanty-Gutschow-Str. 8, 3000 Hannover 61

Behrend, M., Klinik für Abdominal- und Transplantationschirurgie, Medizinische Hochschule Hannover, Konstanty-Gutschow-Str. 8, 3000 Hannover 61

Berdel, W. E., I. Medizinische Klinik und Poliklinik der Technischen Universität München, Klinikum rechts der Isar, Abteilung für Hämatologie und Onkologie, 8000 München 80

Bergmann, L., Abteilung für Hämatologie, Zentrum der Inneren Medizin, Universität Frankfurt, Theodor-Stern-Kai 7, 6000 Frankfurt 70

Block, T., Radiologische Klinik, Universitätskrankenhaus Eppendorf, Abteilung für Strahlentherapie, Martinistr. 52, 2000 Hamburg 20

Blum, M., Klinik und Poliklinik für Allgemeine Chirurgie der Universität Münster, Jungeblodtplatz 1, 4400 Münster

Böcker, W., Gerhard-Domagk-Institut für Pathologie der Universität Münster, Domagkstr. 17, 4400 Münster

Brockmann, W.-P., Universitätskrankenhaus Eppendorf, Radiologische Klinik, Abteilung für Strahlentherapie, Martinistr. 52, 2000 Hamburg 20

Brömsen, J., Abteilung Hämatologie/Onkologie, Medizinische Hochschule Hannover, Konstanty-Gutschow-Str. 8, 3000 Hannnover 61

Budach, V., Universitätsstrahlenklinik Westdeutsches Tumorzentrum, Hufelandstr. 55, 4300 Essen

Butcher, M. E., Infection and Oncology, Glaxo Group Research Ltd., Greenford Road, Middlesex, UB6 OHE, UK

Bünte, H., Klinik und Poliklinik für Allgemeine Chirurgie der Universität Münster, Jungeblodtplatz 1, 4400 Münster

Casper, J., Abteilung Hämatologie/Onkologie, Medizinische Hochschule Hannover, Konstanty-Gutschow-Str. 8, 3000 Hannover 61

Dempke, W. C. M., Imperial Cancer Research Fund, Laboratory of Cellular Chemotherapy, 44 Lincoln's Inn Fields, London WC2A 3PX, UK

Denecke, H., Chirurgische Klinik, Universität München, Klinikum Großhadern, Marchioninistr. 15, 8000 München

Denz, H., Abteilung für Onkologie, Department Innere Medizin der Universität, Kantonsspital, CH-4031 Basel, Schweiz

Depenbrock, H., Abteilung Hämatologie und Onkologie, Medizinische Hochschule Hannover, Konstanty-Gutschow-Str. 8, 3000 Hannover 61

Diehl, V., Klinik I für Innere Medizin der Universität zu Köln, Joseph-Stelzmann-Str. 9, 5000 Köln 41

Dias Wickramanayake, P., Klinik I für Innere Medizin der Universität zu Köln, Joseph-Stelzmann-Str. 9, 5000 Köln 41

Dippold, W. D., I. Medizinische Klinik und Poliklinik der Universität Mainz, 6500 Mainz

Doberauer, C., Medizinische Universitätsklinik, Marienhospital, Hölkeskampring 40, 4690 Herne 1

Donhuijsen-Ant, R., Medizinische Klinik II, St. Johannes-Hospital, An der Abtei 7–11, 4100 Duisburg 11

Dralle, H., Klinik für Abdominal- und Transplantationschirurgie, Medizinische Hochschule Hannover, Konstanty-Gutschow-Str. 8, 3000 Hannover 61

Dworniczak, B., Gerhard-Domagk-Institut für Pathologie der Universität Münster, Domagkstr. 17, 4400 Münster

Eiter, H., Landeskrankenhaus Feldkirch, Abteilung für Radioonkologie, Carinagasse 47, 6800 Feldkirch, Österreich

Ell, Ch., Medizinische Klinik I mit Poliklinik der Universität Erlangen-Nürnberg, Krankenhausstr. 12, 8520 Erlangen

Ernst, H., Medizinische Klinik I mit Poliklinik der Universität Erlangen-Nürnberg, Krankenhausstr. 12, 8520 Erlangen

Farrokh, R., Medizinische Klinik III, Onkologie, Hämatologie und Immunologie, Städtisches Krankenhaus Leverkusen, 5090 Leverkusen

Fink, U., Hämatologisch-Onkologische Ambulanz, I. Medizinische Klinik rechts der Isar, Ismaninger Str. 22, 8000 München

Flamme, C., Abteilung Hämatologie/Onkologie, Medizinische Hochschule Hannover, Konstanty-Gutschow-Str. 8, 3000 Hannover 61

Friedrichs, U., Abteilung Hämatologie/Onkologie, Zentrum Innere Medizin, Robert-Koch-Str. 40, 3400 Göttingen

Freund, M., Abteilung Hämatologie und Onkologie, Medizinische Hochschule Hannover, Konstanty-Gutschow-Str. 8, 3000 Hannover 61

Geerlings, H., Abteilung Biometrie, Medizinische Hochschule Hannover, Konstanty-Gutschow-Str. 8, 3000 Hannover 61

Giedl, J., Abteilung für Klinische Pathologie der Universität Erlangen-Nürnberg, Maximiliansplatz 1, 8520 Erlangen

Gisin, H., Abteilung für Onkologie, Department Innere Medizin der Universität, Kantonsspital, CH-4031 Basel, Schweiz

Görg, C., Zentrum für Innere Medizin der Universität Marburg, Abteilung Hämatologie/Onkologie, 3550 Marburg

Görg, K., Zentrum für Innere Medizin der Universität Marburg, Abteilung Hämatologie/Onkologie, 3550 Marburg

Gossmann, A., Chirurgische Klinik und Poliklinik der TU München, Klinikum rechts der Isar, Ismaninger Str. 22, 8000 München

Gossner, L., Medizinische Klinik I mit Poliklinik der Universität Erlangen-Nürnberg, Krankenhausstr. 12, 8520 Erlangen

Grab, J., Chirurgische Klinik, Universität München, Klinikum Großhadern, Marchioninistr. 15, 8000 München

Grabenbauer, G., Klinik und Poliklinik für Strahlentherapie der Universität Erlangen-Nürnberg, Krankenhausstr. 12, 8520 Erlangen

Grundmann, E., Gerhard-Domagk-Institut für Pathologie der Universität Münster, Domagkstr. 17, 4400 Münster

Günther, E., Klinik und Poliklinik für Allgemeine Chirurgie der Universität Münster, Jungeblodtplatz 1, 4400 Münster

Hach, A., Institut für Nuklearmedizin der Universität Mainz, 6500 Mainz

Hahn, E. G., Medizinische Klinik I mit Poliklinik der Universität Erlangen-Nürnberg, Krankenhausstr. 12, 8520 Erlangen

Hahn, K., Institut für Nuklearmedizin der Universität Mainz, 6500 Mainz

Hanauske, A.-R., Abteilung Hämatologie und Onkologie, Medizinische Hochschule Hannover, Konstanty-Gutschow-Str. 8, 3000 Hannover 61

Harstrick, A., Abteilung Hämatologie/Onkologie, Medizinische Hochschule Hannover, Konstanty-Gutschow-Str. 8, 3000 Hannover 61

Haug, M. R., Krankenhaus Moabit Berlin, Abteilung für Strahlentherapie und Nuklearmedizin, Turmstr. 21, 1000 Berlin 21

Havemann, K., Zentrum für Innere Medizin der Universität Marburg, Abteilung Hämatologie/Onkologie, 3550 Marburg

de Heer, K., Universitätskrankenhaus Eppendorf, Abteilung für Allgemeinchirurgie, Martinistr. 52, 2000 Hamburg 20

Heidl, G., Gerhard-Domagk-Institut für Pathologie der Universität Münster, Domagkstr. 17, 4400 Münster

Heinicke, A., Klinik und Poliklinik für Allgemeine Chirurgie der Universität Münster, Jungeblodtplatz 1, 4400 Münster

Henne-Bruns, D., Universitätskrankenhaus Eppendorf, Abteilung für Allgemeinchirurgie, Martinistr. 52, 2000 Hamburg 20

Hentjes, B., Klinik für Abdominal- und Transplantationschirurgie, Medizinische Hochschule Hannover, Konstanty-Gutschow-Str. 8, 3000 Hannover 61

Herbst, M., Klinik und Poliklinik für Strahlentherapie der Universität Erlangen-Nürnberg, Krankenhausstr. 12, 8520 Erlangen

Hermanek, P., Abteilung für Klinische Pathologie der Universität Erlangen-Nürnberg, Maximiliansplatz 1, 8520 Erlangen

Herrmann, R., Medizinische Klinik und Poliklinik mit Schwerpunkt Hämatologie und Onkologie, Klinikum Rudolph Virchow der FU Berlin, Spandauer Damm 130, 1000 Berlin 19

Heß, A., Universitätskrankenhaus Eppendorf, Abteilung für Strahlentherapie, Martinistr. 52, 2000 Hamburg 20

Heyer, D., Universitätskrankenhaus Eppendorf, Abteilung für Strahlentherapie, Martinistr. 52, 2000 Hamburg 20

Hiddemann, Medizinische Klinik und Poliklinik, Innere Medizin A der Universität Münster, Albert-Schweitzer-Str. 33, 4400 Münster

Hill, B. T., Imperial Cancer Research Fund, Laboratory of Cellular Chemotherapy, 44 Lincoln's Inn Fields, London WC2A 3PX, UK

Hoffmann, W., Medizinische Klinik III, Onkologie, Hämatologie und Immunologie, Städtisches Krankenhaus Leverkusen, 5090 Leverkusen

Hossfeld, D. K., Universitätskrankenhaus Eppendorf, Abteilung Hämatologie/Onkologie, Martinistr. 52, 2000 Hamburg 20

Hottenrott, Ch., Abteilung für Allgemeinchirurgie, Universitätsklinikum Frankfurt, Theodor-Stern-Kai 7, 6000 Frankfurt

Hübener, K.-H., Universitätskrankenhaus Eppendorf, Abteilung für Strahlentherapie, Radiologische Universitäts-Klinik, Martinistr. 52, 2000 Hamburg 20

Illiger, H. J., Städtische Kliniken Oldenburg, Klinik für Innere Medizin, Onkologie/Hämatologie, Dr. Eden-Str. 10, 2900 Oldenburg

Inglis, R., Abteilung für Allgemeinchirurgie, Universitätsklinikum Frankfurt, Theodor-Stern-Kai 7, 6000 Frankfurt

Jähne, J., Klinik für Abdominal- und Transplantationschirurgie, Medizinische Hochschule Hannover, Konstanty-Gutschow-Str. 8, 3000 Hannover 61

Joraschkewitz, M., Abteilung Hämatologie und Onkologie, Medizinische Hochschule Hannover, Konstanty-Gutschow-Str. 8, 3000 Hannover 61

Kempf, P., Stadtkrankenhaus Rüsselsheim, Chirurgische Abteilung, 6090 Rüsselsheim

Klein, H. O., Klinik I für Innere Medizin der Universität zu Köln, Joseph-Stelzmann-Str. 9, 5000 Köln 41

Knipp, H., Abteilung Hämatologie und Onkologie, Medizinische Hochschule Hannover, Konstanty-Gutschow-Str. 8, 3000 Hannover 61

Koch, B., Medizinische Klinik II, St. Johannes Hospital, An der Abtei 7–11, 4100 Duisburg 11

Köhne-Wömpner, C.-H., Abteilung Hämatologie/Onkologie, Medizinische Hochschule Hannover, Konstanty-Gutschow-Str. 8, 3000 Hannover 61

Krieg, V., Regionales Krebsregister, Regierungsbezirk Münster, 4400 Münster

Krimmel, K., Radiologische Klinik, Universität München, Klinikum Großhadern, Marchioninstr. 15, 8000 München

Krüll, A., Universitätskrankenhaus Eppendorf, Radiologische Universitäts-Klinik, Martinistr. 52, 2000 Hamburg 20

Kühl, M., Medizinische Klinik III, Universität München, Klinikum Großhadern, Marchioninstr. 15, 8000 München 70

Küpper, J., Medizinische Klinik III, St. Johannes-Hospital, An der Abtei 7–11, 4100 Duisburg 11

Lange, J., Chirurgische Klinik und Poliklinik der TU München, Klinikum rechts der Isar, Ismaninger Str. 22, 8000 München 80

Langhans, P., Klinik und Poliklinik für Allgemeine Chirurgie der Universität Münster, Jungeblodtplatz 1, 4400 Münster

Lebek, R., Medizinische Klinik I mit Poliklinik der Universität Erlangen-Nürnberg, Krankenhausstr. 12, 8520 Erlangen

Lorenz, M., Abteilung für Allgemeinchirurgie, Universitätsklinikum Frankfurt, Theodor-Stern-Kai 7, 6000 Frankfurt

Ludwig, Ch. U., Abteilung für Onkologie, Departement Innere Medizin der Universität, Kantonsspital, CH-4031 Basel, Schweiz

Maier, P., Abteilung für Allgemeinchirurgie, Universitätsklinikum Frankfurt, Theodor-Stern-Kai 7, 6000 Frankfurt

Mellin, W., Gerhard-Domagk-Institut für Pathologie der Universität Münster, Domagkstr. 17, 4400 Münster

Mentges, B., Klinik für Allgemeine Chirurgie und Poliklinik der Eberhard-Karls-Universität, Klinikum Schnarrenberg, Hoppe-Seyler-Str. 3, 7400 Tübingen

Meyer, H.-J., Klinik für Abdominal- und Transplantationschirurgie, Medizinische Hochschule Hannover, Konstanty-Gutschow-Str. 8, 3000 Hannover 61

Meyer, J., Klinik und Poliklinik für Allgemeines Chirurgie der Universität Münster, Jungeblodtplatz 1, 4400 Münster

Meyer-Pannwitt, U., Universitätskrankenhaus Eppendorf, Abteilung für Allgemeinchirurgie, Martinistr. 52, 2000 Hamburg 20

Meyer zum Büschenfelde, K.-H., I. Medizinische Klinik und Poliklinik der Universität Mainz, 6500 Mainz

Migeod, F., Medizinische Klinik III, Onkologie, Hämatologie und Immunologie, Städtisches Krankenhaus Leverkusen, 5090 Leverkusen

Miller, B., Medizinische Klinik III, St. Johannes-Hospital, An der Abtei 7–11, 4100 Duisburg 11

Nagel, G. A., Abteilung Hämatologie/Onkologie, Zentrum Innere Medizin, Robert-Koch-Str. 40, 3400 Göttingen

Obrecht, J. P., Abteilung für Onkologie, Departement Innere Medizin der Universität, Kantonsspital, CH-4031 Basel, Schweiz

Osieka, R., Medizinische Klinik IV der RWTH Aachen, Pauwelsstr. 30, 5100 Aachen

Pelster, F., Klinik und Poliklinik für Allgemeine Chirurgie der Universität Münster, Jungeblodtplatz 1, 4400 Münster

Peukert, M., ASTA Pharma AG, Klinische Tumorforschung, Weismüllerstr. 45, 6000 Frankfurt 1

Pfeiffer, G., Chirurgische Klinik und Poliklinik der TU München, Klinikum rechts der Isar, Ismaninger Str. 22, 8000 München 80

Pflüger, K. H., Zentrum für Innere Medizin der Universität Marburg, Abteilung Hämatologie/Onkologie, 3550 Marburg

Pichlmayr, R., Klinik für Abdominal- und Transplantationschirurgie, Medizinische Hochschule Hannover, Konstanty-Gutschow-Str. 8, 3000 Hannover 61

Poliwoda, H., Abteilung Hämatologie/Onkologie, Medizinische Hochschule Hannover, Konstanty-Gutschow-Str. 8, 3000 Hannover 61

Pompetzki, N., Stadtkrankenhaus Rüsselsheim, Chirurgische Abteilung, 6090 Rüsselsheim

Preusser, P., Klinik und Poliklinik Allgemeine Chirurgie der Universität Münster, Jungeblodtplatz 1, 4400 Münster

Purea, H., Medizinische Klinik II, St. Johannes-Hospital, An der Abtei 7–11, 4100 Duisburg 11

Raab, R., Klinik für Abdominal- und Transplantationschirurgie, Medizinische Hochschule Hannover, Konstanty-Gutschow-Str. 8, 3000 Hannover 61

Raygrotzki, S., Klinik für Abdominal- und Transplantationschirurgie, Medizinische Hochschule Hannover, Konstanty-Gutschow-Str. 8, 3000 Hannover 61

Reers, B., Klinik und Poliklinik für Allgemeine Chirurgie der Universität Münster, Jungeblodtplatz 1, 4400 Münster

Reile, D., Abteilung Hämatologie/Onkologie, Medizinische Hochschule Hannover, Konstanty-Gutschow-Str. 8, 3000 Hannover 61

Reimann, M., Abteilung für Allgemeinchirurgie, Universitätsklinikum Frankfurt, Theodor-Stern-Kai 7, 6000 Frankfurt

Rhomberg, W., Landeskrankenhaus Feldkirch, Abteilung für Radioonkologie, Carinagasse 47, 6800 Feldkirch, Österreich

Riethmüller, G., Institut für Immunologie, Universität München, Goethestr. 31, 8000 München 2

Ringe, B., Klinik für Abdominal- und Transplantationschirurgie, Medizinische Hochschule Hannover, Konstanty-Gutschow-Str. 8, 3000 Hannover 61

Rüger, I., Medizinische Klinik II, St. Johannes-Hospital, An der Abtei 7–11, 4100 Duisburg 11

Rühl, U., Krankenhaus Moabit Berlin, Abteilung für Strahlentherapie und Nuklearmedizin, Turmstr. 21, 1000 Berlin 21

Sandner, S., Klinik für Abdominal- und Transplantationschirurgie, Medizinische Hochschule Hannover, Konstanty-Gutschow-Str. 8, 3000 Hannover 61

Sasse, W., Klinik und Poliklinik für Allgemeine Chirurgie der Universität
Münster, Jungeblodtplatz 1, 4400 Münster

Sauer, R., Klinik und Poliklinik für Strahlentherapie der Universität
Erlangen-Nürnberg, Krankenhausstr. 12, 8520 Erlangen

Schadeck-Gressel, C., Medizinische Klinik II, St. Johannes-Hospital,
An der Abtei 7–11, 4100 Duisburg

Schäfer, D., Klinik für Allgemein- und Abdominalchirurgie der
Universitätsklinik Mainz, 6500 Mainz

Schalhorn, A., Medizinische Klinik III, Universität München, Klinikum
Großhadern, Marchioninistr. 15, 8000 München 70

Scheele, J., Chirurgische Klinik mit Poliklinik der Universität
Erlangen-Nürnberg, Maximiliansplatz 1, 8520 Erlangen

Scheurich, P., Klinische Arbeitsgruppe der Max-Planck-Gesellschaft
„BRWTI“, Goßlerstr. 10d, 3400 Göttingen

Schilke, R., Klinik und Poliklinik für Allgemeine Chirurgie der Universität
Münster, Jungeblodtplatz 1, 4400 Münster

Schlag, P., Sektion Chirurgische Onkologie, Chirurgische Universitätsklinik
Heidelberg, Im Neuenheimer Feld 110, 6900 Heidelberg

Schlimok, G., II. Medizinische Klinik, Zentralklinikum Augsburg,
Stenglinstr., 8900 Augsburg

Schmoll, E., Abteilung Hämatologie/Onkologie, Medizinische Hochschule
Hannover, Konstanty-Gutschow-Str. 8, 3000 Hannover 61

Schmoll, H.-J., Abteilung Hämatologie/Onkologie, Medizinische Hochschule
Hannover, Konstanty-Gutschow-Str. 8, 3000 Hannover 61

Schöntag, G., Universitätskrankenhaus Eppendorf, Abteilung für
Anästhesiologie, Martinistr. 52, 2000 Hamburg 20

Schreiber, H. W., Universitätskrankenhaus Eppendorf, Abteilung für
Allgemeinchirurgie, Martinistr. 52, 2000 Hamburg 20

Schroeder, M., Medizinische Klinik II, St. Johannes-Hospital,
An der Abtei 7–11, 4100 Duisburg 11

Schulte am Esch, J., Universitätskrankenhaus Eppendorf, Abteilung für
Anästhesiologie, Martinistr. 52, 2000 Hamburg 20

Schwarz, R., Universitätskrankenhaus Eppendorf, Abteilung für
Strahlentherapie, Martinistr. 52, 2000 Hamburg

Seeber, S., Medizinische Klinik III, Onkologie, Hämatologie und
Immunologie, Städtisches Krankenhaus Leverkusen, 5090 Leverkusen

Selbach, J., Medizinische Klinik II, St. Johannes-Hospital,
An der Abtei 7–11, 4100 Duisburg 11

Siewert, J. R., Chirurgische Klinik und Poliklinik der TU München,
Klinikum rechts der Isar, Ismaninger Str. 22, 8000 München 80

Söling, U., Abteilung Hämatologie/Onkologie, Zentrum Innere Medizin,
Robert-Koch-Str. 40, 3400 Göttingen

Sommer, K., Universitätskrankenhaus Eppendorf, Radiologische Klinik,
Abteilung für Strahlentherapie, Martinistr. 52, 2000 Hamburg 20

Sprakel, B., Klinik und Poliklinik für Allgemeine Chirurgie der Universität
Münster, Jungeblodtplatz 1, 4400 Münster

Sroka, R., Medizinische Klinik I mit Poliklinik der Universität
Erlangen-Nürnberg, Krankenhausstr. 12, 8520 Erlangen

Stahl, M., Abteilung Hämatologie/Onkologie, Medizinische Hochschule
Hannover, Konstanty-Gutschow-Str. 8, 3000 Hannover 61

Stangl, R., Chirurgische Klinik mit Poliklinik der Universität
Erlangen-Nürnberg, Maximiliansplatz 1, 8520 Erlangen

Steinhoff, G., Klinik für Abdominal- und Transplantationschirurgie,
Medizinische Hochschule Hannover, Konstanty-Gutschow-Str. 8,
3000 Hannover 61

Sulkowski, U., Klinik und Poliklinik für Allgemeine Chirurgie der Universität
Münster, Jungeblodtplatz 1, 4400 Münster

Thomas, P. R. M., Gastrointestinal Tumor Study Group, Washington
University, St. Louis, Missouri, USA

Trijssenaar, J., Abteilung Hämatologie/Onkologie, Medizinische Hochschule
Hannover, Konstanty-Gutschow-Str. 8, 3000 Hannover 61

Vehmeyer, K., Abteilung Hämatologie/Onkologie, Zentrum Innere Medizin,
Robert-Koch-Str. 40, 3400 Göttingen

Vogt, P., Klinik für Abdominal- und Transplantationschirurgie, Medizinische
Hochschule Hannover, Konstanty-Gutschow-Str. 8, 3000 Hannover 61

Voß, A., Medizinische Universitätsklinik, Marienhospital,
Hölkeskampring 40, 4690 Herne 1

Wegener, G., Abteilung Hämatologie/Onkologie, Medizinische Hochschule
Hannover, Konstanty-Gutschow-Str. 8, 3000 Hannover 61

Weh, H. J., Universitätskrankenhaus Eppendorf, Abteilung Onkologie und
Hämatologie der Medizinischen Klinik, Martinistr. 52, 2000 Hamburg 20

Weidmann, B., Medizinische Klinik III, Onkologie, Hämatologie und
Immunologie, Städtisches Krankenhaus Leverkusen, 5090 Leverkusen

Werner, U., Klinik für Abdominal- und Transplantationschirurgie,
Medizinische Hochschule Hannover, Konstanty-Gutschow-Str. 8,
3000 Hannover 61

Westerhausen, M., Medizinische Klinik II, St. Johannes-Hospital,
An der Abtei 7–11, 4100 Duisburg 11

Wilke, H., Abteilung Hämatologie/Onkologie, Medizinische Hochschule
Hannover, Konstanty-Gutschow-Str. 8, 3000 Hannover 61

Willich, N., Radiologische Klinik, Universität München, Klinikum
Großhadern, Marchioninstr. 15, 8000 München

Winde, G., Klinik und Poliklinik für Allgemeine Chirurgie der Universität
Münster, Jungeblodtplatz 1, 4400 Münster

Wittekind, Ch., Zentrum Pathologie und Rechtsmedizin, Medizinische
Hochschule Hannover, Konstanty-Gutschow-Str. 8, 3000 Hannover 61

Wittig, B., I. Medizinische Klinik und Poliklinik der Universität Mainz,
6500 Mainz

Wittke, H., Medizinische Klinik I mit Poliklinik und Universität
Erlangen-Nürnberg, Krankenhausstr. 12, 8520 Erlangen

Wörmann, B., Medizinische Klinik und Poliklinik der Universität Münster,
Albert-Schweitzer-Str. 33, 4400 Münster

Ösophaguskarzinom

Das Staging des Ösophagus- und Kardiakarzinoms durch nichtinvasive Diagnostik

M. Blum, G. Winde, B. Reers und H. Bünte

Das präoperative Staging durch nichtinvasive Maßnahmen bei malignen Tumoren der Speiseröhre und der Kardia gewinnt um so mehr an Bedeutung, je differenzierter die Operationsindikation gestellt wird. Das Ziel der kurativen, allein chirurgischen Therapie kann nur bei den seltenen Frühstadien erreicht werden. Durch die hohe Zahl an fortgeschrittenen Tumoren und durch die zunehmenden Erfolge in der Chemotherapie gastrointestinaler Tumoren [7, 12] tritt die differenzierte Kombinationstherapie in den Vordergrund. Voraussetzung für korrekte Therapieentscheidungen ist die möglichst genaue Stadieneinteilung des Tumors. Im eigenen Vorgehen werden die Ösophagus- und Kardiakarzinome durch Endoskopie, Sonographie und Computertomographie diagnostiziert und in resektable und nichtresektable Tumoren eingeteilt. Da die Resektion auch im fortgeschrittenen Stadium für den Patienten einen Gewinn bedeutet, wird vor einer geplanten Chemotherapie eine explorative Laparatomie durchgeführt, um die Irresektabilität zu verifizieren. Ist der Tumor sicher inoperabel, dann erfolgt nach Abheilung der Operationswunden der erste Chemotherapiezyklus. Ziel der hier vorgestellten Studie war es zu prüfen, ob durch eine praeoperative Routinediagnostik mit ausreichender Sicherheit die Indikation zur primären neoadjuvanten Chemotherapie oder zur primären Resektion gestellt werden kann und ob hierdurch die explorative Laparatomie vermieden werden kann.

Hierzu wurden in einer prospektiven Studie 44 Patienten mit der Ösophago-Gastroskopie, der Sonographie des Abdomens und der Computertomographie untersucht. Die präoperativ erhobenen Befunde wurden mit dem intraoperativen und pathologischem Befund verglichen (Tabelle 1).

Aufnahmekriterien für die Studie waren:
1. Durchführung aller Untersuchungen in der Chirurgischen Klinik unter Zusammenarbeit mit der Radiologischen Klinik (Direktor: Prof. med. P. Peters),
2. Die Untersuchungen wurden von den gleichen erfahrenen Ärzten im Rahmen der Routine durchgeführt. Über die Studie waren sie nicht informiert worden.
3. Es bestand Resektabilität des Tumors.

Tabelle 1. Studiendesign. Präoperative Diagnostik

	Ösophagus-Karzinom	Kardia-Karzinom
Beobachtungszeitraum	1 Jahr	1 Jahr
Patienten	51	37
Durchschnittsalter	57,4 Jahre	59,5 Jahre
Geschlechtsverhältnis		
Männer : Frauen	4,7 : 1	2,7 : 1
Resektionsquote	67%	54%
Eingang i. d. Studie	24	20
Resektionsquote innerh. d. Studie	100%	100%

Tabelle 2. Bestimmung der Tumorlänge

	Ösophagus-Karzinom	Kardia-Karzinom
Längenmessung		
richtig	21%	31%
überbewertet	21%	25%
unterbewertet	58%	44%
Differenz: bis 2 cm	47%	44%
über 2 cm	32%	25%

Entsprechend wurden Patienten mit unvollständiger oder auswärtig durchgeführter Diagnostik und mit nichtresektablem Tumor ausgeschlossen.

Ergebnisse

Die Bedeutung der Ösophago-Gastroskopie zur Tumordiagnose ist durch die Biopsiemöglichkeit unzweifelhaft die wichtigste diagnostische Maßnahme. Bei den oberen gastrointestinalen Tumoren kann sie neben der Feststellung der Wachstumsform des Tumors zusätzlich die makroskopische Länge bestimmen. Hieraus lassen sich Schlüsse über die Ausdehnung des Tumors ziehen. Im Vergleich zum intraoperativen und pathologischen Befund zeigte sich, daß beim Ösophagus-Karzinom nur in 21%, beim Kardia-Karzinom in 31% die Länge korrekt bestimmt werden konnte (Tabelle 2). 58% resp. 44% der Tumoren wurden in der Längenausdehnung unterschätzt. Die Infiltrationen der Ösophagus- und Magenwand reichten oft mehr als 2 cm über die sichtbare Tumorlänge hinaus.

Tabelle 3. Nachweis von Lymphknotenmetastasen durch die Sonographie

Region	Sensitivität	Spezifität	prW+
N 1	0%	100%	0%
N 2	18%	97%	70%
M 1-Lymph	35%	96%	87%
M 1-Leber	67%	94%	67%
Kompartment 1	0%	100%	0%
Kompartment 2	22%	95%	75%
Kompartment 3	57%	98%	86%

Die Sonographie hat inzwischen, durch die technische Weiterentwicklung der Geräte, einen hohen Stellenwert in der Diagnostik und in der Verlaufskontrolle von malignen Tumoren [1]. Durch die für den Patienten nicht belastende Untersuchung wird sie entsprechend großzügig eingesetzt. Für eine präoperative Stadieneinteilung sind die Lymphknotenstationen der Kompartmente I–III und die Organmetastasen wichtig. Es zeigte sich, daß die Sonographie hier oft nicht den Erwartungen entsprach. Durch die Störanfälligkeit gegenüber Darmgasen und eine Begrenzung der Auflösung für Objekte unter 1 cm Durchmesser konnten vielfach Lymphknotenmetastasen nicht gesehen werden [9, 11]. Die Sensitivität war insgesamt gering, der positive prädiktive Wert (prW+) je nach Lokalisation sehr variabel (Tabelle 3).

Bei der Computertomographie interessieren der Tumordurchmesser, die regionären und überregionären Metastasen und Organinfiltrationen durch den Tumor. Da die TNM-Klassifikation (UICC 1987) das T-Stadium nach dem Ausmaß der Wandinfiltration einteilt, werden an das Untersuchungsverfahren extreme Anforderungen gestellt. Ähnlich wie bei der Längenbestimmung durch die Endoskopie ist der korrekte Nachweis des Tumordurchmessers unzureichend. Ebenso problematisch ist der Nachweis von perigastrischen und coeliacalen Lymphknoten (Kompartment I u. II), da für das Ösophagus-Karzinom die coeliacalen Lymphknoten bereits M1-Metastasen darstellen. Der Tumordurchmesser wird durch die schwer beurteilbare Kardiaregion beim

Tabelle 4. Tumordurchmesser in der Computertomographie

	Ösophagus-Karzinom	Kardia-Karzinom
richtig bewertet	11%	19%
überbewertet	42%	31%
unterbewertet	47%	50%
Differenz bis 2 cm	68%	44%
über 2 cm	16%	38%

Tabelle 5. Metastasennachweis in der Computertomographie

	Sensitivität	Spezifität	prW+
N 1-Metastasen	31%	88%	59%
N 2-Metastasen	73%	97%	89%
Mediastinal	40%	90%	67%
M 1-Lymphknoten	83%	92%	88%
M 1-Leber	63%	100%	92%
Kompartment 1	49%	100%	100%
Kompartment 2	72%	96%	93%
Kompartment 3	71%	95%	73%

distalen Ösophagus- und Kardia-Karzinom nur in 11% (19%) richtig bestimmt. Am häufigsten liegt eine Unterbewertung des Tumors bis zu 2 cm Durchmesser vor, so daß ein korrektes T-Staging nicht gelingt (Tabelle 4). Deutlich besser ist der Nachweis von Metastasen (Tabelle 5), nicht jedoch bei N1- Metastasen und im Kompartment I. Organinfiltrationen in die Zwerchfellschenkel können mit einer Sensitivität und prW+ von 83% (84%) gut nachgewiesen werden. Die computertomographisch vermutete Infiltration des Lungenhilus konnte nur in 50% bestätigt werden. Die mit prW+ von 79% erwartete Infiltration der Aorta entsprach einer engen Annäherung, aber in dieser Studie keiner echten Infiltration [6].

Diskussion

Die hohen Erwartungen, die an die Untersuchungsverfahren Ösophago-Gastroskopie, Sonographie und Computertomographie in der Diagnostik und im Tumorstaging gestellt werden, haben sich nicht erfüllt und können u. E. eigentlich auch nicht erwartet werden. Das Auflösungsvermögen der Sonographie und Computertomographie müßte deutlich unter 1 cm liegen, um regionäre Metastasen und transmurale Wandinfiltrationen zu erkennen [13]. Selbst für die Verlaufskontrolle unter Chemotherapie können nur qualitative Aussagen gemacht werden. Die Längenbestimmung durch die Ösophago-Gastroskopie hat, ebenso wie die Bestimmung des Tumordurchmessers eine hohe Unsicherheit [2, 4, 5, 6]. Lymphknotenmetastasen der Kompartmente I, II werden durch die Sonographie und die Computertomographie nur mäßig erfaßt [3]. Der prW+ beim CT ist jedoch hoch. Organinfiltrationen, insbesondere in die Zwerchfellschenkel, werden mit hoher Sensitivität und prW+ erfaßt. Hier ist das präoperative Staging relativ zuverlässig als T4-Stadium möglich. Die Differenzierung zwischen einem T 2–3 Nx M0 und T 2–3 Nx M1 Stadium gelingt dagegen oft nicht, obwohl hier die Grenze zwischen kurativ und palliativ resektabel anzusehen wäre (10). Ebenso müßte hier die Entscheidung zur primären kurativen Resektion und der vorgeschalteten Chemotherapie fallen.

Liegen größere Tumormassen (sicheres Stadium IV) vor, ist die primäre Chemotherapie möglich. Da das nichtinvasive Staging nicht mit ausreichender Sicherheit gelingt [6, 8], kann die Entscheidung nur durch eine explorative Laparatomie oder Thorakotomie getroffen werden. In der Verlaufskontrolle unter Chemotherapie ist die Ösophago-Gastroskopie, Sonographie und Computertomographie ausreichend aussagefähig, da objektive Ausgangsbefunde vorliegen. Die definitive Resektabilität kann dann über eine Second-Look-Operation geklärt werden.

Die Ösophago-Gastroskopie, Sonographie und Computertomographie sind in der Diagnostik und zum praeoperativen Staging wertvolle Untersuchungsverfahren, die sich durch Risikoarmut und geringe Belastung für den Patienten auszeichnen. Eine genaue Stadieneinteilung zur Frage der primären Resektion oder Chemotherapie gelingt jedoch nicht mit der erforderlichen Sicherheit. Auf ein operatives Staging kann daher zunächst nicht verzichtet werden.

Literatur

1. Braun B (1982) Möglichkeiten und Grenzen der Ultraschalldiagnostik in der Gastroenterologie. Z Gastroenterol 20:53–65
2. Claussen C et al. (1987) Staging von Karzinomen des gastroösophagealen Übergangs: CT und MRT. Symposium „Das Adenokarzinom des gastroösophagealen Übergangs", Münster
3. Grosser G et al. (1985) Computertomographie beim Oesophaguskarzinom. RöFo 143:288–293
4. Grosser G et al. (1985) Diagnostischer Wert der Computertomographie beim Magenkarzinom. RöFo 142:514–519
5. Mühling T et al. (1985) Computertomographie beim Oesophaguskarzinom. RöFo 143:189–193
6. Picus D et al. (1983) Computed tomography in the staging of esophageal carcinoma. Radiology 146:433–438
7. Preusser P, Achterrath W, Wilke H, Blum M, Bünte H (1988) Chemotherapie des Oesophaguskarzinoms. In: Preusser P, Wilke H, Bünte H. (Hrsg) Perioperative antineoplastische Chemotherapie. Marseille Verlag, München, S 27–37
8. Quint L et al. (1985) Esophageal carcinoma: CT findings. Radiology 155:171–175
9. Rettenmaier G (1983) Vorbereitung zur Abdominalsonographie. Dtsch Med Wschr 15:598
10. Schnekloth G (1983) CT in carcinoma of esophagus and cardia gastrointest. Radiology 8:193–206
11. Schwerk WB (1978) Ultraschalldiagnostik gastrointestinaler Tumoren. Z Gastroenterol 16:431–440
12. Wilke H, Preusser P, Fink U, Achterrath W, Meyer HJ, Schmoll HJ, Polidowa H (1988) Neoadjuvante Chemotherapie beim Magenkarzinom – ein interdisziplinäres Behandlungskonzept. In: Preusser P, Wilke H, Bünte H (Hrsg) Perioperative antineoplastische Chemotherapie. Marseille Verlag, München, S 39–47
13. Zocholl G et al. (1988) Diagnostische Aussagekraft von Sonographie und Computertomographie bei Lebermetastasen. RöFo 148:8–14

Indikation zur kurativen Therapie des Ösophaguskarzinoms

J. Lange

Einleitung

Bei der Therapie des Ösophaguskarzinoms muß man zwei Ziele im Auge haben.
1. Kurzfristig eine möglichst niedrige Operationsletalität, die abhängt von der Operationstechnik und dem Operationsverfahren, zum anderen jedoch durch die patientenbezogenen Risikofaktoren vorgegeben ist.
2. Das langfristige Ziel ist die Überlebenszeit. Hier ist das wesentliche Entscheidungskriterium das Tumorstadium mit den tumorabhängigen Prognosefaktoren. Den einzigen Beitrag, den der Chirurg zur Prognose, d. h. zur Überlebenszeit beitragen kann, ist die möglichst radikale Exstirpation des Tumors.

Im folgenden soll auf die einzelnen Faktoren, die auf die Prognose des Ösophaguskarzinoms Einfluß haben und aufgrund deren präoperativer Analyse die Indikationsstellung vorgenommen werden muß, näher eingegangen werden.

Tumorabhängige Prognosefaktoren

Mit der entscheidendste tumorbedingte Prognosefaktor ist das T-Stadium, also die Wandinfiltration des Ösophagus durch den Tumor. Hierbei ist es von ganz wesentlicher prognostischer Bedeutung, ob der Tumor die Ösophaguswand penetriert hat, also dem Stadium T3 bzw. T4 angehört (Tabelle 1), oder ob er die Ösophaguswand noch nicht überschritten hat und somit dem Stadium T1 bzw.

Tabelle 1. Ösophaguskarzinom: T-Klassifikation (UICC 1987)

T1	Lamina propria, submukosa
T2	Muskularis propria
T3	Adventitia
T4	Nachbarstrukturen

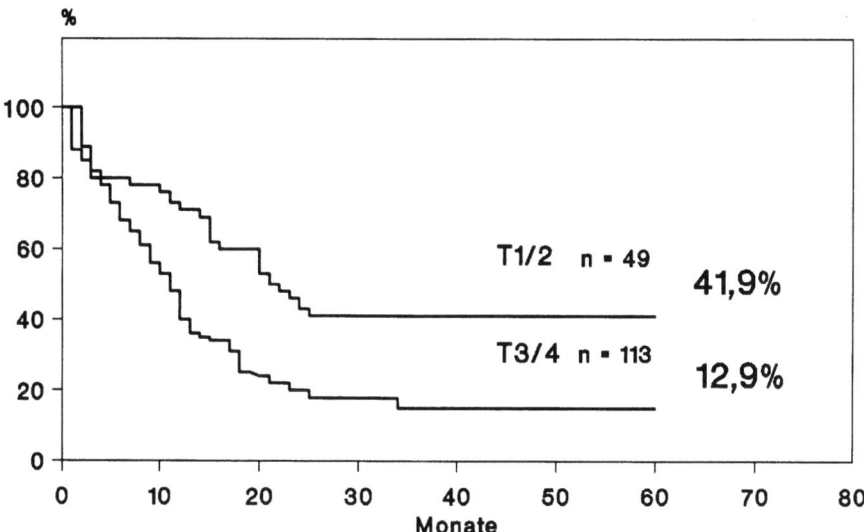

Abb. 1. Überlebenszeit in Abhängigkeit vom T-Stadium (1. 7. 82 – 31. 12. 89)

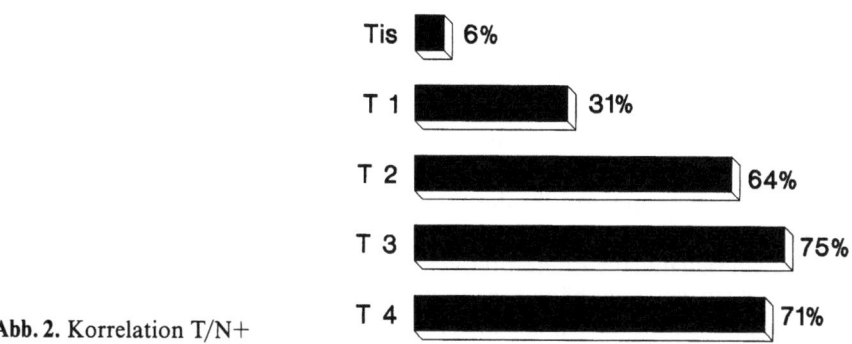

Abb. 2. Korrelation T/N+

T2 angehört. Dies schlägt sich signifikant in der Überlebenszeit nieder (Abb. 1). Während die Stadien T1/T2 in unserem Krankengut eine 5-Jahres-Überlebensrate von 41,9% haben, sinkt die 5-Jahres-Überlebensrate nach Penetration der Ösophaguswand um 30% ab, nämlich auf 12,9%.

Es besteht auch eine strenge Korrelation zwischen Wandinfiltration und Lymphknotenbefall (Abb. 2). Schon im Stadium T1, also bei Infiltration der Lamina propria bzw. der Submukosa, haben wir in 31% beim Plattenepithelkarzinom des Ösophagus positive Lymphknoten. Dies ist darauf zurückzuführen, daß in der Submukosa der Ösophaguswand ein sehr dichtes Geflecht an Lymphgefäßen zu finden ist, was auch die häufige submuköse Metastasierung erklären würde.

Der zweite entscheidende Faktor für die Prognose ist der Lymphknotenbefall (Abb. 3). Während wir im Stadium N0 eine 5-Jahres-Überlebensrate von

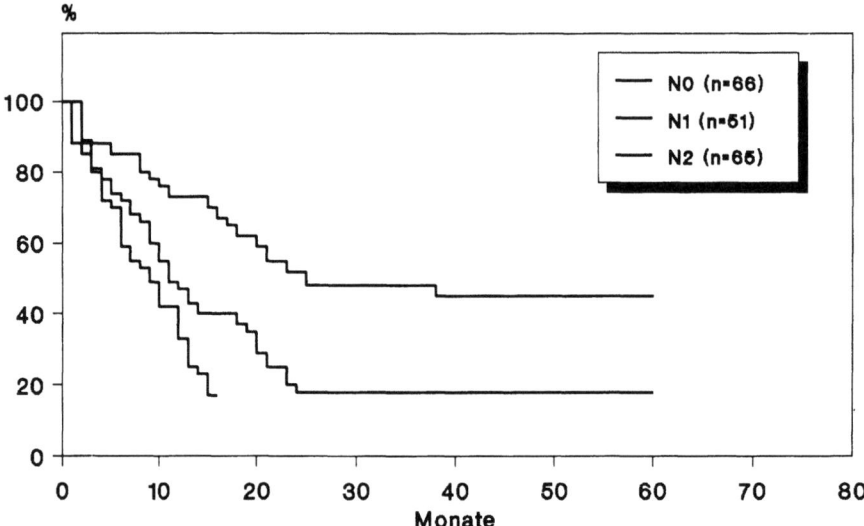

Abb. 3. Überlebenszeit/N-Stadium (1. 7. 82 – 31. 12. 89, n = 182)

knapp 50% haben, nimmt diese bereits beim Befall der ersten Lymphknotenstation (N1) um 30% ab, nämlich auf 20%. Ein Befall der zweiten Lymphknotenstation, früher N2, also der intraabdominellen Lymphknoten, ist von der Prognose her mit einer Fernmetastasierung gleichzusetzen. Hier haben wir eine mediane Überlebensrate von knapp 6 Monaten. Daher ist im Rahmen der neuen UICC-Klassifikation von 1987 das Stadium N2 bereits als M1, also Fernmetastasierung, definiert.

Es erhebt sich nun die Frage, ob Lymphknotenbefall mit schlechter Prognose gleichzusetzen ist, unabhängig wie ausgedehnt er ist. Wir haben daraufhin unsere Plattenepithelkarzinome analysiert. Hierbei zeigt sich, daß bei bis zu 4 positiven Lymphknoten die Prognose nicht wesentlich schlechter ist als im Stadium N0 (Abb. 4). Ab 5 befallenen Lymphknoten dagegen sinkt sie rapide ab. Diese Aussage gilt allerdings nur unter der Voraussetzung, daß eine en-bloc-Resektion des Ösophagus vorgenommen wurde, also eine radikale systematische Lymphadenektomie. Offensichtlich profitieren von der radikalen Lymphadenektomie Patienten in einem frühen Metastasierungs-Stadium, also in einem frühen Stadium N1. Darin ist die Rationale für die Lymphadenektomie zu sehen. Da jedoch aufgrund der präoperativen Diagnostik nicht vorhergesagt werden kann, wie viele Lymphknoten befallen sind, muß grundsätzlich bei jedem Tumorstadium diese en-bloc-Resektion durchgeführt werden, auch wenn nur die frühen Stadien profitieren.

Ein weiterer Prognosefaktor ist, wie bei allen gastrointestinalen Tumoren, das Grading, also der Differenzierungsgrad. Während die G1-Tumoren in ihrer Prognose relativ günstig sind, fällt die mediane Überlebensrate bei G3 und G4 rapide ab (Abb. 5).

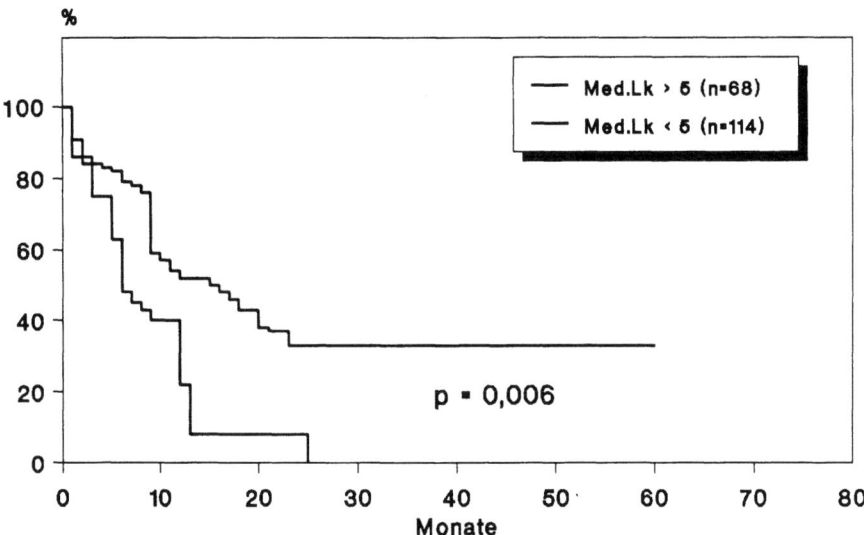

Abb. 4. Überlebenszeit/Anzahl befallener LK (1. 7. 82 – 31. 12. 89, n = 182)

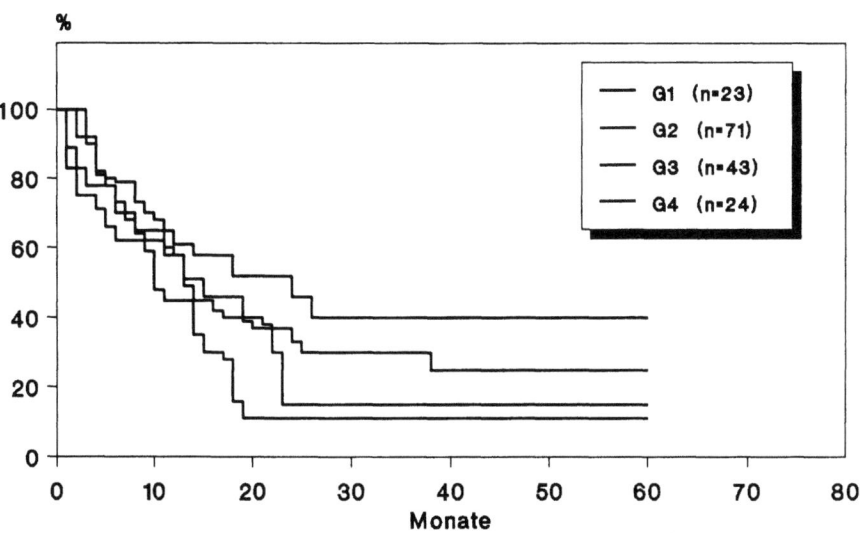

Abb. 5. Überlebenszeit in Abhängigkeit vom Grading (1. 7. 82 – 31. 12. 89, n = 161)

Chirurgische Radikalität

Die oben genannten tumorabhängigen Prognosefaktoren müssen als vorgegeben hingenommen werden, chirurgisch sind sie nicht beeinflußbar. Der einzige Faktor, durch den der Chirurg zur Prognose beitragen kann, ist die radikale

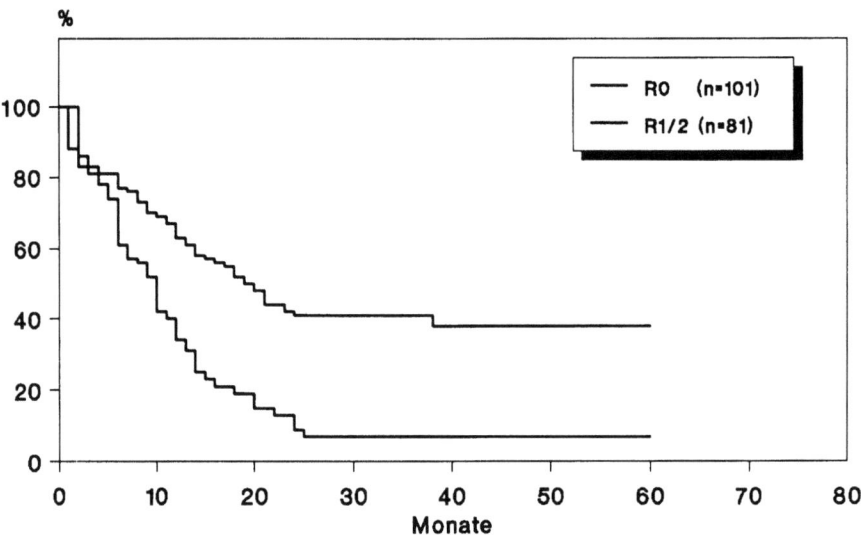

Abb. 6. Überlebenszeit/Radikalität (1. 7. 82 – 31. 12. 89, n = 182)

Exstirpation des Tumors, also die sogenannte R0-Resektion. Dies geht ganz deutlich aus den Überlebenskurven hervor (Abb. 6). Während wir bei den R0-resezierten Patienten eine 5-Jahres-Überlebensrate von nahezu 40% haben, sinkt sie nach R1- bzw. R2-Resektion (mikroskopisch bzw. makroskopisch Resttumor) rapide ab, die mediane Überlebensrate liegt bei etwa 8 Monaten. Daraus ist zu folgern, daß onkologisch sinnvoll nur die radikale Tumorexstirpation sein kann. Das Problem liegt in der Sicherung der R0-Resektion. Eine sichere Definition setzt ausreichende Abstände in allen drei Dimensionen voraus, d. h. Mitentfernung vermeintlich gesunden Gewebes, aufgrund der bekannten Mikrometastasen bzw. der Lymphangiosis karzinomatosa. Intraluminal ist beim Ösophaguskarzinom mittlerweile das Resektionsausmaß definiert, d. h. radikal ist ein Ösophaguskarzinom nur mit der subtotalen Ösophagektomie zu therapieren, da wir sehr früh eine longitudinale, insbesondere Schleimhautmetastasierung vorfinden. Problematischer ist die Radikalität in der sogenannten dritten Dimension, worunter wir die Lymphadenektomie incl. der Resektion von sämtlichen umgebenden Binde- und Fettgewebe verstehen. Die Radikalität in der dritten Dimension wird limitiert durch die Lokalisation des Tumors. Während infrabifurkal gelegene Tumoren in aller Regel radikal reseziert werden können, auch in fortgeschrittenen Stadien, gelingt es bei Tumoren in Höhe der Trachealbifurkation oder darüber nur selten. Aufgrund der Nachbarschaft zum Trachealsystem, insbesondere zum linken Stammbronchus und auch zu den großen Gefäßen können in dieser Lokalisation nur kleine Tumoren, also T1/T2 radikal exstirpiert werden, da bei größeren Tumoren die Gefahr der Gefäßverletzung bzw. einer Verletzung des Tracheobronchialsystems besteht. Aus diesen Gründen führen wir nur bei kleinen Tumoren (T1/T2) in Höhe der Trachealbifurkation oder darüber primär die Resektionen durch. Alle anderen Tumoren werden zunächst mit einer Radio/Chemotherapie vorbehandelt, um sie auf diese Weise evtl. resektabel zu machen.

Verfahrenswahl

Grundsätzlich werden drei Arten der Ösophagektomie unterschieden, die Standardösophagektomie, die transthorakale en-bloc-Ösophagektomie und die transmediastinale Ösophagektomie. Die Standardösophagektomie sollte heutzutage eigentlich weitgehend verlassen sein, da sie modernen onkologischen Prinzipien nicht mehr entspricht.

Bei der transthorakalen en-bloc-Ösophagektomie rechtsthorakal ausgeführt, wird außer Ösophagus, das gesamte periösophageale Lymph- und Fettgewebe einschließlich der V. azygos entfernt.

Bei der transmediastinalen Ösophagektomie wird der Thorax nicht eröffnet, der Ösophagus wird von abdominell und cervikal entfernt. Hierbei ist es möglich, eine Lymphadenektomie distal der Trachealbifurkation sowie im Bereich des cervikalen Ösophagus durchzuführen, nicht jedoch in der kritischen Zone, der Trachealbifurkation.

Von einigen Autoren wurde die transmediastinale Ösophagektomie als das schonendere Verfahren hinsichtlich Morbidität und Letalität propagiert. Im folgenden soll darauf eingegangen werden.

Die Vorteile der transthorakalen Ösophagektomie liegen in der hervorragenden anatomischen Übersicht, die eine radikale Lymphadenektomie zuläßt. Komplikationen sind aufgrund der guten Exposition leicht beherrschbar. Bei diesem Vorgehen ist sowohl eine thorakale als auch cervikale Anastomose möglich.

Die Nachteile liegen in der etwas längeren Operationszeit, die durch die Umlagerung nötig wird, ferner in einem gewissen pulmonalen Trauma.

Wo liegen die Vorteile der transmediastinalen Ösophagektomie?

Hier ist die Operationszeit etwas kürzer, da eine Umlagerung nicht nötig ist. Das pulmonale Trauma ist geringer und in aller Regel ist der Blutverlust kleiner, da es sich nicht um einen Zweihöhleneingriff handelt.

Die Nachteile dagegen sind die schlechte Übersicht, die eine radikale Lymphadenektomie nicht zuläßt. Komplikationen sind aus dem selben Grund schwerer beherrschbar. Kommt es zu Blutungen, muß meistens doch umgelagert und transthorakal eröffnet werden, um die Blutung zu beherrschen. Desweiteren ist nur eine subaortale Anastomose möglich, die nach onkologischen Radikalitätsprinzipien meist nicht ausreichend ist.

Von den Verfechtern der transmediastinalen Ösophagektomie wurde immer die niedrigere Letalität propagiert. Objektiv läßt sich diese Behauptung nicht aufrecht erhalten. Sowohl im Rahmen einer Literaturübersicht zu beiden Verfahren mit sehr großen Fallzahlen, ebenso wie in den großen Studien GEMO und OESO zeigt sich, daß die Operationsletalität bei beiden Verfahren in etwa gleich ist, sie sollte in Zentren bei ca. 10% liegen (Tabelle 3). Auch im eigenen

14   J. Lange

Tabelle 2. Komplikationen (n = 790)

	Transmed.	Transthor.	
Intraop. Komplik.	12,4%	4,4%	s.
Postop. Komplik.	62,0%	45,0%	s.
Allgem. Komplik.	20,0%	9,0%	s.
Resp. Komplik.	24,0%	28,0%	n.s.
Anast.-insuff.	19,0%	12,0%	n.s.
Mortalität	19,0%	15,0%	n.s.

Tabelle 3. Ösophagektomie-Ergebnisse

Transmediastinal		En-Bloc	
Krankengut	(n = 1112)	Krankengut	(n = 1744)
Mortalität	11,3% (2,0–26,3%)	Mortalität	6,0% (0%–11,8%)
GEEMO '85 (n = 838)	10,6%	OESO '86 (n = 790)	14,7%

Krankengut konnten wir keine signifikanten Unterschiede sehen. Ähnliches gilt für die Komplikationen. Die intraoperativen Komplikationen ebenso wie die postoperativen und allgemeinen Komplikationen liegen bei der transmediastinalen Ösophagektomie höher, insbesondere die Recurrensparesen (siehe Abb. 7). Bei respiratorischen Komplikationen und Anastomoseninsuffizienzen findet sich ebenso wie bei der Mortalität kein Unterschied. So kann also auch das Argument die Morbidität bzw. die Komplikationsrate der transmediastinalen Ösophagektomie wäre geringer, nicht überzeugen.

Wie sieht es mit der onkologischen Radikalität aus? In unserem Krankengut ließen sich im Mittel nach transmediastinaler Ösophagektomie nur 30 Lymphknoten nachweisen, nach transthorakaler Ösophagektomie dagegen 60 Lymphknoten. Verständlich, da die Lymphknoten im Bereich der Trachealbifurkation noch hinzu kommen. Die Lokalrezidivrate der transmediastinalen Ösophagektomie ist höher mit 46%, während sie bei der transthorakalen Ösophagektomie zwischen 4 und 24% liegt. Über die Überlebensraten läßt sich derzeit keine sichere Aussage machen, da keine randomisierten Studien mit vergleichbarem Krankengut vorliegen.

Geht man davon aus, daß transmediastinale und transthorakale Ösophagektomie sich hinsichtlich Komplikationsrate, Morbidität und Letalität nicht signifikant unterscheiden, dann muß das Entscheidungskriterium für das eine oder andere Vorgehen die onkologische Radikalität sein.

Bezogen auf die Lokalisation führen wir nach folgenden Indikationen das eine oder andere Verfahren durch: die transmediastinale Ösophagektomie beim cervikalen Ösophaguskarzinom, dem distalen Adenokarzinom des Ösophagus bzw. beim großen Cardia-Ca. (T3/T4) oder bei Verklebung der Pleurahöhle.

Die transthorakale Ösophagektomie wird durchgeführt bei allen intrathorakalen Plattenepithelkarzinomen des Ösophagus sowohl bei frühen Tumorstadien, da gerade sie von der Lymphadenektomie profitieren, aber auch bei fortgeschrittenen Tumorstadien, da bei ihnen eine transmediastinale Ösophagektomie technisch nicht durchführbar ist oder ein zu hohes Risiko der Tumorperforation oder der Gefäßverletzung beinhaltet.

Diagnostik

Mißt man den tumorbezogenen Prognosefaktoren sowie der radikalen Tumorexstirpation entscheidende Bedeutung für die Indikationsstellung bei, dann muß beides durch eine differenzierte Diagnostik präoperativ so weit wie möglich abgeklärt werden. Diese Diagnostik ist allerdings nur sinnvoll, wenn sich daraus therapeutische Konsequenzen ergeben hinsichtlich einer möglichen präoperativen Therapie bzw. hinsichtlich der Verfahrenswahl.

An tumorspezifischer Diagnostik führen wir folgende Untersuchungen durch: die Endoskopie mit Histologie, die Röntgenkontrastdarstellung des Ösophagus in Form des sog. Thoramatbildes, bei dem der Ösophagus mit dem gesamten Thorax abgebildet wird. Bei dieser Art der Aufnahmetechnik ist eine genaue Tumorlokalisation möglich. Mit das entscheidendste diagnostische Hilfsmittel stellt derzeit der intraluminale Schall dar. Mit Hilfe dieser Untersuchungsmethode läßt sich das T-Stadium sehr genau differenzieren (Tab. 4). Die Treffsicherheit global über alle T-Stadien verteilt liegt bei 75,9%. Daß die Treffsicherheit im Stadium T4 nur 33,3% beträgt, liegt daran, daß viele fortgeschrittenen Tumoren nicht mit dem Endoskop überwunden werden können und somit eine endoluminale Schalluntersuchung ohne Perforationsgefahr nicht möglich ist. Bei größeren Tumoren führen wir zusätzlich eine Bronchoskopie durch, um einen Einbruch in das Bronchialsystem bzw. eine

Tabelle 4. Ösophagus-Ca/Endoluminaler Schall. Treffsicherheit beim T-Staging

Stadium	Treffsicherheit
T1	80,0%
T2	66,7%
T3	86,7%
T4	33,3%
T1–T4	75,9%

Tabelle 5. Risikoanalyse. Einfluß auf die po. Mortalität

Pulmonale Funktion	6,6%	s.
PaO $<$ 55 mmHg; FEVI $<$ 70%	11,6%	
Koronare Herzkrankheit	6,6%	s.
low cardiac output Cl $<$ 2,0 l/min	14,2%	
Lebererkrankung	6,6%	s.
Leberzirrhose	18,1%	
Aminopyrin-Atemtest $<$ 0,3		

Impression zu verifizieren. Die zur Zeit noch durchgeführte Computertomographie, die neben der thorakalen zur intraabdominellen Diagnostik dient (Beurteilung der Lymphknoten an Truncus coeliacus), wird möglicherweise mit Weiterentwicklung des intraluminalen Schalls überflüssig werden.

Für die kurzfristige Sicherung des Operationserfolges, nämlich die niedrige Letalität, ist die präoperative Analyse der patientenbezogenen Risikofaktoren ganz entscheidend. Anhand objektiver Parameter läßt sich die kardiale, pulmonale, renale Funktion sowie die Leberfunktion relativ gut abschätzen. Die cerebrale Funktion und die daraus resultierende postoperative Mitarbeit des Patienten kann nur der Operateur selbst beurteilen. Hierbei ist zu berücksichtigen, daß ja bekannterweise ein Großteil der Patienten, die ein Ösophaguskarzinom haben, chronische Alkoholiker sind. Wie entscheidend der Einfluß der Risikoanalyse auf die postoperative Mortalität ist, geht aus der Tabelle 5 hervor. So zeigt sich, daß bei bekannter Leberzirrhose die Letalität von 6,6 auf 18,1% zunimmt.

Aus dem oben gesagten ergibt sich folgendes Therapiekonzept, das nicht nur für das Ösophaguskarzinom, sondern im Prinzip für jede onkologische Operation gilt. Erscheint aufgrund einer ausführlichen präoperativen Diagnostik eine R0-Resektion möglich, dann ist die Operation, d. h. die radikale Tumorexstirpation, die Therapie der Wahl. Ist jedoch eine palliative Operation, also eine R 1/R 2-Resektion, wahrscheinlich, dann führen wir eine präoperative Radio/Chemotherapie durch.

Daraus ergibt sich folgende Indikation zur Therapie des Ösophaguskarzinoms: (Abb. 7) Kleine Tumoren (T1/T2) werden grundsätzlich operiert. Größere Tumoren (T3/T4) in Höhe der Trachealbifurkation oder darüber werden zunächst einer Radio/Chemotherapie zugeführt. Kommt es zur Remission und erscheinen sie kurativ operabel, werden sie anschließend operiert, ansonsten wird die Radio/Chemotherapie fortgesetzt. T3/T4–Tumoren unterhalb der Trachealbifurkation ohne abdominellen Lymphknotenbefall und ohne Einbruch in angrenzende Strukturen werden primär reseziert. Besteht der Verdacht auf positive intraabdominelle Lymphknoten bzw. greifen sie auf Nachbarstrukturen über, führen wir auch da zunächst eine Radio/Chemotherapie durch. Grundsätzlich unabhängig vom Tumorstadium können selbstverständlich patientenbezogene Risikofaktoren das Operationsrisiko heraufset-

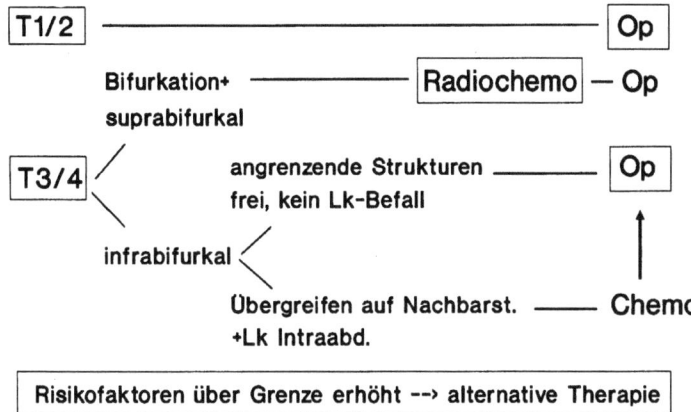

Abb. 7. Indikation zur Therapie des Ösophaguskarzinoms

zen, so daß aus diesem Grunde eine alternative Therapie durchgeführt werden sollte.

Ergebnisse

Die Gesamtletalität der zwischen 01.07.1982 und 31.12.1989 operierten Plattenepithelkarzinome des Ösophagus liegt bei 6,6% (30-Tageletalität) bzw. 12,4% (Klinikletalität). Die Letalität im Rahmen einer prospektiven Studie, die wir in den letzten 2 Jahren durchführten, war deutlich geringer, was sicher auf die zunehmende Standardisierung zurückzuführen ist. Im Rahmen dieser Studie lag die 30-Tageletalität bei 2,1%, die Kliniksletalität bei 4,1%.

Wir sind der Meinung, daß für solche oder ähnliche Ergebnisse in der Ösophaguschirurgie gewisse Voraussetzungen vorhanden sein müssen. Ösophaguschirurgie kann nur an hierfür spezialisierten Zentren durchgeführt werden, da sich gezeigt hat, daß die Letalität direkt mit der Anzahl der durchgeführten Operationen korreliert. Werden weniger als 6 Operationen pro Jahr vorgenommen, steigt die Letalität auf über 25%, was nicht mehr zu verantworten ist. Ebenso muß eine qualifizierte Intensivstation vorhanden sein, die in der Lage ist, solche Patienten zu betreuen. Eine moderne onkologische Chirurgie muß außerdem in ein interdisziplinäres multimodales Therapiekonzept eingebettet sein, in dem Chirurgie, Onkologie und Strahlentherapie eng zusammenarbeiten.

Literatur beim Verfasser erhältlich.

Perkutane und endoluminäre Strahlentherapie des Ösophaguskarzinoms

M. Herbst

Die Kurabilität des Ösophaguskarzinoms wird durch die spezielle Anatomie des Ösophagus beeinträchtigt [1]. Die dünne Ösophaguswand, bestehend aus Mukosa, zirkulärer und longitudinaler Muskulatur, wird von keiner fibrösen Serosa als Hindernis gegen lokales Wachstum umgeben. Das reichhaltige lymphatische Netzwerk des Ösophagus erleichtert ein Tumorwachstum in alle Richtungen des Ösophagus. Ein Tumorbefall in entfernteren gesunden Ösophagusabschnitten außerhalb des Primärtumors wurde in einer retrospektiven Auswertung von 2400 chirurgischen Patienten in 29% der Fälle nachgewiesen [2].

Lymphknotenmetastasen in regionären und entfernteren Lymphknotenstationen, wie z. B. Hals- und Coeliacalbereich, sind nicht ungewöhnlich. In einem anderen Sektionsgut wurden LK-Metastasen in etwa 70% der autopsierten Fälle gefunden [4]. Die Aggressivität des lokalen und distalen Tumorwachstums mit Organmetastasen (Tabelle 1) konnte von Dormans an einem großen Selektionsmaterial bestätigt werden [3].

Für das Ösophaguskarzinom sind eine Reihe prognostischer Faktoren bekannt. Eine zentrale Stellung nimmt dabei die Tumorausdehnung ein. Nach Hussey ergibt sich für Tumoren mit einer Größe <5 cm eine 5-Jahres-Überlebensrate von 19,2%, während es bei Tumoren >9 cm nur noch 1,9% sind [5]. Große Tumoren (>5 cm) sind in 75% der Fälle nicht resektabel oder

Tabelle 1. Ösophagus-Karzinom-Häufigkeit von Organmetastasierung

Organ	Oberes 1/3 (n = 121)	Mittleres 1/3 (n = 418)	Unteres 1/3 (n = 285)	n 824
Leber	20	122	122	265 (32%)
Lunge + Pleura	38	82	56	176 (21%)
Knochen	11	32	26	68 (8%)
Niere	5	30	24	59
Periton. + Oment.	2	15	27	44
Nebennieren	4	10	21	35

weisen Fernmetastasen auf. Tumoren < 5 cm wachsen nur in 40% der Fälle lokal [6, 7]. Weitere ungünstige Prognosefaktoren sind ein Alter > 65 Jahren, ein schneller Gewichtsverlust sowie ein schlechter Allgemein- und Ernährungszustand.

Die Therapie des relativ seltenen Ösophaguskarzinoms mit einer Inzidenz von 2,5–5 Fällen pro 100000 Menschen gliedert sich in 2 Kategorien, nämlich in eine kurative und eine palliative. Um chirurgisch kurativ behandeln zu können, bedarf es sehr eng gesteckter Selektionskriterien. Eine Kombination mit Radiotherapie oder Chemotherapie ist möglich.

Nachdem eine chirurgische Vorselektion der entsprechenden Tumorpatienten erfolgt ist, bleibt der Radiotherapie nur das Krankengut, das aus internistischen Gründen nicht operabel ist oder einen Tumorsitz im oberen Ösophagusdrittel aufweist. Ob ein derartiges Krankengut mit eher negativer Selektion ausreicht, um Aussagen hinsichtlich der Kurabilität des Ösophaguskarzinoms durch die Radiotherapie machen zu können, muß bezweifelt werden. Bisher gibt es keine Studie, die nach gleichen Selektionskriterien die Effektivität der Radiotherapie jener der chirurgischen hinsichtlich der Kurabilität gegenüberstellte. Anders ist es in der palliativen Therapie. Hier hat die Radiotherapie Priorität vor der Chirurgie wegen der minimalen therapiebedingten Letalität bei Erhaltung der natürlichen Schluckstraße.

Der Radio-Onkologie stehen heute verschiedene Therapiemethoden und Modalitäten zur Verfügung, die einer kritischen Indikationsstellung bedürfen. Nicht eingegangen werden soll in diesem Zusammenhang auf die kombinierte Chemo-Radiotherapie. Zu erwähnen bleibt die simultane Radio-Chemotherapie, bei der neben dem Effekt der Zytostase der Effekt der Strahlensensibilisierung genutzt werden soll. Strahlenbiologisch ist allerdings über eine direkte Interaktion der verschiedenen Zytostatika mit der Strahlung wenig Sicheres bekannt. Mit dem Begriff der Repairhemmung wird man einer verstärkten Wirkung der simultanen Radio-Chemotherapie am ehesten gerecht [14]. In diesem Zusammenhang wird nur wenigen Zytostatika, wie z. B. dem Cisplatin, 5 FU, Adriamycin, Bleomycin und anderen Substanzen, eine strahlensensibilisierende Wirkung nachgesagt.

Die Radiotherapie erfolgt als perkutane oder intraluminäre Strahlung. Ob als kurative oder als palliative Therapiemaßnahme kann sie sowohl prä- als auch postoperativ eingesetzt werden.

Alleinige Radiotherapie

Eine alleinige Radiotherapie wird immer dann erfolgen, wenn die Patienten aus internistischen Gründen inoperabel sind oder der Tumor im oberen Ösophagusdrittel gelegen ist. Ein derartiges Klientel enthält einen Anteil fortgeschrittener Tumoren, die den Kriterien einer chirurgischen Selektion nicht Stand halten, von vornherein eine ungünstige Prognose haben und die Prognose des bestrahlten Kollektivs stark belasten. Earlam et al. [15] analysierten 49 verschiedene Patientenkollektive von insgesamt 84000 Patienten hinsichtlich der

Tabelle 2. Kurative Therapie des Ösophagus-Karzinoms – Ergebnisse

		n	5-Jahres-ÜLR	Mortalität
Chirurgie				
Pearson [16]	(1969)	436	19%	–
Dark [17]	(1981)	449	18%	7,6%
Griffith [18]	(1980)	211	15%	11,4%
Jackson [19]	(1979)	216	14%	18%
Lea [20]	(1987)	205	15%	10%
Earlam [15]	(1980)	83000	4–12%	–
Radiotherapie				
Marks [22]	(1967)	33	6%	–
Newaishy [23]	(1982)	444	9%	–
Pearson [16]	(1977)	288	20%	–
Earlam [15]	(1980)	84000	6–20%	–

Therapieergebnisse. Es ergab sich eine 1-, 2- und 5-Jahres-Überlebensrate von 18%, 8% und 6%, die in Anbetracht des nicht selektionierten Kollektivs als akzeptabel anzusehen ist. Werden nur die Kollektive betrachtet, die einem chirurgischen Patientengut entsprechen, so ergeben sich 1-, 2- und 5-Jahres-Überlebensrate von 42–46%, 8–27% und von 6–20%. Diese Therapieergebnisse entsprechen jenen chirurgischer Serien. Ermutigend sind auch die Ergebnisse von Pearson (1969) mit einer 5-Jahres-Überlebensrate von 20% bei der alleinigen Radiotherapie (208 Patienten) gegenüber 19% mit alleiniger Chirurgie (436 Patienten). Diese Unterschiede werden von ihm der hohen Mortalitätsrate im chirurgischen Krankengut zugeschrieben [16]. Solche Ergebnisse konnten jedoch von keinem anderen radioonkologischen Zentrum nachvollzogen werden. Aus anderen Publikationen wie von Andel [9] und Beatty et al. [21] ist bekannt, daß in ihren Serien nur 1/115 Patienten bzw. kein Patient 5 Jahre überlebte. Die genannten Ergebnisse sind sehr unterschiedlich und lassen eigentlich keine näheren Schlußfolgerungen zu. Allerdings sind die publizierten Ergebnisse nach alleinigem chirurgischen Vorgehen bei einer 5-Jahres-Überlebensrate zwischen 6 und 18% auch nicht überzeugend, wenn man die Mortalitätsrate von bis zu 18% und in einigen Kollektiven sogar höher berücksichtigt (Tabelle 2).

Präoperative Radiotherapie

Ziel der präoperativen Radiotherapie ist es, die Erhöhung des Anteils kurativ zu operierender Fälle und die Häufigkeit des Lokalrezidivs zu verringern, um somit die Überlebensrate zu erhöhen. Dies Therapiekonzept erscheint recht plausibel, konnte sich in der Praxis jedoch nicht durchsetzen, weil die durchgeführten Studien entweder Inhomogenitäten des Patientengutes aufwiesen oder keinen erheblichen Vorteil für die präoperative Radiotherapie erbrachten. Allerdings konnte bei 4/22 Patienten kein Tumor und bei 1/22 nur ein mikroskopischer Tumorrest nachgewiesen werden [25]. In anderen Serien waren es 10–25% [26, 8]. In 2 Studien wurde nachgewiesen, daß ca. 40% der als operabel selektionierten Fälle inoperabel waren [8, 9]. Die operative Letalität war mit 13,9% in beiden Behandlungsgruppen gleich hoch, und die 5-Jahres-Überlebensrate lag bei 13,6% für die präoperativ bestrahlte Gruppe (50–60 Gy/ 5–6 Wochen) und bei 25% für die nur Operierten. Die randomisierte Launois-Studie [10] ergab mit einer 9,5%igen 5-Jahres-Überlebensrate in der vorbestrahlten Gruppe (40 Gy in 8–12 Tagen appliziert) gegenüber 11,5% in der nur operierten Gruppe keine neuen Erkenntnisse bei einer operativen Letalität von 23% in beiden Gruppen. Das gleiche gilt für die EORTC-Studie (32 Gy in 12 Tagen appliziert), [11]. Eine hochdosierte präoperative Bestrahlung (8×4 Gy) scheint mit einer erhöhten postoperativen Mortalität einherzugehen, wohingegen eine konventionelle Fraktionierung (20×2 Gy) keine erhöhte Mortalitätsrate (6,2%) gegenüber der alleinigen Chirurgie aufweist [10, 24, 25].

Postoperative Radiotherapie

Die Wertigkeit einer postoperativen Radiotherapie konnte durch die bislang publizierten Daten nur bedingt definiert werden, weil zumeist dann postoperativ bestrahlt wurde, wenn die Tumoren nicht resektabel waren. Drucker et al. [12] berichten über eine kleine Gruppe von 45 Patienten, von denen 23 postoperativ bestrahlt wurden und 22 nicht. Die 3-Jahres-Überlebensrate betrug 20% für beide Gruppen und die 5-Jahres-Überlebensrate lag bei 5% in der bestrahlten Gruppe, während von der nichtbestrahlten niemand 5 Jahre überlebte. Nach Kasai et al. ergibt sich eine Indikation für die postoperative Radiotherapie dann, wenn resezierte Patienten keine positiven mediastinalen Lymphknoten, aber einen Tumorrest am Resektionsrand aufweisen [13]. In dieser Serie profitierten 35% hinsichtlich des Überlebens nach einer postoperativen Bestrahlung mit 60 Gy in 6 Wochen mit einer 5-Jahres-Überlebensrate von 15% bei negativen Lymphknoten, während sich keine Vorteile für die lymphknotenpositiven Fälle ergaben.

Palliative Radiotherapie

Die palliative Therapie des Ösophaguskarzinoms ist Domäne der Radiotherapie. Sie ist immer dann indiziert, wenn ausgedehnte Primärtumoren oder Lymphknotenmetastasierungen vorliegen. Die Hauptindikationen sind Beschwerden wie Schmerzen und Schluckbeschwerden, die zu beheben oder zu erleichtern sind. Voraussetzung ist ein ausreichender Allgemein- und Ernährungszustand mit einer Mindestlebenserwartung von 2–3 Monaten. In 60–80%

der Fälle ist mit einem Ansprechen der Beschwerden, insbesondere von Schmerzen und Schluckbeschwerden zu rechnen [27, 28]. Die Palliation der Schmerzsymptomatik hält im Mittel 6 Monate nach Therapieabschluß an, während 1/3 der Patienten keine Beschwerden (Schmerzen, Schluckbeschwerden) mehr bekommt. Über die Hälfte der Patienten rezidiviert lokal, während ca. 20 % nach einer Bestrahlung mit 50 Gy tumorfrei bleiben.

Relative Indikationen für eine palliative Radiotherapie sind tracheobronchiale Fisteln und Fernmetastasen, was im Einzelfall jedoch nur vom Radio-Onkologen entschieden werden kann.

Dosierung

Nach Fletcher [29] werden Plattenepithelkarzinome von mikroskopischer Ausdehnung mit einer Dosis von 50 Gy bei einer Fraktionierung von 5×2 Gy/ Woche in 90 % der Fälle kontrolliert. Tonsillenkarzinome im Stad. T_{3-4} werden mit 60 Gy bei einer Standardfraktionierung in 50 % der Fälle und Lymphknotenmetastasen von 1–3 cm Größe in 90 % der Fälle zur Vollremission gebracht. Diese Dosierungsschemata treffen auch auf das Ösophaguskarzinom zu, wenn postoperativ, kurativ oder in palliativer Absicht bestrahlt wird. Eine lokale Dosisaufsättigung auf 70 Gy, sei es perkutan oder intraluminär, wird bei großen Tumoren erforderlich.

Klinisch wurde auch mit einer hohen Einzeldosis von 6,70 Gy wöchentlich gegenüber 60 Gy in 6 Wochen mit Standardfraktionierung experimentiert. Hinsichtlich der Überlebens- und lokalen Kontrollrate ergaben sich keine Unterschiede in den beiden Gruppen. Die Verträglichkeit der hohen Einzeldosis/Woche war allerdings besser als die der Normalfraktionierung.

Neben der Dosierung spielt die Feldausdehnung eine Rolle. Weite Abstände nach cranial und caudal zum Tumorrand von mindestens 5 cm werden als Standard gefordert und es sind die mediastinalen Lymphknoten in das Bestrahlungsvolumen mit einzubeziehen.

Für die Radiotherapie werden verschiedene Bestrahlungstechniken wie opponierende Stehfelder, Mehrfelder- und Pendeltechnik verwendet. Welche Technik eingesetzt wird, bleibt dem Therapeuten unter Berücksichtigung des Einzelfalls mit der individuellen anatomischen Lage des Ösophagus überlassen.

Intraluminäre Therapie

Die perkutane Strahlentherapie gehört zum Standard der kurativen und palliativen Therapie des Ösophaguskarzinoms. Die Heilungsraten bzw. 5-Jahres-Überlebensrate sind nach alleiniger perkutaner Strahlentherapie niedrig und liegen bei 6 % [15]. In 80 % der Fälle tritt nach einer Zeit der Beschwerdefreiheit wieder ein Lokalrezidiv mit letalem Ausgang auf. In dieser unbefriedigenden Situation wird versucht, durch eine intrakavitäre Radiotherapie die Ergebnisse zu verbessern. Dieses Konzept der intraluminären Radiotherapie ist

nicht neu und geht auf das Jahr 1951 zurück, als Knox [30] erstmals
Radiumeinlagen im Ösophagus vornahm. Die Nebenwirkungen für die Patienten und die Strahlenbelastung für das Personal waren nicht tolerabel, so daß
dies Verfahren bald wieder verlassen wurde. Mit der Afterloadingtechnik zur
intrakavitären Radiotherapie verbanden sich auch Hoffnungen auf einen neuen
Therapieansatz beim Ösophaguskarzinom. Die high dose Afterloadingtechnik
mit Iridium 192 bei nur kurzen Liegezeiten der Strahlenquelle vereinfacht die
Therapie. Die Anwendungstechnik ist einfach. Dem Patienten wird in sediertem
Zustand unter ösophaguskopischer Sicht ein Tubus in den Ösophagus eingeführt und in Höhe des Tumors placiert. Die Fixierung des Tubus erfolgt im
Mundbereich. Unter genauer Kenntnis der aboralen Tiefenlage des Tumors
kann dann die radioaktive Quelle im Afterloadingverfahren placiert werden.
Dieser Bestrahlungsvorgang erfolgt in gesonderten Strahlenschutzräumen, in
denen die Patienten für diese Therapie untergebracht werden.

Die Dosiskalkulation bezieht sich auf die Isodose des 1 cm Radius von der
Strahlenquellemitte. Je Sitzung werden dann 5–6 Gy appliziert. Die Gesamtdosis ist abhängig von der therapeutischen Intention. Erfolgt lediglich eine Boost-
Therapie zur perkutanen Radiotherapie, so wird in der Regel eine Gesamtdosis
von 15 Gy in 3 Fraktionen gegeben. Wird ein kurativer Ansatz – bei kleinen, auf
den Ösophagus begrenzten Tumoren – verfolgt, so wird eine Gesamtdosis von
35 Gy in 7 Fraktionen appliziert. Andere Autoren verfolgen andere Fraktionierungsschemata. So werden von Flores et al. [31] $15 \times 2{,}7$ Gy in 3 Wochen
appliziert, was eine Gesamtdosis von 40 Gy ergibt. Die Überlebensrate nach 6
Monaten betrug in seinem Kollektiv 67% und nach 1 Jahr noch 25%. Weniger
günstig sind die Therapieergebnisse von Pagliero [32] nach einer einmaligen
Applikation von 15 Gy. Hier lebten nach 6 Monaten noch 40% der 69 Patienten
und nach 1 Jahr waren es nur noch 5%.

Die Nebenwirkungen dieser Therapie sind gering, und der Aufwand hält sich
in Grenzen. Wegen der einfachen Applikationsform und einer nicht notwendigen Hospitalisierung der Patienten bietet sich die intraluminäre Radiotherapie
besonders für palliative Fälle oder als Boosttherapie nach perkutaner Radiotherapie an.

Zusammenfassung

Die Radiotherapie hat ihren festen Platz in der Therapie des Ösophaguskarzinoms. Wenn auch nur niedrige Heilungsraten möglich sind, so sind sie einer
kurativen Chirurgie etwa gleichwertig bei geringerer therapiebedingter Letalität und Morbidität. Für eine kurative Radiotherapie sind nur kleine Tumoren
<5 cm und Tumoren ohne Lymphknotenbefall geeignet. Prognostisch am
günstigsten sind Tumoren, die nur die Schleimhaut befallen haben. Somit
bleibt die Selektion ein Hauptkriterium für die Kurabilität des Ösophaguskarzinoms durch die Radiotherapie. In diesem Zusammenhang wäre anzumerken, daß bisher in keiner Studie ein direkter Vergleich zwischen der chirurgischen und der strahlentherapeutischen Therapie des Ösophaguskarzinoms an

einem selektionierten Krankengut mit nur kleinen Tumoren durchgeführt wurde.

Die präoperative Radiotherapie hat die operative und postoperative Komplikationsrate nicht beeinflußt, wenn nur 50 Gy in 5 Wochen appliziert wurden. Ein Überlebensgewinn konnte damit jedoch nicht erzielt werden.

Von einer postoperativen Radiotherapie profitieren nach Kasai [13] nur Patienten mit negativen mediastinalen Lymphknoten bei positivem Resektionsrand.

In der palliativen Therapie hat die Radiotherapie Vorrang, wenn Tumoren chirurgischerseits nicht resektabel sind. In 2/3 der Fälle ist nach Wara mit einer erheblichen Reduktion und Aufhebung der Beschwerden zu rechnen, und ca. 1/3 der Patienten wird keine erneuten Schluckbescherden bekommen, auch wenn Tumorreste verblieben sind.

Die intraluminäre Radiotherapie hat ihre Grenzen. Lymphknotenmetastasen im Mediastinum werden von der Strahlung wegen eines steilen Dosisgradienten nicht erreicht, und Tumoren mit großer Querausdehnung werden in dem peripheren Anteil unterdosiert. Damit reduziert sich die Indikation auf Tumoren mit alleinigem, vor allem in der Querausdehnung begrenzten Ösophagusbefall für die Boosttherapie und Palliation. Bei Beachtung dieser Selektionskriterien können entsprechende Therapieergebnisse erwartet werden.

Ein neuer Weg in der Kombination mit der intraluminären Bestrahlung ist die intrakavitäre Hyperthermie. Diese Methode wurde bisher an nur wenigen Instituten mit kleinen Fallzahlen durchgeführt, so daß eine Aussage über die Effektivität dieser Methode derzeit noch nicht möglich ist.

Vielversprechend für die Zukunft ist die simultane Radio-Chemotherapie, bei der das Chemotherapeutikum neben seiner direkten zytostatischen Wirkung einer Sensibilisierung der Tumorzellen gegenüber der Strahlung induziert. Diese Methode kann auch mit einer Hyperfraktionierung der Radiotherapie erfolgen. Die ersten Therapieergebnisse von Fränklin deuten auf eine gute lokale Kontrolle und einen guten palliativen Effekt mit einer akzeptablen Toleranz hin [33]. Bevorzugt in Frage kommen Zytostatika wie 5-Fluorouracil, Cisplatin und Mitomycin bei einer Gesamtstrahlendosis von 50 Gy in 5–6 Wochen appliziert.

Literatur

1. Rosenberg JC, Schwade JG, Vaitkevius VK (1982) Cancer of the esophagus. In: De Vita, Hellmann S, Rosenberg SA (eds) Cancer: principles and practices of oncology. J. B. Lipincott, Philadelphia, pp 499–527
2. Giuli R, Gignoux M (1980) Treatment of carcinoma of the esophagus: Retrospective study of 2.400 patients. Ann Surg 192:44–52
3. Dormans E (1939) Das Oesophaguskarzinom. Ergebnisse der unter Mitarbeit von 39 pathologischen Instituten Deutschlands durchgeführten Erhebung über das Oesophaguskarzinom (1925–1933). Z Krebsforschung 49:86

4. Bloedorn FG, Kasdorf H (1971) Radiotherapy in squamous cell carcinoma of the esophagus. In: Clark RL, Cumley RW, McCay JE (eds) Oncology 1970. Proceedings of the International Cancer Congress, vol 4, p 111. Year Book Medical Publishers Chicago
5. Hussey DH, Barkley T, Bloedorn F (1980) Carcinoma of the esophagus. In: Fletcher GH (ed) Textbook of radiotherapy, 3rd ed. Lea & Febiger, Philadelphia, p 688
6. Fleming AC (1943) Carcinoma of the thoracic esophagus. Some notes on pathology and spread in relation to treatment. Brit J Radiol 16:212
7. Merendiono KA, Maerk VJ (1952) An analysis of 100 cases of squamous cell carcinoma. II. With special references to its theoretical curabality. Surg Gynecol Obstet 94:110
8. Akakura I, Nakamura Y, Kakegawa et al. (1970) Surgery of carcinoma of the esophagus with preoperative radiation. Chest 57:47–56
9. Van Andel JG, Dees J, Dijkhuis CM et al. (1979) Carcinoma of the esophagus: result of treatment. Ann Surg 190:684–689
10. Launois B, Delarne D, Campion JP, Karbaol M (1981) Preoperative radiotherapy for carcinoma of the esophagus. Surg Gynecol Obstet 153:690–692
11. Gignoux M, Buyse M, Segol P, Roussel A, Paillot B, Kunlin A, Duez M (1982) Radiothérapie préoperatoire du cancer de l'EORTC. Acta Chir Belge 4:373–379
12. Drucker MH, Monsour KA, Hatcher CR Jr et al. (1979) Esophageal carcinoma: an aggressive approach. Ann Thor Surg 28:133
13. Kasai M, Mori S, Watanabe T (1978) Follow-up results after resection of thoracic esophageal cancer. WJS 2:541–543
14. Fu KK (1985) Biological basis for the interaction of chemotherapeutic agents and radiation therapy. Cancer 55:2123–2130
15. Earlam R, Cunha-Melo JR (1980) Oesophageal squamous cell carcinoma: II. A critical review of radiotherapy. Br J Surg 67:457–461
16. Pearson JG (1969) The value of radiotherapy in the management of oesophageal cancer. Am J Roentgenology 105:500–513
17. Dark SF, Mousalli H, Vaughan R (1981) Surgical treatment of carcinoma of the oesophagus. Thorax 36:981–985
18. Griffith JL, Davis JT (1979) A twenty-year experience with the surgical management of malignant tumors of oesophagus and gastric cardia. Br J Surg 66:98–104
19. Jackson JW, Cooper DKC, Guvendik I, Reece-Smith H (1979) Surgical management of malignant tumors of oesophagus and cardia. Br J Surg 66:98–104
20. Lea RE, Archer T, Royce C (1987) Abstract. International Oesophageal Week
21. Beatty JD, DeBoer G, Rider WD (1979) Carcinoma of the oesophagus: Pretreatment assessment, correction of radiation treatment parameters with survival and identification and management of radiation treatment failure. 43:2254–2267
22. Marks RD, Scruggs JH, Wallace KM (1976) Preoperative radiation therapy for carcinoma of esophagus. Cancer 38:84–89
23. Newaishy GA, Read GA, Duncan W, Kerr GR (1982) Results of squamous cell carcinoma of the oesophagus. Clin Radiol 33:347–352
24. Nakayama K, Kinoshita Y (1974) Surgical treatment combined with preoperative concentrated irradiation. JAMA 227:178–181
25. Doggett RLS, Guonsey JM, Bagshaw MA (1970) Combined irradiation and surgical treatment of carcinoma of the thoracic esophagus. Front Radiat Ther Oncol 5:147–154
26. Parker EF, Gregori HB (1976) Carcinoma of the esophagus: longterm results. JAMA 235:1018–1020

27. Wara WM, Mauch PM, Thomas AN (1976) Palliation for carcioma of the esophagus. Radiology 121:717-720
28. Rosenberg JC, Franklin R, Steiger Z (1981) Squamous cell carcinoma of the thoracic oesophagus: An interdisciplinary approach. Curr Probl Cancer 5:6-11
29. Fletcher GH (1980) Textbook of radiotherapy. Lea & Febiger, Philadelphia
30. Knox R (1915) Radiotherapy, X-Ray therapeutics and radium therapy. A. and C. Black, London, pp 374-375
31. Flores AD, Stoller JL et al. (1988) Combined primary treatment of cancer of the esophagus and cardio by intracavitary and external irradiation. In: International treands in general thoracic surgery, vol 4:368-377. C. V. Mosley Co., St. Louis
32. Pagliero KM (1989) Brachytherapy (Intracavitary irradiation). In: Hurt RL (ed) Management of oesophageal carcinoma. Springer, London Berlin Heidelberg New York Paris Tokyo Hong Kong, pp 243-250

Palliative Lasertherapie gastrointestinaler Tumore

C. Doberauer und A. Voß

Zusammenfassung

Sechsundzwanzig Patienten mit fortgeschrittenem Karzinom in Ösophagus (14), Kardia (3), Rektum (5) und Sigma (4) wurden mittels Laserkogulation (Neodym-YAG) wegen Tumorstenose und/oder Blutung behandelt. Bei 14/17) Patienten mit malignem Tumor des oberen Verdauungstraktes und bei 9/9 Patienten mit Tumorwachstum im unteren Verdauungstrakt konnte nach 1 Lasertherapiekurs mit median 2 Sitzungen eine Passagewiederherstellung oder Blutstillung für ≥ 4 Wochen erreicht werden. Durch wiederholte Laseranwendung hielt der Therapieerfolg bei den Patienten mit Ösophagus- und Kardiakarzinom median 2 (< 1–7) Monate (mediane Überlebenszeit nach Lasertherapiebeginn 3 Monate) und bei den Patienten mit kolorektalem Karzinom median 4 (1–9) Monate (mediane Überlebenszeit 6 Monate) an. Bei 8 Patienten mit raschem Tumorprogress, ösophagotrachealer Fistel und Non-Compliance wurde im weiteren Verlauf ein Tubus in den Ösophagus eingelegt. Eine Patientin wies nach Laserbehandlung eine rektouterine Fistel auf. Insgesamt erwies sich die endoskopische Lasertherapie als eine geeignete Maßnahme, um einen operativen Eingriff zu vermeiden und die Lebensqualität der Patienten zu verbessern.

Einleitung

Patienten mit gastrointestinalen Karzinomen haben im fortgeschrittenen Stadium eine überwiegend schlechte Prognose. Im Vordergrund der Bemühungen steht daher die Erhaltung einer ausreichenden Lebensqualität mit insbesonders normaler Nahrungsaufnahme, Verhinderung eines Blutverlustes und Vermeidung einer Anus-praeter-Anlage. Dazu sind häufig die Wiedereröffnung und Offenhaltung von Tumorstenosen sowie die Blutstillung von Tumorblutungen notwendig. Dies kann durch die endoskopische Lasertherapie erreicht werden [2, 5].

Patienten und Methodik

Von September 1985 bis Oktober 1989 haben wir bei 26 Patienten (10 Frauen, 16 Männer; Alter median 65 Jahre) mit fortgeschrittenem Karzinom im mittleren und unteren Ösophagusdrittel (14), in Kardia (3), Rektum (5) und Sigma (4) eine palliative Laserbehandlung durchgeführt. Die Patienten waren entweder technisch bzw. prognostisch inoperabel oder wiesen eine lokale Tumorprogression bzw. ein Rezidiv nach Operation, Radio- oder Chemotherapie auf. Alle Patienten hatten Symptome wie Dysphagie, Schmerzen bei der Defäkation, Obstipation oder peranale Blutabgänge.

Zur Laserkoagulation verwendeten wir einen Neodym-YAG-Laser (Typ Medilas II, Fa. MBB, Ottobrunn). Nach Einstellung des endoluminalen Tumors wurde das Karzinomgewebe unter Sicht von innen zirkulär nach außen bei 50–80 Watt Leistung und einer Impulsdauer bis zu 5 Sekunden koaguliert. Bei 7 Patienten war primär eine Passage mit dem Endoskop über die Tumorstenose nicht möglich. Fünf dieser Patienten mit Tumorlokalisation im oberen Verdauungstrakt wurden deshalb ein- bis zweimal ergänzend bougiert. Die Lasertherapie wurde in der Regel alle 3–4 Tage bis zum Erreichen einer freien Passage für das 11- bzw. 13-mm-Endoskop wiederholt. Danach folgten Kontrolluntersuchungen im Abstand von 4 Wochen. Acht Patienten erhielten noch begleitend eine perkutane Radiotherapie oder zytostatische Chemotherapie.

Die Lasertherapie umfaßte bei den Patienten mit Ösophagus- und Kardiakarzinom während des 1. Kurses 1–6 Sitzungen (median 2) mit einer durchschnittlichen Energie von 3750 (680–8713) Joule pro Sitzung. Bei den Patienten mit Rektum- und Sigmakarzinom waren während des 1. Kurses 2–3 Sitzungen (median 2) mit im Mittel 4449 (1132–7162) Joule pro Sitzung erforderlich. Die Anzahl der Behandlungskurse betrug bei den Patienten mit Tumoren im oberen Verdauungstrakt median 1 (1–6) und im unteren Verdauungstrakt median 2 (1–6).

Ergebnisse

Die Behandlungsergebnisse sind in den Tabellen 1 und 2 dargestellt. Im oberen Verdauungstrakt konnte bei 14/17 Patienten (82%) eine Passagewiederherstellung über ≥ 4 Wochen nach dem 1. Lasertherapiekurs erzielt werden. Durch weitere Laserkoagulationen hielt der Therapieerfolg median 2 Monate an. Bei fast der Hälfte der Patienten wurde im weiteren Krankheitsverlauf eine Tubusimplantation im Ösophagus notwendig. Der Tubus wurde von den Patienten gut toleriert und mußte nur in einem Fall wegen tumorbedingter Trichterstenose neu gelegt werden.

Im unteren Verdauungstrakt war die Lasertherapie primär bei allen Patienten erfolgreich. Die Tumorstenose- und Blutungsrezidivfreiheit dauerte mit median 4 Monaten doppelt so lang als bei den Patienten mit Ösophagus- und Kardiakarzinom. Eine Patientin wies nach Laserbehandlung eine rektoute-

Tabelle 1. Ergebnisse der endoskopischen Lasertherapie bei Patienten mit Ösophagus-
und Kardiakarzinom

Passagewiederherstellung nach 1 Kurs für $\geq$ 4 Wochen	14/17 Patienten
Gesamtdauer der freien Passage	median 2 ($<$ 1-7) Monate
Überlebenszeit nach Lasertherapiebeginn	median 3 (1-8) Monate
Begleittherapie	Bougierung (n = 5) Radiotherapie (n = 2) Chemotherapie (n = 3)
Ösophagustubus	wegen Tumorprogress (n = 3) wegen Fistel (n = 3) wegen Non-Compliance (n = 2)
Komplikationen	keine

Tabelle 2. Ergebnisse der endoskopischen Lasertherapie bei Patienten mit Rektum- und
Sigmakarzinom

Passagewiederherstellung und Blutstillung (nach 1 Kurs für 4 Wochen)	9/9 Patienten 6/6 Patienten
Gesamtdauer der freien Passage und Blutstillung	median 4 (1-9) Monate
Überlebenszeit nach Lasertherapiebeginn	median 6 (1-12) Monate
Begleittherapie	Chemotherapie (n = 3)
Komplikationen	rektouterine Fistel (n = 1)

rine Fistel auf. Die Patientin verstarb 1 Monat später infolge eines Herzinfarktes.

Diskussion

Kurze Stenosen ($\leq$ 5 cm) mit langsam progredientem und endoluminal polypösem Tumorwachstum sind für eine Lasertherapie besonders geeignet [3]. Bei hochgradigen Stenosen im oberen Verdauungstrakt ohne primäre Passagemöglichkeit für das Endoskop ist eine unterstützende Bougierung von Nutzen [4]. Die Gesamtdauer des Lasertherapieerfolges ist zwar mit wenigen Monaten nur kurz, korreliert jedoch mit der ebenfalls deutlich eingeschränkten Überlebenszeit der Patienten nach Behandlungsbeginn. Die im Vergleich zum fortgeschrittenen Ösophagus- und Kardiakarzinom im unteren Verdauungstrakt günstigeren Behandlungsergebnisse sind neben der allgemein besseren Prognose von Patienten mit kolorektalem Karzinom möglicherweise auf das größere natürliche Darmlumen, die geringere Rate von tumorbedingten Fisteln in angrenzende Organstrukturen, dem meist besseren Ernährungs- und Kräftezustand der Patienten sowie auf eine höhere Compliance der Patienten gegenüber dem für sie nicht so belastenden Eingriff zurückzuführen. Die Lasertherapie selbst stellt eine risikoarme und häufig ambulant durchzuführende Methode dar. Komplikationen können vor allem in der Nähe des oberen und unteren Ösophagussphinkters sowie im Bereich von unübersichtlichen Richtungsänderungen des Darmlumens erfolgen. Dies traf auch bei einer unserer Patientinnen mit hochgradiger Tumorstenose des rektosigmoidalen Überganges und nach Laserkoagulation Entwicklung einer rektouterinen Fistel zu. Die Indikation zur endoskopischen Tubusanlage bei Ösophagus- und Kardiakarzinom stellt sich prinzipiell bei langen Stenosen (> 5 cm), raschem Tumorwachstum, mehr submuköser Tumorinfiltration und ösophagotrachealen Fisteln [1]. In unserem kleinen Patientengut benötigten 8/14 Patienten mit Ösophaguskarzinom nach initialer Lasertherapie doch noch die Implantation eines Tubus im mittleren und unteren Drittel der Speiseröhre. Dort bereitete der Tubus nur geringe Beschwerden und ermöglichte eine freie Nahrungspassage bis zum Lebensende der Patienten. Während sich im oberen Gastrointestinaltrakt Laserkoagulation, Bougierung, Tubusanlage und auch Afterloading-Bestrahlung (6) entsprechend dem Lokalbefund ergänzen sollten, ist im unteren Verdauungstrakt durch alleinige Lasertherapie eine sinnvolle Palliation möglich.

Literatur

1. Barbier P, Kappeler M, Teuscher J, Scheuerer U (1984) Erfahrungen mit endoskopisch plazierten Endoprothesen bei stenosierenden Malignomen von Oesophagus und Kardia. Chirurg 55:593–599
2. Bown S, Hawes R, Matthewson K, Swain CP, Barr H, Boulos PB, Clark CG (1987) Endoscopic laser palliation for advanced malignant dysphagia. Gut 28:799–807
3. Fleischer D, Sivak MV (1985) Endoscopic Nd: YAG laser therapy as palliation for esophagogastric cancer. Gastroenterology 89:827–831
4. Riemann JF, Ell C, Lux G, Demling L (1985) Combined therapy of malignant stenoses of the upper gastrointestinal tract by means of laser beam and bougienage. Endoscopy 17:43–48
5. Riemann JF, de Mas R, Ginsbach C, Harloff M, Kohler B (1988) Palliative Lasertherapie fortgeschrittener Rektumkarzinome. Dtsch med Wschr 113:1057–1060
6. Semler P, Koch K, Schumacher W (1985) Eine neue Möglichkeit zur Behandlung stenosierender Tumoren im oberen Gastrointestinaltrakt. Dtsch med Wschr 110:1731–1732

Chemotherapie des Plattenepithelkarzinoms der Speiseröhre im interdisziplinären Konzept

U. Fink, G. Pfeiffer, A. Gossmann, H. Wilke, P. Preusser,
P. Lukas und J. R. Siewert

Einleitung

Bei der Behandlung von Patienten mit Plattenepithelkarzinom der Speiseröhre
bestehen für die Anwendung zytostatisch wirkender Medikamente drei Indikationen:

- als Palliativmaßnahme bei Patienten mit lokoregionalen Rezidiven und/
  oder mit Fernmetastasen,
- bei funktionell operablen Patienten mit lokoregional begrenzten bzw. lokal
  fortgeschrittenen Primärtumoren im Rahmen einer multimodalen Ver-
  bundtherapie als präoperative (neoadjuvante) Therapieoption (alleinige
  Chemotherapie oder Radio-/Chemotherapie) mit dem Ziel, durch Steigerung der radikalen Resektionen (R_0-Resektionen) die Prognose zu verbessern und
- bei funktionell inoperablen Patienten mit lokoregional begrenzter bzw. lokal
  fortgeschrittener Tumorausbreitung in Verbindung mit der Strahlentherapie
  (simultan oder sequentiell).

Dieser Beitrag soll eine Übersicht über den Stand der Mono- und Polychemotherapie bei lokal fortgeschrittenen und metastasierten Ösophaguskarzinomen
geben. Darüber hinaus wird besonders auf die Entwicklung multimodaler
Therapiekonzepte eingegangen, mit denen sich hinsichtlich der Verbesserung
der Prognose erste erfolgversprechende Ergebnisse abzeichnen.

Abkürzungen: CR = komplette Remission, cCR = komplette Remission klinisch, pCR =
komplette Remission pathologisch-histologisch, PR = partielle Remission, cPR =
partielle Remission klinisch, 95%-VIV = 95% Vertrauensbereich, mR = Remissionsdauer median, mS = Überlebenszeit median, mÜZ = Überlebenszeit median, LRD =
lokoregionale Erkrankung, LFD = lokal-fortgeschrittene Erkrankung, ED = extendier-
te (fortgeschrittene) Erkrankung, ADM = Adriamycin, BLM = Bleomycin, CDDCA =
Carboplatin, CDDP = Cisplatin, 5FU = 5-Fluorouracil, IFOS = Ifosfamid, MBGB =
Mitoguazone, DCMTX = Dichloromethotrexat, MTX = Methotrexat, LEV =
Leucovorin, MMC = Mitomycin C, VDS = Vindesin, VBL = Vinblastin

Chemotherapie in metastasierten Stadien

Plattenepithelkarzinome der Speiseröhre gelten als mäßig chemotherapiesensibel. Darüberhinaus befinden sich viele Patienten häufig in einem schlechten Allgemein- und Ernährungszustand und/oder leiden an tumorunabhängigen Begleiterkrankungen der Leber, Lunge, Herz und Nieren, die den Einsatz von Zytostatika risikoreich gestalten.

Die angeführten Einschränkungen sind dafür verantwortlich zu machen, daß der Einsatz von Zytostatika viele Jahre vorwiegend in arzneimittelorientierten Studien nicht systematisch erfolgte, wodurch eine korrekte Beurteilung der Wirkungsstärke nur bedingt möglich ist. Erst in den vergangenen 10 Jahren wurden systematische Überprüfungen in Form von prospektiven krankheitsorientierten Phase-II-Studien durchgeführt. Erschwerend kommt hinzu, daß das Tumoransprechen mit unterschiedlichen Kriterien beurteilt wurde. Während bei nachweisbaren Fernmetastasen das Ansprechen in der Regel mit den üblichen diagnostischen Verfahren wie Röntgen-Thorax, Computertomogramm und Sonographie nach WHO-Kriterien [75] beurteilbar ist, ist die Erfassung der Zytostatikawirkung auf den Primärtumor äußerst schwierig [52, 114]. In früheren Untersuchungen wurden bei der Remissionsdefinition diagnostische Methoden wie Ösophagusbreischluck und Endoskopie akzeptiert; allerdings ist auch heute die Computertomographie zur Beurteilung der lokalen Tumorausbreitung bzw. Rückbildung nur ungenügend [67]. Die Beobachtung, daß 11 von 13 Resektaten von Patienten mit klinisch kompletter, durch Endoskopie und Biopsie gesicherter Remission noch vitales Tumorgewebe enthielten, weist eindringlich auf die Fragwürdigkeit des Begriffs einer klinisch kompletten Remission hin und erklärt die zumeist unbefriedigend kurze Dauer von wenigen Monaten [47].

Ein weiteres großes Problem ist die Schwierigkeit der primären Stadieneinteilung des Ösophaguskarzinoms; selbst die weitverbreitete Einteilung des Memorial Sloan Kettering Cancer Center [53], die eine Unterteilung in „locoregional disease" (LRD) und „extensive disease" (ED) vorsieht, subsummiert unter den jeweiligen Termini Ausbreitungsstadien, die prognostisch erhebliche Unterschiede aufweisen.

Obwohl bei einer synoptischen Betrachtung der publizierten Daten zumindest ein Trend zu beobachten ist, daß Zytostatika bei Patienten mit Fernmetastasen wesentlich seltener zur Remission führen als bei lokal begrenzter Erkrankung, fehlen bisher weitgehend Untersuchungen, bei denen die Ansprechraten nach lokoregionaler oder extensiver Krankheitsausbreitung prospektiv analysiert wurden.

Aufgrund der angeführten Einschränkungen ist eine korrekte Beurteilung der Wirkungsstärke der verschiedenen Medikamente bzw. Zytostatikakombinationen schwierig.

Monotherapie

Bisher wurden die Ergebnisse von 37 Studien an 717 Patienten veröffentlicht, bei denen 13 Medikamente als Monotherapie eingesetzt wurden. Für eine differenziertere Analyse eignen sich allenfalls 23 Untersuchungen, die, als Phase-II-Studien prospektiv geplant, mindestens 14 Patienten beinhalten:
– 19 Untersuchungen an 448 chemotherapeutisch unvorbehandelten Patienten, bei denen 12 Medikamente geprüft wurden sowie
– 4 Studien an 61 zytostatisch vorbehandelten Patienten, bei denen 4 Medikamente zum Einsatz kamen.

Von den angeführten 12 Zytostatika kann eine gesicherte Monoaktivität mit Remissionsraten um 20–25% nur bei 2 Substanzen angenommen werden: Für *Cisplatin* [26, 35, 78, 81, 90] und *Vindesin* [7, 11, 50].
Eine mögliche Wirkung mit einer Remissionswahrscheinlichkeit über 15% besitzen *Mitomycin C* [35, 117], wobei bei der geprüften Dosierung von 20 mg/m^2 zwar 41% Remissionen, bei 78% der Patienten jedoch schwere bis lebensbedrohliche hämatologische Nebenwirkungen beobachtet wurden [35], *Doxorubicin* [36, 64], *Methotrexat* [2, 36, 116], *5-Fluorouracil* [36] und *CCNU* [77]. Widersprüchliche Ergebnisse liegen über die Monoaktivitäten von *Bleomycin* [14, 62, 83, 105, 109, 118] und *Carboplatin* vor [87, 106] mit 2 kompletten Remissionen bei 20 Patienten [106] bzw. keiner objektiven Tumorregression bei 18 Patienten [87].
Bei der Beurteilung der Monoaktivitäten ist zu berücksichtigen, daß nur Cisplatin, Vindesin und Methotrexat an relativ großen Patientenzahlen geprüft wurden, während bei den anderen Substanzen die Streubreiten der Remissionsraten aufgrund der kleinen Patientenzahlen relativ groß sind (Tabelle 1). Dazu gehören z. B. *Etoposid* [24, 88] und *Methyl-GAG* [37, 51].
Die vorliegenden Phase-II-Monotherapie-Studienergebnisse mit Einzelsubstanzen zeigen, daß das Ösophaguskarzinom auf eine Chemotherapie anspricht. Allerdings führt die zytostatische Monotherapie meist nur zu partiellen Tumorrückbildungen, die kurz, durchschnittlich um 3–5 Monate anhalten. Komplette, insbesondere auch pathologisch-histologisch bestätigte Tumorrückbildungen sind bei der Monotherapie seltene Ausnahmen (<5%), die vorzugsweise bei der Anwendung von Cisplatin auftreten können. Fernmetastasen bzw. lokoregionale Tumormanifestationen sprechen unterschiedlich an, wobei lokal fortgeschrittene Primärtumoren wahrscheinlich chemotherapiesensibler sind als Fernmetastasen. Bisher ist nicht gesichert, ob eine Monotherapie, auch nach Auftreten einer objektiven Rückbildung, die Überlebenszeit entscheidend verlängert.
Somit bleiben für die Monotherapie noch viele offene Fragen, die in weiteren prospektiven Untersuchungen unter Berücksichtigung der verschiedenen prognostischen Faktoren (Tumormasse, irresektable Primärtumoren ohne oder mit synchronen Metastasen, lokoregionale Rezidive nach Operation und/oder Strahlentherapie, metachrone Metastasen, Allgemeinzustand, Begleiterkrankungen) beantwortet werden müssen. Aufgrund des Fehlens einer Standardche-

Tabelle 1. Monoaktivitäts-Daten beim fortgeschrittenen Ösophaguskarzinom (n ≥ 14 chemotherapeutisch unvorbehandelte Patienten/Studie)

Substanz	Pat. n	CR n	PR n	CR + PR %	95%-VIV %	Literatur
ADM	18	1	5	33	13–59	[64]
	16	0	0	0	0–21	[36]
BLM	15	1	3	27	8–55	[62]
CDDCA	20	2	0	10	1–31	[106]
	18	0	0	0	0–20	[87]
CDDP	17	3	2	29	10–56	[78]
	17	0	1	6	0–29	[26]
	24	0	6	25	10–47	[35]
	35	3	6	26	12–43	[81]
	26	1	3	15	4–35	[90]
CCNU	19	0	3	16	0–32	[77]
5-FU	23	0	4	17	5–39	[36]
IFOS	17	0	1	6	0–29	[5]
MBGB	21	0	1	5	0–24	[37]
MTX	24	0	3	13	3–32	[36]
	41	1	19	49	33–65	[2]
DCMTX	14	0	0	0	0–23	[6]
MMC	24	0	10	42	22–62	[35]
VDS	51	1	13	27	16–42	[11]

motherapie gehören Plattenepithelkarzinome der Speiseröhre weiterhin zu den Zieltumoren, bei denen neue Medikamente bzw. weniger toxische Analoga von bisher geprüften Substanzen an nicht chemotherapeutisch vorbehandelten Patienten in krankheitsorientierten Phase-II-Studien geprüft werden sollten.

Polychemotherapie

Plattenepithelkarzinome der Speiseröhre weisen verschiedene Gemeinsamkeiten mit Pflastersteinkarzinomen im HNO-Bereich auf. Das trifft sowohl für die auslösenden Noxen (Nikotin und Alkohol) und die daraus resultierenden tumorunabhängigen Begleiterkrankungen (Leber, Lunge, Herz) zu, als auch für die zytotoxische Beeinflußbarkeit durch Cisplatin, Methotrexat, Vincaalkaloide und Bleomycin. Nachdem bei HNO-Tumoren eine stadienabhängige Wirkungssteigerung durch die zytostatische Kombinationstherapie gezeigt werden konnte, wurden seit 1980 auch beim Ösophaguskarzinom in krankheitsorientierten Phase-II-Studien zahlreiche Zytostatikakombinationen geprüft, mehrheitlich solche, deren Wirksamkeit primär bei HNO-Tumoren nachgewiesen worden war (z. B. Cisplatin/Bleomycin/Methotrexat; Cisplatin/5-FU kont. Inf.). Endpunkte dieser Prüfungen waren weniger die Aufdeckung der Kombination mit der höchsten Rate an Tumorregressionen, sondern vor allem eine Verbesserung der Lebenserwartung. Die Mehrzahl der Untersuchungen waren als multimodale Therapiestudien geplant, in denen bei Patienten mit potentiell radikal resektablen Primärtumoren, seltener bei Patienten mit lokal fortgeschrittenen Primärtumoren ohne Fernmetastasen, nach Auftreten einer Tumorverkleinerung eine definitive Lokaltherapie (Operation und/oder Strahlentherapie) vorgesehen war. Diese Untersuchungen bieten im Falle der nachfolgenden Resektion den Vorteil einer pathohistologischen Beurteilung des Regressionsgrades; sie erlauben jedoch wegen der zusätzlichen Lokaltherapie keine Rückschlüsse über die Dauer der Remissionen und den Einfluß der Chemotherapie auf die Überlebenszeit. Sehr viel seltener dagegen sind prospektive Phase-II-Studien, in denen die Kombinationstherapie in fortgeschrittenen Stadien als alleiniges Therapieverfahren eingesetzt wurde. Für die Beurteilung der Wirkung kommt erschwerend hinzu, daß bei dem meist heterogen zusammengesetzten Patientengut (irresektable Primärtumoren ohne oder mit synchronen Metastasen, lokoregionale Rezidive nach Operation und/oder Strahlentherapie, metachrone Metastasen) die Remissionsangaben in der Regel nur global, nicht jedoch entsprechend der unterschiedlichen Untergruppen differenziert veröffentlicht wurden. Die angeführten Einschränkungen erklären die Tatsache, daß der Stellenwert der Polychemotherapie in metastasierten Stadien noch weitgehend ungeklärt ist, und daß somit gegenwärtig keine Standardtherapie zur Behandlung metastasierter Ösophaguskarzinome definierbar ist.

Eckpfeiler bei der Chemotherapie von Plattenepithelkarzinomen der Speiseröhre sind cisplatinhaltige Kombinationen, wobei zu Cisplatin 1–3 weitere Zytostatika hinzugefügt wurden. Aus Gründen der Übersichtlichkeit erscheint eine Unterteilung der verschiedenen cisplatinhaltigen Kombinationen in 2 Untergruppen sinnvoll:

- Kombinationen, bei denen Cisplatin gemeinsam mit Bleomycin, Vincaalkaloiden (Vindesin, Vinblastin, Vincristin), Methotrexat, Doxorubicin, Etoposid und 5-Fluorouracil als Bolusinjektion eingesetzt wird sowie
- Kombinationen auf dem Boden von Cisplatin und 5-Fluorouracil als kontinuierliche Infusion über 4–5 Tage.

Die Möglichkeiten der Kombinationstherapie bei den verschiedenen Krankheitsstadien (LRD vs. ED) sowie bei fortgeschrittenen und metastasierten Ösophaguskarzinomen (ED) sind in den Tabellen 2 und 3 zusammengefaßt.

Die Kombination *Cisplatin/Bleomycin* war die erste einer Reihe cisplatinhaltiger Kombinationen, die seit 1976 am Memorial Sloan Kettering Cancer Center in New York bei Patienten mit lokoregionalen (LRD) und fortgeschrittenen Ösophaguskarzinomen (ED) in Phase-II-Studien prospektiv geprüft wurden [25]. Von 43 Patienten mit potentiell radikal resektablen Primärtumoren trat bei 50% nach einem Zyklus eine Abnahme der Dysphagie auf; objektiv waren jedoch nur 14% partielle Remissionen nachweisbar. In fortgeschritteneren Stadien wurden 17% Remissionen beobachtet, die durchschnittlich 6 Monate anhielten [25]. Höhere Ansprechraten (Gesamtansprechrate 52%) wurden bei einem modifizierten Protokoll berichtet, an dem Cisplatin an 3 aufeinanderfolgenden Tagen verabreicht wurde [73].

In der Folgestudie wurde am Memorial Sloan Kettering Cancer Center *Vindesin* zu *Cisplatin/Bleomycin* hinzugefügt. Kelsen et al. [53] berichteten 1983 über 44 Patienten mit LRD, von denen 28 (63%) radiologisch eine partielle Remission zeigten. Allerdings war bei 7 von 8 Patienten trotz radiologischer Normalisierung beim Ösophagusbreischluck im Resektat noch vitales Tumorgewebe nachweisbar. Bei 8 von 24 Patienten mit fortgeschrittener Erkrankung führte diese Kombination zu partiellen Remissionen (Gesamtansprechrate 33%), die 7 Monate median anhielten. In einer Untersuchung der Southern Cancer Study Group führte die DVB-Kombination bei 27 Patienten mit fortgeschrittenen Krankheitsstadien (ED) zu 29% partiellen Remissionen, die durchschnittlich 3,5 Monate anhielten [33].

In 3 Folgestudien wurde die DVB-Kombination bei 97 Patienten mit potentiell radikal resektablen Primärtumoren präoperativ eingesetzt, wobei annähernd die Hälfte der Patienten (45%, 47%, 55%) auf die Vorbehandlung objektiv ansprach [56, 57, 93, 94, 98, 99]. Pathohistologisch verifizierbare komplette Remissionen waren jedoch seltene Ausnahmen (2,8%).

Die Beobachtung vermehrter akuter allergischer pulmonaler Komplikationen (ARDS) in der perioperativen Phase, für deren Auftreten die Vorbehandlung mit Bleomycin verantwortlich gemacht wurde, gab Anlaß zur Prüfung zahlreicher nicht bleomycinhaltiger Kombinationen, deren Ergebnisse in den Tabellen 2 und 3 zusammengefaßt sind. Bisher fehlen vergleichende Untersuchungen der verschiedenen Kombinationen, so daß die Frage nach der wirksamsten Polychemotherapie aus dieser Gruppe von Kombinationen nicht beantwortet werden kann. Grundsätzlich sind die Ansprechraten bei Patienten mit lokalisierten Stadien (Gesamtansprechraten 40–60%) um 15–30% höher als bei Patienten mit disseminierten Stadien (Tabelle 2).

Bemerkenswert sind die Ergebnisse mit der Kombination *Cisplatin/Etoposid/5-Fluorouracil* bei 27 Patienten mit ausgedehnten Tumorstadien [85, 86]. Trotz dieser für eine Chemotherapie ungünstigen Voraussetzungen wurden 14 objektive Remissionen (Gesamtansprechrate 52%) einschließlich 15% kompletter Remissionen induziert. Überprüfenswert erscheint auch die Kombination von *Cisplatin/Etoposid,* die bei 20 von 34 Patienten mit Fernmetastasen 3 komplette und 17 partielle Remissionen (Gesamtansprechrate 59%) auslöste [61, 69]. Die maximale Tumorrückbildung erfolgte bei 80% der ansprechenden Patienten während der ersten beiden Behandlungszyklen. Da diese Untersuchung noch nicht abgeschlossen ist, fehlen bisher Angaben zur Dauer der Remission und deren Einfluß auf die Überlebenszeiten. Die Kombination von *Cisplatin* (an 5 aufeinanderfolgenden Tagen) und mittelhoch dosiertem *Methotrexat* (200 mg/m^2) führte zu auffallend hohen Remissionsraten (Gesamtansprechrate 82%) [2, 96]; aufgrund methodischer Mängel (radiologische Norma-

Tabelle 2. Polychemotherapie bei lokoregionärem (LRD) und ausgedehntem Ösophaguskarzinom (EFD/ED)

Kombination	Stadien	Studien n	Pat. n	CR n	PR n	CR/PR %	Literatur
CDDP/BLM	LRD	1	43	0	6	14	[27]
	LFD/ED	2	18	1	2	17	[27]
			17	3	1	24	[15]
CDDP/VDS/BLM	LRD	4	44	0	28	64	[53]
			38	3	18	55	[57]
			42	2	17	45	[98, 99]
			17	1	7	47	[94]
	LFD/ED	2	24	0	8	33	[53]
			27	0	7	26	[33]
CDDP/VDS/MBGB	LRD	1	19	1	7	42	[54]
	LFD/ED	1	20	0	8	40	[54]
CDDP/5FU	LRD	2	33	5	12	52	[58, 59]
			59	23	15	64	[19]
	LFD/ED	2	25	11	7	72	[3]
			131	3	53	43	[32]
CDDP/5FU/ADM/Vp-16	LRD	1	24	4	13	71	[9]
	LFD/ED	1	14	2	4	43	[8]

lisierung des Breischlucks als alleiniges Remissionskriterium) und der Tatsache, daß bei allen ansprechenden Patienten nach durchschnittlich 5 Monaten lokale Rezidive auftraten, ist der Stellenwert der Kombination Cisplatin/MTX mittelhoch dosiert noch ungesichert.

Nachdem bei Plattenepithelkarzinomen im HNO-Bereich eine Überlegenheit der kontinuierlichen Dauerinfusion von 5-Fluorouracil gegenüber der Bolusverabreichung gezeigt werden konnte [110], wurde die Kombination *Cisplatin/5-FU (kont. Inf.)* in verschiedenen Studien bei lokoregional begrenzten [18, 19, 58, 59] und fortgeschrittenen Ösophaguskarzinomen [3, 13, 30, 31, 32] eingesetzt. In lokoregionalen Stadien wurden höhere Gesamtansprechraten (53–71%) beobachtet, mit einem Anteil von 7–17% kompletten Remissionen. Allerdings enthielten 11 von 13 Resektaten (85%), die aufgrund multipler Biopsien als klinisch komplette Remission eingestuft worden waren, noch vitale Tumorzellverbände [47]. Auch in lokal fortgeschrittenen und metastasierten Stadien führte die Kombination Cisplatin/5-FU kont. Inf. nach durchschnittlich 3 Zyklen zu Ansprechraten über 40% (42% bzw. 43%) [32]. Als weitere Stütze für die Annahme einer möglichen Wirkungssteigerung dieser Kombination können die Ergebnisse einer Untersuchung angeführt werden, bei der die Kombination *Cisplatin/5-Fluorouracil (kont. Inf.)/Bleomycin* an einem besonders ungünstigen Patientenkollektiv von 43 Patienten geprüft wurde, von denen 12 wegen eines Plattenepithelkarzinoms im HNO-Bereich vorbehandelt waren und 10 Patienten zusammen mit dem Ösophaguskarzinom synchrone Zweittumoren im oberen aerodigestiven Trakt hatten [103]. 23 von 38 evaluierbaren Patienten (Gesamtansprechrate 61%) sprachen objektiv an, 4 mit einem völligen Verschwinden der primären Tumormanifestationen, 19 mit einer partiellen Remission. Die Frage, ob die Kombinationschemotherapie mit Cisplatin/5-FU gegenüber einer Cisplatin-Monotherapie eindeutig überlegen ist muß solange offenbleiben, bis die abschließenden Daten einer randomisierten Phase-II-Studie der EORTC vorliegen [13]. Nach den vorläufigen Ergebnissen zeichnen sich für Patienten mit fortgeschrittenen Ösophaguskarzinomen Vorteile für die Kombination hinsichtlich des Ansprechens (42% vs. 14%) und des Überlebens nach 1 Jahr (40% vs. 15%) ab. Da die Ergebnisse infolge zu kleiner Patientenkollektive bislang nicht statistisch signifikant sind, wird gegenwärtig von der EORTC eine randomisierte Phase III-Studie durchgeführt.

Eine zusammenfassende Betrachtung der bisherigen Behandlungsergebnisse ergibt eine stadienabhängige Wirkung von Zytostatika beim Ösophaguskarzinom. So wurden in Abhängigkeit vom Tumorausbreitungsstadium bei lokoregionaler Erkrankung deutlich höhere Gesamt- und Vollremissionsraten (40–70%) als bei ausgedehnter Erkrankung (20–40%) gefunden (Tabelle 3). Besonders ungünstig sind die Behandlungsergebnisse beim Vorliegen von klinisch manifesten Fernmetastasen, wobei trotz Ansprechraten bis 40% die durchschnittlichen Überlebenszeiten bei 7 Monaten liegen. In Anbetracht der bei Verwendung von cisplatinhaltigen Kombinationen erheblich gesteigerten Toxizität ist der Stellenwert der Kombinationschemotherapie bei der Behandlung von Patienten mit metastasierten Stadien außerhalb von klinischen Studien ungesichert.

Chemotherapie des Plattenepithelkarzinoms der Speiseröhre 39

Tabelle 3. Polychemotherapie beim lokal fortgeschrittenen und metastasierten Ösophaguskarzinom (n ≥ 14 Patienten/Studie)

Chemotherapie	Pat. n	CR n	CR/PR n	%	mR (Mon)	mS (Mon)	Literatur
CDDP/BLM	18	1	3/18	17	6	4	[27]
CDDP/BLM	17	3	4/17	24	n.a.	n.a.	[15]
CDDP/BLM	29	2	15/29	52	5,8	7	[74]
CDDP/VDS/BLM	24	0	8/24	33	7	n.a.	[53]
CDDP/VDS/BLM	27	0	7/27	26	3,5	3,5	[33]
CDDP/BLM/MTX	31	1	8/31	26	5	5	[27]
CDDP/VDS/MBGB	20	0	8/20	40	3	4	[54]
CDDP/VBL/MBGB	36	0	4/36	11	3,5	3,4	[22]
CDDP/MTX	17	5	14/17	82	5,5	n.a.	[96]
CDDP/VP-16	34	3	20/34	59	n.a.	n.a.	[63]
CDDP/5FU/ADM	21	2	7/21	33	10 (+RTx)	8	[44, 45]
CDDP/5FU/ADM/VP-16	14	2	6/14	43	5,5+	n.a.	[8]
CDDP/VP-16/5FU	27	4	14/27	52	n.a.	n.a.	[85, 86]
CDDP/5FU k.l.	61	6	22/61	36	7,5	n.a.	[30]
CDDP/5FU k.l. vs. CDDP	89	n.a.		42	n.a.	n.a.	[13]
		n.a.		14	n.a.	n.a.	

Chemotherapie im interdisziplinären Konzept

Die Prognose von Patienten mit Plattenepithelkarzinomen der Speiseröhre wird entscheidend beeinflußt von der prätherapeutischen Krankheitsausbreitung und von der Möglichkeit der radikalen Resektion (R_0-Resektion) [88, 90, 100, 101, 102]. Hat das Karzinom die muskuläre Wand der Speiseröhre noch nicht überschritten (T1- und T2-Tumoren), gelingt eine radikale Resektion bei über 80% der Patienten; entsprechend relativ günstig ist die Prognose dieser Patienten mit einem Anteil von 40%, die 5 Jahre rezidivfrei überleben. Wesentlich geringer ist die Lebenserwartung der Patienten, bei denen das Karzinom die Wand der Speiseröhre überschritten hat (T3-Tumoren) und in benachbarte Strukturen infiltriert ist (T4-Tumoren). Infolge der extraösophagealen Karzinommanifestationen sinkt die Aussicht auf eine radikale Tumorresektion – im Patientengut der Chirurgischen Klinik der TU München auf 39% [102]. Mitverantwortlich für die ungünstigere Lebenserwartung dieser Patienten (12 Monate median; 12,9% Überlebende nach 5 Jahren) ist eine nach Wandüberschreitung des Karzinoms frühzeitige lymphogene und hämatogene Metastasierung über ein in der Adventitia gelegenes Lymphdrainagesystem, das direkte Verbindungen zum Ductus thoracicus und zu den abdominellen Lymphknoten hat. Besonders ungünstig ist die Prognose von lokal fortgeschrittenen Karzinomen der oberen Hälfte der Speiseröhre (einschließlich der Bifurkation), da diese frühzeitig Kontakt zu der in unmittelbarer Nachbarschaft gelegenen Trachea bzw. den Hauptbronchien aufnehmen und dadurch den Krankheitsverlauf durch die Entwicklung von ösophago-trachealen bzw. bronchialen Fisteln komplizieren.

Es ist davon auszugehen, daß eine weitere Optimierung der chirurgischen Verfahrensweisen zu keinem entscheidenden Wandel der Prognose führen wird. Eine Verbesserung der Lebenserwartung erscheint daher nur möglich, wenn präoperativ, im Rahmen eines interdisziplinären Konzeptes, therapeutische Verfahren eingesetzt werden, die sowohl die extraösophagealen Karzinominfiltrationen wirksam devitalisieren als auch frühzeitig infolge ihrer systemischen antineoplastischen Wirkung klinisch meist noch okkulte Mikrometastasen zerstören.

In den vergangenen 10 Jahren wurde die Chemotherapie im Rahmen eines interdisziplinären Behandlungskonzeptes bei Patienten mit lokalisierten bzw. lokal fortgeschrittenen Primärtumorstadien auf verschiedene Weise eingesetzt:
- als präoperative „neoadjuvante" Chemotherapie
- als präoperative Radio-/Chemotherapie (simultan oder sequentiell) sowie
- als alleinige kombinierte Radio-/Chemotherapie (bei funktionell inoperablen Patienten)

In den letzten 10 Jahren sind mindestens 15 Studien mit präoperativer Chemotherapie und weitere 15 Untersuchungen mit simultaner Radio-/Chemotherapie durchgeführt worden. Dennoch ist es schwierig, den Stellenwert der neoadjuvanten Therapieverfahren zu definieren, da die Mehrzahl der Studien als unkontrollierte Phase-II-Studien bei Patienten mit potentiell radikal resezierbaren Primärtumoren durchgeführt wurden und zudem die Behandlungsergebnisse meist nur in Abstract-Form oder als Zwischenbericht publiziert wurden, so daß für eine kritische Analyse nur wenige reife Daten zur Verfügung stehen. Davon zu unterscheiden sind Untersuchungen, bei denen eine neoadjuvante präoperative Therapie bei lokal fortgeschrittenen, primär nicht sicher radikal resezierbaren Tumorstadien eingesetzt wurden.

Präoperative (neoadjuvante) Chemotherapie

Aufgrund der stadienabhängigen Wirksamkeit der Chemotherapie des Ösophaguskarzinoms wurden Zytostatika-Kombinationen präoperativ bei lokal begrenzten Tumoren eingesetzt, deren Wirksamkeit in fortgeschrittenen Krankheitsstadien nachgewiesen war. Bei der Mehrzahl der Untersuchungen wurden 2 Therapiezyklen durchgeführt, so daß die Operation um Tag 56 erfolgte. Größere Unterschiede bestanden in der postoperativen Therapieplanung: Bei der Mehrzahl der Untersuchungen war nach radikaler Resektion keine postoperative Therapie vorgesehen; bei Patienten der Primärtumorkategorie pT3 oder pN1 erfolgte mehrheitlich postoperativ eine Nachbestrahlung [18, 53]. Bei Patienten mit mikroskopischen und makroskopischen Tumorresiduen (R_1- und R_2-Resektionen) war in den meisten Untersuchungen postoperativ die Fortsetzung der Chemotherapie geplant. Diese konnte jedoch bei der Mehrzahl der Patienten nicht durchgeführt werden, da entweder die Patienten die Nachbehandlung verweigerten oder die Chemotherapie durch peri- und postoperative Komplikationen nicht wieder aufgenommen werden konnte.

Die bisherigen Erfahrungen mit der präoperativen Chemotherapie bei *primär radikal resezierbaren Tumorstadien* beim Ösophaguskarzinom lassen sich unter folgenden Punkten zusammenfassen (Tabelle 4):

1. Bei mehr als 2/3 der Patienten führt die präoperative Chemotherapie zu einer Besserung bis Normalisierung der Schluckbeschwerden. Bei etwa 60% der Patienten mit lokoregionärer Erkrankung werden objektive Remissionen erzielt. Während bei Cisplatin/Vindesin/Bleomycin nur vereinzelt klinisch komplette Remissionen beobachtet werden [57, 94, 98, 99], waren ca. 30% der mit Cisplatin/5-FU vorbehandelten Patienten zumindest endoskopisch tumorfrei [47]; allerdings ergab die pathohistologische Aufarbeitung des Resektats nur bei 5% eine komplette Tumorregression [3, 47]. Besonders wichtig erscheint die Beobachtung, daß bei den endoskopisch verifizierten kompletten Remissionen bei der endgültigen pathohistologischen Aufarbeitung der Resektate mehrheitlich im Bereich des Lumens und der Wand der Speiseröhre kein vitales Tumorgewebe mehr gefunden wurde, während extraösophageal sowie in den Lymphknoten noch vitale Karzinominfiltrate nachzuweisen waren [47]. Da in den meisten Studien präoperativ nur 2 Chemotherapie-Kurse verabreicht wurden, muß bezweifelt werden, ob diese Ergebnisse den tatsächlichen Möglichkeiten der Chemotherapie beim lokoregionär begrenzten Ösophaguskarzinom nahekommen.

Tabelle 4. Präoperative Chemotherapie

Chemotherapie	Pat n	Resekt.-rate %	pCR %	Letalität peri/postop. %	Überleben Gesamt mÜZ(Mon)	CTx→OP mÜZ(Mon)	2 Jahre %	Literatur
CDDP	15	100	0	5,2	n.a.	n.a.	44	[76]
CDDP/BLM	43	60	0	12	n.a.	10	10	[27]
CDDP/VDS/BLM	44	64	0	5,8	16,2	n.a.	n.a.	[53]
	42	86	5,5	11	16	n.a.	25	[98, 99]
	17	82	0	7	n.a.	9	25	[93, 94]
	43	58	0	11	10,4	16,9	33,8	[57]
CDDP/VDS/MBGB	19	63	0	7,6	8,5	26	n.a.	[54]
CDDP/VDS/ADM/ETOP	26	77	20	7,6	n.a.	n.a.	n.a.	[9]
CDDP/VP-16/5FU	27**	37	30	20	9	15	7	[90]
CDDP/5FU kont. Inf.	26	35	0	0	17,8	n.a.	38	[58, 59]
	59	80	6,3	3,5	20,3	23,7	36	[19]
	94***	33	n.a.	16	n.a.	13	19	[32]
	25	48	16,6	8,3	21,3	n.a.	n.a.	[3]
	18	100	11	6	28	24+	n.a.	[4]

** lokal fortgeschritten ± Metastasen, *** lokal fortgeschritten

2. Bei Patienten mit primär radikal resezierbaren Tumorstadien lagen nach präoperativer Chemotherapie die Resektionsquoten zwischen 35 [58, 59] und 100% [4, 76]. Allerdings fehlen mehrheitlich exakte Angaben über die Art der durchgeführten Resektionen (R_0-, R_1-, R_2-Resektionen?). Die Untersucher berichten über eine Zunahme der Resektionsraten um 10–15% verglichen mit historischen Kontrollen, zum Teil auch aus dem eigenen Patientengut [19, 47, 53, 98]. Allerdings unterscheiden sich die Resektionsraten nicht klar erkennbar von denen bei primärer Chirurgie; im Münchner Patientengut war bei der Tumorkategorie T_1 und T_2 bei 85% eine radikale Resektion (R_0-Resektion) möglich [101].
3. Die perioperative Letalität nach präoperativer Chemotherapie lag bei 3,5% [19] bis 12% [25] und war damit vergleichbar mit den Ergebnissen der alleinigen chirurgischen Therapie [102]. Beim präoperativen Einsatz von Mitomycin C, Bleomycin und Vincaalkaloiden (Vindesin, Vinblastin) scheinen vermehrt schwere pulmonale Komplikationen aufzutreten [53, 98, 99], deren Inzidenz durch Vermeidung der Anwendung von hyperbarem Sauerstoff während der perioperativen Phase gesenkt werden kann.
4. Die Beantwortung der Frage, ob eine Vorbehandlung zu einer Senkung der Lokalrezidivrate führt, muß offen bleiben, da hierzu zu wenige exakte Angaben publiziert wurden. Kelsen et al. [57] berichteten 1990 über 35% lokoregionale Rezidive, die trotz Vorbehandlung mit Cisplatin/Vindesin/Bleomycin und postoperativer Nachbestrahlung aufgetreten waren.
5. Die Beantwortung der entscheidenden Frage, ob die Prognose von Patienten mit potentiell radikal resektablen Tumoren durch eine präoperative Chemotherapie grundsätzlich verbessert werden kann, kann aufgrund der zur Zeit vorliegenden Daten nicht uneingeschränkt bejaht werden; in erster Linie profitieren davon die Patienten, bei denen die Vorbehandlung klinisch zu einer kompletten Remission geführt hat [19, 94]. Aufgrund der bisherigen Erfahrungen führt eine präoperative Chemotherapie mit lokoregional begrenzten Primärtumoren gegenüber der primären Resektion zu keinen eindeutigen Vorteilen, welche die Durchführung einer neoadjuvanten Therapie als zwingend notwendig erscheinen lassen.

Über 70–80% aller an Ösophaguskarzinom erkrankten Patienten weisen zum Zeitpunkt der Diagnose ein *lokal fortgeschrittenes*, nicht oder zumindest nicht sicher radikal resezierbares *Primärtumorstadium* auf. Bisher wurden nur 2 Phase-II-Studien durchgeführt, in denen bei Patienten mit lokal fortgeschrittenen Primärtumoren die Wirkung einer neoadjuvanten Therapie prospektiv geprüft wurde [32, 85, 86]. In einer Untersuchung aus Padua [32] konnten 32 von primär 94 Patienten mit lokal fortgeschrittenen Tumorstadien nach einer Vorbehandlung von durchschnittlich 3 Zyklen mit Cisplatin/5-FU reseziert werden (Resektionsrate 33%); bei 81% war eine radikale Resektion möglich. Die perioperative Letalität betrug 16%. 19% der resezierten Patienten lebten länger als 2 Jahre krankheitsfrei [32]. Preusser et al. [85, 86] behandelten 27 Patienten mit lokal fortgeschrittenen Tumoren mit Cisplatin/Etoposid/5-FU, durchschnittlich mit 4 Zyklen. 10 Patienten, die alle primär explorativ laparotomiert bzw. thorakotomiert und deren Tumor als irresektabel erklärt worden war, konnten anschließend radikal reseziert werden; sie lebten 15 Monate median.

Aufgrund der allerdings als präliminär zu bezeichnenden vorliegenden Daten zeichnen sich für Patienten mit fortgeschrittenen T3- und T4-Tumoren Vorteile durch eine präoperative Chemotherapie ab, da hier im Falle des Ansprechens die Aussicht auf eine radikale Resektion entscheidend verbessert werden kann. Allerdings muß bei dieser Gruppe von Patienten mit einer erhöhten peri- bzw. postoperativen Letalität (16–20%) gerechnet werden [32, 85, 86].

Präoperative Radio-/Chemotherapie

Eine präoperative Radio-/Chemotherapie wurde beim Ösophaguskarzinom sowohl simultan als auch sequentiell geprüft. Der simultanen Anwendung liegt die Vorstellung zugrunde, zum einen den strahlensensibilisierenden Effekt einiger Zytostatika (Cisplatin, 5-Fluorouracil, Mitomycin, Vincaalkaloide) zu nutzen und dadurch eine bessere lokale Tumorkontrolle zu erreichen und gleichzeitig infolge des systemischen Effekts der Chemotherapie die Entwickung von Fernmetastasen zu verhindern.

Wie im Falle der präoperativen Chemotherapie wurden die Untersuchungen mit simultaner Radio-/Chemotherapie als unkontrollierte Phase-II-Studien durchgeführt. Von den Studien, bei denen Zytostatika als Monotherapie mit der Bestrahlung kombiniert wurden, verdient die Untersuchung der EORTC besondere Beachtung, bei der die Vorbehandlung mit Cisplatin und simultaner Radiatio bei 26% der Patienten zu einer pathologisch-histologisch gesicherten Tumorrückbildung (pCR) führte [43]. Für eine endgültige Bewertung dieses Vorgehens fehlen jedoch noch die Ergebnisse der Verlaufsbeobachtung.

Die verschiedenen Untersuchungen weisen folgende Gemeinsamkeiten auf: Mehrheitlich wurden Kombinations-Chemotherapien auf dem Boden von Mitomycin/5-Fluorouracil [38, 41, 82, 104], Cisplatin/5-Fluorouracil [16, 66, 68, 84] sowie Cisplatin und anderen Zytostatika [1, 20, 40, 107] eingesetzt. Die Dosis der gleichzeitig eingestrahlten Bestrahlung schwankte zwischen 20 und 45 Gy, mehrheitlich erfolgte eine Bestrahlung mit 30 Gy, die innerhalb der ersten 3 Wochen verabreicht wurde. Bis auf 2 Ausnahmen [12, 38] erfolgte der Einsatz der präoperativen Radio-/Chemotherapie bei Patienten mit potentiell radikal resektablen Tumorstadien.

Die Behandlungsergebnisse der präoperativen Radio-/Chemotherapie sind in Tabelle 5 zusammengefaßt.
1. Bei einer synoptischen Betrachtung der bisher veröffentlichten Daten scheint die simultane Radio-/Chemotherapie im Vergleich zur alleinigen präoperativen Chemotherapie zu einer deutlich besseren lokalen Tumorkontrolle zu führen. Wurden nach präoperativer Chemotherapie bei ca. 5% der Patienten pathologisch komplette Remissionen gefunden, so betrug die lokale Tumorfreiheit nach simultaner Radio-/Chemotherapie 20–42% [16, 20].

Tabelle 5. Simultane Radio-Chemotherapie + OP

Chemotherapie	Strahlentherapie (Gy)	Pat. n	Resekt.-rate %	pCR %	Letalität peri/postop. %	Überleben Gesamt mÜZ (Mon)	RTx/CTx → OP mÜZ (Mon)	2 Jahre %	Literatur
BLM	30	69	61	n.a.	12	n.a.	n.a.	14,8	[42]
CDDP	37	119	92	23	7,9	n.a.	n.a.	n.a.	[43]
MMC/5FU	30	30	77	26	13	n.a.	11,5	17	[41, 104]
MMC/5FU	30	89	35	35	10	n.a.	n.a.	33	[82]
MMC/5FU	30	34*	62	19	19	12	20	28,5	[38]
CDDP/5FU	30	21	71	33	26	18	n.a.	26	[68]
CDDP/5FU	30	21	71	20	20	n.a.	n.a.	n.a.	[16]
CDDP/5FU	30	106	52	25	11	12	14	20	[84]
CDDP/5FU	30	28	57	38	5	n.a.	23+	48	[66]
CDDP/5FU	30	34*	74	24	20	n.a.	n.a.	38	[12]
CDDP/5FU/MMC	45	25	52	38	8	n.a.	10	30	[107]
CDDP/Vp-16	44	59	52	42	3,2	13+	15+	65	[20]
CDDP/VBL/5FU	37,5–45	22	91	30	5	21	n.a.	n.a.	[40]
CDDP/MMC/VDS	40	23	52	25	33	9	n.a.	n.a.	[1]

* lokal fortgeschrittene Primärtumoren (T_3 und T_4-Tumore)

2. Nach diesem Vorgehen werden bei Patienten mit potentiell resektablen Tumoren Resektionsquoten von 35% bis 92% angegeben [43, 82], wobei der Anteil an radikalen Resektionen (R_0-Resektionen) zwischen 49 und 100% liegt. Obwohl für diese Tumorstadien bisher noch keine vergleichenden Untersuchungen gegenüber der alleinigen primären Operation vorliegen, führt die Vorbehandlung mit simultaner Radio-/Chemotherapie zu keinen klar erkennbaren Vorteilen hinsichtlich der Resektionsquoten wie auch des Anteils an radikalen Resektionen.

3. Auch ein klar erkennbarer positiver Einfluß auf die Gesamtüberlebenszeit der vorbehandelten Patienten läßt sich nicht sicher belegen. Diese schwankt bei Berücksichtigung aller vorbehandelter Patienten zwischen 9 und 21 Monaten median [1, 40].

4. In erster Linie profitieren die Patienten, bei denen die Vorbehandlung zu einer vollständigen Tumorrückbildung (pCR) geführt hatte. Die Beobachtung, wobei sowohl bei Patienten nach pathologisch-histologisch kompletter Tumorregression als auch nach radikaler Resektion bei einer längeren Verlaufsbeobachtung Rezidive in erster Linie als Fernmetastasen auftraten, läßt den Schluß zu, daß die simultane Radio-/Chemotherapie verglichen mit der alleinigen präoperativen Chemotherapie die lokoregionale Kontrolle verbessert und systemische Rezidive zeitlich verzögert, ohne jedoch einen entscheidenden Wandel der Prognose durch Zunahme definitiver Heilung herbeiführen zu können.

5. Gegenüber der alleinigen präoperativen Chemotherapie führt eine simultane Radio-/Chemotherapie zu einer erheblich gesteigerten Morbidität und perioperativen Letalität, wobei die Angaben zur perioperativen Letalität zwischen 3 und 33% [1, 20], vorzugsweise infolge pulmonaler Komplikationen schwanken.

Bei Patienten mit potentiell radikal resektablen Primärtumorstadien fehlen bisher randomisierte Untersuchungen, in denen die Wirksamkeit einer Vorbehandlung mit simultaner Radio-/Chemotherapie gefolgt von Operationen gegenüber der primären Operation verglichen wird. Wegen der teilweise erheblich gesteigerten Morbidität und peri- bzw. postoperativen Letalität muß diese Vorgehensweise als experimenteller Therapieansatz gewertet werden, der nur innerhalb klinischer Studien durchgeführt werden sollte.

Eine mögliche Ausnahme sind Patienten mit lokal fortgeschrittenen, nicht sicher radikal resezierbaren Primärtumoren, insbesondere der oberen Hälfte der Speiseröhre. Bei dieser aufgrund anatomischer Verhältnisse besonders ungünstigen Tumorlokalisation ermöglichte eine Vorbehandlung mit einem Zyklus Mitomycin/5-FU und simultaner Strahlentherapie (30 Gy) (Gesamtdauer der Vorbehandlung 15 Tage) bei 21 von 34 Patienten mit T3- und T4-Tumoren eine Resektion (Resektionsquote 62%), die bei 67% der Operierten radikal erfolgen konnte [38]. Peri- und postoperativ verstarben 4 Patienten (19%); die Gesamtüberlebenszeit betrug für alle Patienten 12 Monate (median), nach Vorbehandlung und nachfolgender Resektion durchschnittlich 20 Monate mit einem Anteil von 28,5% 2-Jahres-Überlebenden. Patienten, die wegen eines unzureichenden lokalen Ansprechens auf die Vorbehandlung oder aus medizinischen Gründen nicht reseziert werden konnten, lebten 8,8 Monate median. Demnach zeichnen sich Vorteile für eine Vorbehandlung bei Patienten mit lokal fortgeschrittenen T3- und T4-Tumoren der oberen Hälfte der Speiseröhre ab, da hierbei im Falle des Ansprechens die Aussicht auf eine radikale Resektion steigt.

Alleinige Radio-/Chemotherapie (ohne Operation)

Die Kombination von Strahlentherapie und Chemothrapie wurde auf zweierlei Weise geprüft:
- sequentiell mit primärer Chemotherapie (1–2 Zyklen) gefolgt von der definitiven Strahlentherapie [44, 45, 72, 91] und
- simultan mit gleichzeitiger Chemo- und Strahlentherapie.

Die *sequentielle* Anwendung, für die in relativ kleinen Phase-II-Studien gezeigt werden konnte, daß die Vorbehandlung mit Zytostatika sowohl als Monotherapie wie auch als cisplatinhaltige Kombinations-Chemotherapie zu keiner gesteigerten Toxizität bei der nachfolgenden Hochdosis-Bestrahlung (bis zu 60 Gy) führte, hat bisher klinisch keine größere Bedeutung für die Behandlung von Patienten mit lokal fortgeschrittenen Ösophaguskarzinomen gewonnen. Wichtig erscheint die Beobachtung, wonach nur die Patienten, die auf die Chemotherapie angesprochen hatten, von der nachfolgenden Bestrahlung hinsichtlich der lokalen Kontrolle (Umwandlung von cPR in cCR) und des krankheitsfreien Intervalls profitierten; bei fehlendem Ansprechen auf Chemotherapie profitierten weniger als 10% von der nachfolgenden Bestrahlung [44, 45].

In den letzten 10 Jahren wurden mit der *simultanen Radio-/Chemotherapie* verschiedene Untersuchungen durchgeführt mit dem Ziel einer Verbesserung der Palliation wie auch einer möglichen Alternative zur chirurgischen Resektion. Zur endgültigen Beurteilung des Stellenwerts dieses Therapieverfahrens fehlen derzeit noch abschließende Ergebnisse von laufenden randomisierten Studien, in denen die Wirksamkeit der simultanen Radio-/Chemotherapie gegenüber der alleinigen Bestrahlung (± sekundärer Resektion) geprüft wird.

In den frühen 80er Jahren konnten Kolaric et al. in verschiedenen vergleichenden Untersuchungen, in denen die Wirksamkeit einer zytostatischen Monotherapie mit Bleomycin [62], Adriamycin [64] und Cisplatin [65] mit einer zusätzlichen Bestrahlung überprüft wurde, eine signifikant höhere Ansprechrate für die simultane Radio-/Chemotherapie nachweisen, die im Falle des Ansprechens auch mit einer leichten Verbesserung der Lebenserwartung einherging.

Nachdem in den letzten Jahren gezeigt werden konnte, daß die simultane Radio-/Chemotherapie bei Verwendung der Kombinationen *Mitomycin/5-Fluorouracil* und *Cisplatin/5-Fluorouracil* zu einem auffallend hohen Anteil an pathologisch-histologisch überprüften kompletten Tumorrückbildungen führt (bei Mitomycin/5-FU bis zu 35%, bei Cisplatin/5-FU bis zu 38%) [66, 82], stellte sich die Frage, ob angesichts der guten lokalen Kontrolle durch die konservativen Therapieverfahren überhaupt noch eine chirurgische Resektion erforderlich ist. Als weiteres Argument gegen die Operation wurde der Wegfall der durch die Vorbehandlung erheblich gesteigerten perioperativen Letalität angeführt.

Eine alleinige Radio-/Chemotherapie wurde von verschiedenen Arbeitsgruppen sowohl bei *potentiell resektablen Primärtumoren* (T_1- und T_2-Tumoren) unter kurativem Aspekt eingesetzt [23, 49, 69], als auch bei *fortgeschrittenen Tumoren* (T_3- und T_4-Tumoren) unter palliativen Gesichtspunkten [12, 48, 99a].

Keane et al. [49] überprüften Mitomycin C/5-FU in Kombination mit simultaner Bestrahlung (entweder kontinuierlich bei 15 Patienten oder als Split-course-Bestrahlung bei 20 Patienten) an insgesamt 35 Patienten (24/35 Stadien I und II). Dabei erwies sich die Kombination von Mitomycin C/5-FU mit kontinuierlicher Bestrahlung verglichen zur Split-course-Behandlung als signifikant wirksamer sowohl hinsichtlich der lokalen Kontrolle (21% Lokalrezidive) als auch der 2-Jahres-Überlebenden (47%). Mit der gleichen Kombination behandelten Coia et al. [2] 23 Patienten mit Plattenepithelkarzinomen in den frühen Tumorstadien I und II. Nach Abschluß der Therapie war bei 86% endoskopisch kein Tumor mehr nachweisbar; in der Folgezeit trat bei 80% der Patienten (100% im Stadium I) innerhalb der folgenden 12 Monate kein Lokalrezidiv auf. Die geschätzte Lebenserwartung für 1, 2 und 5 Jahre betrug 68%, 47 bzw. 32%. 17 Patienten mit fortgeschrittenen T_3- und T_4-Tumoren lebten durchschnittlich 8 Monate, wobei 64% bis zum Tode ohne Dysphagie blieben.

An der Wayne State University, Detroit, USA, wurden 20 Patienten (Stadium I 7, II 13 Patienten) kombiniert behandelt [68], wobei die Kombination Cisplatin/5-Fluorouracil und Mitomycin/Bleomycin bei 17 Patienten eingesetzt wurden; wegen erhöhter pulmonaler Toxizität wurde bei den letzten 3 Patienten die Kombination Mitomycin/Bleomycin durch 2 weitere Zyklen Cisplatin/5-Fluorouracil ersetzt. 80% der Patienten lebten länger als 12 Monate nach Abschluß der Therapie; die Überlebenszeit betrug durchschnittlich 26 Monate; 7 Patienten leben, 6 davon ohne Rezidiv [69]. Bei 9 Patienten (45%) traten lokoregionale Rezidive auf, davon bei 5 gleichzeitig Fernmetastasen.

Ein gutes Behandlungsergebnis wurde mit Mitomycin/5-FU und Cisplatin mit simultaner Strahlentherapie, gefolgt von einer Erhaltungstherapie mit Methotrexat/5-Fluorouracil (Gesamtbehandlungsdauer 16 Monate) bei 27 Patienten erzielt, 15 davon mit fortgeschrittenen Primärtumoren [48]. Die Überlebenszeit betrug 15 Monate median; 29% der Patienten überlebten 2 Jahre; 6 Patienten leben zum Zeitpunkt der Publikation zwischen 30+ und 45+ Monaten krankheitsfrei.

Bemerkenswert sind auch die Ergebnisse einer Studie aus Mailand, bei der primär im Anschluß an eine präoperative Radio-/Chemotherapie mit Cisplatin und 5-Fluorouracil eine Resektion vorgesehen war. Patienten mit medizinischen Kontraindikationen gegen die Operation, lokal fortgeschrittenen Tumoren und solche mit hochsitzenden Primärtumoren, für die bei einer radikalen

Tabelle 6. Simultane Radio-/Chemotherapie ohne Operation

Chemotherapie	Strahlentherapie (Gy)	Pat. n	CR/PR %	CCR %	Überleben Gesamt mÜZ (Mon)	CR mÜZ (Mon)	2 Jahre %	Literatur
BLM	50–60	40	n.a.	n.a.	6,2	n.a.	n.a.	[34]
MTX	56,25	77	n.a.	n.a.	9	n.a.	14	[95]
ADM	45–52	15	60	27	n.a.	n.a.	n.a.	[63]
CDDP	36–40	27	56	15	10+	n.a.	n.a.	[65]
MMC/5FU	45–50	15	n.a.	n.a.	12	n.a.	48	[49]
MMC/5FU	60	30	n.a.	87	21	n.a.	49	[23]
MMC/5FU	40–50	21	n.a.	86	13	n.a.	28	[21]
MMC/5FU	50–60	44	77	n.a.	11	n.a.	30	[111, 115]
CDDP/5FU/ MMC/BLM	50	20	n.a.	n.a.	22	3,5+	30	[69]
CDDP/5FU	50	22	n.a.	n.a.	n.a.	42+	32	[46]
CDDP/5FU	56–60	27	n.a.	56	12	n.a.	37	[92]
CDDP/5FU	50	31	71	n.a.	n.a.	n.a.	46	[12]
CDDP/5FU	40	35	n.a.	71	I+II:28 III:11	n.a.	41	[99a]
MMC/5FU DDP/5FU MTX/5FU/LEV	50,4	30	n.a.	77	11	15	29	[48]

Resektion eine Laryngektomie erforderlich gewesen wäre, erhielten an Stelle der Operation zusätzlich 2–3 weitere Zyklen der Chemotherapie sowie einen Strahlenboost von 20 Gy [12]. Nach einer Verlaufsbeobachtung von 26 Monaten (median) lebten nach 2 Jahren 38% der Operierten und 46% der konservativ behandelten Patienten. Bei der operierten Gruppe traten 6 (38%) therapiebedingte Todesfälle auf, 5 davon perioperativ, bei der konservativ behandelten Gruppe 2 septische Frühtodesfälle.

Bei den bisher aufgeführten Studien betrug die Dauer der Behandlung 6–16 Wochen. Seitz et al. [99a] berichteten kürzlich über die Wirksamkeit einer simultanen Radio-/Chemotherapie, die in 2 Wochen-Zyklen unter Einschluß einer akzelerierten Bestrahlung (ED 4 Gy) innerhalb von 33 Tagen abgeschlossen wurde. In die Studie aufgenommen wurden 35 Patienten (Stadien I, II:15, Stadium III:20), die entweder aus medizinischen Gründen inoperabel oder aufgrund der Tumorausbreitung irresektabel waren. Bei 25 Patienten (Ansprechrate 25/35) führte die Behandlung klinisch zu einer völligen Tumorrückbildung (cCR-Rate: 71%); die Überlebenszeit für das Gesamtkollektiv betrug 17 Monate median (Stadium I + II 28 Monate, Stadium III 11 Monate) mit einem Anteil von 41% Überlebenden nach 2 Jahren [99a].

Die simultane Radio-/Chemotherapie führte zu keinen ösophago-trachealen bzw. -bronchialen Fisteln, vorausgesetzt, daß vor Therapiebeginn ein Schleimhautbefall der Trachea bzw. der Hauptbronchien bronchoskopisch ausgeschlossen worden war. Als Hauptnebenwirkungen wurden vorübergehende Stomatitiden bei etwa 1/3 der Patienten beobachtet, die als Folge der kontinuierlichen 5-FU-Infusion angesehen werden müssen. Nur gelegentlich traten posttherapeutisch bedingte Ösophagusstrikturen auf, die eine Bougierung erforderlich machten. Insgesamt wurde bei simultaner Radio-/Chemotherapie im Vergleich zur alleinigen Strahlenbehandlung keine wesentliche Zunahme von akuten und chronischen Toxizitäten beobachtet.

Derzeit werden in frühen Tumorstadien 2 randomisierte Studien durchgeführt, bei denen die Wirksamkeit der Kombination Mitomycin/5-FU + Strahlentherapie (ECOG-Studie) bzw. Cisplatin/5-Fluorouracil + Strahlentherapie (RTOG-Studie) gegenüber der alleinigen Strahlentherapie vergleichend untersucht wird. In beiden Studien ist primär keine chirurgische Resektion vorgesehen; in der Studie der ECOG ist jedoch die Möglichkeit der Resektion dem behandelnden Arzt freigestellt. Die Rekrutierungsphase für beide Untersuchungen ist Ende 1990 abgeschlossen. Bisher fehlen jedoch vergleichende Untersuchungen, bei denen bei Patienten mit lokalisierten Tumorstadien (T_1- und T_2-Tumoren) eine simultane Radio-/Chemotherapie gegenüber einer alleinigen Resektion geprüft wird. Aufgrund der bisher vorliegenden Behandlungsergebnisse zeigt sich allerdings, daß bei Therapiemodalitäten, welche die Chirurgie einschließen, weniger Lokalrezidive auftreten. Daher sollte bei gegebenen Voraussetzungen die Operation angestrebt werden. Die Frage, ob nach kombinierter Radio-/Chemotherapie bei T_3- und T_4-Tumoren, speziell wenn sie in Höhe oder oberhalb der Trachealbifurkation lokalisiert sind, grundsätzlich der Versuch einer sekundären Resektion sinnvoll ist, kann derzeit noch nicht beantwortet werden. Eine abschließende Bewertung des Stellenwerts der kombinierten Radio-/Chemotherapie ohne Resektion ist gegenwärtig nicht möglich. Zumindest bietet sie den Patienten, bei denen die Operation mit einem erhöhten Risiko verbunden ist, eine Aussicht auf eine länger anhaltende sinnvolle Palliation.

Zusammenfassung

Die intensiven Arbeiten auf dem Gebiet der klinischen Forschung während der letzten 10 Jahre haben gezeigt, daß Plattenepithelkarzinome der Speiseröhre auf Chemotherapie ansprechen. Die Wirksamkeit der Chemotherapie ist stadienabhängig, wobei sich Cisplatin/5-Fluorouracilhaltige Kombinationen als besonders effektiv erwiesen haben. Mit ihnen werden bei lokoregionär begrenzten Tumoren Gesamtremissionsraten um 60% einschließlich 10–30% klinisch kompletter Remissionen erzielt. Metastasierte Stadien sprechen deutlich weniger auf die Chemotherapie an mit ca. 20–50% objektiven Remissionen und einer medianen Remissionsdauer von 5–7 Monaten. Hierbei müssen aber z. T. belastende Nebenwirkungen in Kauf genommen werden, die bei den palliativen Möglichkeiten beim metastasierten Ösophaguskarzinom den generellen Einsatz von Zytostatika nicht rechtfertigen.

Aufgrund des Fehlens einer Standardchemotherapie gehören Plattenepithelkarzinome der Speiseröhre weiterhin zu den Zieltumoren, bei denen neue Medikamente bzw. weniger toxische Analoga von bisher geprüften Substanzen an nicht chemotherapeutisch vorbehandelten Patienten in krankheitsorientierten Phase-II-Studien geprüft werden sollten. Aufgrund bisher meist nur präliminärer Daten zeichnen sich Verbesserungsmöglichkeiten in verschiedenen Richtungen ab. Dazu gehört der Einsatz von 5-Fluorouracil als kontinuierliche Dauerinfusion [70], die Biomodulation von 5-Fluorouracil durch Leucovorin [119] sowie die kombinierte Anwendung von Fluorouracil und Alpha-Interferon [71, 108]. Um zu gesicherten Behandlungsergebnissen zu kommen, muß gefordert werden, daß in zukünftigen Studien prognose-relevante Faktoren (Allgemeinzustand, Alter, Gewichtsverlust, Begleitkrankheiten, Tumormasse, Art der Vorbehandlung etc.) mehr als bisher bei der Planung berücksichtigt und die Ergebnisse entsprechend analysiert werden.

Im interdisziplinären Konzept gewinnt die Chemotherapie neben den bisher etablierten Behandlungsmethoden Chirurgie und Strahlentherapie zunehmend an Bedeutung. Allerdings konnte bisher bei Patienten mit potentiell radikal resektablen Primärtumoren keine entscheidende Prognoseverbesserung durch eine präoperative Chemotherapie oder Radio-/Chemotherapie gezeigt werden. In erster Linie profitieren die Patienten, bei denen die Vorbehandlung präoperativ zu einer lokalen Tumorkontrolle (klinische komplette Remission oder pathologisch-histologisch gesicherte Remission) geführt hatte. Zur frühzeitigen Erkennung der Patienten, die von der Vorbehandlung profitieren, sollten bei der Planung weiterer Untersuchungen tumorbiologische Parameter (Grading, Ploidie, Wachstumsfraktion, Onkogenexpression etc.) prospektiv berücksichtigt und geprüft werden. Bei Patienten mit lokal fortgeschrittenen Primärtumoren verbessert eine Vorbehandlung (insbesondere in Form einer Radio-/Chemotherapie) durch eine gesteigerte lokale Kontrolle die intermediäre Prognose. Allerdings sind die bisher geprüften Zytostatikakombinationen nicht wirksam genug, um die Entwicklung von Fernmetastasen entscheidend zu vermindern. Da bisher üblicherweise 2 präoperative Therapiezyklen verabreicht wurden, stellt sich die Frage, ob bei einer länger dauernden präoperativen Chemotherapie (4–6 Kurse) [4] bzw. einer zeitlichen Änderung der Vorbehandlung mit primärer Chemotherapie (2–3 Kurse), gefolgt von einer Radio-/Chemotherapie [4, 79] die Möglichkeiten der Chemotherapie besser ausgenutzt werden können. Der verbesserten lokalen Kontrolle durch die kombinierte Radio-/Chemotherapie steht eine sehr belastende und schwer vertretbare Steigerung an peri- und postoperativen Komplikationen und Letalität gegenüber. Deshalb stellt sich die Frage, ob angesichts der verbesserten lokalen Kontrolle eine transthorakale Resektion erforderlich ist oder durch eine transmediastinale Ösophagektomie ersetzt werden kann [20, 40]. Die ermutigenden Ergebnisse der alleinigen Radio-/Chemotherapie bei Patienten mit lokoregional begrenzten und lokal fortgeschrittenen Krankheitsstadien sollten Anlaß zu kontrollierten Studien geben, in denen der Stellenwert dieser Behandlungsart gegenüber der alleinigen oder zusätzlichen Operation geprüft wird.

Die angeführten Fragen zeigen, daß bei der Suche nach der optimalen multimodalen Therapie des Ösophaguskarzinoms noch viele Antworten offen bleiben müssen. Allerdings zeichnen sich schon jetzt erste erfolgsversprechende Ergebnisse hinsichtlich der Verbesserung der Prognose durch die Einbeziehung der Chemotherapie in ein interdisziplinäres Behandlungskonzept ab.

Literatur

1. Aapro MS, Hellbardt A, Mirimanoff MD, Achille E, Mégevand R (1990) Neoadjuvant chemotherapy and radiotherapy for squamous cell carcinoma of the esophagus. In: Adjuvant Therapy of Cancer VI. Salmon SE (ed) W. B. Saunders Company, pp 389–395
2. Advani SM, Saika TK, Swaropp S, Ramakrishan G, Nair C, Duishaw K, Sharma S, Vyas J, Desai P (1985) Anterior chemotherapy in esophageal cancer. Cancer 56:1502–1506
3. Ajani J, McMurtrey M, Rich T, Blackburn R, Chang-Tung E, Faintuch J, Levin B, Mountain C (1987) Combined modality therapy with effective prolonged systemic component for the locally advanced squamous cell carcinoma of the esophagus. Proc Am Soc Clin Oncol 6:82 (320)
4. Ajani J, McMurtrey M, Rich TA, Roth JA, Ryan B, DeCaro L, Faintuch JS, Levin B, Mountain C (1990) Study of prolonged chemotherapy for localized squamous cell carcinoma of the esophagus (in preparation)
5. Ansell SM, Alberts AS, Falkson G (1989) Ifosfamide in advanced carcinoma of the esophagus. A phase II trial with severe toxicity. Am J Clin Oncol 12:205–207
6. Bajorin D, Kelsen D, Heelan R (1986) Phase II trial of dichloromethotrexate in epidermoid carcinoma of the esophagus. Cancer Treat Rep 70:1245–1246

7. Bedikian A, Valdivieso M, Bodey G (1979) Phase II evaluation of vindesine in the treatment of colorectal and esophageal tumors. Cancer Chemother Pharmacol 2:263–266
8. Bedikian A (1984) Phase II evaluation of 5-fluorouracil (F), adriamycin (A), cisplatin (P) and vepesid (Vp-16), FAP-Vp-16 multidrug regimen in patients with esophageal carcinoma. Proc Am Soc Clin Oncol 3:146, Abstr. 571
9. Bedikian A, Deniord R, El-Akkad S (1987) Value of preoperative chemotherapy for esophageal carcinoma. Proc Am Soc Clin Oncol 6:96, Abstr. 375
10. Bedikian AY, Deniord R, El-Akkad S (1988) Value of preoperative chemotherapy in the management of locoregional esophageal carcinoma. In: Siewert JR, Hölscher AH (eds) Diseases of the esophagus. Springer, Berlin Heidelberg New York, pp 316–318
11. Bezwoda W, Derman D, Weaving A, Nissenbaum M (1984) Treatment of esophageal cancer with vindesine: an open trial. Cancer Treatm Rep 68:783–795
12. Bidoli P, Spinazze S, Valente M, Zucali R, Prada A, Gantu G, Ravasi G, Santoro A, Bonadonna G (1990) Combined chemotherapy (CT)-radiotherapy (RT) ± esophagectomy (E) in squamous cell cancer of the esophagus (SCCE). Proc Am Soc Clin Oncol 9:110, Abstr. 424
13. Bleiberg H, Jacob JH, Bedenne L, Paillot B, DeBesi P, Lacave A (1989) Randomized phase II trial of cisplatin (DDP), 5-fluorouracil (5FU) versus DDP alone in advanced oesophageal cancer. EORTC Symposium Straßburg, November 15–17th
14. Blum R, Carter S, Agre K (1973) A clinical review of bleomycin: a new antineoplasic agent. Cancer 31:903–914
15. Bossett J, Hurterloup P, Bontemas P (1983) A phase II trial of bleomycin and cisplatin in advanced oesophagus carcinoma. Proc 13th Internat Cancer Congress, p 41
16. Campbell WR, Taylor SA, Pierce GE, Hermreck AS, Thomas JH (1985) Therapeutic alternatives in patients with esophageal cancer. Am J Surg 150:665–668
17. Carey R, Choi N, Hilgenberg A, Grillo H (1985) Preoperative chemotherapy (5FU-DDP) as initial component in multimodality treatment program for esophageal cancer. Proc Am Soc Clin Oncol 4:78, Abstr. C-301
18. Carey R, Hilgenberg A, Wilkins E, Choi N, Mathisen D, Grillo H (1986) Preoperative chemotherapy followed by surgery with possible postoperative radiotherapy in squamous cell carcinoma of the esophagus: evaluation of the chemotherapy component. J Clin Oncol 4:697–701
19. Carey RW, Hilgenberg AD, Grillo HC, Mathisen DJ, Choi NC, Logan DL (1990) Esophageal carcinoma: long term follow-up of patients treated by neo-adjuvant chemotherapy, surgery and possible postoperative radiation and/or chemotherapy. Proc Am Soc Clin Oncol 9:105, Abstr. 404
20. Carter P, Burton G, Wolfe W, Crocker I, Seigler H, Prosnitz L, Crawford J (1989) Squamous cell carcinoma of the esophagus: effective multimodal therapy. Proc Am Soc Clin Oncol 8:104, Abstr. 404
21. Chan A, Wong A, Arthur K (1989) Concomitant 5-fluorouracil infusion, mitomycin C and radical radiation therapy in esophageal squamous cell carcinoma. Int J Radiation Biol Phys 16:59–65
22. Chapman R, Flemig Th, Damme I, MacDonald J (1987) Cisplatin vinblastine and mitoguazone in squamous cell carcinoma of the esophagus. Cancer Treat Rep 71:1186–1187

23. Coia LR, Engstrom PF, Paul A (1987) Nonsurgical management of esophageal cancer: report of a study of combined radiotherapy and chemotherapy. J Clin Oncol 5:1783–1790
24. Coonley C, Bains M, Heelan R, Dukeman M, Kelsen D (1983) Phase II study of etoposide in the treatment of esophageal carcinoma. Cancer Treat Rep 67:397–398
25. Coonley C, Hilaris B, Bains M, Kelsen DP (1984) Cisplatin-bleomycin in the treatment of esophageal carcinoma: a final report. Cancer 54:2351–2355
26. Davis S, Shanmayathasa M, Kessler W (1980) Cis-dichlorodiamineplatinum (II) in the treatment of esophageal carcinoma. Cancer Treat Rep 64:709–711
27. De Besi P, Savagno L, Endrizzi L (1984) Cisplatin, bleomycin and methotrexate in the treatment of advanced esophageal cancer. Eur J Clin Oncol 20:743–747
28. De Besi P, Paccagnella A, Chiarion-Sileni V, Salvagno L, Fosser V, Tremolada C, Peraccia A, Fiorentino M (1986) Cisplatin and fluorouracil infusion chemotherapy for advanced squamous esophageal cancer. Proc Am Soc Clin Oncol 5:48, Abstr. 578
29. De Besi P, Chiarion-Sileni V, Salvagno L, Tremolada C, Cartel G, Fosser V, Paccagnella A, Peraccia A, Fiorentino M (1986) Phase II study of cisplatinum, 5FU and allopurinol in advanced squamous esophageal cancer. Cancer Treat Rep 70:909–910
30. De Besi P, Salvagno L, Paccagnella A, Toso S, Maretto D, Chiarion-Sileni V, Tremolada C, Peracchia A, Fiorentino M (1987) Cisplatin-combined therapy for advanced squamous esophageal cancer: 5 year experience. Proc Eur Conf Clin Oncol 4:37 (132)
31. De Besi P, Chiarion-Sileni V, Salvagno L, Toso S, Paccagnella A, Fosser V, Tremolada C, Peraccia A, Fiorentino M (1988) Systemic chemotherapy with cisplatin, 5-fluorouracil and allopurinol in the management of advanced epidermoid esophageal cancer. In:Schlag P, Hohenberger P, Metzger U (eds) Combined modality therapy of gastrointestinal tract cancer. Springer, Berlin Heidelberg New York, pp 196–197
32. De Besi P, Toso S, Chiarion-Sileni V, Bardini R, Castoro C, Salvagno L, Paccagnella A, Ruol A, Peraccia A, Fiorentino MV (1990) Multimodality therapy for unresectable squamous cell carcinoma of the esophagus (ESCC). Proc Am Soc Clin Oncol 9:129, Abstr. 500
33. Dinwoodie W, Bartholucci A, Lyman G, Velez-Garcia E, Martelo O, Sarma P (1986) Phase II evaluation of cisplatin, bleomycin and vindesine in advanced squamous cell carcinoma of the esophagus: a Southeastern Cancer Study Group trial. Cancer Treat Rep 70:267–270
34. Earle J, Gelber R, Moertel C et al. (1980) A controlled evaluation of combined radiation and bleomycin therapy for squamous cell carcinoma of the esophagus. Int J Radiat Oncol Biol Phys 6:821
35. Engstrom P, Lavin P, Klaassen DD (1983) Phase II evaluation of mitomycin and cisplatin in advanced esophageal carcinoma. Cancer Treat Rep 67:713–715
36. Ezdinli E, Gelber R, Desai D, Falkson G, Moertel C, Hahn R (1980) Chemotherapy of advanced esophageal carcinoma: Eastern Cooperative Oncology Group experience. Cancer 46:2149–2153
37. Falkson G (1971) Methyl-GAG treatment of esophagus cancer. Cancer Chemother Rep 55:209–212
38. Fink U, Gossmann A, Ries G, Siewert JR: Präoperative Radio-/Chemotherapie bei lokal fortgeschrittenen Karzinomen der oberen Hälfte der Speiseröhre (in Vorbereitung)

39. Forastiere A, Gennis M, Orringer Agha F (1987) Cisplatin, vinblastine and mitoguazone chemotherapy for epidemoid and adenocarcinoma of the esophagus. J Clin Oncol 5:1143–1149
40. Forastiere AA, Orringer MB, Perez-Tamayo C, Urba SG, Husted S, Takasugi BJ, Zahurak M (1990) Concurrent chemotherapy and radiation therapy followed by transhiatal esophagectomy for local regional cancer of the esophagus. J Clin Oncol 8:119–127
41. Franklin R, Steiger Z, Vaishampayan G, Asfaw I, Rosenberg J, Loh J, Hoschner J, Miller P (1983) Combined modality therapy for esophageal squamous cell carcinoma. Cancer 51:1062–1071
42. Fujimaki M, Soga J, Kanagushi M, Maeda M, Sasaki K, Tanaka O, Muto T (1975) Role of preoperative administration of bleomycin and radiation in the treatment of esophageal cancer. Jpn J Surg 5:48–52
43. Gignoux M, Bosset JF, Apoli B, Gillet M, Triboulet JP, Ollivier JM, Roussel A, Segol Ph, Samama G, Tiret E, Mantion G, Borel B (1989) Surgical treatment and combined therapies for esophageal carcinoma. Ann Chir 43:269–274
44. Gisselbrecht C, Calco F, Mignot L, Pujade E, Bouvry M, Daune O, Belpomme D, Marty M (1983) Fluorouracil, adriamycin and cisplatin: Combination chemotherapy of advanced esophageal carcinoma. Cancer 52:974–977
45. Gisselbrecht C, Gayet B, Maylin C, Rifai M, Espie M, Mignet L, Marty M, Fekete F (1986) Chemotherapy-radiotherapy versus control group in advanced esophageal carcinoma. Proc Am Soc Clin Oncol 5:86, Abstr. 335
46. Herskovic A, Leichman L, Lattin P, Han I, Ahmad K, Leichman G, Rosenberg J, Steiger Z, Bendal C, White B, Seydel G, Seydsadr M, Vaitkevicius V (1988) Chemo/radiation with and without surgery in the thoracic esophagus: the Wayne State experience. Int J Radiation Oncology Biol Phys 15:655–662
47. Hilgenberg AD, Carey RW, Wilkins EW, Choi NC, Mathiesen DJ, Grillo HC (1988) Preoperative chemotherapy, surgical resection, and selective postoperative therapy for squamous cell carcinoma of the esophagus. Ann Thorac Surg 45:357–363
48. John MJ, Flam MS, Mowry PA, Podolsky WJ, Xavier AM, Wittlinger PS, Padmanabhan A (1989) Radiotherapy alone and chemoradiation for nonmetastatic esophageal carcinoma. Cancer 63:2397–2404
49. Keane TJ, Harwood AR, Elhakim T, Rider WD, Cummings BJ, Ginsberg RJ, Cooper JC (1985) Radical radiation therapy with 5-fluorouracil infusion and mitomycin C for esophageal squamous carcinoma. Radiotherapy and Oncology 4:205–210
50. Kelsen DP, Bains M, Cvitkovic E, Goldberg R (1979) Vindesine in the treatment of esophageal carcinoma: a phase II study. Cancer Treat Rep 63:2019–2021
51. Kelsen D, Chapman R, Bains M, Heelan R, Dukeman M, Golbey R (1982) Phase II study of methyl-GAG in the treatment of esophageal carcinoma. Cancer Treat Rep 66:1427–1429
52. Kelsen D, Heelan R, Coonley C (1983) Clinical and pathological evaluation of response to chemotherapy in patients with esophageal cancer. Am J Clin Oncol 6:539–546
53. Kelsen D, Hilaris B, Coonley C, Chapman R, Lesser M, Dukeman M, Heelan R, Bains M (1983) Cisplatin, vindesine and bleomycin in chemotherapy of locoregional and advanced esophageal carcinoma. Am J Med 75:645–652
54. Kelsen D, Fein R, Coonley C, Heelan R, Bains M (1986) Cisplatin, vindesine and mitoguazone in the treatment of esophageal cancer. Cancer Treat Rep 70:255–259

55. Kelsen DP, Nanus D, Lipperman R, Eisenberger M (1988) Phase II trial of ifosfamide (IFOS) in epidermoid carcinoma of the esophagus (ECE): Unexpectantly severe toxicity. Proc Am Soc Clin Oncol 6:87, Abstr. 340

56. Kelsen D, Bains M, Burt M, Minsky B, Niedzwiecki D, Smith M, Beitler I, Healtan R (1988) Randomized comparison of preoperative chemotherapy versus radiation in epidermoid esophageal cancer. Proc Am Soc Clin Oncol 7:98, Abstr. 374

57. Kelsen D, Minsky B, Smith M, Beitler J, Niedwziecki D, Chapman D, Bains M, Burt M, Heelan R, Hilaris B (1990) Preoperative therapy for esophageal cancer: a randomized comparison of chemotherapy versus radiation therapy. J Clin Oncol 8:1352–1361

58. Kies M, Rosen S, Chmiel J, Shields T (1987) Cisplatin and infusion of 5-fluorouracil in primary management of squamous esophageal cancer. Proc Am Soc Clin Oncol 6:84, Abstr. 327

59. Kies M, Rosen S, Tsang T, Shetty R, Schneider P, Wallemark C, Shields T (1987) Cisplatin and 5-fluorouracil in primary management of squamous esophageal cancer. Cancer 60:2156–2160

60. Kok T, Splinter T, Verwey J (1987) A phase II study of VP 16-213 and cisplatin in advanced esophageal cancer. Proc Eur Conf Clin Oncol 4:31, Abstr. 115

61. Kok TC, van der Gaast A (1989) A phase II study of VP 16-213 cisplatin in advanced esophageal cancer. EORTC Symposium Straßburg, 11, November 15–17

62. Kolaric K, Maricic Z, Dujmovic L et al. (1976) Therapy of advanced esophageal cancer with bleomycin, irradiation and combination bleomycin with irradiation. Tumori 62:255–262

63. Kolaric K, Maricic Z, Roth et al. (1977) Adriamycin alone and in combination with radiotherapy in the treatment of inoperable esophageal cancer. Tumori 63:485–491

64. Kolaric K, Maricic Z, Roth A et al. (1980) Combination of bleomycin and adriamycin with and without radiation in the treatment of inoperable esophageal cancer. Cancer 45:2265–2273

65. Kolaric K, Roth A, Nagy B, Zupanc D, Luetic J, Tometic Z (1987) Combined cisplatinum + radiation antitumor activity in loco regionally advanced esophageal cancer. Proc Eur Conf Clin Oncol 4:35, Abstr. 134

66. Lackey L, Reagan T, Smith A, Anderson WJ (1989) Neoadjuvant therapy of squamous cell carcinoma of the esophagus: role of resection and benefits in partial responders. Ann Thorax Surg 48:218–221

67. Lehr L, Rupp N, Siewert JR (1988) Assessment of resectability of esophageal cancer by computed tomography and magnetic resonance imaging. Surgery 103:344–350

68. Leichmann L, Steiger Z, Seydel L, Dindogru A, Kinzie J, Tobin S, Mackenzie G, Shell J (1984) Preoperative chemothrapy and radiation therapy for patients with cancer of the esophagus: a potentially curative approach. J Clin Oncol 2:120–124

69. Leichmann L, Herskovic A, Leichmann CG, Lattin PB, Steiger Z, Tapazoglu E, Rosenberg JC, Arbulu A, Asfaw I, Kinzie J (1987) Nonoperative therapy for squamous cell cancer of the esophagus. J Clin Oncol 3:365–370

70. Lokich J, Shea M, Chaffey J (1987) Sequential infusional 5-fluorouracil followed by concomitant radiation for tumors of the esophagus and gastroesophageal junction. Cancer 60:275–279

71. Lovett D, Kelsen D, Heelan R, Buckley M, Murray P, Evans L (1990) 5-Fluorouracil (F) and alpha interferon (IFN) in the treatment of esophageal carcinoma (EC). Proc Am Soc Clin Oncol 9:121, Abstr. 471

72. Marcial V, Velez-Garzia E, Cintron J et al. (1980) Radiotherapy preceded by multidrug chemotherapy in carcinoma of the esophagus. Cancer Clin Trials 3:127–130

73. Marcuello E, Sanchez M, Piera J (1987) Cisplatinum and bleomycin infusion followed by radiotherapy in patients with locoregional squamous cell esophageal carcinoma. Proc Eur Conf Clin Oncol 3:34, Abstr. 128

74. Marcuello E, Alba E, Gomes de Segura G, Sanchez Parra M, De Andres L, Lopez Pousa A, Pallares C, Germa J, Lopez J (1988) Cisplatinum and intravenous continuous infusion of bleomycin in advanced and metastatic esophageal cancer. Eur J Cancer Clin Oncol 24:633–635

75. Miller A, Hoogstraten B, Staquet M, Winkler A (1981) Reporting results of cancer treatment. Cancer 47:207–214

76. Miller JJ, Mc Intyre B, Hatcher CR (1985) Combined treatment approach in surgical management of carcinoma of the esophagus: A preliminary report. Ann Thorax Surg 40:289–293

77. Moertel C, Schutt A, Reitemeier R (1976) Therapy for gastrointestinal cancer with the nitrosoureas alone and in drug combination. Cancer Treat Rep 60:729–732

78. Nasca S, Coninx P, Segal S, Brossel R, Boulenger E, Cattan A (1980) Phase II study of cisplatin in esophageal squamous cell carcinoma. Cancer Immunol Immunother 5:36, Abstr 143

79. Orube A, Massuti B, Ciria J, Berdejo C, Garmendia J, Goytan L (1987) Sequential combined therapy of squamous cell carcinoma of the esophagus. Proc Eur Conf Clin Oncol 4:31, Abstr 116

80. Panettiere F, Leichmann L, O'Bryan R, Haas Ch, Fletcher E (1981) Cisplatinum II, an effective agent in the treatment of epidermoid carcinoma of the esophagus. Cancer Clin Trials 4:29–31

81. Panettiere FJ, Leichmann LP, Tilchen EJ, Chen TT (1984) Chemotherapy for advanced epidermoid carcinoma of the esophagus with single-agent cisplatin: final report on a southwest oncology group study. Cancer Treat Rep 68:1023–1024

82. Parker EF, Marks RD, Kratz JM, Kratz J, Chaikouni A, Warrent T, Bartels D (1985) Chemoradiation therapy and resection for carcinoma of the esophagus: short term results. Ann Thorac Surg 40:121–125

83. Popkin J, Brauer R, Bryne R (1983) Continuous 48-hour infusion of vindesine in squamous cell carcinoma of the upper aero-digestive tract. Proc 13th International Cancer Congress p 40

84. Poplin E, Fleming Th, Leichmann L, Seydel HG, Steiger Z, Taylor S, Vance R, Stuckey WJ, Rivkin SE (1987) Combined therapies for squamous cell carcinoma of esophagus. A Southwest Oncology Group Study (SWOG-8037). J Clin Oncol 5:522–628

85. Preusser P, Wilke H, Achterrath W, Pircher W, Meyer J, Blum M, Bünte H (1987) Esophageal cancer: combination chemotherapy with cisplatin, etoposide, 5-fluorouracil in extensive stage of disease. Proc Eur Conf Clin Oncol 4:35, Abstr 131

86. Preusser P, Wilke A, Achterrath W, Pircher W, Meyer J, Blum M, Lenaz L, Bünte H (1988) Disease oriented phase II study with cisplatin, etoposid and 5-FU (PEF) in advanced squamous cell carcinoma of the esophagus. Proc Am Soc Clin Oncol 7:101, Abstr 388

87. Queißer W, Preusser P, Mross KB, Fritze D, Rieche K, Beyer J-H, Achterrath W, Edler L (1990) Phase II evaluation of carboplatin in advanced esophageal carcinoma. Onkologie 13:190–193

88. Radice P, Bunn P, Ihde D (1979) Therapeutic trials with Vp-16 and VM-26. Cancer Treat Rep 63:1231–1239

89. Ravry M, Moertel C, Schutt A, Hahn R, Reitemeier R (1973) Treatment of advanced squamous cell carcinoma of the gastrointestinal tract with bleomycin. Cancer Chemother Rep 57:493–495

90. Ravry M, Moore M, Omura G, Esseese J, Bartolucci A (1985) Phase II evaluation of cisplatin in squamous carcinoma of the esophagus: a Southeastern Cancer Study Group Trial. Cancer Treat Rep 69:1457–1458

91. Resbeut M, Le Prise Fleury E, Ben-Hassel M, Goudier M, Morice-Rouxel M, Douillard J, Chenal Ch (1985) Squamous cell carcinoma of the esophagus: Treatment by combined vincristine – methotrexate plus folinic acid rescue and cisplatin before radiotherapy. Cancer 56:1246–1250

92. Richmond J, Seydel HG, Bae Y, Lewis J, Burdakin J, Jacobsen G (1987) Comparison of three treatment strategies for esophageal cancer within a single institution. Int J Radiation Oncol Biol Phys 13:1617–1620

93. Roth J, Pass H, Flanagan M, Graeber G, Rosenberg J, Wesley R (1985) Randomized trial of pre- and postoperative cisplatin, vindesine and bleomycin chemotherapy in epidermoid carcinoma of the esophagus. In: Joji Ishigami (ed) Recent advances in chemotherapy. University of Tokyo Press, pp 1158–1159

94. Roth JA, Pass H, Flanagan MM, Graeber GM, Rosenberg JC, Steinberg S (1988) Randomized clinical trial of preoperative and postoperative adjuvant chemotherapy with cisplatin, vindesine, and bleomycin for carcinoma of the esophagus. J Thorac Cardiovasc Surg 96:242–248

95. Roussel A, Bleiberg H, Dalesio O, Jacob JH, Haegele P, Jung GM, Palliot B, Heinitz JF, Gignoux M, Nasca S, Namer A, Buyse M, Duez N (1989) Palliative therapy of inoperable esophageal carcinoma with radiotherapy and methotrexate: final results of a controlled clinical trial. Int J Radiation Oncol Biol Phys 16:67–72

96. Saikia TK, Advani SH, Ramakrishan G, Swaroop S, Sharma S, Desai B (1989) Intermediate-dose methotrexate and cisplatin in the treatment of advanced epidermoid esophageal carcinoma. Cancer 64:371–373

97. Schlag P, Herrmann R, Raeth U, Lehner B, Schwarz V, Herfarth Ch (1987) Präoperative Chemotherapie beim Oesophaguskarzinom: Vorteile oder Gefahr für den chirurgischen Eingriff. Langenbecks Arch Chir 372:155–160

98. Schlag P, Lehner B, Herrmann R, Raeth V, Schwarz V, Herfarth Ch (1988) Feasability and impact of preoperative chemotherapy in patients with esophageal cancer. Proc Am Soc Clin Oncol 7:116, Abst 448

99. Schlag R, Herrmann R, Raeth U, Schwarz V, Herfarth C (1988) Preoperative (neoadjuvant) chemotherapy in squamous cell cancer of the esophagus. Springer, Berlin Heidelberg (Recent Results in Cancer Research 110:14–20)

99a. Seitz JF, Giovanni M, Pedaut-Cesana J, Fuentes P, Giudicelli R, Gauthier AP, Carcassonne Y (1990) Inoperable nonmetastatic squamous cell carcinoma of the esophagus managed by concomitant chemotherapy (5-fluorouracil and cisplatin) and radiation therapy. Cancer 66:214–219

100. Siewert JR, Roder JD (1987) Chirurgische Therapie des Plattenepithelkarzinoms des Oesophagus – erweiterte Radikalität. Langenbecks Arch Chir 371:129–139

101. Siewert JR (1988) Leistungen der Tumorchirurgie bei Tumoren der Speiseröhre. Langenbecks Arch Chir 372:119–126

102. Siewert JR, Roder JD, Fink U (1990) Fortschritte in der chirurgischen Behandlung des Plattenepithelkarzinoms der Speiseröhre. Internist 31:131–142

103. Spielmann M, Guillot T, Kac J, Cvitkovic E, Rougier P, Le Chevalier T, Kayitalire L, Tursz T (1989) Phase II trial of cisplatin and continuous infusion of bleomycin

and fluorouracil in advanced esophageal cancer. Proc Am Soc Clin Oncol 8:102, Abstr 393

104. Steiger Z, Franklin R, Wilson R (1981) Eradication and palliation of squamous cell carcinoma of the esophagus with chemotherapy, radiotherapy and surgical therapy. J Thorac Cardiovasc Surg 82:713–719

105. Stephens F (1973) Bleomycin – a new approach in cancer chemotherapy. Med J Aust 1:1277–1283

106. Sternberg C, Kelsen D, Dukeman M, Leichman L, Heelan R (1985) Carboplatin: a new platinum analog in the treatment of epidermoid carcinoma of the esophagus. Cancer Treat Rep 69:1305–1307

107. Stewart FM, Harkins BJ, Hahn SS, Daniel TM (1989) Cisplatin, 5-fluorouracil, mitomycin C and concurrent radiation therapy with and without esophagectomy for esophageal carcinoma. Cancer 64:622–628

108. Strack M, Wadler S, Lyver A, Wietnik P (1990) Phase II trial of fluorouracil (5FU) and recombinant alpha-2a-interferon (rIFN 2a) in patients (pts) with advanced carcinoma of the esophagus. Proc Am Soc Clin Oncol 9:119, Abstr 462

109. Tancini G, Bajetta E, Bonadonna G (1974) Terapia con bleomycin da sola o in associazione con methotrexate nel carcinoma epidermoide dell'esofago. Tumori 60:65–71

110. Tapazoglou E, Kish J, Ensley J, Al-Sarraf M (1986) The activity of a single-agent 5-fluorouracil infusion in advanced and recurrent head and neck cancer. Cancer 57:1105–1109

111. Tosch U, Wendt TG, Rohloff R, Willich N (1988) Simultane Radio-Chemotherapie beim Plattenepithelkarzinom des Oesophagus. Strahlenther Onkol 164:214–218

112. Vogl S, Greenwald E, Kaplan B (1981) Effective chemotherapy for esophageal cancer with methotrexate, bleomycin and cis-diamminedichloroplatinum II. Cancer 48:2555–2558

113. Vogl SE, Camocho F, Berenzweig M, Ruckdeschel J (1985) Chemotherapy for esophageal cancer with mitoguazone, methotrexate, bleomycin and cisplatin. Cancer Treat Rep 69:21–23

114. Walker SJ, Steel A, Edwards C, Cullen MH, Matthews HR (1990) Assessment of the response to chemotherapy in esophageal carcinoma. Br J Surg 77:A692

115. Wendt TG, Hartenstein RC, Willich N (1989) Simultane Radio-Chemotherapie bei fortgeschrittenen Oesophaguskarzinomen. Int Conference on Combined Radio-Chemotherapy (RCT), Rothenburg o.d.T., 21–24th June

116. Werner ID (1979) The multi-disciplinary approach in the treatment of squamous carcinoma of the esophagus: The Groote Schuur Hospital Experience. Front Gastroint Res 5:130–133

117. Whittington R, Close H (1979) Clinical experience with mitomycin C. Cancer Chemother Rep 54:195–198

118. Yagoda A, Mukher JI, Joung C (1972) Bleomycin, an antitumor antibiotic: clinical experience in 274 patients. Ann Intern Med 77:861–870

119. Zaniboni A, Ferrar V, Montini E, Marpicati P, Simoncini E, Garni F, Pezzola D, Tancini G, Marini G (1987) Cisplatin, high dose folinic acid and 5-fluorouracil for squamous cell carcinoma of the esophagus – preliminary results. Proc Eur Conf Clin Oncol 4:36

Kombinierte Radio- und Chemotherapie in der Behandlung des lokal fortgeschrittenen und primär inoperablen Ösophaguskarzinoms

M. Schroeder, J. Selbach, M. Westerhausen, J. Küpper und B. Miller

Einleitung

Die Prognose für Patienten mit lokal fortgeschrittenem und primär inoperablem Ösophaguskarzinom wird als besonders schlecht angesehen [1]. Lange Zeit galt die palliative Strahlentherapie als Behandlungsmethode der Wahl, wobei die meisten Patienten jedoch innerhalb von Jahresfrist versterben [2]. Durch Einführung der multimodalen Therapie in den frühen 80er Jahren hat Kelsen vom Memorial-Sloan-Kettering-Cancer-Center einen wesentlichen Beitrag zur Verbesserung der Überlebenszeit geleistet [3]. Aufgrund unserer eigenen ermutigenden Daten der multimodalen Therapie des inoperablen Ösophaguskarzinoms [4] haben wir analog zu der Behandlung der Plattenepithelkarzinome des Kopf-Hals-Bereiches seit 1987 10 Patienten mit einem lokal fortgeschrittenen oder inoperablen Plattenepithelkarzinom des Ösophagus kombiniert mit Chemo- und Strahlentherapie behandelt.

Therapiekonzept fortgeschrittener Ösophaguskarzinome

Die Entscheidung über ein potentiell kuratives Konzept wird interdisziplinär durch Operateur, Strahlentherapeuten und internistischen Onkologen getroffen. Im Mittelpunkt dieser Therapieplanung soll die Operation stehen, die durch eine begleitende Chemo- und Radiotheraphie optimiert wird.

Patientengut

Geschlecht männlich:	9	Alter 49–76 Jahre	median 61 Jahre
Geschlecht weiblich:	1	Alter 63 Jahre	

Histologie: 10 × Plattenepithel-CA

Grading: 3 × G2, 7 × G3

Tabelle 1. Therapiekonzept fortgeschrittener Ösophaguskarzinome

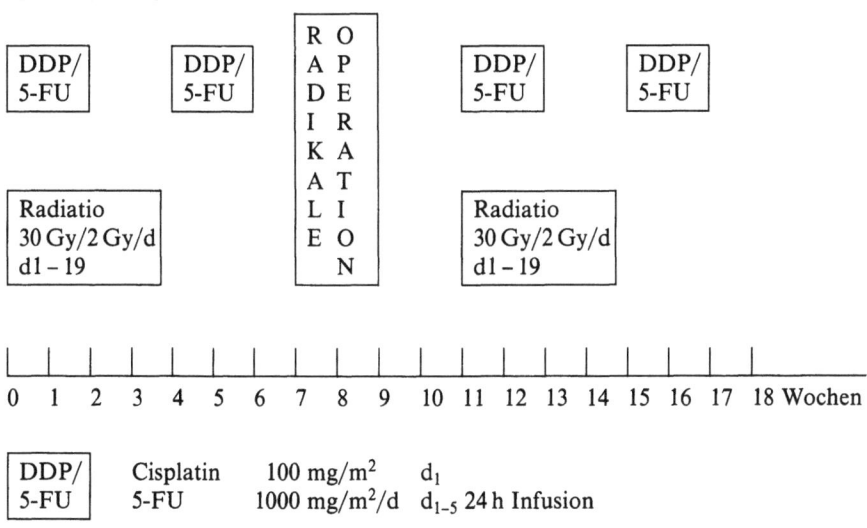

Tumorstadium:

In 5 Fällen lag ein Tumorstadium II A vor. T2 N0 M0 4×
                                            T3 N0 M0 1×

In 1 Fall ein Tumorstadium II B   T2 N1 M0 1×

In 4 Fällen ein Tumorstadium III   T3 N1 M0 3×
                                            T4 N1 M0 1×

Behandlungsschema

Das Behandlungsschema unseres Therapiekonzeptes beinhaltete den simultanen Einsatz einer präoperativen Chemo- und Strahlentherapie: Siehe Tabelle 1

Strahlentherapie   30 Gy/2 Gy/pro Tag, Tag 1–19
Chemotherapie   Cisplatin 100 mg/m^2 Tag 1 + 29
                          5-FU 1000 mg/m^2 Tag 1–5 und Tag 29–33
                          als kontinuierliche Dauerinfusion

Evaluation

Nach zwei Zyklen Chemotherapie und 30 Gy Bestrahlung erfolgte in der 8. Woche nach Therapiebeginn die Wiedervorstellung bei dem Chirurgen. In 9 von 10 Fällen wurde jedoch die Situation aufgrund vorher durchgeführter endoskopischer sonographischer und computertomographischer Kontrolluntersuchung weiterhin als inoperabel eingeschätzt. Daraufhin wurde das o. g. Therapieprotokoll ab Tag 56 wiederholt.

Ergebnisse

Die Gesamtbeurteilung erfolgte nach 4 Zyklen Chemotherapie und einer lokalen Strahlentherapie-Herddosis von 60 Gy. N = 10, auswertbar 9/10 (1 × Therapieausschluß wegen Protokollverletzung wegen primär subtotaler Resektion des Tumors).

Remissionsraten

cCR:	4/9	Dauer: 4, 7, 14 und 27 Monate
cPR:	5/9	Dauer: 2, 2, 3, 5 und 5 + Monate
Prog.:	0/9	(kein primärer Therapieversager)

Follow-up

Bis heute erlitten 8 von 10 Patienten ein Lokalrezidiv. 4 der 8 Patienten verstarben an den Komplikationen des Lokalrezidivs. 1 Patient verstarb ohne Hinweis auf weitere Tumorprogression unter den Anzeichen des marantischen Herz-Kreislaufversagens. 1 Patient lebt seit 5 Monaten in einer stabilen Teilremission. 2 von 8 Patienten, die ein Lokalrezidiv erlitten haben, haben gleichzeitig Fernmetastasen bekommen (Lunge, Leber). 1 Patient, der initial eine komplette Remission erreichte, bekam als Zweitneoplasie ein Oropharynx-CA und zusätzlich nach 27 Monaten ein Lokalrezidiv des Ösophaguskarzinoms.

Zusammenfassung

Unsere kombinierte Chemo- und Strahlentherapie zeigte zwar verbesserte Remissionsraten, die Dauer der Remission ist jedoch nicht ermutigend. Die lokale Situation ist durch o. g. Regime nicht in ausreichendem Maße unter Kontrolle zu bringen. Bei 9 der 10 behandelten Patienten konnte die ursprüngliche Tumorausdehnung nicht so beeinflußt werden, daß ein operativer Eingriff möglich wurde. 8 unserer behandelten Patienten haben bisher ein Lokalrezidiv erlitten. Ein Patient verstarb nicht tumorbedingt, ein Patient lebt seit 5 Monaten in einer stabilen Teilremission.

Die Diskrepanz zu unseren früheren Ergebnissen mit dem Kelsen-Protokoll [4] ist möglicherweise in einer geringeren Therapieintensität des jetzt praktizierten Schemas zu sehen. Die deutlich schlechteren Ergebnisse im Vergleich zu unseren Patienten mit Plattenepithelkarzinomen des Kopf-Hals-Bereiches, die ebenfalls nach o. g. Protokoll behandelt wurden und in 70% einer operativen Therapie zugeführt werden konnten, lassen sich möglicherweise durch eine gesplittete Platindosis (auf 5×20 mg/m²) erklären, die bei 6 von den 10 behandelten Patienten jetzt appliziert wurde. Das o. g. Therapiekonzept – für fortgeschrittene Ösophaguskarzinome – halten wir in der bisher praktizierten Form nicht für empfehlenswert.

Literatur

1. Lightdale Ch. J., Winawer S. J. (1984) Screening diagnosis and staging of esophageal cancer. Sem oncol 11/2:101–112
2. Hancock St. L., Glatstein E. (1984) Radiation therapy of esophageal cancer. Sem oncol 11/2:144–158
3. Kelsen D. P., Bains M, Chapman R. (1981) Cisplatin, Vindesine and Bleomycin combination chemotherapy for Esophageal carcinoma. Proceedings of the international Vinca Akaloid Symposium. Vindesine Volume Editors Brade W., Bad Homburg, v. d. H., Nagel G. A., Göttingen, Seeber S., Essen. Beiträge zur Onkologie, Band 6, pp 277–285
4. Schroeder M., Donhuijsen-Ant R., Fuchs R., Mohr H., Westerhausen M. (1986) Erste vorläufige Mitteilung über die multimodale Therapie des inoperablen Ösophaguskarzinoms. Krebsmedizin 7:39–40
5. Schroeder M., Makoski H-Br., Sesterhenn K., Westerhausen M. (1989) Multidisciplinary treatment of advanced squamous cell carcinoma of H & N, veröffentlicht 9/89 (ECCO 5)

Sekundäre Chirurgie nach präoperativer Chemotherapie beim fortgeschrittenen Ösophaguskarzinom

H.-J. Meyer, H. Wilke, J. Jähne, H. Dralle, M. Stahl, P. Preusser, S. Raygrotzki, H.-J. Schmoll und R. Pichlmayr

Das Ösophaguskarzinom wird auch bei erweitertem Einsatz neuer bildgebender Verfahren weiterhin in der überwiegenden Mehrzahl der Fälle (50–70%) in fortgeschrittenen oder metastasierten Stadien diagnostiziert [4, 5]. Somit sind die Prognose insgesamt bzw. die Behandlungsergebnisse der Chirurgie trotz gesteigerter Resektionsquoten bei verringerter postoperativer Letalität nach wie vor ungünstig. Ziel der chirurgisch resezierenden Verfahren und Voraussetzung zur Verbesserung des rezidivfreien Intervalls ist vor allem in der Möglichkeit einer kompletten und damit potentiell kurativen Tumorresektion zu sehen [1,5]. Um dies zu erreichen, wurde neben der präoperativen Strahlentherapie auch die systemische Chemotherapie als lokoregionär wie auch an den Metastasen wirksame Maßnahme in das Behandlungskonzept des Ösophaguskarzinoms aufgenommen. Bei derzeit fehlenden prospektiven Studien scheint aufgrund vorliegender Ergebnisse eine kombinierte präoperative Chemo/Strahlentherapie der alleinigen Chemotherapie nicht überlegen zu sein, allerdings eher zu einer erhöhten perioperativen Morbidität und Mortalität zu führen [2, 3, 4, 6].

Aus diesen Gründen und basierend auf den Erfahrungen einer multimodalen Therapie beim fortgeschrittenen Magenkarzinom mit prä-(peri-)operativem Einsatz der Chemotherapie haben wir im eigenen Vorgehen in der Behandlung des fortgeschrittenen Ösophaguskarzinoms das präoperative Chemotherapiekonzept ebenfalls eingesetzt und überprüft. Ziel ist es, die Tumoren präoperativ zu verkleinern, um dadurch die Resektionsquoten zu steigern. Weiterhin war u. a. eine Devitalisierung der Tumorzellen angestrebt, um die ggf. mögliche Tumorzellimplantation unter der Operation zu vermindern, gleichzeitig etwaige Mikrometastasen zu zerstören.

Krankengut und Ergebnisse

Zwischen 1975 und 1990 wurden im eigenen Krankengut 102 Patienten mit einem Ösophaguskarzinom operiert. Das durchschnittliche Lebensalter der Patienten lag bei 54,2 ± 10,2 Jahren. Die Karzinome waren in 87% der Fälle (n = 89) im mittleren und unteren Drittel des Ösophagus lokalisiert, lediglich 5- bzw. 8mal im zervikalen oder oberen intrathorakalen Drittel des Ösophagus.

Entsprechend der intraoperativen bzw. pathohistologischen Einstufung lag 38mal ein Stadium I oder IIA/B vor; das Stadium III oder IV überwog deutlich mit 35 bzw. 29 Fällen.

Die Resektionsquote betrug insgesamt 70,6% (n = 72); es konnte dabei ab 1987 (seit diesem Zeitpunkt wird die Chirurgie des Ösophaguskarzinoms vorwiegend in der eigenen Klinik betrieben) die Resektionsquote von 45,2% in den Vorjahren auf 81,7% gesteigert werden. Gleichzeitig kam es zu einer Senkung der postoperativen Letalität von 21,4% auf 6,9% bei den letzten 58 konsekutiv durchgeführten Resektionen; unter diesen Resektionen befanden sich auch 10 Fälle nach vorgeschalteter Chemotherapie. Dabei wurde in allen Fällen eine transthorakale Resektion bevorzugt, in der Hälfte der Fälle eine sog. en-bloc-Resektion des Ösophagus. Die Rekonstruktion wurde in 66 Fällen durch eine Magenschlauchbildung, 5mal durch eine Koloninterposition und 1mal durch ein freies Jejunumtransplantat vorgenommen. Die Anastomosierung erfolgte 59mal intrathorakal und 13mal zervikal, jeweils in manueller Nahttechnik.

Seit Juni 1988 wurden in einer Pilotstudie 10 Patienten und in einer noch laufenden Phase-II-Studie 14 auswertbare Patienten mit einem fortgeschrittenen Ösophaguskarzinom mit der Polychemotherapie Leucovorin, Etoposid, 5-Fluorouracil und Cisplatin behandelt. Aufgrund breitflächiger Infiltrationen des Tumors in Aorta, Trachea bzw. Bronchus war aufgrund entsprechender diagnostischer Untersuchungsmethoden die lokale Irresektabilität angenommen worden, in 4 Fällen auch durch eine explorative Laparotomie oder Thorakotomie verifiziert. Die Tumoren waren dabei vor allem im Bereich der Trachealbifurkation oder proximal davon lokalisiert. Entsprechend der Memorial Sloan Kettering Klassifikation lagen in je 12 Fällen eine lokoregionär fortgeschrittene Erkrankung bzw. Fernmetastasen vor, einem Tumorstadium III/IV entsprechend.

Nach einem Median von 3 Chemotherapiekursen betrug die Remissionsrate insgesamt 54,1% (13 von 24 Patienten), wobei 4mal (16,7%) eine klinisch komplette Remission zu verzeichnen war. Außerdem kam es in einem Drittel der Fälle (8 von 24 Patienten) zur geringen Remission bzw. zu einem „no change", allerdings bei deutlicher Verbesserung der klinischen Situation, vor allem bezüglich der A- oder Dysphagie.

Insgesamt 10 dieser 24 chemotherapiebehandelten Patienten wurden einer second look-Operation zugeführt. Unter den 4 klinisch kompletten Remissionen konnte dieses bei 2 durchgeführten Resektionen auch histopathologisch bestätigt werden; ferner wurden jeweils 4 von 9 bzw. 8 Patienten mit klinisch partieller oder geringer Remission/„no change" reoperiert. In allen Fällen gelang dabei die Resektion als en-bloc-Ösophagektomie bei transthorakalem Vorgehen. Postoperativ kam es in einem Falle zum Auftreten einer Anastomoseninsuffizienz bei zervikaler Anastomosierung. Diese Fistel heilte unter konservativen Maßnahmen ab. Unter den zwei relevanten pulmonalen postoperativen Komplikationen verstarb ein Patient bei suffizienten Anastomosenverhältnissen im weiteren Verlauf.

Eine Beurteilung des krankheitsfreien Intervalls bzw. der Überlebenszeit erscheint zum jetzigen Zeitpunkt als verfrüht; insgesamt sind 12 der 24 Patienten des multimodalen Behandlungskonzeptes zwischen 3 und 18 Monaten nach primärer Diagnosestellung verstorben. Erfolgte nach chemotherapie-induzierter Remission die Tumorresektion, sind zum jetzigen Zeitpunkt 7 der 10 so behandelten Patienten bis zu einem Zeitraum von 18 Monaten nach Diagnosestellung noch am Leben, 2 Patienten verstarben jeweils nach einem Intervall von 12 Monaten an einem lokoregionären Rezidiv bzw. Fernmetasta-sierung. Nach alleiniger Chemotherapie ohne nachgeschalteter Chirurgie, ggf. mit dann auch eingeleiteter Strahlentherapie, verstarben 9 Patienten bis zu einem Intervall von 17 Monaten; 5 Patienten sind bis zu 12 Monaten nach Diagnosestellung noch am Leben.

Schlußfolgerungen

Im Rahmen eines multimodalen Vorgehens beim Ösophaguskarzinom war es in dieser Phase-I/II-Studie möglich, auch bei weit fortgeschrittenen Ösophagus-karzinomen chirurgisch und auch histopathologisch objektivierbare Remissio-nen zu erzielen, dies auch mit einer Erhöhung der Resektionsraten in den fortgeschrittenen Tumorstadien. Dabei zeigte sich vor allem eine stadienabhän-gige Wirksamkeit der Chemotherapie, d. h. bei lokal fortgeschrittener Erkran-kung waren bessere Remissionsraten im Vergleich zu metastasierten Stadien zu erzielen. Die beobachteten Nebenwirkungen waren dabei tolerabel, es impo-nierten vor allem die Knochenmarkdepression sowie eine partielle oder komplette Alopezie; ein Therapieabbruch war jedoch bei dem gewählten Chemotherapieregime FLEP nicht notwendig. Ebenfalls war entsprechend anderen Mitteilungen keine Erhöhung der postoperativen Komplikations- oder Letalitätsraten zu verzeichnen. Mögen diese ersten Ergebnisse erfolgsverspre-chend erscheinen und einen sinnvollen Therapieansatz darstellen, so sind vor allem zur Beurteilung des krankheitsfreien Intervalls bzw. der Überlebenszeit zukünftig weitere Studien mit entsprechend rationalem Konzept notwendig. Dies betrifft vor allem eine klare Definition der Tumorstadien sowie Kriterien zur Patientenselektion, um dann die Frage „Polypragmasie oder Fortschritt" der interdisziplinären Behandlungsstrategie des Ösophaguskarzinoms klären zu können [3].

Literatur

1. Altorki NK, Skinner DB (1990) En bloc esophagectomy: the first 100 patients. Hepato-gastroenterol 37:360–363
2. Kelsen DP (1987) Preoperative chemotherapy in esophageal carcinoma. World J Surg 11:433–438
3. Mountain Cl F (1988) Combined therapy for carcinoma of the esophagus: panacea or puzzle? Ann Thorac Surg 45:353–354

4. Preusser P, Achterrath W, Wilke H, Meyer J, Blum M, Bünte H (1988) Chemotherapie des Ösophaguskarzinoms. In: Preusser P, Wilke H, Bünte H (Hrsg) Perioperative antineoplastische Chemotherapie. Marseille Verlag, München
5. Siewert JR (1989) Esophageal cancer from the German point of view. Jap J Surg 19:11–20
6. Wilke H (1990) Chemotherapie des Ösophaguskarzinoms. In: Bünte H, Meyer J, Preusser P (Hrsg) Gastrointestinale Malignome. Deutscher Ärzte-Verlag, Köln

Magenkarzinom

Ergebnisse der Chirurgie beim Magenkarzinom

H.-J. Meyer, J. Jähne, J. Meyer und R. Pichlmayr

Einleitung

Die Prognose des Magenkarzinoms konnte in den letzten Jahrzehnten kaum entscheidend verbessert werden: diese Feststellung hat weiterhin Gültigkeit, trotz generell abnehmender Inzidenz, vermehrtem Einsatz neuer, bildgebender diagnostischer Verfahren wie auch Ausschöpfung und Steigerung der chirurgischen Therapiemöglichkeiten, d. h. Erhöhung der Resektionsraten bei gleichzeitiger Reduktion der postoperativen Klinikletalität aufgrund verbesserter perioperativer Maßnahmen [1, 2, 4, 10, 12, 14]. Als Behandlungsverfahren der Wahl wird dabei – u. a. bisher vor allem bedingt durch die fehlende Verfügbarkeit effektiver alternativer Modalitäten – die Chirurgie angesehen. Unter dem Aspekt einer lokal wirksamen Therapiemaßnahme mit ausreichender Radikalität am Magen einschließlich einer systematischen Lymphadenektomie traf und trifft dies sicherlich für frühe bzw. fortgeschrittene, lokal begrenzte Tumorstadien zu, was unizentrische, retrospektive Untersuchungsergebnisse nachdrücklich unterstreichen; dies auch unter Berücksichtigung von möglichen Inkonsequenzen im chirurgischen Vorgehen selbst wie Inhomogenität bzw. Selektionierung im jeweiligen Krankengut [1, 3, 8, 10, 14]. Trotz aller Anstrengungen um Perfektionierung der chirurgischen Techniken und Verfahren reflektiert sich allerdings die klinische Realität darin, daß im Gegensatz zu japanischen in europäischen wie anglo-amerikanischen Breitengraden etwa 2/3 der Magenkarzinome im Stadium III oder IV, also in aller Regel in disseminierten Stadien, diagnostiziert und operiert werden [1, 4, 8, 10, 13]. Die Heilungsaussichten sind vorgegebenermaßen nur als gering einzustufen und dieses Faktum muß die Suche nach neuen Möglichkeiten interdisziplinärer Behandlungsansätze unter Einschluß von Chemo- und/oder Strahlentherapie quasi implizieren [1, 9, 12, 15], um dann ein mögliches Benefit kombinierter Therapieverfahren ausnutzen zu können.

Bevor aber Ausgangs- und Zielpunkt dieser Bemühungen zur individuellen Prognoseverbesserung beim Magenkarzinom zusammenlaufen können, muß das Fundament zu einem solchen Vorgehen, nämlich das chirurgische Konzept klar und möglichst eindeutig definiert werden. Dies betrifft sowohl Definitionen zu potentiell kurativen Resektionen oder technischer Inoperabilität bzw. lokaler Irresektabilität wie auch die Chirurgie selbst, also das Ausmaß der

Resektionsgrenzen am tumortragenden Organ, ebenso wie das der Lymphadenektomie. Wenn auch die anfänglich mit Brisanz geführte Diskussion um
scheinbar divergierende Gesichtspunkte zur Bedeutung der Gastrektomie als
Regeloperation im Vergleich zum histologieorientierten Vorgehen bzw. Wert
einer systematischen gegenüber eingeschränkten Lymphadenektomie eine
deutliche Annäherung erfahren haben [2, 3, 6, 7, 10, 11, 14], so sollte die
jeweilige operative Strategie möglichst angeglichen sein, um eine reproduzierbare Vergleichsgrundlage für angestrebte prä- oder perioperative multimodale
Therapieverfahren darstellen zu können.

Im eigenen chirurgischen Vorgehen wird z. B. seit 1974 das Konzept einer
Gastrektomie als Regeloperation verfolgt; dies schließt gleichzeitig eine systematische Lymphadenektomie im Compartment I und II sowie eine obligate
Splenektomie ein. Seit 1986 wurden zudem interdisziplinäre Therapiemöglichkeiten mit dem Einsatz einer systemischen Chemotherapie sowohl prä- bzw.
perioperativ bei lokal fortgeschrittenen irresektablen Tumoren wie auch unter
primärer palliativer Intention bei metastasierten Tumorstadien angewendet.

Eigenes Krankengut und Ergebnisse

Vom 01. Mai 1968 bis zum 31. Dezember 1988 wurden in der Klinik für
Abdominal- und Transplantationschirurgie der Medizinischen Hochschule
Hannover unter insgesamt 2046 malignen Magentumoren 1704 Patienten mit
einem Magenfrüh- (n = 173) bzw. fortgeschrittenen Karzinom (n = 1531)
operiert. Es handelt sich dabei um 619 Frauen und 1085 Männer im Alter
zwischen dem 16. und 86. Lebensjahr. Die Karzinome waren in 18 bzw. 28% der
Fälle im oberen bzw. mittleren und unteren Magendrittel gelegen; ein präpylori-
scher Tumorsitz lag in 4% vor, während in 50% mehr als 1/3 des Magens
tumorinfiltriert war.

Die Resektionsquote betrug in diesem Krankengut insgesamt 75,5% und
konnte in den 4 Halbdekaden von anfänglich 70% auf über 81,5% in den letzten
5 Jahren gesteigert werden. In 78,2% (n = 1005) wurde dabei eine R0-Resektion
durchgeführt, 154mal (11,9%) waren die Resektionsebenen am Magen bzw.
Ösophagus oder am Duodenum tumorinfiltriert (R1-Resektionen) und makroskopisch verblieben in 9,9% (n = 127) der Fälle Tumorreste in situ (R2-
Resektionen). Insgesamt wurden 331 subtotale, distale- und 118 proximale
Resektionen vorgenommen, zudem 837 Gastrektomien, insgesamt einem
Anteil von 65% unter den resezierenden Verfahren entsprechend (Tabelle 1).
Die postoperative Klinikletalität nach den verschiedenen Resektionen betrug
insgesamt 9,8%; ein direkter Vergleich der Operationsletalität nach subtotaler,
distaler Resektion und Gastrektomie ließ mit 12,4 bzw. 7,9% keinen statistisch
signifikanten Unterschied erkennen. Bei beiden Verfahren konnte die Klinikletalität in den letzten 5 Jahren auf 7,3 bzw. 3,9% reduziert werden (Tabelle 2).

Dies auch bei Durchführung einer ausgedehnten, subtilen Lymphadenektomie im Compartment I und II. Unabhängig vom jeweils vorliegenden histologischen Tumortyp konnte bei exakter pathohistologischer Aufarbeitung der en

Tabelle 1. Resezierende Verfahren beim Magenfrüh- und fortgeschrittenen Karzinom in verschiedenen Zeitintervallen (n gesamt = 1286)

Resezierende Verfahren ⟶	sub., distale Resektion		proximale Resektion		Gastrektomie	
↓ Zeitraum	(n)	(%)	(n)	(%)	(n)	(%)
1968–1973	136	55,3	48	19,5	62	25,2
1974–1978	94	29,2	31	9,6	197	61,2
1979–1983	46	14,6	22	6,9	248	78,5
1984–1989	55	13,7	17	4,2	330	82,1
1968–1989	331	25,7	118	9,2	837	65,1

Tabelle 2. Postoperative Klinikletalität nach subtotaler, distaler Magenresektion und Gastrektomie

postop. Let./resez. Verf. ⟶	subt., dist. Resektion		Gastrektomie	
↓ Parameter	(n)	(%)	(n)	(%)
gesamt	22/331	12,4	66/837	7,9
Zeitraum: 1968–1973	22/136	16,2	11/62	17,7
1974–1978	11/94	11,7	19/197	9,6
1979–1983	4/46	8,7	23/248	9,3
1984–1989	4/55	7,3	13/330	3,9
Alter: <70 Jahre	26/208	12,5	46/672	6,8
≥70 Jahre	15/123	12,1	20/165	12,1
Magenfrühkarzinome	7/64	10,9	2/103	1,9
kurative Gastrektomie			32/498	6,4
palliative Gastrektomie			34/339	10,0

bloc entnommenen Lymphknoten jeweils etwa 40 Lymphknoten am Präparat nachgewiesen und aufgearbeitet werden. Der Anteil der dabei tumorinfiltrierten Lymphknoten zeigte eine deutliche Abhängigkeit von der Tiefeninvasion des Karzinoms in der Magenwand, wobei die Metastasierungsrate von 5% im Stadium T1 bis zu 46,8% im Stadium T4 zunahm (Abb. 1).

Als weiterer objektiver Behandlungsparameter können die Überlebensraten herangezogen werden: die 5-Jahresüberlebensquote aller 1704 operierten Patienten betrug 23,2%, im Median 11 Monate. Bei Diagnosestellung im Stadium eines Magenfrühkarzinoms lag die Überlebensrate bei 77,9%, nach

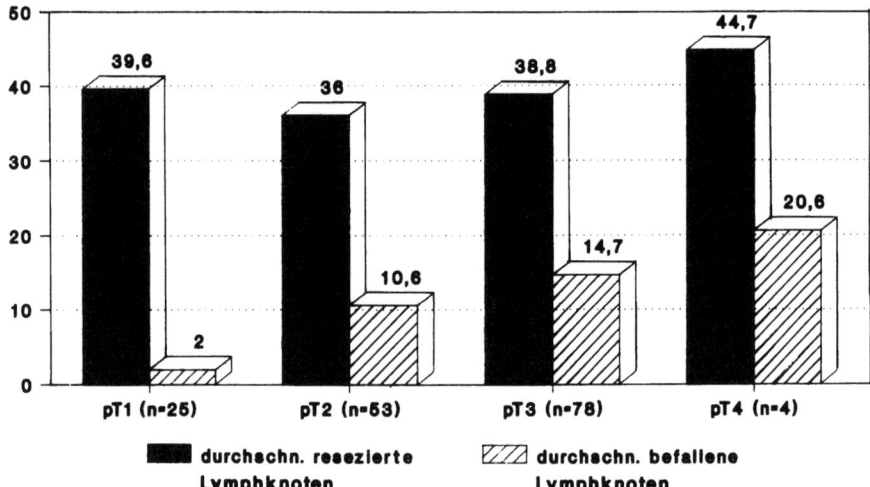

Abb. 1. Systematische Lymphadenektomie: Anzahl der resezierten und tumorinfiltrierten Lymphknoten beim Magenkarzinom in Abhängigkeit von der Tumorinfiltrationstiefe (n gesamt = 160 Resektionen)

Tabelle 3. Überlebensraten beim Magenkarzinom (life-table Methode; incl. Operationsletalität)

	gesamt (n)	Überlebensraten	
		5-Jahre (% ± SE)	median (Mon.)
Früh- u. fortgeschr. Karzinome	1704	23,2 ± 1,2	11,1
Magenfrühkarzinome	173	77,9 ± 3,5	189,9
Resektionen	1286	30,4 ± 1,5	20,2
▶ subt., distale Resektion	331	33,1 ± 2,7	25,9
▶ proximale Resektion	118	21,8 ± 4,0	15,5
▶ Gastrektomie	837	30,8 ± 1,9	18,6
(„kurativ"; ab 1974)	464	51,4 ± 2,8	68,0

allen resezierenden Operationsverfahren bei 30,4%. Bei alleiniger Betrachtung der Ergebnisse nach Gastrektomie erreichten 30,8% der Patienten die 5-Jahresgrenzen, bei kurativer Einschätzung der Operation ab 1974 51,4% (Tabelle 3).

Unabhängig von den jeweiligen Resektionsverfahren zeigte sich insgesamt eine von den jeweiligen Tumorstadien signifikant unterschiedliche Abhängig-

Tabelle 4. Überlebensraten beim Magenkarzinom in Abhängigkeit vom Tumorstadium (life-table Methode; incl. Operationsletalität)

Tumorstadium*	gesamt		5-Jahresüber-lebensrate (% ± SE)	median (Monate)
	(n)	(%)		
Stadium I	169	9,9	78,3 ± 3,3	nicht erreicht
Stadium II	313	18,4	44,9 ± 3,7	46,9
Stadium III	649	38,1	20,0 ± 1,8	15,0
Stadium IV				
mit Resektion	155	9,1	14,9 ± 5,1	7,6
ohne Resektion	418	24,5	–	2,9

* UICC-Klassifizierung 1978

keit der Überlebensrate: im Stadium I bzw. II betrug die 5-Jahresüberlebensrate 78,3 bzw. 44,9%, im Stadium III 20% und bei möglicher Resektion im Stadium IV 14,9%; lag lokale Inoperabilität im Stadium IV vor, betrug die mediane Überlebenszeit hingegen nur 2,9 Monate (Tabelle 4).

Diskussion

Eine aktuelle Standortbestimmung zur Bedeutung der chirurgischen Therapie des Magenkarzinoms kann – unabhängig von der weiterhin gültigen Forderung nach Diagnosestellung in frühen Tumorstadien – generell in ihrer Tendenz eine graduelle Verbesserung der Behandlungsergebnisse aufweisen. Dieses trifft vor allem für ansteigende Resektionsquoten bei gleichzeitig reduzierter Operationsletalität zu, weniger – wie oben angeführt – für die erreichten oder erreichbaren Langzeitergebnisse [1, 4, 10, 14]. Trotzdem zeichnen sich auch hier, vor allem bei kurativen R0-Resektionen positivere, sich im Verlauf zunehmend stabilisierende Überlebensraten ab. So überlebten Patienten mit kurativer Gastrektomie ab 1974 im Median mehr als $5^{1}/_{2}$ Jahre. Ob dabei eine Gastrektomie – als Regeloperation durchgeführt – einen mittel- oder unmittelbaren Weg zur systematischen Lymphadenektomie mit gleichzeitig generell gesteigerten kurativen Resektionszahlen darzustellen vermag, kann nicht eindeutig und schlüssig beantwortet werden, nicht zuletzt auch deshalb, da die erzielten Ergebnisse auf unizentrischen, retrospektiven Daten beruhen. Allerdings ist die Diskussion um eine mögliche onkologische Übertherapie der Gastrektomie im Vergleich zum histologieorientierten Vorgehen aufgrund eigener und der in einer interdisziplinären Studie erzielten Ergebnisse deutlich objektivierbarer geworden [2, 3, 10]. Gegenüber dem individuellen, histomorphologisch differenzierten Operationsverfahren mit Beachtung der histologischen Klassifizierung nach Laurén

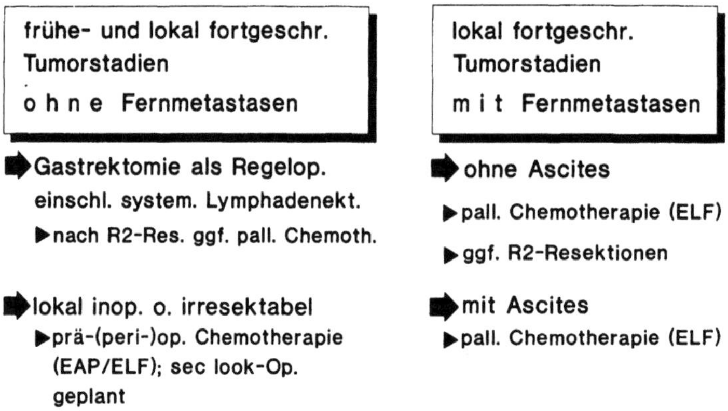

frühe- und lokal fortgeschr. Tumorstadien ohne Fernmetastasen	lokal fortgeschr. Tumorstadien mit Fernmetastasen

➡️ Gastrektomie als Regelop.
einschl. system. Lymphadenekt.
▶ nach R2-Res. ggf. pall. Chemoth.

➡️ lokal inop. o. irresektabel
▶ prä-(peri-)op. Chemotherapie
(EAP/ELF); sec look-Op.
geplant

➡️ ohne Ascites
▶ pall. Chemotherapie (ELF)
▶ ggf. R2-Resektionen

➡️ mit Ascites
▶ pall. Chemotherapie (ELF)

Abb. 2. Eigenes, derzeitiges therapeutisches Vorgehen beim Magenkarzinom im multimodalen Behandlungskonzept

sowie der entsprechenden Tumorlokalisation stellt die Gastrektomie bei einem intestinalen Antrumkarzinom – hier wäre bei Beachtung der entsprechenden Sicherheitsabstände von den onkologischen Voraussetzungen her eine distale, subtotale Magenresektion äquivalent – in weniger als 5 % (4,2 bzw. 4,5 % bei 190 bzw. 1169 Gastrektomien) eine mögliche, zu weit reichende Therapie dar. Berücksichtigt man zudem die epidemiologischen Daten mit ansteigender Inzidenz von Karzinomen des ösophagogastralen Übergangs, die per se die Durchführung einer Gastrektomie erfordern, so muß sich das Augenmerk früherer Debatten „pro oder contra" Gastrektomie als Regeloperation eher auf die Möglichkeiten interdisziplinärer Therapiekonzepte konzentrieren.

Nach Verfügbarkeit neuer effektiver Poly-Chemotherapieregime, evtl. auch einschließlich eines Einsatzes der intraoperativen Strahlentherapie, kommt dabei vor allem der prä- oder perioperativen Chemotherapie bei lokal fortgeschrittenen, irresektablen Tumorstadien zunehmende Bedeutung zu, vor allem unter dem Aspekt einer nach chemotherapieinduzierter Remission angestrebten second look-Operation mit nachfolgender Resektion. Können zudem in ihren Nebenwirkungen tolerable Chemotherapieregime eingesetzt werden, so muß die Indikation zu palliativen chirurgischen Maßnahmen, besonders bei nicht-resezierenden Verfahren, in metastasierten Tumorstadien jeweils individuell eingegrenzt werden; ggf. ist hier eine primär palliative Chemotherapie, auch mit Einsatz weiterer interventioneller Möglichkeiten, wie die der Vaporisation von tumorbedingten Stenosen des ösophagogastralen Überganges durch Laserstrahlen, zu bevorzugen. Diese Konzepte werden u. a. im Rahmen von Multizenter-Studien in enger Kooperation mit Gastroenterologen, Pathologen und medizinischen Onkologen auch im eigenen therapeutischen Vorgehen beim Magenkarzinom sehr intensiv verfolgt und überprüft ([9, 12, 15]; Abb. 2).

Erste vorliegende Ergebnisse dieser interdisziplinären Behandlungsstrategien beim Magenkarzinom sind, wie in den nachfolgenden Kapiteln dargestellt, durchaus ermutigend. Zur endgültigen Weichenstellung in Richtung des jeweiligen optimalen Therapieverfahrens bei fortgeschrittenen Tumorstadien sind allerdings klar definierte, prospektive Studien erforderlich. Erst dann können letztendlich in aller Regel primär argumentativ gestützte Bewertungskriterien unterschiedlicher Therapieansätze – dies gilt sowohl für das primär chirurgische Vorgehen wie auch für interdisziplinäre Behandlungsmodalitäten – durch entsprechend valide Daten untermauert oder in Zweifel gestellt werden.

Literatur

1. Boddie AW, McBride ChM, Balch ChM (1989) Gastric cancer. Am J Surg 157:595–606
2. Gall FP, Hermanek P (1985) New aspects in the surgical treatment of gastric carcinoma – a comparative study of 1636 patients operated on between 1969 and 1982. Eur J Surg Oncol 11:219–225
3. Gennari L, Bozetti F, Bonfanti G et al. (1986) Subtotal versus total gastrectomy for cancer of the lower thirds of the stomach: a new approach to an old problem. Br J Surg 73:534–438
4. Häring R, Kania U, Hirner A (1988) Leistungen in der Tumorchirurgie bei Tumoren des Magens. Langenbecks Arch Chir (Suppl II) 275–281
5. Hölscher AH, Schüler M, Siewert JR (1989) Chirurgische Therapie des Magenkarzinoms: Karzinome des gastro-oesophagealen Überganges. In: Hotz J, Meyer HJ, Schmoll HJ (Hrsg) Magenkarzinom – Klassifikation, Diagnostik und stadiengerechte Therapie. Springer, Heidelberg New York London Paris Tokyo Berlin
6. Kodama Y, Sugimachi K, Soejima K et al. (1981) Evaluation of extensive lymphnode dissection for carcinoma of the stomach. World J Surg 5:241–247
7. Lange J, Böttcher K, Roder J, Siewert JR (1989) Prophylaktische und therapeutische Lymphknotendissektion bei Karzinomen von Speiseröhre, Magen und Pankreas. In: Rothmund, M (Hrsg) Metastasenchirurgie. Thieme, Stuttgart New York
8. Maruyama K, Okabayashi K, Kinoshita T (1987) Progress in gastric cancer surgery in Japan and its limits of radicality. World J Surg 11:418–425
9. Meyer HJ, Jähne J, Pichlmayr R, Wilke H, Schmoll HJ, Poliwoda H (1989) Interdisziplinäre Therapiekonzepte bei gastroenterologischen Tumoren: Magen. Gastroenterol Verh Bd 24:60–65
10. Meyer HJ, Jähne J, Pichlmayr R (1989) Surgical treatment of gastric carcinoma: a retrospective analysis with special regard to the value of total gastrectomy as the operation of choice. J R Coll Surg Edinb 34:258–263
11. Mishima Y, Hirayama R (1987) The role of lymphnode surgery in gastric cancer. World J Surg 11:406–411
12. Preusser P, Wilke H, Achterrath W et al. (1987) Advanced gastric carcinoma: a phase II study with etoposide (E), adriamycin (A), and split course cisplatin (P) = EAP. Proc Amer Soc Clin Oncol 6:75
13. Rohde H, Gebbensleben B, Bauer P, Stützer H, Zieschang J (1989) Has there been any improvement in the staging of gastric cancer? Cancer 64:2465–2481
14. Siewert JR, Lange J, Böttcher K et al. (1987) Magencarciom: Bestandsaufnahme aus chirurgischer Sicht. Dtsch Med Wschr 112:622–628
15. Wilke H, Preusser P, Fink U et al. (1990) New developments in the treatment of gastric carcinoma. Sem Oncol 1:61–70

Chirurgische Therapie des Magenfrühkarzinoms gemäß Laurén-Klassifikation und Lokalisation

B. Reers, B. Sprakel, R. Schilke, P. Langhans, J. Meyer und W. Sasse

Einleitung

Angesichts der schlechten Prognose des infiltrierend wachsenden Magenkarzinoms hat das Magenfrühkarzinom in den letzten 20 Jahren wegen der deutlich besseren Prognose zunehmend das Interesse der Kliniker gefunden. Es fehlt nicht an Therapiestrategien für diesen Tumortyp, letztlich gilt aber nach wie vor, daß die Diagnose des Frühkarzinoms mit Sicherheit erst im Resektat gestellt werden kann [1, 2, 5]. Aus diesem Grund sind prospektive Studien über das Frühkarzinom im engeren Sinne kaum möglich.

Bei kleinen, umschriebenen Malignomen im Magen darf der Endoskopiker ein Frühkarzinom annehmen, wenn bei der Probeexzision die Elastizität der Wand im Bereich des Tumors noch nicht auffallend verhärtet ist. Der Beweis eines Frühkarzinoms läßt sich auch durch eine PE nicht sichern. Die histologische Differenzierung ist allerdings für das therapeutische Vorgehen eminent wichtig, insbesondere die Unterscheidung hinsichtlich der Tumortypen nach Laurén [1, 2, 5].

Patientengut

In unserer Klinik wurden bisher 104 Patienten mit einem Magenfrühkarzinom operiert. Das Durchschnittsalter dieser Patienten betrug 57 Jahre, Männer

Tabelle 1. Klassifikation des Tumortyps nach Laurén und Infiltrationstiefe

Intestinaler Typ	50,00%
Diffuser Typ	32,93%
Mischtyp	14,63%
Unklassifizierbar	2,44%
m-Typ	53,8%
sm-Typ	40,4%
Unbekannt	5,8%

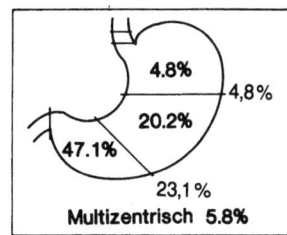

Abb. 1. Lokalisation der Magenfrühkarzinome

hatten mit einem Verhältnis von 2:1 die Überzahl gegenüber weiblichen Patienten.

Die histologische Differenzierung der Frühkarzinome nach der Untersuchung des Resektates ist in der Tabelle 1 dargestellt.

Im Vergleich mit den Patienten, die ein infiltrierend wachsendes Magenkarzinom hatten, war der intestinale Typ nach Laurén beim Frühkarzinom um über 8% häufiger, im Vergleich mit dem Kardiakarzinom aber um 17% seltener aufzufinden. Dementsprechend verschiebt sich auch das Verhältnis von intestinalem zu diffusem Typ von etwa 1:1 beim Magenkarzinom auf 1,4:1 beim Magenfrühkarzinom. Die Lokalisation des Frühkarzinoms ist in Abb. 1 dargestellt.

Beim fortgeschrittenen Magenkarzinom ist das ganze Organ bei 23% der Patienten betroffen, beim Magenfrühkarzinom wird bei 5,8% der Patienten ein multizentrisches Auftreten gesehen. Das Antrum ist um mehr als 20% häufiger Sitz des Frühkarzinoms als des fortgeschrittenen Karzinoms.

Die Stadieneinteilung nach der TNM-Klassifikation (UICC 1987) ist in der Tabelle 2 dargestellt.

In unserem Patientengut wurden nur fünfmal Lymphknotenmetastasen nachgewiesen. Bei einem dieser Patienten fand sich eine diffuse Oberbauchmetastasierung mit Lebermetastasen.

Tabelle 2. Stadieneinteilung

	n	%
Stadium IA	99	95,19
IB	4	3,84
(IV)	1	0,96

Therapie

Für das Resektionsausmaß entscheidend sind zum einen die Differenzierung nach Laurén, die Ausdehnung des Tumors, die Lokalisation sowie die Multizentrizität. Beim intestinalen Tumortyp nach Laurén wird ein proximaler

Tabelle 3. Operationsmethoden beim Frühkarzinom

Gastrektomie	18,3%
Subtotale Resektion	79,9%
Palliative Maßnahmen	0,9%
Keine Therapie	0,9%
Postoperative Letalität	2,9%

Sicherheitsabstand von mindestens 6 cm gewünscht, beim diffusen Typ von 10 cm [2, 3, 5]. Daraus ergibt sich für kleine Karzinome vom diffusen Typ lediglich bei der präpylorischen Lokalisation die Möglichkeit einer subtotalen Resektion, beim intestinalen Tumortyp können kleine Tumoren auch noch im mittleren Magendrittel unter Umständen durch subtotale Resektion mit ausreichendem Sicherheitsabstand reseziert werden. Die Lymphknoten an der kleinen und großen Kurvatur werden mitentfernt, eine intensive Lymphknotendissektion über das Kompartiment II hinaus wird in der Regel nicht durchgeführt. Die Entfernung der Milz hängt von der Lokalisation des Tumors ab. Bei subtotaler Resektion oder bei Lokalisation eines kleinen Tumors an der kleinen Kurvatur ohne makroskopischen Verdacht auf Lymphknotenmetastasierung wird die Milzerhaltung angestrebt. Aus diesen Prämissen ergaben sich die Operationsarten, die in Tabelle 3 dargestellt sind.

Bei dem Patienten mit diffuser Oberbauchmetastasierung und Lebermetastasen wurde nur eine Tumorexzision und Probeexzision aus der Leber durchgeführt. Bei einem weiteren Patienten mit höchsten Risikofaktoren wurde ein kleines, blutendes Karzinom ebenfalls nur lokal exzidiert. Ansonsten war bei 18% der Patienten eine Gastrektomie erforderlich, fast 80% aller Patienten wurden durch eine subtotale Magenresektion behandelt.

Ergebnisse

Unter Einschluß der postoperativen Letalität von 2,9% ergibt sich für alle Patienten mit einem Frühkarzinom eine 5-Jahres-Überlebensrate von 84,4%. Soweit dies bisher überschaubar ist, ergibt sich eine 10-Jahres-Überlebensrate von fast 69%, bei den wenigen über einen längeren Zeitraum beobachteten Patienten kann man eine 15-Jahres-Überlebensrate von 49% errechnen (Abb. 2).

Hinsichtlich der histologischen Differenzierung zeigt sich nach 5 Jahren noch kein Unterschied zwischen dem intestinalen und dem diffusen Typ, der Mischtyp hat allerdings hier eine deutlich schlechtere Prognose. Nach 10 Jahren scheint sich auch für das diffuse Magenkarzinom nach Laurén eine schlechtere Prognose zu ergeben (Abb. 3).

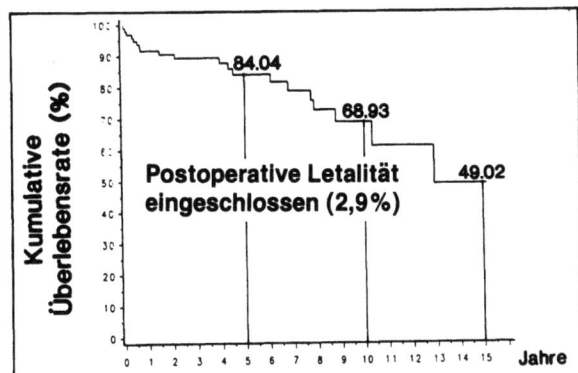

Abb. 2. 5-Jahres-Überlebensrate beim Magenfrühkarzinom

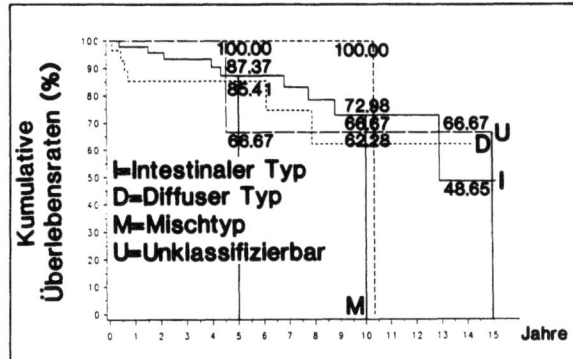

Abb. 3. 5-Jahres-Überlebensrate in Abhängigkeit vom histologischen Tumortyp nach Laurén

Tabelle 4. Prognose des Magenfrühkarzinoms in Deutschland [1–5]

	5-Jahres-Überlebensrate (%)
Gebhardt, C. et al. (1981)	69,0 ± 10,0
Dobroschke, J., Hild, P. (1987)	83,0
Bittner, R. et al. (1987)	75,0
Hentschel, E. et al. (1987)	83,0 ± 10,4
Meyer, H.-J. et al. (1988)	77,7 ± 3,9
Chirurg. Univ.-Klinik Münster (1989)	84,0

Schlußfolgerung

Die in Münster erzielte 5-Jahres-Überlebensrate beim Frühkarzinom entspricht weitgehend den Ergebnissen anderer Kliniken in Deutschland (Tabelle 4). Nach den bisherigen Erfahrungen scheint eine Lymphknotendissektion über das

II. Kompartiment hinaus keine sichere Verbesserung der 5-Jahres-Überlebens-
rate zu erbringen.

Literatur

1. Bittner R, Schirrow H, Butters M, Beger HG (1987) Magenfrühkarzinom –
   Operationstechnik und Langzeitergebnisse. In: Bergemann W, Möckel W, Reissigl H
   (Hrsg) Das Magenfrühkarzinom. Edition Medizin, Weinheim, S 61–68
2. Dobroschke J, Hild P (1987) Operationstaktik beim vermuteten Magenfrühkarzinom. In: Bergemann W, Möckel W, Reissigl H (Hrsg) Das Magenfrühkarzinom.
   Edition Medizin, Weinheim, S. 77–83
3. Gebhard C, Husemann B, Hermanek P, Gentsch HH (1981) Clinical aspects and
   therapy of early gastric cancer. World J Surg 5:721–724
4. Hentschel E, Schütze K, Dufek W, Marczell A, Hanak H (1987) Prognose des
   Magenfrühkarzinoms: Fünf- und Zehnjahresüberlebensraten. In: Bergemann W,
   Möckel W, Reissigl H (Hrsg) Das Magenfrühkarzinom. Edition Medizin, Weinheim,
   S 55–60
5. Meyer HJ, Jähne J, Pichlmayr R (1988) Die Gastrektomie de principe oder als
   Regeloperation beim Magenkarzinom. Verdauungskrankheiten 6:186–191

Ergebnisse der „einfachen" Resektionsbehandlung beim Magenkarzinom

B. Sprakel, B. Reers, E. Günther, P. Langhans, J. Meyer und W. Sasse

Einleitung

Nach den klassischen Regeln der Tumorchirurgie wird ein bösartiger Tumor mit Sicherheitsabstand und unter Mitnahme der regionalen Lymphknoten entfernt. Dieses Therapieprinzip muß heute als einfache Resektionsbehandlung angesehen werden; seit den Erfahrungen in der japanischen Medizin gilt die Gastrektomie oder subtotale Resektion mit intensiver Lymphknotendissektion als Standardtherapie beim Magenkarzinom. Bis in die letzten Jahre hinein wurde an unserer Klinik überwiegend nach den klassischen Kriterien die Magenkarzinomchirurgie durchgeführt.

Patientengut

Bisher wurden bei uns 716 Patienten mit einem infiltrativ wachsenden Magenkarzinom operiert. Das Durchschnittsalter aller dieser Patienten betrug 60,4 Jahre, das Verhältnis von männlichen zu weiblichen Patienten 1,5:1. Die Lokalisation der Tumoren ist in Abb. 1 dargestellt. Bei 25% der Patienten war das Karzinom im Antrum zu finden, bei 23,3% war weitestgehend der ganze Magen befallen. Das kraniale Magendrittel war nur bei 6% der Patienten betroffen.

Die histologische Aufarbeitung hat die nachfolgende Verteilung nach den Laurén-Typen ergeben (Tabelle 1).

Fast die Hälfte aller Karzinome waren vom diffusen Typ nach Laurén, 2,3% waren nach dieser Klassifikation nicht einzuordnen.

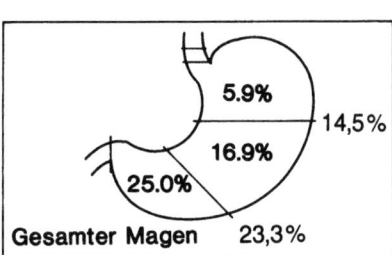

Abb. 1. Lokalisation der fortgeschrittenen Magenkarzinome

Tabelle 1. Histologische Tumorklassifikation nach Laurén

Intestinaler Typ	36,20%
Diffuser Typ	47,92%
Mischtyp	13,54%
Unklassifizierbar	2,34%

Tabelle 2. Stadieneinteilung nach der TNM-Klassifikation

	n	%
Stadium I B	72	10,05
Stadium II	100	13,96
Stadium III A	139	19,41
Stadium III B	91	12,70
Stadium IV	277	38,68
Unklassifizierbar	37	5,16

Die Stadieneinteilung nach der TNM-Klassifikation (UICC 1987) ist in der Tabelle 2 dargestellt.

Jeder dritte Patient wies zum Zeitpunkt der Operation bereits ein weit fortgeschrittenes Tumorstadium, nicht selten mit Fernmetastasen auf.

Therapie

Bei der Entscheidung über das Resektionsausmaß waren primär die histologische Differenzierung nach Laurén sowie die Lokalisation ausschlaggebend. Daneben wurde vom intraoperativen Befund hinsichtlich der Metastasierung und vom Allgemeinzustand des Patienten die Radikalität des Eingriffes abhängig gemacht. Grundsätzlich wurde beim intestinalen Typ ein kranialer Sicherheitsabstand von mindestens 6 cm angestrebt, beim diffusen Typ von 10 cm. Bei kurativer Intention ergab sich so durch die endoskopisch bestimmte Lokalisation die Indikation zur Gastrektomie. Falls nur eine palliative Resektion möglich war, wurden diese Sicherheitsabstände nicht eingehalten. Ausgehend von diesen Kriterien ergaben sich die nachfolgenden Operationen (Tabelle 3).

Bei jedem vierten Patienten wurde eine Gastrektomie durchgeführt, bei jedem dritten eine subtotale Resektion. Nur palliative Maßnahmen, wie die Resektion eines blutenden Tumors oder eine Gastroenterostomie, waren bei 37,5% der Patienten möglich. Die postoperative Letalität betrug insgesamt 9,6%.

Tabelle 3. Therapeutische Maßnahmen beim Magenkarzinom

Gastrektomie	25,3%
Subtotale Resektion	33,8%
Palliative Maßnahmen	37,5%
Keine Therapie	3,4%
Postoperative Letalität	9,6%

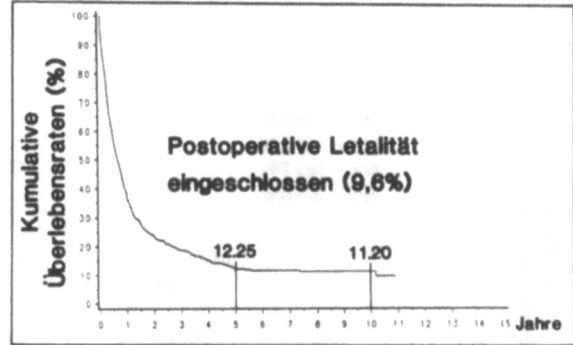

Abb. 2. Überlebensraten aller Magenkarzinom-patienten (n. Kaplan u. Meier)

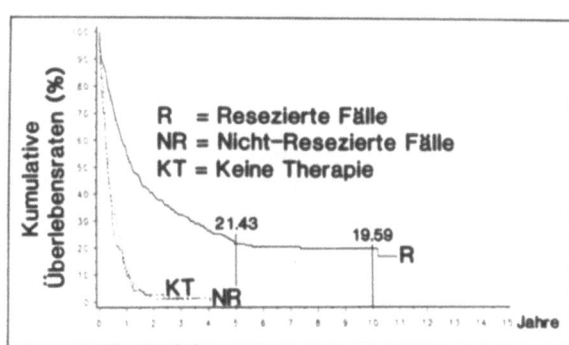

Abb. 3. 5-Jahres-Über-lebensraten der resezier-ten und nicht resezierten Patienten

Ergebnisse

Unter Einschluß der postoperativen Letalität von 9,6% ergibt sich für alle Patienten eine 5-Jahres-Überlebensrate von 12,25%. Dies entspricht der üblichen schlechten Prognose beim Magenkarzinom (Abb. 2).

Für alle Patienten, die mit kurativer Intention reseziert wurden, ergibt sich eine 5-Jahres-Überlebensrate von 21,4%, alle anderen Patienten haben kaum eine 5-Jahres-Überlebenschance (Abb. 3).

Hinsichtlich der Tumordifferenzierung ergibt sich für die 5-Jahres-Überlebensrate nur ein geringgradiger, statistisch nicht signifikanter Unterschied

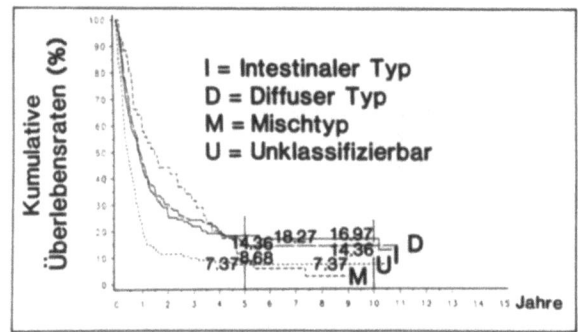

Abb. 4. Prognose des Magenkarzinoms nach der Klassifikation von Laurén

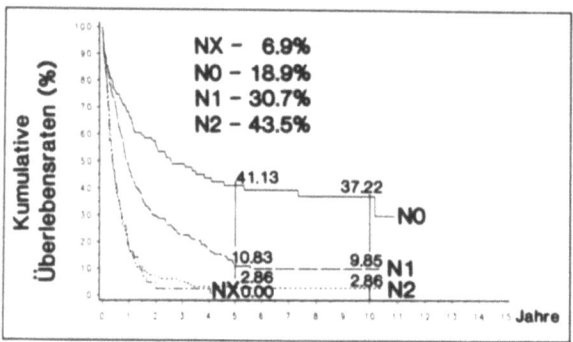

Abb. 5. 5-Jahres-Überlebensraten in Abhängigkeit von der Lymphknotenmetastasierung

zwischen diffusem und intestinalem Karzinom nach Laurén. Der Mischtyp hat dagegen eine deutlich schlechtere Prognose (Abb. 4).

Unter kurativer Intention resezierte Patienten ohne Lymphknotenbefall weisen die beste Prognose mit einer 5-Jahres-Überlebensrate von 41,13% auf. Bereits bei Befall der ersten Lymphknotenstation sinken die Aussichten rapide (Abb. 5).

Schlußfolgerung

Die seit 1986 laufende ISGGT-Studie zur Therapie und Prognose des Magenkarzinoms wird voraussichtlich handfeste Daten über den Wert des unterschiedlichen Vorgehens beim Magenkarzinom liefern. Unsere bisherigen Ergebnisse der Resektionsbehandlung beim Magenkarzinom entsprechen weitgehend den Erfahrungen anderer Kliniken in Deutschland (Tabelle 4).

Hinsichtlich der differenzierten Prognose nach verschiedenen Stadien zeigt sich, daß bei fehlendem Lymphknotenbefall teilweise wesentlich bessere Ergebnisse erzielt werden können, auch bei positiver Lymphknotenmetastasierung deutet sich ein Trend zu besseren Ergebnissen bei der radikalen Lymphknotendissektion an (Tabelle 5).

Tabelle 4. Prognose des Magenkarzinoms nach kurativer Resektion – Angaben aus Publikationen im Deutschen Schrifttum

	Fünfjahresüberlebensraten (%)
Hegemann, G., Schaudig, H. (1966) [3]	21,1 ± 4,5
Herfarth, Ch. et al. (1980) [4]	25,7
Gall, F. P. et al. (1982) [2]	30,3 ± 4,3
Schröder, H., Hünecke, H. (1982) [10]	21,0
Meyer, H.-J. et al. (1985) [6]	20,3 ± 1,4
Chirurg. Univ.-Klinik Münster	21,4

Tabelle 5. Prognose des Magenkarzinoms in Abhängigkeit vom Lymphknotenbefall – Angaben aus Publikationen im Schrifttum

	Fünfjahresüberlebensraten (%)	
	LK (−)	LK (+)
Rueff, F. L. et al. (1973) [9]	33,0	10,0–12,0
Herfarth, Ch. et al. (1981) [5]	39,3	9,4
Nier, H. et al. (1984) [8]	74,0	24,0
Börsch, G. et al. (1986) [1]	60,0	11,0
Msika, S. et al. (1989) [7]	75,5 ± 8,0	28,0 ± 10,0
Chirurg. Univ.-Klinik Münster	41,13	10,83

LK (−): Lymphknotenmetastasen nicht vorhanden, LK (+): Lymphknotenmetastasen vorhanden.

Aufgrund der sich abzeichnenden Ergebnisse der ISGGT-Studie findet die radikale Magenresektion mit systematischer Lymphknotendissektion zunehmend an Bedeutung.

Literatur

1. Börsch G, Coenen C, Zumtobel V, Theus T (1986) Retrospective study of gastric carcinoma in 201 patients: factors related to outcome. Dig Surg 3:7–14
2. Gall FP, Altendorf A, Hermanek P, Gentsch HH (1982) Chirurgische Therapie des Magenkrebses – Stagnation oder Fortschritte. Fortschr Med 100/40:1876–1882
3. Hegemann G, Schaudig H (1966) Ergebnisse bei der Behandlung des Magenkrebses. Dtsch med Wschr 91:336–339

4. Herfarth Ch, Mattes P, Merkle P (1980) Ersatzmagen nach Gastrektomie – ein berechtigter Begriff. In: Beger HG, Bergemann W, Oshima H (Hrsg) Das Magenkarzinom. Thieme, Stuttgart New York, S 295–303
5. Herfarth Ch, Merkle P, Schlag P (1981) Das Magenkarzinom. Chirurg 52:193–200
6. Meyer HJ, Pichlmayr R, Geerlings H (1985) Die Gastrektomie als Regeloperation beim Magenkarzinom. In: Bünte H, Langhans P, Meyer HJ, Pichlmayr R (Hrsg) Aktuelle Therapie des Magenkarzinoms. Springer, Berlin Heidelberg New York Tokio, S 60–68
7. Msika S, Chastang C, Houry S, Lacaine F, Huguier M (1989) Lymph node involvement as the only prognostic factor in curative resected gastric carcinoma: a multivariate analysis. World J Surg 13:118–123
8. Nier H, Ulrich B, Kremer K (1984) Zur Frage der prinzipiellen Gastrektomie oder partiellen Resektion bei der Behandlung des Magenkarzinoms. In: Häring R (Hrsg) Therapie des Magenkarzinoms. Edition Medizin, Weinheim, S 147–156
9. Rueff FL, Bary S, Silbernagel A (1973) Das Magenkarzinom. Eine statistische Analyse. Münch Med Wschr 115:410–415
10. Schröder H, Hünicke H (1982) Verbessert die Gastrektomie die Spätergebnisse umschriebener Magenkrebse? Zbl Chir 107:385–391

Das pylorokardiale Karzinom – ein bedeutender Subtyp des Magenkarzinoms

W. Mellin[1], G. Heidl, E. Grundmann, J. Meyer und W. Böcker

Einleitung

Während sich die WHO-Klassifikation der Magenkarzinome (Oota und Sobin 1977) lediglich an morphologischen Kriterien orientiert und die Klassifikation nach Ming (1977) letztlich nur die Beschreibung eines Ausbreitungstyps und nicht eine Definition wirklicher Entitäten darstellt, werden die Histogenese und das biologische Verhalten der Magenkarzinome noch am besten durch die Klassifikationen von Laurén (1965) und von Mulligan und Rember (1954) wiedergegeben. Die nach Laurén als intestinal bezeichneten Karzinome können nach Mulligan und Rember in Tumoren mit pylorokardialer und (im engeren Sinne) intestinaler Differenzierung unterschieden werden, wobei pylorokardiale Karzinome ein aggressiveres lokales Wachstum, eine häufigere Gefäßinvasion und eine frühere Lymphknotenmetastasierung zeigen. Diese unterschiedlichen biologischen Eigenschaften werden bisher allerdings in der klinischen Diagnostik der Magenkarzinome kaum berücksichtigt. Ob sich die pylorokardialen und die intestinalen Karzinome auch in der DNA-Zytophotometrie unterscheiden und somit sicher eigenständige Tumorentitäten darstellen, ist Gegenstand der vorliegenden Untersuchung.

Material und Methode

An Feulgen-gefärbten histologischen Schnittpräparaten von 33 pylorokardialen und 54 intestinalen hoch- bis mittelgradig differenzierten Adenokarzinomen des Magens (Abb. 1 u. 2) wurde eine zytophotometrische DNA-Analyse durchgeführt. Dabei wurden von jedem Tumor der DNA-Index (DI) des 1. im Histogramm erscheinenden Tumorpeaks und der Histogrammtyp bestimmt (Abb. 3).

Ergebnisse und Schlußfolgerungen

Die pylorokardialen Karzinome waren erwartungsgemäß häufiger im Bereich der Kardia und des Pylorus lokalisiert. Sie waren zum Zeitpunkt der Operation

[1] Mit Unterstützung des Ministers für Wissenschaft und Forschung NRW

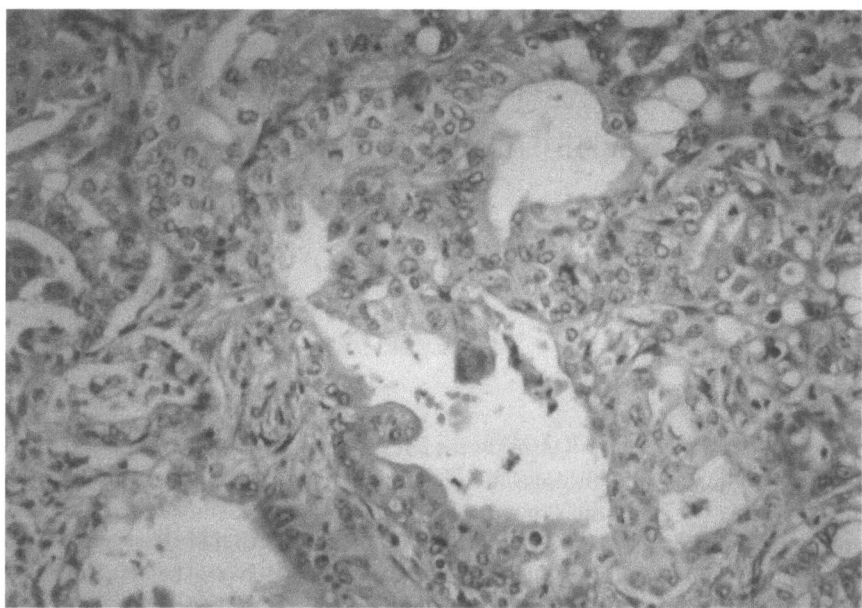

Abb. 1. Typisches histologisches Bild eines pylorokardialen Karzinoms nach Mulligan und Rember (HE, 330×)

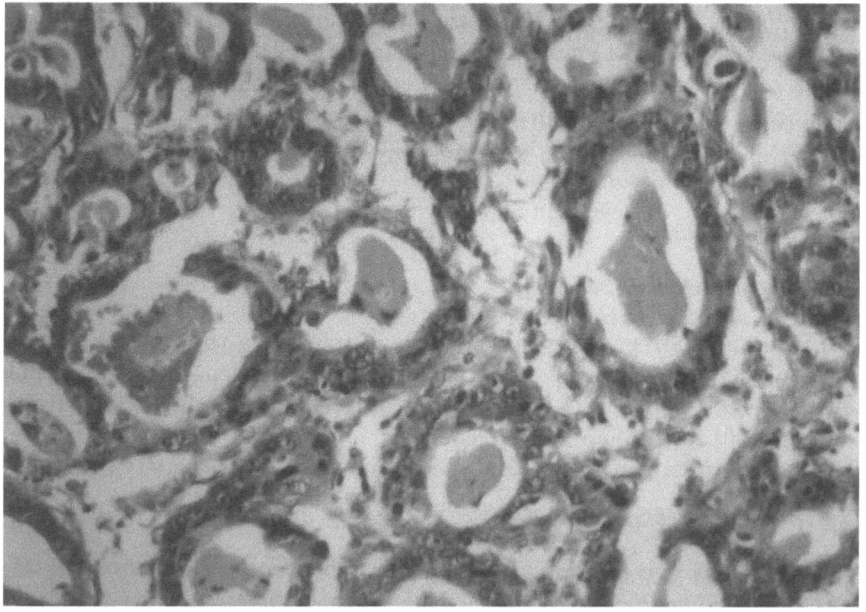

Abb. 2. Typisches histologisches Bild eines intestinalen Karzinoms nach Mulligan und Rember (HE, 330×)

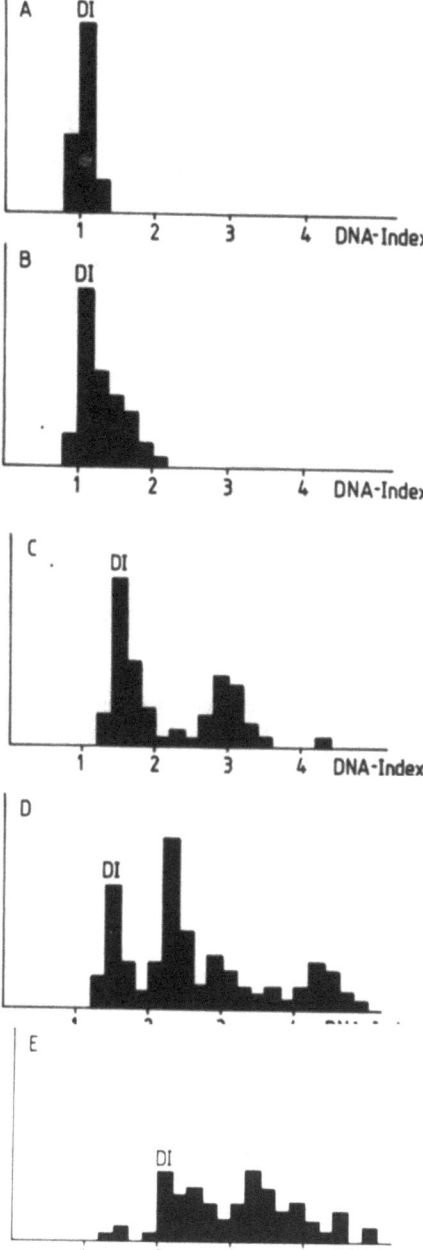

Abb. 3. Mögliche Histogrammtypen bei malignen Tumoren: Während die Histogrammtypen A und B jeweils eine DNA-diploide Stammlinie mit unterschiedlich starker Proliferation zeigen, handelt es sich bei den Typen D und E um DNA-aneuploide Tumoren mit mehr oder weniger deutlich ausgeprägter Stammlinienheterogenität. Der Histogrammtyp C beschreibt Fälle mit fraglicher Stammlinienheterogenität oder zumindest gesteigerter Proliferation. Der DNA-Index (DI) wurde vom 1. im Histogramm erscheinenden Peak bestimmt

bereits deutlich weiter fortgeschritten als die intestinalen Karzinome (Abb. 4). Die frühere Lymphknotenmetastasierung zeigt sich daran, daß von 8 pyloro-kardialen Karzinomen im Stadium T2 bereits in 7 Fällen Lymphknotenmeta-

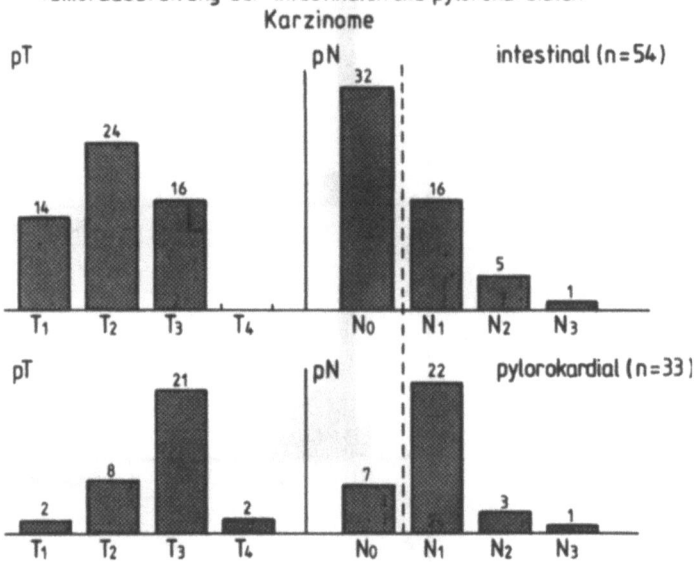

Abb. 4. Tumorausbreitung der intestinalen und pylorokardialen Magenkarzinome nach der TNM-Klassifikation der UICC von 1978

Tabelle 1. Statischer Vergleich der Lymphknotenmetastasierung der intestinalen und pylorokardialen Karzinome im Stadium pT2

	intestinal T2	pylorokardial T2	Summe
N 1–3	8 (33,4%)	7 (87,5%)	15
N 0	16	1	17
Summe	24	8	32

Chi-Quadrat-Test, Prüfgröße: 7,07, Signifikanz p < 0,01

stasen vorlagen, während erst 8 von 24 intestinalen Karzinomen gleichen Stadiums metastasiert hatten (Tabelle 1).

Die gezeigten biologischen Unterschiede der beiden Karzinomtypen spiegeln sich auch in der DNA-Zytophotometrie wieder. Während hinsichtlich der Histogrammtypen keine statistisch sicheren Differenzen gefunden werden konnten, unterschieden sich jedoch die beiden Tumoren signifikant in Bezug auf den DNA-Index (Abb. 5a u. b). Dies insbesondere in den fortgeschrittenen Tumorstadien T3 und T4. Mit anderen Worten: Während die intestinalen Karzinome mit zunehmendem Tumorstadium keine Veränderungen in der Verteilung der DNA-Indizes aufweisen, zeigen die pylorokardialen Karzinome

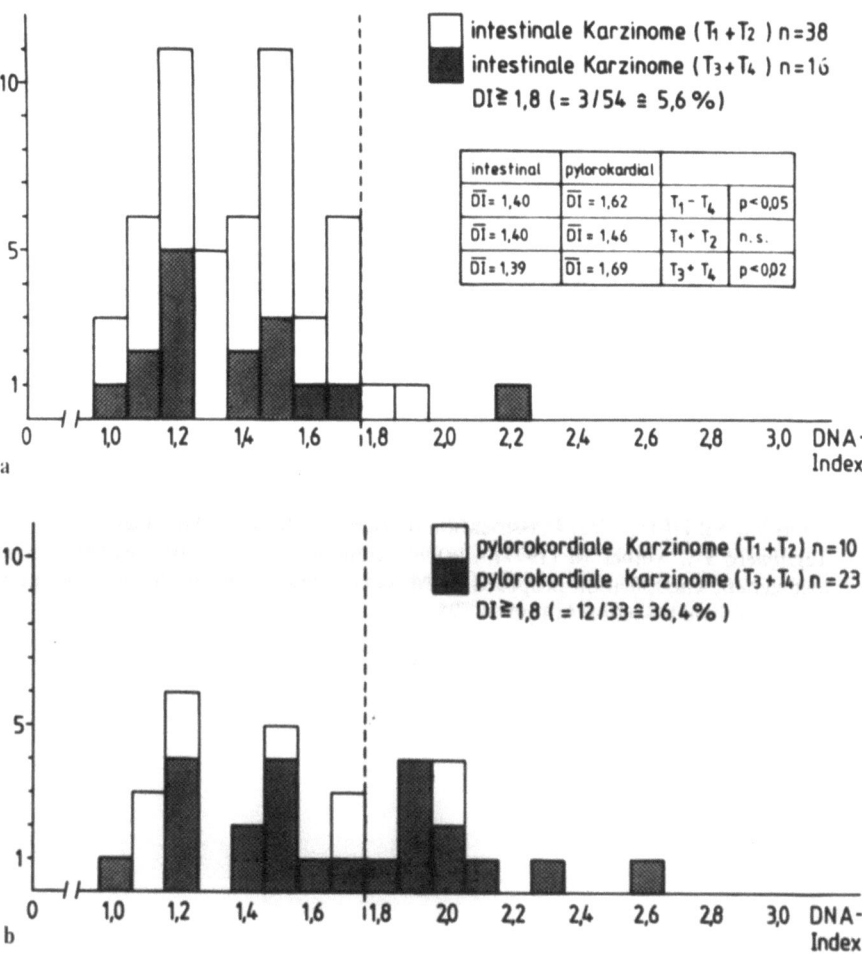

Abb. 5a, b. Verteilung der DNA-Indizes bei den intestinalen und pylorokardialen Karzinomen unter Berücksichtigung des Tumorstadiums

mit zunehmender Tumorprogression auch signifikant häufiger höhere DNA-Indizes.

Damit unterscheiden sich pylorokardiale und intestinale Karzinome nach der Klassifikation von Mulligan und Rember (1954) morphologisch, biologisch und in der DNA-Zytophotometrie, was ihre Behandlung als eigenständige Entitäten notwendig macht. Adenokarzinome des Magens lassen sich also wie folgt klassifizieren:

1. das pylorokardiale Karzinom (Mulligan u. Rember 1954)
2. das intestinale Karzinom (Mulligan u. Rember 1954)
3. das diffuse Karzinom (Laurén 1965)

Es ist durchaus möglich, daß diese klassischen Subtypen des Magenkarzinoms unterschiedlich auf die verschiedenen Arten einer systemischen Therapie und die Strahlentherapie ansprechen, so daß sie bei der Beurteilung des Therapieerfolges unbedingt berücksichtigt werden sollten.

Literatur

1. Laurén P (1965) The two histological main types of gastric carcinoma: diffuse and so-called intestinal type carcinoma. Acta pathol microbiol scand 64:31–40
2. Ming SC (1977) Gastric carcinoma. A pathobiological classification. Cancer 39:2475–2485
3. Mulligan RM, Rember RR (1954) Histogenesis and biologic behaviour of gastric carcinoma: a study of 138 cases. Arch Pathol 58:1–25
4. Mulligan RM (1972) Histogenesis and biologic behaviour of gastric carcinoma. Pathol Ann 7:349–415
5. Oota K, Sobin LH (1977) Histological typing of gastric and oesophageal tumours. International Histological Classification of Tumours No 18. WHO, Geneva
6. Teglbjaerg PS, Vetner M (1977) Gastric carcinoma I. The reproducibility of a histogenetic classification proposed by Masson, Rember and Mulligan. Acta path microbiol scand, Section A, pp 519–525

Adjuvante Chemotherapie des Magenkarzinoms

R. Herrmann und J. Meyer

Problematik der adjuvanten Chemotherapie

Unter adjuvanter Chemotherapie wird der Einsatz von Zytostatika im Anschluß an eine potentiell kurative Operation verstanden. Ziel der adjuvanten Chemotherapie ist es, das Auftreten eines Rezidivs zu verzögern oder zu verhindern sowie die Überlebenszeit der Patienten zu verlängern. Grundsätzlich ist eine adjuvante Chemotherapie immer dann in Erwägung zu ziehen, wenn es sich um einen Tumor oder um ein Tumorstadium handelt, bei dem von einer hohen Rezidivrate auszugehen ist. Bei Tumorerkrankungen, die bereits in einem hohen Prozentsatz durch den chirurgischen Eingriff geheilt sind, ist zwar theoretisch durch den Einsatz der adjuvanten Chemotherapie eine weitere Besserung des Ergebnisses denkbar, hier wird jedoch ein großer Teil der Patienten zytostatisch behandelt, obwohl die Operation bereits kurativ war. Generell muß also für jeden Tumor und jedes Tumorstadium eine Abwägung erfolgen zwischen dem Risiko des Auftretens eines Rezidivs, der Belastung mit Früh- und Spätkomplikationen durch die Chemotherapie und der Effektivität der Chemotherapie bei der in Betracht kommenden Tumorart. Daraus läßt sich die Wahrscheinlichkeit abschätzen, mit der noch verbliebene, mikroskopische Tumorherde oder Metastasen eliminiert werden können. Da der Effekt einer adjuvanten Chemotherapie weder beim Einzelpatienten noch in Phase-II-Studien ermittelt werden kann, sind zur Beurteilung ihrer Wertigkeit grundsätzlich prospektive, randomisierte Phase-III-Studien mit einer ausreichenden Patientenzahl erforderlich. Die Aussagekraft dieser Studien wird umso höher, je geringer die Variabilität der untersuchten Patientenpopulation ist. Wichtige Faktoren sind hier die genaue pathohistologisch dokumentierte Ausbreitung des Primärtumors sowie die Wahl chirurgischer Verfahren und Techniken.

Bedingungen für die adjuvante Chemotherapie beim Magenkarzinom

Für das Magenkarzinom gilt eine wichtige Voraussetzung der adjuvanten Chemotherapie: Die Rezidivrate bei potentiell kurativ operierten Patienten ist hoch. Eine weitere wichtige Voraussetzung, nämlich eine im metastasierten Stadium effektive Chemotherapie, ist nur mit Einschränkungen vorhanden [7].

Die Ergebnisse der Chemotherapie des metastasierten Magenkarzinoms sind noch unbefriedigend.

Im folgenden soll auf die wichtigsten kontrollierten Therapiestudien zur Behandlung des metastasierten Magenkarzinoms genauer eingegangen werden.

Ergebnisse randomisierter Studien

Im Jahre 1982 berichtete die Gastrointestinal Tumor Study Group (GITSG) über die Ergebnisse einer im Jahre 1974 initiierten Studie zur adjuvanten Chemotherapie des Magenkarzinoms [10]. 142 Patienten mit kurativ behandeltem Magenkarzinom mit oder ohne Lymphknotenmetastasen wurden randomisiert für eine Behandlung mit Methyl-CCNU und 5-Fluorouracil oder für eine alleinige Beobachtung. Dabei zeigte sich ein signifikanter Vorteil für die zytostatisch behandelten Patienten mit einer medianen Überlebenszeit von ca. 56 Monaten gegenüber einer medianen Überlebenseit von 33 Monaten bei den nicht zytostatisch behandelten Patienten. Die mediane Dauer bis zum Auftreten eines Rezidivs betrug 46 Monate bei dem behandelten Kollektiv gegenüber 30 Monate bei den Kontrollpatienten.

Im Gegensatz zur GITSG-Studie zeigten drei weitere Studien, die sich mit der gleichen Fragestellung befaßten, keinen signifikanten Vorteil für die Chemotherapie [2, 4, 9]. Der Grund für eine solche Diskrepanz ist nicht ganz klar. Er könnte liegen in einer gewissen Imbalanz der Patientenzuordnung. Das signifikant günstigere Ergebnis könnte jedoch auch Zufall sein. Leider ist eine Aktualisierung der Ergebnisse dieser erstmals 1982 publizierten Ergebnisse der GITSG-Studie bisher nicht erfolgt.

Eine italienische Studiengruppe berichtete im Jahre 1988 über eine Studie, in der prospektiv die Kombination Methyl-CCNU und 5-Fluorouracil verglichen wurde mit dieser Kombination und zusätzlich Levamisol sowie weiterhin mit einer unbehandelten Kontrollgruppe [11]. Diese Studie ist deswegen von besonderem Interesse, weil jüngst für die adjuvante Therapie des Dickdarmkarzinoms ein Nutzen der Levamisol-Behandlung gezeigt wurde [6]. Allerdings konnte in dieser italienischen Studie kein Unterschied zwischen den Behandlungsgruppen festgestellt werden. Die Chemotherapie führte zu einer letalen Toxizität von ca. 1%.

Eine britische Gruppe berichtete im Jahre 1989 über die Ergebnisse einer prospektiv randomisierten Studie mit (a) 5-Fluorouracil und Mitomycin C, (b) Vincristin, Cyclophosphamid, Methotrexat und Fluorouracil (VCMF) und (c) einer unbehandelten Kontrollgruppe [1]. Auch diese Studie zeigte keinen Überlebensvorteil für die adjuvante Chemotherapie, ergab jedoch eine letale Toxizität in der mit Zytostatika behandelten Patientengruppe von 8%.

Ende der 70er Jahre wurde über günstige Ergebnisse zur Behandlung des fortgeschrittenen Magenkarzinoms mit dem FAM-Schema berichtet. Die Remissionsraten lagen in Phase-II-Studien zwischen 35 und 50%, so daß der Einsatz dieses Schemas in der adjuvanten Therapie des Magenkarzinoms nahe lag. Von P. Schein wurde eine große internationale Studie organisiert, deren

Tabelle 1. Adjuvante Chemotherapie des Magenkarzinoms, Ergebnisse von Kontrollgruppen

Literatur	N+	5-JÜLR
[1]	74%	17%
[2]	51%	39% (3,5 Jahre)
[5]	74%	k.A.
[9]	k.A.	43%
[10]	62%	32%
[11]	52%	48%

N+ = regionäre Lymphknoten befallen, 5-JÜLR = 5-Jahresüberlebensrate
k.A. = keine Angaben

Ergebnisse bisher allerdings nur in präliminärer Form vorliegen [8]. In
dieser Studie wurden 315 Patienten randomisiert für eine postoperative
Behandlung mit FAM oder für eine auschließliche postoperative Beobachtung. In der Zwischenauswertung zeigt die mit FAM behandelte Gruppe
zwar eine etwas geringere Rezidivrate (39% gegenüber 50%), doch zeigt
sich insgesamt bisher kein Überlebensvorteil für die mit FAM behandelten
Patienten. Die Überlebensrate nach 3 Jahren betrug für die FAM-Gruppe
55% und für die Kontrollgruppe 50%. Bei diesem geringen Unterschied
muß die durch die Chemotherapie induzierte Akut- und Spättoxizität berücksichtigt werden.

Zu ähnlichen Ergebnissen kam die North Central Cancer Treatment Group,
die eine Kombination von Adriamycin und 5-Fluorouracil mit einer unbehandelten Kontrolle verglich [5].

Bezüglich der Vergleichbarkeit dieser Chemotherapiestudien ist von Interesse der Vergleich der Kontrollgruppen (Tabelle 1). Hier zeigt sich, daß eine
erhebliche Variabilität besteht bezüglich des Anteils der nodal positiven
Patienten (51%–74%) und der 5-Jahresüberlebensrate dieser Kontrollgruppen
(17%–48%). Dabei spielt sicher die Patientenauswahl eine Rolle. Inwieweit
auch die Qualität der chirurgischen Behandlung hier zum Tragen kommt, kann
aus den vorliegenden Arbeiten nicht entnommen werden.

Für eine adjuvante Hormontherapie des Magenkarzinoms gibt es einen
theoretischen Ansatz. Annähernd 50% der Magenkarzinome exprimieren
Östrogen-Rezeptoren [3]. Der Nachweis dieser Östrogen-Rezeptoren korreliert
mäßig mit dem Differenzierungsgrad und der Laurén-Klassifikation. Nachweis
von Östrogen-Rezeptoren ist mit einer ungünstigen Prognose verknüpft.
Allerdings konnte die adjuvante Behandlung mit Tamoxifen den Krankheitsverlauf nicht günstig beeinflussen.

Schlußfolgerungen

Zum jetzigen Zeitpunkt besteht keine Indikation für den Einsatz einer adjuvanten Chemotherapie außerhalb klinischer Studien. Die früher eingesetzten Zytostatikakombinationen mit Methyl-CCNU, Fluorouracil, Adriamycin und Mitomycin C haben keinen verwertbaren Effekt auf die Überlebenszeit. In neuerer Zeit wurden Zytostatikaschemata vorgestellt, deren Wirksamkeit beim fortgeschrittenen metastasierten Magenkarzinom den bisher verwendeten Schemata überlegen zu sein scheint [7]. Falls sich diese Überlegenheit in randomisierten Studien bestätigt, wäre es erforderlich, diese Kombinationen in der adjuvanten Situation zu prüfen.

Literatur

1. Allum WH, Hallissey MT, Kelly KA (1989) Adjuvant chemotherapy in operable gastric cancer. Lancet I:571–574
2. Engstrom P, Lavin P (1983) Postoperative adjuvant therapy for gastric cancer patients. Proc Am Soc Clin Oncol 2:114
3. Harrison JD, Morris DL, Ellis IO, Jones JA, Jackson I (1989) The effect of tamoxifen and estrogen receptor status on survival in gastric carcinoma. Cancer 64:1007–1010
4. Higgins GA, Amadeo JH, Smith DE, Humprey EW, Keehn RJ (1983) Efficacy of prolonged intermittent therapy with combined 5-FU and methyl-CCNU following resection for gastric carcinoma. Cancer 52:1105–1112
5. Krook JE, O'Connell MJ, Wieand HS (1988) Surgical adjuvant therapy of gastric cancer with doxorubicin and 5-fluorouracil. A joint Mayo Clinic/North Central Cancer Treatment Group study. Proc Am Soc Clin Oncol 7:93
6. Laurie JA, Moertel CG, Fleming TR et al. (1989) Surgical adjuvant therapy of large-bowel carcinoma: An evaluation of levamisole and the combination of levamisole and fluorouracil. J Clin Oncol 10:1447–1456
7. Preusser P, Achterrath W, Wilke H, Lenaz L, Funk U, Heinicke A, Meyer J, Bünte H (1988) Chemotherapy of gastric cancer. Cancer Treat Rev 15:257–277
8. Schein PS, Coombes C, Chilvers C (1986) A controlled trial of FAM (5-FU, doxorubicin and mitomycin-C) chemothrapy as adjuvant treatment for resected gastric carcinoma: An interim report. Proc Am Soc Clin Oncol 5:79
9. Schlag P (1987) Adjuvant chemotherapy in gastric cancer. World J Surg 11:473–477
10. The Gastrointestinal Tumor Study Group (1982) Controlled trial of adjuvant chemotherapy following curative resection for gastric cancer. Cancer 49:1116–1122
11. The Italian Gastrointestinal Tumor Study Group (1988) Adjuvant treatments following curative resection for gastric cancer. Brit J Surg 75:1100–1104

Präoperative Chemotherapie
beim lokal fortgeschrittenen Magenkarzinom

H. Wilke, P. Preusser, U. Fink, H.-J. Meyer, J. Meyer,
J. R. Siewert, W. Achterrath, H. Knipp und H.-J. Schmoll

Die chirurgische Therapie ist weiterhin die Behandlungsmaßnahme der Wahl beim lokal begrenzten Magenkarzinom. Dies trifft unzweifelhaft für das Stadium I und II zu, wo mit einem alleinigen chirurgischen Vorgehen ein hoher Prozentsatz an Langzeitüberlebenden erreicht wird.

Jedoch verschlechtert sich die Prognose rasch in höheren Tumorausbreitungsstadien. Selbst nach kurativer Resektion eines Magenkarzinoms im Stadium III oder eines lokal begrenzten Magenkarzinoms im Stadium IV beträgt die 5-Jahres-Überlebensrate weniger als 15% mit einer medianen Überlebenszeit von ca. 7 bis 12 Monaten.

Es muß davon ausgegangen werden, daß eine noch extensivere Chirurgie als sie derzeit ausgeübt wird (Gastrektomie, systematische Lymphadenektomie) diese Behandlungsergebnisse nicht wird verbessern können.

Zwei Drittel aller lokal begrenzten Magenkarzinome weisen bei Diagnosestellung ein Stadium III/IV auf, die letztendlich als ein disseminiertes Krankheitsbild anzusehen sind, das auch einer systemischen Behandlungsmaßnahme (Chemotherapie) bedarf, entweder als alleiniges Therapieverfahren oder in Kombination mit der Chirurgie und/oder Strahlentherapie.

Die Chemotherapie des Magenkarzinoms wurde und wird auch heute noch häufig als eine nur mäßig wirksame Behandlungsmaßnahme angesehen. Allerdings weisen die Behandlungsergebnisse, die mit neueren Kombinationen wie 5-Fluorouracil, Doxorubicin, Methotrexat (FAMTX) [4], Etoposid, Doxorubicin, Cisplatin (EAP) [12] und Etoposid, Folinsäure, 5-Fluorouracil (ELF) [13] erzielt wurden, darauf hin, daß das Magenkarzinom als ein Chemotherapie-sensibler Tumor anzusehen ist.

Die Wirksamkeit der Chemotherapie beim Magenkarzinom ist stadienabhängig [14]. Aus diesem Grund erscheint die Kombination von Chirurgie und einer frühen Chemotherapie ein sinnvoller Behandlungsansatz beim lokal begrenzten Magenkarzinom zu sein, um Lokalrezidive oder systemische Rezidive zu vermeiden.

Eine frühe Chemotherapie in Kombination mit chirurgischem Vorgehen wurde vorwiegend als eine adjuvante Behandlungsmaßnahme bei kurativ resezierten Magenkarzinomen geprüft. Bis jetzt konnte in keiner dieser Studien gezeigt werden, daß eine adjuvante Chemotherapie des Magenkarzinoms gegenüber den chirurgischen Kontrollgruppen die Prognose verbessert. Ob dies auf die nur mäßig wirksamen Therapieregime (FAM, 5-FU/MeCCNU, Mono-substanzen) oder auf andere Gründe zurückzuführen ist, kann derzeit nicht beantwortet werden [8].

Eine andere Möglichkeit, eine frühe Chemotherapie beim lokal begrenzten Magenkarzinom einzusetzen, ist die präoperative Chemotherapie. Jedoch bestehen mit diesem Vorgehen nur begrenzte Erfahrungen, obwohl dieser Ansatz aus folgenden Gründen attraktiver als die adjuvante Chemotherapie zu sein scheint:

- Eine chemotherapeutisch induzierte Reduktion der lokalen Tumorausbreitung könnte die kurative Resektionsrate erhöhen.
- Bei Anwesenheit eines meßbaren bzw. evaluierbaren Primärtumors kann die Wirksamkeit der Chemotherapie sehr früh beurteilt werden. Auf diese Weise können Patientenpopulation selektioniert werden, die von der Chemotherapie nicht profitieren.
- Eine präoperative Chemotherapie wird üblicherweise besser toleriert als die adjuvante Chemotherapie, was die Verabreichung von intensiveren Chemotherapien möglich macht (Dosisintensität).
- Die Zytostatikaexposition des Tumors und der umliegenden Gewebe ist im Fall einer präoperativen Chemotherapie höher, als bei einer postoperativen Chemotherapie, bei der die regionale Blutversorgung durch die vorausgegangene chirurgische Therapie erheblich verändert bzw. eingeschränkt wird.
- Die Chemotherapie ist besonders wirksam gegenüber den gut vaskularisierten malignen Zellen an der Tumorperipherie. Dies sind gerade die Zellen, die am ehesten einem chirurgischen Eingriff entgehen.
- Bei Tieren mit heterotransplantierten Xenograft-Tumoren waren die Überlebenszeiten mit einer präoperativen Chemotherapie deutlich länger als mit einer postoperativen Chemotherapie.
- Magenkarzinome produzieren Wachstumsfaktoren (epidermal growth factor, etc.), die die Proliferation des Primärtumors sowie von okkulten Mikrometastasen erheblich beeinflussen können. Im Vergleich zu einer adjuvanten Chemotherapie könnte die präoperative Chemotherapie in der Kontrolle von Mikrometastasen wegen der ungestörten Proliferationkinetik wirksamer sein.

Die wesentlichen Argumente gegen eine präoperative Chemotherapie sind:
- Die Verzögerung der definitiven Lokalbehandlung könnte zu einer weiteren Tumorausbreitung führen, die dann die Chance für eine kurative Resektion vermindert.
- Die präoperative Chemotherapie könnte die perioperative Morbidität wie Wundheilung und Infektionen sowie die Mortalität erhöhen.

Derzeit sind nur wenige klinische Studien und einige Fallberichte publiziert, die sich mit der präoperativen Chemotherapie beschäftigen. In den meisten dieser Studien wurden Patienten mit primär resektablen Tumoren (Stadium II/III) behandelt [1, 2, 3, 7, 10].

Stephenson und Mitarbeiter berichteten, daß 11 von 27 Patienten zwischen 1 und 5 Jahren nach einer intraarteriellen präoperativen Chemotherapie mit FAM plus BCNU krankheitsfrei waren [10]. In zwei anderen nicht randomisierten Phase-II-Studien wurde kein Unterschied in der Überlebenszeit zwischen präoperativ behandelten Patienten und historischen Kontrollgruppen gefunden [2, 7]. In einer randomisierten Studie, in der Mitomycin intravenös eingesetzt wurde, wurde ein Überlebensvorteil für die präoperativ behandelten Patienten mit Stadium III beobachtet [3]. In einer kleinen Studie wurden 5 Patienten mit einem lokal fortgeschrittenen und klinisch irresektablen Magenkarzinom präoperativ mit FAM behandelt [1]. Vier objektive Remissionen wurden erzielt. Drei dieser 4 Patienten wurden sekundär unter kurativer Intention reseziert, wobei in einem Fall nur mikroskopisch und zweimal makroskopisch Residualtumor nachweisbar war.

Eine chirurgisch nachgewiesene Irresektabilität des Primärtumors war kein essentielles Einschlußkriterium in diesen Studien. Aus diesem Grund ist es nicht möglich zu sagen, ob die präoperative Chemotherapie zur Resektabilität und zum Überleben beigetragen hat oder ob nicht auch eine alleinige chirurgische Therapie die gleichen Ergebnisse erzielt hätte.

In drei Studien, in denen ein lokal fortgeschrittenes Magenkarzinom präoperativ chemotherapeutisch behandelt worden war, wurde der Primärtumor entweder aus klinischen Gründen oder im Verlauf einer Probelaparatomie als irresektabel bezeichnet [5, 11, 15].

Verschueren und Mitarbeiter setzten präoperativ Methotrexat/5-Fluorouracil bei 17 Patienten ein [11]. Nach der präoperativen Chemotherapie wurde bei 13 Patienten eine Laparatomie durchgeführt. Bei 7 dieser 17 Patienten (40%) wurde der Tumor radikal reseziert. Die mediane Überlebenszeit der 13 Patienten mit einer second look Operation betrug 14 Monate. Obwohl die Irresektabilität nicht bei allen Fällen chirurgisch definiert wurde, weisen diese Daten daraufhin, daß Patienten mit einem lokal fortgeschrittenen Magenkarzinom von einer präoperativen Chemotherapie profitieren könnten. Mashubi und Mitarbeiter behandelten 18 Patienten mit einem lokal fortgeschrittenen Magenkarzinom mit Cisplatin/5-Fluorouracil und induzierten eine objektive Remissionsrate von 66% [5]. Bei 14 dieser 18 Patienten konnte der Tumor mit kurativer Intention reseziert werden. Die 1-Jahres-Überlebensrate betrug 73%. Obwohl die Anzahl der Patienten in dieser Studie relativ klein ist, weisen auch diese Ergebnisse daraufhin, daß die präoperative Chemotherapie ein sinnvoller Ansatz sein kann, zumindestens für das lokal fortgeschrittene Magenkarzinom.

Unsere kooperative Magenkarzinom-Studiengruppe hat seit 1985 eine Phase-II-Studie mit Etoposid, Doxorubicin und Cisplatin (EAP) als präoperative Chemotherapie beim lokal fortgeschrittenen irresektablen Magenkarzinom durchgeführt [15]. Insgesamt wurden 36 konsekutive Patienten in diese Studie aufgenommen. Bei allen Patienten wurde der Tumor während einer explorativen Laparatomie als irresektabel bezeichnet.

Die Definition eines lokal fortgeschrittenen Magenkarzinoms schloß die Beteiligung von Lymphknoten im ehemaligen N3-Kompartment (M1 in abdominellen Lymphknoten nach der neuen Klassifikation der International

Union Against Cancer, 1. Januar 1987) und eine tumornahe, lokale Peritoneal-karzinose ein.

Die Primärtumoren wurden als irresektabel bezeichnet, weil sie immobil waren und oft mit Lymphknotenkonglomerattumoren vergesellschaftet, die den Retroperitonealraum infiltrierten, einschließlich des kleinen Netzes mit kontinuierlichem Wachstum in den Leberhilus oder das Querkolon oder die Zwerchfellschenkel. Eine lokale Peritonealkarzinose wurde nicht als irresektabel bezeichnet, wenn sie sich auf das gastrische Bett oder die perigastrische Region beschränkte.

EAP wurde zwei Wochen nach der explorativen Laparatomie oder drei Wochen nach einer palliativen Resektion bzw. Bypass-Anastomose begonnen. Im Fall einer chemotherapeutisch induzierten kompletten oder partiellen Remission war eine second look Operation mit Resektion von Residualtumor geplant. War der Tumor dann resektabel, sollten zwei weitere Zyklen EAP postoperativ als Konsolidierung durchgeführt werden.

Die meisten der Patienten hatten ein Kardiakarzinom, tumorbedingte Symptome und einen Allgemeinzustand nach WHO von 1/2.

Ergebnisse

Die Gesamtremissionsrate bei 35 Patienten, die für das Tumoransprechen auswertbar waren, betrug 69% (24/35) einschließlich 23% kompletter Remissionen (8/35).

Zwanzig der 24 Patienten mit einer objektiven Remission wurden einer second look Operation zugeführt. Zwei Patienten mit einer klinisch kompletten Remission hatten die second look Operation verweigert und bei zwei Patienten mit einer partiellen Remission war der Tumor vor der geplanten chirurgischen Maßnahme erneut progredient. Zusätzlich zu diesen 20 Patienten wurde ein weiterer Patient mit einer guten minor remission ebenfalls reoperiert.

Sechs klinisch komplette Remissionen wurden pathohistologisch bestätigt. Bei 10 Patienten mit einer klinisch partiellen Remission konnte residueller Tumor komplett reseziert werden (no evidence of disease (NED)). Bei 3 weiteren Patienten mit einer klinisch partiellen Remission blieben postoperativ mikroskopisch tumorzellpositive proximale Resektionsränder (R1-Resektion) zurück. Allerdings sind weiterhin 2 Patienten nach zusätzlicher Konsolidierungschemotherapie 33 und 50 Monate krankheitsfrei. Nur ein Patient, der nach chemotherapeutisch induzierter partieller Remission der second look Operation zugeführt wurde, hatte erneut einen irresektablen Primärtumor. Die Tabelle 1 faßt die Behandlungsergebnisse nach EAP und nach der second look Operation zusammen.

Bis zum jetzigen Zeitpunkt beträgt die Rezidivrate bei 21 Patienten, die entweder nach Chemotherapie oder nach second look Operation oder nach Konsolidierungschemotherapie krankheitsfrei waren (2 CR's, 6 PCR's, 13 NED), 57% (12/21). Zwei Patienten mit einer kompletten Remission rezidivierten lokoregional. Zwei weitere Patienten starben an Hirnmetastasen

Tabelle 1. Phase-II-Studie mit präoperativem EAP – Ergebnisse nach EAP und nach Second-Look-Operation

Ergebnis nach EAP	Pat. n (%)	Second-Look (Pat. (n))	Ergebnis nach Chirurgie
Klin. Response			
CR	8 (23%)	6	6 Pathologische CR's
PR	16 (47%)	14	10 NED
			3 R1-Resektionen
			1 Irresektabel
MR/NC	4	1	Irresektabel
Progression	6		
Früher Tod	1		

NED = no evidence of disease; R1-resektion = mikroskopisch tumorzellpositive proximale Resektionsränder

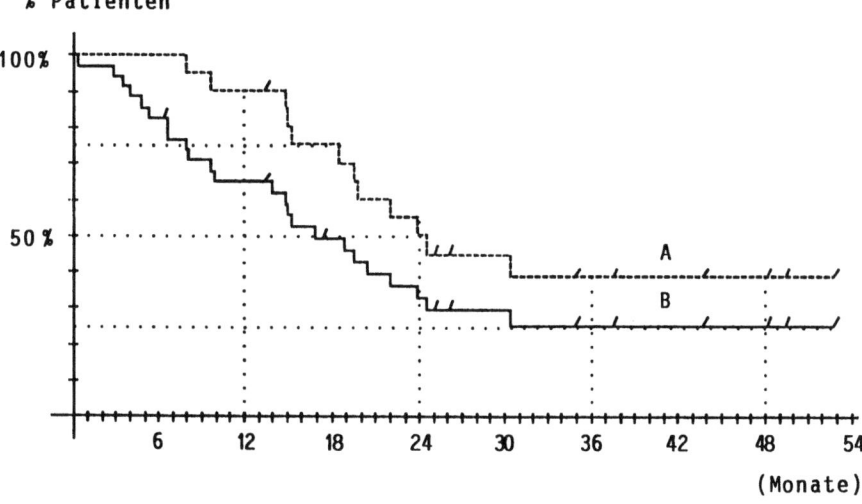

Abb. 1. Überlebenszeit (EAP neoadjuvant): A = Krankheitsfreie Patienten nach EAP +/− Chirurgie (n = 21); B = Alle Patienten (n = 35)

als alleinige Tumormanifestation bei der Autopsie. Sieben Patienten mit NED rezidivierten primär lokoregional und nur 1 Patient entwickelte hämatogene Fernmetastasen (Leber) als Primärmanifestation seines Rezidivs.

Das mediane krankheitsfreie Intervall ist 16 Monate (3–50+) und die mediane Überlebenszeit für die 21 krankheitsfreien Patienten beträgt 24,5 Monate (5–56+) (Abb. 1). Die mediane Überlebenszeit für alle Patienten in dieser Studie ist 17 Monate (0,5–56+) (Abb. 1). Die 12, 24 und 36 Monate

Überlebensraten betragen 67%, 31% und 25%. Bei den Patienten, die weniger als 4 präoperative Zyklen EAP erhalten hatten, wurden keine Langzeitüberlebenden beobachtet.

Die Haupttoxizität von EAP war eine zum Teil erhebliche Myelosuppression mit Leukozytopenien vom WHO-Grad 3 und 4 bei 30 bzw. 18% der Patienten. Thrombozytopenien vom WHO-Grad 3 und 4 wurden bei jeweils 9% der Patienten beobachtet. Zwei Patienten benötigten Thrombozytentransfusionen. Schwere Infektionen wurden bei zwei weiteren Patienten beobachtet. Bei einem Patienten wurde während des ersten Kurses die Therapie abgebrochen, da er wahrscheinlich eine anaphylaktische Reaktion auf Etoposid aufwies.

Übelkeit und Erbrechen vom WHO-Grad 2 und 3 wurden bei 52 bzw. 9% der Patienten beobachtet. Andere schwere, nicht hämatologische Toxizitäten traten nicht auf.

Die Sequenz von explorativer Laparatomie, präoperativer Chemotherapie, second look Operation und Konsolidierungschemotherapie konnte nicht bei allen Patienten durchgeführt werden. Drei Patienten verweigerten die Konsolidierungschemotherapie und 4 Patienten erhielten nur einen postoperativen EAP-Kurs.

Eine erhöhte peri- bzw. postoperative Morbidität und Mortalität (kein Chirurgie-bedingter Todesfall) wurde im Vergleich zu einer alleinigen chirurgischen Therapie nicht beobachtet.

Diskussion

Die Erfahrung bei anderen Tumorentitäten hat gezeigt, daß die Chemotherapie in frühen Tumorstadien deutlich wirksamer ist als beim Vorliegen sehr großer Tumormassen und insbesondere bei Fernmetastasen. Diese stadienabhängige Wirksamkeit konnte auch für das Magenkarzinom belegt werden. In einer Multivariat-Analyse bei 196 Patienten mit fortgeschrittenem Magenkarzinom wurde gefunden, daß das Stadium, hier speziell Fernmetastasen versus keine Fernmetastasen, der entscheidende prognostische Faktor war. Die Gesamtremissionsrate bei Patienten mit lokal fortgeschrittenem Magenkarzinom war signifikant höher $(p < 0,05)$ und ihre Überlebenszeit signifikant länger $(p < 0,0001)$ als bei Vorliegen von Fernmetastasen [14].

Neben dieser stadienabhängigen Wirksamkeit unterstützten auch die bereits erwähnten theoretischen Überlegungen und experimentellen Daten einen präoperativen Chemotherapieansatz. Zusammen mit den vielversprechenden Ergebnissen einer präoperativen Chemotherapie bei anderen Tumoren (z. B. Osteosarkom, Kopf-Hals-Tumoren, Ösophaguskarzinom) waren sie die rationale Grundlage für diese Studie. EAP wurde aufgrund seiner hohen Wirksamkeit bei Patienten mit weit fortgeschrittener Erkrankung als präoperative Chemotherapie gewählt.

Das Ziel dieser Studie war es, die lokoregionäre Tumorausbreitung durch eine Chemotherapie zu verringern und dadurch die Möglichkeit zu eröffnen, eine kurative Resektion bei Patienten durchzuführen, die ein primär irresektables, lokal fortgeschrittenes Magenkarzinom aufwiesen. Dieses Ziel wurde bei einem hohen Prozentsatz der Patienten erzielt. Neunzehn von 24 Patienten konnten nach einer objektiven Remission nach EAP erfolgreich reseziert werden. Hierbei wurden 6 klinisch komplette und 13 partielle Remissionen durch Chirurgen und Pathologen bestätigt. Bei 10 Patienten mit klinisch partieller Remission konnte der Eingriff als R0-Resektion abgeschlossen werden und bei drei weiteren Patienten als R1-Resektion.

Bis jetzt haben wir 12 Rezidive bei 21 Patienten beobachtet, die nach Chemotherapie +/− Chirurgie krankheitsfrei waren. Nur 3 Patienten entwickelten Fernmetastasen als Erstmanifestation ihres Rezidivs (1× Leber, 2× ZNS). Allerdings sind isolierte ZNS-Rezidive beim Magenkarzinom Raritäten und eine systemische Chemotherapie verhindert ZNS-Metastasen nicht. Da üblicherweise mehr als 60% der Patienten mit reseziertem, lokal fortgeschrittenen Magenkarzinom Fernmetastasen entweder alleine oder in Kombination mit Lokalrezidiven innerhalb der ersten zwei postoperativen Jahre entwickeln, wären bisher M1-Rezidive bei etwa 7 bis 10 Patienten in unserer Studie zu erwarten gewesen. Dieses Ergebnis weist daraufhin, daß eine effektive Chemotherapie die Häufigkeit systemischer Rezidive bei Patienten mit lokal fortgeschrittenem Magenkarzinom reduzieren könnte.

Fünfundsiebzig Prozent der Rezidive (9/12) traten lokoregionär auf und dies trotz Gastrektomie und ausgedehnter Lymphknotendissektion nach chemotherapeutisch induzierter objektiver Remission. Es muß angenommen werden, daß in diesen lokal weit fortgeschrittenen Tumorstadien auch nach Induktion einer pathologisch kompletten Remission mikroskopische Tumorfoci mit wahrscheinlich Chemotherapie-resistenten Tumorzellen in Arealen verbleiben, die auch mit radikalem chirurgischen Vorgehen bei der Mehrzahl der Patienten nicht entfernt werden können. Der Einschluß einer Bestrahlung (intraoperativ, perkutan) in einem solchen kombinierten Behandlungskonzept könnte ein zusätzlicher sinnvoller Ansatz sein, diesen residualen Tumor zu kontrollieren. Der mögliche Benefit einer solchen Therapiestrategie wurde von der Gastrointestinal Tumor Study Group gezeigt. In einer ihrer Studien wurde eine 5-Jahres-Überlebensrate von 17% mit kombinierter Chemo-/Strahlentherapie bei Patienten mit mikroskopisch residuellem Magenkarzinom nach Chirurgie erreicht [9].

Die mediane Überlebenszeit von Patienten mit lokal fortgeschrittenem, irresektablen Magenkarzinom liegt unbehandelt bei etwa 4 Monaten, und nur wenige Patienten überleben die 1-Jahres-Grenze. Nach kurativer Resektion von lokal fortgeschrittenen Magenkarzinomen im Stadium IIIb/IV beträgt die mediane Überlebenszeit etwa 7–9 Monate und ca. 25% und 12% dieser Patienten leben nach 12 und 24 Monaten [6]. In unserer Studie liegt die mediane Überlebenszeit aller Patienten bei 17 Monaten. Siebenundsechzig Prozent der Patienten leben noch nach 12 Monaten und 31% nach 24 Monaten. Das kalkulierte Langzeitüberleben beträgt 25% für alle Patienten und 31% für die Patienten, die nach EAP +/− second look Chirurgie +/− Konsolidierungschemotherapie krankheitsfrei waren.

Von den Ergebnissen läßt sich nicht ableiten, ob die postoperative Chemotherapie einen positiven Einfluß auf das krankheitsfreie Überleben oder das
Gesamtüberleben hatte. Rezidive als auch krankheitsfreies Überleben wurden
bei Patienten mit und ohne postoperativem EAP beobachtet. Um diese Frage zu
beantworten, ist eine randomisierte Studie, die eine postoperative Konsolidierungstherapie gegen keine weitere Therapie prüft, notwendig. Jedoch weist
unsere Erfahrung mit präoperativer Chemotherapie daraufhin, daß die Anzahl
der präoperativen Chemotherapiezyklen ein wichtiger Faktor für das Langzeitüberleben zu sein scheint. So hatte keiner der Patienten, der weniger als 4
präoperative Zyklen EAP erhalten hatte, ein krankheitsfreies Intervall, das
über 12 Monate hinaus ging.

Die durch EAP induzierten Nebenwirkungen waren zum Teil schwer.
Speziell die zum Teil erhebliche Myelosuppression und das Risiko von schweren
Infektionen schließen ältere Patienten (über 65 Jahre) sowie Patienten mit
reduziertem Allgemeinzustand (WHO < 2) von einer Behandlung mit solch
intensiven Therapieprogrammen aus.

Unsere Erfahrung mit präoperativem EAP zeigt, daß eine effektive Chemotherapie die Prognose von Patienten mit lokal fortgeschrittenem Magenkarzinom verbessern kann. Sie verlängert die Überlebenszeit und könnte dazu
beitragen, einen Anteil an Patienten zu heilen, die ansonsten eine fatale
Prognose haben. Zusätzliche Behandlungsmodalitäten wie die Strahlentherapie
sollten mit dem Ziel geprüft werden, eine verbesserte lokale Kontrolle zu
erreichen. Wegen der ermutigenden Ergebnisse mit präoperativem EAP sowie
den Ergebnissen von Verschueren et al. und Mashubi et al. sollte das Konzept
der präoperativen Chemotherapie beim Magenkarzinom in weiteren, gut
geplanten Studien untersucht werden. Solche Studien sollten sich aber nicht nur
auf primär irresektable Tumoren beschränken, sondern auch in Stadien
durchgeführt werden, bei denen auch nach „kurativer Resektion" in einem
hohen Prozentsatz mit Rezidiven zu rechnen ist (Stadium III).

Literatur

1. Bonatsos C, Aust J, Meisner D, Poiesz B, Comis R (1985) Preoperative chemotherapy for patients with locally advanced gastric cancer. Proc Am Soc Clin Oncol
   4:83 (abstract)
2. Fujimoto S, Akao T, Itol B (1976) A study of survival in patients with stomach cancer
   treated by a combination of preoperative intra-arterial infusion therapy and surgery.
   Cancer 37:1648–1654
3. Jinnai D, Higashi H (1976) Extended radical operation with preoperative chemotherapy for gastric cancer. In: Hirayama T (Hrsg) Cancer in Asia. University Park,
   Baltimore, MD, pp 111–119
4. Klein HO, Wickramanayake PD, Farrokh GR (1986) 5-fluorouracil (5-FU),
   adriamycin (ADM), and methotrexate (MTX) – a combination protocol (FAMTX)
   for treatment of metastasized stomach cancer. Proc Amer Soc Clin Oncol 5:86 (abstr)
5. Majhoubi M, Rougier Ph, Oliviera J, Tigaud JM, Elias D, Bognel C, Grandjouan S,
   Zimmerman P, Azab M, Droz JP, Lasser P (1989) Neo-adjuvant chemotherapy

(NCT) by continuous Iv 5FU + CDDP (CI-5FU) for locally advanced gastric adenocarcinoma: preliminary results. Proc Eur Conf Clin Oncol 5:abstr 0–0635

6. Meyer H-J, Jähne J, Wilke H, Pichlmayr R (1990) Das organüberschreitende Magenkarzinom. Chir Gastroenterol 2:205–212

7. Nishioka B, Ouchi T, Watanabe E (1982) Follow-up of preoperative oral administration of an antineoplastic agent as an adjuvant chemotherapy in gastric cancer. Gan To Kagaku Ryoho 9:1427–1430

8. Preusser P, Achterrath W, Wilke H, Lenaz L, Fink U, Heinecke A, Meyer J, Bünte H (1988) Chemotherapy of gastric carcinoma. Cancer Treat Rev 15:257–277

9. The Gastrointestinal Tumor Study Group (1982) A combination chemotherapy and combined modality therapy for locally advanced gastric carcinoma. Cancer 49:1771–1777

10. Stephens FO (1988) Management of gastric cancer with regional chemotherapy preceding gastrectomy – 5-year survival results. Reg cancer Treat 1:80–82

11. Verschueren RJC, Willemse PHB, Sleijfer DTH (1988) Combined chemotherapeutic-surgical approach of locally advanced gastric cancer. Proc Am Soc Clin Oncol 7:93 (abstract)

12. Wilke H, Preusser P, Fink U, Achterrath W, Meyer H-J, Stahl M, Lenaz L, Meyer J, Siewert JR, Geerlings H, Köhne-Wömpner CH, Harstrick A, Schmoll H-J (1990) New developments in the treatment of gastric carcinoma. Sem Oncology 1 (suppl 2):61–70

13. Wilke H, Preusser P, Fink U, Achterrath W, Lenaz L, Stahl M, Schöber C, Link H, Meyer H-J, Schmoll H-J (1990) High dose folinic acid/etoposides/5-fluorouracil in advanced gastric cancer – a phase-II-study in elderly patients and patients with cardiac risk. Investig New Drugs 8:65–70

14. Wilke H, Preusser P, Fink U, Meyer H-J, Köhne-Wömpner CH, Stahl M, Harstrick A, Geerlings H, Knipp H, Meyer J, Siewert JR, Achterrath W, Schmoll H-J (1990) Prognosefaktoren bei der Chemotherapie des Magenkarzinoms. In: Schmoll H-J, Pichlmayr R, Wilke H, Meyer H-J (Hrsg) Aktuelle Therapie gastrointestinaler Tumoren. Springer, Berlin (im Druck)

15. Wilke H, Preusser P, Fink U, Gunzer U, Meyer H-J, Meyer J, Siewert JR, Achterrath W, Lenaz L, Knipp H, Schmoll H-J (1989) Preoperative chemotherapy in locally advanced and nonresectable gastric cancer: a phase II study with etoposide, doxorubicin, and cisplatin. J Clin Oncol 7:1318–1326

Sekundäre Chirurgie nach Chemotherapie beim Magenkarzinom

H. Bünte

Bei lokal fortgeschrittenen Tumorstadien des Magenkarzinoms (IIIb, IV) ist der Anteil der kurativen Resektionen gering. Daher war es notwendig, neue Therapieansätze zu diskutieren, wie z. B. die perioperative Chemotherapie. Uns Chirurgen stellen sich bei diesem Vorgehen wichtige Fragen (Tabelle 1):

1. Kann durch eine prä- oder perioperative Chemotherapie beim fortgeschrittenen Magenkarzinom der Anteil an kurativen Resektionen erhöht werden? Diese Frage ist bisher nicht schlüssig zu beantworten.
2. Treten intra- und postoperativ vermehrt Komplikationen nach einer Chemotherapie oder nach primärer Laparotomie mit nachfolgender Chemotherapie und second look Operation auf: vermehrte Blutungsneigung, erhöhte Rate an Infektionen oder Nahtinsuffizienzen nach Myelosuppression?
3. Weiterhin ist unklar, ob die prä- oder perioperative Chemotherapie zu einer erhöhten postoperativen Morbidität bzw. Letalität führt.
4. Außerdem ist ungeklärt, ob nach erfolgter Chemotherapie bisher unbekannte technische Schwierigkeiten auf den Chirurgen zukommen.

Beispiele einer Chirurgie nach Chemotherapie bei anderen Tumoren wie z. B. bei Osteosarkomen sind auf die Abdominalchirurgie aus technischen Gründen nicht übertragbar.

Es gibt wenige Untersuchungen zur prä- oder perioperativen Chemotherapie beim Magenkarzinom (Tabelle 2). In die meisten Studien wurden Patienten mit einem resektablen Tumorstadium (AJCC: II, III) aufgenommen. Daher ist es nicht möglich zu entscheiden, ob die prä- oder perioperative Chemotherapie die Resektionsquote erhöhte und die Überlebenszeit der Patienten günstig beeinflußte oder ob eine alleinige Chirurgie gleiche Ergebnisse ergeben hätte.

Tabelle 1. Fragen der Chirurgen

- Erhöhung des Anteils an kurativen Resektionen nach Chemotherapie?
- Vermehrte intra- und postoperative Komplikationen nach aggressiver Chemotherapie: Letalität, Blutungen, Infektionen, Nahtinsuffizienzen?
- Technische Probleme nach Chemotherapie?

Tabelle 2. Ergebnisse einer perioperativen Chemotherapie

Autor	Random.	5-Jahresüberlebensraten	
Jinnai/Higashi	ja	Stadium III:	41%
		Kontrolle:	21%
Fujimoto	nein	Stadium III:	32%
Stephens et al.	nein	13/35 Pat. =	35%
Nishiko et al.	nein		53%

Tabelle 3. Definition: lokal irresektabel

- Immobiler Tumor, oft kombiniert mit einem Lymphknoten-Konglomerattumor
- Infiltration des Retroperitoneums
- Infiltration des Omentum minus mit kontinuierlichem Wachstum in den Leberhilus
  u./o. in das Colon transversum u./o. die Zwerchfellschenkel

Erst in neueren Untersuchungen von Verschueren und Rougier wurde das lokal fortgeschrittene Stadium des Magenkarzinoms vor einer Chemotherapie mittels Laparotomie festgestellt. Die erzielten Ergebnisse mit einer medianen Überlebenszeit von 14 Monaten bzw. einer 1-Jahres-Überlebensrate von 73% sind günstig.

Wir haben in einer interdisziplinären Studiengruppe erste eigene Erfahrungen bei Patienten mit lokal fortgeschrittenem, technisch irresektablen Magenkarzinom in einer kooperativen Studie gesammelt. Die Feststellung der Irresektabilität und des Tumorstadiums per Laparotomie war eines der Aufnahmekriterien. Bei Resektabilität wurde der Patient postoperativ beobachtet. Im Falle einer technischen Irresektabilität wurde ein genaues Staging und eine Chemotherapie mit Etoposid, Adriamycin und Cisplatin (EAP) durchgeführt. Im Falle einer objektiven Remission folgte eine Erstoperation oder eine Second-look-Operation. Angestrebt wurde hierbei die Sicherung einer kompletten Remission durch Biopsien und/oder Resektion oder die Entfernung von Resttumoren.

Das technisch nicht resektable, lokal fortgeschrittene Magenkarzinom wurde wie folgt definiert (Tabelle 3): Immobiler Tumor, oft kombiniert mit einem Lymphknoten-Konglomerattumor, Infiltration des Retroperitoneums, Infiltration des Omentum minus mit kontinuierlichem Wachstum in den Leberhilus und/oder in das Colon transversum und/oder in die Zwerchfellschenkel.

Ergebnisse

6 von 12 Patienten mit klinischem Staging und 21 von 35 Patienten mit chirurgischem Staging wurden nach Chemotherapie operiert.

Tabelle 4. Operation nach Chemotherapie

Klinische Rem.	Second look Op.	Postop. Komplikationen
8 CR + 14 PR	Gastrektomie, Lymphadenektomie	1 Pneumonie
[3 PR	R1-Resektionen]	
4 CR	Laparotomie, multiple Biopsien	keine
1 PR	Irresektabel	keine
Summe: n = 27	22 resektabel	1/22 Pat. = 5%
	1 irresektabel	

Bei 26 Patienten konnte die Remission chirurgisch bestätigt werden (Tabelle 4); 26 (55%) Patienten von insgesamt 47 Patienten wurden nach der Chemotherapie resektabel.

Im einzelnen wurden folgende chirurgische Maßnahmen durchgeführt:

Bei 22 Patienten wurde eine Gastrektomie mit Lymphadenektomie durchgeführt. Bei 3 Patienten handelte es sich um eine R1-Resektion, d. h. daß die proximalen Resektionsränder mikroskopisch von Tumor befallen waren. Diese R1-Resektionen traten in der Anfangsphase der Therapiestudie auf. Aufgrund der Scheu vor weitergehenden therapeutischen Maßnahmen wie Thorakotomie wurden ausgedehntere Operationen in dieser Anfangsphase nicht erzwungen. Im weiteren Verlauf der Studie wurden die Operationen durchgeführt, als habe keine Chemotherapie stattgefunden. Weitere R1-Resektionen wurden nicht mehr beobachtet. Bei 4 Patienten mit einer kompletten Remission wurden multiple Biopsien entnommen und die komplette Remission pathologisch gesichert. Bei 2 Patienten verzögerte sich die second look Operation. Es trat in dieser Zeit eine Progression des Tumorleidens auf, so daß eine Operation nicht mehr sinnvoll war.

Insgesamt wurden im Vergleich zu Mortalitäts-, Morbiditäts- und Letalitätsraten nach alleiniger chirurgischer Therapie des Magenkarzinoms nach Chemotherapie keine erhöhten postoperativen Komplikationen, wie Wundheilungsstörungen, Infektionen und vor allem Nahtinsuffizienzen, beobachtet. Nur bei einem Patienten (1/22 Pat. = 5%) trat postoperativ nach abdominothorakaler Resektion eine Pneumonie auf. Wir beobachteten somit bei der Chirurgie nach aggressiver Chemotherapie keine erhöhte Komplikationsrate. Auffallend war, daß der Operations-Situs meist recht ödematös erschien.

Weiterhin scheinen bei vielen Patienten noch makroskopisch „Tumorreste" verblieben zu sein. Nach Aufarbeitung der Biopsien bzw. Resektate handelte es sich aber teilweise nur um Bindegewebsveränderungen im Sinne einer Fibrose.

Bemerkenswert ist bei den bisherigen Rezidiven die geringe Rate an Fernmetastasen. Drei Viertel der Rezidive waren lokoregionale Lymphknotenrezidive plus/minus einem Lokalrezidiv. Daraus muß man als Chirurg den Schluß ziehen, daß auch nach Chemotherapie die lokale Tumorkontrolle

Tabelle 5. Zusammenfassung

- Hohe Resektionsrate (53%) nach Chemotherapie ohne technische Probleme
- Tumorähnliches Gewebe bei der Chirurgie nach Chemotherapie sollte nicht von einer Resektion abhalten
- Die Komplikationsrate der Chirurgie nach aggressiver Chemotherapie war nicht erhöht: keine erhöhte Letalität, keine erhöhte Rate an Blutungen, Infektionen und vor allem an Nahtinsuffizienzen
- Chirurgie nach Chemotherapie muß radikal sein, um die Rate an Lokalrezidiven gering zu halten

---

äußerst wichtig ist und somit das chirurgische Verfahren nicht weniger radikal sein darf als ohne vorherige Chemotherapie.

In Einzelfällen ist eine Operation nach Chemotherapie auch in metastasierten Stadien sinnvoll. Bei 55 Patienten mit Fernmetastasen wurde dreimal (1 Patient mit Leber- und 2 Patienten mit Lymphknotenfernmetastasen) durch einen operativen Eingriff eine komplette Remission nachgewiesen. Einer dieser Patienten mit Lebermetastasen, die nach der Chemotherapie nicht mehr nachweisbar waren, lebt jetzt 5 Jahre rezidivfrei.

Wir Chirurgen können aufgrund der bisherigen und vorläufigen Ergebnisse die eingangs gestellten Fragen wie folgt beantworten (Tabelle 5):
1. Nach durchgeführter Chemotherapie konnte eine Resektionsquote von 55% erreicht werden. Es traten keine besonderen technischen Probleme auf.
2. In der second look Operation kann tumorähnliches Gewebe imponieren. Diese Veränderungen sollten nicht von einer Resektion abhalten.
3. Die Komplikationsrate der Chirurgie nach aggressiver Chemotherapie war nicht erhöht: keine erhöhte Rate an Blutungen, Infektionen und vor allem an Nahtinsuffizienzen.
4. Die postoperative Letalität wurde durch die Chemotherapie nicht erhöht.
5. Chirurgie nach Chemotherapie muß radikal sein, um die Lokalrezidivrate gering zu halten.

In Anfängen sehen wir ähnliche positive Ergebnisse beim fortgeschrittenen Ösophaguskarzinom.

Ohne eine interdisziplinäre Zusammenarbeit wären die gezeigten Ergebnisse nicht erreicht worden.

Literatur beim Verfasser

Indikationen und Ergebnisse der second-look-Operation bei chemotherapierten Patienten mit metastasiertem Magenkarzinom

H. J. Weh, U. Meyer-Pannwitt, D. Henne-Bruns
und D. K. Hossfeld

Einleitung

Die Prognose des lokal fortgeschrittenen und des metastasierten Magenkarzinoms bleibt weiterhin schlecht. Als Standard-Chemotherapie wird von vielen Autoren weiterhin das FAM-Schema (5-Fluorouracil, Adriamycin, Mitomycin C) angesehen, das mit einer Remissionsrate von etwa 30% einhergeht [5]. Vollremissionen sind unter dieser Chemotherapie jedoch die Ausnahme. In den letzten Jahren wurden jedoch mit dem sog. FAMTX-Schema (Adriamycin, sequentiell verabreichtes, hochdosiertes Methotrexat und 5-Fluorouracil) [3] und Platin-haltigen Kombinationen, z. B. dem EAP-Schema (Etoposid, Cis-Platin, Adriamycin) [7] Remissionen um 60% berichtet, wobei erstmals der Anteil der Vollremissionen zwischen 10 und 20% lag. Diese Ergebnisse, die zum Teil noch bestätigt werden müssen, lassen eine Verbesserung der Prognose des metastasierten Magenkarzinoms erwarten.

Die Indikation zu einer second-look-Operation beim metastasierten Magenkarzinom ergab sich aufgrund der bisher nur mäßigen Chemotherapiesensibilität dieser Erkrankung nur in Ausnahmefällen [4, 6, 11]. Wir stellten die Indikation zu dieser Operation in den letzten Jahren bei 13 Patienten.

Patienten, Methodik

Zwischen 1983 und 1989 behandelten wir chemotherapeutisch 71 Patienten mit lokal weit fortgeschrittenem oder metastasiertem Magenkarzinom. 57 Patienten erhielten eine modifizierte FAMTX-Chemotherapie (Adriamycin, 40 mg/m^2 Tag 1; Methotrexat, 150 mg/m^2 i.v., gefolgt von Methotrexat, 150 mg/m^2 über vier Stunden am Tag 1 mit anschließendem Leucovorin-Rescue; 5-FU, 900 mg/m^2 i.v. sieben Stunden nach MTX) (Einzelheiten des Chemotherapie-Protokolls in [9]). 14 Patienten wurden mit einer Kombination aus Cis-Platin (80 mg/m^2 Tag 1) sowie sequentiell verabreichtem Methotrexat (150 mg/m^2 i.v., gefolgt von 150 mg/m^2 über vier Stunden) und 5-Fluorouracil (900 mg/m^2 i.v. am Tag 2) behandelt.

Nach jeweils drei Zyklen wurden eingehende Kontrolluntersuchungen zur Beurteilung der Therapiewirksamkeit durchgeführt. Bei unverändertem oder

Tabelle 1. Klinische Befunde bei dem Patienten mit klinischer Vollremission

Initialen, Geschlecht, Alter (Jahre)	Krankheits-ausdehnung	primäre chirurg. Therapie	Anzahl Zyklen Chemother.	klinisches Ergebnis d. Chemother.	Befund bei second-look-Operation	Anzahl Zyklen Chemotherapie nach Operation	Überlebenszeit seit Beginn d. Chemother. (Mon.), akt. Status
J.D. w 31	lokal weit fortgeschr., ges. Magen, Lebermetast. (pT_4, N_3, M_1)	Gastrektomie, Splenektomie, Pankreasschwanzresektion	6 mod. FAMTX	VR	keine Tumormanifestation = VR	–	11 † Lokalrezidiv, Lebermetastasen, Mediastinum
Klinische Befunde bei den 3 Patienten mit metrisch nicht erfaßbarer Metastasierung							
H.B. m 56	Kardia, lokal fortgeschritten	Gastrektomie	6 mod. FAMTX	nicht beurteilbar	keine Tumormanifestation VR	–	20+ VR
K.W. m 60	1/83 Kardia (pT_3, N_0, M_0) 9/88 Anastomosenrezidiv mit Infiltr. in Leber/Pankreas u. Bauchdecke	1/83 BI 9/88 palliative en-bloc-Resektion	6 PMTX/5-FU	nicht beurteilbar	persistierende Tumormanifestation PD	–	12+ PD
H.H. w 41	3/87 Total-Ca des Magens 1/88 Lokalrezidiv + Peritonealkarzinose	1/87 Gastrektomie	5 mod. FAMTX	nicht beurteilbar	Tumorregreß, aber Persistenz inoperabel TR	–	10 † Tumorprogreß

VR: Vollremission, TR: Teilremission, NC: Unveränderter Krankheitsverlauf, PD: Tumorprogredienz, †: Verstorben

Tabelle 2. Klinische Befunde bei den 9 Patienten mit klinischer Teilremission

Initialen, Geschlecht, Alter (Jahre)	Krankheits-ausdehnung	primäre chirurg. Therapie	Anzahl Zyklen Chemother.	klinisches Ergebnis d. Chemother.	Befund bei second-look-Operation	Anzahl Zyklen Chemo-therapie nach Opera-tion	Überlebenszeit seit Beginn d. Chemother. (Mon.), akt. Status
F. H. m 36	10/83 Kardia (pT_3, N_0, M_0) 5/85 diffuse Lebermeta-stasierung	10/83 Gastrek-tomie	10 mod. FAMTX	TR	keine Tumor-manifestation = VR	–	54+ VR
K. C. w 45	Antrum-Ca, lokal fort-geschritten	B I	4 mod. FAMTX	TR	keine Tumor-manifestation = VR	2 mod. FAMTX	17 † Lokalrezidiv
B. K. m 68	ges. Magen, lokal weit fortgeschr.	explorative Laparotomie	6 PMTX/5-FU	TR	Tumor in 1 LK, sonst tumorfrei → OP → VR	–	14+ VR
F. O. m 56	4/86 Antrum/ Kardia 4/87 Leber-metastasen	Antrumresek-tion	5 mod. FAMTX	TR	Regreß der Lebermetast. → Resektion → VR	2 mod. FAMTX	29+ VR
E. W. w 50	Magenkorpus + Krukenbergtu-moren + Peri-tonealkarzinose	Gastrektomie, Splenektomie, Ovarektomie	6 PMTX/5-FU	TR	geringer Resttumor → Resektion → VR	–	10+ VR

K. B. m 66	Kardia, lokal fortgeschr. m. Lebermetast.	Gastrojejuno-stomie	4 mod. FAMTX	TR	keine Lebermetastasen mehr, nur Tumorlokalisation im Antrum →Antrumresektion →VR	2 mod. FAMTX	39 † Rezidiv Mesenterialwurzel + Leber
H. J. G. m 48	Magen, lokoregionär, Infiltration d. Pankreas, peritoneal, Ascites	explorative Laparotomie	6 PMTX/5-FU	TR	persist. Metastasierg. NC inoperabel	–	8 + Tumorprogredienz
M. M.-B. m 51	12/85 Antrum + lokoregionär (pT_4, N_1, M_0) 1/87 Metastasen kleines Becken	Gastrektomie	5 mod. FAMTX	TR-NC	persist. Metastasierg. NC inoperabel	9 EAP	29 † diffuse Metastasierung
T. M. m 44	Kardia, linker Leberlappen, paraaortale LK	explorative Laparotomie	2 EAP 7 mod. FAMTX	TR	persist. Lebermetastasierg. inoperabel	–	11 † Lebermetastasen

VR: Vollremission, TR: Teilremission, NC: Unveränderter Krankheitsverlauf, PD: Tumorprogredienz, †: Verstorben

progredientem Krankheitsbefund wurde die Therapie beendet, bei Nachweis einer Teil- oder Vollremission wurden weitere, im allgemeinen drei, Zyklen der Chemotherapie verabreicht.

Ab 1985 überprüften wir bei ausgewählten Patienten die Indikation zu einer second-look-Operation. Indikationen für diese Operation waren für uns:
1. die pathologisch-anatomische Bestätigung der klinischen Vollremission,
2. der Versuch der Resektabilität von Resttumormassen bei Patienten in klinischer Teilremission unter der Chemotherapie und
3. die Überprüfung des Ansprechens auf die Chemotherapie bei Patienten mit metrisch nicht erfaßbarer Metastasierung.

Ergebnisse

23 von 71 (32%) der Patienten erreichten unter der Chemotherapie eine Remission, wobei sechs Patienten (8%) in eine Voll- und 17 Patienten in eine Teilremission kamen. Von den insgesamt 23 Patienten wurden 13 nach Abschluß der Chemotherapie einer second-look-Operation unterzogen: ein Patient in klinischer Vollremission nach Chemotherapie, neun Patienten in klinischer Teilremission und drei Patienten mit metrisch nicht erfaßbarer Metastasierung, die nach dem klinischen Eindruck und dem Verlauf der Tumorparameter auf die Chemotherapie angesprochen hatten. Die klinischen Befunde dieser 13 Patienten sind in Tabelle 1 und 2 aufgeführt. Das Ergebnis der second-look-Operation ist in Tabelle 3 zusammengefaßt. Bei vier von 13 Patienten stellte die second-look-Operation nicht nur ein diagnostisches Verfahren dar, sondern eine entscheidende therapeutische Maßnahme mit Erreichen einer Vollremission, die mit keiner anderen Therapiemodalität hätte erlangt werden können.

Diskussion

Aufgrund der bisherigen, insgesamt unbefriedigenden Ergebnisse der Chemotherapie beim metastasierten Magenkarzinom hat sich in der Vergangenheit nur ausnahmsweise die Indikation zu einer second-look-Operation nach zytostatischer Behandlung bei dieser Erkrankung gestellt. So konnten Wils und Mitarb. [11] bei drei Patienten die Vollremission durch eine second-look-Operation bestätigen, und ein weiterer Patient konnte durch dieses operative Verfahren in eine Vollremission gebracht werden. Muro und Mitarb. [6] konnten in einem Fall die Vollremission chirurgisch bestätigen, und bei MacDonald und Mitarb. [4] kam ein Patient nach der FAM-Chemotherapie durch eine second-look-Operation in eine Vollremission. Die sauberste und größte Studie über die präoperative Chemotherapie beim lokal fortgeschrittenen, nicht resektablen Magenkarzinom haben kürzlich Wilke und Mitarb. [10] publiziert. 33 Patienten, bei denen im Rahmen einer explorativen Laparotomie ein inoperabler Befund festgestellt wurde, erhielten eine Chemotherapie nach dem EAP-

Tabelle 3. Zusammenfassung der Ergebnisse der second-look-OP

1. a) *klinische Vollremission (n = 1)*
   second-look-OP ⟶ Bestätigung der Vollremission

   b) *klinische Teilremission (n = 9)*

   second-look-OP ⟨ Vollremission (n = 2)
   Vollremission durch Resektion
   von Resttumormassen (n = 4)
   persistierender inoperabler Befund (n = 3)

   c) *metrisch nicht erfaßbare Metastasierung (n = 3)*

   second-look-OP ⟨ Vollremission (n = 1)

   persistierender inoperabler Befund (n = 2)

2. Überlebenszeit der 8 Patienten mit Vollremission:
   10+, 11, 14+, 17, 20+, 29+, 39, 54+ (Mon.)

Schema. Sieben (21%) der Patienten erreichten damit eine klinische Vollremission und 16 (48%) eine klinische Teilremission. Die nach Abschluß der Chemotherapie durchgeführte second-look-Operation bestätigte bei den fünf Patienten die Vollremission und 10 Patienten mit klinischer Teilremission waren nach Entfernung des Tumors ohne Nachweis einer fortbestehenden Erkrankung. Darüber hinaus liegen einige wenige klinische Untersuchungen über den Wert der präoperativen Chemotherapie beim Magenkarzinom vor [1, 2, 8], diese Untersuchungen sind jedoch überwiegend dadurch eingeschränkt, daß kein initiales chirurgisches Staging durchgeführt wurde.

Nach unserer Erfahrung mit der second-look-Operation, die sich mit der von Wilke und Mitarb. [10] deckt, sollte bei allen Patienten mit lokal fortgeschrittenem Magenkarzinom nach erfolgreicher Chemotherapie die Indikation zu einer second-look-Operation überprüft werden. Die diagnostische Aussagekraft der second-look-Operation ist unbestritten dem bildgebenden Untersuchungsverfahren überlegen. Im einzelnen sehen wir drei Indikationen für dieses operative Verfahren nach erfolgreicher Chemotherapie:
1. Die pathologisch-anatomische Bestätigung einer klinischen Vollremission,
2. der Versuch der Resektabilität von Resttumormassen bei Patienten in klinischer Teilremission und
3. die Überprüfung des Therapieergebnisses bei Patienten mit metrisch nicht erfaßbarer Metastasierung.

Die second-look-Operation ist keinesfalls nur als diagnostisches Verfahren anzusehen. In unserem eigenen Patientengut stellte diese Operation bei vier von 13 Patienten eine entscheidende therapeutische Maßnahme dar mit Erreichen einer Vollremission, die mit keiner anderen Therapiemodalität hätte erlangt werden können. Im Patientengut von Wilke und Mitarb. [10] war der Anteil der Patienten, für die die Operation ein therapeutischer Eingriff war, noch höher.

Die bisherige Überlebenszeit unserer acht Patienten in Vollremission läßt hoffen, daß einige dieser Patienten zu Langzeitüberlebenden werden könnten.

Zusammen mit einer verbesserten Chemotherapie könnte die second-look-Operation bei ausgewählten Patienten ein weiterer Baustein auf dem Weg zur Verbesserung der Prognose von Patienten mit weit fortgeschrittenem und metastasiertem Magenkarzinom sein.

Literatur

1. Fujimoto S, Akao T, Itol B et al. (1976) A study of survival in patients with stomach cancer treated by a combination of preoperative intra-arterial infusion therapy and surgery. Cancer 37:1648–1654
2. Klein HO (1985) Preoperative chemotherapy in patients with gastric cancer. Proc Clin Biol Res 201:283–293
3. Klein H, Wickramanayake P, Karrokh G (1986) 5-FU, adriamycin, and methotrexate – a combination (FAMTX) for treatment of metastasized stomach cancer. Proc Amer Soc Clin Oncol 5:84
4. MacDonald JS, Schein PS, Woolley PV, Smythe T, Veno W, Hoth D, Smith F, Boiron M, Gisselbrecht C, Brunet R, Lagarde C (1980) 5-Fluorouracil, doxorubicin, and mitomycin (FAM) combination chemotherapy for advanced gastric cancer. Ann intern Med 93:533–536
5. MacDonald JS, Gohmann JJ (1988) Chemotherapy of advanced gastric cancer. Present status, future prospects. Semin Oncol 15:Suppl 42–49
6. Muro H, Acuna LR, Castagnari A, Schmilovich A, Hidalgo A, Fiori H, Bader M, Marantz A (1986) Sequential methotrexate, 5-fluorouracil (high-dose), and doxorubicin for advanced gastric cancer. Cancer Treatm Rep 70:1333
7. Preusser P, Wilke H, Achterrath W, Fink U, Lenaz L, Heinicke A, Meyer J, Meyer HJ, Buente H (1989) Phase II study with the combination Etoposide, Doxorubicin, and Cisplatin in advanced measurable gastric cancer. J Clin Oncol 7:1310–1317
8. Verschueren RJC, Willemse PHB, Sleigfer DTH et al. (1988) Combined chemotherapeutical-surgical approach of locally advanced gastric cancer. Proc Am Soc Oncol 7:93
9. Weh HJ, Platz D, Garbrecht M, Henne-Bruns D, Crone-Münzebrock W, Hossfeld DK (1989) Ergebnisse eines modifizierten FAMeth-Chemotherapieprotokolls beim metastasierten Magenkarzinom. DMW 114:1391–1396
10. Wilke H, Preusser P, Fink U, Gunzer U, Meyer HJ, Meyer J, Siewert JR, Achterrath W, Lenaz L, Knipp H, Schmoll HJ (1989) Preoperative chemotherapy in locally advanced and nonresectable gastric cancer: a phase II study with Etoposide, Doxorubicin, and Cisplatin. J Clin Oncol 7:1318–1326
11. Wils J, Bleiberg H, Dalesia O, Bligham G, Mulder N, Planting A, Splinter T, Duez N (1986) An EORTC gastrointestinal group evaluation of the combination of sequential methotrexate and 5-fluorouracil, combined with adriamycin in advanced measurable gastric cancer. J Clin Oncol 4:1799–1803

Chemotherapie des Magenkarzinoms

P. Preusser, H. Wilke, U. Fink, W. Achterrath, H.-J. Meyer,
J. Meyer, A. Heinicke, H.-J. Schmoll und J. R. Siewert

Einleitung

Die Prognose des Magenkarzinoms hat sich in den letzten Jahren nicht entscheidend gebessert. In den UICC-Stadien I und II können 50–80% der Patienten durch eine kurative Resektion geheilt werden [17]. Bei sogenannter kurativer Resektion lokal fortgeschrittener Tumoren (Stadium IIIb, IV) beträgt die mediane Überlebenszeit nur 7–12 Monate [16] und bei nicht kurativ resezierbarem, lokal fortgeschrittenen Magenkarzinom oder bei Vorliegen von Fernmetastasen nur 4–(6) Monate [17].

Bei einem fortgeschrittenen Magenkarzinom werden zum Zeitpunkt der Diagnosestellung in bis zu 75% der Fälle schon Metastasen gefunden [17]. Bei diesen fortgeschrittenen Tumorstadien steht daher die systemische antineoplastische Chemotherapie im Vordergrund.

Ergebnisse der Chemotherapie

Monotherapie

Weniger als 10% Remissionen wurden mit Idarubicin, Aclacinomycin, Mitoxantron, Bisantren, Amsacrin, Vindesin, Razoxan und Carboplatin erreicht [3, 12, 17, 18].

Remissionsraten von >15% bei Patienten mit einem fortgeschrittenen Magenkarzinom ohne vorherige Chemotherapie induzierten Cisplatin, Etoposid, Adriamycin und sein Analogon 4-Epirubicin, 5-Fluorouracil (5-FU), BCNU und Mitomycin C [6, 8, 17].

Nur Cisplatin, Adriamycin und Triazinat waren bei chemotherapeutisch vorbehandelten Patienten wirksam [17].

Polychemotherapie

Verschiedene Kombinationen aus 2 bis 4 Zytostatika wurden bei Patienten mit einem fortgeschrittenen Magenkarzinom in nicht randomisierten, offenen und randomisierten Studien eingesetzt.

Tabelle 1. Magenkarzinom: Ergebnisse mit häufiger eingesetzten Kombinationen aus 3 und 4 Zytostatika (>45 Patienten pro Kombination)

Kombi-nation	Pat. n	Stu-dien n	CR n (%)	CR + PR n (%)	mR	mS	Lit.
					Monate		
FAM	703	17	10 (1) (0–2)*	205 (29) (26–32)*	5–10	6–9$^+$	[5, 13, 23]
FAMe	83	3	10 (12) (5–19)*	20 (24) (15–33)*	5	6–8	[17]
FEM	47	2	0	16 (34) (20–48)*	n.a.	5	[17]
FAB	177	4	10 (6) (3–9)*	76 (43) (36–50)*	7–9	6–8	[17]
FAP	187	8	9 (5) (2–8)*	68 (36) (29–43)*	5–7	6–13	[17]
FAMTX	242	4	26 (11) (7–15)*	106 (44) (38–50)*	9	3–10	[17, 23]
FAM – BCNU	75	3	3 (4) (0–8)*	23 (31) (20–42)*	4–6$^+$	8	[17]
EAP	264	6	25 (10) (6–14)*	134 (51) (45–57)*	2$^+$–7$^+$	7$^+$–18	[9, 11, 13, 17, 19, 22]
ELF	51	1	6 (12) (3–21)*	27 (52) (38–66)*	9,5	11	[21]

n.a. = nicht angegeben
* 95% Konfidenzintervall

Der retrospektive Vergleich der Ergebnisse von Kombinationen aus 2 Zytostatika mit einer Monotherapie ergab keine deutlichen Unterschiede [6, 14, 15, 17, 20]. Diese Ergebnisse müssen mit Vorsicht interpretiert werden, da die Monoaktivitätsdaten der eingesetzten Zytostatika im 95% Konfidenzintervall noch eine weite Schwankungsbreite zeigen.

Die meist geprüfte Kombination aus 3 Zytostatika ist FAM (5-FU, Adriamycin, Mitomycin C). FAM wurde in 17 Studien mit insgesamt 703 Patienten in unterschiedlichen Dosierungen und Applikationszeitplänen geprüft (Tabelle 1). 0–11% komplette Remissionen und eine Gesamtremissionsrate von 8–44% mit einer medianen Remissionsdauer von 5–10 und einer medianen Überlebenszeit von 6–9$^+$ Monaten wurden erreicht.

Intensivierte FAM-Protokolle, Dosismodifikationen oder sequentielle Applikation von FAM erhöhten die Gesamtremissionsrate nicht statistisch signifikant gegenüber dem Originalprotokoll (chi-quadrat-Test: p > 0,05) [17].

In Tabelle 1 sind weitere FAM-Varianten, in denen Adriamycin gegen Epirubicin oder Mitomycin C gegen MeCCNU, BCNU oder Methotrexat

Tabelle 2. Ergebnisse mit 5-FU/Leukovorin (5-FU/L) +/− weitere Zytostatika (≥14 Patienten pro Studie)

Kombination	Pat. n	Studien n	CR n (%)	CR + PR n (%)	mR	mS	Lit.
					Monate		
5-FU/L	115	3	4 (4)	26 (23) (15–31)*	n.a.	5–6	[4, 17]
5-FU/L/MTX	32	2	0	6 (19) (5–33)*	n.a.	n.a.	[17]
5-FU/L/Cisplatin	15	1	1(7)	5 (33) (9–57)*	n.a.	n.a.	[7]
5-FU/L/Etoposid (ELF)	51	1	6 (12)	27 (52) (38–66)*	9,5	11	[21]
FAM/L	38	2	3 (8)	19 (59) (34–66)*	5$^+$	n.a.	[2, 24]

n.a.: nicht angegeben
* 95% Konfidenzintervall

ausgetauscht wurde, zusammengefaßt. Der Austausch von Adriamycin gegen Epirubicin und von Mitomycin C gegen MeCCNU verbesserte die Ergebnisse im Vergleich zu FAM nicht [17].

FAMTX (5-FU, Adriamycin, Methotrexat) wurde nach dem Original-Protokoll in 3 krankheitsorientierten Phase II Studien [17] und in einer prospektiv randomisierten Studie [23] überprüft (Tabelle 1). Bei insgesamt 242 Patienten wurden 0–13% komplette Remissionen und Gesamtremissionsraten von 0–59% mit einer medianen Überlebenszeit von 3–10 Monaten erreicht. Drei weitere Studien überprüften FAMTX in vom Original-Protokoll abweichenden Dosierungen und/oder Applikationszeitplänen mit dem Ergebnis weit differierender Remissionsraten (10%, 22% und 50%) [1, 17].

Die Addition von Nitrosoharnstoffderivaten oder Triazinat zu der Kombination FAM [17] induzierte mit FAM vergleichbare Ergebnisse. Kombinationen, die nicht auf 5-FU/Anthrazyklin basieren, wie z. B. FMC (5-FU, Mitomycin C, Cytosinarabinosid), verbesserten die Ergebnisse ebenfalls nicht [17].

Weiterhin wurden Kombinationen, die auf 5-FU und Leucovorin [4, 17] basieren, geprüft (Tabelle 2). Die Addition von Methotrexat zu 5-FU/Leucovorin [17] verbesserte die antineoplastische Aktivität im Vergleich zur Ausgangskombination nicht. Der Stellenwert von Cisplatin als Kombinationspartner von 5-FU/Leucovorin [7] kann aufgrund der kleinen Patientenzahl mit einer Streubreite der Remissionsrate von mehr als 20% im 95% Konfidenzintervall nicht sicher beurteilt werden. Die Addition von Etoposid zu 5-FU/Leucovorin (ELF) verbesserte statistisch signifikant die Gesamt- und Voll-

Tabelle 3. Kombinationen auf Cisplatin/Anthrazyklin basierend (≥ 14 Patienten pro Studie)

Kombination	Pat. n	Studien n	CR n (%)	CR + PR n (%)	mR	mS	Lit.
					\multicolumn{2}{c}{Monate}		
PAM	43	1	n.a.	10 (23) (14–32)*	6	7	[17]
FAP	187	8	9 (5)	68 (36) (29–43)*	5–7	6–13	[17]
EAP	264	6	25 (10)	134 (51) (45–57)*	2^+–7^+	7^+–18	[9, 11, 13, 17, 19, 22]
EEP	31	1	1 (3)	10 (32) (16–48)*	n.a.	11	[10]

n.a.: nicht angegeben
* 95% Konfidenzintervall

remissionsrate sowie die mediane Überlebenszeit [21]. Diese Ergebnisse sind bemerkenswert, da ELF nur bei älteren Patienten (>65 Jahre) und bei Patienten mit kardialen Erkrankungen eingesetzt wurde, die nicht mit Anthrazyklin-haltigen Therapieprotokollen behandelt werden konnten. FAM plus Leucovorin wurde in 2 Studien untersucht [2, 24] und erhöht möglicherweise die Remissionsraten im Vergleich zu FAM.

Die summierten Ergebnisse der Kombinationen, die auf Cisplatin/Anthrazyklin basieren, sind in Tabelle 3 zusammengefaßt. Die Analyse dieser Studien zeigt, daß der Austausch von 5-FU oder Mitomycin C gegen Cisplatin in der Kombination FAM (PAM, FAP) zu keiner Erhöhung der antineoplastischen Aktivität verglichen mit FAM führt.

Die Kombination EAP wurde in 6 krankheitsorientierten Phase II Studien an insgesamt 264 Patienten geprüft [9, 11, 13, 17, 19, 22]. Hierbei wurden 51% Remissionen einschließlich 10% kompletter Remissionen mit einer medianen Überlebenszeit für alle Patienten von 7^+–18 Monaten erreicht. Der Austausch von Adriamycin gegen Epirubicin (EEP) [10] induzierte vergleichbare mediane Überlebenszeiten wie EAP. Die Ergebnisse mit der Kombination EAP sind somit besser bezüglich Gesamtremissionsrate und medianer Überlebenszeit als PAM, FAP, FAM und FAM-Varianten.

Die summierten Ergebnisse der beim Magenkarzinom häufiger eingesetzten Kombinationen aus 3 und 4 Zytostatika (>45 Patienten pro Studie) sind in Tabelle 1 zusammengefaßt. Diese kumulativen Daten zeigen, daß mit FAM, modifizierten FAM-Protokollen, FAP und FAM + BCNU vergleichbare Ergebnisse erzielt werden. FAB und FAMTX induzieren statistisch signifikant höhere Gesamtremissionsraten als FAM, FAP und FAM + BCNU (chi-quadrat-Test: $p < 0.05$).

Die retrospektive Analyse der Studien mit FAM, FAMe, FAB und FAP zeigt, daß der Austausch von Mitomycin C gegen Methyl-CCNU und die Addition von BCNU zu FAM zu keiner Verbesserung der Ergebnisse im Vergleich zu FAM führt. Der retrospektive Vergleich von FAP und EAP zeigt eine Verbesserung der Voll- und Gesamtremissionsrate durch den Austausch von 5-FU gegen Etoposid und/oder durch die Veränderung des Applikationszeitplans für Adriamycin und Cisplatin.

Mit neueren Kombinationen wie FAMTX, EAP und ELF scheinen die Ergebnisse bei Patienten mit fortgeschrittenen Magenkarzinomen verbessert werden zu können. Bemerkenswert sind die Resultate mit ELF bei Patienten über 65 Jahre und Patienten mit kardialer Erkrankung. Die Ergebnisse mit den Kombinationen EAP und ELF im metastasierten Stadium sind vergleichbar und müssen in randomisierten Studien überprüft werden.

In 8 randomisierten Studien wurden mehrere Zytostatikakombinationen mit einer Monotherapie, hauptsächlich 5-FU oder Adriamycin, verglichen (Tabelle 4). Nur in zwei Studien wurden mit der Kombination Epirubicin/5-FU

Tabelle 4. Ergebnisse prospektiv randomisierter Studien mit einer Monotherapie (5-FU oder Adriamycin) versus Polychemotherapie

Kombination	Pat. n	CR + PR n (%)	Überlebens- zeit (Mon.)	Lit.
5-FU	30	20	n.a.	[17]
5-FU/Epirubicin	32	40	n.a.	
5-FU	28	29	7	[17]
BCNU	23	17	3	
5-FU/BCNU	34	41	8	
5-FU	10	20	4	[17]
5-FU/MeCCNU	29	21	4	
5-FU	11	18	7	[17]
5-FU/ADM	11	27	7	
5-FU/ADM/Mito	13	38	7	
5-FU	65	14	8,5	[5]
5-FU/ADM/Mito	65	20	6,3	
5-FU	41	15	7	[17]
5-FU/ADM/Mito/BCNU	41	22	7	
ADM	37	22	4	[17]
5-FU/Mito	53	32	4	
5-MU/MeCCNU	49	24	4	
ADM	70	13	5	[17]
4-FU/ADM/BCNU	75	40	8	

n.a.: nicht angegeben

und FAM statistisch signifikant höhere Remissionsraten als mit 5-FU oder Adriamycin alleine erreicht [17].

In 7 randomisierten Studien wurden Polychemotherapieprogramme gegeneinander geprüft (Tabelle 5). Hierbei induzierte FAM in einer Studie eine signifikant höhere Remissionsrate und längere mediane Überlebenszeit als 5-FU/MeCCNU [17]. In einer weiteren Studie wurde von der EORTC FAM gegen FAMTX geprüft [23]. Mit FAMTX wurde eine statistisch signifikant höhere Remissionsrate und eine statistisch signifikant längere mediane Überlebenszeit als mit FAM erreicht.

In vielen randomisierten Studien war allerdings die Patientenzahl pro Therapiearm zu gering, um eine 20%ige Differenz bei den Remissionsraten und/

Tabelle 5. Prospektiv randomisierte Studien: Polychemotherapie bei Patienten mit einem fortgeschrittenen Magenkarzinom und meßbaren Tumorparametern (>50 Patienten pro Studie) ohne vorherige Chemotherapie

Kombination	Pat. mit meßbaren Tumorparametern n	CR n (%)	CR + PR n (%)	mR	mS	Lit.
				Monate		
FAM	12	0	3 (25)	n.a.	n.a.	[17]
FAMe	10	1	3 (25)	n.a.	n.a.	
FIMe	19	1	4 (21)	n.a.	n.a.	
5-FU/MeCCNU	18	0	1 (6)	n.a.	n.a.	
FAM simultan	83	0	25 (30)	5	6	[17]
FAM sequentiell	81	0	19 (23)	5	6	
FAM*	46	2 (4)	18 (39)	5	7	[17]
FAMe	39	4 (10)	11 (28)	5	6	
MA	46	3 (7)	13 (20)	5	5	
5-FU/MeCCNU	44	1	6 (13)	4	3	
FAM	18	0	3 (17)	n.a.	n.a.	[17]
FAMe	16	2 (13)	4 (25)	n.a.	n.a.	
FA	19	0	1 (5)	n.a.	n.a.	
FAMe	28	4 (14)	5 (18)	n.a.	n.a.	[17]
FA	29	0	3 (10)	n.a.	n.a.	
FAM	44	n.a.	15 (34)	8	8	[17]
PAM	43	n.a.	10 (23)	7	7	
FAM	47	0	5 (11)	n.a.	7	
FAMTX*	55	5 (9)	25 (45)	n.a.	10	[23]

n.a. = nicht angegeben

* Remissionsrate und mediane Überlebenszeit statistisch signifikant unterschiedlich: FAM versus 5-FU/MeCCNU und FAMTX versus FAM

oder bei der medianen Remissionsdauer und medianen Überlebenszeit zu verifizieren [17].

Die Analyse der Studien mit einer Kombination aus Chemotherapie und Strahlentherapie [17] deutet darauf hin, daß nach dem Stand der bisherigen Untersuchungen weitere prospektiv randomisierte Studien bei Patienten mit meßbaren Tumorparametern notwendig sind, um eine Überlegenheit der kombinierten Therapie über eine der beiden Therapiemodalitäten alleine zu beweisen.

Zusammenfassung

Therapie der Wahl beim Magenkarzinom in den Stadien I und II ist die Chirurgie. In diesen Stadien überlebt ein großer Prozentsatz der Patienten nach kurativer Resektion über lange Zeit. In höheren Ausbreitungsstadien verschlechtert sich die Prognose, sogar nach kurativer Resektion des Tumors.

Aufgrund der publizierten Daten, insbesondere der Ergebnisse neuer Studien, muß das fortgeschrittene Magenkarzinom als chemotherapiesensibel eingestuft werden. Eine Standardchemotherapie dieses Tumors kann z. Z. nicht festgelegt werden, da FAMTX, EAP und ELF vergleichbare antineoplastische Aktivität zeigen. Deshalb sollte die Chemotherapie möglichst innerhalb kontrollierter Studien durchgeführt werden. Eine Chemotherapie ist in den Stadien I und II nicht indiziert, sondern steht in den Stadien III und IV bei Irresektabilität des Tumors oder Fernmetastasen im Vordergrund.

Mit neueren Kombinationen wie FAMTX, EAP und ELF werden $\geq 10\%$ komplette Remissionen und eine Gesamtremissionsrate von 44–52% bei einer medianen Überlebenszeit für alle Patienten von 10–18 Monaten erreicht. Diese Ergebnisse sind besser als die Resultate mit FAM- und FAM-Modifikationen.

Die Indikation zur Chemotherapie kann nur in Kenntnis der Wirksamkeit und des Nebenwirkungsspektrums der einzusetzenden Zytostatika und Zytostatikakombinationen erfolgen. Bei der Indikationsstellung sind Prognosefaktoren für die Remissionsinduktion und die Überlebenszeit von Bedeutung und sollten berücksichtigt werden.

Voraussetzung für die Indikationsstellung zu einer aggressiven Chemotherapie sind: histologisch gesichertes fortgeschrittenes Magenkarzinom und/oder Metastasen mit meßbarer Erkrankung nach WHO-Kriterien, Alter ≤ 65 Jahre, Allgemeinzustand $\leq$ WHO 2, keine vorherige Chemo- und/oder Radiotherapie, normale Nieren-, Leber-, Herz- und Knochenmarkfunktion. Nach zwei Zyklen Chemotherapie muß ein adäquates „restaging" erfolgen. Bei Krankheitsprogression oder deutlicher Verschlechterung des Allgemeinzustandes sollte die Chemotherapie abgebrochen werden.

Unter Voraussetzung dieser Kriterien können jüngere Patienten in gutem Allgemeinzustand mit Fernmetastasen (Lymphknoten, Leber) ohne Peritonealkarzinose nach dem derzeitigen Stand des Wissens mit FAMTX, EAP oder mit der weniger belastenden Kombination ELF behandelt werden.

Patienten mit einer Peritonealkarzinose sollten nur in kontrollierten Studien behandelt werden, da nach den bisherigen Erfahrungen die geprüften Chemotherapieprogramme bei diesem Metastasierungsmuster wenig wirksam sind.

Ca. 60% aller Patienten mit einem Magenkarzinom können aufgrund ihres Alters und/oder wegen Komorbiditäten mit intensiven Chemotherapieprogrammen, wie z. B. mit Cisplatin- und Adriamycin-haltigen Kombinationen, nicht behandelt werden. Bei älteren Patienten ist eine aggressive Chemotherapie aufgrund der erhöhten Organempfindlichkeit nicht indiziert und bei Patienten mit kardialer Erkrankung sind Anthrazykline kontraindiziert. Diese Patienten sollten mit einer gut verträglichen und wenig belastenden Chemotherapie, basierend auf 5-FU/Leucovorin, wie der Kombination ELF behandelt werden, da diese Zytostatika keine kumulativen Organtoxizitäten haben.

Von besonderer Bedeutung ist, vergleichbar mit anderen Tumorentitäten, daß die Wirksamkeit der Chemotherapie beim Magenkarzinom stadienabhängig ist. Die Voll- und Gesamtremissionsrate und die mediane Überlebenszeit ist bei Patienten mit lokal fortgeschrittenen Stadien deutlich höher bzw. länger als bei Patienten mit Fernmetastasen.

Neue Entwicklungen in der Behandlung von Patienten mit einem Magenkarzinom, wie z. B. neue Chemotherapieprogramme, perioperative Chemotherapie oder die Beachtung von Prognosefaktoren für eine Chemotherapie, können als Basis für eine Stadien- und Risiko-adaptierte Chemotherapie dieses Tumors dienen und können bei intensiver interdisziplinärer Zusammenarbeit die Prognose verbessern.

Literatur

1. Ajani JA, Goudeau P, Levin B, Faintuch JS, Abbruzzese JL, Boman BM, Kanojia MD (1989) Phase II study of Adriamycin with sequential methotrexate and 5-fluorouracil (AMF) in gastric carcinoma. Cancer Chemother Pharmacol 24:41–44
2. Arbuck SG, Douglass HO, Nava H, Silk Y, Rustum YM (1989) A phase II trial of 5-FU, Adriamycin, Mitomycin-C and Leucovorin (FAM-CF) in advanced gastric carcinoma. Proc Am Soc of Clin Oncol 8:104, Abstr Nr 402
3. Beer M, Cavalli F, Kaye SB, Lev LM, Clavel M, Smyth J, van Glabbeke M, Renard J, Pinedo HM (1987) A phase II study of Carboplatin in advanced or metastatic stomach cancer. Eur J Cancer Clin Oncol 23:1565–1567
4. Berenberg JL, Goodman PJ, Oishi N, Fleming T, Natale RB, Hutchins LH, Guy GT, MacDonald J (1989) 5-Fluorouracil (5-FU) and folinic acid (FA): for the treatment of metastatic gastric cancer. Proc Am Soc Clin Oncol 8:101, Abstr Nr 392
5. Beretta G, Arnoldi E, Beretta GD, Tedeschi L, Dallavalle G, Bollina R, Fraschini P, Luporini G (1989) A randomized study of Fluorouracil versus FAM polychemotherapy in gastric carcinoma. E.O.R.T.C. Symposium on Advances in Gastrointestinal Tract Cancer Research and Treatment, 48, Nov 1989
6. De Vries EGE, Greidanus J, Nanningaa A, Verschueren RCJ, Mulder NH, Sleijfer DTh, Willemse PHB (1989) A phase 2 study of a 21-day continuous infusion

schedule with Epirubicin in advanced gastric cancer. Proc Am Soc Clin Oncol 8:117, Abstr Nr 455

7. Fernandes JP, Oliveira J, Santos A, Cunha R, Suosa M, Sequeira M, Gouveia J (1989) Cisplatin (CDDP), Fluorouracil(5-FU) and folinic acid (FOL) in advanced gastric cancer (g.c.). Proc Am Soc Clin Oncol 8:115, Abstr Nr 448

8. Figer A, Loven D, Vigler N, Ratt P, Walach N, Shani A, Kaplan E, Catane R, Cohen Y (1989) Epirubicin in the treatment of advanced carcinoma of the stomach. Proc Am Soc Clin Oncol 8:112, Abstr Nr 436

9. Flechtner H, Raech U, Selbach J, Harjung H, Manegold C, Kabelitz K, Trux FA, Edler L, Queißer W (1989) Etoposide, Adriamycin, Cisplatinum (EAP) combination chemotherapy for advanced gastric cancer. Eur Soc Med Oncol 23:106, Abstr Nr 422

10 Garufi C, Ricevuto E, Grieco A, Astone A, Cassano A, Fontana T, Noviello MR, Barone C (1989) Advanced gastric cancer: response rate and dose intensity with EEP. E.O.R.T.C. Symposium on Advances in Gastrointestinal Tract Cancer Research and Treatment, 51, Strasbourg Nov 1989

11. Katz A, Gansl R, Simon S, Gama-Rodrigues JJ, Waitzberg D, Bresciani C, Pinotti HV (1989) Phase II trial of VP-16 (V), Adriamycin (A) and Cisplatinum (C) in patients (pts) with advanced gastric cancer (AGC). Proc Am Soc Clin Oncol 8:98, Abstr Nr 378

12. Kim, DJ, Kim NK, Meng KH, Lee KS, Ahn YO, Kim H-K, Bang YJ (1989) Phase II trial of Carboplatin (CBDCA) in patients with advanced adenocarcinoma of the Stomach. Proc Am Soc Clin Oncol 8:442, Abstr Nr 442

13. Kim SY, Song MH, Park CS, Lee HY, Kim YK, Lee BH, An BJ (1989) Etoposide, Adriamycin, and Cisplatin (EAP) combination chemotherapy for advanced gastric cancer. J Clin Exper Hematol 59:257, Abstr Nr 51

14. Kok TC, van der Gaast A, Splinter TAW (1989) Chemotherapy in advanced gastric cancer; different response depending on tumour site. E.O.R.T.C. Symposium on Advances in Gastrointestinal Tract Cancer Research and Treatment, 50, Nov 1989

15. Lacave AJ, Buesa JM, Gracia JM, Estrada E, Esteban E, Lópes R, Barón FJ, Palacio I (1989) Cisplatin and 5-Fluorouracil in the treatment of advanced gastric cancer. E.O.R.T.C. Symposium on Advances in Gastrointestinal Tract Cancer Research and Treatment, 44, Strasbourg Nov 1989

16. Meyer H-J, Jähne J, Wilke H (1989) Das organüberschreitende Magenkarzinom. Chir. Gastroenterologie 2:205–212

17. Preusser P, Achterrath W, Wilke H, Lenaz L, Fink U, Heinicke A, Meyer J, Bünte H (1988) Chemotherapy of gastric cancer. Cancer Treat Rev, 15, 257–277

18. Preusser P, Wilke H, Achterrath W, Stahl M, Casper J, Meyer H-J, Blum M, Schmoll HJ (1989) Phase II study of Carboplatin in gastric cancer. J Clin Exper Hematol 59:315, Abstr Nr 284

19. Preusser P, Wilke H, Achterrath W, Fink U, Lenaz L, Heinicke A, Meyer J, Meyer H-J, Bünte H (1989) Phase II study with the combination Etoposide, Doxorubicin, and Cisplatin in advanced measurable castric cancer. J Clin Oncol 7:1310–1317

20. Rougier Ph, Mahjoubi M, Oliveira J, Tigaud JM, Lasser Ph, Droz JP (1989) Treatment of advanced gastric adenocarcinoma (AGC) with 5-FU/Platinum combination. E.O.R.T.C. Symposium on Advances in Gastrointestinal Tract Cancer Research and Treatment, 45, Strasbourg Nov 1989

21. Stahl M, Wilke H, Preusser P, Fink U, Achterrath W, Schöber C, Köhne-Wömpner H, Link H, Lenaz L, Meyer H-J, Schmoll H-J, Poliwoda H (1989) Final results of a phase II trial with Etoposide (E), Leucovorin (L), 5-Fluorouracil (F) (ELF) in advanced gastric carcinoma. J Clin Exper Hematol 59:257, Abstr Nr 52

22. Taguchi T (1989) Combination chemotherapy with Etoposide (E), Adriamycin (A), and Cisplatin (P) (EAP) for advanced gastric cancer. Proc Am Soc Clin Oncol 8:108, Abstr Nr 420

23. Wils J (1989) Persönliche Mitteilung

24. Zaniboni A, Simoncini E, Marpicati P, Montini E, Garattini P, Ferragni A, Auzzani A, Boari L, Marini G (1989) Mitomycin-C (MMC), Adriamycin (ADM), 5-Fluorouracil (5-FU) and folinic acid (FA) in advanced gastric cancer (GC): preliminary results. Proc Am Soc Clin Oncol 8:107, Abstr Nr 414

Etoposid, Adriamycin, Cisplatin beim fortgeschrittenen Magenkarzinom – Langzeitergebnisse bei 145 Patienten

H. Wilke, P. Preusser, U. Fink, H-J. Meyer, W. Achterrath,
M. Stahl, C.-H. Köhne-Wömpner, A. Harstrick, J. Meyer,
G. Wegener, J. R. Siewert und H-J. Schmoll

Durch die Entwicklung neuer Chemotherapieprogramme und multimodaler Behandlungskonzepte ist die Einstellung zur Systemtherapie des fortgeschrittenen Magenkarzinoms in den letzten Jahren wieder positiver geworden. Dies insbesondere, als auch mit sehr extensiven chirurgischen Eingriffen die Prognose dieses Tumors sich nicht entscheidend gebessert hat. Weiterhin versterben mehr als 80% aller Patienten mit einem neu diagnostizierten Magenkarzinom an ihrem Tumorleiden.

Allerdings wurde die Chemotherapie des Magenkarzinoms bis vor wenigen Jahren als wenig wirksam angesehen. Nur wenige Substanzen induzieren Remissionsraten von ca. 15–20% (Cisplatin, Doxorubicin, 4-Epidoxorubicin, 5-Fluorouracil, Mitomycin, Etoposid, BCNU, Triazinat) und auch mit den häufiger verwendeten Polychemotherapie-Protokollen wie FAM oder FAM-Varianten waren die Behandlungsergebnisse nur unwesentlich besser (Ansprechraten ca. 30–35%; mediane Überlebenszeiten ca. 7 Monate) (Tabelle 1) [7].

Tabelle 1. Ergebnisse der Polychemotherapie beim fortgeschrittenem Magenkarzinom mit häufiger verwendeten Kombinationen – Summierte Daten von Phase-II/III-Studien

Kombination	Pat. (n)	Studien (n)	CR (%)	CR/PR (%)	mR (Monate)	mS
FAM	734	17	1	28	5–10	6–9+
FAMe	83	3	12	24	5	6–8
FAB	177	4	6	43	7–9	6–8
FAP	187	8	5	36	5–7	6–13
FAM + BCNU	75	3	4	31	4–6+	8
FAMTX	266	4	9	42	9	3–11
EAP	292	7	10	50	2+–8	6–18
ELF	51	1	12	52	9,5	11

F = 5-Fluorouracil; A = Adriamycin; M = Mitomycin; Me = MethylCCNU; B = BCNU; P = Cisplatin; E = Etoposid; L = Leucovorin

Deutlich bessere Ergebnisse wurden mit 5-Fluorouracil, Adriamycin, Methotrexat (FAMTX) [4, 13], Etoposid, Leucovorin, 5-Fluorouracil (ELF) [11, 12] und Etoposid, Adriamycin, Cisplatin (EAP) [8, 10, 12] erzielt (Tabelle 1).

Das EAP-Protokoll war als intensives Induktionsprotokoll konzipiert und wurde von unserer kooperativen Magenkarzinom-Studiengruppe seit 1983 bei 145 Patienten in Studien geprüft [12]. Mit dem EAP-Protokoll wurden zwar hohe Gesamt- und Vollremissionsraten induziert und bei lokal fortgeschrittenen Magenkarzinomen in Kombination mit der Chirurgie ein kurativer Ansatz aufgezeigt, jedoch wurden auch erhebliche subjektive und objektive Nebenwirkungen beobachtet.

Während bei einem rein palliativen Therapieansatz schwere oder gar lebensbedrohliche Nebenwirkungen nicht akzeptabel sind, können diese bei einer kurativ angelegten Behandlung sehr viel eher in Kauf genommen werden.

Unter diesem Aspekt haben wir die Behandlungsergebnisse der 145 mit EAP behandelten Patienten zusammengefaßt und analysiert.

Methoden und Patienten

Alle Patienten hatten ein irresektables oder metastasiertes Adenokarzinom des Magens mit meßbaren +/− evaluierbaren Tumorparametern. Weitere wichtige Einschlußkriterien waren: Allgemeinzustand nach WHO ≤ 2, Alter ≤ 65 Jahre, keine schweren Begleiterkrankungen, normale Leber-, Nieren- und Herzfunktion, keine vorherige Chemo-/Strahlentherapie.

Zur Stadieneinteilung sowie zur Beurteilung des Tumoransprechens wurden u. a. folgende Untersuchungen durchgeführt: Rö-Thorax, CT-Thorax (fakultativ), Sonographie u. CT des Abdomens, obere Intestinoskopie, Skelettszintigraphie, explorative Laparotomie/Second-Look-Operation (fakultativ).

Das Tumoransprechen, die Remissionsdauer sowie die Erfassung von Nebenwirkungen erfolgte nach üblichen WHO-Kriterien [6]. Die Überlebenszeit wurde vom Beginn der Therapie an berechnet.

Tabelle 2. EAP-Patientencharakteristik (n = 145)

Charakteristik	Patienten (n)
Männlich/weiblich	106/39
Alter (Jahre)	median 50 (17–65)
Allgemeinzustand (WHO)	median 1,6 (0–2)
Histologie (n. Laurén)	
Diffuser Typ	63
Intestinaler Typ	62
Nicht klassifizierbar	20
Lokal fortgeschrittenes Magenkarzinom	49
Metastasiertes Magenkarzinom	96

Das Chemotherapie-Protokoll bestand aus Adriamycin 20 mg/m² i.v., Tag 1 und 7, Cisplatin 40 mg/m² i.v., Tag 2 und 8 und Etoposid 120 mg/m² i.v., Tag 4, 5, 6. Bei Patienten über 60 Jahren wurde die Etoposiddosis auf 100 mg/m² reduziert. Die Therapiezyklen wurden in 3–4wöchigen Abständen bis zu max. 6 Zyklen wiederholt.

Neunundvierzig Patienten hatten ein lokal begrenztes, irresektables Magenkarzinom und 96 Patienten Fernmetastasen (hämatogen, lymphogen, Peritonealkarzinose). Die wichtigsten Patientencharakteristika sind in Tabelle 2 zusammengefaßt.

Ergebnisse

Mit EAP wurde eine Gesamtremissionsrate (CR + PR) von 57% (83/145) einschließlich 22 (15%) klinisch kompletter Remissionen (CR) induziert (Tabelle 3). Bei lokal fortgeschrittenen Tumoren betrug die Gesamtremissionsrate 73% (36/49) und die komplette Remissionsrate 29% (14/49). Bei Patienten mit Fernmetastasen wurden 49% (47/96) CR + PR und 8% (8/96) CR erzielt. Der Unterschied in der Gesamt- und kompletten Remissionsrate zwischen lokal fortgeschrittenen und metastasierten Magenkarzinomen war hoch signifikant (Chi-Quadrat-Test: CR + PR p < 0,005; CR p < 0,001).

Tabelle 4 faßt die Remissionsraten bei Patienten mit Fernmetastasen, bezogen auf verschiedene Untergruppen, zusammen. In M1-Stadien scheinen der Allgemeinzustand, der histologische Subtyp, die Peritonealkarzinose und auch die LDH das Tumoransprechen zu beeinflussen. Besonders ungünstig wirkte sich das Vorhandensein einer Peritonealkarzinose aus. Ein weiteres wichtiges Ergebnis dieser Analyse war, daß die palliative Resektion des Primärtumors vor der Chemotherapie die Behandlungsergebnisse nicht verbesserte.

Die mediane Überlebenszeit für alle Patienten war 10 Monate (0,5–59+); für Patienten mit lokal begrenzten Tumoren 17 (0,5–54+) und in metastasierten Stadien 8,5 (1–59+) Monate (Abb. 1). Patienten ohne ein objektives Tumoransprechen wiesen eine mediane Überlebenszeit von 5 (5–20) Monaten auf.

Tabelle 3. Tumoransprechen mit EAP (n = 145)

	Pat. (n)	CR (%)	CR/PR (%)
Alle	145	15	57
LAD*	49	29	73
M1-Stadium	96	8	49

* Lokal fortgeschrittenes Stadium

Tabelle 4. Tumoransprechen mit EAP in metastasierten Stadien – Subgruppenanalyse

	% Patienten (n = 96)	
	CR	CR/PR
Männer	9	54
Frauen	7	38
Alter (Jahre)		
< 50	10	44
50–65	7	54
Allgemeinzustand (WHO)		
0/1	20	85
2	4	42
Histologie (n. Laurén)		
Diffuser Typ	6	36
Intestinaler Typ	9	55
Mit Peritonealkarzinose	3	25
Ohne Peritonealkarzinose	12	63

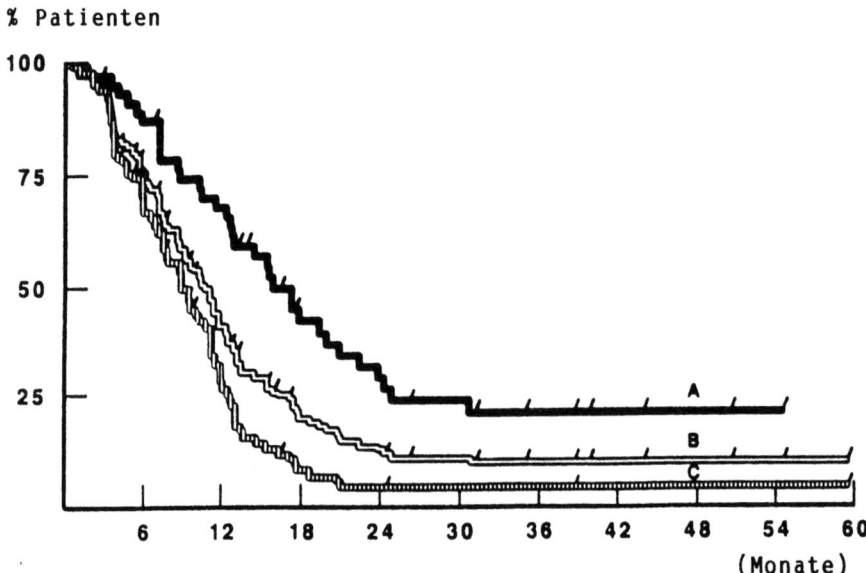

% Patienten

Abb. 1. Überlebenszeiten-EAP: A = Lokal fortgeschrittenes Magenkarzinom (n = 49), B = Alle Patienten (n = 145), C = Metastasiertes Magenkarzinom (n = 96)

Die mediane Überlebenszeit bei CR/PR in lokal begrenzten Stadien war 19 (6,5–54+) Monate und in metastasierten Stadien 11,5 (3–59+) Monate. Tabelle 5 zeigt die Überlebenszeiten von Patientenuntergruppen mit Fernmetastasen.

Tabelle 5. Überlebenszeiten mit EAP beim fortgeschrittenem Magenkarzinom – Subgruppenanalyse

Subgruppe	mediane Überlebenszeit (Monate)	
	Alle Patienten	CR/PR
Alle Patienten (n = 145)		
Männer	11	13
Frauen	8	12,5
Alter (Jahre)		
< 50	9	12,5
50–65	11	15
Allgemeinzustand (WHO)		
0/1	12	15
2	8,5	12,5
Histologie (n. Laurén)		
Diffuser Typ	10,5	19
Intestinaler Typ	11	12,5
M1-Stadien (n = 96)		
Mit Peritonealkarzinose	5,5	12,3
Ohne Peritonealkarzinose	10,5	11,5

Tabelle 6. Maximale Nebenwirkungen pro Patient während der Behandlung mit EAP (n = 145)

Nebenwirkung	Patienten (%) (WHO-Grad)			
	1	2	3	4
Leukozytopenie	5	30	45	19
Thrombozytopenie	36	39	21	7
Übelkeit/Erbrechen	21	51	15	0
Mukositis/Stomatitis	8	8	6	0
Nephrotoxizität	7	3	0	0
Neurotoxizität	8	1	0	0
Alopezie	0	9	91	0
Infektion	3	7	6	6

Die Hauptnebenwirkungen von EAP waren Myelosuppression und Übelkeit/Erbrechen (Tabelle 6). So wurden Leukopenien vom WHO-Grad 3 und 4 bei 64% der Patienten beobachtet und führten bei 12% zu schweren bzw. lebensbedrohlichen Infektionen. Drei Patienten verstarben an therapiebedingten Nebenwirkungen. Thrombozytopenien vom WHO-Grad 3 und 4 hatten 28% der Patienten.

Subjektiv belastend waren zum Teil länger anhaltende Übelkeit und Erbrechen vom WHO-Grad 2/3 bei 67% der Patienten.

Diskussion

Bis auf wenige Ausnahmen ist die Chemotherapie fortgeschrittener, solider Tumoren eine Palliativmaßnahme. Dies gilt auch weiterhin für das Magenkarzinom.

In einer solchen Behandlungssituation ist es unbedingt erforderlich, neue Chemotherapieprogramme hinsichtlich ihres Benefits für den Patienten zu analysieren. Dies bedeutet, daß die Wirksamkeit der Chemotherapie nicht nur als eine Funktion des Tumoransprechens angesehen werden darf, sondern vor allem vor dem Hintergrund einer die Lebensqualität nicht einschränkenden Behandlung beurteilt werden muß. Die Metaanalyse summierter Studiendaten trägt hierbei oft zu einer besseren Beurteilung neuer Therapiekonzepte bei als die getrennte Auswertung einzelner Studien.

Unter diesem Aspekt wurden die kumulativen Behandlungsdaten von 145 Patienten mit fortgeschrittenem Magenkarzinom, die seit 1983 von unserer Studiengruppe in EAP-Studien behandelt worden waren, ausgewertet und den EAP-Ergebnissen anderer Studiengruppen sowie anderer Chemotherapiekombinationen gegenübergestellt.

Die Gesamtremissionsrate von 57% einschließlich 15% klinisch kompletter Remissionen weisen daraufhin, daß das EAP zu den beim Magenkarzinom wirksamen Regimen zählt. Auch die mediane Überlebenszeit von 10 Monaten ist für Patienten mit fortgeschrittenem Magenkarzinom ein gutes Ergebnis. Bis auf eine Studie [1] wurden vergleichbare EAP-Behandlungsergebnisse beim Magenkarzinom auch von anderen Autoren publiziert (Tabelle 7) [2, 3, 5, 9]. Ob diese Unterschiede in den Ansprechraten bzw. medianen Überlebenszeiten auf die Patientenselektion oder andere Faktoren zurückzuführen ist, läßt sich derzeit nicht beantworten. Allerdings wurden in allen Studien eine zum Teil erhebliche Myelosuppression sowie Nausea und Erbrechen beobachtet. Besonders die gastrointestinalen Nebenwirkungen erwiesen sich für viele Patienten als belastend. Da ähnliche Ergebnisse auch mit weniger nebenwirkungsreichen Zytostatikakombinationen erreicht wurden [4, 11, 13], muß die Frage gestellt werden, ob eine solch intensive Therapie beim Magenkarzinom gerechtfertigt ist und wenn ja, welche Patientensubgruppen davon profitieren könnten.

Die Analyse der Behandlungsergebnisse bei o.g. 145 Patienten zeigt, daß die Wirksamkeit der Chemotherapie stadienabhängig ist. So wurden bei Patienten mit fortgeschrittenen, aber lokal begrenzten Magenkarzinomen signifikant

Tabelle 7. Publizierte EAP-Behandlungsergebnisse (> 14 Patienten pro Studie)

Autor (Referenz)	Pat. (n)	CR (%)	CR/PR (%)	mR*	mS**
				(Monate)	
Wilke [12]	145	15	57	7	10
Kim [3]	20	0	60	7+	na***
Katz [2]	25	12	72	5+	7+
Tagushi [9]	29	0	45	2+	na***
Flechtner [1]	45	0	18	8	9
Lerner [5]	28	11	43	4	6

* mediane Remissionsdauer; ** mS mediane Überlebenszeit; *** nicht angegeben

höhere Remissionsraten und signifikant längere Überlebenszeiten erzielt. Zusätzlich konnte gezeigt werden, daß nach Induktion einer objektiven Remission ca. 50% der Patienten mit lokal begrenzten Tumoren einer sekundären kurativen Resektion zugeführt werden konnten. Mit diesem kombinierten Therapieansatz, der in metastasierten Stadien überlicherweise nicht durchführbar ist, scheint ein Langzeitüberleben für ca. 20–30% der Patienten möglich. Das heißt aber auch, daß eine intensive, gegebenenfalls auch nebenwirkungsreiche Therapie in lokal begrenzten Stadien bei kurativer Behandlungsintention gerechtfertigt ist.

Anders stellt sich die Situation für Patienten mit Fernmetastasen dar. Zwar wurden auch hier mit dem EAP-Protokoll hohe Remissionsraten erreicht, jedoch führten diese nicht zu einer deutlichen Verlängerung der medianen Überlebenszeit im Vergleich mit anderen wirksamen Kombinationen. So betrug die mediane Überlebenszeit in metastasierten Stadien nur 8,5 Monate und ein Langzeitüberleben war nur im Ausnahmefall zu erreichen. In metastasierten Stadien sind auch intensive Chemotherapien wie das EAP-Protokoll somit nur eine Palliativmaßnahme und sollten außerhalb von Studien nicht eingesetzt werden. Ob in der Zukunft Patientensubpopulationen mit Fernmetastasen durch die Definition von Prognosefaktoren selektioniert werden können, die von einer intensiven Chemotherapie profitieren, kann derzeit nicht beantwortet werden. Außerhalb von Studien sollten in metastasierten Stadien deshalb möglichst ambulant verabreichbare und gut tolerable Behandlungsregime eingesetzt werden.

Die bisherigen Erfahrungen, die mit dem EAP-Protokoll gemacht wurden, zeigen, daß es ein beim Magenkarzinom sehr wirksames Regime ist, das aber aufgrund der bisherigen Ergebnisse nur in kurativen Therapiekonzepten eingesetzt werden sollte. Für die Behandlung metastasierter Stadien ist EAP wegen der zum Teil erheblichen Nebenwirkungen nicht sinnvoll.

Literatur

1. Flechtner H, Raeth U, Selbach J, Harjung H, Manegold C, Kabelitz K, Trux FA, Edler L, Queißer W (1988) Etoposide, adriamycin, cisplatinum (EAP) combination chemotherapy for advanced gastric cancer. Cancer Chemother Pharmacol 23 (Suppl):C106 (abstr 422)
2. Katz A, Gansl R, Simon S, Gama-Rodrigues JJ, Waitzberg D, Bresciani C, Pinotti HV (1989) Phase II trial of VP-16 (V), adriamycin (A) and cisplatinum (C) in patients (pts) with advanced gastric cancer (AGC). Proc Amer Soc Clin Oncol 8:98 (abstr 378)
3. Kim SY, Song MH, Park CS, Lee HY, Kim YK, Lee BH, An BJ (1989) Etoposide, adriamycin, and cisplatin (EAP) combination chemotherapy for advanced gastric cancer. Blut 59:257 (abstr 15)
4. Klein HO, Wickramanayake PD, Farrkh GR (1986) 5-fluorouracil (5-FU), adriamycin (ADM), and methorexate (MTX) – a combination protocol (FAMTX) for treatment of metastasized stomach cancer. Proc Amer Soc Clin Oncol 5:86 (abstr)
5. Lerner A, Steele GD, Mayer RJ (1990) Etoposide, doxorubicin, cisplatin (EAP) chemotherapy for advanced gastric cancer: results of a phase II trial. Proc Amer Soc Clin Oncol 9:103 (abstr 396)
6. Miller AB, Hoogstraten B, Staquet M (1981) Reporting results of cancer treatment. Cancer 47:207–214
7. Preusser P, Achterrath W, Wilke H, Lenaz L, Fink U, Heinicke A, Meyer J, Bünte H (1988) Chemotherapy of gastric cancer. Cancer Treat Rev 15:257–277
8. Preusser P, Wilke H, Achterrath W, Fink U, Heinicke A, Meyer J, Meyer H-J, Bünte H (1989) Phase II study with the combination etoposide, doxorubicin, and cisplatin in advanced measurable gastric cancer. J Clin Oncol 7:1310–1317
9. Taguchi T (1989) Combination chemotherapy with etoposide (E), adriamycin (A), and cisplatin (P) (EAP) for advanced gastric cancer. Proc Amer Soc Clin Oncol 8:108 (abstr 420)
10. Wilke H, Preusser P, Fink U, Gunzer U, Meyer H-J, Meyer J, Siewert JR, Achterrath W, Lenaz L, Knipp H, Schmoll H-J (1989) Preoperative chemotherapy in locally advanced and nonresectable gastric cancer. A phase II study with etoposide, doxorubicin, and cisplatin. J Clin Oncol 7:1318–1326
11. Wilke H, Preusser P, Fink U, Achterrath W, Lenaz L, Stahl M, Schöber C, Link H, Meyer H-J, Schmoll H-J (1990) High dose folinic acid/etoposide/5-fluorouracil in advanced gastric cancer – a phase-II-study in elderly patients and patients with cardiac risk. Invest New Drugs 8:65–70
12. Wilke H, Preusser P, Fink U, Achterrath W, Meyer H-J, Stahl M, Meyer J, Siewert JR, Geerlings H, Köhne-Wömpner CH, Harstrick H, Schmoll H-J (1990) New developments in gastric cancer. Sem Oncol 17/1:61–70
13. Wils J, Klein HO, Bleiberg H, Buyse M, Wagener DJTh, Conroy T, Diaz-Rubio E, Fickers M, Korsten F, Leyvraz S, Reis H, Duez N (1990) FAMTX (5-FU, adriamycin (A) and methotrexate (MTX): a step ahead in the treatment of advanced gastric cancer. Proc Amer Soc Clin Oncol 9:102 (abstr 392)

Prognosefaktoren bei der Chemotherapie des Magenkarzinoms

H. Wilke, P. Preusser, U. Fink, H.-J. Meyer,
C.-H. Köhne-Wömpner, M. Stahl, A. Harstrick, H. Geerlings,
H. Knipp, J. Meyer, J. R. Siewert, W. Achterrath und H.-J. Schmoll

Die Ergebnisse, die mit neuen Behandlungsprotokollen, wie 5-Fluorouracil, Adriamycin, Methotrexat (FAMTX), Etoposid, Adriamycin, Cisplatin (EAP) und Etoposid, Leucovorin, 5-Fluorouracil (ELF) erzielt wurden, weisen daraufhin, daß das Magenkarzinom ein Chemotherapie-sensibler Tumor ist [6]. Allerdings ist eine weitere Verbesserung des Zytostatikatherapie sowie eine Weiterentwicklung multimodaler Therapiestrategien unbedingt erforderlich.

Darüberhinaus wäre es wünschenswert, mit einem akzeptablen Grad an Sicherheit voraussagen zu können, welche Patienten bei chemotherapeutischer Behandlung eine günstige oder ungünstige Prognose haben. Dies gilt insbesondere im Hinblick auf eine zunehmende Intensität neuer Behandlungskonzepte beim Magenkarzinom, die zu einer erhöhten therapiebedingten Komplikationsrate führen können. Hier kann die Definition von prognostisch relevanten Faktoren u. a. dazu beitragen, die Chemotherapie patientenorientierter einzusetzen.

In der Literatur gibt es nur wenige Arbeiten, die sich mit Prognosefaktoren von Patienten mit Magenkarzinomen unter Chemotherapie beschäftigen. Lavin und Mitarbeiter fanden bei 322 Patienten eine Reihe von prognostisch relevanten Einzelfaktoren, die sich letztendlich weitestgehend einem schlechten prätherapeutischen Allgemeinzustand und/oder weit fortgeschrittenen Tumorstadien unterordnen lassen [4]. Ein Problem dieser Analyse ist, daß die Remissionsrate bei 137 Patienten mit meßbaren Tumorparametern im Mittel nur 20% (0–47%) betrug und insgesamt 8 verschiedene Chemotherapieprotokolle verwendet wurden. Bei dieser niedrigen Remissionsrate und der kleinen Fallzahl an Patienten pro Studie war die Zahl pro Untergruppe zu gering, um Prognosefaktoren für das Ansprechen und die Überlebenszeit bei einer Chemotherapie exakter herauszuarbeiten.

Aus diesen Gründen haben wir prätherapeutische Einzelparameter aller Patienten, die seit 1984 in unserer kooperativen Magenkarzinom-Studiengruppe in verschiedenen Studien (EAP, ELF) behandelt wurden, hinsichtlich ihrer prognostischen Relevanz analysiert [6].

Methoden und Patienten

196 Patienten sind in diesem Zeitraum behandelt worden und bezüglich des Tumoransprechens und ihrer Überlebenszeit für diese Analyse auswertbar. Da die Einschlußkriterien (bis auf das Alter), Staging und Kontrolluntersuchungen, Beurteilung der Remissionen, Nebenwirkungen, Remissionsdauer und Überlebenszeit in allen Studien weitgehend identisch war, ist es erlaubt, diese Behandlungsergebnisse zusammenzufassen und für diese Analyse zu verwenden. Alle Patienten hatten meßbare $+/-$ evaluierbare Tumorparameter. Die Beurteilung des Tumoransprechens erfolgte nach WHO Kriterien. Die Überlebenszeit wurde von Beginn der Therapie an gerechnet.

Statistische Methoden

Neben einer deskriptiven Auswertung der Daten wurden Unterschiede in der Remissionsrate unter Berücksichtigung angenommener Risikofaktoren analysiert und mit dem Chi-Quadrat-Test auf Signifikanz überprüft, wenn notwendig, mit Yates Korrektur [1]. Das Signifikanzniveau wurde für alle Tests auf $p < 0,05$ bzw. $p < 0,01$ festgelegt.

Um den unabhängigen Einfluß möglicher Risikofaktoren auf die Remissionsrate abzuschätzen, wurde eine logistische Regression nach Cox durchgeführt [2]. Mit dem gleichen statistischen Modell wurden Kombinationen aus den in der Einzelfaktoranalyse relevanten Variablen überprüft.

Die Überlebensrate wurde nach der Methode von Kaplan-Meier berechnet [3] und die Überlebensraten verschiedener Gruppen mit dem Log-Rank Test verglichen [5]. Der Einfluß einzelner möglicher Risikofaktoren auf die Überlebenszeit wurde mittels logistischer Regression geschätzt [4]. Diese Analysen wurden für alle Patienten und getrennt für Patienten mit lokal fortgeschrittenen bzw. mit metastasierten Magenkarzinomen sowie für Patienten mit Peritonealkarzinose bzw. Patienten mit Fernmetastasen ohne Peritonealkarzinose durchgeführt.

Ergebnisse

Prognosefaktoren für das Tumoransprechen

Die Remissionsrate betrug bei insgesamt 196 Patienten 56% (110/196). Bei 28 Patienten (14%) wurde eine komplette Remission induziert.

Für die Analyse möglicher prognostisch relevanter Parameter wurden folgende Einzelfaktoren berücksichtigt: Geschlecht, Alter, Allgemeinzustand nach WHO Kriterien (0/1 vs. 2/3), Lokalisation des Primärtumors (Kardia vs. andere Lokalisationen), Histologie nach Laurén (diffuser vs. intestinaler Typ), Ausbreitungsstadium (M0 vs. M1), Lokalisation der Metastasen (Peritonealkarzinose vs. andere Lokalisationen), Resektionsstatus vor Chemotherapie-

Tabelle 1. Univariatanalyse – Prognosefaktoren für das Tumoransprechen

Prognosefaktor	Alle Pat. (p-value)	M1-Stadien (p-value)	M0-Stadien (p-value)
Geschlecht	ns	ns	ns
Alter	ns	0,02	ns
Allgemeinzustand	ns	ns	ns
Histologie	ns	ns	ns
Stadium	0,001		
Lokalisation des Primärtumors	ns	ns	ns
Resektionsstatus	ns	ns	ns
Lokalisation von Metastasen ohne Peritonealkarzinose		ns	
Peritonealkarzinose	0,001	0,005	
Einfluß von Nebenwirkungen	ns	ns	
Laborwerte	ns	ns	ns

beginn bei synchronen Metastasen (Primärtumor reseziert vs. Primärtumor nicht reseziert) und eine Vielzahl von Laborparametern (CEA, TPA, CA 19-9, Transaminasen, Gamma-GT, alkalische Phosphatase, LDH, Gesamt-Eiweiß).

Univariatanalyse

In der Univariatanalyse (Tabelle 1) hatte für das Gesamtkollektiv das Geschlecht, das Alter, der Allgemeinzustand nach WHO, der histologische Subtyp nach Laurén, der Resektionsstatus sowie sämtliche geprüften Laborparameter keinen Einfluß auf das Tumoransprechen. Ein hochsignifikanter Unterschied im Ansprechen wurde zwischen Patienten mit und ohne Fernmetastasen gefunden. Dieser Unterschied galt sowohl für die Induktion kompletter als auch partieller Remissionen ($p < 0,001$).

Bei Patienten ohne Fernmetastasen (lokal fortgeschrittenes Magenkarzinom) hatte keiner der untersuchten Parameter einen Einfluß auf das Tumoransprechen.

Beim Vorliegen von Fernmetastasen sprachen Patienten, die älter als 60 Jahre waren, etwas häufiger auf die Chemotherapie an als Patienten unter 60 Jahren. Die Lokalisation der Metastasen scheint in M1-Stadien der entscheidende prognostische Faktor zu sein. So war der Unterschied der Remissionsraten von Patienten mit und ohne Peritonealkarzinose hoch signifikant ($p < 0,005$).

Faßt man die Ergebnisse der Einzelfaktoranalyse zusammen, so scheinen das Tumorausbreitungsstadium sowie das Vorhandensein einer diffusen Peritonealkarzinose die prognostisch relevantesten Faktoren zu sein. Bei den anderen untersuchten Einzelparametern ließen sich zwar tendenziell Unterschiede im

Ansprechen auf eine Chemotherapie aufzeigen, jedoch waren diese Unterschiede nicht statistisch signifikant. Um die wirkliche Relevanz solcher Parameter beurteilen zu können, wurde im nächsten Schritt eine logistische Regression nach Cox durchgeführt.

Multivariatanalyse

Für das Gesamtkollektiv war die Peritonealkarzinose die einzig unabhängige Variable für das Ansprechen auf eine Chemotherapie, d. h. das Vorhandensein einer peritonealen Aussaat stellte grundsätzlich einen prognostisch besonders ungünstigen Faktor dar ($p < 0,0001$). Weitere Parameter, die in der Multivariatanalyse noch einen gewissen Einfluß zu haben scheinen (ohne statistische Signifikanz), waren
- der Allgemeinzustand (WHO 0/1 günstiger als 2/3)
- das Geschlecht (männlich günstiger als weiblich)
- der histologische Subtyp nach Laurén (intestinal günstiger als diffus)
- die LDH (< 240 U/L günstiger als > 240 U/L).

In einem weiteren Rechenschritt wurde mittels Cox'scher Regression überprüft, ob Kombinationen dieser o.g. Faktoren Patienten-Subgruppen definieren können, die Unterschiede in der Wahrscheinlichkeit einer Remissionsinduktion aufweisen.

Bei Patienten mit einem lokal fortgeschrittenen Magenkarzinom hatte keine der gewählten Faktorenkombinationen einen signifikanten Einfluß auf das Tumoransprechen. Am ehesten scheint eine über die Norm erhöhte LDH in Kombination mit einem diffusen Typ die Remissionsrate negativ zu beinflussen. Zu berücksichtigen ist allerdings, daß die relativ kleine Fallzahl von Patienten mit lokal begrenzten Tumoren eine Subgruppenanalyse schwierig gestaltet. Ob sich bei größeren Fallzahlen doch relevante Faktoren bzw. Faktorenkombinationen herauskristallisieren, muß prospektiv weiter untersucht werden.

Bei Patienten mit Fernmetastasen werden, unabhängig von den Kombinationspartnern, bei Vorhandensein einer Peritonealkarzinose gleichbleibend ungünstige Ergebnisse erzielt. Besonders negativ war hier die Kombination von Peritonealkarzinose, hoher LDH und histologisch diffusem Typ nach Laurén.

Gleichfalls prognostisch relevant scheint die Kombination von erhöhter LDH, dem histologisch diffusen Subtyp nach Laurén und einem schlechteren Allgemeinzustand (WHO 2/3) zu sein. So liegt die Wahrscheinlichkeit für eine Remissionsinduktion bei erhöhter LDH, einem schlechten Allgemeinzustand (WHO 2/3) und bei einem diffusen Typ Lauren nur bei 18%, hingegen bei normaler LDH, einem Allgemeinzustand von WHO 0/1 und einem intestinalen Typ nach Laurén bei 70%. Bei den unterschiedlichen Kombinationen hatten das Alter und das Geschlecht keinen wesentlichen Einfluß auf die Ansprechraten.

Prognostisch relevante Faktoren für die Überlebenszeit

Die mediane Überlebenszeit aller 196 Patienten betrug 10,5 Monate (95% Konfidenz Intervall 8,8–11,4). Patienten mit einer objektiven Remission hatten eine mediane Überlebenszeit von 13 Monaten, während Patienten, die auf die Chemotherapie nicht ansprachen, eine mediane Überlebenszeit von 5 Monaten aufwiesen.

Bei der Prognoseanalyse für die Überlebenszeit wurden die gleichen Einzelfaktoren herangezogen, die bei der Analyse prognostisch relevanter Faktoren für eine Remissionsinduktion herangezogen worden waren.

Univariatanalyse

In der Univariatanalyse (Tabelle 2) waren für das Gesamtkollektiv ein M0-Stadium, keine Peritonealkarzinose, ein guter Allgemeinzustand und eine normale LDH prognostisch günstige Faktoren für die Überlebenszeit.

In der Untergruppe mit lokal fortgeschrittenem Magenkarzinom scheint nur die LDH von Bedeutung zu sein.

Bei Patienten mit Fernmetastasen waren ein schlechterer Allgemeinzustand, eine diffuse Peritonealkarzinose und ein histologisch diffuser Subtyp nach Laurén prognostisch ungünstig.

Wurden beim univariaten Vergleich Patienten mit Peritonealkarzinose nicht berücksichtigt, so waren wiederum das Stadium, die LDH und der Allgemeinzustand von Bedeutung.

Tabelle 2. Univariatanalyse – Prognosefaktoren für die Überlebenszeit

Prognosefaktor	Alle Pat. (p-value)	M1-Stadien (p-value)	M0-Stadien (p-value)
Geschlecht	ns	ns	ns
Alter	ns	ns	ns
Allgemeinzustand	0,0009	0,0028	ns
Histologie	ns	0,017	ns
Stadium	0,0001		
Resektionsstatus	ns	ns	ns
Lokalisation des Primärtumors	ns	ns	ns
Peritonealkarzinose	0,0001	0,0037	
Lokalisation der Metastasen ohne Peritonealkarzinose		ns	
LDH	0,039	ns	ns
Laborwerte ohne LDH	ns	ns	ns
Einfluß von Nebenwirkungen	ns	ns	ns

Tabelle 3. Multivariatanalyse – Prognosefaktoren für die Überlebenszeit

Prognosefaktor	Alle Pat. (p-value)	M1-Stadien (p-value)	M0-Stadien (p-value)
Stadium	0,0001		
Geschlecht	0,022	ns	ns
Allgemeinzustand	0,05	0,019	ns
Histologie	ns	0,005	ns

Bei Patienten mit Peritonealkarzinose verschlechterten ein Allgemeinzustand 2/3 nach WHO, ein histologisch diffuser Subtyp und ein weibliches Geschlecht die Prognose.

Multivariatanalyse

In der Multivariatanalyse waren ein lokoregional begrenztes Stadium, ein männliches Geschlecht und ein guter Allgemeinzustand signifikant günstige Prognosefaktoren für die Überlebenszeit, wobei dem Stadium die größte Bedeutung zukommt (Tabelle 3). Andere Faktoren, die ebenfalls für die Prognose relevant zu sein scheinen, sind Histologie, Alter, Vorhandensein einer Peritonealkarzinose und LDH.

Bei Patienten mit nur lokal begrenztem Magenkarzinom beeinflußte am ehesten das Geschlecht (männlich besser als weiblich) die Überlebenszeit ($p < 0,07$).

Der histologische Subtyp (intestinal besser als diffus) ($p < 0,05$) und der Allgemeinzustand (0/1 besser als 2/3) ($p < 0,02$) waren unabhängige prognostische Variable bei Patienten mit Fernmetastasen.

Lag eine Peritonealkarzinose vor, so waren der histologische Subtyp (intestinal besser als diffus) ($p < 0,01$), der Allgemeinzustand (0/1 besser als 2/3) ($p < 0,02$) und das Alter ($p < 0,05$) für die Überlebenszeit von Bedeutung.

Diskussion

Neben der Entwicklung neuer Chemotherapieprogramme und multimodaler Therapiekonzepte wird in der onkologischen Therapie zunehmend nach Prognosefaktoren gesucht, die es ermöglichen, Behandlungen risikoadaptierter und patientenorientierter einzusetzen.

In der vorliegenden Analyse konnten einige Prognosefaktoren definiert werden, die das Ansprechen auf eine Chemotherapie und die Überlebenszeit von Patienten mit Magenkarzinom beeinflussen.

Von besonderer Relevanz ist die stadienabhängige Wirksamkeit der Chemotherapie. So wurden bei Patienten mit einem lokal fortgeschrittenen Magenkarzinom signifikant höhere Gesamt- und Vollremissionsraten und signifikant längere Überlebenszeiten erzielt als bei Patienten mit klinisch nachweisbaren Fernmetastasen. Dies rechtfertigt den Einsatz von intensiven Therapien bei lokal begrenzten Tumoren, da hier in der Kombination mit der Chirurgie ein potentiell kurativer Ansatz besteht. So wurden bei lokal fortgeschrittenen, technisch inoperablen Magenkarzinomen mit einer präoperativen Chemotherapie und nachfolgender Chirurgie ca. 20% Langzeitüberlebende beobachtet, während dies bei Patienten mit Fernmetastasen auch mit intensiven Therapien nur im Ausnahmefall zu erreichen war. Somit sollten bei den derzeitigen Möglichkeiten der Chemotherapie in M1-Stadien vorwiegend gut verträgliche und ambulant durchführbare Chemotherapieprogramme eingesetzt werden.

Bei Patienten mit Fernmetastasen kommt der diffusen Peritonealkarzinose eine besondere Rolle zu. Unabhängig von der verwendeten Chemotherapie wurden im Vergleich zu Leber-, Lymphknoten- und Lungenmetastasen bei einer Peritonealkarzinose signifikant seltener objektive Remissionen induziert. Allerdings war bei Induktion einer objektiven Remission die Prognose von Patienten mit Peritonealkarzinose ähnlich günstig wie bei anderen Tumorlokalisationen. Bei fehlenden therapeutischen Alternativen ist somit ein Therapieversuch gerechtfertigt. Die nur mäßige Wirksamkeit der systemischen Chemotherapie sollte Anlaß sein, intraperitoneale Behandlungskonzepte entweder alleine oder in Kombination mit einer systemischen Therapie intensiviert zu prüfen.

Ein weiteres wichtiges Ergebnis dieser Analyse ist, daß die palliative Resektion des Primärtumors die Behandlungsergebnisse einer nachfolgenden Chemotherapie nicht verbessert. So wurden im Vergleich zu Patienten ohne Resektion des Primärtumors weder höhere Remissionsraten noch längere Überlebenszeiten erzielt. Darüberhinaus scheinen die chemotherapiebedingten Nebenwirkungen bei Patienten nach palliativer Tumorresektion („debulking") ausgeprägter zu sein. Eine Indikation für eine palliative Tumorchirurgie sollte deshalb nur bei chemotherapierefraktären Stenosen, Perforation oder erheblicher Blutung gestellt werden.

Häufig werden ältere Patienten von einer Chemotherapie ausgeschlossen, da bei ihnen intensivere Regime oft nicht durchführbar sind bzw. zu Komplikationen führen können, die die Behandlungsergebnisse negativ beeinflussen. Werden allerdings objektiv und subjektiv gut verträgliche Kombinationen verwendet, so beeinflußt das Alter weder die Remissionsraten noch die Überlebenszeiten. Sind die für eine Chemotherapie üblichen Voraussetzungen wie ausreichender Allgemeinzustand und keine sonstigen Kontraindikationen erfüllt, gibt es keinen Grund, ältere Patienten mit einem Magenkarzinom von einem Behandlungsversuch auszuschließen.

Weitere wichtige Prognosefaktoren scheinen der Allgemeinzustand (WHO 0/1 besser als 2/3) der histologische Subtyp (intestinal besser als diffus) und die Laktatdehydrogenase (< 240 U/L besser als > 240 U/L) zu sein; ein Ergebnis, wie es auch von vielen anderen Tumoren bekannt ist.

Überraschenderweise war das Geschlecht eine unabhängige prognostische Variable für die Überlebenszeit, wobei Frauen eine besonders ungünstige Prognose aufwiesen. Eine mögliche Erklärung hierfür könnten tumorbiologische Eigenschaften (Hormonrezeptoren) sein, die derzeit noch nicht definiert sind.

Die Ergebnisse dieser Analyse zeigen, daß auch für das Magenkarzinom Prognosefaktoren definierbar sind, die dazu beitragen können, differenzierte Therapiestrategien zu entwickeln. In weiteren prospektiven Untersuchungen müssen diese vorwiegend patientenbezogenen Prognosekriterien nicht nur validiert werden, sondern auch tumorbiologische Faktoren herangezogen werden, von denen anzunehmen ist, daß sie gleichfalls für die Chemotherapie des Magenkarzinoms von wesentlicher Bedeutung sind (z. B. DNA-Gehalt, Onkogene, Resistenzmechanismen, Wachstumsfaktoren).

Literatur

1. Cox DR (1969) The analysis of binary data. In: Bartlett MS (Hrsg) Methuen's monographs on applied probability and statistics. Spottiswoode, Ballantyne & Co Ltd, London Colchester, pp 1-142
2. Cox DR (1972) Regression models in life tables. J Stat Soc B 34:187–220
3. Kaplan EL, Meier P (1958) Nonparametric estimation from incomplete observations. J Am Stat Assoc 53:457–481
4. Lavin PT, Bruckner HW, Plaxe SC (1982) Studies in prognostic factors relating to chemotherapy for advanced gastric cancer. Cancer 50:2016–2023
5. Peto R, Peto J (1972) Asymptotically efficient rank invariant procedures. J Rat Stat Soc A 135:185–206
6. Wilke H, Preusser P, Fink U, Achterrath W, Meyer H-J, Stahl M, Lenaz L, Meyer J, Siewert JR, Geerlings H, Köhne-Wömpner CH, Harstrick A, Schmoll H-J (1990) New developments in the treatment of gastric carcinoma. Sem Oncol 1 (Suppl 2):61–70

Hochdosierte Folinsäure, 5-Fluorouracil und niedrigdosiertes Adriamycin bei fortgeschrittenen Magenkarzinomen

R. Donhuijsen-Ant, H. Purea, I. Rüger, C. Schadeck-Gressel,
M. Schroeder, I. Selbach und M. Westerhausen

Das Zytostatikum 5-Fluorouracil gilt als Basismedikament in der Therapie gastrointestinaler Tumore. Die Ansprechraten liegen jedoch höchstens bei 20%, so daß zahlreiche Versuche gemacht wurden, auf biochemischer Basis eine Wirkungserhöhung zu erreichen. Experimentell und klinisch scheinen zur Zeit mit der Kombination von 5-Fluorouracil und Folinsäure die besten therapeutischen Ergebnisse erreichbar zu sein (Scheithauer). Als weitere aktive Substanz ist in vielen Kombinationsschemata Adriamycin enthalten. Wir hielten daher eine zusätzliche Gabe von niedrigdosiertem Adriamycin für sinnvoll.

Patienten und Methoden

Patienten mit histologisch nachgewiesenem inoperablen oder metastasierenden Magenkarzinom wurden in die Studie aufgenommen. Folgende Kriterien mußten erfüllt sein:
- Karnofsky-Index von mindestens 70%
- fortschreitende Erkrankung
- computertomographisch nachgewiesene Metastasierung.

Bisher wurden 14 Patienten behandelt (Tabelle 1). Die sechs vorbehandelten Patienten hatten zumeist Methotrexat/5-FU erhalten.

Therapieschema

In Anlehnung an Madajewicz und Machover erhielten die Patienten 500 mg Folinsäure/m^2 an Tag 1. Eine Stunde später wurde 5-Fluorouracil 400 mg/m^2 i.v. gegeben.
An Tag 2 folgte die Gabe von 20 mg Adriamycin i.v. (Tabelle 2).
In den ersten acht Wochen bis zur Erfolgsbeurteilung wurde eine wöchentliche Zykluswiederholung durchgeführt. Bei gutem Ansprechen wurden die Intervalle auf 10 bis 14 Tage verlängert.

Tabelle 1. Patientencharakteristik

n	14
w/m	5/9
medianes Alter	54 Jahre
zytotoxische Vorbehandlung	6

Tabelle 2. Behandlungsschema

Folinsäure	500 mg/m^2 Tag 1 i.v. 1 h später 5-FU 400 mg/m^2
ADM	20 mg/m^2 Tag 2

wöchentliche Zykluswiederholung

Tabelle 3. Behandlungsergebnisse

	CR	MR	NC	PD
Patienten	1	3	2	8
Dauer (Monate)	4	3, 3, 9	3, 10	

Behandlungsergebnisse

Von den 14 Patienten erreichte ein Patient eine Vollremission, die vier Monate dauerte. Drei Patienten sprachen im Sinne einer minor response an, die bei zwei Patienten drei Monate andauerte und bei einer Patientin neun Monate. Diese Patientin wurde im Anschluß daran mit einer platinhaltigen Kombination behandelt, die zu einer Stabilisierung der Erkrankung führte. Die Patientin lebt jetzt 17 Monate nach Beginn einer lymphogenen und hepatischen Metastasierung. Bei zwei Patienten konnte für einen gewissen Zeitraum eine Stabilisierung der Erkrankung im Sinne eines no change erreicht werden. Acht Patienten verstarben unbeeinflußbar an ihrem Tumorleiden (Tabelle 3).

Bei den sechs vorbehandelten Patienten konnten wir keine Beeinflussung des letalen Krankheitsverlaufes erreichen.

Die Toxizität war beschränkt auf eine mäßiggradige Myelosuppression und Alopezie (WHO Grad 1).

Diskussion

Unsere vorläufigen Resultate zeigen eine Ansprechrate (CR und MR) von 28 %. Im historischen Vergleich liegt diese Ansprechrate zwischen den von Machover mitgeteilten 12 bis 48 %.

Der Vorteil unserer Therapie lag darin, daß sie fast ausschließlich ambulant gegeben werden konnte. Nur bei Komplikationen mußten die Patienten stationär aufgenommen werden.

Literatur

Machover D, Goldschmidt E, Chollet P et al. (1986) Treatment of advanced colorectal and gastric adenocarcinomata with 5-fluorouracil and high-dose folinic acid. J Clin Oncol 4:685–696

Madajewicz S, Petrelli N, Rustum YM et al. (1984) Phase I–II trial of high-dose calcium leucovorin and 5-fluorouracil in advanced colorectal cancer. Cancer Res 44:4667–4669

Scheithauer W (1988) Aktueller Stand und Perspektiven der 5-Fluorouracil-Folinsäure-Kombinationstherapie. Onkologie 3:73–80

Strahlentherapie des Magen-Karzinoms

K.-H. Hübener und A. Krüll

Im Gegensatz zu den Chirurgen und Radioonkologen, die bei der Beurteilung des Behandlungserfolges von den Begriffen der Kuration oder Palliation ausgehen, beurteilt der internistische Onkologe seine therapeutischen Ergebnisse durch die Beschreibung der partiellen oder kompletten Tumorremission. Ferner werden Begriffe wie „no change oder progression" verwendet. Die Diskussion über eine multimodale Therapie bedarf zunächst der Festlegung einer einheitlichen Sprachregelung. So stellt die partielle Remission in der Regel einen palliativen Therapieansatz dar. Ein kurativer Ansatz ist nur bei einer kompletten histologisch verifizierten Remission gegeben. Aus radioonkologischer Sicht beinhaltet ein kurativer Therapieansatz die lokoregionäre Malignomvernichtung.

Gerade diese terminologische Differenzierung erscheint uns für die Behandlung des Magen-Karzinoms besonders wichtig, weil aus radioonkologischer Sicht eine kurative Zielsetzung beim Vorliegen eines Magen-Karzinoms allenfalls in der adjuvanten Situation, nicht jedoch bei makroskopischen Tumorresten vertretbar ist. Die durch eine Strahlentherapie des Magen-Karzinoms zu erwartenden Nebenwirkungen können so belastend sein, daß sie nur unter einer kurativen Zielsetzung dem Patienten zumutbar sind. Bei palliativer Intention sollte die Minimierung der Nebenwirkungen bei möglichst hoher lokaler Wirksamkeit primäres Ziel der multimodalen Behandlung sein.

Die Indikation zur adjuvanten postoperativen Strahlentherapie des kleinen Magen-Karzinoms muß mit größter Zurückhaltung gestellt werden, weil die notwendige strahlentherapeutische Radikalität unter Miterfassung des Tumorbettes und der regionären Lymphabflußwege praktisch eine komplette Bestrahlung des oberen Abdomens bedeutet. Dies ist auch unter Verwendung modernster Bestrahlungstechniken eine kaum lösbare Aufgabe. Die maximal tolerablen Dosen der kritischen Nachbarorgane liegen für die Nieren bei 20 Gy, für die Leber bei 30 Gy, für den Dünndarm bei 45 bis 50 Gy und für das Myelon bei 40 bis 45 Gy. Sie machen es technisch fast unmöglich, die zur Therapie erforderliche Dosis von 50 Gy in dem genannten Zielvolumen zu applizieren. Kompromisse durch Dosisreduktion, wie sie in vielen Therapiestudien mit Dosen von 30 Gy getroffen werden, sind nur dann erfolgversprechend, wenn zusätzlich eine wirkungsvolle Chemotherapie zur Verfügung steht oder wenn allenfalls noch einzelne Tumorzellen im Behandlungsvolumen strahlenthera-

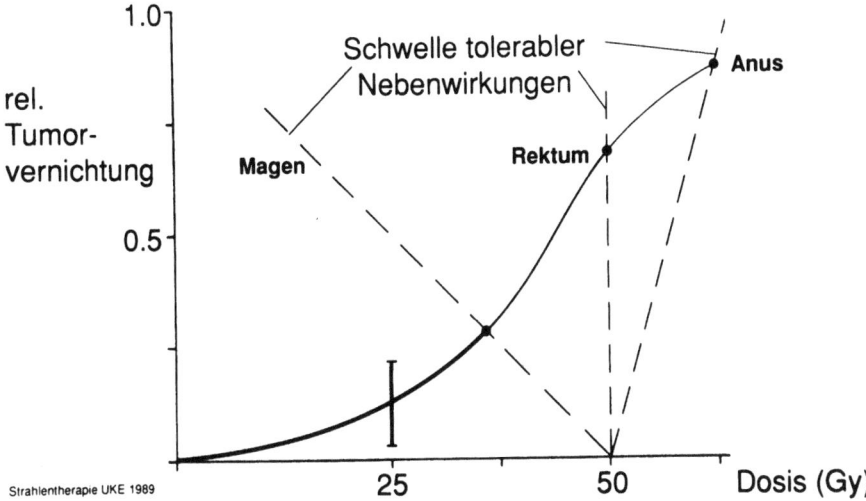

Abb. 1. Begrenzung der applizierbaren Dosis durch die Therapiemorbidität. Dadurch wird besonders beim Magenkarzinom die Dosis-Wirkungsbeziehung in dem potentiell kurativen Bereich nicht erreicht.

peutisch zu vernichten sind. Jeder makroskopische Tumor dieser Region ist allein durch strahlentherapeutische Maßnahmen in der Regel nicht beherrschbar. Die Ursache hierfür liegt vor allem in der mäßigen Strahlensensibilität des Adenokarzinoms, das bei üblicher Fraktionierung in einer Größe von 2–3 cm nur durch Dosen von 60 bis 80 Gy saniert werden kann. Bei ausgedehnteren Tumoren sind sogar noch wesentlich höhere Dosen zur Devitalisierung des Tumors erforderlich. Die Größe des Zielvolumens (Tumorbett und regionäre Lymphabflußwege) sowie die unmittelbare Nähe der kritischen Nachbarorgane machen es unmöglich, solche hohen Bestrahlungsdosen allein durch eine perkutane Radiatio zu applizieren (Abb. 1).

Ist hingegen eine Beschränkung der perkutanen Bestrahlungsdosis auf 40 bis 50 Gy möglich, weil eine effiziente Polychemotherapie, z. B. mit FAMtx zur Verfügung steht, so sollte dieser multimodale Therapieansatz in einer randomisierten Studie überprüft werden.

Ein kombiniertes Vorgehen bietet sich in der additiven Situation bei fortgeschrittenen Magen-Karzinomen der Stadien II und III bei mikroskopisch oder makroskopisch verbliebenen Tumorresten sowie auch bei inoperablen Karzinomen im Stadium IV an.

Die immer wieder propagierte zeitliche Trennung von Strahlentherapie und Chemotherapie ist nach unserer Ansicht nur bei rein palliativer Zielsetzung sinnvoll, und zwar dann, wenn die Strahlentherapie und die Chemotherapie unabhängig zu einer Tumorremission bei tolerablen Nebenwirkungsraten beitragen sollen. Wird hingegen eine Kuration angestrebt, so sollte durch eine simultane Radiochemotherapie die höchste Wirksamkeit auch unter Inkaufnahme von verstärkten Nebenwirkungen genutzt werden.

Untersuchungen von Zywitz (1989, pers. Mitteilung) an Experimental-tumoren im Tierversuch sowie unsere eigenen klinischen Erfahrungen bei der synchronen Radiochemotherapie des Rektumkarzinoms zeigen, daß es in der ersten Phase der Strahlentherapie zu einer verstärkten Durch-blutung des Tumorbettes sowie des Tumors selbst kommt. Ein in dieser Phase verabreichtes Chemotherapeutikum kann also den Tumor vermehrt perfundieren. Es ist daher bei der simultanen Radiochemotherapie mit einer verstärkten Wirksamkeit beider Modalitäten zu rechnen. Werden bei der Bestrahlungsbehandlung Dosen von über 40 Gy erreicht, so führt dies insbesondere zu einer Destruktion von Tumorgefäßen, und eine Per-fusion mit Zytostatika findet nur noch marginal statt. Eine Chemo-therapie zur Verbesserung der lokalen Tumorkontrolle erscheint deshalb *ab* einer Dosis von 50 Gy wenig sinnvoll. Nach Abschluß einer hoch-dosierten Radiotherapie ist eine erneute Chemotherapie nur im Falle eines lokalen Tumorrezidivs wieder möglich. Wir propagieren deshalb bei kura-tiv-adjuvanter oder präoperativer Behandlung eine synchrone Radiochemo-therapie oder aber das Vorschalten einer Polychemotherapie vor Bestrah-lungsbeginn.

Eine umfassende Analyse von überwiegend retrospektiven Studien bzw. von wenigen randomisierten Studien, die die Beurteilung einer Wirksamkeit der Strahlentherapie oder der Radiochemotherapie beim Magen-Karzinom zum Ziel haben, legen Queisser und Heim (1989) vor.

Studien, die die Wirksamkeit der postoperativen adjuvanten Radio-Thera-pie bzw. Radio-Chemotherapie nach R0-Resektion von Magen-Karzinomen untersuchen, werden mit sehr kleinen Fallzahlen von Cohen, Moertel und Gez vorgelegt. Cohen berichtete 1981 über die Behandlung mit einer alleinigen 5-FU Therapie sowie über ein Kombinationskonzept von 5-FU und einer nachge-schalteten Bestrahlungsbehandlung mit 30 Gy. In beiden Gruppen betrug die 5-Jahres-Überlebensrate 57%. In einer weiteren Studie, über die Cohen 1984 berichtete, wurde die Chemotherapie der Bestrahlungsbehandlung nachge-schaltet, und außerdem erfolgte eine Erhöhung der strahlentherapeutischen Dosis auf 33,6 Gy.

Moertel berichtet 1984 über 62 Patienten, die entweder nach Resektion nur der Beobachtung oder der kombinierten Radio-Chemotherapie mit 5-FU und einer Dosis von 37,5 Gy (Chemotherapie vor Radiotherapie) unterzogen wurden. Es ergaben sich keine statistisch signifikanten Unterschiede in beiden Patientengruppen. Es erreichten sogar mehr Therapieverweigerer als beobach-tete oder behandelte Patienten eine 5-Jahres-Überlebenszeit.

Gez berichtete 1984 und 1986 über ein Behandlungsschema mit 5-FU und einer Strahlentherapie von 50 Gy, wobei die Chemotherapie entweder vor oder nach der Radiatio durchgeführt wurde. Die mediane Überlebenszeit bei lediglich 24 behandelten Patienten betrug 33 Monate, und die 5-Jahres-Überlebensrate wurde mit 40% angegeben.

Diese Studien lassen bei sehr kleinen Fallzahlen sicherlich keine endgültigen Rückschlüsse auf eine Wirksamkeit oder Unwirksamkeit der adjuvanten Therapiemaßnahmen zu.

Die in Phase-II-Studien erzielten Ergebnisse durch eine Kombinationsbehandlung von 5-FU und einer Strahlentherapie mit 50–60 Gy bei lokal
fortgeschrittenen Magen-Karzinomen sind durch extrem niedrige komplette
Remissionsraten entsprechend einer Tumorvernichtung von 4% (Blokhina
1981) gekennzeichnet. Es wird jedoch eine gute Palliation (partielle Tumorremission) in 54% beobachtet. Auch Asakava berichtete lediglich über
eine 5%-ige komplette Remissionsrate bei 95 Patienten nach synchroner
Radio-Chemotherapie und über eine partielle Remissionsrate von 32%.
Die geringe 5-Jahres-Überlebensrate betrug nur 8%. Auch eine Dosiserhöhung der Strahlentherapie auf 60 Gy erbrachte keine Verbesserung der
Resultate.

Phase-II-Studien zur Behandlung des fortgeschrittenen Magen-Karzinoms,
die eine Polychemotherapie plus Radiotherapie berücksichtigen, lassen ebenfalls weder in der medianen Überlebenszeit noch im längerfristigen Überleben
eine erhöhte Wirksamkeit der Kombinationsbehandlung erkennen. Es wird
jedoch insgesamt nur über sehr kleine Fallzahlen berichtet.

Gunderson erreichte 1983 bei nur 14 Patienten zwar durch eine Kombinationstherapie von 5-FU, Adriamycin und einer hyperfraktionierten Strahlentherapie von 45 Gy eine hohe Rate der Tumorvernichtung, er mußte jedoch seine
Therapie wegen massiver Nebenwirkungen und wegen einer hohen Komplikationsrate abbrechen. Khandekar publizierte 1983 Daten von 10 Patienten, die mit
5-FU, MeCCNU, einer Strahlentherapie mit 40 Gy und einer perkutanen
Hyperthermie therapiert wurden. Trotz dieser multimodalen Behandlung ließ
sich jedoch nur eine sehr bescheidene mediane Überlebenszeit erzielen.

Die von Falkson und Moertel (1969) veröffentlichten vielversprechenden
Resultate der kombinierten Wirkung von 5-FU und einer Strahlentherapie
konnten in randomisierten vergleichenden Phase-III-Studien bei lokal fortgeschrittenen Magen-Karzinomen weder von Hazel (1981), von Klaasen (1985)
oder von Douglas (1988) auch unter Verwendung von FAM bestätigt werden.
Bei einer Palliation (Remission) von immerhin 30–60% und einer 1-Jahresüber-
lebensrate von 50–70% ergibt sich aus allen Studien bei lokal fortgeschrittenen
Karzinomen kein erkennbarer Fortschritt der Kombinationsbehandlung gegenüber dem Einsatz der alleinigen modernen Polychemotherapie oder der
alleinigen perkutanen Strahlentherapie unter Verwendung ausreichender Dosen von 50 Gy.

Die immer wieder bestätigte, gute palliative Wirkung der alleinigen Strahlentherapie sowie auch der alleinigen Chemotherapie machen es notwendig, die
Ansätze beider Modalitäten weiter zu optimieren, um ggfs. doch durch die
Kombinationsbehandlung bessere Ergebnisse zu erzielen. Ermutigend wirkt
dabei z. B. die Studie der Gastrointestinal Tumor Study Group 8274 (Schein
1982), die eine erhebliche Verbesserung des Überlebens bei unresektablen oder
resezierten Magen-Karzinomen durch eine simultane Radio- (50 Gy in Split-
course-Technik) Chemotherapie (5-FU und MeCCNU) sieht, und diese Resultate auch bei Langzeitbeobachtung signifikant bestätigt.

Die Weiterentwicklung der Strahlentherapie basiert in erster Linie auf der
Applikation einer zusätzlichen nur am Tumor lokal wirksamen Strahlendosis,

Tabelle 1. Einsatzmöglichkeit der radioonkologischen Therapiemodalitäten im Hinblick auf eine lokale oder lokoregionäre Steigerung der Wirksamkeit im Vergleich zur alleinigen perkutanen Strahlentherapie

Wirkungsbereich	Therapiemodalität
Lokale, lokoregionäre + systemische Therapie	Radiochemotherapie synchron – asynchron kurativ – palliativ
Lokale + lokoregionäre Therapie	perkutane Strahlentherapie (Neutronen?) intraop. Elektronenbestrahlung (+ perkutane RT) Hyperthermie (+ perkutane RT, + Chemoth.) Afterloading/Interstitielle RT (+ perkutane RT)
Lokale Therapie	Afterloading-Kontaktbestrahlung Interstitielle Bestrahlung (Seed-Applikation)

evtl. in Kombination mit einer Hyperthermie, da die Dosis der perkutanten Bestrahlung nicht weiter steigerbar ist.

Eine solche Boost-Behandlung läßt sich durch folgende Maßnahmen erzielen (Tabelle 1).

1. Intraoperative Elektronenbestrahlung
2. Hyperthermie
3. Afterloading-Kontaktbestrahlung (High dose Iridium 192)
4. Interstitielle Strahlentherapie mit Seeds/Spickung

Die intraoperative Elektronenbestrahlung wurde vor über 10 Jahren erstmalig von Abe in Kyoto/Japan eingesetzt. In der Zwischenzeit wird diese Boost-Behandlung als einzeitige Bestrahlung mit hoher Dosis an einer Reihe von Zentren praktiziert. Die Idee der intraoperativen Bestrahlung datiert schon in das erste Jahrzehnt dieses Jahrhunderts zurück, als man mit Röntgenstrahlung in singulären Fällen Tumoren so behandelte. Die Elektronenstrahlung mit ihrer exakt steuerbaren Eindringtiefe bietet eine ideale Voraussetzung, den Tumorbereich sowie den regionären Lymphabfluß intra operationem mit einer sehr hohen Dosis unter weitgehender Schonung der angrenzenden sensiblen Nachbarorgane zu belasten (Abb. 2).

Damit werden mit dieser Methodik unter Einschluß der anschließend zu applizierenden Perkutanbestrahlung Dosiswerte erreicht, die auch bei größeren differenzierten Karzinomen eine Tumorvernichtung möglich erscheinen lassen. Inzwischen bestehen von einer Reihe Arbeitsgruppen Erfahrungen, die erkennen lassen, daß mit dieser Behandlung eine deutliche Steigerung der 5-Jahres-Überlebensraten möglich ist. Abe berichtete in einer Sammelstudie über mehr als 200 Patienten, bei denen im Stadium II eine 5-Jahres-Überlebensrate durch alleinige Operation von 61,8 gegenüber 83,5 % beim Einsatz der intraoperativen Therapie erreicht wurde. Im Stadium III betrug die Differenz der 5-Jahres-

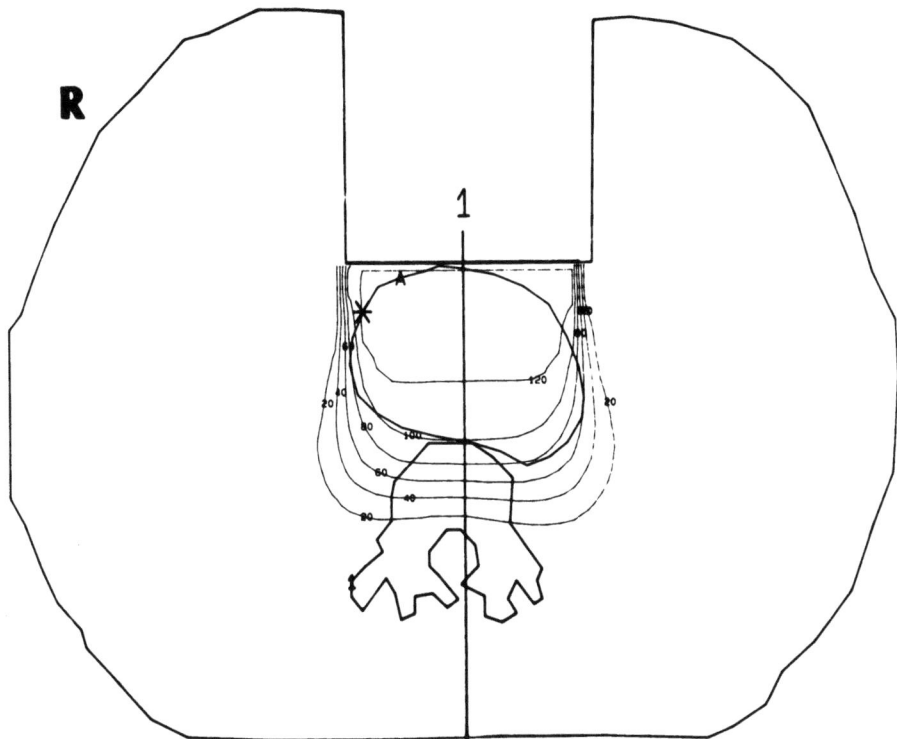

Abb. 2. Computertomographisch geplanter Dosisverlauf einer intraoperativen Bestrahlung mit 8 cm durchmessendem Styrodurtubus bei einer Elektronenenergie von 14 MeV. Die sehr gute Bündelung der Elektronenstrahlung und der steile Dosisabfall nach der Nennreichweite (MeV-Zahl:3 = Reichweite in cm) wird aus dem Isodosenverlauf ersichtlich

Überlebensraten 36,8 zu 62,3% (38/30 Patienten). Im Stadium IV ließ sich immerhin noch eine 5-Jahres-Überlebensrate von 14,7% erzielen gegenüber 0% in der allein operativ behandelten Gruppe. Abe ergänzt bei den Stadien III und IV die intraoperative Strahlentherapie immer mit einer anschließenden kombinierten Radio-Chemotherapie (50 Gy und 5-FU). Erfolgversprechendere Schemata sind heute durchaus denkbar.

Für unsere Arbeitsgruppe gilt in Analogie zum Pankreas-Karzinom, daß die sehr hohe Einzeldosis bei der intraoperativen Bestrahlung aus strahlenbiologischen Gründen weit vom Optimum der Verträglichkeit bei extrem guter Wirksamkeit entfernt ist. Da aus praktischen Gründen nur eine Hypofraktionierung mit wenigen hohen Einzeldosen möglich ist, haben wir das Konzept entwickelt, zwischen 2 und 4 Fraktionen intraoperativ zu empfehlen, wobei zur Erholung des gesunden Gewebes eine zeitliche Distanz von 6–7 Stunden notwendig ist. Die Einzeldosen können beim makroskopischen Tumor bei 12–16 Gy (2 Fraktionen) bzw. 6–8 Gy (4 Fraktionen) liegen.

Die kritische Dosis für Spätschädigungen an kleinen und großen Nerven und Gefäßen (Komplikation: unstillbare Blutung) liegen bei der Einzeitbestrahlung im Bereich von 20 Gy. Diese fraktionierte intraoperative Therapie wird dann mit der wirkungsvollsten Radio-Chemotherapie möglichst 14 Tage post operationem fortgeführt. Die anschließende perkutane Bestrahlungsbehandlung erfolgt mit niedrigen Einzeldosen und sollte als Zielvolumen die obere Bauchhöhle unter Einschluß auch der Leber bis zu einer Gesamtdosis von 30 Gy erfassen. Mit diesem Konzept scheint es möglich, die lokale Tumorvernichtung weiter zu verbessern.

Schon lange ist bekannt, daß eine adäquate Hyperthermie, d. h. eine homogene Überwärmung des Tumors und des Tumorbettes auf 42–43°C in zeitlicher Relation zur Strahlentherapie oder/und zu einer Chemotherapie eine um 20–30% effektivere Wirksamkeit möglich macht. Während die Wärmeapplikation bei peripheren Tumoren relativ unproblematisch und die Effektivität der Behandlung hinreichend bewiesen ist, gelingt es auch mit größtem Aufwand heute nur selten, durch eine aufwendige perkutane Hyperthermie eine hinreichend homogene Temperatur am Tumor im Körperinneren zu erzeugen. Der hohe Wärmetransport durch die Blutzu- und abfuhr, die Heterogenität der Vaskularisation und die damit verbundenen Temperaturschwankungen erlauben es auch bei intratumoraler Tumormessung bis heute nicht, eine befriedigende Temperaturverteilung (Isothermie) im Tumor zu erzeugen. Die Perspektiven, hier Verbesserungen zu erreichen, sind nicht besonders günstig. Der Ansatz, in Kombination mit der intraoperativen Elektronenbestrahlung auch eine intraoperative Hyperthermie anzuwenden, liegt nahe. Erste Geräte sind in den USA auf dem Markt, im Prinzip ist es jedoch vorstellbar und relativ einfach, Hyperthermiegeräte für den externen Einsatz mit Reichweiten bis 6 cm unter sterilen Kautelen intraoperativ einzusetzen. Eine solche Kombinationstherapie mit einer ein- oder zweizeitigen intraoperativen Bestrahlung wäre bei einer R2-Situation wahrscheinlich mit einer erheblichen Verbesserung der lokalen Tumorvernichtungsrate gekoppelt.

Die Afterloading-Kontaktbestrahlung z. B. mit Iridium 192 kann als Highdose-rate-Therapie eine hohe Dosis im Tumorbereich mit steilem Dosisabfall zur Peripherie ermöglichen. Dabei sind zwei Wege vorstellbar:

1. Beim nicht resezierten Cardia-Karzinom kann eine Sonde (Magensonde) in den Tumorbereich eingebracht werden und eine fraktionierte Afterloading-Therapie, ggf. auch hyperfraktioniert rasch eine Tumorrückbildung ermöglichen (Abb. 3).

2. Intraoperativ kann durch Einlegen von nach außen geleiteten Drainageschläuchen eine hochdosierte lokale Bestrahlung ebenfalls fraktioniert erfolgen. Dabei ist bei Verwendung des High-dose-Verfahrens mit Iridium 192 ein Abstand der Sonden zueinander von 2–3 cm notwendig. Nur auf diese Weise läßt sich eine homogene Dosisverteilung erreichen. Der steile Dosisabfall erfordert bei jeder potentiell kurativen Zielsetzung die Ergänzung dieser Boost-Behandlung mit einer perkutanen Strahlentherapie bzw. Radio-Chemotherapie.

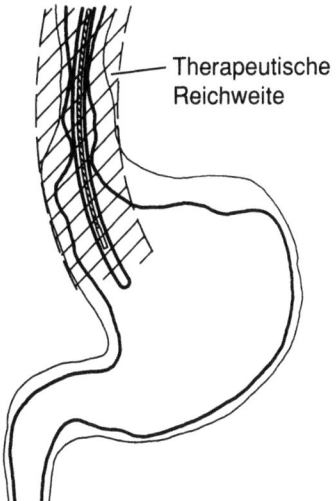

Therapeutische
Reichweite

Abb. 3. Die begrenzte Reichweite der Afterloading-Bestrahlung (Irridium 192) erlaubt einen
wirkungsvollen Einsatz besonders beim Cardia-
karzinom bzw. maligner Mageneingangs- bzw.
Ausgangsstenose

Die intraoperative Implantation von Seeds in den Tumor (interstitielle Strahlentherapie) z. B. mit Jod-125 oder Radio Gold beinhaltet folgende Probleme:
1. Probleme des Strahlenschutzes: Werden viele Strahler eingebracht, so muß
   der Patient ggf. längere Zeit strahlengeschützt stationär untergebracht
   werden, bis ein Abklingen der Radioaktivität eine Entlassung möglich
   macht.
2. Eine zwangsläufige Inhomogenität der Verteilung der kleinen Strahlerquel-
   len bringt die Gefahr der Unterdosierung insbesondere in den Randberei-
   chen und damit eine Quelle des frühzeitigen Rezidivs. Eine interstitielle
   Strahlentherapie ist deshalb nur bei kleinem lokalisiertem Resttumor
   denkbar. In der Regel muß auch diese lokale Behandlungsmaßnahme durch
   eine lokoregionäre Strahlentherapie/Radio-Chemotherapie ergänzt werden.

Weitere neuere Erkenntnisse der Strahlenbiologie in Hinblick auf eine verän-
derte Fraktionierung der perkutanen Bestrahlung, insbesondere die Anwendung der hyperfraktionierten akzelerierten Radiatio (z. B. $2 \times 1,2$–$1,8$ Gy/die)
bieten für das Magen-Karzinom wahrscheinlich nicht gleiche entscheidende
Vorteile wie bei anderen großen Tumoren, etwa im Bereich des Gesichtsschä-
dels und Halses, da Dünndarm, Leber und Nieren wahrscheinlich relativ wenig
von dieser Fraktionierungsmodifikation profitieren. Fundierte Untersuchungen auf diesem Gebiet stehen jedoch aus.

Zusammenfassung

Die perkutane Strahlentherapie allein ist beim Magen-Karzinom durch mäßige
Strahlensensibilität, großes Bestrahlungsvolumen und besonders strahlensensi-
ble Nachbarorgane (Nieren, Leber, Dünndarm, Myelon) limitiert. Bereits in der

R1-Situation (mikroskopischer Tumorrest) reicht die maximal applizierbare Dosis von 50 Gy wahrscheinlich nicht aus, um mehr als eine Palliation zu erreichen. Auch die Hyperfraktionierung (mehrere Bestrahlungen pro Tag mit reduzierter Einzeldosis, jedoch höherer Gesamtdosis als 2 Gy/Tag) reicht wahrscheinlich nicht aus, um hier wesentlich bessere Ergebnisse zu erzielen. Die synchrone, evtl. auch vorgeschaltete wirkungsvollste Polychemotherapie ist willkommen, den strahlentherapeutischen Effekt zu verstärken. Eine nachgeschaltete Chemotherapie erscheint wegen der Gefäßdestruktion im Tumor und im Tumorbett wenig sinnvoll. Besondere Hoffnungen gründen sich auf den Einsatz invasiver Verfahren, die es erlauben, bei inoperabler Situation, jedoch möglicherweise auch nach Resektion in der adjuvanten Situation einen erheblich verbesserten Beitrag zur lokoregionären Tumorvernichtung zu leisten. Dazu zählt in erster Linie die intraoperative Elektronenbestrahlung (evtl. fraktioniert), die parallel dazu einsetzbare Hyperthermie, die Afterloading-Therapie via Sonden und sehr eingeschränkt die interstitielle Strahlentherapie durch direkte Implantation von radioaktiven Seeds in den Tumor selbst.

Durch den effizienten Einsatz der erwähnten therapeutischen Modalitäten bei gleichzeitiger enger interdisziplinärer Kooperation aller Onkologen sind therapeutische Fortschritte bei der Behandlung des Magen-Karzinoms durchaus vorstellbar.

Literatur

1. Abe M, Takahashi M (1981) Intraoperative radiotherapy: the Japanese experience. Int J Radiat Oncol Biol Phys 5:863–868
2. Abe M (1988) Intraoperative Therapy of Pancreatic Cancer. Symposium „Intraoperative Strahlentherapie" Innsbruck, 12.–15. 9. 1988
3. Asakawa H, Otawa H, Yamada S, Matsumoto K (1982) Combination therapy of gastric carcinoma with radiation and chemotherapy. Tohoku J Exp Med 137:445–452
4. Asakawa H, Koyama K, Otake S, Otawa H (1985) Evaluation of combined radiotherapy of gastric carcinoma (transl). Gan No Rinsho 31:527–530
5. Blokhina NG, Sorokina GA (1981) Conservative treatment of primary and recurrent malignant tumors of the stomach (transl). Vesth Akad Med Nauk SSSR 11:86–90
6. Cohen Y, Zidan J (1981) Adjuvant therapy of stomach cancer by chemotherapy or radiotherapy. Proc Am Ass Cancer Res 22:459
7. Cohen Y, Zidan J, Robinson E (1985) Adjuvant radiochemotherapy or chemotherapy only in the treatment of gastric carcinoma; long term follow up. Proc 3rd Eur Conf Clin Oncol, p 104
8. Douglass HO Jr, Stablein DM, Stemmerman G, Herskovic A, S for the GITSG Arbuck (1988) Therapy of locally advanced, surgically incurable gastric cancer with post-operative chemotherapy of 5-fluorouracil (F), adriamycin (A) and methyl-CCNU (Me) with or without external beam radiation therapy (RT). Proc Am Soc Clin Oncol 7:96
9. Falkson G, Falkson HC (1969) Fluorouracil and radiotherapy in gastrointestinal cancer. Lancet II:1252–1253

10. Gez E, Sulkes A, Yablonsky-Peretz T, Weshler Z (1984) Combined 5-fluorouracil (5FU) and radiation therapy (XRT) following resection of locally advanced gastric carcinoma. Proc 3rd Ann Meeting Eur Soc Therapeutic Radiol Oncol, p 298

11. Gez E, Sulkes A, Yablonsky-Peretz T, Weshler Z (1986) Combined 5-fluorouracil (5FU) and radiation therapy following resection of locally advanced gastric carcinoma. J Surg Oncol 31:139–142

12. Gunderson LL, Hoskins RB, Cohen AC, Kaufmann S, Wood WC, Carey RW (1983) Combined modality treatment of gastric cancer. Int J Radiat Oncol Biol Phys 9:965–975

13. Gunderson L, O'Connell M, Moertel C, Kvols L (1983) Sequential chemotherapy and hyperfractioned radiation therapy for locally unresectable gastric cancer: results of a pilot study. Proc Am Soc Clin Oncol 2:C–504

14. Hazel JJ, Thirlwell MP, Huggins M, Maksymiuk A, MacFarlane JK (1981) Multidrug chemotherapy with and without radiation for carcinoma of the stomach and pancreas: a prospective randomized trial. J Can Ass Radiol 32:164–165

15. Holbrook MA (1974) Radiation therapy. Current concepts in cancer, Chapter 44 – Gastric cancer: Treatment principles. JAMA 228:1289–1290

16. Khandekar JD, Scanlon EF, Garces RM, Prasad G, Lawrence GA (1983) A phase II study with radiofrequency hyperthermia (HT), radiation (RT), and chemotherapy (CT) with 5-FU and methyl CCNU (MECCNU) in carcinomas of the pancreas and stomach. Proc Am Ass Cancer Res 23:615

17. Klaasen DJ, MacIntyre JM, Caton GE, Engstrom PF, Moertel CG (1985) Treatment of locally unresectable cancer of the stomach and pancreas: a randomized comparison of 5-fluorouracil alone with radiation plus concurrent and maintenance 5-fluorouracil. An Eastern Cooperative Oncology Group study. J Clin Oncol 3:373–378

18. Matsumot K, Asakawa H, Otawa H, Yamada S (1982) Radiotherapy combined with tegafur for inoperable advanced gastric cancer (transl). Gan To Kagaku Ryoho 9:301–305

19. Moertel CG, Childs DS Jr, Reitemeier RJ, Colby MY Jr, Holbrook MA (1969) Combined 5-fluorouracil and supervoltage radiation therapy of locally unresectable gastrointestinal cancer. Lancet 2:865–867

20. Moertel CG, Childs DS, O'Fallon JR, Holbrook MA, Schutt AJ, Reitemeier RJ (1984) Combined 5-fluorouracil and radiation therapy as a surgical adjuvant for poor prognosis gastric carcinoma. J Clin Oncol 2:1249–1254

21. Queisser W, Heim ME (1989) Combined modality of radiation and chemotherapy for the treatment of gastric carcinoma. Onkologie 12:156–160

22. Schein PS, Stablein DM, Nowav JW et al. (1982) A comparison of combination chemotherapy and combined modality therapy for locally advanced gastric carcinoma. Cancer 49:1771–1777

23. Schein PS, Smith FP, Dritschillo A, Stablein DM, Ahlgren AD (1983) Phase I–II trial of combined modality FAM (5-fluorouracil, adriamycin and mitomycin C) plus split course radiation (FAM – RT – FAM) for locally advanced gastric (LAG) and pancreatic (LAP) cancer: a mid-atlantic oncology program study. Proc Am Soc Clin Oncol 2:C-491

24. Zywietz R (1989) Persönl Mitteilung

Etablierung und Charakterisierung eines Panels humaner Magenkarzinomxenografte

H. Wilke, A. Harstrick, H. J. Meyer, W. Behre, J. Brömsen,
J. Jähne, Ch. Wittekind, D. Reile und H.-J. Schmoll

Einleitung

Das Magenkarzinom zeigt zwar eine gewisse Sensibilität gegenüber verschiedenen Zytostatika, dennoch sind die Gesamtergebnisse der systemischen Therapie bislang unbefriedigend. Als wirksame Substanzen gelten Cisplatin, Doxorubicin, Epirubicin, 5-FU, Mitomycin und mit gewissen Einschränkungen Methotrexat, Etoposid und Nitrosoharnstoffe [1, 2]. Die wirksamsten Kombinationstherapien erreichen Remissionsraten von ca. 35–50%. Um diese Ergebnisse verbessern zu können, ist eine möglichst detaillierte präklinische Erprobung neuer Therapiekonzepte nötig.

Auf immuninkompetente Nacktmäuse heterotransplantierte humane Karzinome entsprechen in vielen Charakteristika wie Histologie, Tumormarkerproduktion, Zellkinetik und vor allem im Ansprechen auf Chemotherapie den jeweiligen Ursprungstumoren [3, 4, 5].

Ziel dieser Arbeit war es, ein möglichst breites Panel verschiedener Magenkarzinomxenografte für die präklinische Evaluation neuer Therapien zu etablieren.

Material und Methoden

Heterotransplantation

Frisches Tumorgewebe wurde unmittelbar nach Entnahme in steriles RPMI 1640 Kulturmedium überführt und unter aseptischen Bedingungen in ca. 5×5×2 mm große Fragmente geschnitten. Die Tumorfragmente wurden subkutan im Bereich der rechten Flanke auf 6–8 Wochen alte Nacktmäuse (NMRI) transplantiert. Die Mäuse wurden in wöchentlichen Abständen auf das Anwachsen der transplantierten Tumoren untersucht.

Etablierung von Xenograften

Progredient wachsende Tumoren wurden in 5-tägigen Abständen mit einer Schieblere vermessen. Das Tumorvolumen wurde nach der Formel: a×b

Tabelle 1. Dosierungen und Schedules (app LD 20)

Substanz	Applikation	Dosis	Schedule
Doxorubicin	i.v.	11,0 mg/kg	d 1
Doxorubicin	i.v.	5,5 mg/kg	d 1, 8
Doxorubicin	i.v.	3,5 mg/kg	d 1, 4, 7
Epirubicin	i.v.	12,0 mg/kg	d 1
Epirubicin	i.v.	6,0 mg/kg	d 1, 8
Epirubicin	i.v.	4,0 mg/kg	d 1, 4, 7
Cisplatin	i.p.	10,0 mg/kg	d 1
Cisplatin	i.p.	6,0 mg/kg	d 1, 8
Cisplatin	i.p.	3,0 mg/kg	d 1–5
Carboplatin	i.p.	60,0 mg/kg	d 1
Carboplatin	i.p.	30,0 mg/kg	d 1, 8
Carboplatin	i.p.	20,0 mg/kg	d 1, 4, 7

(a = größter, b = darauf senkrecht stehender Durchmesser) berechnet. Ab einem Volumen von $0,5 \, cm^2$ wurden Wachstumskurven konstruiert, aus deren Steigung die Tumorverdoppelungszeit ermittelt wurde. Tumoren wurden ab einer Größe von $2 \, cm^2$ seriell auf neue Mäuse transplantiert. Ein Xenograft wurde als etabliert angesehen, wenn er sich über mindestens 5 Passagen propagieren ließ.

Histologie

Bei jeder Passage wurde Tumormaterial teils in Formalin, teils in flüssigem Stickstoff asserviert. Die weitere Aufarbeitung als Paraffin- bzw. Gefrierschnitt erfolgte nach üblichen histologischen Techniken. Alle Präparate wurden von einem Untersucher (C. W.) begutachtet.

Chemotherapietestung

Etablierte Xenografte (> 5 Passagen) wurden hinsichtlich ihres Ansprechens auf Chemotherapie untersucht. Mäuse mit progredient wachsenden Tumoren wurden nach Tumorgröße stratifiziert in Gruppen von 8–10 Tieren eingeteilt. Die Therapie erfolgte mit äquitoxischen Dosen (Tabelle 1). Nach Therapiebeginn wurden die Tumoren in 4–5tägigen Abständen gemessen und Wachstumskurven erstellt. Die relative Volumenreduktion (rVR) im Vergleich zur unbehandelten Kontrollgruppe wurde 30 Tage nach Therapiebeginn gemäß folgender Formel berechnet:

$$rVR = 100 - (rTV : rVC) \times 100$$

(rVT und rVC = relatives mittleres Tumorvolumen der Therapie- bzw. Kontrollgruppe).

Ergebnisse

Etablierung von Xenograften

Proben von 55 konsekutiv operierten Magenkarzinomen wurden auf Nacktmäuse transplantiert. Bei 5 Tumoren (9%) kam es zu einem Wachstum über mehr als 5 Passagen, ein Xenograft (HM7) konnte wegen einer Infektion nicht weiter propagiert werden.

Drei der Xenografte (HM4, HM5, HM50) wurden vom Primärtumor und einer (HMLK15) von einer Lymphknotenmetastase etabliert. In den ersten 5 Mauspassagen zeigten alle Xenografte deutliche Schwankungen in ihrer Wachstumskinetik. In der Regel kam es mit steigender Passagenzahl zu einer Verkürzung der Tumorverdoppelungszeit. Nach der sechsten Passage war das Wachstum dann bei allen Xenograften relativ stabil. Tabelle 2 faßt die Tumorverdoppelungszeiten für die vier Xenografte zusammen. Ein Tumor (M51) wurde als primäre Zellinie in vitro etabliert und dann durch s.c. Injektion heterotransplantiert. Xenografte dieser Zellinie wurden ebenfalls in die Experimente einbezogen.

Histologie

Die vier aus Primärmaterial direkt etablierten Xenografte HM4, HM5, HMLK15 und HM50 zeigen histologisch das Bild papillärer bzw. tubulopapillärer Adenokarzinome mittleren bis niedrigen Differenzierungsgrades. Die aus der primären Magenkarzinomzellinie M51 hervorgegangenen Tumoren erscheinen histologisch als entdifferenzierte Karzinome.

Tabelle 2. Wachstumskinetik

Xenograft	Tumorverdoppelungszeit (0,5–2 cm^2)
HM4	16–18 Tage
HM5	23–25 Tage
HMLK15	14–18 Tage
HM50	15–17 Tage
HM51	10–12 Tage

Tabelle 3. Prozentuelle Volumenreduktion im Vergleich zu unbehandelten Kontrollen (30 Tage nach Therapiebeginn)

		HM4	HM5	HMLK15	HM51
Doxorubicin	d 1	77%	32%	32%	45%
Doxorubicin	d 1, 8	82%	54%	21%	32%
Doxorubicin	d 1, 4, 7	87%	29%	18%	35%
Epirubicin	d 1	55%	27%	23%	n.d.
Epirubicin	d 1, 8	68%	25%	26%	n.d.
Epirubicin	d 1, 4, 7	77%	22%	22%	n.d.
Cisplatin	d 1	10%	29%	45%	54%
Cisplatin	d 1, 8	21%	28%	29%	55%
Cisplatin	d 1–5	19%	34%	57%	78%
Carboplatin	d 1	n.d.	27%	0%	11%
Carboplatin	d 1, 8	n.d.	24%	14%	27%
Carboplatin	d 1, 4, 7	n.d.	22%	9%	12%

Ansprechen auf Chemotherapie

Die vier Xenografte HM4, HM5, HMLK15 und HM51 wurden hinsichtlich ihres Ansprechens auf Adriamycin, Epirubicin, Cisplatin und Carboplatin untersucht. Um eine Vergleichbarkeit der Ergebnisse zu gewährleisten, wurden alle Substanzen in äquitoxischer Dosierung eingesetzt. Jeder Xenograft ist durch ein spezielles Sensibilitätsspektrum charakterisiert (Tabelle 3). HM4 ist hochsensibel gegenüber den beiden Anthrazyklinen, während Cisplatin nahezu unwirksam ist. Bei den beiden Xenograften HM5 und HMLK15 zeigen beide Anthrazykline sowie Cisplatin eine gewisse Aktivität. Carboplatin ist nur gegenüber HM5 wirksam. HM51 zeigt ein deutliches Ansprechen auf Cisplatin sowie eine mittlere Sensitivität gegenüber Adriamycin, Carboplatin ist nahezu ineffektiv.

Bei beiden Anthrazyklinen war die Aktivität praktisch unabhängig vom verwendeten Schedule. Bei Cisplatin hingegen scheint eine fraktionierte Gabe an den Tagen 1 und 8 bzw. 1–5 einer nur einmaligen Applikation überlegen zu sein.

Mit Ausnahme des Xenografts HM5 war Carboplatin in seiner Effektivität Cisplatin unterlegen.

Diskussion

Obwohl der Einsatz von modernen Kombinationsprotokollen unter Einbeziehung der wirksamsten Substanzen heute reproduzierbar zu Remissionsraten von 35–50% führt, sind die Langzeitergebnisse beim fortgeschrittenen Magenkarzinom weiterhin unbefriedigend [1, 2]. Für eine rationelle Entwicklung neuer Therapiekonzepte werden Testsysteme benötigt, die in möglichst vielen Charakteristika mit der Situation in der Klinik übereinstimmen. In zahlreichen Untersuchungen konnte gezeigt werden, daß heterotransplantierte humane Karzinome viele ihrer charakteristischen Eigenschaften beibehalten [3–5]. Fiebig et al., Shorthouse und zahlreiche andere Untersucher konnten darüberhinaus belegen, daß eine sehr hohe Korrelation zwischen dem Ansprechen eines Xenograftes und dem Ansprechen des Ursprungstumors in der Klinik auf therapeutische Maßnahmen besteht [6, 7]. Durch die Transplantation von insgesamt 55 Tumorproben ist es gelungen, ein Panel von 5 kontinuierlich auf der Nacktmaus wachsenden Magenkarzinomxenograften zu etablieren. Vier der Xenografte zeigen auch nach multiplen Mauspassagen weiterhin das charakteristische histologische Bild papillärer und tubulopapillärer Adenokarzinome. Eine gewisse Ausnahme bilden hier die Tumoren, die aus einer primär in vitro etablierten Zellinie hervorgegangen sind. Neben Unterschieden im histologischen Bild wiesen die Xenografte auch eine deutliche Heterogenität in ihrer Wachstumskinetik auf. Die Tumorverdoppelungszeiten schwankten zwischen 10,5 und 25 Tagen, dem heterogenen Wachstum in der Klinik entsprechend.

Die Chemotherapiesensibilität wurde mit Hilfe der beiden etablierten Substanzen Cisplatin und Adriamycin sowie der neuen Derivate Epirubicin und Carboplatin untersucht. Es zeigten sich hierbei für jeden Xenograft charakteristische Sensibilitätsmuster. Von besonderem Interesse war die Erprobung unterschiedlicher Schedules. Gerade diese Fragestellung, die die komplexen Wechselwirkungen des Tumors und des Wirtsorganismus voraussetzt, kann mit den heute zur Verfügung stehenden in vitro Testsystemen nicht ausreichend untersucht werden. Es deutet sich dabei eine Scheduleabhängigkeit der Wirkung von Cisplatin an. Fraktionierte Gaben scheinen einer einmaligen Bolusgabe überlegen zu sein. Bei den Anthrazyklinen ließ sich keine Abhängigkeit der Wirkung vom verwendeten Schedule erkennen. Interessanterweise erwies sich das neue Platinderivat Carboplatin als deutlich weniger aktiv als Cisplatin, eine Beobachtung, die mittlerweile durch klinische Studien belegt wurde [8].

Insgesamt stellen diese fünf Xenografte, die mit ihrer Heterogenität in Histologie, Wachstumsverhalten und Ansprechen auf Chemotherapie sicher ein breites Spektrum der in der Klinik vorkommenden Magenkarzinome repräsentieren, ein geeignetes Testmodell für die rationelle Entwicklung neuer Therapiemodalitäten dar.

Literatur

1. Wilke H, Preusser P, Fink U, Achterrath W, Meyer HJ, Stahl M, Lenaz L, Meyer J, Siewert JR, Geerlings H, Köhne-Wömpner CH, Harstrick A, Schmoll HJ (1990) New developements in the treatment of gastric carcinoma. Seminars in Oncol 17:61–70

2. Preusser P, Achterrath W, Wilke H, Lenaz L, Fink U, Heinecke A, Meyer J, Bünte H (1988) Chemotherapie of gastric carcinoma. Cancer Treat Rev 15:257-277

3. Rygaard J, Povlsen CO (1969) Heterotransplantation of a malignant human tumor to a mouse mutant nude. Acta Path Microb Scan 77:758-760

4. Rofstad EK, Fodstad O, Lindmo T (1982) Growth characteristics of human melanoma xenografts. Cell Tissue Kinetics 15:545-554

5. Steel GG, Courtenay VD, Peckham MJ (1983) The response to chemotherapy of a variety of human tumor xenografts. Br J Cancer 47:1-13

6. Fiebig HH, Schuchhardt C, Henss H, Fiedler L, Löhr GW (1984) Comparison of tumor response in nude mice and in the patients. Behring Inst Research Commun 74:343-352

7. Shorthouse AJ, Peckham MJ, Smyth JF, Steel GG (1980) The therapeutic response of bronchial carcinoma xenografts: a direct patient xenograft comparison. Br J Cancer 41:142-145

8. Preusser P, Wilke H, Achterrath W, Stahl M, Casper J, Meyer HJ, Meyer J, Blum M, Schmoll HJ (1989) Phase II study of carboplatin in gastric cancer. Procc ECCO 5:567

Wirksamkeit von TNF und Gamma-Interferon allein und in Kombination bei humanen heterotransplantierten Magenkarzinomen

C. Flamme, A. Harstrick, H. Wilke, J. Casper, D. Reile,
H.-J. Meyer, H. Poliwoda und H.-J. Schmoll

Einleitung

1975 konnten Carlswell et al. Tumor-Nekrose-Faktor in Seren von Mäusen nachweisen, die mit Bacillus Calmette-Guerin (BCG) infiziert und anschließend mit Endotoxin behandelt wurden (Carlswell 1975).

Diese Endotoxinbehandlung führt zu einer Hyperplasie von Makrophagen in Leber und Niere (Carlswell 1975). Später konnte gezeigt werden, daß TNF von Makrophagen, die durch Endotoxinbehandlung aktiviert wurden, freigesetzt wird (Mathews 1978).

TNF zeigt cytotoxische Effekte bei verschiedenen Tumorzellinien in vitro (Carlswell 1975) und führt auch bei vielen murinen sowie humanen Tumoren, nur selten bei normalen Zellen (Nawroth 1986), zu einer hämorrhagischen Nekrose in vivo (Carlswell 1986; Haranka 1984).

Der genaue Wirkungsmechanismus von TNF ist bislang nicht vollständig geklärt, aber es erhöht die proliferierende Kapazität von aktivierten T-Lymphozyten und verstärkt deren Gamma-Interferonproduktion. Gamma-IFN selbst scheint durch Erhöhrung der Expression der TNF-Rezeptoren auf den Zielzellen die TNF-Wirkung zu verbessern.

Daher scheint es von Interresse, die Effekte von TNF und IFN allein und in Kombination bei verschiedenen Magentumoren zu untersuchen.

Material und Methoden

Medikamente

TNF wurde genrekombinant in der Hefezelle Pichia Pastoris hergestellt und mit Adsorptions-, Ionenaustausch- sowie Affinitätschromatographie gereinigt. Die spezifische Aktivität beträgt $0,5 \times 10^6$ U/mg. TNF wurde uns freundlicherweise von der Firma Bissendorf Bioscience GmbH zur Verfügung gestellt. Gamma-IFN wurde durch Genexpression in E. coli produziert. Die spez. Aktivität war 2×10^7 U/mg. IFN wurde uns freundlicherweise von der Firma Bioferon GmbH überlassen.

Mäuse

6–8 Wochen alte männliche Mäuse (NMRI nu/nu) wurden vom Zentralen Tierlabor der Medizinischen Hochschule Hannover bereitgestellt. Die Mäuse wurden in Plastikkäfigen unter pathogenfreien Bedingungen gehalten und erhielten autoklaviertes Futter sowie Wasser ad libidum.

Tumoren

Für die Versuche wurden die beiden kontinuierlich auf der Nacktmaus wachsenden Xenografttumoren HM5 und HM15 (Adenokarzinom) verwendet. Die Tumoren wurden in ca. 5 mm³ großen Tumorstücken subcutan heterotransplantiert.

Ungefähr 3 Wochen nach Transplantation erreichten die Tumoren eine durchschnittliche Fläche von 1 cm² und die Behandlung wurde begonnen. Tumortragende Mäuse wurden entsprechend ihrer Tumorgröße stratifiziert und in Gruppen von 7–9 Mäusen eingeteilt.

Behandlung

Tägliche i.v.-Injektionen von 3×10^6 U/kg/d TNF oder 3×10^6 U/kg/d IFN oder beides in Kombination für 14 Tage sowie eine zweiwöchige Nachuntersuchung von Tumorfläche und Nacktmausgewicht wurden vorgenommen. Die Evaluation des cytotoxischen Effektes der Medikamente erfolgte im Vergleich der Wachstumskurven der jeweiligen Behandlungs- und Kontrollgruppen.

Ergebnisse

Die Ergebnisse der Behandlung von 2 Magentumoren mit täglicher i.v.-Injektion von TNF oder IFN bzw. beiden in Kombination sind in Abb. 1 zusammengefaßt.

IFN allein hatte keinen Effekt auf die Proliferation der beiden Xenografte. Im Gegensatz dazu führt TNF allein zu einer signifikanten Wachstumsverzögerung der beiden Tumoren (HM5 $p < 0,001$, HM15 $p < 0,001$ Student's t-Test). Die Kombination TNF/IFN konnte bei HM15 sogar eine signifikante Verstärkung gegenüber der TNF-Einzeltherapie erzielen ($p < 0,05$). Demgegenüber bewirkten einzelne intratumorale Injektionen von 3×10^6 U/kg TNF eine komplette Tumorregression mit narbiger Ausheilung ohne meßbare Tumorreste.

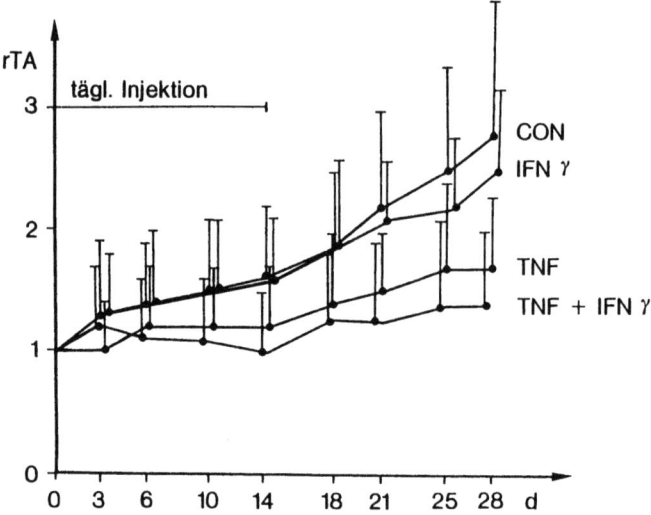

Abb. 1a. Xenograft HM5: mäßig diff. Adenokarzinom

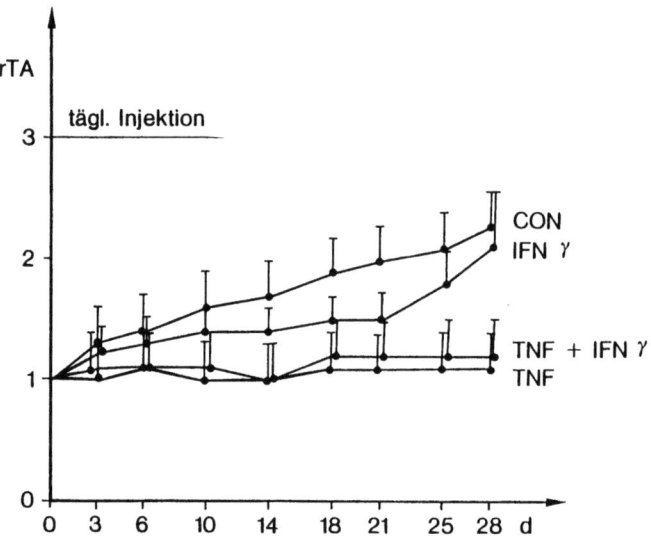

Abb. 1b. Xenograft HMLK15: mäßig diff. papilläres Adenokarzinom

Diskussion

TNF führt bei beiden Xenografttumoren zu einer statistisch signifikanten Wachstumsverlangsamung. Bei HM15 war die Kombination von TNF und Gamma-IFN sogar wirksamer als die TNF-Einzeltherapie. Allerdings ist zu berücksichtigen, daß sofort nach Absetzen der Medikamente die Tumoren wieder verstärkt zu wachsen begannen.

Die direkte intratumorale Applikation von TNF führt zu einer vollständigen hämorrhagischen Nekrose der Tumoren. Die bei dieser Applikationsform mögliche höhere TNF-Dosis im Tumorgewebe dürfte für diesen signifikanten Effekt verantwortlich sein, und es erscheint auf Grund dieser Ergebnisse sinnvoll, die Anwendungsmöglichkeiten von TNF in der regionalen Therapie (z. B. i.a.) zu prüfen.

IFN scheint, obwohl es selbst keinerlei antitumorale Wirkungen in dieser Untersuchungsreihe entwickeln konnte, die antiproliferierenden Effekte von TNF durch vermehrte Expression von TNF-Rezeptoren auf den Zielzellen zu steigern (Aggarwal 1985). Allerdings läßt sich dieser Effekt sowohl bei TNF-sensiblen als auch bei TNF-unsensiblen Zellen beobachten, wodurch seine Bedeutung für die Erklärung der in einigen Arbeiten gezeigten synergistischen Wirkungen der beiden Cytokine eingeschränkt wird.

Darüberhinaus zeigen weitere Studien synergistische Einflüsse von TNF und Gamma-Interferon auf der posttranskriptionalen Ebene in Tumorzellen (Chapekar 1988).

Weitere präklinische Studien sind notwendig, um die Interaktion zwischen beiden Substanzen auch im Hinblick auf eine mögliche klinische Anwendung genauer zu klären.

Literatur

Aggarwal B, Eessalu T, Hass P (1985) Characterization of receptors for human tumor necrosis factor and their regulation by interferon. Nature 38:365–367

Carlswell E, Lod L, Kassel K, Green S, Fiore N, Williamson B (1975) An endotoxin-induced serum-factor that causes necrosis of tumors. Proc Nat Acad Sci 9:3666–370

Chapekar MS, Glatzer RI (1988) The synergistic cytocidal effect produced by immune interferon and tumor necrosis factor in HT-29 cells is associated with inhibition of rRNA. Biochem Biophys Res Commun 151:1180–1187

Haranka K, Satoni N, Sakurai A (1984) Antitumor activity of murine tumor necrosis factor (TNF) against transplanted murine tumors and heterotransplanted tumors in nude mice. Int J Cancer 43:263–267

Mathews N (1978) Tumor necrosis factor from the rabbit. II: Production by monocytes. Br J Cancer 38:310–315

Nawroth P, Stern D (1986) Modulation of endothelial cell hemostatic properties by tumor necrosis factor. J Exp Med 163:740–745

Kolon-Rektum-Karzinom

Die chirurgische Therapie
des kolorektalen Karzinoms – Eine Übersicht

R. Raab

Einleitung

Karzinome des Kolons und Rektums zusammengenommen stehen in Deutschland an zweiter Stelle der malignombedingten Todesfälle, beim Mann nach dem Bronchialkarzinom, bei der Frau nach dem Mammakarzinom. Im Gegensatz zum Magenkarzinom ist eine wesentliche Abnahme der Inzidenz nicht zu beobachten [1], das Kolonkarzinom zeigt eher eine zunehmende Tendenz, das Rektumkarzinom nimmt nur leicht ab [2]. Unter den Kolonkarzinomen nehmen die rechtsseitig gelegenen etwas überproportional zu, dies spiegelt sich in einem leichten sog. „Rechts-Shift" wider; ca. 40–50% der kolorektalen Karzinome sind im Rektum lokalisiert, ca. 20–25% im Sigma und der Rest im übrigen Kolon. Für das Gebiet der alten Bundesrepublik Deutschland kann mit etwa 40000 Neuerkrankungen und 23000 Todesfällen an kolorektalen Karzinom pro Jahr gerechnet werden [2]. Die vollständige chirurgische Tumorentfernung ist die einzige Maßnahme, die Aussicht auf Heilung bietet. In den letzten beiden Dekaden wurden Verbesserungen des Überlebens auf chirurgischem Gebiet durch eine Steigerung des Anteils der kurativen Operationen (besonders beim Rektumkarzinom) und durch eine starke Senkung der perioperativen Letalität erreicht. Davon abgesehen konnte die Prognose nicht entscheidend verbessert werden [3]. Der wichtigste Prognosefaktor ist das Tumorstadium bei Diagnosestellung. Zur postoperativen 5-Jahres-Überlebenswahrscheinlichkeit finden sich unterschiedliche Angaben, je nachdem, ob die Daten alterskorrigiert sind, ob die Operationsletalität eingeschlossen ist etc.; legt man die Stadieneinteilung nach UICC zugrunde, die im wesentlichen der alten Dukes-Klassifikation entspricht, so kann man näherungsweise von den folgenden Zahlen ausgehen:
Kolon: Stadium I 85–95%, Stadium II 65–75%, Stadium III 35–45%,
    Stadium IV < 5%;
Rektum: Stadium I 75–85%, Stadium II 55–65%, Stadium III 30–40%,
    Stadium IV < 5%.

Die radikale Operation ist die Regel. Sie kann auch noch in der neunten, u.U. sogar in der zehnten Dekade vorgenommen werden; hohes Lebensalter allein ist keine Kontraindikation [4–6]. Die gesamte Operationsletalität liegt heute sowohl für Kolon- als auch für Rektumkarzinome allgemein unter 5% [Übersicht bei 7 u. 8]. Voraussetzungen hierfür sind eine gute Operationsvorbereitung mit orthograder Darmspülung in allen geeigneten Fällen und eine perioperative Kurzzeit-Antibiotikaprophylaxe [Übersicht bei 9]. Postoperativ sind konsequente Nachsorgeuntersuchungen erforderlich, weil frühzeitig erkannte Metastasen oder Rezidive in einigen Fällen erneut mit kurativer Intention operiert werden können [10, 11] und weil in etwa 2–3% der Fälle metachrone Zweittumoren auftreten [12].

Die Behandlung metastasierter und rezidivierter Tumoren richtet sich nach der individuellen Situation des Patienten, interdisziplinäre Therapiekonzepte werden hier zukünftig wahrscheinlich an Bedeutung gewinnen.

Analkarzinome stellen als Plattenepithelkarzinome eine eigene Entität dar, sie unterscheiden sich von kolorektalen Karzinomen (i.e. Adenokarzinomen) sowohl hinsichtlich der Therapie (multimodales Vorgehen) als auch der Prognose und bleiben daher in dieser Übersicht unberücksichtigt, ebenso wie die seltenen (≤1%) nicht-epithelialen kolorektalen Malignome (Lymphome, Leiomyosarkome, Angiosarkome etc.), deren Therapie – besonders wenn die Diagnose präoperativ bekannt ist – jeweils interdisziplinär zwischen Chirurgen, Onkologen und ggf. Strahlentherapeuten abgestimmt werden sollte.

Spezielle präoperative Diagnostik

Obligate Untersuchungen

Neben den üblichen operationsvorbereitenden Maßnahmen sind die folgenden Untersuchungen bei Kolon- und Rektumkarzinomen als obligat anzusehen:
- Tumormarker (CEA, evtl. zusätzlich Ca 19-9). Die Bestimmung der Tumormarker dient in erster Linie als Ausgangswert für die postoperative Verlaufsbeobachtung. Unmittelbare therapeutische Konsequenzen können sich ergeben, wenn im Rahmen der Nachsorge ein kontinuierlicher Anstieg beobachtet wird, ohne daß mit den bildgebenden Verfahren Metastasen oder ein Rezidiv nachgewiesen werden können. In solchen Fällen sollte eine explorative Relaparotomie (sog. "second look"-Operation) erwogen werden [13].
- Sonographie des Abdomens. Die Sonographie ist die wichtigste Maßnahme zum Ausschluß von Lebermetastasen sowie eines Ureteraufstaus (Ausscheidungsurogramm nur fakultativ).
- Röntgentuntersuchung der Lunge in zwei Ebenen. Die Rö-Thorax-Untersuchung ist zum Ausschluß pulmonaler Filiae in aller Regel ausreichend.
- Untersuchung des gesamten Kolons bis zum Coecum durch Koloskopie. Die Endoskopie ist die wichtigste Maßnahme zur Tumorlokalisation sowie zum Ausschluß synchroner Polypen (Häufigkeit ca. 25–30%!) und synchroner Zweitkarzinome (ca. 4%) [12]. Wenn eine komplette Koloskopie präoperativ z.B. wegen eines stenosierenden Tumors nicht möglich ist, wird sie postoperativ, in Zweifelsfällen auch intraoperativ nachgeholt.

- Bei der Röntgen-Doppelkontrastuntersuchung mit Barium-haltigem Kontrastmittel – als Alternative zur Endoskopie möglich – muß präoperativ eine vollständige Entleerung des Kontrastmittels sichergestellt sein (Kontrolle durch Abdomen-Übersichtsaufnahme vor der Operation).

Fakultative Untersuchungen

Die folgenden Untersuchungen stellen ergänzende diagnostische Möglichkeiten dar. Sie gehören nicht, nicht mehr (im Fall des Ausscheidungsurogramms) oder noch nicht (im Fall der Endosonographie) zu den Routinemaßnahmen:
- Endorektale Sonographie. Die Methode dient zur präoperativen Stadienbeurteilung von Rektumkarzinomen, wenn entweder in frühen Stadien (T1) eine eingeschränkt radikale Therapie oder in fortgeschrittenen Stadien (T3, T4) eine präoperative Zusatztherapie geplant ist. Mit der endorektalen Sonographie kann bei entsprechender Erfahrung die Infiltrationstiefe eines Tumors (T-Stadium) in über 90% richtig bestimmt werden [14]. Die Sensitivität und die Spezifität bei der Erfassung pararektaler Lymphknoten werden z. Zt. mit maximal jeweils ca. 80% angegeben [15]. Auch zur frühen Erfassung extraluminärer Rektumkarzinomrezidive nach anteriorer Resektion wird die Endo-Sonographie zunehmend und mit Erfolg eingesetzt [16, 17]. Eine Aussage über ihre Bedeutung für diesen Anwendungsbereich, besonders im Vergleich mit anderen Verfahren, ist aber noch nicht möglich.
- Computertomographie des Abdomens (bei Rektumkarzinomen auch des Beckens). Bei Verdacht auf Metastasierung oder Infiltration von Nachbarorganen sollte auch vor der Primärtumoroperation eine Computertomographie durchgeführt werden. Vor der Operation von Lokalrezidiven und/oder Metastasen ist eine Computertomographie obligat, sie muß bei Lebermetastasen immer auch den Ort des Primärtumors miterfassen.
- Computertomographie des Thorax. Eine CT des Thorax erfolgt bei Verdacht auf Lungenmetastasen, jedoch nur wenn das Ergebnis ggf. therapeutische Konsequenzen hätte, sowie bei speziellen Fragestellungen (z. B. im Rahmen klinischer Studien).
- Ausscheidungsurogramm. Diese Untersuchung ist heute nur noch bei sonographischem Verdacht auf Harnwegsstauung erforderlich.
- Zystoskopie. Wenn der Verdacht auf Infiltration der Blase oder enterovesikale Fistel besteht, sollte eine präoperative Beurteilung der Blasenschleimhaut durch Zystoskopie vorliegen.
- Kernspintomographie (NMR). Diese Untersuchung kann evtl. vor der Operation von Metastasen oder Rezidiven eine zusätzliche Information über die Tumorausdehnung geben. Eine definitive Beurteilung ihres Stellenwertes ist noch nicht möglich [18].
- Angiographie. Eine Darstellung des Gefäßverlaufs kann als zusätzliche Untersuchung vor Rezidivoperation bei besonderen Fragestellungen sinnvoll sein, ist jedoch insgesamt nur selten indiziert.

Methoden im Stadium der klinischen Erprobung

Die folgenden diagnostischen Verfahren befinden sich noch im Stadium der klinischen Erprobung, sie stehen nicht überall zur Verfügung:
- Immunszintigraphie. Die Methode wird zur Lokalisationsdiagnostik von Rezidiven/Metastasen, besonders bei ungeklärtem Tumormarkeranstieg eingesetzt. Verwendet werden meist radioaktiv markierte anti-CEA oder anti-Ca 19-9 Antikörper. Die Immunszintigraphie befindet sich noch in der Entwicklung, ihre Bedeutung kann noch nicht endgültig abgeschätzt werden, insbesondere wird die Sensitivität z. Zt. noch als zu niedrig angesehen. Bei der Verwendung muriner Antikörper besteht überdies die Gefahr einer Sensibilisierung, d.h. der Entwicklung von anti-Maus-Antikörpern, mit möglichen Konsequenzen für Wiederholungsuntersuchungen oder auch für einen evtl. späteren therapeutischen Einsatz monoklonaler Antikörper [19–21].
- Positronen-Emissions-Tomographie (PET). Die PET erlaubt eine Unterscheidung zwischen Narbengewebe und Tumorrezidiv aufgrund unterschiedlicher Stoffwechselaktivität. Dies kann besonders nach Rektumexstirpation klinisch bedeutsam sein [22].

Histologische Untersuchungen

Im folgenden sind die wichtigsten Indikationen für präoperative histologische Untersuchungen aufgeführt:
- Die Malignitätsdiagnose eines Tumors wird in der Regel durch Probeexzision gesichert, dies ist jedoch bei röntgenologisch eindeutigem Befund eines Kolonkarzinoms nicht unbedingt erforderlich.
- Bei tiefsitzenden Tumoren im Rektum erfolgt eine Probeexzision insbesondere zur Differenzierung zwischen Adenokarzinom und Plattenepithelkarzinom (andere Therapie) sowie zur Bestimmung des Differenzierungsgrades, wenn ein Therapieverfahren mit eingeschränkter Radikalität erwogen wird.
- Polypen werden stets in toto im Gesunden abgetragen und histologisch untersucht. Wenn dies nicht möglich ist, z. B. breitbasiges Adenom im Kolon, werden sie behandelt wie ein Karzinom. Eine Probeexzision aus einem Polypen ist nicht hinreichend aussagekräftig, weil das Ergebnis nicht repräsentativ für den gesamten Polypen ist und weil oberflächliche Biopsien die Submukosa nicht erfassen. Letzteres ist für die Karzinomdiagnose entscheidend, denn ein Karzinom liegt definitionsgemäß erst bei Überschreiten der muscularis mucosae vor, anderenfalls handelt es sich (nach WHO) um ein Adenom mit schweren Zelldysplasien.
- Neben den histologischen Untersuchungen hat für manche präoperative Fragestellungen die Zytologie eine gewisse Bedeutung, z. B. zur Sicherung eines fraglichen Lokalrezidives, eines malignen Aszites oder auch (nicht obligat!) einer Lebermetastasierung, wobei immer berücksichtigt werden muß, daß letztlich nur der positive Fall beweisend ist.

Spezielle Operationsvorbereitung

Darmreinigung

Die Maßnahmen zur präoperativen Reinigung des Darmes sind in erster Linie davon abhängig inwieweit das Darmlumen bereits durch den Tumor eingeengt ist.

Keine Stenoseerscheinungen

Wenn keine Stenoseerscheinungen vorliegen, ist die orthograde Darmspülung heute die Methode der Wahl [23]. Folgendes Vorgehen kann empfohlen werden:
- Trinken von 3–41 Polyaethylen-Glycol-Lösung (PEG; Golytely®) in kurzer Zeit (Aromazusatz möglich).
- Alternativ: Spülung mit PEG über eine Duodenalsonde; hierbei sind meist größere Mengen erforderlich (6–81 oder mehr).
- Alternativ: Spülung mit Elektrolytlösung über eine Duodenalsonde (cave: Flüssigkeitsresorption).
- Es sollte jeweils angewärmte Flüssigkeit verwendet und die Spülung bis zum Abgang sauberer Flüssigkeit fortgesetzt werden. Bei krampfartigen Schmerzen, kardialen Beschwerden etc. ist ein sofortiges Unterbrechen ggf. auch ein Abbrechen der Spülung notwendig. Obwohl die kardiovaskulären Einflüsse von PEG nur gering sind [24], ist die orthograde Spülung bei schwerer Herz- oder Niereninsuffizienz als kontraindiziert anzusehen.

Mittelgradige Stenosierung

Bei mittelgradiger Stenosierung kann noch ein Versuch mit orthograder Darmspülung gemacht werden, evtl. fraktioniert. Alternativ erfolgt eine Vorbereitung mit vollresorbierbarer Kost und wiederholten Reinigungseinläufen über 5–8 Tage.

Hochgradige Stenosierung

Bei hochgradiger Stenosierung bewirkt der Versuch einer orthograden Spülung meist rasch auftretende krampfartige Bauchschmerzen. In diesen Fällen ist daher eine Vorbereitung mit vollständiger parenteraler Ernährung und wiederholten Reinigungseinläufen über 1–2 Wochen notwendig. Wenn die Darmreinigung dann während der Operation als nicht ausreichend erscheint, kann vor der Anastomosierung eine intraoperative orthograde Spülung vorgenommen werden.

Ileus
- Sofortige Operation mit intraoperativer Spülung. Intraoperative Beurteilung, ob dies ausreicht, oder ob eine subtotale Kolektomie oder ein mehrzeitiges Vorgehen notwendig ist.

Antibiotikaprophylaxe

Bei allen kolorektalen Operationen wird eine routinemäßige perioperative Kurzzeit-Antibiotikaprophylaxe durchgeführt. Dabei hängt die Dauer der Gabe davon ab, ob der Eingriff am vorbereiteten, z. B. durch orthograde Spülung gesäuberten oder am unvorbereiteten Darm (z. B. Notfall-Op.) erfolgt [9]:
- Vorbereiteter Dickdarm: Es handelt sich um einen Eingriff mit geringer Verschmutzungsgefahr („sauber-kontaminiert"), die Einmalgabe eines Breitbandantibiotikums bei Narkoseeinleitung ist in diesem Fall ausreichend.
- Nicht oder schlecht vorbereiteter Dickdarm: Es handelt sich um einen Eingriff mit erheblicher Verschmutzungsgefahr („kontaminiert"), die 3malige Gabe eines Breitbandantibiotikums über 24 h wird empfohlen. Nur bei besonderer Indikation wird eine Antibiotikaprophylaxe über 2–3 Tage verlängert.

Anus-praeter-Anlage

Patienten, bei denen eine vorübergehende oder dauernde A.p.-Anlage geplant oder möglich ist, werden darauf schonend vorbereitet. Die in Frage kommenden Stoma-Lokalisationen werden durch Untersuchung im Stehen und Sitzen festgestellt und so markiert, daß sie intraoperativ erkannt werden können.

Prinzipien des chirurgischen Vorgehens

Die operative Entfernung des Primärtumors und seiner Lymphabflußwege ist die Basis der Therapie des kolorektalen Karzinoms. Der chirurgischen Technik und der Operationsradikalität kommt dabei eine große Bedeutung zu. Resektionsverfahren und Resektionsausmaß sind weitgehend standardisiert. Ein großzügiger Zugangsweg ist die Voraussetzung für sicheres und radikales Vorgehen. Empfohlen wird eine ausgedehnte mediane Laparotomie, sie erlaubt die genaue Exploration des gesamten Abdomens und die Durchführung *aller* Eingriffe an Kolon und Rektum einschließlich ggf. notwendiger Operationserweiterungen. Nach Eröffnen des Abdomens erfolgt die Palpation und Inspektion der Bauchorgane. Dies umfaßt die Beurteilung der Ausdehnung und Lagebeziehung des Primärtumors sowie die gezielte Suche nach Metastasen (Leber, Peritoneum, Omentum majus) und synchronen Zweittumoren. Bei

Metastasenverdacht wird eine histologische Sicherung angestrebt. Keinesfalls darf eine Lebermetastasierung allein aufgrund des Tastbefundes diagnostiziert werden, da so die Gefahr der Verwechslung mit Hämangiomen, Leberzysten etc. besteht. Bei der Beurteilung der Resektabilität ist zu bedenken, daß eine Infiltration umgebender Strukturen durch die meist vorhandene entzündliche Begleitreaktion vorgetäuscht werden kann; 40–45% der makroskopisch als T 4 erscheinenden Tumoren sind histologisch T 3-Tumoren mit peritumoröser Entzündung [25]. Dennoch erfordert bereits der Verdacht auf Infiltration in den meisten Fällen die Mitentfernung der betroffenen Nachbarorgane. Dies ist in aller Regel als en bloc-Resektion möglich.

Vor der Präparation des Tumors werden zu- und abführende Gefäße zentral durchtrennt (zentrifugales Vorgehen, sog. „no touch isolation technique") [26, 27]. Bei potentiell kurativen Eingriffen (R0) ist eine radikale Lymphadenektomie (in jedem Fall en bloc) linksseitig mindestens bis an die Aorta, rechtsseitig bis an die a. mesenterica superior die Regel. Der Wert dieser Maßnahme kann statistisch nicht oder nur schwer belegt werden [28]. Er kann aber induktiv daraus abgeleitet werden, daß es Patienten gibt, die nur in den belassenen Lymphknoten und nirgendwo sonst eine erneute Tumormanifestation zeigen, also mit einer gewissen Wahrscheinlichkeit durch eine radikale Primäroperation hätten geheilt werden können [29].

Ein negativer Einfluß perioperativer Blut- oder Plasmagabe auf die Rezidiv- und Überlebensrate beim kolorektalen Karzinom ist möglich [30, 31], wenngleich noch nicht als gesichert anzusehen [32–34]. In jedem Fall sollte aber möglichst blutsparend operiert werden.

Bei allen kolorektalen Karzinomen wird die Erhaltung der Kontinenz angestrebt. Die Wiederherstellung der Darmkontinuität erfolgt am geeignesten termino-terminal. Allgemein werden heute einreihige Nahttechniken bevorzugt [35]; eine einreihige zweischichtige (seromuskuläre) Naht in Einzelknopftechnik Stoß auf Stoß oder leicht invertierend mit 4/0 (evtl. 3/0) atraumatischem, resorbierbarem Nahtmaterial kann empfohlen werden. Weiterhin sind aber auch verschiedene andere Techniken, auch zweireihige in Gebrauch. Die Verwendung von Nahtapparaten hat nur am Rektum eine gewisse Bedeutung (s.u.), am Kolon ist damit kein Vorteil verbunden. Eine neue Entwicklung stellt die nahtlose Kompressionsanastomose mit zwei biofragmentierbaren Ringen aus Polyglycolsäure dar. Erste Berichte über größere Serien zeigen, daß diese Methode im Hinblick auf Sicherheit und Komplikationsrate mit anderen Verfahren vergleichbar, aber nicht eindeutig überlegen ist [36]. Bevor ein allgemeiner Gebrauch empfohlen werden kann, sind weitere Studien erforderlich.

Kurative chirurgische Eingriffe

Eine Operation ist dann potentiell kurativ, wenn in einem oder mehreren Schritten (z. B. Primärtumor + Lebermetastase) alles makroskopisch erkennbare Tumorgewebe entfernt wird und die Resektionsgrenzen, d.h. Resektionsränder *und* -flächen, auch mikroskopisch tumorfrei sind (i.e. R0-Resektion). Dies ist bei ca. 75% der Primärkarzinome sowohl des Kolons als auch des Rektums möglich [7, 8].

Alle Angaben zum Resektionsausmaß stellen Leitlinien dar, die unter Berücksichtigung der jeweils individuellen Situation des Patienten ggf. modifiziert werden müssen. Eine Sonderstellung nehmen in diesem Zusammenhang Karzinome auf dem Boden einer Colitis ulcerosa oder einer Polyposis coli ein. Unabhängig von der Tumorlokalisation wird bei diesen Erkrankungen in der Regel eine radikale Proktokolektomie durchgeführt. Eine Kontinenzerhaltung durch ileonalen Pouch ist dabei für alle kurativ resektablen Kolonkarzinome und evtl. auch für frühe Rektumkarzinome (zumindest bei Sitz im oberen Drittel) vertretbar [37]. Die Entscheidung für eines der in Betracht kommenden Verfahren, ileo-analer Pouch, Kock-Pouch, endständiges Ileostoma, evtl. auch Ileo-Rektostomie, wird jedoch sehr von der speziellen Lage des Einzelfalles bestimmt.

Kolonkarzinom, Primärtumor

Am Kolon sind stets ausgedehnte Resektionen angebracht. Nur bei sehr alten Patienten (oder palliativen Operationen) können auch Segmentresektionen berechtigt sein. Die zentrale Durchtrennung der zu- und abführenden Gefäße ist immer mit einer en bloc-Lymphadenektomie verbunden. Hinzu kommt bei Karzinomen der rechten Kolonflexur und rechtsseitig gelegenen Kolon transversum-Karzinomen die Mitnahme der infrapylorischen Lymphknoten. Das Omentum majus wird entweder vollständig oder bei Hemikolektomien im entsprechenden Anteil mitentfernt. Abhängig von der Lokalisation des Tumors gelten die folgenden Richtlinien:

- Karzinom des Coecum und des Kolon ascendens: Hemikolektomie rechts unter Mitnahme eines mindestens 10 cm langen Stücks des terminalen Ileums; zentrales Absetzen der ileocolica-, colica dextra- und colica media-Gefäße; Ileo-Transversostomie.
- Karzinom der rechten Kolonflexur: Erweiterte Hemikolektomie rechts, d.h. Mitresektion des gesamten Kolon transversum einschließlich der linken Flexur; zentrales Absetzen der ileocolica-, colica dextra- und colica media-Gefäße, weiter periphere Durchtrennung der colica sinistra-Gefäße; Mitentfernung des großen Netzes und der a. und v. gastroepiploica dextra; Ileo-Descendostomie oder Ileo-Sigmoidostomie.
- Karzinom des Kolon transversum: Mindestens: Querkolonresektion unter Mitnahme beider Flexuren und Ascendo-Descendostomie. Besser: erweiterte Hemikolektomie (je nach Lage des Tumors rechts oder links) oder subtotale Kolektomie; zentrales Absetzen der colica dextra-, colica media-, und colica sinistra-Gefäße; Mitentfernung des gesamten großen Netzes und der a. und v. gastroepiploica dextra; Ileo- bzw. Ascendo-Sigmoidostomie.
- Karzinom der linken Kolonflexur: Erweiterte Hemikolektomie links einschließlich des Sigma oder subtotale Kolektomie; zentrales Absetzen

der colica media- und colica sinistra-Gefäße; Ileo- bzw. Ascendo-Rektostomie.

- Karzinom des Kolon descendens: Hemikolektomie links einschließlich des Sigma; zentrales Absetzen von a. und v. mesenterica inferior sowie mindestens des linken Astes der colica media-Gefäße; Transverso-Rektostomie.
- Sigmakarzinom: Hemikolektomie links, d.h. Sigma und Kolon descendens, evtl. nur Sigmaresektion (bei langem Sigma und Tumorsitz im mittleren Bereich); bei Tumorsitz im distalen Sigmadrittel und im rektosigmoidalen Übergang zusätzlich hohe anteriore Rektumresektion; in jedem Fall zentrales Absetzen von a. und v. mesenterica inferior und Mitnahme des gesamten Stammes der colica sinistra-Gefäße, ggf. Ausdehnung der Lymphadenektomie nach paraaortal; Transverso- (Descendo-) Rektostomie.

Rektumkarzinom, Primärtumor

Alle Rektumkarzinome können durch eines der beiden Standardverfahren, anteriore Resektion oder abdomino-perineale Exstirpation entfernt werden. Dazu kommen für bestimmte Indikationen Verfahren mit eingeschränkter Radikalität. Zunehmend werden kontinenzerhaltende Resektionen durchgeführt, diese sind bei entsprechender Technik mit gleicher Radikalität möglich wie Exstirpationen. Anzustreben ist ein Sicherheitsabstand nach distal von mindestens 3 cm, gemessen am unfixierten, nicht ausgespannten Resektat [8, 38]. Die Entscheidung, ob eine geplante anteriore Resektion auch sphinktererhaltend durchführbar ist, läßt sich erst intraoperativ endgültig treffen; sie hängt von den individuellen anatomischen Gegebenheiten sowie von der Tumorausdehnung ab. Die folgenden Angaben können als Leitlinien dienen (die Höhe des Tumorunterrandes wird dabei in Zentimetern ab Anokutanlinie, d.h. unter Einbeziehung des 2–3,5 cm messenden Analkanals, angegeben):

- Unterer Tumorrand höher als 10 cm: in den meisten Fällen anteriore Resektion möglich.
- Unterer Tumorrand zwischen 6 und 10 cm: noch häufig anteriore Resektion möglich.
- Unterer Tumorrand tiefer als 6 cm: in der Regel Rektumexstirpation erforderlich.

Sowohl bei der anterioren Resektion als auch bei der Exstirpation werden die mesenterica inferior-Gefäße in der Regel zentral abgesetzt, d.h. die Arterie wird an ihrem Abgang aus der Aorta, die Vene etwa in Höhe der linken Nierenvene durchtrennt. Für die Bedeutung dieser Maßnahme und der damit verbundenen Lymphadenektomie gilt das oben Gesagte (vergl.: Prinzipien des chirurgischen Vorgehens). Eine zusätzliche parailiakale Lymphadenektomie wird nur bei Verdacht auf entsprechende Metastasierung, nicht prophylaktisch durchgeführt [39, 40]. Bei subtiler Präparationstechnik kann der Plexus hypogastricus im Rahmen der Lymphadenektomie identifiziert und weitgehend geschont werden. Dennoch ist die Rate der Potenzstörungen bei radikaler Rektumchirurgie hoch, sie liegt insgesamt bei ca. 40–50%. Am häufigsten ist dabei ein Ejakulationsverlust bzw. eine retrograde Ejakulation, in ca. 15% muß aber auch mit einem vollständigen Erektionsverlust gerechnet werden [41–43].

Anteriore Rektumresektion

Bei einer radikalen anterioren Resektion wird das Sigma insgesamt oder zu einem großen Teil mitentfernt, es erfolgt eine Descendo-Rektostomie bzw. eine Sigmoido-Rektostomie. Dabei ist stets die vollständige Mobilisation der linken Kolonflexur erforderlich, um eine spannungsfreie Anastomose zu erreichen. Das Rektum wird in exakt der gleichen Schicht mobilisiert wie zur Exstirpation, d.h. seitlich scharf an der Beckenwand und dorsal unter Mitnahme des gesamten Mesorektums. Dies ist die wichtigste Maßnahme zur Verhinderung von Lokalrezidiven. Die Anastomosierung kann manuell oder maschinell durchgeführt werden. Zirkuläre Nahtapparate können insbesondere tiefe Rektumanastomosen technisch erleichtern. Ihre Anwendung setzt aber eine vollständige Beherrschung der manuellen Nahttechnik voraus, um alle denkbaren Komplikationen (Mißlingen der Maschinennaht) bewältigen zu können. Doppelklammertechniken, d.h. Verschluß des Rektumstumpfes mit einem linearen Nahtapparat, Durchstoßen dieser Nahtreihe von anal aus mit einem Dorn und Anlegen einer zirkulären Maschinenanastomose über die gerade Nahtreihe [44], sind umstritten. Eine Notwendigkeit für ein solches Verfahren gibt es nicht, es birgt eine Reihe von Gefahren und ist gerade unter schwierigen Bedingungen, bei engen anatomischen Verhältnissen und wirklich tief im kleinen Becken anzulegender Anastomose, meist gar nicht anwendbar. Eine sehr tiefe (kolo-anale) Anastomose wird manuell, selten auch maschinell (cave Sphinkterschädigung) peranal ausgeführt [45].

Prinzipiell wird ein einzeitiges Vorgehen angestrebt. Der Schutz einer Anastomose kann dabei evtl. durch eine temporäre innere Schienung, eine sog. intrakolonische Anastomosenprotektion (ColoShield®) erfolgen [46]. Gerade bei tiefen Anastomosen am Rektum ist aber unverändert eine eher weite Indikationsstellung zu einem protektiven doppelläufigen Stoma (Kolon transversum oder terminales Ileum) berechtigt.

Abdomino-perineale Rektumexstirpation

Wie zur Rektumresektion wird der Patient in Steinschnittlage gelagert. Der Eingriff wird entweder synchron durch zwei Operationsteams oder durch einen Wechsel des Operateurs von abdominell nach perineal, aber stets ohne Umlagerung des Patienten durchgeführt. Die Levatorplatte wird von perineal aus weit seitlich durchtrennt, bei fortgeschrittenen dorsal gelegenen Tumoren kann (selten) eine Mitentfernung des Steißbeins oder eines Teils des Kreuzbeins notwendig sein. Die Versorgung der perinealen Wunde kann entweder durch

Naht oder durch primär offene Behandlung erfolgen. Das Beckenperitoneum wird durch direkte Naht oder, wenn das nicht möglich ist, durch Einnähen eines resorbierbaren Netzes (Vicryl®) verschlossen [47]. Das Kolon wird an der präoperativ markierten Stelle im linken Unterbauch als endständiger A.p. descendens bzw. sigmoidalis ausgeleitet, bei entsprechender Länge des Darmes kann auf eine Mobilisation der linken Kolonflexur verzichtet werden.

Verfahren mit eingeschränkter Radikalität

Lokale Methoden mit kurativer Zielsetzung werden zunehmend bei kleinen, gut oder mäßig differenzierten T1- (seltener auch T2-) Tumoren für berechtigt gehalten [48]. Voraussetzung ist eine präoperative Stadienbeurteilung durch Endosonographie (s.o.). Möglich sind:
- Die peranale endoskopisch-chirurgische Vollwandexzision mit primärer Naht [49, 50] (spezielles Instrumentarium erforderlich).
- Die posteriore, extraperitoneale Rektumresektion nach Kraske oder Mason [51, 52].

Wegen der Notwendigkeit einer vollständigen histologischen Aufarbeitung des Tumors sind lokal destruierende Methoden wie Laser- und Kryochirurgie etc. bei kurativer Intention ungeeignet. Die Entscheidung für ein Verfahren mit eingeschränkter Radikalität ist bis zum Vorliegen des definitiven histologischen Befundes als vorläufig anzusehen. Bei tieferer Infiltration als erwartet und insbesondere auch bei Zeichen einer Lymphgefäßinvasion muß sich in der Regel eine radikale Operation anschließen. Sinngemäß die gleichen Richtlinien gelten nach endoskopischer Abtragung oder peranaler submuköser Ausschälung eines maligne entarteten Polypen [48].

Lokalrezidive

Ein Teil der Lokalrezidive ist erneut einer chirurgischen Therapie zugänglich [11, Übersicht bei 10], insbesondere wenn noch keine Symptome bestehen (Nachsorge!). Dies betrifft in erster Linie Anastomosenrezidive und extraluminäre Rezidive nach nicht radikaler Voroperation, z. B. Lymphknotenmetastasen entlang eines belassenen Gefäßstammes [29]. Hingegen sind extraluminäre Rezidive nach radikal durchgeführter Primäroperation nur selten erneut vollständig resektabel. Bei gleichzeitig bestehenden irresektablen Fernmetastasen verbessert die Entfernung eines Lokalrezidives nicht die Prognose, dennoch kann individuell aus palliativen Gründen eine Operationsindikation gegeben sein (s.u.).

Kolonkarzinom-Rezidive

Kolonkarzinome-Rezidive sind nur in einem geringen Prozentsatz (10–30%) erneut einer R0-Resektion zugänglich. Hauptgrund hierfür ist das häufige Vorkommen einer Peritonealkarzinose. Wenn allerdings eine Re-R0-Resektion möglich ist, beträgt die 5-Jahres-Prognose ca. 30% und ist damit erheblich besser als im Spontanverlauf oder bei nur palliativer Chemotherapie. Dies berechtigt in geeigneten Fällen auch zu ausgedehnten, multiviszeralen Resektionen, wenn dadurch Tumorfreiheit erreicht werden kann.

Rektumkarzinom-Rezidive

Die potentiell kurative Re-Resektionsquote (R0) beträgt beim Rektumkarzinom ca. 30%, die 5-Jahres-Prognose nach Re-R0-Resektion wie beim Kolonkarzinom ebenfalls ca. 30%. Nur in Ausnahmefällen, z. B. frühes Anastomosenrezidiv, kann nach vorangegangener anteriorer Resektion erneut kontinenzerhaltend operiert werden. In einzelnen Fällen ist Tumorfreiheit auch nach radikaler Voroperation noch durch eine vollständige Beckenexenteration unter Mitnahme auch der Blase und ggf. des os sacrum zu erreichen [53, 54]. Ultraradikale Eingriffe i.S. einer Hemikorporektomie sind jedoch nicht gerechtfertigt [55].

Lebermetastasen

Nach R0-Resektion kolorektaler Lebermetastasen beträgt die 5-Jahres-Prognose etwa 30% im Gegensatz zu 1–2% im Spontanverlauf, die Operationsletalität liegt bei ca. 5%. Da alternative Therapieverfahren mit gleichen oder besseren Ergebnissen nicht zur Verfügung stehen, sollte eine Operation in allen Fällen erwogen werden, die resektabel erscheinen, ältere Patienten sollten auch dabei nicht prinzipiell, d.h. allein wegen ihres Alters ausgeschlossen werden [56]. Noch offen ist die Frage, welche Faktoren die Prognose nach einer Leberresektion beeinflussen [57–60]. Als gesichert kann gegenwärtig nur gelten, daß extrahepatisches Tumorwachstum und eine nicht radikale Leberresektion mit einer signifikant schlechteren Prognose verbunden sind und daß andererseits die Lokalisation des Primärtumors keinen Einfluß hat. Einiges spricht dafür, daß sich die Prognose mit zunehmender Anzahl an Metastasen verschlechtert, wenngleich dies noch nicht sicher erwiesen ist. Auch die Bedeutung weiterer Faktoren wie Größe und Lage der Metastasen, Zeitpunkt des Auftretens, Stadium des Primärtumors, Resektionsverfahren etc. ist nicht geklärt; diese Parameter können daher auch nicht allein als Entscheidungskriterium für oder gegen eine Operationsindikation dienen. Eine allgemeingebräuchliche Klassifikation kolorektaler Lebermetastasen existiert noch nicht, sie wird z. Zt. erarbeitet. Das Resektionsverfahren richtet sich gegenwärtig hauptsächlich nach der Ausdehnung der Metastasierung. Je nach individueller

Situation sind Subsegmentresektion (sog. „Wedge"-Resektion), segmentorientierte Resektion, Hemihepatektomie (rechts oder links) oder erweiterte Hemihepatektomie möglich. Dabei ist Voraussetzung, daß ein Sicherheitsabstand zwischen Resektionsebene und Metastase(n) von mindestens 1 cm eingehalten wird, sog. Enukleationen sind nicht ausreichend. Bei besonders großen und ungünstig gelegenen Metastasen kann in einzelnen Fällen eine Resektion unter in situ-Protektion mit vaskulärer Isolierung oder eine ex-situ-Resektion der Leber nach vorheriger Perfusion mit hypothermer Konservierungslösung durchgeführt werden (nur in spezialisierten Zentren) [61]. Eine Lebertransplantation hingegen ist auch bei irresektablen Metastasen nicht sinnvoll. Eine adjuvante regionale oder systemische Therapie nach Metastasenresektion ist nicht etabliert, verschiedene Substanzen und Schemata werden z. Zt. in Studien untersucht.

Synchrone Metastasen

Für synchrone und metachrone Metastasen gelten im Prinzip dieselben, oben dargelegten Richtlinien. Die Entscheidung, ob synchrone Metastasen auch synchron, d.h. in gleicher Sitzung wie der Primärtumor operiert werden, wird individuell getroffen. Kleinere Resektionen werden eher gleichzeitig, größere (Hemihepatektomien etc.) eher zu einem späteren Zeitpunkt (nach 3–6 Wochen) durchgeführt; auf die Prognose hat dies nach heutigem Wissen keinen Einfluß [62]. Bei „gleichzeitiger" Operation wird zur Verminderung des Infektionsrisikos immer zuerst die Leberresektion und dann die Primärtumorresektion vorgenommen. Bei synchronen irresektablen Metastasen kann ein Port- oder Pumpensystem zur regionalen Therapie implantiert werden (s.u.).

Metachrone Metastasen

Bei der Operation metachroner, d.h. mit einem zeitlichen Abstand zur Operation des Primärtumors aufgetretener Metastasen ist eine erneute genaue Exploration des Abdomens notwendig (bislang unbekanntes Lokalrezidiv? Peritonealkarzinose? Lymphoknotenmetastasierung im Leberhilus?). Die gleichzeitige Entfernung eines Lokalrezidives und einer metachronen Lebermetastasierung ist sinnvoll, wenn dadurch Tumorfreiheit erreicht werden kann.

Rezidivmetastasen

Rezidivmetastasen in der Leber, also nach Leberresektion erneut auftretende Metastasen, sind in Einzelfällen wiederum resektabel (auch mehrfach), besonders wenn es sich um Rezidive im engeren Sinn, d.h. Rezidive an der alten Resektionsfläche handelt. Voraussetzung ist, daß weiterhin extrahepatisch kein Tumorwachstum nachgewiesen werden kann [63].

Lungenmetastasen

Der Wert der Metastasenchirurgie an der Lunge ist gegenwärtig noch nicht endgültig abzuschätzen. Wahrscheinlich sind weniger als 10% aller Patienten mit kolorektalen Lungenmetastasen potentiell kurativ resektabel. Neben der Lungenfunktion ist die präsumtive (R0-)Resektabilität das wichtigste Indikationskriterium; sie ist ihrerseits abhängig von der Anzahl, Lage und Ausdehnung der Lungenmetastasen. Der Regelzugang ist eine mediane Sternotomie, so daß beide Seiten exploriert werden können. Die Letalität beträgt bei entsprechender Patientenselektion weniger als 5%. Nach R0-Resektion liegt die 5-Jahres-Prognose mit ca. 30% ähnlich hoch wie bei der Metastasenchirurgie der Leber [64–66].

Palliative chirurgische Eingriffe

Primärtumor

Ein belassener Primärtumor kann zu sekundären Komplikationen führen:
- Ileus,
- Blutung,
- Perforation,
- Fistelbildung (besonders vom Rektum bzw. Sigma zur Blase),
- Schmerzen (besonders bei Infiltration des os sacrum),
- Ureterstenosierung.

Deshalb ist auch bei Infiltration von Nachbarorganen und bei inkurablem Tumorleiden, z. B. wegen einer diffusen Leber- oder Lungenmetastasierung, prinzipiell eine vollständige Entfernung des Primärtumors anzustreben. Die Resektionsquote, also kurative und palliative Resektionen zusammengenommen, liegt heute deutlich über 90%. *Das irresektable Kolon- oder Rektumkarzinom ist eine seltene Ausnahme.* In solchen Fällen muß unbedingt eine histologische Sicherung der Diagnose erfolgen (cave: z. B. Verkennung eines großen entzündlichen Tumors bei Divertikulitis als Karzinom!). Neben einer Vermeidung bzw. Beseitigung tumorbedingter Komplikationen und damit einer Verbesserung der Lebensqualität kann durch eine palliative Resektion u.U. auch eine Lebensverlängerung erreicht werden.

Kolonkarzinom

Bei einem auch palliativ nicht resektablen Kolonkarzinom kommt zunächst eine Umgehungsanastomose und erst als ultima ratio eine vorgeschaltete Stomaanlage in Betracht. Bei Patienten, die aufgrund ihres Allgemeinzustandes oder ihrer Begleiterkrankungen auch für einen limitierten Eingriff inoperabel sind, kann zur Verhinderung eines vollständigen Darmverschlusses eine endoskopische Lasertherapie mit relativ geringem Risiko eingesetzt werden [67].

Rektumkarzinom

Auch und gerade für Rektumkarzinome trifft das oben ausgeführte Prinzip „palliative Resektion/Exstirpation vor allen anderen Palliativmaßnahmen" zu. Wenn dies tatsächlich nicht möglich ist, kann durch verschiedene lokale Verfahren mit Teilentfernung bzw. -destruktion des Tumors die Stuhlpassage in geeigneten Fällen zumindest für eine gewisse Zeit aufrechterhalten und eine A.p-Anlage hinausgezögert oder auch ganz vermieden werden [68, 69]. Im einzelnen kommen in Betracht: Eine peranale endoskopische Elektroresektion mit dem sonst für die transurethrale Prostataresektion gebräuchlichen Resektoskop (Instrumentarium fast überall verfügbar) [70], eine Lasertherapie [67], eine intraluminäre Bestrahlung [71] oder eine Kryotherapie [69]; ggf. auch eine Infrarotkoagulation, wenn die Blutung aus dem Tumor und nicht die Stenose im Vordergrund steht. Allen Methoden ist gemeinsam, daß sie bei Bedarf wiederholt angewendet werden können.

Lokalrezidive

Eine nur palliative Resektion eines Lokalrezidives hat keinen Einfluß auf die Prognose. Eine Operation kann zur Therapie oder zur Vermeidung von Tumorkomplikationen indiziert sein. Das chirurgische Vorgehen wird dann von den individuellen Gegebenheiten bestimmt. Eingriffe, die nur der Verminderung der Tumormasse dienen, haben z. Zt. keine Bedeutung. Dies könnte sich evtl. ändern, falls wirksamere chemotherapeutische und/oder immuntherapeutische Behandlungsmodalitäten verfügbar werden.

Metastasen

Für Leber- und Lungenmetastasen gilt sinngemäß das für die Lokalrezidive Gesagte. Palliative Resektionen sind sehr selten indiziert und dienen ausschließlich der Beseitigung von Komplikationen oder Symptomen.
    Irresektable Lebermetastasen können, wenn keine extrahepatischen Tumormanifestationen vorliegen, durch eine regionale arterielle Therapie behandelt werden. Hierzu wird ein Katheter über die nach distal ligierte a.gastroduodenalis an die a.hepatica herangeführt und fixiert. Das proximale Ende dieses Katheters wird mit einem subkutan plazierten Port (oder einer Pumpe) verbunden, über den die Therapie dann appliziert werden kann. Diese Maßnahme ist auch gleichzeitig mit der Primäroperation durchführbar. Bei Einhaltung der Reihenfolge Portimplantation vor Kolon-/Rektumresektion sind keine Infektionsprobleme zu fürchten [72, 73]. Weitere palliative Metho-

den zur Behandlung von Lebermetastasen, isolierte Leberperfusion, Desarterialisation, Embolisation, intratumorale Therapie etc., haben aus unterschiedlichen Gründen z. Zt. keine oder nur eine geringe klinische Bedeutung.

Hirn- und Skelettmetastasen sind Spätmanifestationen des kolorektalen Karzinoms. Operationsindikationen ergeben sich bei ersteren aufgrund neurologischer Symptome, bei letzteren, wenn eine Fraktur oder Instabilität droht.

Literatur

1. Bailar III JC, Smith EM (1986) Progress against cancer? N Engl J Med 314:1226–1232
2. Becker N, Frentzel-Beyme R, Wagner G (Hrsg) (1984) Krebsatlas der Bundesrepublik Deutschland. Springer, Berlin Heidelberg New York
3. Enblad P, Adami HO, Bergström R, Glimelius B, Krusemo UB, Påhlman L (1988) Improved survival of patients with cancers of the colon and rectum. J Natl Cancer Inst 80:586–591
4. Schlag P, Schwarz V, Herfarth Ch (1989) Gastrointestinale Tumoren des alten Menschen. M Med Wschr 131:215–219
5. Morel Ph, Egeli RA, Wachtl S, Rohner A (1989) Results of operative treatment of gastrointestinal tract tumors in patients over 80 years of age. Arch Surg 124:662–664
6. Ozoux JP, de Calan L, Perrier M, Berton C, Favre JP, Brizon J (1990) Surgery for carcinoma of the colon in people aged 75 years and older. Int J Colorect Dis 5:25–30
7. Schweiger M, Gall FP (1986) Maligne Tumoren des Kolons. In: Gall FP, Hermanek P, Tonak J (Hrsg) Chirurgische Onkologie. Histologie- und Stadiengerechte Therapie maligner Tumoren. Springer, Berlin Heidelberg New York
8. Gall FP, Scheele J (1986) Maligne Tumoren des Rektums. In: Gall FP, Hermanek P, Tonak J (Hrsg) Chirurgische Onkologie. Histologie- und Stadiengerechte Therapie maligner Tumoren. Springer, Berlin Heidelberg New York
9. Pichlmayr R, Löhlein D (Hrsg) (1991) Chirurgische Therapie. Richtlinien zur prä-, intra- und postoperativen Behandlung in der Allgemeinchirurgie. Springer, Berlin Heidelberg New York, S. 788 ff
10. Herfarth C, Schlag P, Hohenberger P (1987) Surgical strategies in locoregional recurrences of gastrointestinal carcinoma. World J Surg 11:504–510
11. Schiessel R, Wunderlich M, Herbst F (1986) Local recurrence of colorectal cancer: effect of early detection and aggressive surgery. Br J Sur 73:342–344
12. Raab R, Werner U, Löhlein D (1988) Colorectale Mehrfachcarcinome: Eigenschaften und Langzeitprognose. Chirurg 59:96–100
13. Staab HJ, Anderer AF,, Stumpf E, Hornung A, Fischer R, Kieninger G (1985) Eighty-four potential second look operations based on sequential carcinoembryonic antigen determinations and clinical investigations in patients with recurrent gastrointestinal cancer. Am J Surg 149:198–204
14. Heintz A, Junginger Th (1991) Die Endosonographie zur präoperativen Stadienbeurteilung gastrointestinaler Tumoren. Langenbecks Arch Chir 376:3–8
15. Glaser F, Layer G, Zuna I, van Kaick G, Schlag P, Herfarth Ch (1990) Präoperative Beurteilung pararectaler Lymphknoten durch Ultraschall. Chirurg 61:587–591
16. Mascagni D, Corbellini L, Urciuoli P, Di Matteo G (1989) Endoluminal ultrasound for early detection of local recurrence of rectal cancer. Br J Surg 76:1176–1180

17. Dresing K, Stock W (1990) Ultrasonic endoluminal examination in the follow-up of colorectal cancer. Int J Colorect Dis 5:188–194
18. Margulis AR, Thoeni RF (1988) The present status of radiologic examination of the colon. Radiology 167:1–5
19. Hölting T, Schlag P, Steinbächer M, Kretzschmar U, Georgi P, Herfarth Th (1989) The value of immunoszintigraphy for the operative retreatment of colorectal cancer. Cancer 64:830–833
20. Hertel A, Baum RP, Lorenz M, Baew-Christow T, Encke A, Hör G (1990) Immunoszintigraphy using a technetium-99 m labelled monoclonal anti-CEA antibody in the follow-up of colorectal cancer and other tumours producing CEA. Br J Cancer 62, Suppl. X:34–36
21. Larson M (1990) Clinical radioimmunodetection, 1978–1988: Overview and suggestions for standardization of clinical trials. Cancer Res 50 (Suppl): 892s–898s
22. Lehner B, Schlag P, Strauss L, Dimitrakopoulou A, Herfarth Ch (1990) Die Wertigkeit der Positronen-Emmissions-Tomographie für die Diagnostik des Rektumkarzinomrezidivs. Zentbl Chir 115:813–817
23. DiPalma JA, Brady CE (1989) Colon cleansing for diagnostic and surgical procedures: Polyethylene glycol-electrolyte lavage solution. Am J Gastroenterol 84:1008–1016
24. Großmann R, Kittner I, Bergbauer M, Börsch G, Ricken D (1990) Kardiovaskuläre Einflüsse einer elektrolyt- und polyethylenglykolhaltigen Spülflüssigkeit zur Vorbereitung der Koloskopie. Med Welt 41:365–370
25. Gall FP, Tonak J, Altendorf A, Kuruz U (1985) Operationstaktik und Ergebnisse bei erweiterten Operationen colorectaler Carcinome. Langenbecks Arch Chir 366 (Kongreßbericht 1985):345–350
26. Turnbull RB, Kyle K, Watson FR, Spratt J (1967) Cancer of the colon: The influence of the no-touch isolation technic on survival rates. Ann Surg 166:420–425
27. Wiggers T, Jeekel J, Arends JW, Brinkhorst AP, Kluck HM, Luyk CI, Munting JDK, Povel JACM, Rutten APM, Volovics A, Greep JM (1988) No-touch isolation technique in colon cancer: a controlled prospective trial. Br J Surg 75:409–415
28. Sugarbaker PH, Corlew S (1982) Influence of surgical techniques on survival in patients with colorectal cancer. Dis Colon Rectum 25:545–557
29. Hohenberger P, Schlag P, Kretzschmar U, Herfarth Ch (1991) Das regionäre Lymphknotenrezidiv beim colorectalen Carcinom. Chirurg 62:110–116
30. Wobbes T, Joosen KHG, Kuypers HHC, Beerthuizen GIJM, Theeuwes AGM (1989) The effect of packed cells and whole blood transfusions on survival after curative resections for colorectal carcinoma. Dis Colon Rectum 32:743–748
31. Marsh J, Donnan PT, Hamer-Hodges DW (1990) Association between transfusion with plasma and the recurrence of colorectal carcinoma. Br J Surg 77:623–626
32 Jakobsen EB, Eickhoff JH, Andersen J, Lundvall L, Stenderup JK (1990) Preoperative blood transfusion and recurrence and death after resection for cancer of the colon and rectum. Scand J Gastroenterol 25:435–442
33. Mecklin JP, Järvinen HJ, Ovaska JT (1989) Blood transfusion and prognosis in colorectal cancer. Scand J Gastroenterol 24:33–39
34. van Aken WG (1989) Does preoperative blood transfusion promote tumor growth? Transfusion Med Rev 3:243–252
35. Thiede H, Fuchs KH, Hamelmann H (1984) Gastrointestinale Anastomosen. Chirurg 55:623–631
36. Gross E, Eigler FW (1989) Die nahtlose Kompressionsanastomose am distalen Colon und Rectum. Chirurg 60:589–593

37. Herfarth Ch, Stern J (1990) Colitis ulcerosa – Adenomatosis coli. Funktionserhaltende Therapie. Springer, Berlin Heidelberg New York
38. Hermanek P, Gall FP (1981) Der aborale Sicherheitsabstand bei der Sphinktererhaltenden Rectumresektion. Chirurg 52:25–29
39. Glass RE, Ritchie JK, Thompson HR, Mann CV (1985) The results of surgical treatment of cancer of the rectum by radical resection and extended abdomino-iliac lymphadenectomy. Br J Surg 72:599–601
40. Hojo K, Sawada T, Moriya Y (1989) An analysis of survival and voiding, sexual function after wide iliopelvic lymphadenectomy in patients with carcinoma of the rectum, compared with conventional lymphadenectomy. Dis Colon Rectum 32:128–133
41. Stelzner F, Fritsch H, Fleischhauer K (1989) Die chirurgische Anatomie der Genitalnerven des Mannes und ihre Schonung bei der Excision des Rectums. Chirurg 60:228–234
42. Fazio VW, Fletcher J, Montague D (1980) Prospective study of the effect of resection of the rectum on male sexual function. World J Surg 4:149–152
43. Pichlmayr R, Löhlein D (Hrsg) (1991) Chirurgische Therapie. Richtlinien zur prä-, intra- und postoperativen Behandlung in der Allgemeinchirurgie. Springer, Berlin Heidelberg New York, S. 574f
44. Karamchandani MC, Khubchandani IT, Sheets JA, Stasik JJ, Rosen L, Riether RD (1988) Doppelte Klammernaht-Technik bei tiefer anteriorer Resektion. Coloproctology 10:206–210
45. Eigler FW (1991) Die peranale Anastomose nach tiefer Rektumresektion. Chirurg 62:12–16
46. Gross E, Eigler FW (1987) Die intracolonische Anastomosenprotektion nach Ravo und Ger. Chirurg 58:678–683
47. Sener SF, Imperato JP, Blum MD, Ignatoff JM, Soper TG, Winchester DP, Meiselman M (1989) Technique and complications of reconstruction of the pelvic floor with polyglactin mesh. Surg Gynecol Obstet 168:475–480
48. Hermanek P (1988) Kurative Behandlung eines kolorektalen Karzinoms allein durch endoskopische Polypektomie? Z Gastroenterol 26:183–187
49. Buess G, Kipfmüller K, Ibald R, Heintz A, Braunstein S, Gabbert H, Junginger Th (1989) Transanale endoskopische Mikrochirurgie beim Rectumcarcinom. Chirurg 60:901–904
50. Berry AR, Souter RG, Campbell WB, Mortensen NJMcC, Kettlewell MGW (1990) Endoscopic transanal resection of rectal tumours – a preliminary report of its use. Br J Surg 77:134–137
51. Schildberg FW, Wenk H (1986) Der posteriore Zugang zum Rectum. Chirurg 57:779–791
52. Denecke H (1991) Die posteriore Rectumresektion. Chirurg 62:8–11
53. Wanebo HJ, Gaker DL, Whitehill R, Morgan RF, Constable WC (1987) Pelvic recurrence of rectal cancer. Ann Surg 205:482–495
54. Cohen AM, Minsky BD (1990) Aggressive surgical management of locally advanced primary and recurrent rectal cancer. Dis Colon Rectum 33:432–438
55. Miller TR, Mackenzie AR, Randall HT, Tigner SP (1966) Hemicorporectomy. Surgery 59:988–993
56. Bechstein WO, Raab R, Ringe B, Gubernatis G, Pichlmayr R (1989) Liver resection of colorectal metastases. Is it justified in elderly patients? Policl Sez Chir 96:66–70
57. Ringe B, Bechstein WO, Raab R, Meyer HJ, Pichlmayr R (1990) Leberresektion bei 157 Patienten mit colorectalen Metastasen. Chirurg 61:272–279

58. Hohenberger P, Schlag P, Schwarz V, Herfarth Ch (1988) Leberresektion bei Patienten mit Metastasen colorectaler Carcinome. Chirurg 59:410–417
59. Adson MA (1987) Resection of liver metastases – When is it worthwhile? World J Surg 11:511–520
60. Fortner JG, Silva JS, Golbey RB, Cox EB, Maclean BJ (1984) Multivariate analysis of a personal series of 247 consecutive patients with liver metastases from colorectal cancer. Ann Surg 199:306–316
61. Pichlmayr R, Grosse H, Hauss J, Gubernatis G, Lamesch P, Bretschneider HJ (1990) Technique and preliminary results of extracorporeal liver surgery (bench procedure) and of surgery on the in situ perfused liver. Br J Surg 77:21–26
62. Vogt P, Raab R, Ringe B, Pichlmayr R (1991) Resection of synchronous liver metastases from colorectal cancer. World J Surg 15:62–67
63. Griffith KD, Sugarbaker PH, Chang AE (1990) Repeat hepatic resections for colorectal metastases. Surgery 107:101–104
64. Scheele J, Altendorf-Hofmann A, Stangl R, Groite H, Gall FP (1989) Die Resektion von Lungenmetastasen des kolorektalen Karzinoms. Zentbl Chir 114:639–654
65. Brister SJ, de Varennes B, Gordon PH, Sheiner NM, Pym J (1988) Contemporary management of pulmonary metastases of colorectal origin. Dis Colon Rectum 31:786–792
66. Merkle NM, Probst G, Bülzebruck H, Vogt-Moykopf I (1990) Chirurgie der Lungenmetastasen. Dt Arztebl (B) 87:807–811
67. Jung M, Sebening Ch, Diezler P, Manegold BC (1988) Endoskopische Lasertherapie am Verdauungstrakt. Internist prax 28:431–452
68. Schumpelick V, Truong S, Kupcyk-Joeris D (1988) Stellenwert der Kryo-, Elektro- und Laser-Therapie beim Rectumcarcinom. Chirurg 59:639–646
69. Heberer G, Denecke H, Demmel N, Wirsching R (1987) Local procedures in the management of rectal cancer. World J Surg 11:499–503
70. Boeminghaus F, Coburg AJ (1986) Transanale Resektion von obstruierenden Rektumtumoren mittels TUR-Technik (TAR). Fortschr Gastroenterol Endosk 15:172–176
71. Papillon J (1984) New prospects in the conservative treatment of rectal cancer. Dis Colon Rectum 27:695–700
72. Encke A, Hottenrott Ch, Lorenz M (1987) Die regionale Chemotherapie von Lebermetastasen. Langenbecks Arch Chir 371:137–148
73. Schlag P, Hohenberger P (1988) Regionale Chemotherapie von Lebertumoren – Eine Situationsanalyse. Chirurg 59:218–224

Abdominoperineale Rektumexstirpation versus Rektumresektion: Geringere Lokalrezidivquote des radikaleren Verfahrens

G. Winde, B. Sprakel, M. Blum, F. Pelster und M. Arndt

Einleitung

Im Verlauf der letzten Jahre zeichnete sich in der Chirurgie des Rektumkarzinoms des mittleren und distalen Rektumdrittels eine deutliche Favorisierung der Rektumkontinenzresektion (im Folgenden RR abgekürzt) gegenüber der abdominoperinealen Rektumexstirpation (im Folgenden APR abgekürzt) ab, wobei RR auch bei T3-Tumorstadien, bei Nachweis von Lymphknotenfiliae und auch bei lateraler Gewebeinfiltration durchgeführt wurden [20, 23, 26, 36]. Mit Änderung der Wahl des Operationsverfahrens und dem Zwang zum Anlegen tiefer Rektumanastomosen trat eine Diskussion über die Länge des aboralen Sicherheitsabstands zum Tumor auf, die klassische „5-cm-Regel" mußte teilweise verlassen werden [11, 17, 23, 35, 38]. Der teilweise höheren Lokalrezidivquote nach RR folgten in der Literatur Empfehlungen zur Steigerung der Radikalität durch weite laterale Resektion und Mitresektion des Mesorektums, neuerlich wird auch die Lymphonodektomie im Mesenterica-Inferior-Gebiet als Mittel zur Verhinderung lokoregionärer Rezidivtumore diskutiert und bei Rektumkarzinomen im unteren Drittel die knappe Kontinenzresektion erprobt [1, 2, 7, 12, 23, 27, 29, 33, 38]. Neben dem sphinktererhaltenden Effekt der RR sollten bei der Wahl des Operationsverfahrens auch die Folgen des Lokalrezidivs für die eventuelle Rezidivoperation und die Lebensqualität des Patienten in Betracht gezogen werden [22]. Unter diesem Aspekt erfolgte die Auswertung des Patientenguts.

Material und Methode

Zur Auswertung kamen 799 Patienten, die wegen eines Rektumkarzinoms oder Rektumkarzinomrezidivs operiert wurden (1979–1987). Beide Operationsverfahren, APR und RR wurden speziell bezüglich der Lokalrezidivhäufigkeit verglichen. Der Zusammenhang zwischen makroskopischem und histologischem Resektionsrand bei der RR und der Höhe und den Folgen des Lokalrezidivs wurde dargestellt. Die Messung des aboralen Sicherheitsabstands zum Tumor erfolgte am unfixierten, nicht aufgespannten Resektat.

Tabelle 1. Übersicht über das Patientenkollektiv mit Rektumkarzinomen oder Rektumkarzinomrezidiven, Gliederung anhand der Operationverfahren (n = 799)

Jahr	abdom. perin. Rektum- exstirpa- tion	anteriore Rektum- resektion	explor. Lapara- tomie, Hartmann- I-Operation lokale Abtragung	Operation des Rektum- karzinom- rezidivs	n	Anteil der Rek- tum- karzi- nom- rezidive
1979	30	30	12	4	76	5,3%
1980	31	29	22	4	86	4,7%
1981	45	42	19	8	114	7,0%
1982	33	31	13	6	83	7,2%
1983	32	47	8	6	93	6,5%
1984	29	33	8	22	92	23,9%
1985	33	20	9	21	83	25,3%
1986	42	26	5	13	86	15,1%
1987	38	19	6	23	85	26,7%
n	313	277	102	107	799	13,4%

Ergebnisse

Es wurden 799 Eingriffe wegen Rektumkarzinom oder Rektumkarzinomrezidiv durchgeführt; 86,6% der Operationen erfolgten als Ersteingriff, 13,4% der Eingriffe wegen eines Rektumkarzinomrezidivs. Die APR mit 45,2% und die RR mit 40% waren am häufigsten durchgeführt worden (Tabelle 1). Das Durchschnittsalter bei den Ersteingriffen betrug 59,9 Jahre, bei den Rezidiveingriffen 58,6 Jahre mit einer Prädominanz des männlichen Geschlecht. Seit 1984 findet sich ein Anstieg der Eingriffe bei Rektumkarzinomrezidiven, 74% dieser Eingriffe erfolgten innerhalb der letzten 4 Jahre des untersuchten Zeitintervalls (Tabelle 1). Von 88,7% palliativer Operationen bei Rektumkarzinomrezidiv waren 62,6% der Eingriffe primär palliativ, zusätzlich wurden 26,1% palliative APRen und RRen durchgeführt (Tabelle 2). 79 der 107 Rezidivoperationen (74%) wurden nach vorausgegangener RR durchgeführt. Die Unterteilung der Rektumkarzinomlokalrezidive zeigte ein leichtes Überwiegen des Fremdanteils mit 51,9% gegenüber dem Eigenanteil (48,1%). Über 50% der primär auswärts operierten Patienten mit Karzinomlokalrezidiv wiesen eine Stapleranastomose auf (Abb. 1). Im Vergleich zu 79 Lokalrezidiven nach RR fanden sich nur 20 Lokalrezidive nach APR. Der Eigenanteil der Lokalrezidive nach RR betrug 13,7% (38/277 Fälle), nach APR jedoch nur 5,1% (16/313 Fälle). Der Anteil der Rektumkarzinomrezidive betrug 13,4% (107/799) aller Eingriffe bei Rektum-

Tabelle 2. Anteil der palliativen Operationen bei Rektumkarzinom-Lokalrezidiv (n = 95/ 107, 88,7 %)

	n	%
abdominoperineale Rektumexstirpation	18	16,8
kontinenzerhaltende Rektumresektion	10	9,3
explorative Laparatomie	30	28,0
Hartmann-I-Operation	31	29,0
lokale Abtragung	6	5,6
	95	

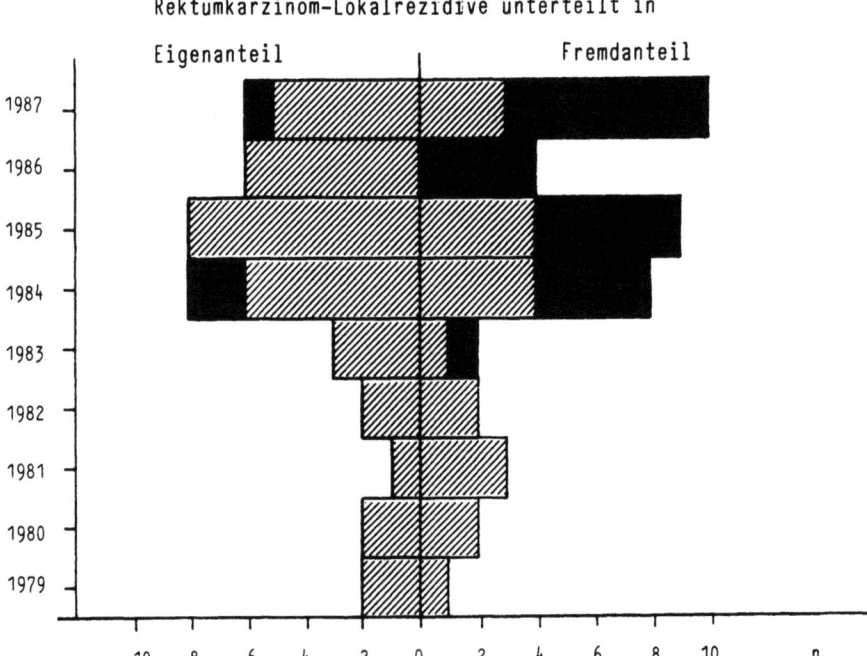

Abb. 1. Verteilung der Rektumkarzinom-Lokalrezidive nach anteriorer Rektumresektion in den Eigen- und Fremdanteil; anteilige Darstellung der Patienten, deren Rektumanastomose mittels Stapler angelegt wurde (schwarz unterlegt)

karzinomen. In über 80 % der Fälle entwickelte sich das Lokalrezidiv innerhalb von 24 Monaten.

Die Stadieneinteilung der Primärtumore bei Lokalrezidiven nach RR zeigte in 81 % der Fälle ein T 3-Stadium, in 42 % der Fälle lagen Lymphknotenmetasta-

Tabelle 3. Übersicht der Primärtumorstadien des Patientenkollektivs mit Rektumkarzinom-Lokalrezidiv nach vorausgegangener anteriorer Rektumresektion ($n = 79$); Einteilung nach dem TNM-System und nach DUKES

	n	%	DUKES A		DUKES B		DUKES C	
			n	%	n	%	n	%
$pT_1C_4\,pN_0C_4\,pM_0C_3$	1	1,3	1					
$pT_2C_4\,pN_0C_4\,pM_0C_3$	12	15,2	12					
$pT_3C_4\,pN_0C_4\,pM_0C_3$	31	39,2			31			
$pT_3C_4\,pN_1C_4\,pM_0C_3$	28	35,4					28	
$pT_3C_4\,pN_3C_4\,pM_0C_3$	3	3,8					3	
$pT_3C_4\,pN_3C_4\,pM_1C_4$	2	2,5					2	
$pT_4C_4\,pN_0C_4\,pM_0C_3$	1	1,3			1			
$pT_4C_4\,pN_3C_4\,pM_1C_4$	1	1,3					1	
	79	100,0	13	16,5	32	40,5	34	43,0

Tabelle 4. Übersicht der Primärtumorstadien des Patientenkollektivs mit Rektumkarzinom-Lokalrezidiv nach vorausgegangener abdominoperinealer Rektumexstirpation ($n = 20$); Einteilung nach dem TNM-System und nach DUKES

	n	%	DUKES B		DUKES C	
			n	%	n	%
$pT_3C_4\,pN_0C_4\,pM_0C_3$	8	40,0	8	40,0		
$pT_3C_4\,pN_1C_4\,pM_0C_3$	6	30,0			6	30,0
$pT_3C_4\,pN_3C_4\,pM_0C_3$	3	15,0			3	15,0
$pT_4C_4\,pN_3C_4\,pM_1C_4$	3	15,0			3	15,0
	20	100,0	8	40,0	12	60,0
Eigenanteil	16		6		10	

sen vor (Stadium DUKES B/C in 83,5% der Fälle) (Tabelle 3 und 4). Ein Vergleich der Tumorstadien des Primärtumors zwischen APR und RR zeigte keine auffälligen Häufigkeitsunterschiede.

Der Primärtumor der Patienten mit Lokalrezidiv nach RR war in ca. 48% der Fälle in 10–12 cm Höhe von der Anocutanlinie entfernt lokalisiert, in 18%

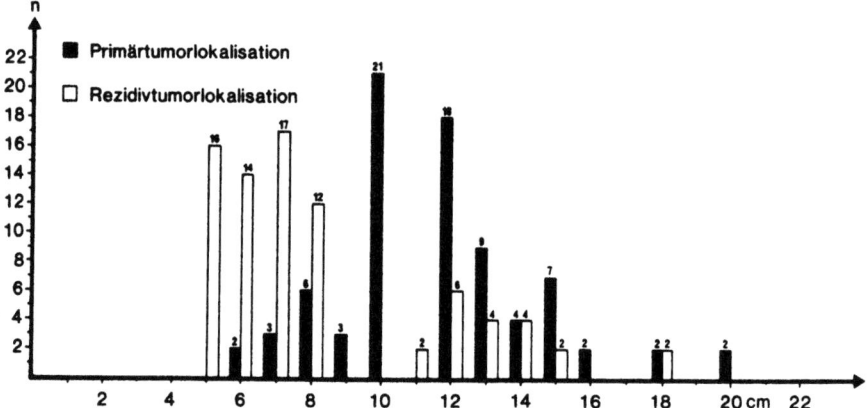

Abb. 2. Gegenüberstellung der Primärtumorlokalisation und Rezidivtumorlokalisation nach vorausgegangener anteriorer Rektumresektion (n = 79)

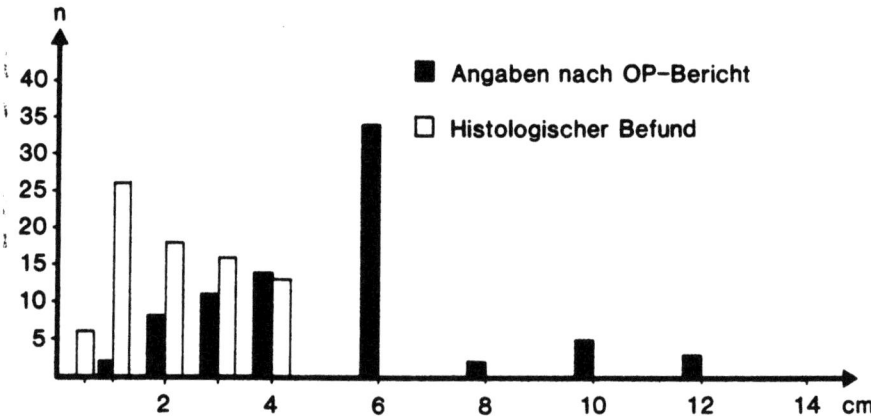

Abb. 3. Vergleich des aboralen Sicherheitsabstands des Tumors am unfixierten, nicht aufgespannten Resektat mit dem Histologiebefund bei Rektumkarzinom-Lokalrezidiv nach vorausgegangener anteriorer Rektumresektion (n = 79)

der Fälle lag der Primärtumor in bis zu 6 cm Höhe. Die Lokalrezidive nach RR traten in ca. 75% der Fälle 6–8 cm von der Anocutanlinie entfernt auf (Abb. 2).

Ein Vergleich der Messung des aboralen Sicherheitsabstands bei Rektumkarzinomlokalrezidiv von Angaben im Operationsbericht und dem histopathologischen Befundbericht waren deutlich different (Abb. 3); der in über 60% der Fälle, angegebene Sicherheitsabstand von 4–5 cm konnte histologisch nur in 37% der Fälle bestätigt werden. In ca. 40% der Fälle wurden tumorfreie Zonen von nur 0,5–1 cm nachgewiesen, in ca. 23% der Fälle war der Sicherheitsabstand bis zu 2 cm groß.

Tabelle 5. Intraoperativ und/oder histologisch gesicherte oder röntgenologisch darge-
stellte Folgen der Rektumkarzinom-Lokalrezidive nach vorausgegangener anteriorer
Rektumresektion (n = 79)

	n	%
anastomosennahes Karzinomrezidiv	59	74,7
Ausmauerung des kleinen Beckens durch Karzinommassen	26	27,8
ossäre Infiltration	21	26,6
Ureterstenose	17	21,5
Blaseninfiltration	9	11,4
Hydronephrose	7	8,8
Uterus- und Vaginainfiltration	7	8,8
Rekto-vesico-vaginale Fistel	5	6,3
analwärts exulcerierendes Karzinom	2	2,5
Phlebothrombose	1	1,2

Tabelle 5 zeigt eine Übersicht über die Lokalrezidivfolgen. Die Mehrheit der
Fälle zeigte bei der Rezidivoperation einen inoperablen Situs; ossäre Infiltrationen und das Ausmauern des kleinen Beckens mit Tumorgewebe waren mit ca.
27% der Fälle die häufigsten Folgen. Durch Infiltration des Tumorrezidivs in
Uterus, Vagina und/oder Blase, waren ca. 18% der Patienten nach Rektumresektion, nach Manifestation des Rezidivs, nicht mehr gesellschaftsfähig.

Diskussion

Die Auswertung des Patientenkollektivs zeigte eine deutliche Diskrepanz der
Lokalrezidivhäufigkeit nach RR mit 13,5% und nach APR mit nur 5,1%
Lokalrezidiven, was dem Rahmen der aus der Literatur bekannten Angaben
entspricht [20, 21, 24, 27, 36]. Die zur Zeit bestehende Favorisierung der RR bei
Karzinomen im unteren und mittleren Rektumdrittel [17, 18] kann unsererseits
nicht voll unterstützt werden. Unter Berücksichtigung der vorgelegten Ergebnisse halten wir das radikalere Operationsverfahren, die APR, bei Karzinomen
im mittleren und unteren Rektumdrittel für adäquat, da die Lokalrezidivquote
weniger als halb so hoch war. Wir sind der Ansicht, daß die Radikalität der APR
bei Tumoren im mittleren und unteren Rektumdrittel, insbesondere bei
lateraler Gewebeinfiltration, T3-Stadien und Lymphknotenfiliae durch die RR
nicht erreicht werden kann, da der präparationstechnisch bedingte Konus-
Effekt das Karzinomrezidiv durch laterale Gewebeinfiltration eher wahrscheinlich macht [32, 33]. Die Aufgliederung der Primärtumorlokalisation der
Patienten mit Lokalrezidiv nach RR unterstreicht die Bedeutung der lateralen
Gewebeinfiltration: 42% der Lokalrezidivfälle zeigten Lymphknotenmetastasen. Die Indikationsstellung zur RR im T3-Tumorstadium mit möglicher
perirektaler Karzinominfiltration sollte unter diesem Aspekt überdacht wer-

den, insbesondere auch wegen der hohen Zahl palliativer Rezidivoperationen (88%) [22].

Mehr als 50% der auswärts voroperierten Patienten mit Lokalrezidiv nach RR wiesen Stapler-Anastomosen auf; obwohl in der Literatur Berichte über die vorteilhafte Anwendung des Staplers in der Rektumchirurgie zahlreich sind [1, 4–6, 16, 34], liegen ebenfalls Berichte vor, die eine deutlich höhere Rezidivquote nach RR beschreiben [1, 17, 25, 27, 29]. Hauptursache für die höhere Rezidivquote ist der vorbeschriebene Konus-Effekt, die laterale Tumorinfiltration, inadequate Resektionsgrenzen und die Tumorzellverschleppung in den Anastomosenwulst [1, 4–6, 8, 15–17, 19, 20, 23, 25, 27–29, 31, 34]. Ferner besteht beim Staplern tiefer Rektumanastomosen eine Gefahr zur Verleitung zu minderer Radikalität bei der Rektummobilisation. Die Bevorzugung der RR mit Anlage tiefer Anastomosen führte zu einer Neubewertung der sog. „5-cm-Regel" des aboralen Sicherheitsabstands mit dem Ziel nachzuweisen, daß ein wesentlicher Unterschied der Lokalrezidivhäufigkeit bei kleineren Abständen nicht auftreten würde [9, 14, 21, 30, 35, 37, 38]. Nebenbei zeigen sich beim Vergleichen verschiedener Patientenkollektive Schwierigkeiten durch nicht identische Meßmethoden [3, 23]. Wir zeigten, daß der makroskopisch gemessene tumorfreie Abschnitt am Resektat von über 3 cm Länge nur in 37% der Fälle bestätigt wurde, in über 40% der Fälle wurde jedoch ein sicher zu geringer Abstand von ca. 1 cm festgestellt [21, 23, 17]. Damit erscheint uns eine RR mit Verlassen der „5-cm-Regel" zur Zeit nur verantwortbar, wenn eine obligate intraoperative Schnellschnittuntersuchung der distalen Rektummanschette gewährleistet ist. Die spezielle Wertung der Lokalrezidive und deren Folgen und der hohe Anteil der palliativen Rezidivoperationen in der Rektumchirurgie des mittleren und unteren Rektumdrittels zeigt, daß bei den beschriebenen Tumorlokalisationen und Tumorgrößen die APR der RR vorzuziehen ist; auch durch eine intensive Nachsorge muß ein Lokalrezidiv nicht unbedingt früher erfaßbar sein [10]. Dieses Konzept sollte auch bei jüngeren Patienten wegen der niedrigeren Rezidivquote und dem kurzen rezidivfreien Intervall nach Rektumresektion beibehalten werden.

Literatur

1. Anderberg B, Enblad P, Sjödahl R, Wetterfors J (1984) Recurrent rectal carcinoma after anterior resection and rectal stapling. Br J Sur 70:98
2. Anderberg B, Enblad P, Sjödahl R, Wetterfors J (1983) The EEA-stapling device in anterior resection for carcinoma of the rectum. Acta Chir Scand 149:99
3. Beart RW, Wolff BG (1982) The use of staplers for anterior anastomoses. World J Surg 6:525
4. Beart RW, Kelly KA (1981) Randomized prospective evaluation of the EEA-stapler for colorectal anastomoses. Am J Surg 69:143
5. Brennan SS, Pickford IR, Evans M, Pollock AV (1982) Staples or sutures for colonic anastomoses – a controlled clinical trial. Br J Surg 69:722
6. Cade D, Gallagher P, Schofield PF, Turner L (1981) Complications of anterior resection of the rectum using the EEA-stapling device. Br J Surg 68:339

7. Carlsson U, Lasson A, Ekelund G (1987) Recurrence rates after curative surgery for rectal carcinoma with special referrence to their accuracy. Dis Colon Rectum 30:431
8. Cohn I (1967) Implantation in cancer of the colon. Surg Gynecol Obstet 124:501
9. Colombo PL, Foglieni CLS, Morone C (1987) Analysis of recurrence following curative low anterior resection and stapled anastomoses for carcinoma of the middle third and lower rectum. Dis Colon Rectum 30:457
10. Ekman CA, Gusstavson J, Henning A (1978) Value of follow-up study of recurrent carcinoma of the colon and rectum. Surg Gynecol Obstet 145:895
11. Gall FP (1986) Die transabdominale Rectumresektion. Chirurg 57:765
12. Gall FP, Hermanek P (1988) Die erweiterte Lymphknotendissektion beim Magen und colorectalen Carcinom – Nutzen und Risiken. Chirurg 59:202
13. Gall FP, Tonak J, Altendorf A, Kuruz U (1985) Indikation und Ergebnisse erweiterter Resektionen beim colorektalen Carzinom. Langenbecks Arch Chir 366:445
14. Gilbertson VA (1960) Adenocarcinoma of the rectum. Arch Surg 80:143
15. Goligher JC (1986) Current trends in the use of sphincter-saving excision in the treatment of carcinoma of the rectum. Cancer 50:2627
16. Goligher JC (1979) Recent trends in the practice of sphincter saving excision for rectal cancer. Ann R Coll Surg Engl 61:169
17. Goligher JC (1975) Surgery of the anus, rectum and colon 3. Aufl. Bailliere Tindall, London
18. Grinnell RS (1954) Distal intramural spread of carcinoma of the rectum and rectosigmoid. Surg Gynecol Obstet 99:421
19. Hardy KJ, Cuthbertson AM, Hughes ESR (1971) Suture-line neoplastic recurrence following large bowel resection. Aust NZ J Surg 41:44
20. Heald RJ, Ryall RDH (1986) Recurrence and survival after total mesorectal excision for rectal cancer. Lancet I:1479
21. Heimann TM, Szporn A, Bolnick K, Aufses AH (1986) Local recurrence following surgical treatment of rectal cancer. Comparison of anterior and abdominoperineal resection. Dis Colon Rectum 29:862
22. Hermanek P, Gall FP, Guggenmoos-Holzmann J, Altendorf A (1985) Pathogenesis of local recurrence after surgical treatment of rectal carcinoma. Dig Surg 2:7
23. Hermanek P, Gall FP (1981) Der aborale Sicherheitsabstand bei der sphinkter-erhaltenden Rectumresektion. Chirurg 52:25
24. Hojo K (1986) Anastomotic recurrence after sphincter saving resection for rectal cancer. Dis Colon Rectum 29:11
25. Hurst PA, Prout WG, Kelly JM, Bannister JJ, Walker RT (1982) Local recurrence after low anterior resection using the staple gun. Br J Surg 69:275
26. Mettlin C, Mitrelman A, Natarajan N, Murphy GP, Schmitz GP, Smart CR (1981) Trends in the United States for the management of adenocarcinoma of the rectum. Surg Gynecol Obstet 153:701
27. Metzger U, Weber W, Linggi J, Buchmann P, Largiader F (1985) Lokalrezidive nach anteriorer Rectumresektion – Handnaht versus Klammernaht. Chirurg 56:266
28. Morson BC, Vaughan EG, Bussey HJR (1963) Pelvic recurrence after excision of rectum for carcinoma. Br Med J II:13
29. Neville R, Fielding LP, Amendola C (1987) Local tumor recurrence after curative resection for rectal cancer – a ten hospital review. Dis Colon Rectum 30:12
30. Pollett WG, Nicholls RJ (1983) The relationship between the extent of distal clearance and survival and local recurrence after curative anterior resection for carcinoma of the rectum. Ann Surg 198:159

31. Quirke EA, Dixon MF, Durdey P, Williams NS (1986) Local recurrence of rectal adenocarcinoma due to inadequate surgical resection. Histopathological study of lateral tumor spread and surgical excision. Lancet I:996
32. Stearns MW, Deddish MR (1959) Five-year result of abdominopelvic lymph node dissection for carcinoma of the rectum. Dis Colon Rectum 2:169
33. Stelzner F (1989) Die Begründung, die Technik und die Ergebnisse der knappen transabdominalen Kontinenzresektion. Langenbecks Arch Chir 374:303
34. Thiede A, Jostarndt L, Troidl H, Bertz U, Hamelmann H (1981) Der Wert der zirkulären maschinellen Colon- und Rectum-Anastomose (EEA). Chirurg 52:30
35. Williams NS, Dixon M, Johnston D (1983) Reappraisal of the 5 centimeter rule of distal excision for carcinoma of the rectum: a study of distal intramural spread and of patient's survival. Br J Surg 70:150
36. Williams NS, Jonhston D (1984) Survival and recurrence after sphincter saving resection and abdominoperineal resection for carcinoma of the middle third of the rectum. Br J Surg 71:278
37. Wilson SM, Beahrs OH (1976) The curative treatment of carcinoma of the sigmoid, rectosigmoid and rectum. Ann Surg 183:556
38. Wolmark N, Fisher B (1986) An analysis of survival and treatment failure following abdominoperineal and sphincter-saving resection in Duke's B and C rectal carcinoma. Ann Surg 204:480

Synchrone und metachrone kolorektale Mehrfachkarzinome

U. Werner, R. Raab, P. Vogt und H.-J. Meyer

Einleitung und Definitionen

Multiple Malignome eines oder mehrerer Organsysteme werden in der Klinik verhältnismäßig selten gesehen. Kolon und Rektum gehören neben der Haut zu den Organsystemen, in denen am häufigsten Mehrfachmalignome beobachtet werden. Das Risiko wird allgemein mit ca. 3–7% angegeben. Multiple Dickdarmkarzinome wurden in der Literatur schon im letzten Jahrhundert beschrieben. Der erste in der internationalen Literatur bekannte Fall wurde von Kraske 1884 [11] dargestellt. Billroth [1] versuchte 1887 eine erste Definition der kolorektalen Mehrfachkarzinome. Eine darauf aufbauende, heute noch gültige Klassifizierung mit der Unterscheidung zwischen synchronen und metachronen Mehrfachkarzinomen stammt von Moertel et al. aus dem Jahre 1958 [12]:

1. Synchrone Mehrfachkarzinome:
   a) Zwei oder mehr sicher maligne kolorektale Tumoren, zwischen denen ein Bereich in allen Schichten intakter Darmwand liegen muß.
   b) Die Entstehung des einen Tumors durch lokale Ausbreitung des anderen sollte zweifelsfrei ausgeschlossen sein.
   c) Alle bis zu 6 Monate nach dem Primärtumor diagnostizierten Karzinome werden als synchron angesehen.
2. Metachrone Mehrfachkarzinome:
   a) Kolorektale Malignome, die später als 6 Monate nach dem Primärtumor diagnostiziert werden.
   b) Zwischen der früheren Anastomose bzw. Resektionsrand und dem Zweitkarzinom muß ein Bereich intakter Darmwand liegen.
   c) Die Entstehung des Zweitkarzinoms durch Ausbreitung eines Lokalrezidives des Primärtumors sollte zweifelsfrei ausgeschlossen sein.

Wie eine Literaturauswahl zeigt, bestehen hinsichtlich Eigenschaften und Langzeitprognose solcher Tumoren recht uneinheitliche Erfahrungen. So werden 5-Jahres-Überlebenswahrscheinlichkeiten für synchrone Mehrfachkarzinome von 14–70%, für metachrone Mehrfachkarzinome von 10–71% angegeben. Erhebliche Unterschiede bestehen auch beim Vergleich der Prognose von Mehrfach- und Singulärkarzinomen (Tabelle 1).

Tabelle 1. Häufigkeit und Prognose kolorektaler Mehrfachkarzinome

Autoren	Häufigkeit				inkl. Poly-posis/Kolitis	5-Jahres-Prognose		
	gesamt (%)	synchron (%)	metachron (%)	Verhältnis		synchron (%)	metachron (%)	sing. (%)
Moertel et al. (1958)	4,3	2,8	1,7	1,6:1	+	–	–	–
Copeland et al. (1966)	6,2	3,8	2,4	1,6:1	–	41	50	37
Devitt et al. (1969)	3,3	2,2	1,1	2,0:1	–	14	10	–
Travieso et al. (1972)	2,1	1,5	0,6	2,5:1	–	15	15	–
Ekelund u. Pihl (1974)	6,9	4,6	2,3	2,0:1	–	32	38	36
Heald (1975)	4,8	3,2	1,6	2,0:1	–	49	–	48
Enker u. Dragacevic (1978)	3,1	1,8	1,3	1,4:1	+	46	77 (1. Ca)	61
Welch (1981)	4,5	1,7	2,8	0,6:1	–	21 (R0)	20	41
Kaibara et al. (1984)	4,5	3,2	1,3	2,5:1	–	70	67	–
Moreaux u. Catala (1985)	6,5	4,1	2,4	1,7:1	–	55	71	62
Chu et al. (1986)	7,9	4,4	3,5	1,2:1	+	–	46	–

Patienten und Methodik

Die Daten aller von 1971 bis 1987 wegen eines kolorektalen Primärkarzinoms operierten Patienten wurden retrospektiv analysiert. Dabei wurden alle nicht-epithelialen Malignome wie z. B. Sarkome, Lymphome und andere seltene Tumoren des unteren Gastointestinaltraktes aufgrund ihres biologisch häufig differenten Verhaltens nicht berücksichtigt. Einbezogen – und wenn notwendig gesondert betrachtet – wurden dagegen Patienten mit bekannten Präkanzerosen wie Polyposis coli oder Colitis ulcerosa. Unter allen Patienten wurde der Anteil synchroner sowie metachroner Mehrfachkarzinome ermittelt. Diese Tumoren wurden hinsichtlich verschiedener Parameter wie z. B. Lokalisation, Stadien, Operationsradikalität, Häufigkeit benigner Begleitpolypen, histopathologischer Klassifikation sowie Langzeitprognose weiter untersucht.

Bei metachronen Tumoren wurde zusätzlich der zeitliche Abstand zum Primärtumor ermittelt.

Die gewonnenen Daten wurden daraufhin mit den Daten aller im selben Zeitraum operierten Patienten mit Singulärkarzinomen verglichen.

Die statistischen Vergleiche wurden mit dem Chi-Quadrat-Test durchgeführt. Das Signifikanzniveau betrug 5%. Die 5-Jahres-Überlebenswahrscheinlichkeiten wurden mit einer modifizierten Anwendung der „acturial method" nach Cutler und Ederer [4] errechnet.

Ergebnisse

Im Zeitraum vom 1. Januar 1971 bis zum 31. Dezember 1987 wurden in der Medizinischen Hochschule Hannover 1707 Patienten wegen eines kolorektalen Primärkarzinoms operiert. 120 Patienten, entsprechend 7% aller Patienten, hatten zwei oder mehr primäre Dickdarmkarzinome. Ein synchrones Auftreten wurde bei 69 Patienten (4%), ein metachrones Auftreten bei 51 Patienten (3%) beobachtet.

Von den Patienten mit synchronen Mehrfachkarzinomen hatten 11 (16%) eine Polyposis coli und 3 (4%) eine Colitis ulcerosa; unter den Patienten mit metachronen Mehrfachkarzinomen hatten 4 (8%) eine Polyposis coli. Eine Colitis ulcerosa lag hier in keinem Fall zugrunde.

Die Alters- und Geschlechtsverteilung der Patienten sowie die histopathologischen Eigenschaften der Tumore waren in den drei Kollektiven insgesamt vergleichbar, metachrone Tumoren hatten allerdings meist weiter fortgeschrittene Stadien. Es ergaben sich jedoch keine signifikante Unterschiede.

Bei synchronen Mehrfachkarzinomen konnte – insbesondere bei Sitz des Primärkarzinoms im Rektum – der Zweittumor sehr häufig im gleichen oder benachbarten Darmabschnitt diagnostiziert werden (Tabelle 2).

Bei metachronen Mehrfachkarzinomen konnte diese Beziehung zwischen den Tumoren dagegen nicht nachgewiesen werden. Das metachrone Zweitkarzinom war eher in anderen Regionen des Dickdarms lokalisiert (Tabelle 3).

Tabelle 2. Lokalisation der synchronen Mehrfachkarzinome

Sitz des MarkerCa (n = 69)	Sitz des/der ZweitCa (n = 92)			
	Coecum u. C. ascend. (n = 13)	C. transv. (n = 8)	C. desc. u. Sigma (n = 30)	Rectum (n = 41)
Coecum u. C. ascend. (n = 13)	38% (n = 6)	19% (n = 3)	25% (n = 4)	19% (n = 3)
Colon transversum (n = 7)	23% (n = 3)	23% (n = 3)	39% (n = 5)	15% (n = 2)
C. desc. u. Sigma (n = 19)	7% (n = 2)	4% (n = 1)	39% (n = 11)	50% (n = 14)
Rectum (n = 30)	6% (n = 2)	3% (n = 1)	29% (n = 10)	63% (n = 22)

Tabelle 3. Lokalisation der metachronen Mehrfachkarzinome

Sitz des MarkerCa (n = 51)	Sitz des/der ZweitCa (n = 58)			
	Coecum u. C. ascend. (n = 14)	C. transv. (n = 14)	C. desc. u. Sigma (n = 12)	Rectum (n = 18)
Coecum u. C. ascend. (n = 9)	0	20% (n = 2)	50% (n = 5)	30% (n = 3)
Colon transversum (n = 8)	38% (n = 3)	13% (n = 1)	13% (n = 1)	38% (n = 3)
C. desc. u. Sigma (n = 20)	35% (n = 7)	20% (n = 4)	15% (n = 3)	30% (n = 6)
Rectum (n = 14)	20% (n = 4)	35% (n = 7)	15% (n = 3)	30% (n = 6)

Die Anzahl benigner Begleitpolypen war bei Patienten mit synchronen Mehrfachkarzinomen mit 70% signifikant häufiger als bei den anderen Patientengruppen (Singulärkarzinome 27%, metachrone Mehrfachkarzinome – bei Diagnosestellung des zweiten Karzinoms – 33%).

Das zeitliche Auftreten metachroner Zweitkarzinome war in den ersten 5 Jahren deutlich erhöht, 29% wurden jedoch erst 7 Jahre oder später nach der Primäroperation diagnostiziert (Abb. 1). Der Anteil der radikal (R0) operierten

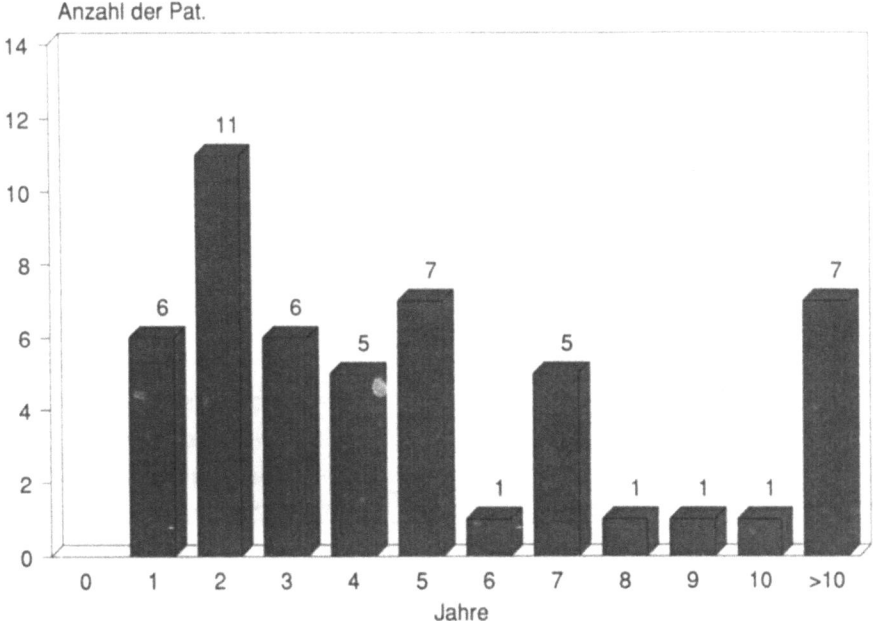

Abb. 1. Intervall zwischen Primäroperation und Auftreten des metachronen Zweitkarzinoms

Patienten mit metachronen Mehrfachkarzinomen war entsprechend den meist weiter fortgeschrittenen Tumorstadien mit 61% geringer als in den anderen Kollektiven (75% bzw. 74%).

Bei der Betrachtung der 5-Jahres-Prognose der Patienten mit Singulärkarzinomen und synchronen bzw. metachronen Mehrfachkarzinomen ergaben sich keine signifikanten Unterschiede (40% vs. 31% vs. 44%). Nach radikaler Resektion (R0) war die Prognose der Patienten mit metachronen Mehrfachkarzinomen signifikant besser als bei den Patienten mit synchronen Mehrfachkarzinomen (78% vs. 42%; Singulärkarzinome 55%). Von den nicht kurativ zu operierenden Patienten (R1- und R2-Resektion) mit Mehrfachkarzinomen überlebte kein Patient länger als 3 Jahre (Abb. 2).

Diskussion

Die in unserem Krankengut gefundene Häufigkeit kolorektaler Mehrfachkarzinome von 7% sowie die Alters- und Geschlechtsverteilung stimmen weitgehend mit den Angaben aus der Literatur überein.

Das Vorhandensein zusätzlicher benigner Neoplasien bei 70% der Patienten mit synchronen Mehrfachkarzinomen ist einerseits als multizentrische Tumorentstehung auf der Basis einer erhöhten Proliferationsbereitschaft der Darmschleimhaut zu werten, andererseits ist hierin eine Bestätigung der – heute

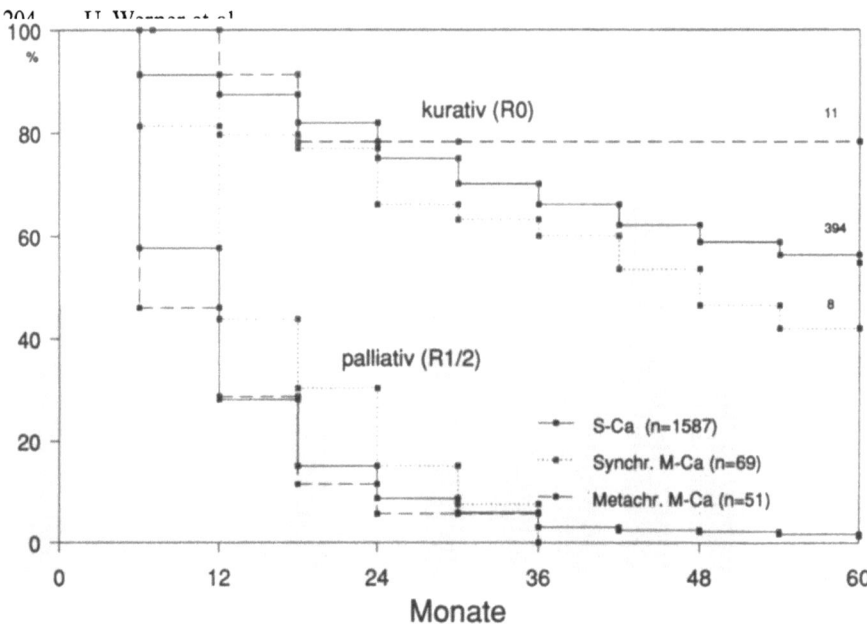

Abb. 2. 5-Jahres-Prognose der Patienten mit Singulärkarzinomen sowie synchronen und metachronen Mehrfachkarzinomen (metachrone Ca nach Zweiteingriff)

weitgehend akzeptierten – Theorie einer Adenom-Karzinom-Sequenz zu sehen. Dementsprechend müssen Patienten mit Begleitpolypen als Risikogruppe für die Entwicklung von Mehrfachkarzinomen angesehen werden.

Die häufig beobachtete Nähe des synchronen Zweittumors zum Primärtumor kann als Hinweis auf eine mögliche intraluminäre Metastasierung angesehen werden. Durch DNS-Analysen konnte von Schwartz et al. [14] gezeigt werden, daß dieses zumindest für einen Teil der Fälle zutrifft.

Unsere Untersuchungen zeigen, daß synchrone und metachrone Mehrfachkarzinome nicht nur hinsichtlich des zeitlichen Auftretens, sondern insbesondere in Bezug auf die Langzeitprognose zu unterscheiden sind. Damit erscheint es möglich, daß es sich bei diesen Erkrankungen um biologisch differente Entitäten handelt.

Da bei rechzeitiger Diagnosestellung der zum Teil erst nach vielen Jahren auftretenden metachronen Karzinome eine radikale chirurgische Therapie in den allermeisten Fällen möglich und sinnvoll ist, sollte bei allen Patienten mit kolorektalen Karzinomen eine lebenslange Nachsorge durchgeführt werden.

Unbedingt notwendig ist der präoperative Nachweis synchroner Neoplasien. Daher sollten, gerade bei dem häufigen Tumorsitz im Rektum, auch die proximalen Darmabschnitte in die präoperative Diagnostik mit einbezogen werden. Nach wie vor gültig ist Heald's 1972 aufgestellte Forderung: "No operation for cancer of the large bowel should be done without thorough investigation of the whole large bowel" [8].

Literatur

1. Billroth Th, Winiwarter A v (1887) Die allgemeine chirurgische Pathologie und Therapie, 13. Auflage. G. Reimer, Berlin
2. Chu DZJ, Giacco G, Martin RG, Guinee VF (1986) The significance of synchronous carcinoma and polyps in the colon and rectum. Cancer 57:445–450
3. Copeland EM, Jones RS, Miller LD (1969) Multiple colon neoplasms. Arch Surg 98:141–143
4. Cutler SJ, Ederer F (1958) Maximum utilization of the life table method in analyzing survival. J Chronic Dis 8:659–712
5. Devitt JE, Roth-Moyo LA, Brown FN (1969) The significance of multiple adenocarcinomas of the colon and rectum. Ann Surg 169:364–367
6. Ekelund GR, Pihl B (1974) Multiple carcinomas of the colon and rectum. Cancer 33:1630–1634
7. Enker WE, Dragacevic S (1978) Multiple carcinomas of the large bowel: a natural experiment in etiology and pathogenesis. Ann Surg 187:8–11
8. Heald RJ, Lockhart-Mummery HE (1972) The lesion of the second cancer of the large bowel. Brit J Surg 59:16–19
9. Heald RJ, Chir M, Bussey HJR (1975) Clinical experiencies at St. Mark's Hospital with multiple synchronous cancers of the colon and rectum. Dis Colon Rectum 18:6–10
10. Kaibara N, Koga S, Jinnai D (1984) Synchronous and metachronous malignancies of the colon and rectum in Japan with special reference to a coexisting early cancer. Cancer 54:1870–1874
11. Kraske P (1884) Über die Entstehung sekundärer Krebsgeschwülste durch Impfung. Zbl Chir 11:801–806
12. Moertel CG, Bargen JA, Dockerty MB (1958) Multiple carcinomas of the large intestine. A review of the literature and a study of 261 cases. Gastroenterology 34:85–98
13. Moreaux J, Catala M (1985) Les cancers multiples du colon et du rectum. Frequence et resultats du traitement chirurgical. Gastroenterol Clin Biol 9:336–341
14. Schwartz D, Banner BF, Roseman DL, Coon JS (1986) Origin of multiple "primary" colon carcinomas. A retrospective flow cytometric study. Cancer 58:2082–2088
15. Travieso CR, Knoepp LF, Hanley PH (1972) Multiple adenocarcinomas of the colon and rectum. Dis Colon Rectum 15:1–6
16. Welch JP (1981) Multiple colorectal tumors. An appraisal of natural history and therapeutic options. Am J Surg 142:274–280

Prognose nach Resektion kolorektaler Karzinome

P. Hermanek

Einleitung

Zu einer wesentlichen Aufgabe des Pathologen gehört die sorgfältige Untersuchung von Tumorresektaten. Ihr Ergebnis gibt die zuverlässigsten Hinweise für die Prognose. Die Kenntnis prognostischer Faktoren ist auch für die Wahl der Therapie von wesentlicher Bedeutung, insbesondere für die Indikation zu zusätzlichen Therapiemodalitäten nach chirurgischer Tumorresektion. Hierbei ist zu berücksichtigen, daß für die verschiedenen möglichen Parameter der Prognose, z. B. Überleben, Auftreten von lokoregionären Rezidiven oder von Fernmetastasen, bisweilen unterschiedliche Faktoren von Bedeutung sind. Eine Analyse prognostischer Faktoren muß daher für jeden dieser Parameter gesondert erfolgen [8].

Krankengut und Methodik

In die Untersuchung einbezogen sind Patienten, bei denen ein invasives kolorektales Karzinom operativ entfernt wurde, sofern keine Fernmetastasen bestanden. Als invasives Karzinom gelten ausschließlich Karzinome, die zumindest in die Submukosa infiltrieren (pT 1–4 nach UICC 1987). Andere Malignome als Karzinome, z. B. Sarkome oder maligne Lymphome, wurden ausgeschlossen. Die Tumorresektion erfolgte bei der überwiegenden Zahl der Patienten als radikale Resektion (Entfernung weit im Gesunden, en bloc mit dem regionären Lymphabflußgebiet), nur in 11 % durch eingeschränkte Verfahren wie endoskopische Polypektomie, lokale chirurgische Exzision, tubuläre oder Segmentresektion.

Für die Analyse der unterschiedlichen Parameter der Prognose wurden unterschiedliche Patientenkollektive herangezogen:

a) Überleben: 1622 Patienten, bei denen der Tumor in den Jahren 1979–1986 entfernt wurde, davon 902 mit Rektum-, 720 mit Kolonkarzinom.

b) Lokoregionäre Rezidive: 1440 Patienten (775 mit Rektum-, 665 mit Kolonkarzinom), bei denen die Tumorresektion 1979–1986 kurativ erfolgte (R0) und die nicht in den ersten drei Monaten nach der Operation verstorben sind. Mindestbeobachtungsdauer drei Jahre.

c) Fernmetastasierung: 1795 Patienten (892 mit Rektum-, 803 mit Kolonkarzinom), bei denen der Tumor in den Jahren 1969–1984 kurativ (R0) entfernt wurde. Mindestnachbeobachtung fünf Jahre.

Bei der *Untersuchung der Tumorresektate* wurde in standardisierter Methodik [3, 4, 7] zunächst nach Anhaltspunkten für eine intraoperative lokoregionäre Tumorzelldissemination gefahndet, sodann die R- und die pTNM-Klassifikation sowie die hierauf beruhende Stadiengruppierung vorgenommen.

Von *lokoregionärer Tumorzelldissemination* wird gesprochen, wenn eine spontane oder iatrogene Perforation im Tumorbereich festgestellt und/oder bei der Operation durch Tumorgewebe geschnitten wurde. Letzteres wird beobachtet, wenn die Tumorresektion nicht als Monobloc-Resektion vorgenommen wird, z. B. bei der primären Resektion an einer Resektionsfläche intraoperativ Tumorgewebe nachgewiesen und dann durch eine Darmnachresektion oder durch Resektion eines Nachbarorgans eine komplette Tumorentfernung erreicht wird.

Die *R-Klassifikation* wurde in Zusammenwirken von Chirurgen und Pathologen festgelegt (Abb. 1).

Alle Tumoren, auch die früher operierten, konnten entsprechend der 4. Auflage der *TNM-Klassifikation* [10] klassifiziert werden, da schon ab 1969 die pathohistologischen

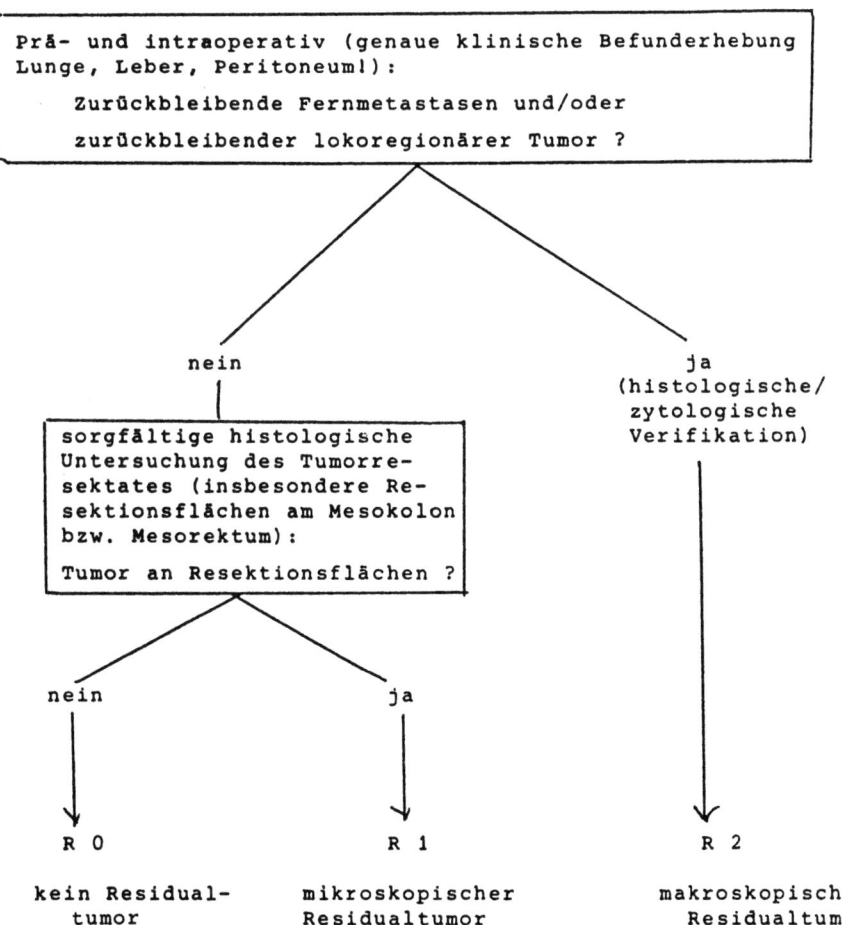

Abb. 1. Bestimmung der R (Residualtumor)-Klassifikation

Befunde prospektiv erhoben wurden, die für die Einordnung nach der 4. Auflage der TNM-Klassifikation notwendig sind. Innerhalb der Kategorie pT3 wurden zwei Subkategorien unterschieden: pT3a: geringe perirektale bzw. perikolische Invasion: am histologischen Schnitt Infiltration jenseits der Muscularis propria nicht weiter als 1 mm und in nicht mehr als 50% des Tumorbereiches; pT3b: weitere perirektale bzw. perikolische Invasion (alle Fälle, die nicht die Kriterien von pT3a erfüllen).

Bei jedem Tumorresektat wurde der *histologische Typ* und der *Differenzierungsgrad* entsprechend der 2. Auflage der WHO-Klassifikation [9] bestimmt. Dementsprechend wurde bei Vorliegen unterschiedlicher Differenzierungsgrade die Einordnung nach dem ungünstigsten Grad vorgenommen, Siegelringzell- und undifferenzierte Karzinome wurden als G4 klassifiziert. Bei jedem Tumor wurde auch registriert, ob *histologische Einbrüche in Venen* des perirektalen bzw. perikolischen Fettgewebes (extramurale Veneninvasion) vorhanden waren. Die Überlebensdaten wurden mittels actuarial method [1] berechnet. Postoperative Todesfälle wurden nicht ausgeschlossen. Es werden jeweils die beobachteten und alterskorrigierten Überlebensraten mit ihrem 95%-Vertrauensintervall sowie die medianen Überlebenszeiten angegeben.

Als *lokoregionäres Rezidiv* wird das Wiederauftreten von Tumor im Operationsgebiet nach kurativer Tumorresektion verstanden [5]. Einbezogen sind auch Fälle, bei denen das Lokalrezidiv zwar aufgrund klinischer Befunde zu diagnostizieren war, eine histologische Bestätigung aber nicht vorlag. Eingeschlossen sind auch die seltenen Fälle von sog. Implantationsmetastasen im Bereich der Operationsnarbe in den Bauchdecken oder perineal.

Bei der Bestimmung der *Lokalrezidivrate* ist zu berücksichtigen, daß bei einem Teil der Patienten ($94/1440 = 6,5\%$) zuverlässige Angaben über Vorhandensein oder Fehlen des lokoregionären Rezidivs nicht vorlagen.

In dieser Publikation wurde stets die beobachtete Lokalrezidivrate angegeben, sie errechnet sich aus der Relation Patienten mit lokoregionärem Rezidiv/Patienten mit bekanntem lokoregionärem Status.

In analoger Weise wurde auch die *Fernmetastasierungsrate* als beobachtete Rate angegeben. Diesbezüglich waren bei 72 von 1795 Patienten (4,0%) fehlende Angaben zu verzeichnen.

Bei allen Analysen wird zwischen *Kolon- und Rektumkarzinomen* unterschieden, da zwischen diesen Tumorlokalisationen nicht unbeträchtliche Unterschiede bestehen. Als Rektumkarzinome sind Tumoren definiert, deren unterer Rand bei rektosigmoidoskopischer Messung weniger als 16 cm von der Anokutanlinie entfernt und nach Resektion im Versorgungsgebiet der Art. rectalis superior gelegen ist. Bei Diskrepanzen zwischen rektosigmoidoskopischer Messung und anatomischem Befund am Resektat war letzterer zur Einordnung ausschlaggebend. Bei Patienten mit multiplen kolorektalen Tumoren wurde der Tumor berücksichtigt, der in Hinblick auf pTNM der ungünstigste war. Bei gleichem pTNM wurden Differenzierungsgrad, Lage zur peritonealen Umschlagsfalte und Tumorgröße für die Einordnung herangezogen.

Ergebnisse

In Tabelle 1 sind die *5-Jahres-Überlebensraten* (beobachtet und alterskorrigiert) und die *medianen Überlebenszeiten* in Abhängigkeit von der R-Klassifikation und innerhalb der R0-Patienten in Abhängigkeit von Vorhandensein oder Fehlen einer intraoperativen Tumorzelldissemination zusammengestellt.

Tabelle 1. Überlebensraten nach Tumorresektion in Abhängigkeit von R-Klassifikation und etwaiger intraoperativer Tumorzelldissemination (Definition siehe Abschnitt Methodik). Nur Patienten ohne Fernmetastasen (M0)

Patientengruppen	n	5-Jahres-Überlebensraten (mit 95%-Vertrauensbereich)		Mediane Über-lebens-zeit (Monate)
		beobachtet	alters-korrigiert	
A. Rektumkarzinom				
R1,2	76	15 ± 9%	19 ± 11%	18,0
R0	826	61 ± 4%	73 ± 4%	94,0
R0 mit Tumorzell-dissemination	52	46 ± 14%	55 ± 17%	48,7
R0 ohne Tumorzell-dissemination	774	62 ± 4%	74 ± 5%	96,7
B. Kolonkarzinom				
R1,2	24	13 ± 14%	16 ± 17%	12,9
R0	696	69 ± 4%	86 ± 5%	undef.
R0 mit Tumorzell-dissemination	´16	47 ± 29%	65 ± 40%	40,2
R0 ohne Tumorzell-dissemination	680	69 ± 4%	86 ± 5%	undef.

Tabelle 2 zeigt die Überlebensdaten für die R0-Patienten ohne Tumorzelldissemination in Abhängigkeit von der pTNM-Klassifikation bzw. der Stadiengruppierung.

Die *beobachteten Lokalrezidivraten* sind unter Berücksichtigung von Tumorlokalisation, Tumorzelldissemination, pTNM und Stadium sowie bei durch anteriore Resektion behandelten Rektumkarzinomen nach der Weite des aboralen Sicherheitsabstandes in Abb. 2 dargestellt.

Die *Fernmetastasierungsrate* betrug bei Kolonkarzinomen (n = 760) 21,3%, bei Rektumkarzinomen (n = 963) 29,5%. Fernmetastasierungsraten über 40% fanden sich bei folgenden Patientengruppen:

pN2 (n = 122)   51,6%
pN3 (n = 170)   68,2%
pT3b (n = 280)   43,2%
pT4 (n = 104)   44,2%
G3 (n = 160)   46,3%
G4 (n = 15)   53,3%
Invasion extramuraler Venen (n = 118)   54,2%

Tabelle 2. Überlebensdaten nach kurativer Tumorresektion (R0) ohne Tumorzelldissemination. Abhängigkeit von pTNM-Stadien. Nur Patienten ohne Fernmetastasen (M0).

Patientengruppen Stadien/pTNM Substadien		Rektumkarzinom				Kolonkarzinom			
		n	5-Jahres-Überlebensraten (mit 95% Vertrauensbereich)		Mediane Überlebenszeiten (Monate)	n	5-Jahres-Überlebensraten (mit 95% Vertrauensbereich)		Mediane Überlebenszeiten (Monate)
			beobachtet	alters-korrigiert			beobachtet	alters-korrigiert	
IA	pT1N0M0	76	$82 \pm 9\%$	$100 - 11\%$	undef.	71	$87 \pm 8\%$	$100 - 7\%$	undef.
IB	pT2N0M0	154	$76 \pm 7\%$	$90 \pm 9\%$	undef.	67	$85 \pm 10\%$	$100 - 4\%$	undef.
IIA	{ pT3aN0M0	97	$73 \pm 10\%$	$89 \pm 12\%$	undef.	80	$84 \pm 10\%$	$100 - 7\%$	undef.
	pT3bN0M0	95	$64 \pm 11\%$	$78 \pm 14\%$	undef.	113	$80 \pm 8\%$	$100 - 10\%$	undef.
IIB	pT4N0M0	12	$63 \pm 31\%$	$69 \pm 34\%$	undef.	41	$69 \pm 15\%$	$87 \pm 19\%$	undef.
IIIA	pN1M0	148	$50 \pm 9\%$	$61 \pm 11\%$	60,9	143	$59 \pm 9\%$	$73 \pm 11\%$	82,6
IIIB, C	pN2, 3M0	152	$34 \pm 9\%$	$39 \pm 10\%$	37,8	107	$36 \pm 10\%$	$45 \pm 13\%$	40,5

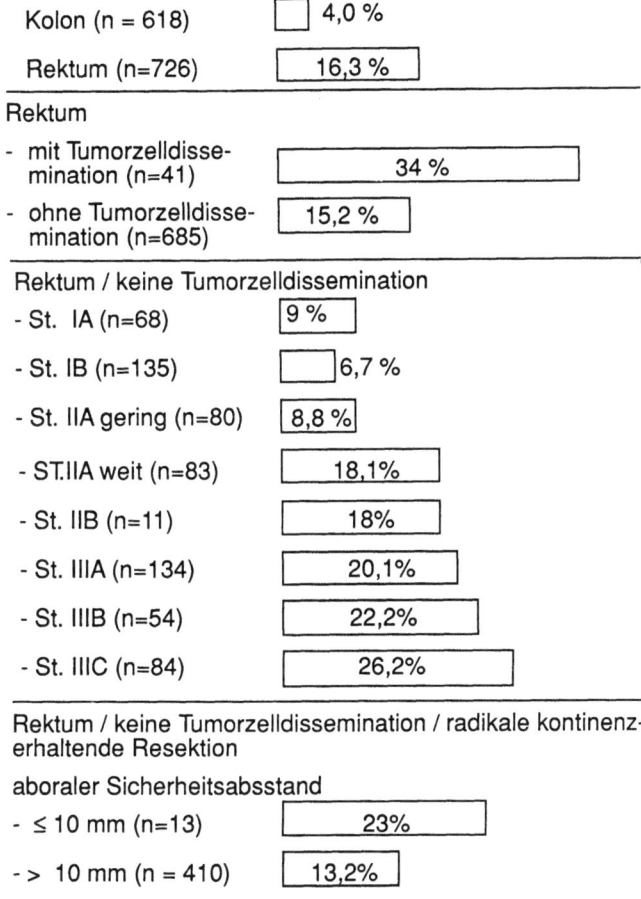

Abb. 2. Lokalrezidivraten in Abhängigkeit von Tumorlokalisation, Tumorzelldissemination, Stadien und Substadien sowie Weite des aboralen Sicherheitsabstandes (Definitionen siehe Methodik)

Diskussion

Für die Prognose nach Resektion kolorektaler Karzinome sind heute drei Hauptfaktoren gesichert:
1. Die R-Klassifikation,
2. das Auftreten einer lokalregionären Tumorzelldissemination während der Operation und
3. die pTNM-Klassifikation.

Entscheidensten Einfluß übt zunächst die *R-Klassifikation* aus (Tabelle 1). Es muß darauf hingewiesen werden, daß die R-Klassifikation vielfach noch nicht entsprechend den internationalen Regeln (Abb. 1) korrekt angewandt wird. Manchmal wird hierbei ausschließlich der makroskopische Eindruck des Operateurs berücksichtigt, manchmal werden sogar alle Tumoren mit regionären Lymphknotenmetastasen als R1,2 bezeichnet, ohne daß irgend ein Hinweis auf einen verbleibenden Residualtumor vorliegt.

Ein annäherndes Maß für die korrekte Durchführung der R-Klassifikation gibt der Anteil von R1,2-Fällen unter den resezierten Tumoren, der heute zwischen 15 und 35% liegt.

Innerhalb der R0-Resektionen wird die Prognose durch eine etwaige *intraoperative Tumorzelldissemination* infolge Einriß im bzw. Schnitt durch Tumorgewebe verschlechtert (Tabelle 1).

Innerhalb der R1,2-Patienten wird die Prognose in erster Linie durch *Vorhandensein oder Fehlen von Fernmetastasen* bei Behandlungsbeginn bestimmt (Tabelle 1).

Bei R0-Patienten hat aber die *detaillierte pTNM-Klassifikation* ganz entscheidende Bedeutung (Tabelle 2). Eine grobe Gruppierung der Patienten nur in die UICC-Stadien I–IV oder in die Dukes-Stadien A–C ist nicht ausreichend, da diese Stadien zu inhomogen sind. Bei der pTNM-Klassifikation ist innerhalb der T3N0M0-Fälle eine weitere Unterteilung nach dem histologisch bestimmten Ausmaß der Tumorinvasion in das perirektale bzw. perikolische Gewebe sowohl für die Häufigkeit von Lokalrezidiven als auch für das Überleben bedeutungsvoll.

Bei den aktuellen Diskussionen über die *Indikation zu adjuvanten Therapiemodalitäten* beim kurativ resezierten kolorektalen Karzinom muß auf den Grundsatz hingewiesen werden, daß eine adjuvante Therapie nicht von onkologisch korrekter Chirurgie entbindet. Es fällt im Schrifttum auf, daß bei den Verfechtern einer ausgiebigen Indikation zur adjuvanten postoperativen Strahlentherapie des Rektumkarzinoms die Lokalrezidivraten bei der chirurgisch behandelten Kontrollgruppe mit 24–41% bei tumorfreien regionären Lymphknoten und 45–60% bei regionären Lymphknotenmetastasen undiskutabel hoch ist. Tatsache ist auch, daß die Lokalrezidivraten, die von den nachbestrahlenden Zentren angegeben werden, durchaus auch allein durch korrekte Chirurgie erreicht werden [2]. Dennoch sind bei bestimmten Patientengruppen sowohl Lokalrezidivraten mit 20% und mehr (Abb. 2) als auch Überlebensraten mit etwa 35 bis weniger als 85% (Tabelle 2) durchaus verbesserungsbedürftig. Bei diesen Patienten mit ungünstiger oder mittlerer Prognose nach R0-Resektion sind daher adjuvante Therapieverfahren zu diskutieren. Hierzu gehören:

1. Operationen mit lokoregionärer Tumorzelldissemination (Perforation im oder Schnitt durch Tumorgewebe).
2. Rektumkarzinome pT3b, 4N0M0 und pN1-3M0, d. h. Patienten mit Lymphknotenmetastasen und Patienten ohne Lymphknotenmetastasen, sofern der Tumor zumindest weit in das perirektale Gewebe infiltriert,
3. Kolonkarzinome pT4N0M0 und pN1-3M0, d. h. Patienten mit Lymphknotenmetastasen und solche ohne Lymphknotenmetastasen, aber Invasion von Nachbarorganen.

Aufgabe der nächsten Jahre wird es sein, in klinischen Studien für die Patienten mit mittlerem oder hohem Risiko die Indikation für die Zusatztherapie zu erarbeiten. Dabei ist eine Analyse getrennt für Kolon- und Rektumkarzinome und nach den prognostisch relevanten pTNM-Kategorien erforderlich. Eine weitere Aufklärung etwaiger zusätzlicher prognostischer Faktoren [6, 8] wird für die Beurteilung der Effekte adjuvanter Therapiemodalitäten und die entsprechende Selektion der Patienten mit von Bedeutung sein.

Literatur

1. Berkson J, Gage, RP (1950) Calculation of survival rates for cancer. Proc Staff Meet Mayo Clin 25:270–286
2. Gall FP, Zirngibl H, Hermanek P (Hrsg) (1989) Das kolorektale Karzinom: Kontroverse Fragen, neue Ergebnisse. Zuckschwerdt, München Bern Wien San Francisco
3. Giedl J, Hermanek P (1986) Kolorektales Karzinom: Standardisierung der histopathologischen Untersuchung, pTNM. In: Hermanek P (Hrsg) Bedeutung des TNM-Systems für die klinische Onkologie. Zuckschwerdt, München Bern Wien
4. Hermanek P (1983) Pathohistologische Begutachtung von Tumoren. Perimed, Erlangen
5. Hermanek P (1989) Das Lokalrezidiv – operativ vermeidbar oder biologische Besonderheit? Dtsch med Wschr 114:1380–1382
6. Hermanek P (1989) Tumorklassifikation – Stand und Entwicklung. Fortschr Med 107:757–759
7. Hermanek P, Giedl J, Dworak O (1989) Two programs for examination of regional lymph nodes in colorectal carcinoma with regard to the new pN classification. Path Res Proct 185:867–873
8. Hermanek P, Guggenmoos-Holzmann I, Gall FP (1989) Prognostic factors in rectal carcinoma. Dis Colon Rectum 32:593–599
9. Jass JR, Sobin LH (1989) Histological typing of intestinal tumours. WHO International Classification of Tumours No. 15, 2nd ed. Springer, Berlin Heidelberg New York London Paris Tokyo Hong Kong
10. UICC (1987) TNM-Klassifikation maligner Tumoren, 4. Auflage. Deutsche Übersetzung. Springer, Berlin Heidelberg New York London Paris Tokyo

Adjuvante systemische und regionale Chemotherapie des Kolonkarzinoms

A. Knuth, H. Bernhard, E. Jäger-Arand
und K.-H. Meyer zum Büschenfelde

Die Rationale für eine adjuvante Therapie des Kolonkarzinoms ergibt sich aus der Tatsache, daß einerseits Tumorstadien definiert sind, bei denen trotz chirurgischer Tumorentfernung ein hohes Rezidivrisiko mit reduzierter Überlebenswahrscheinlichkeit bekannt ist, und andererseits eine wirksame Therapiemodalität zur Verfügung steht, die bei möglichst geringer Akut- und Langzeit-Toxizität die rezidivfreien Intervalle und die Gesamtüberlebenszeit verlängern kann.

Kolonkarzinome der Stadien „T3/4 N0 M0" (Dukes B) und „Jedes T N1–3 M0" (Dukes C) (Tabelle 1) gelten zwar als chirurgisch sanierbar; es ist aber auch bekannt, daß die 5-Jahres-Überlebensraten in diesen Tumorstadien bereits deutlich reduziert sind auf ca. 80% bis ca. 25% respektive [2]. In den vergangenen 30 Jahren sind zahlreiche Versuche unternommen worden, dieses in den westlichen Industrienationen so häufige Karzinom durch eine postoperative adjuvante Chemotherapie zu kontrollieren. Die ersten 15–20 Jahre waren jedoch von wenig Erfolg begleitet, weil zu diesem Zeitpunkt auch für die palliative Therapie metastasierter Kolonkarzinome überzeugend und reproduzierbar wirksame Therapieprotokolle nicht bekannt waren. In der zweiten Hälfte der 70er Jahre haben Therapiestudien verschiedener Arbeitsgruppen mit Kombinationen von 5-Fluorouracil, der wirksamsten Monosubstanz in der Therapie des Kolonkarzinoms, und Nitrosoharnstoffderivaten wie insbeson-

Tabelle 1. Stadiengruppierung des Kolon- und Rektumkarzinoms

Stadium 0	Tis	N0	M0	
Stadium I	T1	N0	M0	Dukes A
	T2	N0	M0	
Stadium II	T3	N0	M0	Dukes B1
	T4	N0	M0	Dukes B2
Stadium III	jedes T	N1	M0	Dukes C1
	jedes T	N2, N3	M0	Dukes C2, 3
Stadium IV	jedes T	jedes N	M1	

dere Methyl-CCNU Remissionsraten von mehr als 40% ergeben [10]. Auf diesem Hintergrund sind in der Folgezeit prospektiv randomisierte und kontrollierte adjuvante Therapiestudien bei Kolonkarzinomen der Stadien Dukes B und Dukes C initiiert worden, deren Chemotherapiearm in der Regel 5-Fluorouracil und Methyl-CCNU enthielt. Abgeleitet aus Ergebnissen experimenteller Untersuchungen wurde darüber hinaus der postulierte immunstimulierende Effekt des Anthelmintikums Levamisol und bestimmter BCG-Präparationen (Bacillus Calmette Guérin) in Kombination mit 5-Fluorouracil im Design einiger Studien berücksichtigt. Tabelle 2 faßt die wesentlichen Studien zur adjuvanten Therapie des Kolonkarzinoms und deren Ergebnisse zusammen. Stellvertretend und ohne eine primäre Wertung der genannten Studien vornehmen zu wollen, sollen an dieser Stelle zwei Studien besprochen werden: die C-01 Studien der NSABP (National Surgical Adjuvant Breast and Bowel Project) [18] und der „National Intergroup Trial" [11].

In der prospektiven randomisierten und kontrollierten C-01-Studie der NSABP [18] wurden anhand von 1166 Patienten nach chirurgischer Entfernung der Kolonkarzinome der Stadien Dukes B oder C drei Therapiearme überprüft: a) MOF-Chemotherapie (5-Fluorouracil/Oncovin = Vincristin/Methyl-CCNU), n = 393; b) BCG-Immunstimulation, n = 379; c) postoperative Kontrolle ohne weitere Therapie, n = 394. Nach 5 Jahren ergab sich für die chemotherapierte Gruppe in Arm a) gegenüber der Kontrollgruppe in Arm c) ein zwar statistisch signifikanter, aber marginaler Vorteil bezüglich krankheitsfreier Intervalle von 58% vs. 51% (p = 0,02) und der Gesamtüberlebensraten von 67% vs. 59% (p = 0,05). Sofern eine Untergruppenanalyse überhaupt zulässig und statistisch vertretbar ist, bleibt bezüglich dieser Studie festzuhalten, daß ein Vorteil weder für ein bestimmtes Tumorstadium (Dukes B, C) noch für einen anderen Parameter (Alter, Geschlecht) dargestellt werden konnte. Besonders erwähnenswert ist die Dokumentation von fünf myeolproliferativen Syndromen im Chemotherapiearm a) vs. einem myeloproliferativen Syndrom im Kontrollarm c). Neuere Daten zur Chemotherapie kolorektaler Karzinome mit Folinsäure/5-Fluorouracil zeigen gegenüber dem MOF-Protokoll deutliche Vorteile bezüglich Ansprechraten, Akut- und Langzeittoxizität. Die Überlegenheit scheint sich aus einer Intensivierung der 5-Fluorouracil-Wirkung durch Biomodulation mit Folinsäure abzuleiten. Die Relevanz dieser Ergebnisse in der postoperativen adjuvanten Therapie des Kolonkarzinoms wird in den nächsten Jahren aus laufenden Studien verschiedener Arbeitsgruppen evident werden.

Die von Moertel et al. veröffentlichte Studie der National Intergroup [11] untersuchte bei 1296 Patienten mit Kolonkarzinomen der Stadien Dukes B2 und C in einem dreiarmigen Ansatz den Wert einer adjuvanten Therapie; Arm a) Levamisol; Arm b) Levamisol/5-Fluorouracil; Arm c) postoperative Kontrolle ohne weitere Therapie. Nach einem medianen Follow-Up von 3 Jahren war bei den Dukes-B-Patienten kein Vorteil für einen der Studienarme zu erkennen. Für die Dukes-C-Patienten ließ sich hingegen in Arm b) mit Levamisol- und 5-Fluorouracil-Behandlung ein hochsignifikanter Vorteil bezüglich krankheitsfreier Intervalle und Gesamtüberlebenszeit darstellen.

Tabelle 2. Postoperative adjuvante Therapie des Kolonkarzinoms (Dukes B + C)

Studie	Protokoll	n	Follow-Up	DFS/G-ÜLZ	Dosis mg/m²		T(Wo)
VASOG [6]	a) 5FU/MeCCNU b) Kontrolle	659	5,0 Jahre	n.s./n.s.	5FU MeC	13.125 iv 940 iv	52
GITSG [5]	a) 5FU/MeCCNU b) BCG c) 5FU/MeCCU/BCG d) Kontrolle	621	5,5 Jahre	n.s./n.s.	5FU MeC	12.875 iv 910 iv	70
SWOG [12]	a) 5FU/LEV b) 5FU/MeCCNU/BCG c) Kontrolle	626	5,0 Jahre	n.s./n.s.	5FU MeC	7.200 iv 1.050 iv	52
Windle [17]	a) 5FU/LEV b) 5FU c) Kontrolle	141	5,0 Jahre	n.s./+ (a)	5FU 5FU LEV	2.000 iv 26.000 po 450 po	26
NSABP [18]	a) 5FU/MeCCNU/VCR b) BCG c) Kontrolle	1166	6,0 Jahre	+ (a)/+(a)	5FU MeC VCR	28.000 iv 1.040 iv 16 iv	80
NCCTG [7]	a) LEV b) LEV/5FU c) Kontrolle	401	6,0 Jahre	+(a, b)/+ (b) Dukes C	5FU LEV	23.850 iv 11.700 po	52
Moertel [11]	a) LEV b) LEV/5FU c) Kontrolle	1296	3,5 Jahre	+ (b)/+ (b) Dukes C	5FU LEV	23.850 iv 11.700 po	52

n = Zahl; DSF = Disease Free Survival; G-ÜLZ = Gesamtüberlebenszeit; n.s. = nicht signifikant; + = statistisch signifikanter Unterschied; LEV = Levamisol; BCG = Bacillus Calmette Guérin; VCR = Vincristin; 5FU = 5-Fluorouracil; MeC/MeCCNU = Methyl – CCNU; iv = intravenös; po = per os; T(Wo) = Behandlungsdauer in Wochen; Dosis mg/m² = Gesamtdosis laut Protokoll

Nach 3,5 Jahren waren 63% der Levamisol/5-Fluorouracil-behandelten Patienten rezidivfrei gegenüber 47% im Kontrollarm (Kaplan-Meier Estimates). Nach dem Cox Proportional Hazard Model ausgedrückt reduzierte sich das Rezidivrisiko um 41% im kombinierten Therapiearm. Die Überlebensraten nach 3,5 Jahren betrugen 71% im Behandlungsarm b) und 55% im Kontrollarm c), bzw. reduzierte sich die Sterberate um 33% verglichen mit dem Kontrollarm. Die Levamisol-Monotherapie ist nach dieser Studie wie auch entsprechend einer früheren Studie der EORTC [1] beim Kolonkarzinom ohne nachweisbare Wirkung.

Diese Studie der National Intergroup umfaßt das größte Patientenkollektiv und zeigt eine besondere Sorgfalt in der Planung und Durchführung. Die Ergebnisse finden daher zur Zeit besondere Beachtung. Dennoch verdienen einige Aspekte dieser Studie kritische Aufmerksamkeit: Ein Follow-Up von 3 bis 3,5 Jahren ist wahrscheinlich zu kurz für eine zuverlässige Aussage und weitreichende Schlüsse. Die separate Auswertung der Daten nach Untergruppen Dukes B2 und Dukes C ist bezüglich der Aussagekraft methodisch anfechtbar. Die Darstellung der Daten nach verschiedenen Berechnungsmodellen (Kaplan-Meier Estimates/Cox Proportional Hazard Model) sollten im Vergleich verschiedener Studien kritisch bewertet werden. Der spezifische Einfluß von Levamisol für die Ergebnisse dieser Studie kann mit dem Studien-Design nicht beantwortet werden, da ein 5-Fluorouracil-Monotherapiearm fehlt. Der Rückgriff auf historische Kontrollen ist schon vor vielen Jahren als riskant und unzuverlässig verworfen worden und sollte auch an dieser Stelle von Moertel nicht wiederbelebt werden. Sicherlich haben die Ergebnisse der NSABP-C-01-Studie und dieser Intergroup-Studie ein Umdenken bezüglich der adjuvanten Therapie des Kolonkarzinoms bewirkt. Eine NIH (National Institutes of Health, USA) Consensus Development Conference hat zu diesem Thema im April 1990 in Washington DC Empfehlungen erarbeitet, deren Grundzüge in der Tabelle 3 dargestellt sind [9]. Eine Kontrollgruppe ist in zukünftigen Studien zur adjuvanten Therapie des Kolonkarzinoms im Stadium Dukes C ethisch kaum noch zu vertreten. Es bleibt abzuwarten, welchen Beitrag neuere Therapieansätze wie die oben genannten Kombinationen von 5-Fluorouracil und Folinsäure im Vergleich mit levamisolhaltigen Protokollen zur adjuvanten Behandlung des Kolonkarzinoms besonders des Stadiums Dukes C leisten können.

Tabelle 3. Empfehlungen zur adjuvanten Therapie des Kolonkarzinoms NIH Consensus Development Conference April 1990

Zielgruppe: Stadien II und III
Optimale adjuvante Therapie noch zu definieren
Außerhalb von Studien Levamisol/5-Fluorouracil für Patienten im Stadium III
Vorzugsweise Behandlung aller Patienten innerhalb klinischer Studien

Es fällt auf, daß die in Tabelle 2 dargestellten Studien trotz ähnlicher Studienkonzepte, vergleichbarer Probandenzahlen und mittlerer Beobachtungszeiten von in der Regel mehr als 5 Jahren in zwei Gruppen zerfallen: Studien, in denen durch eine adjuvante zytostatische Chemotherapie ein signifikanter Überlebensvorteil erreicht werden konnte und Studien, in denen kein signifikanter Vorteil bezüglich Gesamtüberlebenszeit oder rezidivfreier Intervalle erreicht werden konnten.

Anhand der publizierten Daten zur adjuvanten systemischen Chemotherapie des Kolonkarzinoms wurden aus den in Tabelle 2 dargestellten Studien die Solldosen der verabreichten Zytostatika berechnet und die Gesamtdosis von 5-Fluorouracil, das in allen Protokollen gleichermaßen die Grundlage des gewählten Therapieregimes bildete, gegenübergestellt. Die Ergebnisse sind in Tabelle 2 zusammengefaßt und zeigen, daß sich die Studien ohne erreichtes Signifikanzniveau für einen Überlebensvorteil durch adjuvante Chemotherapie von den Studien mit dokumentiertem Überlebensvorteil darin unterscheiden, daß die Gesamtdosen des verabreichten 5-Fluorouracil in den „negativen" Studien um etwa die Hälfte niedriger lagen als in den „positiven" Studien. Kein anderer Studienparameter erklärt diesen Unterschied so einheitlich. Es muß daher diskutiert werden, ob die gegenwärtig propagierte Behandlung des Kolonkarzinoms außerhalb von Studien im operierten Stadium Dukes C schwerpunktmäßig auf die Kombination von Levamisol und 5-Fluorouracil ausgerichtet bleiben soll oder ob möglicherweise die 5-Fluorouracil-Dosisintensität der viel bedeutendere Faktor ist.

Die regionale adjuvante Chemotherapie des Kolonkarzinoms durch Zytostatikainfusion über das portalvenöse System ist aufgrund der bis heute vorliegenden Daten aus zahlreichen Studien auch weiterhin ein experimentelles Verfahren, dessen klinische Wertigkeit weder eindeutig belegt noch widerlegt ist. Eine besondere Rationale für die adjuvante regionale Chemotherapie ergibt sich aus Untersuchungen der 50er Jahre, in denen gezeigt werden konnte, daß postoperativ nach Resektion kolorektaler Karzinome im Portalvenenblut vitale Tumorzellen nachgewiesen werden konnten und daher eine Zytostatikaapplikation über den gleichen Weg möglicherweise diese besonders effektiv erreichen und eliminieren kann. Ferner ist bekannt, daß trotz chirurgisch vollständiger Tumorentfernung im Verlauf häufig Lebermetastasen auftreten und schließlich, daß Lebermetastasen eine häufige Todesursache darstellen.

Tabelle 4 faßt die wesentlichen Studien der vergangenen Jahre zur adjuvanten regionalen Chemotherapie des Kolon- und Rektumkarzinoms zusammen. Taylor et al. veröffentlichten 1985 [15] eine bereits 1975 begonnene Studie mit 244 Patienten zur postoperativen adjuvanten portalvenösen Therapie kolorektaler Karzinome der Stadien Dukes A, B und C, die hochsignifikant positive Ergebnisse für eine portalvenöse adjuvante 5-Fluorouracilinfusion im Vergleich zum Kontrollkollektiv bezüglich Entwicklung von Lebermetastasen (4 % vs. 18 %) und Überlebenszeit erbrachte. In der Untergruppenanalyse ergab sich allerdings, daß der Überlebensvorteil nur für Patienten mit Kolonkarzinomen des Stadiums Dukes B dargestellt werden konnte. Zur Überprüfung dieser Ergebnisse sind zahlreiche Folgestudien initiiert worden, aus denen zum Teil

Tabelle 4. Postoperative adjuvante regionale Therapie kolorektaler Karzinome

Studie	n	Protokoll	Tumor (Dukes-Stadium)	DFS/G-ÜLZ
Taylor [15]	244	a) Kontrolle b) 5FU/Hep	K + R (A, B, C)	+ (b)/+ (b) K, Dukes B
Metzger [8]	533	a) Kontrolle b) 5FU/MitoC	K + R (A, B, C)	zu früh Trend: + G-ÜLZ nur Dukes C
Ryan [14]	232	a) Kontrolle b) Hep c) 5FU/MitoC	K + R (A, B, C)	n.s./n.s.
NCCTG [2]	224	a) Kontrolle b) 5FU/Hep	K + R (B2, C)	n.s./n.s.
Wereldsma [16]	317	a) Kontrolle b) Urokinase c) 5FU/Hep	K + R (A, B, C)	+ (c)/n.s.
NSABP [19]	1158	a) Kontrolle b) 5FU/Hep	K (A, B, C)	+ (b)/+ (b)

K = Kolonkarzinom; R = Rektumkarzinom; DFS = Disease Free Survival; G-ÜLZ = Gesamtüberlebenszeit; 5FU = 5-Fluorouracil; Hep = Heparin; MitoC = Mitomycin C; + = statistisch signifikant

bereits Ergebnisse vorliegen. Die größte Studie, deren vorläufige Auswertung kürzlich veröffentlicht wurde, ist die C-02-Studie der NSABP mit 1158 Patienten der Kolonkarzinomstadien A, B und C [19]. Nach 4 Jahren Beobachtungszeit ergibt sich ein marginaler Vorteil bezüglich krankheitsfreier Intervallraten im Chemotherapiearm gegenüber der Kontrolle von 74% gegen 64% (p = 0.02) und bezüglich Gesamtüberlebensraten von 81% gegen 73% (p = 0.07). Bemerkenswertestes Resultat dieser Studie ist allerdings, daß durch die regionale adjuvante Therapie die Inzidenz von Lebermetastasen unbeeinflußt blieb (32.9% Kontrollgruppe vs. 46.3% in der regionalen Chemotherapiegruppe). Der marginal positive Effekt in der Chemotherapiegruppe wird von den Autoren auf die systemische 5-Fluorouracilwirkung bezogen. Es bleibt abzuwarten, welche abschließenden Ergebnisse sich aus diesen und den anderen in Tabelle 4 zitierten Studien ergeben. Aufgrund der zur Zeit noch widersprüchlichen Daten zur adjuvanten portalvenösen Therapie des Kolonkarzinoms erscheint diese Therapiemodalität außerhalb von Studien nicht gerechtfertigt. Zukünftige Studien sollten vorzugsweise nur Patienten einer Tumorentität, Kolon- oder Rektumkarzinom, getrennt untersuchen und Tumorstadien mit primär sehr günstiger Prognose wie Dukes A und B1 ausschließen.

Zusammenfassend bleibt festzuhalten, daß die adjuvante postoperative Therapie des Kolonkarzinoms weiterhin wenn immer möglich innerhalb von Studien erfolgen sollte. Es ist zu erwarten, daß sich aus bereits laufenden Studien für die Zukunft wesentliche Erkenntnisse zur Verbesserung der Therapie und Prognose von Patienten mit operablen Stadien des Kolonkarzinoms ergeben. Außerhalb von Studien kann die Empfehlung der NIH Consensus Development Conference zur Adjuvanten Therapie des Kolon- und Rektumkarzinoms als Entscheidungshilfe herangezogen werden.

Literatur

1. Arnaud J-P, Buyse M, Nordlinger B, Martin F, Pector J-C, Zeitoun P, Adloff A, Duez N (1989) Adjuvant therapy of poor prognosis colon cancer with levamisole: results of an EORTC double-blind randomized clinical trial. Br J Surg 76:284–289

2. Beart RW, Moertel CG, Wieand HS, Leigh JE, Windschitl HE, van Heerden JA, Fitzgibbons RJ, Wolff BG (1990) Adjuvant therapy for resectable colorectal carcinoma with fluorouracil administered by portal vein infusion. Arch Surg 125:897–901

3. Fisher ER, Turnbull RB (1955) The cytologic demonstration and significance of tumor cells in the mesenteric venous blood in patients with colorectal carcioma. Surg Gynecol Obstet 100:102–107

4. Griffiths JD, McKinna J, Rowbottom HD (1973) Carcinoma of the colon and rectum: circulatory malignant cells and 5 year survival. Cancer 31:226–236

5. Gastrointestinal Tumor Study Group (1984) Adjuvant therapy of colon cancer – results of a prospectively randomized trial. N Engl J Med 310:737–743

6. Higgins GA, Amadeo JH, McElhinney J, McCaughan JJ, Keehn RJ (1984) Efficacy of prolonged intermittent therapy with combined 5-fluorouracil and methyl-CCNU following resection for carcinoma of the large bowel: a Veterans Administration Surgical Oncology Group Report. Chancer 53:1–8

7. Laurie JA, Moertel CG, Fleming TR, Wieand HS, Leigh JE, Rubin J, McCormack GW, Gerstner JB, Krook JE, Malliard J, Twito DI, Morton RF, Tschetter LK, Barlow JF for the North Central Cancer Treatment Group and the Mayo Clinic (1989) Surgical adjuvant therapy of large bowel carcinoma: an evaluation of levamisole and the combination of levamisole and 5-fluorouracil. J Clin Oncol 7:1447–1456

8. Metzger U, Laffer U, Castiglione M, Senn HJ, for the Swiss Group for Clinical Cancer Research SAKK (1989) Adjuvant intraportal chemotherapy for colorectal cancer – 4-year results of the randomized Swiss study (Sakk 40/81). Proc Amer Soc Clin Oncol 8:105, Abstr. 407

9. Metzger U (1990) Adjuvant therapy for colon and rectal cancer. NIH Consensus Development Conference. Eur J Cancer 26:753–755

10. Moertel CG (1978) Chemotherapy of gastrointestinal cancer. N Engl J Med 299:1049–1052

11. Moertel CG, Fleming TR, Macdonald JS, Haller DG, Laurie JA, Goodman PJ, Ungerleider JS, Emerson WA, Tormey DC, Glick JH, Veeder MH, Mailliard JA (1990) Levamisole and fluorouracil for adjuvant therapy of resected colon carcinoma. N Engl J Med 322:352–358

12. Panettiere FJ, Goodman PJ, Costanzi JJ, Cruz AB, Vaitkevicius VK, McCracken JD, Brownlee RW, Laufman L, Stephens RL, Bonnet J, Bottomley R, Rivkin S, Fletcher W, Oishi N, Chen TT (1988) Adjuvant therapy in large bowel adenocarcinoma: long-term results of a South West Oncology Group Study. J Clin Oncol 6:947–954

13. Roberts S, Jonasson O, Long L, McGrath R, McGrew EA, Cole WH (1961) Clinical significance of cancer cells in the circulating blood: two- to five-year survival. Annals Surg. 154:362–371

14. Ryan J, Weiden P, Crowley J, Bloch K (1988) Adjuvant portal vein infusion for colorectal cancer: a 3-arm randomized trial. Proc Amer Soc Clin Oncol 7:95, Abstr. 361

15. Taylor I, Machin D, Mullee M, Trotter G, Cooke T, West C (1985) A randomized controlled trial of adjuvant portal vein cytotoxic perfusion in colorectal cancer. Br J Surg 72:359–363

16. Wereldsma JCJ, Bruggink EDM, Meijer WS, Roukema JA, van Putten WLJ (1990) Adjuvant portal liver infusion in colorectal cancer with 5-fluorouracil/heparin versus urokinase versus control. Cancer 65:425–432

17. Windle R, Bell PRF, Shaw D (1987) Five year results of a randomized trial of adjuvant 5-fluorouracil and levamisole in colorectal cancer Br J Surg 74:569–572

18. Wolmark N, Fisher B, Rockette H, Redmond C, Wickerham DL, Fisher ER, Jones J, Glass A, Lerner H, Lawrence W, Prager D, Wexler M, Evans J, Cruz A, Dimitrov N, Jochimsen P, other NSABP Investigators (1988) Postoperative adjuvant chemotherapy or BCG for colon cancer: results from NSABP Protocol C-01 J Natl Cancer Inst. 80:30–36

19. Wolmark N, Rockette H, Wickerham DL, Fisher B, Redmond C, Fisher ER, Potvin M, Davies RJ, Jones J, Robidoux A, Wexler M, Gordon P, Cruz AB, Horsley S, Nims TA, Thirlwell M, Phillips WA, Prager D, Stern HS, Lerner HJ, Frazier TG (1990) Adjuvant therapy of Dukes' A, B, and C adenocarcinoma of the colon with portal-vein fluorouracil hepatic infusion: preliminary results of National Surgical Adjuvant Breast and Bowel Project protocol C-02. J Clin Oncol 8:1466–1475

Perioperative Strahlentherapie beim Rektumkarzinom

R. Sauer und G. Grabenbauer

Einleitung

Unter perioperativer Strahlentherapie des Rektumkarzinoms ist die präoperative oder postoperative Radiotherapie der primär im Gesunden resektablen Karzinome (R0) bzw. der primär nicht radikal operablen Karzinome (R1 und R2) zu verstehen. Sie stellt also (mit und ohne zusätzliche Chemotherapie) eine adjuvante Maßnahme zur Operation dar, welche nach wie vor als primäre Therapie der Wahl gilt. Die Rate an Lokalrezidiven soll gesenkt und die Dauer des rezidivfreien bzw. gesamten Überlebens verlängert werden.

Nach kurativen Operationen treten Rezidive im kleinen Becken mit einer Häufigkeit von 30% auf, bei Patienten mit Lymphknotenmetastasen in 40–60% (Tabelle 1). Die Rezidivrate steigt mit dem Ausmaß der Tumorpenetration

Tabelle 1. Stadienabhängige Lokalrezidivrate nach alleiniger Operation

		n	Modif. Dukes-Klassif. n. Astler u. Coller						
			Niedr. Risiko		Hohes Risiko				
			A	B1	B2	B3	C1	C2	C3
Walz et al.	123	n	2/12	0/21	6/38	1/5	2/7	14/33	1/2
(1981)		%	16,6	0	15,8	20,0	28,6	36,8	50,0
Rich et al.	142	n	0/3	3/36	10/44	8/15	2/4	16/34	4/6
(1983)		%	–	8,3	22,7	53,3	50,0	47,0	66,6
Mendenhall et al.	90	n	0/10	6/16	12/30	–	12/17	11/17	–
(1983)		%	–	37,5	40,0	–	70,6	64,7	–
Tepper et al.	142	n			13/83	8/15	2/4	16/34	4/6
(1987)		%			15,7	53,3	50,0	47,0	66,6
Minsky et al.	168	%	11,0	13,0	23,0	–	14,0	25,0	22,0
(1988)									

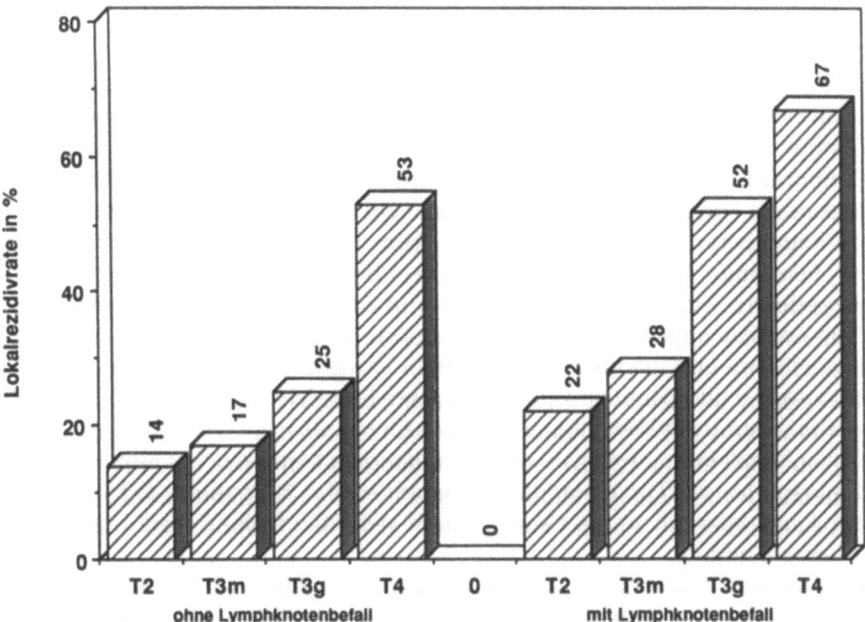

Abb. 1. Lokalrezidive beim Rektumkarzinom in Abhängigkeit vom pathologischen Stadium. T2: Invasion der Muscularis propria; T3m: Mikroskopischer Befall des perirekt. Fettgewebes; T3g: Makroskopischer Befall des perirektalen Fettgewebes; Invasion von Nachbarorganen (modifiziert nach Galloway, D. et al. 1989)

durch die Darmwand, und zwar gleichgültig, ob die Lymphknoten befallen sind (pN1-3) oder nicht (pN0). Abbildung 1, welche diese Gesetzmäßigkeit eindrucksvoll illustriert, wurde von Galloway et al. (1989) nach Daten von Rich et al. (1984) und Pilipshen et al. (1984) zusammengestellt. Isolierte Beckenrezidive ohne Fernmetastasen lagen bei 25 % der Patienten vor, und 75 % der tumorbedingten Todesfälle waren von Rezidiven im kleinen Becken begleitet. Man mag heute diese Lokal-Rezidivraten der allein chirurgisch behandelten Patienten als indiskutabel hoch bezeichnen. Und doch: Selbst in Zentren, die mit der kolorektalen Chirurgie besonders befaßt sind, beträgt die Lokalrezidivrate noch immer über 20 % bei Patienten mit ausgedehnter Infiltration des perirektalen Gewebes und/oder regionären Lymphknotenmetastasen (siehe Tabelle 6).
Risikofaktoren für ein Lokalrezidiv sind
- Sicherheitsabstand von weniger als 10 mm am frischen Präparat (im Erlanger Patientengut 53 % Lokalrezidive),
- Tumordissemination durch Einriß oder Schnitt während der Operation (im Erlanger Patientengut 37 % Lokalrezidive),
- die Tumorstadien (UICC) II A und B (entsprechend pT3 und pT4), III A (bis drei befallene tumornahe Lymphknoten), III B (mehr als drei befallene Lymphknoten) und das Stadium III C (Lymphknoten an den Gefäßstämmen der Arteria mesenterica inferior).

Präoperative Strahlentherapie

Die präoperative Strahlentherapie wurde in der Hoffnung eingeführt, Lokalrezidive ebenso reduzieren zu können wie das Disseminierungsrisiko von vitalen Tumorzellen während der Operation. Im allgemeinen gilt heute, daß eine Tumorzell-Dissemination bereits stattgefunden hat, bevor der Patient zur Operation kommt. Es kann deshalb nicht erwartet werden, daß die präoperative Radiotherapie einen Einfluß auf die hämatogene Metastasierung hat.

Allerdings scheint eine präoperative Bestrahlung effektiver gegen gut oxygenierte Tumorzellen zu sein, die insbesondere in der Peripherie der Tumormasse angesiedelt sind, als eine postoperative. Postoperativ ist grundsätzlich von einer deutlich verminderten Oxygenierung im Operationsgebiet auszugehen und damit von einer geringeren Strahlensensibilität. Die Nachteile der präoperativen Bestrahlung ergeben sich vor allem aus der Unsicherheit der Patientenselektion, weil auch mit den modernen Methoden der intraluminalen Sonographie das Tumorstadium, insbesondere das N-Stadium, nicht zuverlässig genug beurteilt werden kann. Damit steigt die Gefahr einer Unter- oder Überbehandlung.

Zunächst wurde in einigen prospektiven Studien eine niedrig dosierte präoperative Bestrahlung (5 Gy pro Fraktion bis 25 Gy in 5–10 Fraktionen) verglichen mit alleiniger Chirurgie (Higgins et al. 1975; Rider et al. 1977; Duncan et al. 1984). Tabelle 2 gibt einen Überblick über randomisierte Studien,

Tabelle 2. Randomisierte Studien zur präoperativen Radiotherapie des Rektumkarzinoms

Autoren	n	Ergebnisse	NSD
Rider et al. (1977)	125	Überlebensvorteil ab Dukes C	500
MRC (1984)	824	kein Vorteil	500
MRC (1984)	824	kein Vorteil	870
Stearns et al. (1974)	347* (790)	kein Vorteil	870
Roswit et al. (1975)	700	kein Vorteil	870
Higgins et al. (1979)	262	kein Vorteil	1110
Gerard et al. (1985)	446	Senkung der Lokalrezidivrate	1290
Kutzner et al. (1984)	175	Senkung der krankheitsbedingten Letalität	1290
Kligerman (1977)	31	(Überlebensvorteil)	1400
Cedermark et al. (1985)	373	kein Vorteil	1420
Zybina et al. (1975)	154	Senkung der Lokalrezidive	1420
Dedkov et al. (1976)	500	Überlebensvorteil, Senkung der Lokalrezidivrate	1550
Simbertserva et al. (1975)	242	Überlebensvorteil, Senkung der Lokalrezidivrate	1600

* 347 Pat. randomisiert, 790 analysiert (modifiziert nach Duncan et al. 1987)

zum Teil mit niedriger, zum Teil mit höherer Strahlendosis, und faßt ihre Resultate zusammen.

Insgesamt gibt es keinen Hinweis darauf, daß eine niedrig dosierte präoperative Strahlentherapie gegenüber einer alleinigen chirurgischen Behandlung irgendeinen Vorteil für den Patienten bringt, weder im Hinblick auf das rezidivfreie noch auf das gesamte Überleben. In zwei Protokollen (Higgins et al. 1975; Rider et al. 1977) fand man zwar bei einer retrospektiven Subgruppenanalyse einen Überlebensvorteil für selektierte Patienten. Dieser Vorteil ist aber statistisch nicht signifikant. Der scheinbare Vorteil für bestrahlte Patienten im Veteran's Administration Protocol kann damit erklärt werden, daß eine Ungleichgewichtung der prognostischen Faktoren zugunsten der präoperativ bestrahlten Gruppe vorlag (Higgins et al. 1986). Vorläufige Daten des vierten Schweden-Protokolls zeigen zwar keinen Überlebensvorteil der präoperativ bestrahlten Patienten, aber eine mögliche Verlängerung des rezidivfreien Intervalls (Stockholm Rectal Cancer Study Group 1987). Zur gegenwärtigen Zeit existieren somit keine Daten von abgeschlossenen Studien, die eine niedrig dosierte präoperative Strahlenbehandlung außerhalb von kontrollierten Protokollen rechtfertigen.

Eine präoperative Bestrahlung mit höherer Dosis zwischen 30 und 50 Gy scheint hingegen wirksam zu sein. Einige retrospektive Auswertungen zeigen ein verbessertes krankheitsfreies bzw. Gesamtüberleben und/oder eine verringerte Lokalrezidivrate im kleinen Becken. Eine prospektive randomisierte Studie wurde in Rotterdam durchgeführt mit 34,50 Gy in 15 Fraktionen auf Becken und paraaortale Lymphknoten (Boulis-Wassif et al. 1979). Dabei war kein Vorteil zu erkennen für Patienten, die auf die Darmwand limitierte Karzinome beim präoperativen Staging hatten. Dagegen stieg das Gesamt-Überleben nach fünf Jahren bei Patienten, die einen T3- bzw. T4-Tumor aufwiesen (50% versus 20%) bei gleichzeitig vermindertem Lokalrezidivrisiko. Auch hier beziehen sich die Aussagen auf retrospektive Subgruppen-Analysen; sie sind deshalb mit Vorsicht zu interpretieren. Die zusätzliche 5-FU-Applikation hatte weder auf die Lokalrezidivrate noch auf das Überleben einen Einfluß.

Eine größere randomisierte Studie der EORTC wurde mit identischer präoperativer Dosis, Fraktionierung und Feldanordnung durchgeführt (Gerard et al. 1988). Obwohl die Patienten, die präoperativ bestrahlt worden waren, weniger Lokalrezidive entwickelten, zeigte sich kein Überlebensvorteil. Die Ergebnisse der Veteran's Administration-Studie, in der eine Dosis von 31,50 Gy in 18 Fraktionen auf das Becken gegeben wurde, sind vergleichbar. Auch hier zeigte sich kein Überlebensvorteil (Higgins et al. 1986).

Zusätzlich untersuchte die EORTC die präoperative Bestrahlung in Verbindung mit 5-FU (Boulis-Wassif et al. 1984). Auch hier wurden 34,50 Gy in Einzeldosen von 2,30 Gy auf das Becken und die Paraaortalregion gegeben. In beiden Behandlungsarmen, dem alleinigen Strahlentherapiearm und dem Kombinationsarm mit 5-FU, fand sich kein Unterschied hinsichtlich des rezidivfreien Überlebens. Im Gegenteil: Die Lebenserwartung nahm tendentiell ab, sofern die präoperative Bestrahlung mit 5-FU kombiniert wurde ($p = 0,06$).

Zusammenfassend zeigt kein Trial einen Überlebensvorteil nach präoperativer Radiotherapie. Von den in Tabelle 2 aufgeführten sowjetischen Studiengruppen wird eine Steigerung der Lebenserwartung berichtet. Allerdings haben wir zu wenig Einblick, um beurteilen zu können, ob Patientenzuteilung, Behandlungsqualität, Nachsorge und statistische Auswertung einer kritischen Analyse standhalten. – Wenn auch gegenwärtig eine Überlebensverlängerung durch die präoperative Strahlentherapie bezweifelt werden muß, kann doch eine Senkung der Lokalrezidive als gesichert gelten. Darüber hinaus können inoperable Tumoren unter Umständen in ein operables Stadium kommen. Deshalb sollten Patienten mit primär nicht kurativ zu resezierenden Rektumkarzinomen auch außerhalb von Studien einer präoperativen Bestrahlung zugeführt werden. Die definitive Rolle und die optimale Applikation einer neoadjuvanten präoperativen Radiotherapie müssen noch besser untersucht werden, am ehesten in weiteren randomisierten Serien.

Postoperative Strahlentherapie

Die postoperative Radiotherapie erlaubt eine sorgfältige Patientenauswahl nach Risikogruppen, weil die vorangegangene Operation ein exaktes pathohistologisches Staging und Grading erlaubt. Die Nachteile sind, daß zurückgebliebene Krebszellen hypoxisch und damit weniger radiosensibel sind als bei guter Sauerstoffversorgung. Verglichen mit der präoperativen Radiotherapie ist auch von einer erhöhten gastrointestinalen Toxizität auszugehen.

Tabelle 3 enthält retrospektive Sammelstatistiken. Sie zeigten eine deutliche Senkung der Lokalrezidivraten. In Tabelle 4 wird die nach Astler und Coller modifizierte Dukes-Einteilung verwendet: B 1 entspricht pT3 nach UICC, B 2 entspricht pT3 ausgedehnt, B 3 korrespondiert mit pT4 und Stadium C mit pN positiv. Besonders sei hier die Studie von Tepper et al. (1987) aus dem Massachusett's General Hospital hervorgehoben. Es ist dies die größte monoinstitutionale Fallserie. Wurde die Bestrahlungsdosis mit zumindest 45 Gy angesetzt, sanken die Lokalrezidive auf unter 10%. Sie betrugen aber

Tabelle 3. Effekt der postoperativen Radiotherapie

	Dosis (Gy)	Lokalrezidivrate (%)	
		Op	Op + RT
Zucali et al. (1980)	45–52	40,0	5,0
Kopelson et al. (1983)	45–51	30,0	9,0
Hoskins et al. (1985)	45–50	39,0	6,3
Balslev et al. (1986)	50	17,0	16,0
Tepper et al. (1987)	45–50,4	30,0	19,0

Tabelle 4. Effekt der postoperativen Radiotherapie (stadienbezogen)

	n		Lokalrezidive					Minimum follow up
			B2	B3	C1	C2	C3	
Vigliotti et al.	102		1/27	4/13	1/12	8/45	1/5	2 J.
(1987)		%	3,7	30,7	8,3	17,8	20,0	
Wiggenraad et al.	58		4/18	1/6	2/9	3/21	1/4	3 J.
(1988)		%	22,2	16,6	22,2	14,3	25,0	
Schild et al.	139		6/33	1/3	2/20	20/76	1/7	2 J.
(1989)		%	18,2	33,3	10,0	26,3	14,3	
Zucali et al.	74			2/33		9/41		2 J.
(1987)		%		6,1		21,9		

weiterhin 50%, wenn weniger als 45 Gy eingestrahlt wurden. Darüber hinaus fällt ein Überlebensgewinn für die postoperativ bestrahlten Patienten auf. Die Härte der Aussage leidet allerdings darunter, daß der Vergleich nicht prospektiv randomisiert, sondern historisch vorgenommen wurde.

In einer ebenfalls retrospektiven Studie der Mayo-Klinik war eine statistisch signifikante Verbesserung des Überlebens festzustellen, wenn die Strahlentherapie postoperativ mit einer 5-FU-Gabe kombiniert wurde: 5-Jahres-Überleben 55% versus 68% (Schild et al. 1989).

Immerhin scheinen prospektive Vergleiche den Vorteil einer postoperativen Radiotherapie zumindest bei Hoch-Risiko-Patienten zu bestätigen. So wurden in verschiedenen dänischen Institutionen die Lokalrezidivrate und die Inzidenz von hämatogenen Fernmetastasen in der Subgruppe von Patienten signifikant gesenkt, die metastatisch befallene Lymphknoten im kleinen Becken hatten (Balslev et al. 1986). Härtere Daten kamen von amerikanischen prospektiven Studien. So randomisierte die Gastrointestinal Tumor Study Group (GITSG) Patienten im Dukes Stadium B und C in vier Gruppen: Keine weitere Behandlung versus Methyl-CCNU und 5-FU versus Beckenbestrahlung versus Methyl-CCNU + 5-FU + Beckenbestrahlung. Das Gesamtüberleben und das krankheitsfreie Überleben waren in der Kombinationsgruppe statistisch signifikant besser als in der Kontrollgruppe (Gastrointestinal Tumor Study Group 1986). Zu denselben Ergebnissen kam die North Central Cancer Treatment Group. Das krankheitsfreie Überleben, die lokale Kontrolle, die Rate an Fernmetastasenfreiheit und das Gesamtüberleben waren nach kombinierter Radio-Chemotherapie signifikant besser (Gunderson et al. 1986).

Weniger aufschlußreich ist die Studie der NSABP (National Surgical Adjuvant Breast and Bowel Project). Hier wurde an Patienten im B- bzw. C-Stadium nach Dukes eine Chemotherapie mit 5-FU, Methyl-CCNU und Vincristin verglichen mit einer Strahlentherapie und keiner weiteren postoperativen Behandlung. Im Chemotherapie-Arm waren krankheitsfreies Überleben und Gesamtüberleben besser als in der Strahlentherapie-Gruppe. Die Lokalrezidivraten betrugen 16% bei den bestrahlten, 21% bei den chemotherapierten und 24% bei den allein chirurgisch behandelten Patienten (p = 0,06/Fisher et al. 1988). Zu einem negativen Resultat kamen Sparso et al. (1984). Sie hatten eine postoperative Bestrahlung (37,44 Gy auf das Becken und die lumbalen Lymphknoten in 3,12 Gy pro Fraktion) mit oder ohne 5-FU gegeben. Das Ergebnis waren schwere Komplikationen im adjuvanten Therapiearm mit 5-FU. Ebenso wie die EORTC-Studie (Boulis-Wassif et al. 1984) zeigte dieses Protokoll, daß Einzeldosen von 2,3 Gy und mehr pro Tag auf Becken und paraortale Lymphknoten schlecht vertragen werden, speziell in Kombination mit Chemotherapie, und die Lebenserwartung der Patienten beeinträchtigen.

Zusammenfassend begründen die bisher zitierten Untersuchungen, daß Patienten mit einem hohen Risiko für Lokalrezidive einer kombinierten Radio-Chemotherapie unterzogen werden sollten. Die postoperative Strahlendosis hat wenigstens 45–50 Gy zu betragen, wird in konventioneller Fraktionierung gegeben und ist in Bereichen mit besonders hohem Rezidivrisiko sinnvollerweise noch anzuheben.

Bestrahlungstechnik

Die Abbildung 2 zeigt das Zielvolumen einer 4-Felder-Box-Technik. Es enthält die Risikobezirke präsakral, entlang der Blasenhinterwand bzw. der hinteren Vaginalwand und die iliakal internen Lymphknoten. Die iliakal externen Lymphknoten sollten in das Bestrahlungsvolumen einbezogen werden, wenn das Rektumkarzinom in Nachbarorgane penetrierte (pT4). Nach

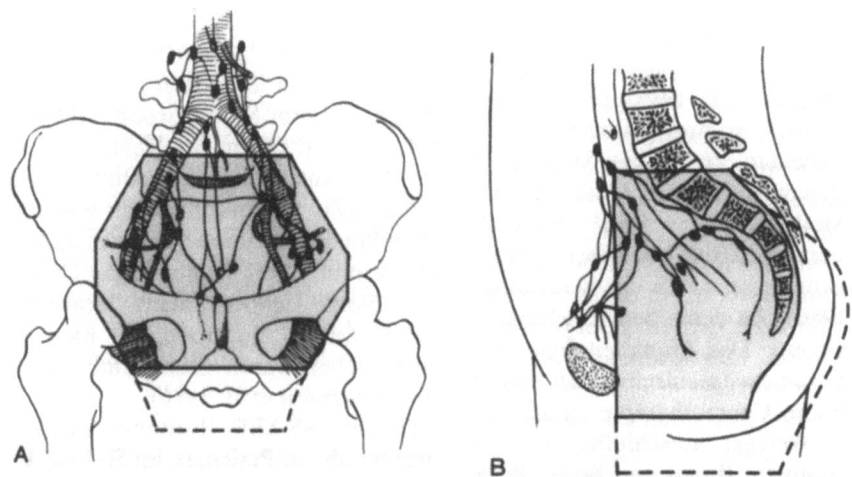

Abb. 2. Bestrahlungsfelder zur prä- bzw. postoperativen Radiotherapie beim Rektumkarzinom (A: AP/PA-Feld, B: SD/DS-Feld)

einer Rektumresektion liegt die Untergrenze des Bestrahlungsvolumens auf Höhe des Beckenbodens. Nach Rektumexstirpation muß das Perineum mitbestrahlt werden, zumindest bis zu einer Gesamtdosis von 40 Gy, sofern keine Ausgleichskörper zur Vermeidung einer Überdosierung am Damm verwendet werden, sonst bis 50 Gy. Die ausschließliche Verwendung von ap-pa Feldern lehnen wir wegen starker Toxizität ebenso ab wie eine Einzeldosis von mehr als 1,80 Gy auf der tumorumschließenden Isodose (entsprechend einem Maximum von ca. 2,00 Gy).

Epikrise

Nicht zuletzt wegen der hohen Lokalrezidivraten wurde in den letzten Jahren besondere Aufmerksamkeit auf die chirurgischen Radikalitätsprinzipien gerichtet. Bei der Indikationsstellung für eine tiefe anteriore Resektion oder eine Exstirpation galt es, die individuelle Tumorsituation zu berücksichtigen, bei der operativen Prozedur eine Tumorzelldissemination zu vermeiden und auf die komplette Entfernung des Mesorektums zu achten (Gall und Hermanek 1986). Durch diese Maßnahmen gelang es, die Lokalrezidivhäufigkeit entscheidend zu senken (Tabelle 6). Damit wird deutlich, warum es wenig überzeugt, wenn historische Vergleiche zur Begründung für eine Adjuvanstherapie herangezogen werden.

Ein weiterer Gesichtspunkt kommt hinzu: Kliniken, die sich der Chirurgie kolorektaler Karzinome speziell annehmen, können für bestimmte T2- und T3-Tumoren mit alleiniger Operation dieselbe lokale Tumorkontrolle vorweisen wie andere Zentren nach Chirurgie + postoperativer Bestrahlung. Beispielsweise entspricht die niedrige Rate an Lokalrezidiven im Massachusett's General Hospital (MGH) nach postoperativer Bestrahlung (Tepper et al. 1987) nahezu exakt derjenigen im Erlanger chirurgischen Patientengut der Jahre 1982–1985 ohne postoperative Bestrahlung (Tabelle 7).

Tabelle 5. Postoperative RT des resektablen Rektumkarzinoms (Tepper et al. IJROBP 1987)

Stadium (MAC)	Lokalrezidive		5-JÜLR (NED)	
	OP (142)	OP + RT (165)	OP (142)	OP + RT (165)
B2	23 vs	9%	47 vs	76%
B3	53 vs	0%	27 vs	69%
C1	50 vs	20%	25 vs	69%
C2	47 vs	21%	27 vs	34%
C3	67 vs	53%	0 vs	13%

MGH; Follow-up 155/165 > 2 Jahre (Med. 56 Mo.)

Tabelle 6. Entwicklung der Lokalrezidivraten an Chir. Universitätsklinik Erlangen (P. Hermanek 1989)

Zeitraum	alle Patienten	Patienten mit Lymphknotenmetastasen
1969–1977	148/470 = 31,5%	75/178 = 42,1%
1978–1981	65/323 = 20,1%	43/132 = 32,6%
1982–1985	51/359 = 14,2%	37/170 = 21,8%

Tabelle 7. Lokalrezidivraten in Abhängigkeit von Stadium (P. Hermanek 1989)

UICC-Stad. (1987)	Tepper et al. (1987) Chirurgie + p.o. RT	Erlangen 1982–1985 nur Chirurgie (ohne Tumoreinriß)
I	0/ 3 = 0%	0/64 =· 0%
II	5/ 60 = 8%	13/115 = 11,3%
III	26/102 = 25,5%	27/114 = 18,8%

Allerdings werden in Erlangen die Patienten mit intraoperativem Tumorein-riß bei der Auswertung nicht berücksichtigt. Und die Ergebnisse des MGH fallen zusätzlich ungünstig aus, weil mehr als 50% der Patienten in auswärtigen Krankenhäusern operiert wurden, also in kleineren Institutionen ohne spezielle Erfahrung in der kolorektalen Chirurgie. So stehen wir zwar vor der Tatsache, daß in retrospektiven Serien die adjuvant bestrahlten Patienten für gewöhnlich besser abschneiden als die nicht bestrahlten, doch läßt sich dies mit prospektiv randomisierten Reihen nicht zweifelsfrei belegen. Oft genug wird auch der Radiotherapeut vom Chirurgen mit Fällen konfrontiert, bei denen die postope-rative Bestrahlung wegen weit fortgeschrittener Erkrankung lediglich noch das Gewissen des Operateurs beruhigen kann, aber nicht mehr die Lebenserwar-tung des Patienten verbessert.

Schließlich sind, wenn das Lokalrezidivrisiko nach R0-Resektionen in den verschiedenen Behandlungsserien verglichen werden soll, folgende Forderun-gen zu berücksichtigen:

1. Die Nachbeobachtungsperiode sollte länger als zwei Jahre sein, da innerhalb dieses Zeitraumes mehr als 80% der Lokalrezidive auftreten.
2. Die perioperative Letalität und Todesfälle innerhalb der drei postoperativen Monate müssen, da nicht in direktem Zusammenhang mit der Tumorerkran-kung stehend, ausgeschlossen werden.
3. Es gilt, den eindeutig definierten Begriff der kurativen Resektion einzuhal-ten: Auch Karzinome mit Lymphknotenmetastasen lassen sich kurativ

Tabelle 8. Lokalrezidivraten nach R0-Resektion (ohne Tumoreinriß während Operation)
(Chirurg. Univ.-Kl. Erlangen 1982–1985; P. Hermanek 1989, nicht publiziert)

Adjuvante RT indiziert		Andere
pN1–3	18,8% (27/144)	7,3% (13/179)
pT3 ausgedehnt + pT4	23% (21/ 90)	8,2% (19/233)
pT3 ausgedehnt		
+ pT4 oder pN3	21,6% (24/111)	7,5% (16/212)
pT3 ausgedehnt		
+ pT4 oder pN2–3	21,5% (26/121)	6,9% (14/202)
pT3 ausgedehnt		
+ pT4 oder pN1–3	19,5% (34/174)	4,0% (6/149)

resezieren und dürfen deshalb bei einer Auswertung nicht ausgeschlossen
werden.

4. Nur eine exakte und vollständige pathohistologische Aufarbeitung des
   Präparates unter Beachtung folgender Standards gestattet es, das Tumorstadium festzulegen: Die Resektionsflächen, insbesondere in Richtung Meso-
   rektum bzw. Paraproktium, und die Sicherheitsabstände müssen untersucht
   und ein möglicher Tumoreinriß berücksichtigt werden. Andernfalls ist ein
   Understaging die Folge. Ein Understaging täuscht ein günstigeres Tumorstadium vor, allerdings mit einem ungünstigeren Therapieresultat.

Es müssen unseres Erachtens Therapieprotokolle erstellt werden, in denen
Kliniken mit gleichen chirurgischen und strahlentherapeutischen Standards
kooperieren, um den Platz der adjuvanten Radiotherapie (mit und ohne
Chemotherapie) in der Behandlung primär operabler Rektumkarzinome zu
erkennen. Hermanek definierte am Krankengut der Chirurgischen Univ.-Klinik
Erlangen der Jahre 1982–1985 verschiedene mögliche Kriterien für die Auswahl
von Risikopatienten für die Strahlentherapie (Tabelle 8). Daraus kann die
Tumorkonstellation erkannt werden, bei der die für eine Bestrahlung vorgesehenen Patienten ein Lokalrezidivrisiko von rund 20% haben und die nicht zur
Bestrahlung vorgesehenen Patienten ein solches von deutlich unter 10%.

Es handelt sich um Patienten mit einer zumindest ausgedehnten Invasion des
perirektalen Gewebes (pT3 ausgedehnt und pT4) und/oder lymphogener
Metastasierung (pN1–3). Die Patientenauswahl würde nach der von Astler und
Coller modifizierten Dukes Klassifikation den Tumorstadien B2, B3 und C1
bis C3 entsprechen.

Zusammenfassung

Ziel der adjuvanten Therapie bei primär operablen Rektumkarzinomen ist die
Senkung der Lokalrezidivraten nach sogenannter kurativer Resektion und die

Verlängerung der Überlebenszeit. Bevor Ergebnisse retrospektiver Untersuchungen und randomisierter prospektiver Studien miteinander verglichen werden können, sind die Faktoren zu klären, die ein Lokalrezidiv begünstigen, und die Rolle, die Chirurg und klinischer Pathologe bei der Vorhersage des individuellen Rezidivrisikos spielen. Vor diesem Hintergrund erklärt sich in den Literaturangaben die Bandbreite von 20–70% Lokalrezidiven nach alleiniger chirurgischer Behandlung von Karzinomen, die die Darmwand penetrieren und/oder Lymphknotenmetastasen gesetzt haben.

Die *präoperative Bestrahlung* in niedriger Dosierung erwies sich in randomisierten prospektiven Studien als wirkungslos. Nach moderater Strahlendosis (34,5 Gy in 15 Fraktionen) erbrachte die Subgruppen-Analyse eines einzigen Protokolls eine verbesserte lokale Kontrolle und Überlebenszeit. Schließlich verkürzte 5-FU die Überlebenszeit, wenn es zusätzlich zur präoperativen Bestrahlung des kleinen Beckens und der paraaortalen Lymphknoten gegeben wurde.

Vorteil einer *postoperativen Bestrahlung* ist die exakte Kenntnis des pathohistologischen Stadiums. Damit können die geeigneten Patienten für eine adjuvante Therapie ausgewählt werden.

Verschiedene Studien konnten auf diese Weise den günstigen Efekt einer kombinierten Radio-Chemotherapie bei Patienten mit hohem lokalen Rückfallrisiko aufzeigen. Es sind dies Patienten mit den Tumorstadien pT3/pT4 pN1–3.

Kliniken, die sich der Chirurgie kolorektaler Karzinome speziell annehmen, können für bestimmte T2/3-Tumoren chirurgisch dieselbe lokale Tumorkontrolle vorweisen wie andere Zentren nach Chirurgie und postoperativer Bestrahlung. Will man also den Platz der adjuvanten Radiotherapie mit und ohne Chemotherapie in der Behandlung primär operabler Rektumkarzinome definieren, müssen Kliniken mit gleichem chirurgischen und strahlentherapeutischen Standard in prospektiven Therapiestudien kooperieren.

Literatur

1. Balslev IB, Pedersen M, Teglbjaerg PS et al. (1986) Postoperative radiotherapy in Dukes B and C carcinoma of the rectum and rectosigmoid. A randomized multicenter study. Cancer 58:22–28
2. Boulis-Wassif S, Gerard A, Loygue J et al. (1984) Final results of a randomized trial on the treatment on rectal cancer with preoperative radiotherapy alone or in combination with 5-FU, followed by radical surgery. Cancer 53:1811–1818
3. Boulis-Wassif S, Langenhorst BL, Hop WCJ (1979) The contribution of preoperative radiotherapy in the management of borderline operability rectal cancer. In: Salmon SE, Jones SE (ed) Adjuvant therapy of cancer II. Grune and Stratton, New York, pp 612–620
4. Duncan W (1987) Preoperative radiotherapy in rectal cancer. World J Surg 11:439–445
5. Fisher B, Wolmark N, Rockette H et al. (1988) Postoperative adjuvant chemotherapy or radiation therapy for rectal cancer: Results from NSABP Protocol R-01. J Natl Cancer Inst 80:21–29

6. Gall FP, Scheele J (1986) Maligne Tumoren des Rektums. In: Gall FP, Hermanek P, Tonak J (ed) Chirurgische Onkologie. Springer, Berlin Heidelberg New York London Paris Tokyo S 520–580
7. Galloway DJ, Cohen AM, Shank B, Friedman MA (1989) Adjuvant multimodality treatment of rectal cancer. Br J Surg 76:440–447
8. Gastrointestinal Tumor Study Group (1986) Survival after postoperative combination treatment of rectal cancer. N Engl J Med 315:1294–1295
9. Gerard A, Buyse M, Nordlinger B et al. (1988) Preoperative radiotherapy as adjuvant treatment in rectal cancer: Final results of a randomized study of the European Organization for Research and Treatment of Cancer (EORTC). Ann Surg 208:606–614
10. Gunderson LL, Collins R, Earle JD et al. (1986) Adjuvant treatment of rectal cancer: Randomized prospective study of irradiation plus minus chemotherapy – an NCCTG, Mayo Clinic study. Int J Radiat Oncol Biol Phys 12 (Suppl. 1):169
11. Hermanek P (1989) Persönliche Mitteilungen
12. Higgins GA, Conn JH, Jordan JH et al. (1975) Preoperative radiotherapy for colorectal cancer. Ann Surg 181:624–631
13. Higgins GA, Humphrey EW, Dwight RW et al. (1986) Preoperative radiation and surgery for cancer of the rectum. Cancer 58:352–359
14. Hoskins RB, Gunderson LL, Dosoretz DE, Rich TA, Galdibini J, Donaldson G, Cohen AM (1985) Adjuvant postoperative radiotherapy in carcinoma of the rectum and rectosigmoid. Cancer 55:61–71
15. Kopelson G (1983) Adjuvant postoperative radiation therapy for colorectal carcinoma above the peritoneal reflection. Cancer 52:633–636
16. Mendenhall WM, Million RR, Pfaff WW (1983) Patterns of recurrence in adenocarcinoma of the rectum and rectosigmoid treated with surgery alone: Implications in treatment planning with adjuvant radiation therapy. Int J Radiat Oncol Biol Phys 9:977–985
17. Minsky BD, Mies C, Recht A et al. (1988) Resectable adenocarcinoma of the rectum and rectosigmoid. Cancer 61:1408–1416
18. Pilipshen SJ, Heilweil M, Quan SHQ, Sternberg SS, Enker WE (1984) Patterns of pelvic recurrence following definitive resection of rectal cancer. Cancer 52:1354–1362
19. Rich T, Gunderson LL, Lew R, Galdibini JJ, Cohen AM, Donaldson G (1984) Patterns of recurrence of rectal cancer after potentially curative surgery. Cancer 52:1317–1329
20. Rider WD, Palmer JA, Mahoney LJ, Robertson CT (1977) Preoperative irradiation in operable cancer of the rectum: report on the Toronto trial. Can J Surg 20:335–338
21. Schild SE, Martenson JA, Gunderson LL et al. (1989) Postoperative adjuvant therapy of rectal cancer: An analysis of disease control, survival and prognostic factors. Int J Radiat Oncol Biol Phys 17:55–62
22. Sparso BH, Von der Maase H, Kristensen D, Christiansen D, Damgaard-Nielsen SA, Hebjorn N, Andersen B (1984) Complications following postoperative combined radiation and chemotherapy in adenocarcinoma of the rectum and rectosigmoid: A randomized trial that failed. Cancer 54:2363–2366
23. Stockholm Rectal Cancer Study Group (1987) Short term preoperative radiotherapy for adenocarcinoma of the rectum. Am J Clin Oncol 10:369–375
24. Tepper JE, Cohen AM, Wood WC, Orlow EL, Hedberg SE (1987) Postoperative radiation therapy of rectal cancer. Int J Radiat Oncol Biol Phys 13:5–10

25. Vigliotti A, Rich TA, Romsdahl MM, Withers HR, Oswald MJ (1987) Postoperative adjuvant radiotherapy for adenocarcinoma of the rectum and rectosigmoid. Int J Radiat Oncol Biol Phys 13:999–1006
26. Walz BJ, Grenn MR, Lindstorm ER, Butcher HR (1981) Anatomical prognostic factors after abdominal perineal resection. Int J Radiat Oncol Biol Phys 7:477–484
27. Zucali R, Gardani G, Lattuada A (1987) Adjuvant irradiation after radical surgery of cancer of the rectum and rectosigmoid. Radiother Oncol 8:19–24

Perioperative Therapy (Irradiation - Chemotherapy) in Colon and Rectal Cancer: the GITSG Experience

P. R. M. Thomas

Introduction

In 1973 the National Cancer Institute of the United States formed the Gastrointestinal Tumor Study Group (GITSG), primarily to conduct adjuvant studies in cancer of the gastrointestinal tract. By 1985, when the group discontinued patient accrual, two protocols, GI-7175 (1975–1980) and GI-7180 (1981–1985) had investigated the adjuvant use of irradiation and chemotherapy in rectal cancer and two studies, GI-6175 (1975–1978) and GI-6179 (1979–1985) had been used in colon carcinoma.

As GI-6175 did not use radiotherapy, the results will not be presented on their own in this article, which discusses the latest results from the three studies which used both modalities in the light of other experience.

Protocol 7175

The results of this study have been published on multiple occasions [1, 2, 3, 4, 5]. The latest analysis of the data took place in May 1989 when the last patient had been entered over nine years previously and the median time on study was 12.5 years.

Following potentially curative surgery for adenocarcinoma of the rectum, GITSG modified stages B2 and C within 12 cm of the pectinate line, the patients were randomized to one of two treatment arms (Table 1). Two hundred and two eligible patients form the basis of this report. Disease recurrene has been reported in 104 patients (51%) but verified according to protocol specifications in 93 of these. Of the recurrent patients, one remains alive, one has died of treatment related causes and 102 of disease. A further 28 patients have died without recurrence.

Table 2 presents patient characteristics by treatment arm and Figs. 1 and 2 present disease free survivals and survival probability respectively by treatment arm.

The statistical analysis of the results show that patients with stage C2 disease do less well than those with stage C1 who do less well than those with stage B2 (p < 0.001). There is a statistically decreased time to recurrence for control

Table 1. GI-7175 Stratification and Randomization Following Surgery

Stratification	Randomization

A) Type of Operation
  1) Abdomino-perineal resection
  2) Anterior Resection
 	
B) GITSG Modified Stage
  1) B2
  2) C1
  3) C2
 	
C) Time from Operation to
  First Adjuvant Treatment
  1) 21–42 Days
  2) 43–60 Days
	1) No Adjuvant Therapy (Control)
	2) Chemotherapy Only
	3) Radiotherapy Only
	4) Radiotherapy and Chemotherapy
	  (Combined Modality)

Details of Protocol Therapy

1) *Chemotherapy Alone*

   Intravenous (IV) fluorouracil (5-FU) 325 mg/m^2 days 1–5
   Oral semustine (methyl CCNU) 130 mg/m^2 day 1
   IV 5-FU 375 mg/m^2 days 36–40

   Ten week cycle, modified if haematological toxicity, repeated for 18 months.

2) *Radiotherapy Alone*

   Institutional Preference

   40 Gy in 4 to 4½ weeks   48 Gy in 5 to 5½ weeks

   Treatment given five days a week with parallel opposed fields using beams of great than 1 MeV to entire pelvis and perineum. Typical field size 15 × 20 cm. Prescription point at midplane. The perineum was required to be included.

3) *Combined Modality*

   44 Gy in 4½–5½ weeks. Other details as in 3) above.

   IV 5-FU 500 mg/m^2 days 1–3 and last three days of radiotherapy.

   Five weeks after radiotherapy, IV 5-FU 300 mg/m^2 days 1–3 and oral methyl CCNU 130 mg/m^2 day 1. Thereafter, chemotherapy as in 2) above.

compared with combined modality (p = 0.006), and radiotherapy combined with combined modality (p = 0.004). Local recurrence was more likely in the uniradiated patients (p = 0.06).

Survival analysis shows that patients on the control arm survived a shorter time than those receiving combined modality therapy (p = 0.013).

Toxicity analysis showed that those on the combined modality arm were more likely to develop severe toxicity (p < 0.0001) [3]. Five patients (5.2%) developed radiation enteritis.

Table 2. GI-7175 Results

	Con- trol	Chemo- therapy	Radio- therapy	Combi- nation
Cases entered	62	55	58	52
Eligible	58	48	50	46
Recurrences (% of total)	32 (55)	22 (46)	24 (48)	15 (35)
Local Recurrences (% of total)	14 (25)	13 (27)	10 (20)	5 (11)
Deaths (% of total)	43 (74)	29 (60)	34 (68)	25 (54)
Probability 10-yr DF survival	44	51	50	65
Probability 10-yr survival	26	41	33	45
Toxicity %	N/A	31	18	61

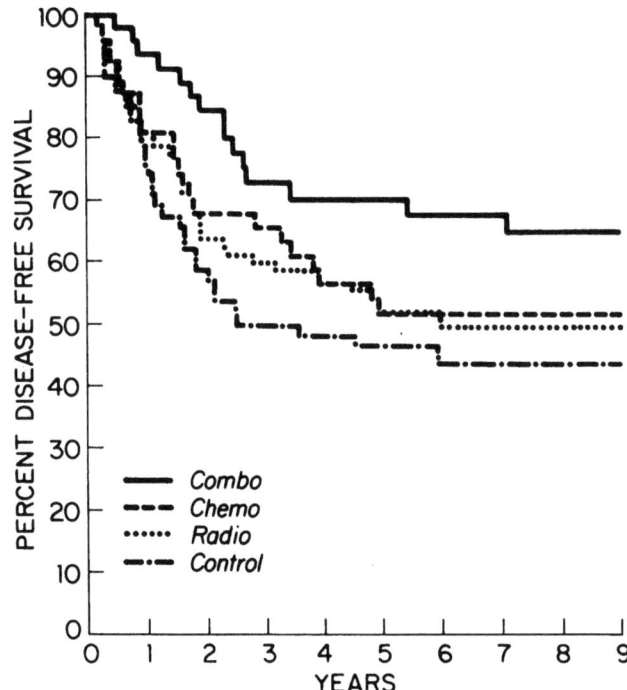

Fig. 1. Disease-free survival by treatment arm – protocol 7175

Protocol 7180

As the results of protocol 7175 emerged, it became clear that combined modality therapy was likely to be the yardstick for future protocols. In addition, evidence of the potential carcinogenicity of methyl CCNU was being collected [6]. Protocol 7180 was designed to test therefore whether methyl CCNU was an

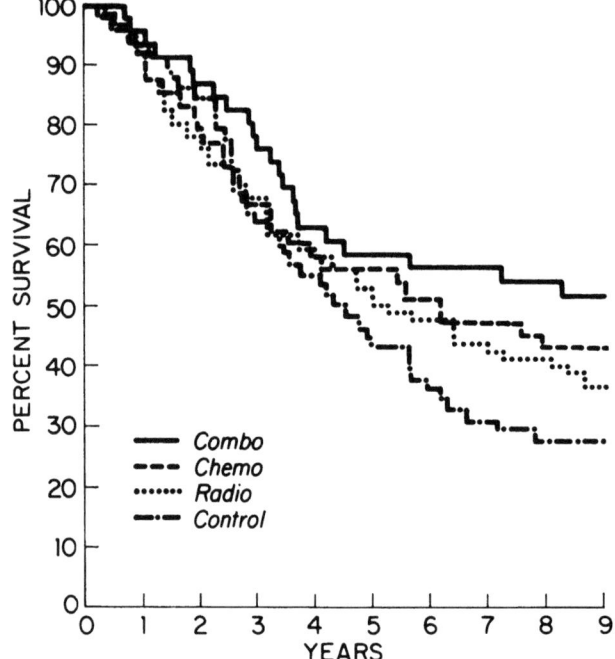

Fig. 2. Actuarial survival by treatment arm – protocol 7175

Table 3. Protocol 7180 Schema

Randomize

---

1. *Combined RT and CT (Schedule A).*

   Radiotherapy – 43,2 Gy in 5 weeks.
   5-FU – 500 mg/m^2 IV bolus on days 1, 2, 3, and last 3 days of RT.

   Chemotherapy Only Phase (Schedule A).
   First course – 5-FU – 300 mg/m^2 IV bolus days 1–5.
   MeCCNU – 100 mg/m^2 orally day 1.
   5-FU – 375 mg/m^2 IV bolus days 36–40.
   Second and subsequent courses – 5-FU – 325 mg/m^2 IV bolus days 1–5.
   MeCCNU – 130 mg/m^2 orally day 1.
   5-FU – 375 mg/m^2 IV bolus days 36–40.
   Repeat at 10 week intervals for total of 12 months.

2. *Combined RT and CT (Schedule B).*

   Radiotherapy – 43.2 Gy in 5 weeks.
   5-FU – 500 mg/m^2 on days 1, 2, 3, and last 3 days of RT.

   Chemotherapy Only Phase (Schedule B).
   Start at week 11. 5-FU, IV bolus days 1–5.
   Begin at 350 mg/m^2 and escalate for 6 courses by 50 mg increments per course
   to a maximum of 500 mg/m^2 or maximum dose tolerated.

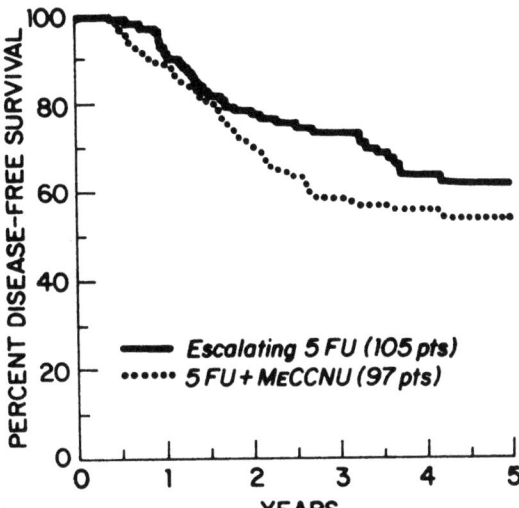

Fig. 3. Disease-free survival
by treatment arm –
protocol 7180

essential part of the postoperative combined modality adjuvant therapy of rectal carcinoma.

The schema is shown in Table 3.

There were 210 patients entered and 11 were found to be ineligible and excluded. Although four patients did not receive protocol treatment, they have been followed for survival. At three years recurrent disease has been reported in 53% of patients receiving treatment including methyl CCNU and in 42% of patients receiving treatment including escalating doses of 5 FU. Three year disease free survival are 54% and 69% and three year survival 66% and 76% respectively. The probability of disease-free survival is presented in Fig. 3 and of survival in Fig. 4. Toxicity was similar and occurred in about half the patients on each arm. No advantage therefore was demonstrated for treatment containing methyl CCNU [7].

Protocol 6179

The results of GI 6175 showed no advantage for any of three adjuvant therapies (chemotherapy with 5 FU and MeCCNU immunotherapy with the methanol extraction residue of Bacille Calmette – Guerin (MER), or combination of both modalities over no adjuvant treatment) [8]. It was recognized that, although only 27% were proven by biopsy to have initially relapsed in the liver, this figure was an underestimate.

Protocol 6179 was therefore designed to test whether 5 FU in combination with liver directed radiotherapy (21 Gy) would improve disease free and overall survival over no adjuvant therapy. The details of treatment are outlined in Table 3.

The results of the study were very disappointing. Toxicity was unexpectedly severe and resulted in two modifications of the protocol (Table 3) before a more

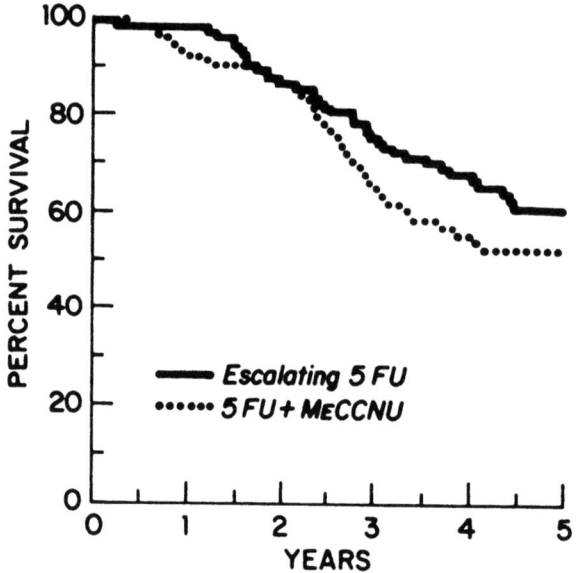

Fig. 4. Actuarial survival by treatment arm – protocol 7180

Table 4. GI-6179 Treatment Related Toxicity

	Initial Protocol	First Modification	Second Modification
No. of Patients	18	40	74
Leukopenia	44%	52%	15%
Thrombocytopenia	22%	28%	9%
Severe Haematologic	61%	63%	22%
Any Severe of Worse	61%	65%	28%

Table 5. GI-6179 5-FU Dosage (mg/m^2)

	1st Course during RT (Days 1–3)	2nd Course and 3d courses (daily X5)	Interval from end of RT to 2nd course (Weeks)
Before Modification	500	500	2
First Modification	350	500	2
Second Modification	350	2nd 350 3rd 500 (if no toxicity)	2,5

acceptable level was achieved (Table 4) [9]. The recurrence and survival data are at present unpublished and therefore cannot be presented here.

Discussion

At the time the GITSG was formed, the experience with adjuvant postoperative therapy for carcinoma of the rectum was anecdotal. The results of GI-7175 clearly showed the efficacy of combined modality therapy in prolonging the disease-free interval and increasing survival compared with no adjuvant therapy. GI-7180 has further demonstrated that, in adjuvant combined modality postoperative therapy for this disease, the potentially carcinogenic methyl CCNU is probably not necessary.

The North Central Cancer Treatment Group, using higher doses of radiation (50 Gy) are so far confirming the results of the GITSG [10]. The National Surgical Adjuvant Breast and Bowel Project in its trial did not study combined modality therapy but did show a disease-free survival and survival benefit for male patients receiving chemotherapy (5 FU, methyl CCNU, and vincristine) over no adjuvant therapy and radiotherapy only [11]. As in the GITSG study, irradiated patients did, however, have a reduction in local recurrences.

In contrast with rectal cancer, the results of the GITSG colon studies have been disappointing. Protocol GI-6175 failed to demonstrate an advantage for chemotherapy, immunotherapy or a combination of the two and protocol GI-6179 showed considerable toxicity. More positive results have recently come from North Central Cancer Treatment Group [12] suggesting that levamisole and 5 FU may be effective in reducing the incidence of and delaying the onset of recurrence although a survival improvement was not clearly demonstrated. Further trials of adjuvant chemotherapy are underway.

References

1. Gastrointestinal Tumor Study Group (1985) Prolongation of the disease free interval in surgically treated rectal carcinoma. N Eng J Med 312:1465–1472
2. Gastrointestinal Tumor Study Group (1986) Survival after postoperative combination treatment of rectal cancer. N Eng J Med 315:1294–1295
3. Thomas PRM, Lindblad AS, Stablein DM et al. (1986) Toxicity associated with adjuvant postoperative therapy for adenocarcinoma of the rectum. Cancer 57:1130–1134
4. Thomas PRM, Stablein DM, Kinzie JJ et al. (1986) Perineal effects of postoperative treatment for adenocarcinoma of the rectum. Int J Radiat Oncol Biol Phys 12:167–175
5. Thomas PRM, Lindblad AS (1988) Adjuvant postoperative radiotherapy and chemotherapy in rectal carcinoma: a review of the gastrointestinal Tumor Study Group experience. Radiotherapy & Oncol 13:245–252
6. Boice JD, Greene MH, Killen JY et al. (1983) Leukemia and preleukemia after adjuvant treatment of gastrointestinal cancer with semustine (methyl CCNU). N Eng J Med 309:1079–1084

7. Weaver D, Lindblad AS, for the GITSG (1990) Radiation therapy and 5 flourouracil (5FU) with and without mecCCNU for the treatment of patients with surgically adjuvant carcinoma of the rectum. To be presented at the American Society of Clinical Oncology, Washington DC

8. Gastrointestinal Tumor Study Group (1984) Adjuvant therapy of colon cancer – results of a prospectively randomized trial. N Eng J Med 310:737–743

9. Gastrointestinal Tumor Study Group (Kaplan RS, Steinberg SM) (1984) Enhanced myelotoxicity of combined 5-FU and hepatic irradiation. Proc ASCO 3:577

10. Krook J, Moertel C, Wieand H et al. (1986) Radiation versus sequential chemotherapy – radiation – chemotherapy. Proc Am Soc Clin Oncol 5:82

11. Fisher B, Wolmark N, Rockette H et al. (1988) Postoperative adjuvant chemotherapy or radiation therapy for rectal cancer: results from NSABP protocol R-01. J Nat Canc Inst 80:21–29

12. Laurie JA, Moertel CG, Fleming TR et al. (1989) Surgical adjuvant therapy of large bowel carcinoma: An evaluation of levamisole and the combination of levamisole and flourouracil. J Clin Oncol 7:1447–1456

Die Rolle der Strahlentherapie in der Behandlung des Rektum- und Rektosigmoidkarzinoms

M. R. Haug und U. Rühl

Zusammenfassung

Von 1977 bis 1987 wurden im Krankenhaus Moabit Berlin 165 Patienten wegen eines Rektum- oder Rektosigmoidkarzinoms bestrahlt. Im kurativen Therapiekonzept (93 Patienten) konnte durch die postoperative Bestrahlung mit 46–50 Gy die Lokalrezidivrate von 29% auf 16% gesenkt werden, obwohl die postoperativ nicht bestrahlte Vergleichsgruppe günstigere Tumorstadien aufwies. Die Überlebenszeiten waren in beiden Gruppen gleich.

Bei 72 Patienten mit nicht mehr resezierbarem Lokalrezidiv und oder Fernmetastasierung wurde durch eine Bestrahlung in 79% ein palliativer Effekt für die mittlere Dauer von 12,5 Monaten erzielt.

Einleitung

Die Bedeutung der Strahlentherapie in der Behandlung des Rektum- und Rektosigmoidkarzinoms wird immer noch kontrovers diskutiert, obwohl seit mehr als 50 Jahren Berichte über ihre Wirksamkeit vorliegen [11]. Trotz zahlreicher ermutigender Ergebnisse sowohl in der Palliation [5, 8, 15, 17, 18] als auch adjuvant zur operativen Therapie und sogar als alleinige kurative Therapie [4, 6, 14, 16] ist die Bestrahlung im Behandlungskonzept des Rektumkarzinoms noch nicht fest etabliert.

Ziel unserer retrospektiven Analyse war es zu überprüfen, ob durch eine Bestrahlung nach radikaler Operation das Lokalrezidivrisiko vermindert werden kann und welche Wirksamkeit sie als palliative Maßnahme hat.

Material und Methoden

Von 1977 bis 1987 wurden im Krankenhaus Moabit Berlin 165 Patienten wegen eines Rektum- oder Rektosigmoidkarzinoms bestrahlt. 72 Patienten waren einer kurativen Therapie nicht mehr zugänglich und erhielten die Radiatio wegen symptomatischer Lokalrezidive oder Metastasen.

93 in kurativer Absicht behandelte Patienten wurden unmittelbar vor der Operation einmalig mit 5 Gy über opponierende Felder bestrahlt. Intraoperativ wiesen 19 Patienten Fernmetastasen und/oder eine lokale Inoperabilität auf. 4 dieser 19 Patienten und 4 weitere sind postoperativ verstorben (8,6%), 3 Patienten entzogen sich weiteren Kontrollen.

Eine postoperative Radiatio erfolgte bei 41 Patienten mit dem Stadium pT3–4/N0 oder pT2–4/N1 und bei 2 Patienten mit dem Stadium pT1/Nx, die jedoch chirurgisch nur durch eine Tumorexzision versorgt waren. Diese 43 Patienten (RT-Gruppe) erhielten in 5–6 Wochen eine fraktionierte Bestrahlung von 46–50 Gy (90%-Isodose) auf Tumorbett und regionäre Beckenlymphknoten in 3- oder 4-Felder-Technik unter Einschluß des Perineums, wenn eine abdominosakrale Rektumamputation erfolgt war. Um die Effektivität der postoperativen Bestrahlung zu überprüfen, wurden diese 43 Patienten der RT-Gruppe verglichen mit 24 im gleichen Zeitraum behandelten Patienten, die lediglich einmal präoperativ bestrahlt worden waren (Kontrollgruppe). Diese hatten entweder ein geringeres Tumorstadium (pT1–2/N0, 13 Patienten), oder sie hatten eine postoperative Bestrahlung abgelehnt (11 Patienten). Sie erschienen uns als Vergleichsgruppe besser geeignet als ein historisches Kollektiv, da sich in letzter Zeit sowohl Operationstechnik, histopathologische Bewertung als auch perioperative Diagnostik und Versorgung entscheidend verbessert haben.

Ergebnisse der postoperativen Bestrahlung

Trotz ungünstigerer Tumorstadien in der RT-Gruppe erreichten diese 43 postoperativ bestrahlten Patienten die gleiche Überlebenszeit wie die 24 Patienten der Kontroll-Gruppe. Nach 2 Jahren lebten 76,7%, nach 5 Jahren 49,8% (versus 75% bzw. 49,4% der Kontrollgruppe). Dies kann ein Hinweis sein, daß bei lokal forgeschrittenen Tumoren durch die adjuvante Radiatio die Überlebenszeit verbessert wird, was auch von Balslev et al. berichtet wurde [2].

Die Häufigkeit der Lokalrezidive wurde durch die postoperative Bestrahlung deutlich vermindert (Abb. 1). Nur 16% der RT-Gruppe (7/43) erlitten ein Lokalrezidiv, dagegen 29% der Kontroll-Gruppe (7/24). Der Unterschied wird noch deutlicher, wenn man nur die fortgeschrittenen Stadien berücksichtigt. Hierbei bekamen 7/41 (17%) der RT-Gruppe, dagegen 6/11 (54%) der Kontrollgruppe ein Lokalrezidiv. Die beiden Patienten mit T1-Tumoren in der RT-Gruppe leben nach Tumorexzision und Radiatio seit 28 und 53 Monaten rezidivfrei.

Als Nebenwirkung der Bestrahung traten bei 37 von 43 Patienten eine Diarrhoe auf, bei 5 Patienten war deshalb eine Pause von 1 Woche erforderlich. Die Hautreaktion war zum Teil erheblich und erforderte eine gute Führung des Patienten. Alle diese Nebenerscheinungen verschwanden nach Abschluß der Radiatio. Ein Patient mußte 3 Monate nach Therapie wegen einer Dünndarmstenose operiert werden und lebt 7 Jahre danach beschwerdefrei.

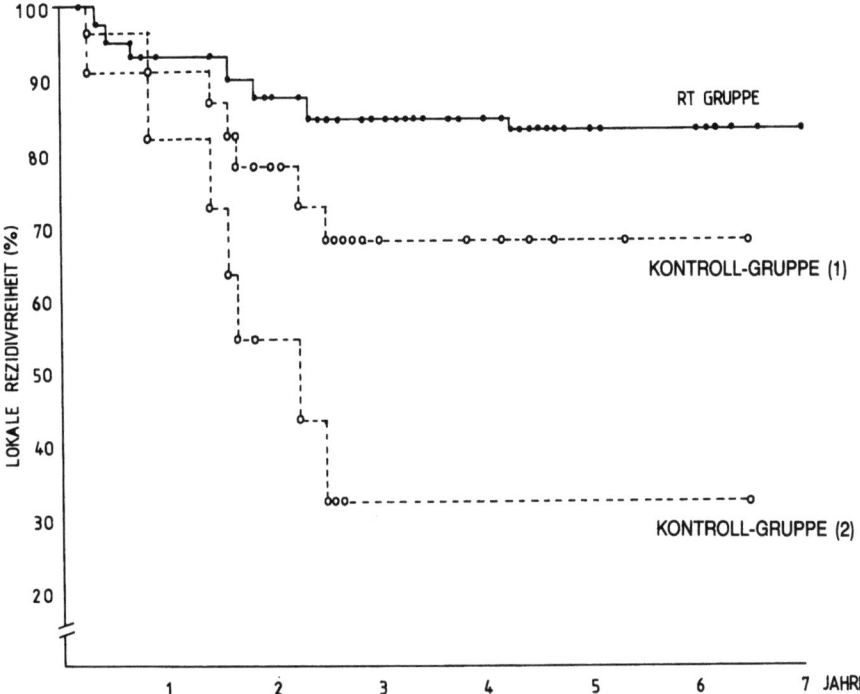

Abb. 1. Einfluß der postoperativen Bestrahlung auf die lokale Rezidivfreiheit beim Rektum- und Rektosigmoidkarzinom. Der Unterschied Zwischen RT-Gruppe und Kontroll-Gruppe ist statistisch signifikant (p < 0,05). Kurve (1) alle Patienten der Kontroll-Gruppe, Kurve (2) nur T3/N0 und T1–3/N1-Stadien

Ergebnisse der palliativen Radiatio

Bei 72 Patienten mit nicht resezierbarem Lokalrezidiv und/oder Metastasen wurden insgesamt 76 Bestrahlungsserien durchgeführt, wobei 60mal (79%) eine Palliation für die mittlere Dauer von 12,5 Monaten erreicht wurde.

Alle 69 Lokalrezidive bei 72 Patienten waren symptomatisch (Schmerzen, Harnstauung, Exulzeration) und erforderten eine Radiatio. Dagegen war nur 7mal eine Metastasenbestrahlung notwendig, obwohl 34 der 72 Patienten meist multiple Fernmetastasen aufwiesen. Dies zeigt sehr deutlich, daß die Lebensqualität des inkurablen Patienten wesentlich häufiger durch das Beckenrezidiv als durch die hämatogene Aussaat beeinträchtigt ist.

Diskussion

Im kurativen Behandlungskonzept des Rektum- und Rektosigmoidkarzinoms kann die Strahlentherapie sowohl präoperativ (als Kurz- oder Langzeitvorbestrahlung) als auch postoperativ eingesetzt werden.

Ziel der Kurzzeitvorbestrahlung ist die Devitalisierung des Tumors unter der Vorstellung, die Aussaat aktiver Tumorzellen bei der Operation zu vermindern. Dieser Effekt ist bislang nur in einer Studie beschrieben [13]. Die Langzeitvorbestrahlung wird zur Tumorverkleinerung verwendet. Sie ist schon jetzt bei nicht resektablen Tumoren gerechtfertigt, weil diese dadurch operabel und damit heilbar werden können [1, 5]. In der adjuvanten Therapie bei operablen Tumoren ist jedoch die Wirksamkeit der präoperativen Radiatio nicht eindeutig belegt. So wird in einigen Studien eine Verbesserung von Überleben und lokaler Rezidivfreiheit verzeichnet [1, 7, 9], in anderen ist lediglich eine Tendenz erkennbar [3, 10].

Postoperativ sollte die Strahlentherapie fortgeschrittenen Tumorstadien vorbehalten sein. Hier wurde ihre Wirksamkeit wiederholt belegt [2, 12, 19]. Auch bei unseren Patienten konnte die Lokalrezidivrate statistisch signifikant von 29% auf 16% gesenkt werden (p < 0,05), obwohl die Vergleichsgruppe günstigere prognostische Faktoren aufwies als das postoperativ bestrahlte Kollektiv. Es scheint daher gerechtfertigt, die postoperative Bestrahlung im kurativen Behandlungskonzept beim fortgeschrittenen Rektumkarzinom zu verankern. Beim frühen, aber nicht radikal operierten Tumor bietet die Strahlentherapie eine Aussicht auf Heilung; ein Konzept, das in Zukunft vielleicht an Bedeutung gewinnen wird.

Schließlich ist die Radiotherapie auch als Palliativmaßnahme hochwirksam und sollte beim Auftreten von Beschwerden immer erwogen werden. Da der palliative Effekt aber nur von begrenzter Dauer ist, bleibt die Verhinderung des lokoregionären Rezidivs beim Rektum und Rektosigmoidkarzinom unsere größte Herausforderung. Richtig angewendet kann die perioperative Strahlentherapie dazu einen wichtigen Beitrag leisten.

Literatur

1. Allen VA et al. (1972) A pilotstudy on preoperative irradiation of rectosigmoid carcinoma. Am J Roent 114:504
2. Balslev B et al. (1986) Postoperative radiotherapy in Dukes B and C carcinoma of the rectum and rectosigmoid. Cancer 58:22
3. Cedermark B et al. (1985) Preoperative short term radiotherapy in rectal carcinoma. Cancer 55:1182
4. Cummings BJ et al. (1978) Radiation therapy in rectal cancer. Can J Surg 21:44
5. Dosoretz DE et al. (1983) Preoperative irradiation for unresectable rectal and rectosigmoid carcinomas. Cancer 52:814
6. Ernst H et al. (1979) Strahlentherapie der Karzinome des Dickdarms. DBA 4:214
7. Friedmann P et al. (1985) Survival following moderate dose preoperative radiotherapy for carcinoma of the rectum. Cancer 55:967
8. Gunderson LL et al. (1980) Residual, inoperable or recurrent colorectal cancer, surgical-radiotherapy-interaction. Am J Surg 139:518
9. Herzog J et al. (1986) Präoperative Kurzzeitvorbestrahlung beim Rektumkarzinom. Strahlentherapie 163:648

10. Higgins J et al. (1986) Preoperative radiation and surgery for cancer of the rectum. Cancer 58:352

11. Hintze A (1934) Wann ist beim Mastdarmkrebs die Bestrahlung angezeigt. Zbl ges Radiol 17:331

12. Hoskins RB et al. (1985) Adjuvant postoperative radiotherapy in carcinoma of the rectum and rectosigmoid. Cancer 55:61

13. Mohiuddin M et al. (1985) Results of adjuvant radiation therapy in cancer of the rectum. Cancer 55:350

14. Papillon J (1975) Intracavitary irradiation of early rectal cancer for cure. Cancer 33:696

15. Schmidt H et al. (1984) Ergebnisse der Strahlenbehandlung bei Rezidiven kolorektaler Tumoren. Strahlentherapie 160:288

16. Sischy B (1985) The use of endocavitary irradiation for selected carcinomas of the rectum. Radiother. Oncol. 4:97

17. Urdaneta-Lafee N et al. (1972) Evaluation of palliative irradiation in rectal carcinoma. Radiology 104:673

18. Whiteley HW et al. (1970) Palliative radiation therapy in patients with cancer of the colon and rectum. Cancer 25:343

19. Withers HR et al. (1981) Ellektive radiation therapy in the curative treatment of the rectum and rectosigmoid. In: Gastrointestinal cancer. Raven Press, New York

Lokalrezidiv nach kolorektalem Karzinom: Ergebnisse der chirurgischen Therapie

H. R. Raab, U. Werner, B. Hentjes und P. Vogt

Einleitung

Der Nutzen einer radikalen chirurgischen Therapie kolorektaler Primärkarzinome im Hinblick auf Heilungsaussicht und Lebensqualität ist gut belegt. Hingegen kann nicht als gesichert gelten, ob und unter welchen Bedingungen Patienten mit Lokalrezidiven von einer Operation profitieren. Die meisten Autoren stimmen dahingehend überein, daß eine erneute R0-Resektion – wenn diese möglich ist – eine Verbesserung der Prognose erbringt. Dennoch finden sich in der Literatur unterschiedliche Angaben sowohl zur Resektabilität als auch zur 5-Jahres-Prognose kolorektaler Karzinomrezidive [1, 2, 4–6, 8–10, Übers. bei 3]. Solche Differenzen lassen sich wohl hauptsächlich durch die Heterogenität des Krankengutes erklären; zum Teil wird aber auch das Lokalrezidiv unterschiedlich definiert, und es wird häufig nicht zwischen Kolon- und Rektumkarzinomrezidiven unterschieden. Durch eine retrospektive Aufarbeitung unseres eigenen Krankengutes wollten wir insbesondere folgende Fragen untersuchen:
- Wie hoch ist die Rate potentiell kurativer Re-Resektionen (R0) bei Lokalrezidiven kolorektaler Karzinome?
- Wie ist die Prognose nach operativer Therapie von Lokalrezidiven?
- Welche Faktoren beeinflussen Resektabilität und Kurabilität?
- Bestehen hinsichtlich dieser Fragen Unterschiede zwischen Kolon- und Rektumkarzinomrezidiven?

Methoden

Analysiert wurden die Daten aller vom 01.01.1971 bis zum 31.12.1987 wegen eines ersten Lokalrezidives in unserer Klinik operierten Patienten. Es handelte sich um 196 Patienten, von denen 95 primär ein Kolonkarzinom und 101 primär ein Rektumkarzinom hatten. Unabhängig vom ursprünglichen Tumorstadium wurden alle Patienten berücksichtigt, deren Primärkarzinom durch eine vollständige, d. h. R0-Resektion entfernt worden war. Dabei wurde jegliches

---

Die Arbeit enthält Ergebnisse der Dissertation von Fr. B. Hentjes.

erneutes Tumorwachstum im Gebiet der Primäroperation als lokoregionäres Rezidiv – im Unterschied zu Fernmetastasen – angesehen. In dieser Gruppe der lokoregionären Rezidive wurden somit intraluminäre Rezidive, extraluminäre Rezidive und Rezidive in regionalen Lymphknoten zusammengefaßt, da sich diese Manifestationsformen häufig nur in frühen Stadien sicher voneinander unterscheiden lassen. Ausgeschlossen waren hingegen Patienten mit R1- oder R2-Resektion des Primärtumors und Patienten mit metachronen Zweittumoren (zur Def. vergl. S. 199).

Jeweils getrennt nach Kolon- und Rektum-Rezidivoperationen wurden der Abstand zur Primäroperation, die Symptomatik, die R0-Resektabilität, die Operationsletalität und die Prognose untersucht. Die Berechnung der Überlebenswahrscheinlichkeit erfolgte mit der Methode nach Kaplan-Meier; statistische Vergleiche wurden mit dem Chiquadrat-Test durchgeführt, das Signifikanzniveau betrug 5%.

Ergebnisse

Zum Zeitpunkt der Rezidivoperation waren 25% (24/95) der Kolonkarzinompatienten und 27% (27/101) der Rektumkarzinompatienten asymptomatisch. Bei diesen Patienten war das Rezidiv ausschließlich im Rahmen der Routinenachsorge diagnostiziert worden. In jeweils ca. 75% bestanden ein oder mehrere Symptome. Dabei dominierten Schmerzen (Kolon: 40%, Rektum: 39%), Änderung der Stuhlgewohnheiten (Kolon: 40%, Rektum: 24%), Blut im Stuhl (Kolon: 9%, Rektum: 24%) und Gewichtsabnahme (Kolon: 22%, Rektum: 10%). Weniger häufig wurden Tenesmen (Kolon: 4%, Rektum: 6%) und paradoxe Diarrhoe (Kolon: 5%, Rektum: 3%) beobachtet. Sonstige Symptome bestanden bei Kolonkarzinompatienten in 19%, bei Rektumkarzinompatienten in 17%.

Tumormarkerbestimmungen wurden erst seit Beginn der 80er Jahre routinemäßig durchgeführt. Von allen diesbezüglich auswertbaren Patienten hatten 70% (Kolon) bzw. 80% (Rektum) zum Zeitpunkt der Rezidivdiagnose einen pathologisch erhöhten CEA-Wert.

Bei Diagnosestellung waren 67% der Rektumkarzinom-Rezidive, aber nur 31% der Kolonkarzinom-Rezidive auf den lokoregionären Bereich beschränkt. Dementsprechend hatten 33% (Rektum) bzw. 69% (Kolon) gleichzeitig bestehende Fernmetastasen. Die häufigste Form der Fernmetastasierung war bei Kolonkarzinomen die Peritonealkarzinose mit 51% (48/95; Rektum 12%, 12/101), bei Rektumkarzinomen die Lebermetastasierung mit 20% (20/101; Kolon: 7%, 7/95).

Der Abstand zwischen Primäroperation und Rezidivoperation betrug für Kolonkarzinome im Median 13 Monate, für Rektumkarzinome 19 Monate. Die meisten Rezidive wurden zwischen 6 Monaten und zwei Jahren nach der Primäroperation diagnostiziert. Dabei bestand keine Beziehung zwischen dem Abstand zur Erstoperation und der (R0-) Resektabilität des Rezidives (Abb. 1 u. 2). Radikale Reoperationen (R0) waren bei Rektumkarzinom-Rezidiven

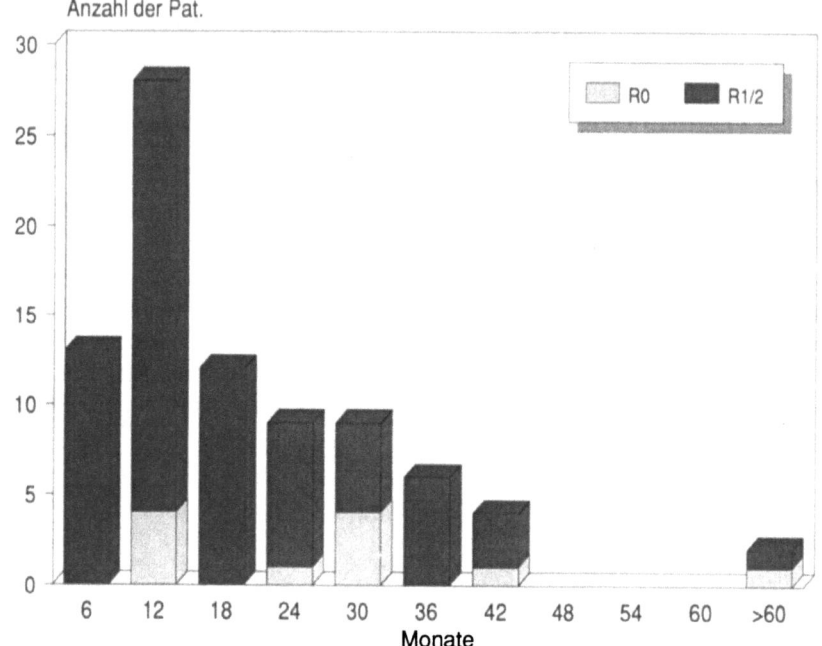

Abb. 1. Kolonkarzinom: Abstand zwischen Primäroperation und Diagnose des Rezidives

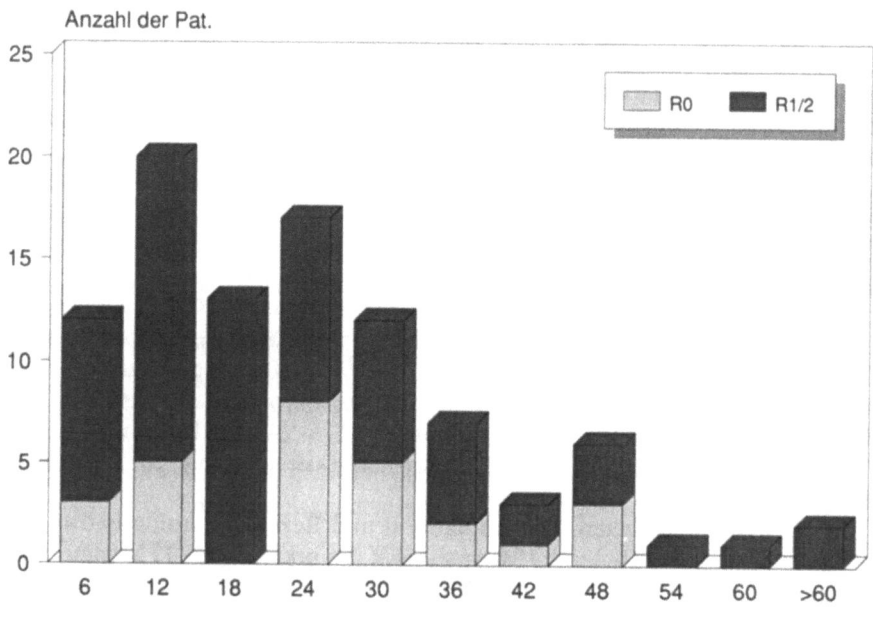

Abb. 2. Rektumkarzinom: Abstand zwischen Primäroperation und Diagnose des Rezidives

insgesamt in 29%, bei Kolonkarzinom-Rezidiven nur in 14% möglich. Letzteres war bedingt durch die hohe Rate an Fernmetastasen, insbesondere durch das häufige Vorkommen einer Peritonealkarzinose (s. o.) bei Kolonkarzinompatienten.

Abgesehen vom gleichzeitigen Vorliegen von Fernmetastasen (R0-Resektion bei Kolonkarzinom- und bei Rektumkarzinom-Rezidiven jeweils nur in 3% der Fälle möglich), war die R0-Resektabilität vor allem abhängig davon, ob das Rezidiv symptomatisch oder asymptomatisch war. Asymptomatische Rezidive waren nach Kolonkarzinom in 24% der Fälle, nach Rektumkarzinom in 56% der Fälle radikal resektabel. Im Gegensatz dazu betrug die Resektionsrate bei symptomatischen Rezidiven nur 9,5% (Kolon) bzw. 20% (Rektum). Bei Rektumkarzinom-Rezidiven bestand zudem eine Abhängigkeit von der Art der Voroperation. Nach kontinenzerhaltender anteriorer Resektion waren R0-Resektionen des Rezidives in 35%, nach Rektumexstirpation nur in 14% möglich. Bei Kolonkarzinom-Rezidiven war die Resektabilität unabhängig von der Lokalisation des Primärtumors und von der Art der Voroperation.

Die Operationsletalität betrug insgesamt 10,5% (10/95) für Kolonkarzinom-Rezidive und 6% (6/101) für Rektumkarzinom-Rezidive. Von diesen, zusammengerechnet 16 Patienten verstarben 14 nach R1/R2-Resektionen bzw. alleiniger explorativer Laparotomie. Nach radikaler Re-Resektion verstarb nur jeweils 1 Kolon- und 1 Rektumkarzinompatient, entsprechend einer Letalität von 8% (Kolon) und 3% (Rektum).

Die 5-Jahres-Überlebenswahrscheinlichkeit (nicht alterskorrigiert und unter Einschluß der Operationsletalität) betrug nach radikaler Resektion (R0) des

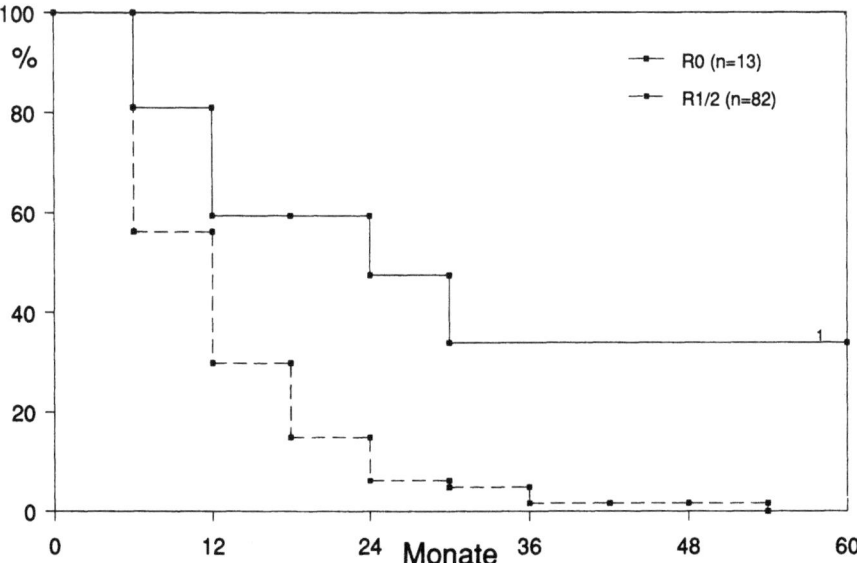

Abb. 3. 5-Jahres-Prognose nach kurativer oder palliativer Operation eines lokoregionären Kolonkarzinom-Rezidives

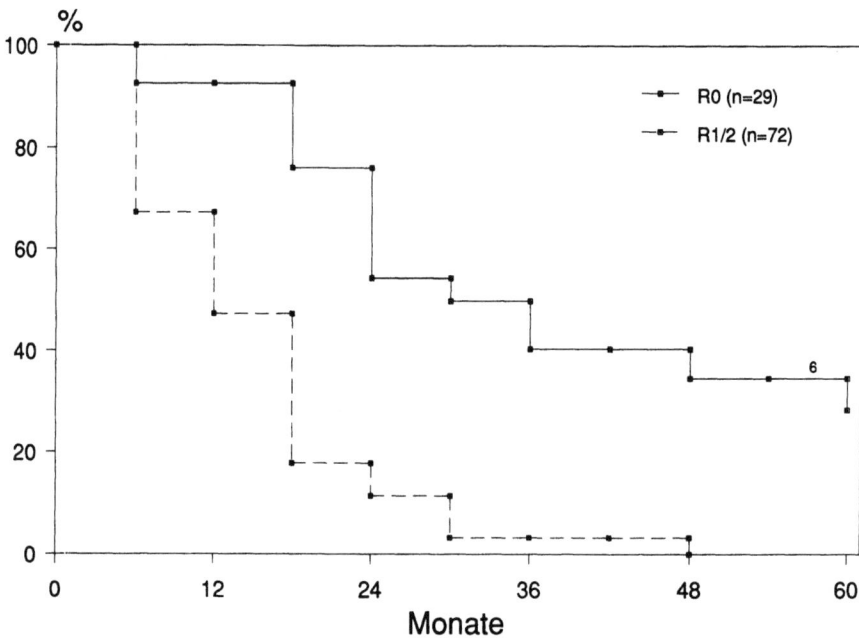

Abb. 4. 5-Jahres-Prognose nach kurativer oder palliativer Operation eines lokoregionären Rektumkarzinom-Rezidives

Rezidives 34% für Kolonkarzinompatienten und 28% für Rektumkarzinompatienten. Im Gegensatz dazu überlebte keiner der nur palliativ operierten Patienten 5 Jahre (Abb. 3 u. 4).

Bei 28% (27/95) der Kolonkarzinompatienten und bei 58% (59/101) der Rektumkarzinompatienten war auch die Primäroperation in unserer Klinik durchgeführt worden – jeweils nach den Radikalitätsprinzipien der kolorektalen Tumorchirurgie (no touch isolation technique, radikale Lymphadenektomie etc.); für die übrigen, in auswärtigen Kliniken voroperierten Patienten traf das nicht in jedem Fall zu. Dennoch ergab sich im Hinblick auf Resektabilität und Prognose kein signifikanter Unterschied zwischen diesen beiden Gruppen. Allerdings kam eine Peritonealkarzinose bei auswärts voroperierten Patienten signifikant häufiger vor als bei in unserer Klinik voroperierten Patienten (Kolon: 42/68 = 62% vs. 6/27 = 22%; Rektum: 11/42 = 26% vs. 1/59 = 2%).

Diskussion

In unserem Krankengut waren Kolonkarzinom-Rezidive erheblich seltener radikal resektabel als Rektumkarzinom-Rezidive (14% vs. 29%). Wenn jedoch eine erneute R0-Resektion möglich war, bestand kein signifikanter Unterschied hinsichtlich der Prognose.

Übereinstimmend mit der Literatur [6] war auch in unserem Krankengut die Re-Resektabilität nach Rektumexstirpation schlechter als nach anteriorer

Resektion. Dies läßt jedoch nicht den Schluß zu, daß sich der Anteil radikal resektabler Rezidive durch eine noch weitere Indikationsstellung zu primär kontinenzerhaltenden Operationsverfahren verbessern läßt.

Reale Heilungsaussichten waren nur gegeben, wenn eine erneute R0-Resektion vorgenommen werden konnte und wenn es sich um ausschließlich lokoregionäre Rezidive handelte, d. h. wenn nicht gleichzeitig Fernmetastasen vorlagen. Bei der Interpretation des letztgenannten Punktes ist zu berücksichtigen, daß das Behandlungskonzept für Leber- und Lungenmetastasen in den letzten Jahren eine Wandlung im Sinne eines aggressiveren chirurgischen Herangehens erfahren hat, mit einer 5-Jahres-Überlebenschance von ca. 25-30% [7]. Inwieweit dies zu einer Erhöhung der Rate an R0-Re-Resektionen und damit vielleicht auch zu einer Prognoseverbesserung der Patienten mit Lokalrezidiven und synchronen Fernmetastasen führt, bleibt abzuwarten. Aufgrund unserer retrospektiven Untersuchung kann diese Frage nicht beantwortet werden. Es läßt sich aus den vorliegenden Daten aber folgern, daß die relativ gute Prognose und die vertretbare Operationsletalität nach R0-Resektion für ein radikales chirurgisches Vorgehen zumindest bei nicht disseminiertem Tumorleiden sprechen.

Die Tatsache, daß R0-Resektionen des Rezidives bei asymptomatischen Patienten in einem deutlich höheren Prozentsatz möglich waren, als bei symptomatischen Patienten (unabhängig vom Intervall zwischen Primär- und Rezidivoperation) bestätigt und unterstreicht die Notwendigkeit engmaschiger Nachsorgeuntersuchungen nach potentiell kurativer Operation eines kolorektalen Primärkarzinoms.

Literatur

1. Dommes M, Thiede A, Hamelmann H (1985) Das lokoregionäre Rezidiv nach operativer Behandlung des Rektumkarzinoms. Grundprinzipien der Verhinderung und Therapie. Zbl Chirurgie 110:159–171
2. Häring R, Karavias T (1988) Das locoregionale Rezidiv nach Rectumresektion bzw. Rectumexstirpation. Chirurg 59:634–638
3. Herfarth C, Schlag P, Hohenberger P (1987) Surgical strategies in locoregional recurrences of gastrointestinal carcinoma. World J Surg 11:504–510
4. Hermanek P, Gall FP, Altendorf A (1982) Lokalrezidive nach Rectumcarcinom – Entstehung, Diagnose, Prognose. Langenbecks Arch Chir 356:289–298
5. Mäkelä J, Haukipuro K, Laitinen S, Kairaluoma MI (1989) Surgical treatment of recurrent colorectal cancer. Arch Surg 124:1029–1032
6. Polk HC, Spratt JS (1971) Recurrent colorectal carcinoma: Detection, treatment, and other considerations. Surgery 69:9–23
7. Ringe B, Bechstein WO, Raab R, Meyer HJ, Pichlmayr R (1990) Leberresektion bei 157 Patienten mit colorectalen Metastasen. Chirurg 61:272–279
8. Schiessel R, Wunderlich M, Herbst F (1986) Local recurrence of colorectal cancer: effect of early detection and aggressive surgery. Br J Surg 73:342–344
9. Schildberg FW, Lange V, Thies E, Meyer G (1985) Zur Therapie der Rezidive colorectaler Carcinome. Chirurg 56:509–514
10. Welch JP, Donaldson GA (1978) Detection and treatment of recurrent cancer of the colon and rectum. Am J Surg 135:505–511

Strahlentherapie und Razoxan beim inoperablen lokalen Rezidiv des Rektumkarzinoms

W. Rhomberg und H. Eiter

Das Lokalrezidiv des Rektumkarzinoms ist in der Regel mit einer hohen Morbidität und einer schlechten Prognose verbunden. Die bisher einzige Chance für ein Langzeitüberleben bietet die chirurgische Resektion des Rezidivs, welche aber aus technischen Gründen nur 10–30% der Patienten angeboten werden kann. Eine alleinige Strahlentherapie bewirkt zwar gute palliative Effekte, doch kann eine langfristige lokale Kontrolle nur selten erreicht werden.

Razoxan, ein wenig beachteter Radiosensitizer, hat sich bei Weichteilsarkomen bewährt [19, 21] und sich in verschiedenen Versuchsansätzen auch beim Rektumkarzinom als interessante Substanz erwiesen [8, 13, 15, 18, 20]. – Im folgenden wird über eine Phase-II-Studie berichtet, welche Ende 1983 begonnen wurde und zum Ziel hatte, die objektiven Remissionsraten und die Überlebenszeit bei inoperablen Rezidiven des Rektumkarzinoms unter der kombinierten Anwendung von Bestrahlung und Razoxan zu ergründen.

Patientengut und Methodik

Von 1984 bis 1987 wurden der Abteilung Radioonkologie des Landeskrankenhauses Feldkirch (Österreich) 22 Patienten mit einem inoperablen lokalen Rezidiv eines Rektumkarzinoms zur palliativen Bestrahlung zugewiesen. Sieben der Patienten hatten gleichzeitig Fernmetastasen. Sie werden in der folgenden Analyse nicht berücksichtigt.

Fernmetastasen wurden mittels klinischer Untersuchung, Thorax-Röntgenbild in 2 Ebenen, Computertomografie des Beckens und Abdomens und fallweise mit einer explorativen Laparatomie ausgeschlossen. Acht Patienten hatten eine zusätzliche SPECT-untersuchung erhalten. Die Laboranalysen umfaßten großes Blutbild, SMA und CEA im Serum. Ganzkörperknochenszintigramme wurden nur bei Angabe von Skelettschmerzen durchgeführt.

Bei den 15 Patienten ohne Fernmetastasen handelt es sich um 7 Männer und 8 Frauen mit einem Altersmedian von 65 (53–84) Jahren. Die Lokalisation der Rezidive verteilte sich wie folgt: präsakral 10, Anastomose 1, Kombination von Anastomose und Präsakralraum 2, Perineum 2. Die mediane Zeit von der Erstoperation bis zum Auftreten des Lokalrezidivs betrug 14 Monate (Streubreite 4 bis 56). – Histologisch bestanden in allen Fällen Adenokarzinome mit oder ohne extrazelluläre Muzinproduktion. Die Nachbeobachtungszeit seit Beginn der kombinierten Therapie betrug im Minimum ein Jahr, maximal 5 Jahre.

Therapie

Die Bestrahlungen wurden unter Telekobaltbedingungen gegeben. Die tägliche Einzeldosis betrug 180 cGy in der den Tumor umschließenden 80% Isodose, bestrahlt wurde 5mal pro Woche. Die Gesamtdosen schwankten zwischen 48 und 62 Gy. Es kamen ausschließlich Mehrfeldertechniken mit computergestützter Bestrahlungsplanung auf der Basis von CAT-Schnitten zur Anwendung. Individuelle Feldausblendungen.

Das Medikament Razoxan wurde jeweils 5 Tage vor Bestrahlungsbeginn per os in einer Dosis von 2×125 mg pro Tag gegeben und anschließend nur noch an den Tagen einer Bestrahlung. An den Bestrahlungstagen wurde die erste Tablette etwa eine Stunde vor der Bestrahlung, der Rest der Dosis abends eingenommen. Bei einem Abfall der Leukozyten unter 3000/µl, Auftreten von stärkeren Diarrhoen oder starker Nausea wurde die tägliche Tablettendosis auf die Hälfte reduziert.

Definitionen einer Remission

Es galten die Bewertungskriterien der WHO bezüglich der Effekte einer antineoplastischen Chemotherapie, modifiziert für den Ort der Bestrahlung.

Da die Rezidivbildungen stets meßbar waren, kommen folgende Definitionen zur Anwendung:

Komplette Remission (CR): Vollständiger Rückgang sämtlicher Tumorhinweise am Ort der Bestrahlung. Ein pathologisch erhöhter CEA-Spiegel im Serum mußte auf Normalwerte abgefallen sein.

Partielle Remission (PR): Verkleinerung des Tumors um mehr als 50% seines ursprünglichen Volumens.

Unveränderter Befund (NC): Änderung des Tumorvolumens um $+/- 25\%$.

Progression (P): Größenzunahme des bestrahlten Tumors um mehr als 25% des Ausgangsvolumens während und bis 6 Wochen nach Abschluß der Bestrahlung.

Lokale Kontrolle: Kein Wiederwachsen des bestrahlten Rezidivs – solange der Patient lebt.

Resultate

Mit der kombinierten Therapie wurde eine objektive Remissionsrate von 62% erreicht. Meist handelte es sich um partielle Rückbildungen, eine komplette Remission war nur in 1 Fall dokumentierbar. Kein Tumor war unter oder unmittelbar nach der Strahlentherapie progredient.

Die mediane Überlebenszeit betrug vom Auftreten des Lokalrezidivs an gerechnet 25 + Monate (13 + - 71 +) und seit Beginn der Bestrahlung 24 Monate (12 + - 53 +). Zur Zeit leben noch 8 Patienten, davon 6 ohne Hinweis auf eine lokale Progression oder Fernmetastasierung. Die Rate der lokalen Tumorkontrolle liegt gegenwärtig bei 53%. Bei den 7 Patienten ohne lokale Kontrolle betrug die mediane Zeit bis zum Wiederwachsen des Rezidivs 15 Monate (Streubreite 13–24).

Haupttoxizitäten sind Leukopenien, Tendenz zu Diarrhoen und eine vorübergehende Herabsetzung des Allgemeinbefindens. Eine nähere Analyse der möglichen Nebenwirkungen unter dieser Kombinationstherapie ist an anderer Stelle erfolgt [20]. Die Verträglichkeit der kombinierten Therapie ist insgesamt als gut bis befriedigend einzustufen, wobei stets die allgemeine Problematik einer Bestrahlung im Darmgebiet ins Gewicht fällt.

Diskussion

Es handelt sich hier um ein unselektioniertes Krankengut mit absolut inoperablen Befunden, bei welchem eine entsprechend schlechte Prognose erwartet werden mußte. Alle Patienten überlebten vom Therapiebeginn an 1 Jahr und die mediane Überlebenszeit betrug 24 Monate. Diese Werte sind nur mit Patientenserien zu vergleichen, in welchen operative Resektionen des Rezidivs versucht worden sind [7, 9].

Bei der Anwendung einer alleinigen Strahlentherapie liegt die mediane Überlebenszeit in vergleichbaren klinischen Situationen übereinstimmend bei 11–14 Monaten [3, 4, 7, 17, 23]. Die bisher mitgeteilten Raten objektiver Remissionen übersteigen selten 30 bis 35%. Im eigenen Krankengut der Jahre 1980 bis 1983 betrug die mediane Überlebenszeit bei 8 Patienten mit einem isolierten Lokalrezidiv ebenfalls nur 13 Monate [20].

Die gleichzeitige Anwendung von 5-Fluorouracil zur Bestrahlung konnte die Ergebnisse weder in retrospektiven Analysen [4, 5, 10, 24] noch im Rahmen prospektiv randomisierter Studien verbessern [17]. Ähnliches gilt für den Einsatz von Misonidazol oder Neutronen [1, 6].

Die Gabe von Razoxan zur Bestrahlung dürfte mit einer komplexen Wirkung verbunden sein: Zunächst ist eine strahlensensibilisierende Wirkung des Präparates im Tierversuch gut belegt [12, 16] und bei Weichteilsarkomen des Menschen wahrscheinlich [19, 21]. Dazu kommt eine schwache zytostatische Eigenwirkung speziell bei kolorektalen Karzinomen, wo bei 10–15% der Fälle Remissionen unter Razoxan allein beobachtet wurden [2, 15, 18]. Neuerdings wurde auch eine antimetastatische Wirksamkeit des Razoxans bei der adjuvanten Therapie des Rektumkarzinoms diskutiert [8, 13]. Strahlensensibilisierende und antimetastatische Effekte hängen mutmaßlich eng mit der von Hellmann und anderen Autoren beschriebenen, sehr interessanten angiometamorphen Wirkung der Droge zusammen [11, 14, 22].

Die augenscheinlich verbesserten lokalen Kontrollraten, das vermehrte Auftreten von längerfristig Überlebenden (27% 3-Jahresüberleben) und die gute Verträglichkeit der Behandlung legen eine Prüfung des Razoxans auf breiterer Basis nahe.

Literatur

1. Battermann JJ, Mijnheer BJ (1986) The Amsterdam fast neutron therapy project: a final report. Int J Radiation Oncol Biol Phys 12:2093–2099
2. Bellet RE, Engstrom PF, Catalano RB et al. (1976) Phase II study of ICRF-159 in patients with metastatic colorectal carcinoma previously exposed to systemic chemotherapy. Cancer Treat Rep 60:1395–97
3. Bohndorf W, Richter E, Aydin H (1984) CT-Diagnostik und Strahlentherapie lokaler Rezidive nach Operation eines Rektumkarzinoms. Strahlentherapie 160:318–323
4. Danjoux CE, Gelber RD, Cotton GE, Klaassen DJ (1985): Combination chemo-radiotherapy for residual, recurrent or inoperable carcinoma of the rectum: ECOG Study (EST 3276). Int J Radiation Oncol Biol Phys 11:765–771
5. Dobrowsky W, Wang CS, Cummings BJ (1989) Combined radiation, Mitomycin C and 5-Fluorouracil for recurrent rectal carcinoma. Results of a prospective trial. Poster. EORTC Symposium on Advances in Research and Treatment of Gastrointestinal Tract Cancer. Strasbourg, Sept. 15–17
6. Duncan W, Arnott SJ, Jack JL, Orr JA, Kerr GR, Williams JR (1987) Results of two randomized clinical trials of neutron therapy in rectal adenocarcinoma. Radiotherapy and Oncology 8:191–198
7. Flentje, Frey M, Kuttig H, Kimmig B (1988) Strahlentherapie bei Lokalrezidiven kolorektaler Tumoren. Prognostische Faktoren, Verlaufsdiagnostik und Ergebnisse. Strahlenther Onkol 164:402–407
8. Gilbert JM, Hellmann K, Evans M et al. (1982) Adjuvant oral Razoxane (ICRF-159) in resectable colorectal cancer. Cancer Chemother Pharmacol 8:293–299
9. Gunderson LL, Kirk Martin J, O'Conell MJ et al. (1985) Residual, recurrent or unresectable gastrointestinal cancer. Role of radiation in single or combined modality treatment. Cancer 55:2250–58
10. Hassenstein E, Dannenmaier B (1985) Zur palliativen Schmerzbestrahlung bei lokal rezidivierenden Rektumkarzinomen. Tumor Diagn & Therapie 6:173–176
11. Hellmann K, Burrage K (1969) Control of malignant metastases by ICRF-159. Nature 224:273–275
12. Hellmann K, Murkin CE (1974) Synergism of ICRF-159 and radiotherapy in experimental tumors. Cancer 34:1033–1039
13. Hellmann K, Gilbert J, Evans M et al. (1986) Randomized trial of oral adjuvant razoxane (ICRF 159) in resectable colorectal cancer: five year follow up. Clin Expl Metastasis 4:326
14. Le Serve AW, Hellmann K (1972) Metastases and normalization of tumor blood vessels by ICRF-159: A new type of drug action. Br. Med. J.:I:597–601
15. Marciniak TA, Moertel CG, Schutt AJ et al. (1975) Phase II study of ICRF-159 in advanced colorectal carcinoma. Cancer Chemother Rep 59:761–763
16. Norpoth K, Schaphaus A, Ziegler H et al. (1974) Combined treatment of the Walker tumor with radiotherapy and ICRF-159. Z Krebsf 82:328
17. Overgaad M, Bertelsen K, Dalmark M et al. (1989) A randomized trial of radiotherapy alone or combined with 5-FU in the treatment of locally advanced colorectal carcinoma. 5th European Conference on Clinical Oncology, ECCO 5, 3.–5. September, London

18. Paul AR, Catalano RB, Engstrom PF (1980) Phase III study of ICRF 159 versus 5-FU in the treatment of advanced metastatic colorectal carcinoma. Cancer Treat Rep 64:1047–1049
19. Rhomberg WU (1976) Radiotherapy combined with ICRF 159. Int J Radiat Oncol Biol Phys 4:121–126
20. Rhomberg W, Eiter H (1989) Studien zur Strahlensensibilität inoperabler und rezidivierender Rektumkarzinome. Strahlenther Onkol 165:28
21. Ryall RDH, Hanham IWF, Newton KA et al. (1974) Combined treatment of soft tissue and osteosarcomas by radiation and ICRF-159. Cancer 34:1040–1045
22. Salsbury AJ, Burrage K, Hellmann K (1974) Histological analysis of the antimetastatic effect of 1,2-Bis(3,5-dioxopiperazin-1-yl)-propane. Cancer Res 34:843–849
23. Schmidt H, Müller RP, Hildebrand D (1984) Ergebnisse der Strahlenbehandlung bei Rezidiven kolorektaler Tumoren. Strahlenther 160:288
24. Vongtama V, Douglas HO, Moore RH et al. (1975) End results of radiation therapy alone and combination with 5-Fluorouracil in colorectal cancers. Cancer 36:2020–2025

Chemotherapeutische Strategien beim kolorektalen Karzinom – Eine Übersicht

C.-H. Köhne-Wömpner, H. Knipp, und H.-J. Schmoll

Einleitung

Das kolorektale Karzinom ist eine der häufigsten malignen Neoplasien beim Menschen. In frühen Stadien kann durch die Chirurgie eine Heilung erreicht werden. Trotz verbesserter diagnostischer und therapeutischer Möglichkeiten versterben etwa 50% der Patienten mit kolorektalem Karzinom an ihrem Tumor. Im metastasierten Stadium ist eine kurative Therapie nicht möglich. Das kolorektale Karzinom gilt als wenig strahlen- und chemotherapiesensibel. Da kein Beweis für eine Überlebensverlängerung der Patienten durch Chemotherapie vorliegt, ist eine Standardchemotherapie nicht definiert. Dieser Artikel gibt einen Überblick über die chemotherapeutischen Strategien beim metastasierten kolorektalen Karzinom. Wir werden darstellen, daß außerhalb klinischer Studien die Kombination aus 5-Fluorouracil und Folinsäure für die Behandlung der Patienten mit metastasiertem kolorektalen Karzinom eine neue „Standardtherapie" darstellen kann. Darüberhinaus werden wir neuere vielversprechende Ansätze der Therapie mit 5-Fluorouracil-Dauerinfusion, Modulation mit recombinantem Interferon und N-(Phosphonoacetyl)-L-Aspartat diskutieren. Zu beachten ist jedoch, daß die Chemotherapie des kolorektalen Karzinoms eine palliative Therapie darstellt und therapeutische Entscheidungen unter diesem Gesichtspunkt zu treffen sind.

Monochemotherapie

Die als Antimetabolite wirkenden fluorierten Pyrimidin-Analoga (5-Fluorouracil, 5-Fluorodeoxyuridin) bilden die Eckpfeiler der Chemotherapie des metastasierten kolorektalen Karzinoms. Der optimale Gebrauch dieser Substanzen ist zur Zeit noch Gegenstand präklinischer und klinischer Forschung. Tabelle 1 zeigt die Monoaktivität verschiedener antineoplastischer Substanzen auf. Summierte Daten aus Phase-III-Studien ergeben für 5-Fluorouracil als i.v. Bolus eine objektive Remissionsrate von etwa 13%. Abhängig von Dosis und Schedule haben einzelne Untersucher Ansprechraten von 17–39% erzielt. Obwohl einige alkylierende Substanzen eine gewisse Wirksamkeit zeigten,

Tabelle 1. Monoaktivität einzelner Substanzen beim Kolon-Rektum-Karzinom (nur Studien mit mindestens 14 Patienten eingeschlossen) [45]

	N Pat.	Rem.Rate (%)
5-FU	2301	21
5-FU (rand. Studien)	1218	13
Tegafur	35	20
Ftorafur	232	16
Mitomycin C	274	18
Cyclophosphamid	96	18
Ifosfamid	75	4
Melphalan	130	22
Actinomycin D	48	15
Chlorambucil	55	9
Mithramycin	28	14
BCNU	197	12
MeCCNU	168	11
CCNU	243	9
Hexamethylmelamin	95	12
Nitrogen mustard	50	12
Hydroxyurea	173	9
Methotrexat	231	11
Methyl-GAG	110	9
Streptozotocin	83	8
DTIC	101	7
Doxorubicin	112	4
4-Epidoxorubicin	175	2
Mitoxantron	240	2
Daunorubicin	14	0
ICRF-159 (Raxozane)	120	7
Vinblastin	64	5
Vindesin	172	3
Vincristin	35	0
Cytarabin	163	8
Cisplatin	145	1
Etoposid	338	3
Bleomycin	38	0
6-Mercaptopurin	50	4
Fluorometholon	18	6
Tamoxifen	61	7

besteht jedoch weitestgehend Übereinstimmung darüber, daß 5-Fluorouracil die wirksamste Substanz ist.

Zwischen der Dosisintensität für 5-Fluorouracil (mg/m^2/Woche) und dem Erreichen einer objektiven Remission besteht ein enger Zusammenhang. Hryniuk [52] konnte in einer retrospektiven Analyse publizierter Phase-II-Studien eine steile Dosis-Wirkbeziehung für 5-Fluorouracil zeigen. Für 5-Fluorouracil als Dauerinfusion gegeben, werden erheblich höhere Kumulativdosen benötigt, um Remissionen zu erzeugen. Die Dosis-Wirkbeziehung

Tabelle 2. 5-FU-Monotherapie beim kolorektalen Karzinom (modifiziert nach Haskell) [45]

Route	Schedule		N Pat.	Rem.-Rate
i.v.	„loading"	d 1–5 q 3 Wo	1355	19%
	„modif. loading"	d 1–5 q 3 Wo	277	30%
	„loading"	d 1–5 → wöchentl.	134	39%
	wöchentlich		197	21%
	Bolus, Hochdosis	q 3–4 Wo.	57	39%
	Cont. Infusion	8–24 h wöchentl.	106	17%
	Cont. Infusion	48 h wöchentl.	30	30%
	Cont. Infusion	120 h wöchentl.	36	23%
	Cont. Infusion	30 Tage	99	52%
	Cont. Infusion	>30 Tage	87	30%
oral	Kontinuierlich/intermittierend		88	19%
Summe			2416	23%

verläuft jedoch weniger steil als bei der Bolusapplikation. Die vergleichende Beurteilung von Therapieergebnissen klinischer Studien kann durch das Konzept der Dosisintensität vereinfacht werden. Tabelle 2 gibt einen Überblick über die mit den gebräuchlichen 5-Fluorouracil Applikationsweisen zu erreichenden Remissionsraten. Aus den verschiedenen Bolus-Schedules lassen sich keine eindeutigen Präferenzen ableiten. Wie noch im weiteren diskutiert wird, lassen sich jedoch mit prolongierten Infusionen höhere Remissionsraten erzeugen.

Experimentelle Substanzen

Bislang wurden eine Vielzahl experimenteller Substanzen beim kolorektalen Karzinom geprüft. Wie aus Tabelle 3 und 4 ersichtlich, zeigten nur die Fluoropyrimidinanaloga eine gewisse Wirksamkeit.

Kombinationschemotherapien

Eine der ersten Kombinationschemotherapien, welche einer Monotherapie mit 5-Fluorouracil überlegen schien, war die Kombination mit Methyl-CCNU, Vincristin (Onkovin) und 5-Fluorouracil („MOF") (Tabelle 5, 6, 7, 8). Nachfolgende kontrollierte klinische Studien bei Patienten mit metastasiertem kolorektalen Karzinom konnten jedoch weder einen Überlebensvorteil, noch höhere Ansprechraten im Vergleich mit 5-Fluorouracil alleine zeigen.

Tabelle 3. Experimentelle Substanzen beim kolorektalen Karzinom (nur Studien mit mindestens 14 Patienten eingeschlossen) (modifiziert nach Haskell 1990) [45]

	N Pat.	Remissionsrate (%)
Tegafur	35	20
Doxifluridin	48	17
Ftorafur	232	16
Triazinat	92	13
Cyclocytidin	17	12
Dichlorormethotrexat	17	12
Hexamethylmelamin	95	12
Methyl CCNU	168	11
MGBG	187	7
Esorubicin	41	7
Emetin	18	6
Fluorodopan	17	6
Razoxane	143	6
Tiazoforin	17	6
Spirogermanium	31	6
Aminothiodiazol	183	5
Anguidin	231	5
Dibromodulcitol	163	5
Chlorozotocin	359	5
Yoshi-864	57	4
AAFC	54	4
5-Azycytidine	159	4
Camptothecin	49	4
Metoprine	52	4
Mitolactol	69	4
PCNU	132	4
Rubidazone	26	4
Dianhydrogalactitol	55	4
4-Demethoxydaunorubicin	35	3
4-Deoxydoxorubicin	116	3
N-Methylformamid	36	3
Piperazinedion	39	3
Trizyklisches Nucleosid-Phosphat	31	3
Carboplatin	74	3
AZQ	146	2
β-TGDR	99	2
DON	43	2
Maytansine	59	2
Diglycoaldehyd	57	2
4-DMDR	69	1
Acivicin	73	1
AMSA	304	1
PALA	70	1
Diaziquone	150	1
Aclacinomycin	84	1

Tabelle 4. Experimentelle Substanzen ohne jegliche Aktivität beim kolorektalen Karzinom (modifiziert nach Haskell 1990) [45]

	N Pat.
Alanosin	30
5-aza-2'-deoxycytidin	42
Bisantran	85
Bruceantin	24
Copovithan	30
Cycloleucin	29
Cytembena	25
10-deazaaminopterin	22
3-Deazauridin	15
Flutarabin	41
Homoharringtonin	17
Hycanthone	30
Incidin-N-oxid	30
Menogaril	50
Mitozolomid	23
Neocarzinostatin	49
Pyrazofirn	65
Spirogermanium	21
Streptonigrin	49
Teniposid	66
Thymidilat Synthetase Inhibitor CB3717	24
Urea	15
Zinostatin	16

Dauerinfusion von 5-Fluorouracil

Tumorzellkinetische und pharmakologische Faktoren werden als mögliche Ursachen für die geringen Remissionsraten, die mit 5-FU Bolustherapie erzielt wurden, diskutiert.

1. Tumorzellzytogenetik: Wie auch mit den meisten anderen antineoplastisch wirksamen Substanzen ist mit 5-FU die größte Effektivität gegen Zellen in der Teilungsphase zu erzielen. Die meisten Zellen befinden sich jedoch in der G_0-Phase. Es handelt sich dabei in der Regel um langsam wachsende Tumoren mit einer Tumorverdoppelungszeit von Wochen bis Monaten. Eine Bolusinjektion von 5-Fluorouracil trifft daher relativ wenig Tumorzellen in ihrer Teilungsphase.

2. Die Serumhalbwertzeit von 5-Fluorouracil ist mit weniger als 30 Minuten sehr kurz. 5-Fluorouracil wird sehr schnell metabolisiert. Die Tumorzellen sind daher nur für eine sehr kurze Zeit der antineoplastischen Substanz ausgesetzt.

Betrachtet man diese zytokinetischen und pharmakologischen Aspekte, so ist es nicht verwunderlich, daß 5-Fluorouracil als Bolusgabe nur eine relativ geringe

Tabelle 5. Weitere 2er-Kombinationen beim kolorektalen Karzinom (nur Studien mit mindestens 14 Patienten) (modifiziert nach Haskell 1990) [45]

	N Pat.	Remissionsrate (%)
5-FU + Mitomycin C	186	22
5-FU + Warfarin	25	20
5-FU + MeCCNU	436	19
5-FU + Folinsäure	22	18
5-FU + metronidazol	27	15
5-FU + Hydroxyurea	161	14
5-FU + Streptozotocin	14	14
5-FU + Thymidin	55	11
5-FU + Vinblastin	47	11
5-FU + Doxofluridin	52	10
5-FU + Cyclophosphamid	60	10
5-FU + 6-TG	63	10
5-FU + Allopurinol	65	9
5-FU + Methyltetrahydrofolat	33	9
5-FU + Ara C	58	9
5-FU + Anguidine	26	8
5-FU + Cytarabin	20	5
5-FU + Vindesin	37	3
5-FU + Melphalan	14	0
5-FU + Isoprinosin	15	0

antineoplastische Aktivität besitzt. Eine prolongierte 5–Fluorouracil-Infusion kann theoretisch diese Nachteile umgehen. Andererseits werden bei der Bolusgabe deutlich höhere Peak-Serumkonzentrationen erzielt. Mit der Dauerinfusion können nur niedrige, allerdings aber konstante Wirkspiegel im Serum erreicht werden. Möglicherweise ist die maximale antineoplastische Effektivität der Substanz hierdurch herabgesetzt. Denkbar wäre eine vermehrte Selektion resistenter Zellklone. Zur Klärung dieser Fragen sind weitere in vitro- und in vivo-Tests erforderlich. Tabelle 9 gibt eine Übersicht der Phase-II-Studien mit 5-Fluorouracil als Mono- und Dauerinfusionstherapie. In der Regel wurde 300 mg/m^2 5-Fluorouracil über mehrere Wochen verabreicht. Diese Phase-II-Studien legten den Schluß nahe, daß mit diesem Schedule deutlich höhere Remissionsraten als mit einer i.v. Bolusgabe von 5-Fluorouracil erreicht werden können. Tabelle 10 stellt die bislang vorliegenden Phase-III-Studien dar, die eine 5-Fluorouracil-Gabe als kontinuierliche Infusion gegen eine Bolusgabe randomisiert geprüft haben. Seifert [121] konnte bereits 1975 an einem kleinen Patientenkollektiv die Überlegenheit einer 5tägigen kontinuierlichen Infusion von 5-Fluorouracil gegenüber eincr Bolusgabe zeigen. In einer neueren Arbeit mit größeren Patientenzahlen konnte Lokich [77] diese Untersuchungen bestätigen. Allerdings wurde kein Überlebensvorteil für die Patientengruppe

Tabelle 6. Aktivität von 3er-Kombinationen beim kolorektalen Karzinom (nur Studien mit mindestens 14 Patienten) (modifiziert nach Haskell 1990) [45]

	N Pat.	Remissionsrate (%)
5-FU + MMC + VM-26	21	52
5-FU + MTX + Cytarabin	34	41
5-FU + PALA+ Thymidin	37	27
5-FU + MMC + Ara C	52	23
5-FU + MeCCNU + VCR	397	18
5-FU + MeCCNU + Baker's Antifol	34	18
5-FU + MeCCNU + 6-TG	89	17
5-FU + MeCCNU + Daunorubicin	38	16
5-FU + CCNU + VCR	55	16
5-FU + MeCCNU + MMC	144	15
5-FU + MeCCNU + DTIC	83	14
5-FU + MeCCNU + Vindesin	31	13
5-FU + MMC + HXM	16	13
5-FU + MMC + Doxorubicon	56	11
5-FU + CCNU + Doxorubicin	20	5
5-FU + MMC + MTX	31	0
5-FU + Allopurinol + ICRF-159 or Doxorubicin	25	0

MMC = Mitomycin C; MTX = Methotrexat; VCR = Vineristin; PALA = N-(Phosphonoacetyl)-L-Aspartat; HXM = Hexamethylmelamin

Tabelle 7. Aktivität von 4er-Kombinationen beim kolorektalen Karzinom (nur Studien mit mindestens 14 Patienten) (modifiziert nach Haskell 1990) [45]

	N Pat.	Remissionsrate (%)
5-FU + MMC + VCR + MTX	53	43
5-FU + MTX + MMC + Leucovorin	49	39
5-FU + BCNU + VCR + DTIC	197	31
5-FU + MeCCNU + VCR + STZ	200	26
5-FU + MMC + DTIC + VCR	26	15
5-FU + MeCCNU + VCR + DTIC	91	12
5-FU + MeCCNU + Baker's Antifol + ICRF-159	24	8

Abkürzungen siehe Tabelle 6

mit kontinuierlicher Infusion gezeigt. Etwa $^1/_3$ der Patienten, die primär eine 5-FU-Bolusinjektion erhalten hatten, wurden später mit einer 5-FU-Dauerinfusion behandelt. Die Überlebenszeit in beiden Therapiearmen wurde jedoch nach Einschätzung der Untersucher hierdurch nicht beeinflußt. Die Ergebnisse von Lokich [77] konnten von Weinerman [129] nicht bestätigt werden.

Tabelle 8. Aktivität von Kombinationstherapien ohne Einschluß von 5-Flourouracil (nur Studien mit mindestens 14 Patienten) (modifiziert nach Haskell 1990) [45]

	N Pat.	Remissions-rate (%)
MeCCNU + β-2'Deoxythioguanosine	186	16
MeCCNU + DTIC	59	16
MMC + MTX	28	15
MeCCNU + VCR + MTX + MER	124	13
MMC + Cisplatin	15	13
BCNU + VCR	85	9
MMC + MTX	24	8
MeCCNU + VCR	54	6
CCNU + Misonidazol	18	6
MeCCNU + DTIC + VCR	60	5
ICRF-159 + AAFC	22	5
Actinomycin D + VCR + MeCCNU + MTX	20	5
MeCCNU + ICRF-159	27	4
ICRF-159 + Baker's Antifol	26	4
MTX + Dipyridamol	27	4
CYC + MTX + VCR	132	4
BCNU + PALA	30	3
PALA + L-Alanosin	30	3
CYC + Cisplatin + Doxorubicin	30	3
MeCCNU + Baker's Antifol	22	0
MMC + DTIC	20	0
CYC + Ara C	14	0
Leukocyte A Interferon + Cimetidin	13	0

Tabelle 9. Phase-II-Studien mit 5-FU-Monotherapie kontinuierliche Infusion

Autor	Schedule	N Pat.	Rem.-Rate	Lit.
Ausman	300 mg/m^2/d	18	44%	[5]
Belt	300 mg/m^2/d	26	39%	[7]
Benetto	300 mg/m^2/d	22	50%	[8]
Lokich	300 mg/m^2/d	55	38%	[76]
Hansen	300 mg/m^2/d	49	39%	[42]
Wade	170–300 mg/m^2/d	99	52%	[125]
Molina	300 mg/m^2/d	25	44%	[92]
Schilsky	4–5 g/m^2 48 h q d 14–21	16	40%	[118]
Kuo	300 mg/m^2/d	22	25%	[66]
Diaz-Rubio	3–3,5/m^2 48 h wöchentlich 6w.	14	36%	[26]
Total		346	43% (39–49)	

Tabelle 10. Phase-III-Studien – 5-FU kontinuierliche Infusion versus 5-FU Bolus

Autor	Schedule	FU	Cross-over	N Pat	Remissions-rate	ÜLZ (Mon.)	Lit.
Seiffert	CI	30 mg/kg 120 h	–	34	44%	8	[121]
	Bolus	12 mg/kg d 1–5 q d 29		36	22% $p = 0,51$	2	
Lokich	CI	300 mg/m^2 12 w	+	87	30%	13	[77]
	Bolus	500 mg/m^2 d 1–5 q d 29		87	7% $p < 0,001$	12	
Weinermann	CI	350 mg/m^2 d 1–14	–	88	12%	9,5	[129]
	Bolus	450 mg/m^2 d 1–5 q d 28		82	7% n.s.	9,5	
Total	(cont. Infusion)			209	25% (19–31)		
	(Bolus)			205	10% (6–14)		

Tabelle 11. Vergleich der Toxizität für 5-FU kontinuierliche Infusion versus Bolus 5-FU (modifiziert nach Lokich 1989) [77]

	kont. Inf. (N = 87)	Bolus (N = 87)	p-Wert
Leukopenie Grad 3 + 4	1	11	$< 0,001$
Thrombopenie Grad 3 + 4	1	3	0,335
Mukositis Grad 3 + 4	3	10	0,043
Dermatitis	0	3	
Hand-Fuß-Syndrom	20	0	$< 0,001$

Allerdings wurde von dieser Arbeitsgruppe nur eine 14tägige Dauerinfusion, welche alle 4 Wochen wiederholt wurde, durchgeführt. Immerhin war in dieser Studie das progressionsfreie Intervall für die Gruppe der Patienten mit kontinuierlicher Infusion verlängert. Insgesamt lagen die in randomisierten Studien erzielten Remissionsraten bei Therapie mit einer 5-FU Dauerinfusion durchschnittlich niedriger als die Ergebnisse der zuvor durchgeführten Phase-II-Studien hätten erwarten lassen.

Tabelle 11 gibt einen Überblick über das Toxizitätsspektrum für 5-Fluorouracil als kontinuierliche Infusion versus Bolusgabe. Dabei sind hämatotoxische und gastrointestinale Toxizität wesentlich geringer ausgeprägt. Charakteristisch für die kontinuierliche Infusion ist jedoch das Hand-Fuß-Syndrom, welches bei nahezu 40% der Patienten auftritt.

Hansen [41] diskutierte den Kosten-Nutzen-Aspekt einer Dauerinfusion von 5-Fluorouracil versus Bolusinjektion. Für eine breite Anwendung einer Dauerinfusion mit ihren deutlich höheren Kosten gegenüber einer Bolusgabe sprechen die Ergebnisse erst dann, wenn ein Überlebensvorteil sowie eine bessere Palliation im Sinne einer Erhaltung oder Verbesserung der Lebensqualität erreicht wird. Obwohl bisher nur wenige Daten zur Lebensqualität vorliegen, gibt es doch erste Hinweise, daß eine Dauerinfusion auch unter dem Gesichtspunkt der Lebensqualität gegenüber einer Bolus-Gabe die bessere Therapie darstellt [34].

5-Fluorouracil als kontinuierliche Infusion oder i.v. Bolusgabe in Kombination mit Cisplatin

Der Schwermetallkomplex Cisplatin zeigt deutliche antitumorale Aktivität bei einer Vielzahl solider Tumoren. Obwohl Cisplatin als Monotherapie beim metastasierten kolorektalen Karzinom enttäuschte, hat die Kombination mit 5-Fluorouracil vor allen Dingen wegen des postulierten Synergismus beider Substanzen [117] Eingang in klinische Studien gefunden. Darüberhinaus konnte bei anderen Tumoren (HNO-Tumoren, Tumoren des oberen Gastrointestinaltraktes, Cervix-Karzinom) die Wirksamkeit dieser Kombination belegt werden. Die Remissionsraten in Phase-II-Studien (Tabelle 12a + 12b) für die Kombination 5-FU als Dauerinfusion/Cisplatin schwanken zwischen 5 und 65% und rechtfertigten insgesamt den randomisierten Vergleich der Zweierkombination gegen 5-Fluorouracil alleine. Zu unterscheiden ist dabei, ob 5-Fluorouracil als i.v. Bolus gegeben (Tabelle 13) oder kontinuierlich infundiert wurde (Tabelle 14). In allen diesen Studien konnte nur in der Arbeit von Kemeny et al. [58] eine höhere Remissionsrate für die Kombination von Cisplatin mit 5-Fluorouracil als Dauerinfusion gegenüber der Dauerinfusion von 5-Fluorouracil allein gezeigt werden. In keiner dieser randomisierten Studien war jedoch ein Überlebensvorteil für die Kombinationstherapie nachweisbar. Damit erscheint der in präklinischen Modellen gesehene Synergismus zwischen 5-Fluorouracil und Cisplatin nicht in die Klinik übertragbar zu sein. Die Kombination 5-Fluorouracil und Cisplatin kann daher nicht für die Behandlung von Patienten außerhalb klinischer Studien empfohlen werden.

Biomodulation von 5-Fluorouracil

Aufgrund der enttäuschenden Ergebnisse der Kombinationschemotherapien hat die Biomodulation des 5-Fluorouracil in den letzten Jahren große Beachtung gefunden. Abbildung 1 gibt einen Überblick über den Wirkmechanismus von 5-Fluorouracil für den mindestens 3 Mechanismen gefordert werden.
1. Formierung eines stabilen ternären Komplexes, bestehend aus Fluorodesoxyuridinmonophosphat (FdUMP), 5,10–Methylentetrahydrofolat (5,10-MeTHF) sowie Thymidilatsynthetase (TS) und daraus resultierender Hemmung der Thymidinsynthese,

Tabelle 12 a. Phase-II-Studien DDP/FU kont. Infusion

Autor	Schedule		N Pat.	Remissionen	Lit.
Zaniboni	DDP	100 mg/m^2 d 1	15	33%	[136]
	FU	1000 mg/m^2 d 2-5			
		q d 21-28			
Cantrell	DDP	20 mg/m^2/w	32	63%	[17]
	FU	300 mg/m^2/w			
		CI × 12 w			
Pandya	DDP	15 mg/m^2 d 1-4	39	5%	[104]
	FU	600 mg/m^2 d 1-4			
		q d 22			
Madajewicz	DDP	15-20 mg/m^2	49	16%	[85]
		CI d 1-5 q d 22			
	FU	600 mg/m^2 d 1-5 Bolus			
		450 mg/m^2 CI			
Richards	DDP	20 mg/m^2 d 1-5	55	24%	[113]
	FU	1000 mg/m^2 d 1-5			
		q d 29			
Chiaron	DDP	20 mg/m^2 4 h d 1-3	15	46%	[19]
	FU	200 mg/m^2 1 h d 1-3			
		4500 mg/m^2 120 h			
		q d 22			
Redman	DDP	20 mg/m^2 d 1- 5	24	42%	[112]
	FU	300 mg/m^2 d 1-14			
		q d 24-28			
Iyer	DDP	100 mg/m^2 d 1	20	5%	[53]
	FU	600 mg/m^2 d 1-5			
		q d 28			
Krizan	DDP	20 mg/m^2 weekly	28	64%	[64]
	FU	300 mg/m^2 5 w, 1 w Pause			
Kemeny	DDP	20 mg/m^2 d 1-5	79	39%	[59]
	FU	1000 mg/m^2 d 1-5			
		q d 29			
LoRusso	DDP	20 mg/m^2 d 1-5, 24-28	24	33%	[79]
	FU	300 mg/m^2/d 28 d			
		q d 52			
Summe			380	32% (28-37)	

Tabelle 12b. Phase-II-Studien DDP/FU Bolus

Autor	Schedule			N Pat.	Remissionen	Lit.
Moertel	DDP FU +/−	20 mg/m^2 400 mg/m^2 MER-BCG	d 1–5 d 1–5 q d 35	56	25%	[91]
Loehrer	DDP FU	60 mg/m^2/w 15 mg/m^2/w		38	29%	[75]
O'Connell	DDP FU	20 mg/m^2 300–350 mg/m^2	d 1–5 d 1–5 q d 35	34	10%	[98]
Posner	DDP FU	25 mg/m^2 400 mg/m^2	d 1–3 CI Bolus d 1–3 q d 22	16	33%	[110]
Galligioni	DDP FU	60 mg/m^2/w 400 mg/m^2/w		29	17%	[37]
Whitehead	DDP FU	60 mg/m^2 15 mg/m^2/kg/w	d 1 qd 22	47	6%	[132]
Summe				229	22% (18–28)	

Tabelle 13. Phase-III-Studien DDP/FU Bolus vs. FU Bolus

Autor	Schedule		N Pat.	Rem.	ÜLZ	Lit.
Labianca	DDP FU	60 mg/m^2 d 1 qd 22 600 m^2/w	26	19%	13	[68]
	FU	600 mg/m^2/w	28	14%	13	
Loehrer	DDP FU	60 mg/m^2 d 1 qd 22 15 mg/kg/w	64	22%	6	[74]
	FU	15 mg/kg/w	68	19%	6	
Poon	DDP FU	20 mg/m^2 2 h d 1–5 325 mg/m^2 d 1–5 q d 35	40	15%	8	[109]
	FU	500 mg/m^2 d 1–5 q d 35	39	10%	7,7	
Summe	DDP/FU		130	19% (12–26)		

Tabelle 14. Phase-III-Studien DDP/FU kont. Infusion vs. FU kont. Infusion

Autor	Schedule			N Pat.	Remission	ÜLZ	Lit.
Diaz-Robio	DDP	100 mg/m²	d 1				[27]
	FU	1000 mg/m²	d 2–6	18	17%	12	
	FU	1000 mg/m²	d 1–5	21	24%	9	
Lokich	DDP	20 mg/m²	d 1–5				[77]
	FU	300 mg/m²	tägl.	54	35%	11	
	FU	300 mg/m²	tägl.	54	31%	9,8	
Kemeny	DDP	20 mg/m²	d 1–5				[58]
	FU	1000 mg/m²	d 1–5	61	25%	10	
	FU	1000 mg/m²	d 1–5	59	3% p < 0,001	12	
Lizon	DDP	100 mg/m²	d 1				[73]
	FU	1000 mg/m²	d 2–6	56	23%	10	
	FU	1000 mg/m²	d 1–5	55	20%	10	
Summe	DDP/FU			189	26% (20–33)		

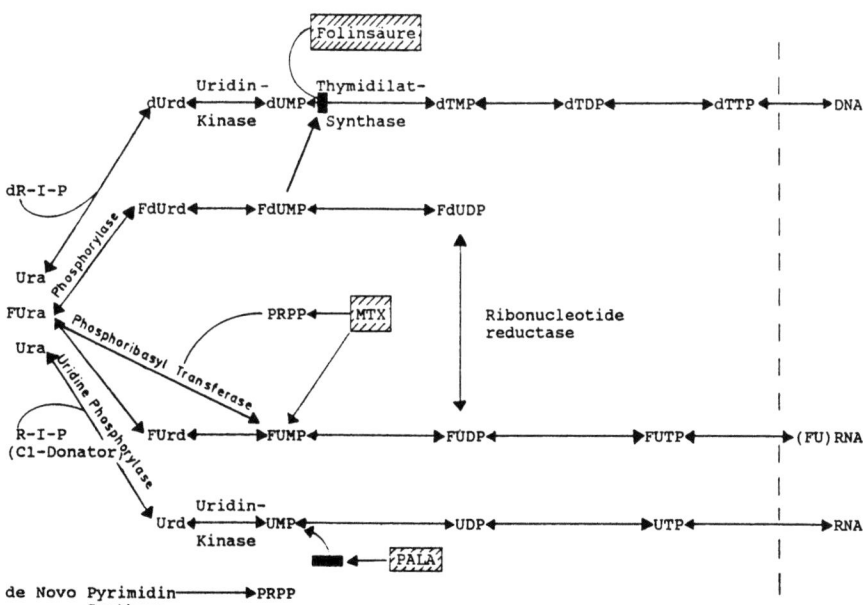

Abb. 1. Wirkmechanismus von 5-Fluorouracil und Möglichkeiten der Modulation

Tabelle 15. 5-FU + Methotrexat beim kolorektalen Karzinom – Intervall MTX → 5-FU
0–1 Std. – Phase-II-Studien

Autor	Schedule	Inter-vall (Std.)	N Pat.	Remis-sionsrate	Lit.
Cantrell	MTX 250 mg/m^2 FU 600 mg/m^2 FA-Rescue; q d 22	1	16	6%	[16]
Panusci	MTX 200 mg/m^2 FU 1000 mg/m^2 FA-Rescue; q d 14	1	25	28%	[103]
Ajani	MTX 60 mg/m^2 FU 1000 mg/m^2 FA-Rescue; q d 22	1	30	3%	[1]
Hansen	MTX 100 mg/m^2 d 1 + 8 FU 600 mg/m^2 d 1 + 8 FA-Rescue; q d 28	1	26	5%	[43]

2. Einbau des Fluorouridintriphosphates (FUTP) in die RNA
3. Einbau von Fluorodesoxyuridintriphosphat (FdUTP) in die DNA.

Alle diese Schritte erfordern die Konversion des 5-Fluorouracil in seine aktiven
Metabolite.

Die am besten geprüften Biomodulatoren des 5-Fluorouracil sind Folinsäure, Methotrexat und in neuerer Zeit auch rekombinantes Interferon sowie N-
Phosphonoacetyl-L-Aspartat (PALA). Die Ergebnisse klinischer Studien dieser
Biomodulatoren in Kombination mit 5-Fluorouracil werden im folgenden
besprochen.

Biomodulation von 5-Fluorouracil mit Methotrexat

Von Methotrexat, welches selbst wenig Aktivität beim kolorektalen Karzinom
besitzt, wird angenommen, daß es durch Inhibition des Purinmetabolismus zur
Akkumulation von Phosphoribosylpyrophosphat (PRPP) führt [14]. PRPP
überführt 5-Fluorouracil in FUTP, welches danach in die RNA eingebaut wird.
Dabei erscheint der synergistische Effekt nur wirksam, wenn Methotrexat vor
5-Fluorouracil gegeben wird. Tabelle 15 zeigt die Ergebnisse der bisher
durchgeführten Phase-II-Studien mit der Kombination Methotrexat und 5-
Fluorouracil, gegeben im Abstand von einer Stunde. Die Remissionsraten
scheinen höher zu liegen, wenn das Intervall zwischen der Methotrexat- und
5-Fluorouracil-Gabe auf 4–7 Stunden (Tabelle 16) oder 20–24 Stunden ausgedehnt wird (Tabelle 17). In 2 randomisierten Studien (Tabelle 18) wurde

Tabelle 16. 5-FU + Methotrexat beim kolorektalen Karzinom – Intervall 5-FU → MTX 4–7 Stunden – Phase-II-Studie

Autor	Schedule		Intervall (Std.)	N Pat.	Remissionsrate	Lit.
Weinerman	MTX	20 mg/kg 4 h Inf.	4	29	42%	[128]
	FU	600 mg/m² i.v. Bolus				
	FA-Rescue	q d 22–29				
Herrmann	MTX	150 mg/m² i.v.Bolus	7	20	40%	[48]
		150 mg/m² 4 h Inf.				
	FU	900 mg/m² Bolus				
	FA-Rescue	q d 14–21				
Rabinovich	MTX	200 mg/m² 4 h Inf.	5	20	15%	[111]
	FU	600 mg/m² Bolus				
	FA-Rescue	q d 15				
Herrmann	MTX	150 mg/m² Bolus	7	42	38%	[49]
		150 mg/m² 4 h Inf.				
	FU	900 mg/m² Bolus				
	FA-Rescue	q d 14–21				
Murakami	MTX	A: 30 mg/m²	7	41	22%	[94]
		B: 100 mg/m²				
	FU	600 mg/m² q d 14				

Tabelle 17. 5-FU – Methotrexat Intervall 5-FU-MTX 20–24 Std. – Phase-II-Studien

Autor	Schedule			Intervall (Std.)	N Pat.	Remissionsrate	Lit.
Kemeny	MTX	40 mg/m²	d 1,8	24	43	32%	[55]
	FU	600 mg/m²	d 2,9				
	q d 29						
Glimelius	MTX	250 mg/m²	2 h	3 + 23	50	50%	[38]
	FU	500–1000 mg/m² Bolus					
	FA-Rescue q d 15						
Leone	MTX	200 mg/m²	Bolus	20	24	46%	[71]
	FU	1000 mg/m²	20 h				
	q d 15						
Sinnige	MTX	1500 mg/m²		24	20	20%	[123]
	FU	600 mg/m²	d 1–4				
	FA-Rescue q d 28						

Tabelle 18. Randomisierte Studien FU/MTX vs. MTX/FU

Autor	Schedule		Intervall MTX/FU FU/MTX	Sequenz	N Pat.	Remission	Lit.
Coates	MTX	250 mg/m²	1	A: FU/MTX	5	2/5	[20]
	FU	600 mg/m²		B: MTX/FU	5	1/5	
	FA	Rescue; q w					
Makintosh	MTX	250 mg/m²	1	A: FU/MTX	28	28%	[83]
	FU	600 mg/m²		B: MTX/FU	25	28%	
	FA	Rescue; q w					

Tabelle 19. Randomisierte Studien zum Vergleich zweier MTX-FU Intervalle

Autor	Schedule		Intervall MTX → FU	N Pat.	Remission	ÜLZ (Median Mon.)	Lit.
Ajani	MTX	500 mg/m²	A) 0 h	16	1%	6	[2]
	FU	800 mg/m²	B) 3 h	16	1%	6	
	FA	Rescue; q d 22					
Colucci	MTX	1500 mg/m²	A) 6 h	24	33%	n.a.	[21]
	FU	1500 mg/m²	B) 24 h	21	24% n.s.	n.a.	
	FA	Rescue; q d 22					
Marsh	MTX	200 mg/m²	A) 24 h	79	25%	8,3	[87]
	FU	600 mg/m²	B) 1 h	87	11% p = 0,02	6,7 p = 0,053	
	FA	Rescue; q d 15					

zunächst die Sequenz 5-Fluorouracil/Methotrexat versus Methotrexat/5-Fluorouracil in einem Intervall von 1 Stunde untersucht. Trotz der kleinen Fallzahlen wird deutlich, daß die Umkehrung der Sequenz beider Substanzen bei diesem kurzen Zeitintervall keine Rolle zu spielen scheint. In 3 anderen randomisierten Studien (Tabelle 19) wurde die Sequenz Methotrexat/5-Fluorouracil in den Therapieintervallen 0 versus 3 Stunden, 6 versus 24 Stunden sowie 1 versus 24 Stunden untersucht. Nur in der Studie von Marsch et al. [87] mit etwa 80 Patienten in jedem Therapiearm konnte durch die Ausdehnung des Intervalls auf 24 Stunden gegenüber einem 1stündigen Intervall die Remissionsrate deutlich erhöht werden. Außerdem sahen die Untersucher einen Überlebensvorteil für die Patienten mit einem 24stündigen Intervall zwischen MTX und 5-FU. Insgesamt 8 randomisierte Studien (Tabelle 20) liegen zum Vergleich der Kombination MTX/5-FU versus 5-FU alleine vor. In 3 Studien [109, 97, 81]

Tabelle 20. Randomisierte Studien MTX/FU vs. FU

Autor	Schedule		Inter-vall MTX → FU	N Pat.	Remis-sion	ÜLZ (Me-dian Mon.)	Lit.
Nordic Group	MTX FU FA	250 mg/m² 2 h Inf. 500 mg/m² Rescue q d 14	3 + 21	82	24% p<0,01	10 p<0,02	[97]
	FU	600 mg/m² d 1 + 2 q d 14		91	3%	6	
Valone	MTX FU	50 mg/m² p.o. 6 h × 5 500 mg/m² q d 14	24	96	20%	12	[124]
	FU	12 mg/kg d 1–5 15 mg/kg wöchentlich		52	17%	12	
Machiavelli	MTX FU FA	200 mg/m² 1200 mg/m² 2 h Rescue q d 15	20	60	28% p<0,05	n.a. n.s.	[81]
	FU	1200 mg/m² 2 h q d 15		58	12%	8,3	
Kemeny	MTX FU	40 mg/m² d 1 + 8 600 mg/m² d 2 + 9	24	17	6%	10 n.s.	[60]
	MOF-Strep			17	35%	12	
Poon	MTX FU	40 mg/m² d 1 + 8 700 mg/m² d 2 + 9	24	39	26% p=0,04	8	[109]
	MTX FU FA	200 mg/m² 4 h Inf. 700 mg/m² Rescue q d 21	7	39	21%	8	
	FU	500 mg/m² d 1–5 q d 28		39	10%	8	
Herrmann	MTX FU FA	150 mg/m² Bolus 150 mg/m² 4 h Inf. 900 mg/m² Rescue q d 14–21	7	60	28% p=0,08	10,7 n.s.	[47]
	FU	450 mg/m² d 1–5 q d 22		66	15%	12,8	
O'Connell	MTX FU FA	200 mg/m² 4 h Inf. 1100 mg/m² Rescue q d 21–28	7	45	7% p=0,02	7,3 p=0,02	[99]
	FU FA	425 mg/m² d 1 − 5 20 mg/m² d 1 − 5 q d 21 − 28		49	33%	13,7	
Petrelli	MTX FU	50 mg/m² 4 h Inf 600 mg/m²	4	21	5%	10	[107]
	FU	450 mg/m² d 1–5 200 mg/m² altern.					

konnte mit der Kombination eine höhere Remissionsrate gegenüber einer Therapie mit 5-Fluorouracil alleine gesehen werden. Interessanterweise wurde in allen diesen Studien ein Intervall von über 20 Stunden in der Sequenz MTX/ 5-FU eingehalten. In der Studie von Poon et al. [109] konnte die hochdosierte MTX-Applikation zwar höhere Remissionsraten als die Monotherapie mit 5-Fluorouracil erzeugen, dies war jedoch statistisch nicht signifikant. Möglicherweise war hier das Intervall von 7 Stunden zu gering. Die AIO-Studie von Herrmann et al. [47] zeigte ebenfalls eine höhere Remissionsrate in der Kombination gegenüber 5-Fluorouracil alleine, erreichte jedoch trotz relativ hochdosierter MTX-Gabe ebenfalls keine statistische Signifikanz. Auch hier lag das Intervall der sequentiellen MTX-FU-Gabe bei 7 Stunden. In der randomisierten Studie von Valone et al. [124] wurde zwar ein Intervall von 24 Stunden eingehalten, die Dosisintensität von 5-FU alleine lag jedoch im Vergleich zu anderen Studien sehr hoch. Außerdem wurde MTX oral über 24 Stunden gegeben. Die Untersucher der MAYO-Klinik [107, 99] verglichen MTX in Kombination mit 5-FU mit niedrig- und mittelhochdosierter Folinsäure plus 5-FU. Der Arm MTX/5-FU wurde in die Studie aufgrund der guten Ergebnisse der schwedischen Arbeitsgruppe [97] aufgenommen. Die Untersucher benutzten jedoch ein anderes Schedule und ein kürzeres Zeitintervall für die Sequenz MTX/FU.

Zusammenfassend lassen sich die Ergebnisse dieser randomisierten Studien folgendermaßen bewerten:

1. MTX scheint in der Lage zu sein, die Wirkung von 5-FU effektiv zu modulieren, wenn ein Zeitintervall von über 20 Stunden eingehalten wird.
2. Bei einem solchen Zeitintervall spielt möglicherweise die MTX-Dosis keine wesentliche Rolle, d.h. auch niedrige MTX-Dosierungen können die Wirkung von 5-Fluorouracil modulieren [109].
3. Ein Überlebensvorteil für die Kombination gegenüber einer Therapie mit 5-Fluorouracil alleine wurde bislang nur in einer Studie gesehen [97].

Tabelle 21 und Abbildung 2 geben noch einmal einen Überblick über die Remissionsraten in Abhängigkeit vom MTX/FU-Intervall aus Phase-II und

Tabelle 21. Remissionsrate in Anhängigkeit vom MTX → 5-FU Intervall

Intervall MTX → FU	N Studien	N Pat.	Response	95% CI
0–1 h	8	272	16%	(12–21)
3–7 h	11	357	24%	(19–28)
12–24 h	11	531	28%	(24–32)

> $p = 0,03$

> $p = 0,16$

$p < 0,001$

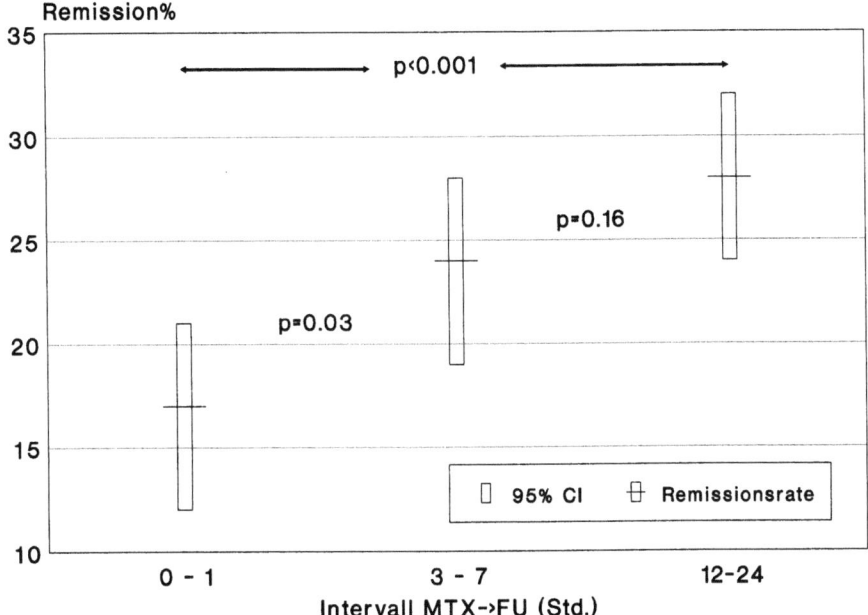

Abb. 2. Remissionrate unter MTX/FU in Abhängigkeit vom Intervall MTX → FU

Tabelle 22. Phase-II-Studien mit FU/FA bei unvorbehandelten Patienten

Autor	N Pat.	Remissionsrate	Lit.
Bruckner 1982	19	7 (37%)	[11]
Rougier 1982	23	2 (8%)	[115]
Cunnigham 1984	25	11 (44%)	[22]
Madajewicz 1984	11	3 (27%)	[85]
Byrne 1984	23	5 (22%)	[13]
Schmoll 1985	68	12 (18%)	[119]
Machover 1986	54	21 (40%)	[82]
Barone 1987	39	13 (33%)	[6]
Laufman 1987	24	10 (42%)	[69]
De Gramont 1988	37	20 (54%)	[23]
Scholnik 1988	27	9 (33%)	[120]
DiConstanzo 1988	20	6 (39%)	[25]
Migeod 1988	32	12 (38%)	[90]
Wilke 1988	36	14 (39%)	[123]
Laufman 1989	17	6 (35%)	[70]
Hines 1989	31	14 (35%)	[50]
Summe	453	35 (31–38%)	

-III-Studien. Nach den oben diskutierten Ergebnissen der Phase-III-Studien sollte wahrscheinlich ein Intervall von 24 Stunden eingehalten werden, um eine möglichst effektive Modulation zu erreichen.

Biomodulation von 5-Fluorouracil mit Folinsäure

Ein Fortschritt in der Behandlung kolorektaler Karzinome ist die Wirkungsverstärkung von 5-Fluorouracil durch Folinsäure. Folinsäure wird in 5,10-MeTHF umgewandelt und führt damit durch intrazelluläres Überangebot von 5,10-MeTHF zu einer Verstärkung und Prolongierung des Hemmeffektes von FdUMP auf die Thymidilatsynthetase. Dies konnte in Zellkulturen, Tierexperimenten [63] sowie in zahlreichen klinischen Studien belegt werden. Tabelle 22 zeigt die Ergebnisse, die in den bisher publizierten Phase-II-Studien mit der Kombination 5-Fluorouracil/Folinsäure bei unvorbehandelten Patienten erzielt werden konnten. Eine summierte Remissionsrate von 35% deutet eine Überlegenheit dieser Kombination gegenüber einer 5-FU-Monotherapie an. Zwölf randomisierte Studien verglichen die Kombination 5-Fluorouracil/Folinsäure mit einer 5-FU-Monotherapie (Tabellen 23, 24). In 5 Studien [23, 28, 107, 106, 109] konnte eine höhere Remissionsrate in der Kombinationstherapie erreicht werden. Außerdem zeigten 3 dieser Studien [23, 80, 109] einen Überlebensvorteil für die Kombination. Poon et al. [109] verglichen eine 5-FU-Monotherapie mit Kombinationen von 5-FU mit niedrig dosierter (20 mg/m^2), bzw. mittelhochdosierter Folinsäure (200 mg/m^2). Die Untersucher konnten zeigen, daß die Kombinationsbehandlung 5-FU/Folinsäure zu einer deutlichen Verbesserung des Allgemeinzustandes, einer Gewichtszunahme sowie einer Verbesserung der tumorbedingten Symptome führte (Tabelle 27). Somit scheint also auch unter palliativen Gesichtspunkten die Kombination 5-Fluorouracil/Folinsäure einer Monotherapie mit 5-Fluorouracil überlegen zu sein. Größere Studien zur Lebensqualität von Patienten mit kolorektalem Karzinom unter Chemotherapie sind bislang nicht ausreichend publiziert, angesichts der extrem geringen kurativen Chancen dieser Therapien für die Patienten aber dringend erforderlich. Tabelle 25 vergleicht Toxizität, Responseraten und Überleben in den randomisierten Studien. In 6 von 8 Studien, bei denen die Toxizität bewertet werden konnte, konnten mit der Kombination 5-FU/Folinsäure höhere Remissionsraten erzielt werden, wobei die Arbeitsgruppen von Nobile [96] und Labianca [67] allerdings nur tendentielle, statistisch nicht signifikante Verbesserungen der Ergebnisse nachweisen konnten. Während Ehrlichman [32], Doroshow [28] et al. und Petrelli [106] mit ihren Arbeitsgruppen identische Toxizitäten in beiden Schedules erzielten, war die gastrointestinale Toxizität in den übrigen Studien für den Kombinationsarm deutlich höher. Wichtig erscheint, daß in der Studie von Poon et al. [109] trotz höherer gastrointestinaler Toxizität mit der Kombination eine bessere Palliation erreicht wurde. Es ist daher fraglich, ob eine relativ höhere gastrointestinale Toxizität der Chemotherapie auch eine wesentliche Einschränkung der Lebensqualität bedeuten muß. Die Myelotoxizität scheint im 5-FU-Monoarm etwas höher zu sein [106,

Tabelle 23. Randomisierte Studien FU/FA vs. FU allein beim metastasierten kolorektalen Karzinom (d 1–5 qd 22–28)

Autor		N Pat. (evaluierbar)	FU-Dosis mg/m²/w	Stratifikation	Obj. CR/PR	CR/PR MR/NC	ÜLZ (Mon.)	Lit.
Ehrlichman	FU	61	530	keine	7%	n.a.	9,6	[23]
	FU/MDFA	64	450		33% p < 0,005		12,6 p = 0,05	
Valone	FU*	55	680	PS,	17%	85%	11,4	[124]
	FU/MDFA	107	509	Bestrahlung	19%	85%	10,7	
Labianca	FU	44	n.a.	n.a.	9%	55%	n.a.	[67]
	FU/MDFA	49	n.a.		23% n.s.	61%	n.a.	
DiCostanzo	FU	61	n.a.	n.a.	16%	60%	n.a.	[24]
	FU/MDFA	58	n.a.		16%	62%	n.a.	
Löffler	FU	69	n.a.	n.a.	12%	31%	7,5	[80]
	FU/MDFA+	70			17%	71%	13,1 p = 0,05	
Doroshow	FU	40	397–455	PS, Bestrah-	13%	62%	12,8	[28]
	FU/HDFA	36	gleich	lung, Leber	44% p = 0,002	86%	14,3	
Poon	FU	70 (39)	n.a.	PS,	10%	n.a.	7,7	[109]
	FU/MDFA	68 (35)	–	Metastasen	26% p = 0,04	n.a.	12,1 p = 0,037	
	FU/LDFA	70 (37)	höher		43% p = 0,01	n.a.	12,0	

* wöchentlich; + FA 100 mg/m²; HDFA = Hodosis Folinsäure 500 mg/m² 2 h Inf.; MDFA = Mittelhochdosis Folinsäure 200 mg/m²

Tabelle 24. Randomisierte Studien FU/FA vs. FU allein – wöchentliche Behandlung

Autor		N Pat. (eval.)	FU-Dosis mg/m² pro Woche	Stratifi-kation	Obj. CR/PR	CR/PR MR/NC	ÜLZ (Mon.)	Lit.
Petrelli	FU	22 (19)	n.a.	keine	11%	16%	11	[107]
	FU/HDFA	30 (25)			44% p < 0,001	64%	12	
Nobile	FU	45 (39)	533		5%	64%	10	[96]
	FU/HDFA	50 (43)	443	keine	16% n.s.	60%	9	
Petrelli	FU	107	615	PS,	12%	n.a.	6,6	[106]
	FU/HDFA	109	375	Primär-Tu.	30% p < 0,001		7,9	
	FU/LDFA	112	388	Kolon/Rektum	19% p = 0,046		6,4	
Brenckman	FU + Placebo	200	385	n.a.	23%	n.a.	12,6	[137]
	FU/p.o. FA		362		33% n.s.		10,5%	
Steinke	FU	71 (59)	n.a.	PS	20%	54%	32 Wochen	
	FU/MDFA	64 (63)		Metastasen	30%	60%	48 Wochen	

HDFA = Hochdosis Folinsäure 500 mg/m² 2 h Inf.; MDFA = Mittelhochdosis Folinsäure 200 mg/m²; LDFA = Niedrig(low)dosis Folinsäure 25 mg/m²

Tabelle 25. Randomisierte Studien FU/FA versus FU alleine:
Vergleich von Toxizität, Remissionsrate und Überleben

Autor	Myelo-toxizität	GI-Toxizität	Remission	Überleben
Erlichman 1988 [31]	=	=	> FU/LV	> FU/LV
Doroshow 1990 [28]	=	=	> FU/LV	=
Petrelli 1989 [106]	> FU	=	> FU/LV	=
Poon 1989 [109]	> FU	> FU/LV	> FU/LV	> FU/LV
Nobile 1989 [96]	=	(>) FU/LV	(>) FU/LV	=
Labianca 1989 [67]	=	> FU/LV	(>) FU/LV	=
Löffler 1989 [80]	=	(>) FU/LV	=	> FU/LV
Valone 1989 [124]	> FU	> FU	=	=

> deutlicher Unterschied (>) Trend = gleich

109, 124]. Valone [124] und Mitarbeiter erzielten im 5-FU-Monotherapiearm
gleiche Remissionsraten, setzten aber 5-FU in einer deutlich höheren Dosis ein
als im Kombinationsarm. In dieser Studie konnte gezeigt werden, daß 5-FU in
entsprechender Dosierung zwar gleiche Ergebnisse im Hinblick auf die
Remissionsraten erzielen kann, aber eine deutlich höhere Knochenmarkdepression und gastrointestinale Toxizität bewirkt.

Insgesamt scheint die Biomodulation von 5-FU durch Folinsäure die
Remissionsraten und in einigen Studien [32, 109, 80] auch die Überlebenszeiten
zu verbessern. Vor allem die gastrointestinale Toxizität scheint aber in der
Kombination höher zu sein. In der Studie von Löffler und Mitarbeitern [80]
wurden im Gegensatz zu den amerikanischen Studien nur Patienten mit
Tumorprogression vor Therapiebeginn aufgenommen. Zwar wurde keine signifikant unterschiedliche Remissionsrate für den Kombinationsarm gesehen, der
Anteil der Patienten mit mindestens Tumorstabilisierung (CR/PR/MR/NC)
lag jedoch für die Kombination wesentlich höher. Die Untersucher erklären
sich hieraus den Überlebensvorteil für die Patienten im Kombinationsarm.

Im Hinblick auf die Inhalte weiterer Studien muß angesichts der allenfalls
marginalen Verbesserung der Überlebenszeit neben Fragen von Dosisintensität
und Schedule sicher die Bedeutung der Lebensqualität vermehrt in den
Vordergrund gestellt werden.

Studien zur Dosisintensität von Folinsäure in Kombination mit 5-Fluorouracil

Umstritten ist die Höhe der notwendigen Folinsäure-Dosis in Kombination mit 5-Fluorouracil. Folinsäure wurde bisher in 5-Tages-Schedules oder
wöchentlichen Therapien in Dosierungen von 20–500 mg/m^2 eingesetzt.
Bislang liegen 4 randomisierte Studien vor [106, 109, 99], welche in direk-

Tabelle 26. Randomisierte Studien FU plus niedrigdosiertes FA vs. mittelhoch- oder hochdosiertes FA

Autor		N Pat. (eval.)	Fu-Dosis mg/m²/w	Stratifikation	Remission	MR/NC	ÜLZ (Mon.)	Lit.
Petrelli	FU	107	615	PS	12%		6,6	[106]
	#FU/HDFA	109	375		30% p < 0,001	n.a.	7,9	
	#FU/LDFA	112	388	Kolon/Rektum	19% p = 0,046		6.4	
Poon	FU	70 (39)	n.a.		10%		7,7	[109]
	FU*/MDFA	68 (35)	–	PS,	26% p = 0,04	n.a.	12,1 p = 0,037	
	FU**/LDFA	70 (37)	höher	Metastasen	43% p = 0,001		12,0	
O'Connell	FU*/MDFA	87 (42)	n.a.	PS,	33%	n.a.	13,2	[99]
	FU**/LDFA	89 (49)	höher	Metastasen	33%		13.7	
Gerstner	FU/LDFA	162 (87)	n.a.	n.a.	33%	n.a.	10	[143]
	FU/HDFA	153 (85)			28%		10	

* FU 375 mg/m²; ** FU 425 mg/m²
# wöchentlich sonst d 1–5 q 4–5 W
HDFA = Hochdosis Folinsäure 500 mg/m² 2 h Inf.; MDFA = Mittelhochdosis Folinsäure 200 mg/m² 2 h; LDFA = Niedrig(low)dosis Folinsäure 20–25 mg/m² 2 h

Tabelle 27. Vergleich der palliativen Effekte

	FU	FU/MDFA	FU/LDFA
Verbesserung des Allgemeinzustandes	13%	34%*	33%*
Gewichtszunahme · 5%	14%	25%	31%*
Verbesserung tumorbedingter Symptome	34%	40%	69%*

* p < 0,01 im Vergleich zu FU allein Poon et al. 1989 [109]
MDFA = Mittelhochdosis Folinsäure; LDFA = Niedrig(low)dosis Folinsäure

tem Vergleich niedrigdosierte Folinsäure (20–25 mg/m^2) gegenüber einer mittelhochdosierten (200 mg/m^2) oder hochdosierten (500 mg/m^2) Folinsäure-applikation vergleichen (Tabelle 26). Untersucher der MAYO-Klinik [109, 99] prüften in einem 5-Tages-Schedule 20 mg/m^2 gegenüber 200 mg/m^2 Folinsäure. Beide Folinsäuredosen waren in der Lage, eine höhere Remissionsrate gegenüber einer 5-Fluorouracil-Monotherapie zu erzeugen. Niedrigdosierte Folinsäure war der Applikation von mittelhochdosierter Folinsäure in Bezug auf die erzielten Remissionsraten und palliativen Effekte deutlich überlegen (Tabelle 26, 27). In dieser Studie resultierte ein Überlebensvorteil für die Therapie mit Folinsäure. Signifikant waren die Ergebnisse allerdings nur unter Einschluß von Patienten mit nicht meßbaren Tumorparametern. Für die Beurteilung der Remissionsrate waren in allen 3 Therapiearmen jedoch weniger als 40 Patienten auswertbar. Immerhin konnte in einer zweiten Studie derselben Arbeitsgruppe mit ähnlich großen Patientenkollektiven dieses Ergebnis reproduziert werden [99]. Die Untersucher kamen daher zu dem Schluß, daß in einem 5-Tages-Schedule niedrigdosierte Folinsäure zur effektiven Biomodulation des 5-Fluorouracil ausreicht.

In einem wöchentlichen Therapieschema verglichen Petrelli et al. [107] in einer 3 armig randomisierten Studie niedrigdosierte Folinsäure (25 mg/m^2) mit hochdosierter Folinsäure (500 mg/m^2) als 2-Stunden-Infusion mit einer 5-Fluorouracil-Monotherapie. In jedem Therapiearm waren über 100 Patienten für die Beurteilung der Remissionsrate auswertbar. Patienten mit nicht meßbarer Erkrankung wurden nicht in die Studie aufgenommen. Die Untersucher konnten zeigen, daß hochdosierte Folinsäure in einem wöchentlichen Applikationsschema zu höheren Remissionsraten als niedrigdosierte Folinsäure führt, jedoch nicht mit einer Verlängerung des Überlebens verbunden war.

Die publizierten Studien lassen somit zur Frage der Folinsäuredosis in Kombination mit 5-Fluorouracil folgende Schlußfolgerungen zu:
1. In einem 5 tägigem Therapieschema scheint niedrigdosierte Folinsäure (20 mg/m^2) gegenüber mittelhochdosierter Folinsäure (200 mg/m^2) für die Biomodulation von 5-Fluorouracil ausreichend zu sein.
2. In einem wöchentlichen Therapieschema sind höhere Remissionsraten gegenüber einer 5-FU Monotherapie bislang nur für hochdosierte Folinsäu-re (500 mg/m^2 als 2-Stunden-Infusion) belegt.

Tabelle 28. Randomisierte Studien beim fortgeschrittenen kolorektalen Karzinom Vergleich der FA-Dosis

FA-Dosis mg/m²/mo	N Pat	CR/PR (95% CI)	CR/PR/NC (95% CI)	Überleben (Range)
keine	602	12% (10–15)	54% (50–58)	6,6–12,6
100–125 (niedrig)	285	27% (20–33)[#] 29% (23–34)[#]	n.a.	6,4–13,7
500–1000 (mittel)	489	23% (20–27)[#]	70% (66–74)[#]	10,7–13,2
2000–2500 (hoch)	298	32% (26–38)*[#] 30% (25–26)*[#]	70% (61–79)[#]	7,9–12,9

* p < 0,001 verglichen mit Mittelhochdosis
[#] p < 0,001 verglichen mit FU allein

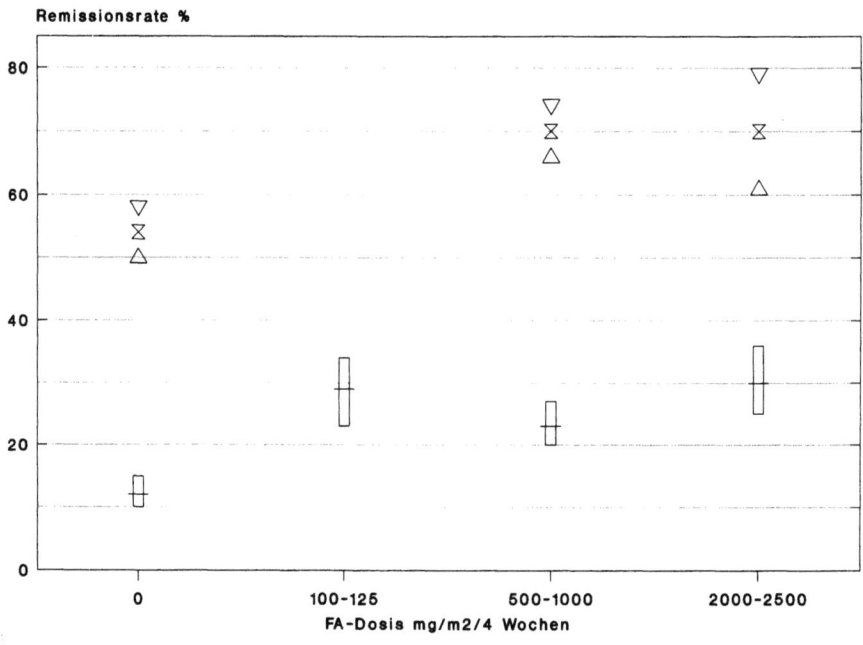

Abb. 3. Remissionsraten in Abhängigkeit der Folinsäure-Dosis (FA)

3. Daten über den Stellenwert einer hochdosierten Folinsäuregabe (500 mg/ m²) in einem 5-Tages-Schedule gegenüber niedriger dosierter Folinsäure liegen zur Zeit noch nicht vor.

4. Das Toxizitätsprofil des täglichen LD und MD Folinsäure Schedule war gleich und Mukositis und Diarrhoe waren dosislimitierend. In ähnlicher Weise war das Toxizitätsspektrum der wöchentlichen LD und HD Folinsäure Applikation ähnlich, wobei vor allem die Diarrhoe dosislimitiert war.

In Tabelle 28 und Abbildung 3 sind kumulative Remissionsraten in Abhängigkeit der Folinsäuredosis dargestellt. Aus dieser Darstellung wird deutlich, daß 10–20fach höhere Folinsäuredosen zu einer Zunahme der Remissionsraten um weniger als 10% führen. Abbildung 3 ist sicherlich mit Vorsicht zu interpretieren, da unterschiedliche Regime zusammengefaßt wurden.

In einer kürzlich publizierten Studie der Mayo-Klinik und der North Central Cancer Treatment Group wurden LD Folinsäure in einem d1-5 Schedule mit einer wöchentlichen HD Folinsäure Applikation verglichen. In einer ausreichend hohen Patientenzahl in beiden Therapiearmen wurden im LD-Arm 33% im HD-Arm 28% objektive Remissionen beobachtet. Die Überlebenszeit der Patienten war identisch für beide Therapieschemata. Dosislimitierend im LD-Arm war die Mukositis im HD-Arm die Diarrhoe. Allerdings wurde 5-FU im HD-Arm in höherer Dosis (600 mg/m^2 anstatt 500 mg/m^2) verabreicht als von der Gastrointestinal Tumotcr Study Group früher empfohlen und mag die höhere Inzidenz der Diarrhoe erklären.

Biomodulation mit Interferon

In vivo- und in-vitro-Untersuchungen an Zellinien und am Xenograft ergaben einen synergistischen Effekt von Interferon mit 5-Fluorouracil [30]. Tabelle 29 gibt einen Überblick über die Monoaktivität verschiedener Interferone, TNF und Interleukin beim kolorektalen Karzinom. Aus diesen Daten läßt sich ablesen, daß diese Substanzen alleine keine oder nur minimale Wirksamkeit haben. Eine kürzlich publizierte Studie von Wadler et al. [125] legt nahe, daß rekombinantes Interferon-alpha kombiniert mit 5-Fluorouracil eine deutlichere Verbesserung der Therapie des kolorektalen Karzinoms darstellen könnte. 5-Fluorouracil wurde über 5 Tage als „Loading" als kontinuierliche Infusion gegeben gefolgt von wöchentlichen Bolus-Applikationen. Interferon-alpha-2a (9 Mill. U) wurde dabei subkutan 3X/Woche fortlaufend gegeben. Eine objektive Remission wurde in 13/17 unvorbehandelten Patienten (76%) erzielt. Andere Gruppen haben versucht, diese Ergebnisse zu reproduzieren (Tabelle 30). Diese ersten Phase-II-Studienergebnisse legen nahe, daß 5-Fluorouracil erfolgreich durch Interferon moduliert werden kann und wahrscheinlich zu höheren Remissionsraten gegenüber einer 5-Fluorouracil-Monotherapie führt. Der Wirkmechanismus dieser Kombination scheint u. a. in einem synergistischen zytotoxischen Effekt mit synergistischer Hemmung der Thymidilatsynthetase zu bestehen [30], während immunmodulatorische Effekte offenbar eine untergeordnete Rolle spielen. Der Stellenwert dieser Therapiemodalität gegenüber einer Kombination mit 5-Fluorouracil und Folinsäure ist zur Zeit Gegenstand randomisierter Studien. Vor allem die gastrointestinale Toxizität und Myelosuppression, aber auch die Neurotoxizität scheint allerdings unter

Tabelle 29. Therapie mit BRM-Substanzen beim kolorektalen Karzinom

Autor	Behandlung	Remissionsrate	Lit.
Clark 1987	Interferon-alpha-2	0/36	[134]
Silgals 1984	Interferon-alpha-2	0/15	[122]
Chaplinski 1983	Lymphoblastoides		[18]
	Interferon	0/18	
Figlin 1983	Interferon-alpha	0/18	[33]
Egermont 1986	Interferon-alpha	1/20	[29]
Neefe 1984	Interferon-alpha	0/19	[95]
Crown 1987	Lymphoblastoides		[65]
	Interferon	1/22	
Pitini 1987	Interferon-beta	0/14	[108]
Lillis 1987	Interferon-alpha	1/17	[72]
Brown 1989	Interferon-gamma	0/44	[10]
O'Connell 1989	Interferon-gamma	1/31	[101]
Flodgren 1985	Interferon-alpha	0/16	[35]
Kemeny 1990	TNF	0/16	[56]
Schaadt 1989	TNF	0/15	[116]
Markovics 1990	Interferon-alpha		[86]
	rIL-2, 5-FU	1/6	
Gressot 1990	rIL-2, 5-FU	0/6	[39]
Hamblin 1990	rIL-2, 5-FU	4/13	[40]
Rosenberg 1987	rIL-2, LAK	3/26	[114]
West 1987	rIL-2	0/13	[131]

Tabelle 30. 5-FU + Interferon-alpha beim unvorbehandelten kolorektalen Karzinom

Autor	Institution	N Pat.	Remissionsrate	Lit.
Wadler	Albert Einstein	32	20 (63%)	[127]
Wadler	ECOG	38	15 (42%)	[138]
Pazdur	MD Anderson	52	18 (35%)	[105]
Kemeny	Memorial	34	9 (26%)	[61]
Fornasiero	Padova	21	9 (36%)	[36]
Huberman	Boston	33	13 (39%)	[144]
Douillard	Nantes	16	5 (31%)	[145]
Summe		234	89 (37% (31–44))	

der Therapie mit 5-FU/Interferon deutlich häufiger und schwerer zu sein [127, 61]. Darüberhinaus induziert Interferon ein grippeähnliches Syndrom mit hohem Fieber, Abgeschlagenheit und Gliederschmerzen. Aufgrund der guten Ergebnisse mit 5-Fluorouracil und Folinsäure wurde versucht, diese Kombination um Interferon zu erweitern (Tabelle 31). Nach den bislang vorliegenden Daten scheint Interferon in Kombination mit 5-Fluorouracil/Folinsäure zur

Tabelle 31. Alpha-Interferon/5-FU/Folinsäure beim metastasierten kolorektalen Karzinom

Autor	5-FU mg/m^2	IFN MU/m^2	FA mg/m^2	N Pat.	CR	PR	MR/NC	Lit.
Kreuser	400–600 4 h Inf. q d 22	5 d 1, 3, 5 …	200 d 1–7	32	0	12	12	[62]
Labianca	400 Bolus q d 28	5–10 d 1, 3, 5 …	200 d 1–5	15	–	4	4	[163]
Punt	60 mg/kg/w 4 w kont. inf. q w 7	5 d 1, 3, 5 …	90 p.o. 4×/Tag	19	–	5	–	[140]
Grem	370–425 d 2–6 q d 28.	5/10 d 1–7 s.c.	500 d 2–6	12	–	3	n.a.	[141]
Inoshita	370 d 1–5 q d 28.	1–20 d 1–5 i.m.	200 d 1–5	46	–	14	n.a.	[135]
Köhne-Wömpner	500–800 2 h Inf. d 1–5 q d 22–29	5 d 1–5	200 d 1–5	32	–	3	22	[142]
	350 i.v. Bolus d 1–5 q d 22–29	5 d 1–5	200 d 1–5	9	–	2	7	*

* unveröffentlichte Daten

Tabelle 32. Hochdosis PALA plus FU – Phase-II-Studien

Autor	N Pat.	Remission	Lit.
Muggia	50	21%	[93]
O'Connell	14	21%	[100]
Buroker	34	12%	[12]
Ardalan	18	11%	[4]
Weiss	43	12%	[130]
Erlichman	28	4%	[31]
Summe	187	14% (8–19)	

Tabelle 33. Niedrig-Dosis PALA plus 5-FU

Autor	Schedule	N Pat	Remission	Lit.
Kemeny	PALA 250 mg/m^2 24 h später FU 600–800 mg/m^2	42	38% (23–53)	[57]
O'Dwyer	PALA 250 mg/m^2 24 h später FU 2,6 g/m^2 24 h Infusion	37	43% (27–60)	[102]

Steigerung der Wirksamkeit nicht wesentlich beizutragen. Diese Ergebnisse sind jedoch noch als vorläufig zu betrachten.

Biomodulation von 5-Fluorouracil mit PALA

PALA ist ein Inhibitor der Aspartattranscarbomylase, eines Enzyms für die de novo-Synthese von Uridin und Cytidin. PALA vermindert somit UTP-Pools und führt zum verstärkten Einbau von FUTP in die RNA (Abb. 1). Präklinische und klinische Daten konnten zeigen, daß zum einen die maximale Depletion von Nukleotiden mit zeitlicher Verzögerung nach Applikation von PALA verläuft und zum anderen daß auch niedrig dosiertes PALA in der Lage ist, eine effektive Biomodulation zu bewirken [88]. In den bislang vorliegenden Phase-II-Studien, in denen PALA in der maximal tolerablen Dosis appliziert wurde, mußte die eigentliche Effektorsubstanz 5-FU deutlich reduziert werden, so daß die Kombination einer 5-FU-Monotherapie nicht überlegen zu sein scheint (Tabelle 32). Kürzlich sind 2 Arbeiten mit niedrigdosiertem PALA publiziert. Hier wurde 5-Fluorouracil in der maximal tolerablen Dosis in Kombination mit niedrigdosiertem PALA gegeben (Tabelle 33). Kemeny et al. [57] untersuchten 5-Fluorouracil als Bolusapplikation mit PALA, O'Dwyer et al. [102] benutzten

Tabelle 34

Schema		N Studien	N Pat	Remissionen (%)	95% CI
Phase III					
FU Bolus		20	1218	13%	11–15
FU CI		7	398	22%	18–26
DDP/FU Bolus		2	90	22%	13–30
DDP/FUCI		4	189	26%	20–33
FU/FA niedrig		4	285	29%	23–34
FU/FA mittel	I	8	486	23%	20–27
FU/FA hoch	I	5	298	30%	25–36
Phase II/III					
MTX-FU Intervall					
1 Std		8	272	16%	12–21
3– 7 Std		11	357	24%	20–29
12–24 Std		11	531	28%	24–32
Phase II					
HD-PALA – FU Bolus			187	14%	8–19
LD-PALA – FU Bolus			42	38%	23–53
LD-PALA – FU 24 h Inf.			37	43%	27–60
FU/IFN		7	234	37%	31–44
FU/FA/IFN		7	182	27%	21–34

eine 24-Stunden-Infusion von hochdosiertem 5-Fluorouracil. Beide Untersucher gaben Remissionen von ca. 40% mit dieser Kombination an.

Zusammenfassung und Beurteilung der Therapieergebnisse

In Tabelle 34 und Abb. 4 sind die Therapieergebnisse verschiedener Behandlungsmodalitäten getrennt nach Phase-II- und -III-Studien dargestellt. Mit einer 5-Fluorouracil Bolusapplikation lassen sich Remissionsraten von 13% erreichen. Durch Änderung des Schedules, d.h. durch kontinuierliche Infusion wird die Remissionsrate nach Phase-III-Studienergebnissen auf 22% gesteigert. Ähnliche Ergebnisse wurden auch in verschiedenen Schedules mit Kombinationen von 5-FU/Cisplatin erzielt. Wie bereits ausgeführt, stellt die Kombination von 5-Fluorouracil mit Cisplatin keinen wesentlichen Vorteil gegenüber einer Therapie mit 5-Fluorouracil alleine dar.

Remissionsraten für die Kombination MTX/5-FU sind vom Zeitintervall der Applikation abhängig. Für ein Intervall von 3 bis 24 Stunden liegen die Remissionsraten für die Kombination im Bereich von 25%. In randomisierten Studien war die Kombination MTX/5-FU in der Induktion von Remissionen

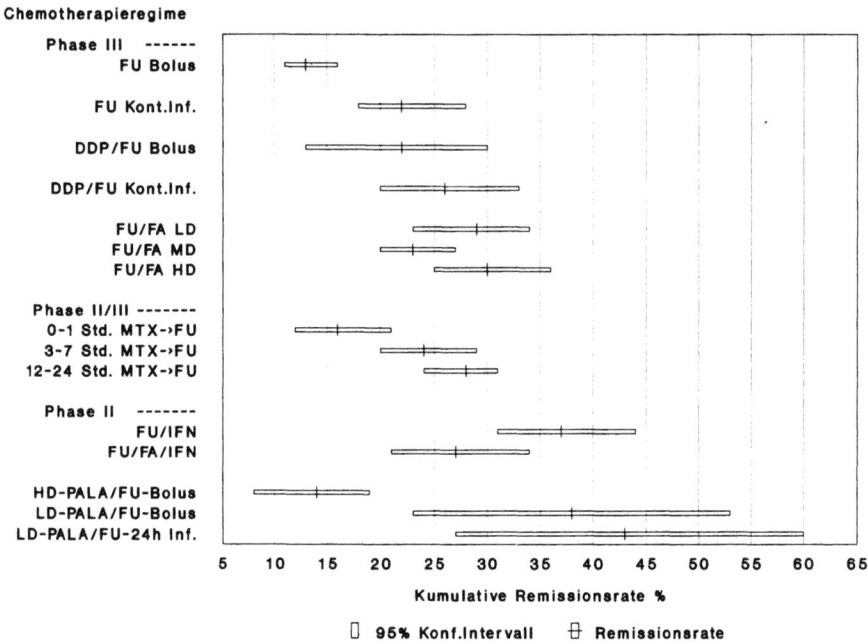

Abb. 4. Remissionsraten verschiedener Chemotherapieregime (summierte Daten)

der 5-FU-Monotherapie nur dann überlegen, wenn ein Intervall von über 20 Stunden eingehalten wurde.

Die am besten geprüften Kombination ist sicherlich 5-Fluorouracil/Folinsäure. In zahlreichen randomisierten Studien wurden höhere Remissionsraten sowie in einigen Studien auch ein Überlebensvorteil für die Kombination gesehen. Da auch unter palliativen Gesichtspunkten [109] offenbar eine Verbesserung für die Patienten mit dieser Kombination erzielt werden kann, stellt unseres Erachtens die Kombination 5-Fluorouracil/Folinsäure außerhalb klinischer Studien die „Standardtherapie" für Patienten mit metastasiertem kolorektalen Karzinom dar. 5-FU sollte als Bolusapplikation in einer Dosis von $425\,mg/m^2$ an jeweils 5 aufeinanderfolgenden Tagen gegeben werden. Jeweils vorweg erfolgt die Gabe von $20\,mg/m^2$ Folinsäure. Bei einer Wiederholung am Tag 29–35 erscheint uns dieses Schedule die z. Z. größtmögliche Wirksamkeit bei geringer Toxizität zu gewährleisten. Als wöchentliches Therapieschema scheint bislang die Kombination von 5-FU $500\,mg/m^2$ mit Folinsäure $500\,mg/m^2$ als 2-Stunden-Infusion einer Monotherapie mit 5-FU im Hinblick auf die Remissionsraten überlegen zu sein.

Die Behandlung des metastasierten kolorektalen Karzinoms hat jedoch weiterhin palliativen Charakter. Unter diesem Gesichtspunkt sollten die Patienten nur bei Tumorprogression oder Verschlechterung des Allgemeinzustandes behandelt werden. Die Remissionsraten mit moduliertem 5-Fluorouracil liegen weiterhin im Bereich von 30%. Es sind jedoch bei 70–80% der Patienten Tumorstabilisierungen erreichbar. Nach eigenen Untersuchungen stellt das Erreichen einer stabilen Tumorsituation bei vorher progredientem Tumor, den wichtigsten prognostischen Parameter für das Überleben dar (unpublizierte eigene Ergebnisse).

Es ist notwendig zur Verbesserung der Therapieergebnisse, weiterhin klinische Studien beim metastasierten kolorektalen Karzinom durchzuführen. Einen interessanten Ansatz hierbei stellt die Modulation der prolongierten 5-FU-Infusion dar. Vielversprechende Modulatoren für 5-FU scheinen rekombinantes Interferon und PALA zu sein. Diese hochinteressanten Therapieansätze werden z. Z. in Phase-III-Studien gegenüber der Modulation mit Folinsäure geprüft. Auf Grund des bislang berichteten Toxizitätsspektrums der Kombination 5-FU/Interferon ist hier die Suche nach einem weniger toxischen, jedoch möglichst gleich effektivem Schedule wichtig. Darüberhinaus sind intensive Untersuchungen zur Lebensqualität der Patienten mit kolorektalem Karzinom unter Chemotherapie dringend erforderlich.

Literatur

1. Ajani JA, Kanojia MD, Bedikian AY, Korinek JK (1985) Sequential methotrexate and 5-fluorouracil in the primary treatment of metastatic colorectal carinoma. Am J Clin Oncol 8:69–71
2. Ajani JA, Mahesh DK, Bedikian AY (1989) High-dose methotrexate and 5-fluorouracil in patients with advanced colorectal carcinoma. Am J Clin Oncol 12:335–338 (Abstract)
3. Ajani JA, Rios AA, Ende K (1989) Phase I and II studies of the combination of recombinant human interferon-gamma and 5-fluorouracil in patients with advanced colorectal carcinoma. J Biol Resp Mod 8:140–146
4. Ardalan B, Glazer RI, Kensler TW (1981) Synergistic effect of 5-fluorouracil and N-(phosphonacetyl)-L-aspartate on cell growth and ribonucleic acid synthesis in a human mammary carcinoma. Biochem Pharmacol 30:2045–2049
5. Ausman R, Caballero G, Quebbeman E (1983) Long-term ambulatory continuous intravenous infusion of 5-fluorouracil for treatment of advanced adenocarcinomas. Proc Am Soc Clin Oncol 2:123 (Abstract)
6. Barone C, Astone A, Garufi C (1987) High-dose folinic acid (HDFA) combined with 5-fluorouracil (5-FU) in first line chemotherapy of advanced large bowel cancer. Eur J Cancer Clin Oncol 23:1303–1306
7. Belt RJ, Davidner ML, Myron MC, Barret S (1985) Continous low dose 5-Fluorouracil (5-FU) for adenocarcinoma: confirmation of activity. Proc Am Soc Clin Oncol 4:90 (Abstract)
8. Benedetto P, Bogos M, Morillo G, Sfakianakis G (1986) Chronic continous infusion of 5-Fluorouracil (CCI-FU) in previously untreated patients (Pts) with measurable colorectal cancer (CRC). Proc Am Soc Clin Oncol 5:92 (Abstract)
9. Brenckman WD, Laufman BB, Adamkiewicz MA (1990) Is fluorouracil (FU) plus placebo (P) as effective as equitoxic doses of 5FU plus high dose oral leucovorin (LV) in colorectal cancer? Proc Am Soc Clin Oncol 9: (Abstract)
10. Brown T, Flemming T, Goodman P (1989) Randomized phase II trial of recombinant gamma interferon administered on two schedules in advanced colorectal cancer: a Southwest Oncology Group trial. Proc Am Soc Clin Oncol 8:124
11. Bruckner HW, Roboz J, Ambinder E (1984) An efficient leucovorin-5-fluorouracil sequence: dosage escalation and pharmacological monitoring. In: Bruckner HW,

Rustum YM (eds) The current status of 5-Fluorouracil-leucovorin calcium combination. Park Row, New York, p 65–68

12. Buroker TR, Moertel CG, Fleming T, Everson LK (1985) A controlled evaluation of recent approaches to biochemical modulation or enhancement of 5-fluorouracil therapy in colorectal carcinoma. J Clin Oncol 3:1624–1631

13. Byrne PJ, Treat J, McFadden M (1984) Therapeutic efficacy of the combination of 5-fluorouracil and high-dose leucovorin in patients with advanced colorectal carcinoma: -single daily intravenuos dose for five days. In: Bruckner HW, Rustum YM (eds) The current status of 5-Fluorouracil-leucovorin calcium combination. Park Row, New York, p 65–68

14. Cadman E, Heiner R, Davis L (1979) Enhanced 5-fluorouracil nucleotide formation after methotrexate administration: explanation of drug synergism. Science 205:1133–1137 (Abstract)

15. Canobbio L, Nobile MT, Ardizzoni A (1986) Phase II study of sequentional methotrexate and 5-FU combination in the treatment of advanced colorectal cancer. Cancer Treat Rep 70:419–420 (Abstract)

16. Cantrell JE, Brunet R, Lagarde C (1982) Phase II study of sequential methotrexate 5-FU therapy in advanced measurable colorectal cancer. Cancer Treat Rep 66:1563–1565

17. Cantrell JE, Hart RD, Taylor RF (1987) Pilot trial of prolonged continous infusion 5-fluorouracil and weekly cisplatin in advanced colorectal cancer. Cancer Treat Rep 71:615–618 (Abstract)

18. Chaplinsky T, Laszlo J, Moore J (1983) Phase II trial of lymphoblastoid interferon in metastatic colon carcinoma. Cancer Treat Rep 67:1009–1012

19. Charion V, Sileni A, FigoliF, Gulisano M, Gasparini G, Bolzicco B, D'Alessandro A, DeBatisti F, Fossner V (1988) 120 hours 5 fluorouracil (5-FU) continuous infusion (c.i.) plus cisplatinum (P) and folinic acid (F) in metastatic colon cancer (M.C.C.). Proc Am Soc Clin Oncol 7: (Abstract)

20. Coates A, Tattersall MH, Swanson C (1984) Combination therapy with methotrexate and 5-fluorouracil: a randomized clinical trial of order of administration. J Clin Oncol 2:756–761

21. Colucci G, Pedicini A, Lacatema M (1988) A randomized study with high dose MTX and 5-FU in advanced colorectal cancer. Can Imm Immunoth Suppl 28:C106 (Abstract)

22. Cunnigham J, Bukowsky RM, Budd GT (1984) 5-Fluorouracil and folinic acid: a phase I-II trial in gastrointestinal malignancy. Invest N Drugs 2:391–395

23. De Gramont A, Krulik M, Cady J (1988) High-dose folinic acid and 5-fluorouracil bolus and continous infusion in advanced colorectal cancer. Eur J Cancer Clin Oncol 24:1499–1503

24. Di Constanzo F, Bartolucci R (1989) 5 Fluorouracil (5 FU) alone versus high dose folinic acid (FA) and 5-FU in advanced colorectal cancer (CA): a randomized trial of the italien oncology group for clinical research (GOIRC). Proc Am Soc Clin Oncol 8:

25. Di Constanzo F, Bartolucci R, Padalino D (1988) High-dose folinic acid and 5-fluorouracil in advanced colorectal cancer. Cancer Invest 6:133–138

26. Diaz-Rubio E, Aranda E, Martin M, Gonzalez-Mancha R, Gonzalez-Lariba J, Barneto I (1990) Weekly high dose infusion of 5-Fluorouracil in advanced colorectal cancer. Eur J Cancer 6:727–729

27. Diaz-Rubio E, Milla A, Jimeno J, Belon J, Aranda E, DiasFaes J, Hermandez JC, Ayuso ML, Alonso A, Anton A, Martin M (1988) Lack of clinical synergism

between cisplatin (CDDP) and 5-fluorouracil (5-FU) in advanced colorectal cancer (CRC). Results of a randomized study. Proc Am Soc Clin Oncol 7:110 (Abstract)

28. Doroshow JH, Multhauf P, Leong L (1990) Prospective randomized trial comparison of fluorouracil versus fluorouracil and high-dose continous leucovorin calcium for the treatment of advanced measurable colorectal cancer in patients previously unexposed to chemotherapy. J Clin Oncol 8:491–501

29. Eggermont AM, Weimar W, Tank B (1986) Clinical and immunological evaluation of 20 patients with advanced colorectal cancer treated with high dose recombinant leukocyte interferon-ÁA (rIFNÁÁ). Can Imm Immunoth 21:81–84

30. Elias L, Crisman HA (1988) Interferon effects upon the adenocarcinoma 38 and HL-60 cell lines: antiproliferative responses and synergistic interactions with haloginated pyrimidine antimetabolites. Cancer Res 48:4868–4873

31. Erlichman C, Donehower RC, Speyer JL (1982) A phase I-II trial of N-phosphonacetyl-L-aspartic acid given by intravenous infusion and 5-fluorouracil given by bolus injection. JNCI 68:227–231

32. Erlichman C, Fine S, Wong A (1988) A randomized trial of fluorouracil and folinic acid in patients with metastatic colorectal carcinoma. J Clin Oncol 6:469–475

33. Figlin RA, Callaghan M, Sarna G (1983) Phase II trial of Á(Human leucozyte) Interferon administered daily in adenocarcinoma of the colon/rectum. Cancer Treat Rep 67:493–494

34. Fiscus J (1987) The effect of two methods of delivery of 5-Fluorouracil on quality of live. Oncol Nurs Forum (Suppl) 122:164

35. Flodgren P, Hugander A, Sjogren HO (1985) Recombinant leukozyte a interferon as single agent therapy or in combination with cimetidine in patients with advanced colorectal carcinoma. A Phase II investigation. Acta Radiol Oncol 24:25–34

36. Fornasiero A, Daniele O, Ghiotto C, Aversa SM, Morandi P, Fiorentino MV (1990) Alpha-2 interferon and 5-fluorouracil in advanced colorectal cancer. Tumori 76:385–388

37. Galligioni E, Canobbio L, Figoli F (1987) Cisplatin and 5-fluorouracil combination chemotherapie in advanced and/or metastatic colorectal carcinoma: a phase II study. Eur J Cancer Clin Oncol 23:657–661

38. Glimelius B, Ginman C, Graffman S, Pahlman L (1986) Sequential methotrexate 5-FU leucovorin (MFL) in advanced colorectal cancer. Eur J Cancer Clin Oncol 22:295–300

39. Gressot L, Pazdur R, Markowitz A (1990) Phase I-II study of recombinant interleukin-2 (rIL-2) and fluorouracil (5-FU) plus folinic acid (FA) for patients with advanced colorectal carcinoma. Proc Am Soc Clin Oncol 9:118

40. Hamblin TJ, Williamson PJ, George DK (1989) A phase II study of human rIL-2 and 5FU chemotherapy in the treatment of metastatic colorectal carcinoma. Cancer Treat Rev 16 Suppl A:163–167

41. Hansen R, Quebbeman E, Anderson T (1989) 5-Fluorouracil by protracted infusion. A review of current progress. Oncology 46:245–250

42. Hansen R, Quebbeman E, Auman R, Ritch P, Anderson T, Schulte W, Frick J (1987) Continuous 5-Fluorouracil (5FU) infusion in colorectal cancer. Update of the MCW experience. Proc Am Soc Clin Oncol 6:80 (Abstract)

43. Hansen R, Ritch P, Anderson T (1986) Sequential methotrexate, 5-fluorouracil, and calcium leucovorin in colorectal carcinoma. Am J Clin Oncol 9:352–354

44. Hansen RM, Quebbeman E, Anderson T (1989) 5-Fluorouracil by Protracted Venous Infusion A Review of Current Progress. Oncology 46:245–250

45. Haskell CM, Selch MT, Ramming KP (1990) Cancer treatment. W. B. Saunders Company, Philadelphia Ed. 3rd, pp 232–254
46. Heim ME, Flechtner H, Edler L, Queißer W (1986) Sequential High-dose Methotrexate and 5-fluorouracil in the treatment of advanced colorectal cancer. Tumor Diag Ther 7:197–200
47. Herrmann R, Knuth A, Kleeberg U (1986) Randomized multicenter trial of sequential methotrexate (MTX) and 5-fluorouracil (FU) vs. FU alone in metastatic colorectal carcinoma (CRC). Proc Am Soc Clin Oncol 5:91
48. Herrmann R, Manegold C, Holzmann D, Fritze D (1982) Sequentiell Verabreichung von Methotrexate und Fluorouracil bei metastasierenden kolorektalen Karzinomen. DMW 107:491–493
49. Herrmann R, Spehn J, Beyer JH (1984) Sequential methotrexate and 5-fluorouracil: improved response rate in metastatic colorectal cancer. J Clin Oncol 6:591–594
50. Hines J, Adelstein DJ, Spiess JL (1989) Efficacy of high-dose oral leucovorin and 5-fluorouracil in advanced colorectal carcinoma. Cancer 63:1022–1025
51. Huberman M, Bering H, Tessitore J (1990) 5-Fluorouracil (5FU) plus recombinant alpha interferon (ROFERON A (R)) in advanced colorectal cancer. Proc Am Soc Clin Oncol 9:115
52. Hryniuk WM, Figueredo A, Goodyear M (1987) Applications of dose intesity to problems in chemotherapy of breast and colorectal cancer. Sem Oncol 14:3–11
53. Iyer PR, Moran EM, Kaneshiro CA (1988) Chemotherapy with cisplatin (CDDP) and 5FU in metastatic colorectal cancer. Proc Am Soc Clin Oncol 7:114 (Abstract)
54. Kaye SB, Sangster G, Hutcheon A (1984) Sequential methotrexate plus 5-FU an advanced breast and colorectal cancer: a phase II study. Cancer Treat Rep 68:547–548
55. Kemeny N, Ahmend T, Michaelson RA (1984) Activity of sequential low-dose methotrexate and fluorouracil in advanced colorectal cancer: attempt at correlation with tissue and blood vessels of phosphoribosylpyrophosphate. J Clin Oncol 2:311–315
56. Kemeny N, Childs B, Larchian W (1990) A phase II trial of recombinant tumor necrosis factor in patients with advanced colorectal carcinoma. Cancer 66:659–663
57. Kemeny N, Costa P (1991) Phase II trial of PALA and FU in metastatic colorectal carcinoma. Proc Am Soc Clin Oncol 10:
58. Kemeny N, Israel K, Niedzwiecki D, Chapman D, Botet J, Minsky B, Vinciguerra V, Rosenblut R (1990) Randomized study of continuous infusion fluorouracil versus fluorouracil cisplatin in patients with metastatic colorectal cancer. J Clin Oncol 8:313–318 (Abstract)
59. Kemeny N, Niedzwiecki D, Reichman B, Botet J, Vinciguerra V, Michaelson R, Rosenblut R, Deonarine RN (1989) Cisplatin and 5-fluorouracil infusion for metastatic colorectal carcinoma. Differences in survival in two patient groups with similar response rates. Cancer 63:1065–1069
60. Kemeny N, Reichman B, Geller N (1988) Implementation of the group sequential methology in a randomized trial in metastatic colorectal carcinoma. Am J Clin Oncol 11:66–72
61. Kemeny N, Younes A, Seiter K, Kelsen D (1991) Interferon alpha-2a and 5-fluorouracil for advanced colorectal carcinoma. Cancer 66:2470–2475
62. Kreuser ED, Matthias M, Boewer C (1991) Doublemodulation of 5-fluorouracil with interferon α-2b and folinic acid in metastatic colorectal cancer. Proc Am Soc Clin Oncol 10:150

63. Keyomarski K, Moran RG (1985) Folinic acid augmentation of the effects of fluoropyrimidines on murine and human leukemic cells. Cancer Res 46:5529–5235 (Abstract)

64. Krizan Z, Dimitow D, Suhrland G, Arnold D, Cook D, Schwarz K, Walker W (1990) Six weekly cycles of continuous infusion (CI) 5-FU and wekkly low dose cisplatin (DDP) in metastatic colorectal carcinoma. Proc Am Soc Clin Oncol 8: (Abstract)

65. Krown S, Mintzer D, Cunnigham-Rundles S (1987) High-dose human lymphoblastoid interferon in metastatic colorectal cancer: clinical results and modification of biological responses. Cancer Treat Rep 71:39–45

66. Kuo S, Finck S, Cho J, Glenn D, Wong S, Billups T, Slater L, Cohen A, Armentrout S (1989) Continuous ambulatory infusional 5-Fluorouracil (5-FU) chemotherapy in advanced colorectal cancer: a single institutional retrospective study. Proc Am Soc Clin Oncol 8:126 (Abstract)

67. Labianca R, Pancera G (1989) A randomized study of intravenous fluorouracil +/− folinic acid (FA) in advanced metastatic colorectal cancer (AMC). Proc Am Soc Clin Oncol 8:118

68. Labianca R, Pancera G, Cesana B, Clerici M, Montinari F, Luporini G (1988) Cisplatin + 5-Fluorouracil versus 5-Fluorouracil alone in advanced colorectal cancer: a randomized study. Eur J Cancer Clin Oncol 24:1579–1581

69. Laufman BB, Krzeczowski KS, Roach R (1987) Leucovorin plus 5-fluorouracil: An effective treatment for metastatic colon cancer. J Clin Oncol 5:1394–1400

70. Laufman LR, Brenckman WD, Stydnicki KA (1989) Clinical experience with leucovorin and 5-fluorouracil. Cancer 63:1031–1035

71. Leone BA, Romero A, Rabinovich MG (1986) Sequential therapy with methotrexate and 5-flurouracil in the treatment of advanced colorectal carcinoma. J Clin Oncol 4:23–27

72. Lillis PK, Brown T, Beougher K (1987) A phase II trial of recombinant beta interferon (Betaseron) in advanced colorectal cancer. Proc Am Soc Clin Oncol 6:86

73. Lizon J, Aranda E, Masuti B, Balana C, Martin M, Belon J, Carrato A, Cruz J (1989) Is there a synergistic effect between cisplatin (CP) and 5-fluorouracil (5-FU) in colon (COL) and (REC) cancer? Results of a randomized trial. ECCO 5 Abstr. No p-0669 (Abstract)

74. Loehrer P Sr., Turner S, Kubilis P, Hui S, Correa J, Ansari R, Stephens D, Woodburn R, Meyer S (1988) A prospective randomized trial of fluorouracil versus fluorouracil plus cisplatin in the treatment of metastatic colorectal cancer: A Hoosier Oncology Group Trial. J Clin Oncol 6:642–648

75. Loehrer PJ, Einhorn LH, Williams SD (1985) Cisplatin plus 5-FU for the treatment of adenocarcinoma of the colon. Cancer Treat Rep 69:1359–1363

76. Lokich JJ, Colorectal cancer. In: Cancer chemotherapy by infusion, edited by Lokich, J. J. Chicago: Precept, 1987, p. 291–303

77. Lokich JJ, Cantrell JE, Ahlgren JD (1989) A phase III trial of protracted infusional 5 FU (PIF) vs. PIF plus weekly bolus cisplatin (CDDP) in advanced measurable colon cancer (MAOP Protocol 5286). Proc Am Soc Clin Oncol 8:104

78. Lokich JJ, Ahlgren JD, Gullo JJ, Philips JA, Fryer JG (1989) A prospective randomized comparison of continous infusion. Fluorouracil with a conventional bolus schedule in metastatic colorectal carcinoma: A Mid-Atlantic Oncology Program Study. J Clin Oncol 4:425–432

79. LoRusso P, Pazdur R, Redman BG, Kienzie J, Vaitkevicius VK (1989) Low-dose continuous infusion 5-fluorouracil and cisplatin: phase II evaluation in advanced colorectal carcinoma. Am J Clin Oncol 12:486–490

80. Löffler T, Korsten FW, Burghardt F (1989) Randomized comparison of 5-FU vs. 5FU/medium dose leucovorin in metastatic colorectal cancer. ECCO 5 Abstr No 0-0628

81. Macchiavelli M, Leone BA, Romero A, Rabinovich MG (1990) Advanced colorectal carcinoma (CRC): A prospective randomized trial of sequential methotrexate (MTX) – 5-fluorouracil (5FU) vs. 5FU alone. Proc Am Soc Clin Oncol 9:102

82. Machover D, Goldschmidt E, Chollet P (1986) Treatment of advanced colorectal and gastric adenocarcinomas with 5-fluorouracil and high-dose folinic acid. J Clin Oncol 5:685–696

83. Mackintosh J, Coates A, Swanson C (1987) Chemotherapy of advanced colorectal cancer. A randomized trial of sequential methotrexate and 5-fluorouracil. Am J Clin Oncol 10:210–212 (Abstract)

84. Madajewicz S, Burk M, Dainer P, Fiore J, Johnson H, Ostro S, Schubach W, Viola M, Kennedy D, Vitkun C (1988) Continuous infusion (CI) of 5-fluorouracil (FU) and cisplatin (DDP) for metastatic colorectal cancer (MCRC) and other gastrointestinal malignancies. Proc Am Ass Can Res 29:201 (Abstract)

85. Madajewicz S, Petrelli NJ, Rustum Y (1984) Phase I-II trial of high-dose calcium leucovorin and 5-fluorouracil in advanced colorectal cancer. Cancer Res 44:4667–4669

86. Markowitz A, Yeomans A, Freimann J (1990) Phase I study of recombinant interleukin-2 (rIL-2), and 5-fluorouracil (5-FU) in gastrointestinal (GI) malignancies. Proc Am Soc Clin Oncol 9:119

87. Marsh JC, Bertino JR, Rome LS (1989) Sequential methotrexate (MTX), 5-fluorouracil (FU) and leucovorin (LV) in metastatic colorectal cancer: A controlled comparison of two intervals between drug administration. Proc Am Soc Clin Oncol 8:103 (Abstract)

88. Martin DS, Stolfi RL, Sawyer RC (1983) Therapeutic utility of utilizing low doses N- (phosphonoacethyl)-L-aspartic acid in combination with 5-fluorouracil: a murine study with clinical relevance. Cancer Res 43:2317–2321

89. Mehtrotra S, Rosenthal CJ, Gardner B (1982) Biochemical modulation of antineoplastic response in colorectal carcinoma: 5 fluorouracil (F), high dose methotrexate (M) with calcium leucovorin (L) rescue (FML) in two sequences of administration. Proc Am Soc Clin Oncol 18:100 (Abstract)

90. Migeod D, Gerlach D, Kress M (1988) Sequentielle Behandlung des progredienten metastasierenden kolorektalen Karzinoms mit 5-Fluorouracil/Folinsäure, Dipyridamol und Mitomycin C. Onkologie Suppl 2:14–20

91. Moertel CG, O'Connel MJ, Ritts RI (1978) A controlled evaluation of combined immunotherapy (MER-BCG) and chemotherapy for advanced colorectal cancer. Raven, New York, pp 573–586

92. Molina R, Fabian C, Slavik M (1987) Reversal of palmar erythrodysthesia (PPE) by B6 without loss of response in colon cancer patients receiving 200mf/m^2/d continuous 5-FU. Proc Am Soc Clin Oncol 6:74

93. Muggia FM, Camacho FJ, Kaplan BH (1987) Weekly 5-fluorouracil combined with PALA: toxic and therapeutic effects in colorectal cancer. Cancer Treat Rep 71:253–256

94. Murakami M, Ota K, Miyazaki T (1987) Sequential methotrexate 5-fluorouracil (MTX-5-FU) treatment of patients with advanced gastric and colorectal cancer. Sequential methotrexate 5-FU Study Group. Gan To Kagaku Ryoho 14:2482–2490

95. Neefe JR, Silgals R, Ayoob M (1984) Minimal activity of recombinant clone A interferon in metastatic colon cancer. J Biol Resp Mod 3:366–370

96. Nobile MT, Vidili MG, Sobrero MA (1988) 5-Fluorouracil (FU) alone or combined with high-dose folinic acid (FA) in advaned colorectal cancer patients: a randomized trial. Proc Am Soc Clin Oncol 7:97

97. Nordic Gastrointestinal Tumor Adjuvant Therapy Group (1989) Superiority of sequential methotrexate, fluorouracil and leucovorin to fluoerouracil alone in advanced symptomatic colorectal carcinoma: A randomized trial. J Clin Oncol 7:1437–1446

98. O'Connel MJ, Moertel CG, Kvols LK (1986) Clinical trial of cisplatin and intensive course 5-fluorouracil for the treatment of advanced colorectal cancer. Am J Clin Oncol 9:192–195

99. O'Connel MJ, Poon M, Wieand H (1990) Biochemical modulation of 5-fluorouracil (5FU) with leukovorin (LV): Confirmatory evidence of improved therapeutic efficacy in the treatment of advanced colorectal cancer. Proc Am Soc Clin Oncol 9:

100. O'Connel MJ, Powis G, Rubin J (1981) Pilot study of PALA and 5-FU in patients with advaned cancer. Cancer Treat Rep 65:331–334

101. O'Connel MJ, Ritts RA, Moertel CG (1989) Recombinant interferon-τ lacks activity against metastatic colorectal cancer but increases serum levales of CA 19-9. Cancer 63:2004–1989

102. O'Dwyer PJ, Paul AR, Walczak J (1990) Phase II study of biochemical modulation of fluorouracil by low-dose PALA in patients with colorectal cancer. J Clin Oncol 8:1497–1503

103. Panasci L, Ford J, Margolese R (1985) A phase II study of sequential methotrexate and fluorouracil in advanced colorectal cancer. Cancer Chemother Pharmacol 15:164–166

104. Pandya KJ, Petrelli NJ, Lefkopoulou M (1987) Preliminary report of a phase II evaluation of mitomycin-C, vincristin, platinum and 5-fluorouracil in advanced large bowel cancer: An Eastern Cooperative Oncology Group Study. Proc Am Ass Can Res 28:201

105. Pazdur R, Ajani JA, Patt YZ (1990) Phase II study of fluorouracil and recombinant interferon alpha-2a in previously untreated advanced colorectal carcinoma. J Clin Oncol 12:2077–2031

106. Petrelli NJ, Douglass HO Jr, Herrera L (1989) The modulation of fluorouracil with leucovorin in metastatic colorectal carcinoma: a prospective randomized phase III trial. J Clin Oncol 7:1419–1426

107. Petrelli NJ, Herrera L, Rustum Y (1987) A prospective randomized trial of 5-fluorouracil versus 5-fluorouracil and high-dose leucovorin versus 5-fluorouracil and methotrexate in previously untreated patients with advanced colorectal carcinoma. J Clin Oncol 10:1559–1565

108. Pitini V, Palmara D, Ferraro G (1987) Beta-Interferon in the treatment of 14 patients with advanced colorectal carcinoma. J Exp Path 3:603–605

109. Poon M, O'Connel MJ, Moertel CG (1989) Biochemical modulation of fluorouracil: Evidence of significant improvement of survival and quality of life in patients with advanced colorectal carcinoma. J Clin Oncol 10:1407–1418

110. Posner MR, Beilliveau JF, Weitberg AB, Sabbath K, Wieman MC, Cummings GFJ, Calabresi P (1987) Continuous infusion cisplatin and bolus 5-fluorouracil in colorectal carcinoma. Cancer Treat Rep 71:975–977

111. Rabinovich MG, Perez JE, Macchiavelli M (1984) Sequential combination chemotherapy with methotrexate and 5-fluorouracil in advanced colorectal carcinoma. Tumori 70:549–553

112. Redman BG, LoRusso P, Pazdur R (1988) Cisplatin (C) and continuous low dose infusion 5-fluorouracil (CLD-FU) in colorectal cancer. Proc Am Soc Clin Oncol 7:112 (Abstract)
113. Richards F, Beck J, Muss H, Cooper R, Jacksonmm D, Cates-Wilkie S, Zekan P, Capizzi R, Rosenoff S, McCulloch J, Bearden J, Puckett J, Kennedy S, Atkins J, Bradof J, Case D, Smith D, Weels B (1988) Continuous infusion 5-fluorouracil (5 FU) with bolus cisplatin (P) in the treatment of metastatic colorectal cancer. Proc Am Soc Clin Oncol 7:96 (Abstract)
114. Rosenberg SA, Lotze MT, Muul LM (1987) A progress report on the treatment of 157 patients with advanced cancer using lymphokine-activated killer cells and interleukin-2 or high dose interleukine-2 alone. N Engl J Med 316:889–897
115. Rougier P, Droz JP, DuCreux M (1983) Traitement des adenocarcinomes coliques et rtectaux avances: association de 5 FU et d'acide folinique a forte dose. Bull Cancer Paris 70:434–436
116. Schaadt M, Freundschuh M, Steinmetz HT (1989) Phase II trial of repeated short term infusion of recombinant human necrosis factor (rHuTNF) in patients with colorectal carcinoma. Proc Am Soc Clin Oncol 8:118
117. Schabel FM, Trade MW, Laster WR (1979) Cisdichlorodiammine-platinum (II): Combination chemotherapy and cross resistance studies with tumors in mice. Cancer Treat Rep 63:1459–1473 (Abstract)
118. Schilsky RL, Perry MC, Citron ML (1988) High dose 5-fluorouracil (5-FU) therapy for advanced gastrointestinal (GI) malignancy. Proc Am Soc Clin Oncol 7:102 (Abstract)
119. Schmoll H-J, Le Blanc S (1985) Sequential high dose folinic acid (FA) and 5-fluorouracil (5 FU) in advanced colorectal cancer with measurable, progressive disease. Proc Am Soc Clin Oncol 4:Abs. C-367
120. Scholnik AP, Arnold DJ, Walker WS (1988) High-dose folinic acid and 5-fluorouracil in the treatment of advanced colon cancer. Am J Clin Oncol 11:558–563
121. Seifert P, Backer LH, Reed ML, Vaitkevicius VK (1975) Comparison of continuously infused 5-Fluorouracil with bolus injection in treatment of patients with colorectal adenocarcinoma. Cancer 36:123–128
122. Silgals R, Ahlgren JD, Neefe JR (1984) A phase II trial of high dose intravenous interferon alpha-2 in advanced colorectal cancer. Cancer 54:2257–2261
123. Sinnige HAM, Sleijfer DTh, deVries EGE (1990) Modifikation of 5-fluororacil activity by high-dose methotrexate or leucovorin in advanced colorectal carcinoma. Eur J Cancer Clin Oncol 26:625–626 (Abstract)
124. Valone FH, Friedman MA, Wittlinger PS (1989) Treatment of patients with advanced colorectal carcinomas with fluorouracil alone, high dose leucovorin plus fluorouracil, or sequential methotrexate fluorouracil and leucovorin: A randomized trial of the Northern California Oncology Group. J Clin Oncol 10:1427–1436
125. Wade JL, Herbst S, Greenburg A (1988) Prolonged venous infusion (PVI) of 5-Fluorouracil (5-FU) for metastatic colon cancer (MCC) – a follow up report. Proc Am Soc Clin Oncol 7:94 (Abstract)
126. Wadler S, Lyver A, Goldman M (1989) Therapy with 5-fluorouracil (5 FU) and recombinant alpha-2a interferon (IFN) in refractory GI malignancies. Proc Am Soc Clin Oncol 8:99
127. Wadler S, Wiernik PH (1990) Clinical update on the role of fluorouracil and recombinant interferon alfa-2a in the treatment of colorectal cancer. Sem Oncol 1 (Suppl):16–21
128. Weinerman B, Schacter B, Schipper H (1982) Sequential mathotrexate and 5-FU in the treatment of colorectal cancer. Cancer Treat Rep 66:1553–1555

129. Weinerman B, Shah A, Fields A, Kerr I, Cripps C, Shepherd F, Wierzbicki R, Temple W, Maroun J, Bogues W, Pater J (1990) A randomized trial of continuous systemic infusion (SI) vs bolus therapy (B) with 5-Fluorouracil (5 FU) in metastatic measurable colorectal cancer (MCC). Proc Am Soc Clin Oncol 9:103 (Abstract)
130. Weiss GR, Ervin TJ, Meshad MW (1982) Phase II trial of combination therapy with continous infusion PALA and bolus injection 5-FU. Cancer Treat Rep 66:293–303
131. West WH, Tauer KW, Yanelli JR (1987) Constant infusion recombinant interleukin-2 in adoptive immunotherapy of advanced cancer. N Engl J Med 316:898–905
132. Whitehead RP, Fleming T, Macdonald JS (1989) A Phase II study of 5-fluorouracil (5-FU) plus cisplatin (P) for metastatic colorectal adenocarcinoma: A Southwest Oncology Group Study. Proc Am Soc Clin Oncol 8:128 (Abstract)
133. Wilke H, Schmoll H-J, Schöber Ch (1988) Folinic acid (FA) plus 5-fluorouracil (FU) in progressive advanced colorectal cancer. Biomed Pharm Ther 42:373–380
134. Wrigley PFM, Slevin ML, Clark P (1987) Alpha-2 interferon (IFN) in combination with 5-fluorouracil 85-FU) for advanced colorectal carcinoma. Proc Am Soc Clin Oncol 6: (Abstract)
135. Inoshita G, Yalavarthi P, Murthy S (1991) Phase I trial of 5FU, leucovorin (LV) and rHuIFN-α2a in metastatic colorectal cancer (CR Ca). Proc Am Soc Clin Oncol 10:152
136. Zaniboni A, Zambruni A, Marpicati P, Gorni F (1986) Treatment of advanced colorectal and gastric cancer with cisplatinum and 5-fluorouracil. A pilot study. Chemioterapia 5:347–350
137. Steinke et al. (1991) Semin Oncol (in Druck)
138. Wadler S, Lembersky B, Kirkwood J, Atkins M, Petrelli N (1991) Phase II trial of fluorouracil (5FU) and recombinant alpha-2 interferon (IFN) in patients (pts) with advanced colorectal cancer: An Eastern Cooperative Oncology Group (ECOG) study. Proc Am Soc Clin Oncol 10:136
139. Labianca R, Pancera G, Lupovini A, Dallavalle G, Locatelli MC, Fraschini P, Lupovini G (1990) Double modulation of 5-Fluorouracil (5-FU) with α2b Interferon (IFN) and Folinic acid (FA) in advanced colorectal cancer. Ann Oncol Supp 1:92 (Abstract)
140. Punt CJA, de Mulder PHM, Burghouts JThM (1991) A Phase I–II study of high dose 5-fluorouracil (5FU), leucovorin (LV) and α-interferon (αIFN) in patients with advanced colorectal cancer. Proc Am Soc Clin Oncol 10:150
141. Grem JL, Allegra CJ, McAlee N, Bolis FM, Sartor O, Goldstein LJ, Murphy RF, Sorensen JM, Hamilton JM (1990) Phase I study of interferon alfa-2A (IFN-A), 5-Fluorouracil (5-FU) and high-dose leucovorin (LV) in metastatic gastrointestinal cancer. Proc Am Soc Clin Oncol 9:70
142. Köhne-Wömpner CH, Schmoll HJ, Hiddemann H (1991) 5-Fluorouracil (FU), leucovorin (LV), alpha-2b interferon (IFN) in advanced colorectal cancer (CC): A phase I/II study. Proc Am Soc Clin Oncol 10:159
143. Gerstner J, O'Connell MJ, Wieand HS, Buroker TR, Krook J (1991) A prospectively randomized trial comparing 5FU combined with either high or low dose leucovorin for the treatment of advanced colorectal cancer. Proc Am Soc Clin Oncol 10:134
144. Huberman M, McClay E, Atkins M (1991) Phase II trial of 5 fluorouracil (5FU) and recombinant Interferon-alpha-2a (IFN) in advanced colorectal cancer. Proc Am Soc Clin Oncol 10:153
145. Douillard JY, Leborgne J, Danielou JY (1991) Phase II trial of 5-Fluorouracil (5FU) and recombinant alpha interferon (RαIFN) (Intron AR) in metastatic, previously untreated colorectal cancer (CRC). Proc Am Soc Clin Oncol 10:139

5-Fluorouracil-Dauerinfusion (5-FU-DI) und mittelhochdosiert Leukovorin (LV-mh) in der Behandlung des metastasierten kolorektalen Karzinoms

C. Görg, K. Görg, K. H. Pflüger und K. Havemann

Zusammenfassung

Im Rahmen einer prospektiven Studie wurden 23 nicht vorbehandelte Patienten mit metastasiertem Kolonkarzinom und meßbaren Tumorparametern mit 5-Fluorouracil (400 mg/m^2 Tag 1–5) als 24-h-Dauerinfusion und d-L-Leucovorin (200 mg/m^2 Tag 1–5) als Kurzinfusion behandelt. In vierwöchigem Abstand wurden bis zu sechs Zyklen appliziert. Zwei Patienten erreichten eine partielle Remission (PR) (9%). Bei sieben Patienten (30%) ließ sich ein stabiler Krankheitsverlauf (NC) dokumentieren. Insgesamt konnte bei 9 von 23 Patienten (39%) ein Ansprechen festgestellt werden. 14 von 23 Patienten (61%) zeigten eine Tumorprogression (PROG). Die mittlere progressionsfreie Überlebenszeit betrug 5,2 Monate bei einer mittleren Beobachtungszeit von neun Monaten. Die Therapiemodalität erwies sich als gut verträglich und wurde in der Regel ambulant durchgeführt. Es handelt sich bei dem hier vorgestellten Therapieschema um eine effektive und gut tolerable Behandlungsform des metastasierten Kolonkarzinoms. Nach vorläufiger Auswertung ist bzgl. der Ansprechraten die 5-FU/LV-Behandlung in dieser Form der 5-FU-Monotherapie im historischen Vergleich nicht überlegen, zeigt jedoch eine geringere Toxizität.

Abstract

Folinic acid combined with 5-fluorouracil continuous infusion in patients with metastatic colorectal carcinoma

In a phase II study 23 non-pretreated patients with measurable recurrent or metastatic carcinoma of the large bowel received a five-day continuous infusion of 5-fluorouracil, 400 mg/m^2/day (5-FU-CI) and a two-hour infusion of folinic acid, 200 mg/m^2/day (FA) for five days; this was repeated every four weeks for six months. Patients were evaluated for response and toxicity at the end of every treatment. Median follow-up was nine months. Toxicity of the schedule was mild leading to dose reduction in no case. No dose escalation was performed. In two patients partial remission (PR) could be achieved whereas in seven cases stable disease (NC) could be demonstrated. Time to disease progression was 5,2 months. In comparison to other reported schedules, our study demonstrates similar response rates with less toxicity.

Einleitung

Nach den Bronchialkarzinomen sind die kolorektalen Karzinome die häufigsten malignen Tumoren in den westlichen Industrieländern. Eine kurative Behandlung ist im Frühstadium allein durch eine Operation zu erzielen. Bei lokal fortgeschrittenem oder metastasiertem kolorektalen Karzinom ist eine palliative zytostatische Chemotherapie indiziert.

5-Fluorouracil (5-FU) gilt als das wirksamste Zytostatikum bei diesen Tumoren. Abhängig von der Art und Dosis der Applikation werden Ansprechraten bis zu 20% erzielt [1, 2, 3, 4]. Die Behandlungsergebnisse, die mit 5-FU als Monotherapie erreicht wurden, galten als der Standard, an dem die Effektivität anderer Chemotherapieprotokolle gemessen wurde [5].

Durch die Kombination von Folinsäure (Leucovorin) mit 5-FU haben sich in mehreren randomisierten Studien signifikant höhere Remissionsraten bei Patienten mit inoperablen kolorektalen Karzinomen erzielen lassen als durch die 5-FU-Monotherapie. Bzgl. der Dosis und der zeitlichen Applikationspläne für diese Kombination gibt es derzeit noch keine standardisierte Empfehlung. Die Form der 5-FU-Dauerinfusion wurde gewählt, da sie als weniger toxisch gilt als die rasche i.v.-Gabe [6].

Ziel der vorliegenen Studie war es, Aussagen bzgl. Ansprechen, Überleben, Tolerabilität und Praktikabilität einer ambulanten 5-FU-Dauertherapie mit Leucovorin (LV)-„rescue" zu gewinnen.

Material und Methoden

23 Patienten mit metastasiertem Kolonkarzinom und meßbaren Tumorparametern wurden zwischen April 1988 und Juni 1989 in die Studie eingebracht (Tabelle 1).
Einschlußkriterien waren:
1. histologisch gesichertes kolorektales Karzinom;
2. meßbare Parameter;
3. keine chemotherapeutische Vorbehandlung;
4. Karnofsky-Index von > 60%.

Folgende Therapiemodalität wurde durchgeführt:
5-FU   400 mg/m^2 Tag 1–5 über 24 Stunden als Dauerinfusion;
d-L-LV 200 mg/m^2 Tag 1–5 als Kurzinfusion.

Zykluswiederholung erfolgte an Tag 28. Sämtliche Patienten erhielten einen Port-Katheter. Die 5-FU-Dosis wurde über eine mechanische Pumpe über 24 Stunden appliziert. Die Behandlung erfolgte ambulant.

Tabelle 1. Patientencharakteristika vor Therapie

		n	%
Alter	> 50	20	87
	≤ 50	3	13
Geschlecht	männlich	13	57
	weiblich	10	43
Karnofsky	> 80%	21	91
	≤ 80%	2	9
Primärtumor	Colon	8	35
	Sigma	8	35
	Rectum	7	30
Metastasierung	lokal	7	30
	Leber	17	74
	Lunge	7	30
	Peritoneum	3	13
	sonstiges	4	17
CEA-Erhöhung		20	87

Das Ansprechen wurde nach folgenden Kriterien beurteilt:

CR: komplette Rückbildung aller Symptome und Tumorzeichen für mindestens 8 Wochen;

PR   Tumorreduktion von mehr als 50% für mindestens 8 Wochen;

NC: keine neuen Metastasen und Tumorrückgang von < 50% oder Tumorfortschreiten von < 25% aller meßbaren Parameter;

PROG: mehr als 25%ige Zunahme der meßbaren Tumorläsionen.

Ergebnisse

Tabelle 1 faßt die Patientencharakteristika zusammen. Tabelle 2 zeigt das Ansprechen auf die Therapie. In keinem Fall konnte eine CR erreicht werden.

Tabelle 2. Ansprechen auf Therapie

	n	%
CR	–	–
PR	2	9
NC	7	30
PROG	14	61

Tabelle 3. Toxizität des Protokolls

	WHO-Grad			
	1	2	3	4
Übelkeit/Erbrechen	5	2	–	–
Stomatitis	9	6	2	–
Diarrhoe	5	4	1	–
Konjunktivitis	2	3	–	–

Bei 14 Patienten (61%) ließ sich eine Progression (PROG) nachweisen. Tabelle 3 faßt die Toxizität des Protokolls zusammen. 21 von 23 Patienten erhielten mindestens sechs Zyklen. Zwei Patienten brachen nach zwei Behandlungszyklen die Therapie ab. In beiden Fällen lag eine progrediente Erkrankung vor. Während Übelkeit und Erbrechen mild waren, erforderten Stomatitis und Diarrhoe therapeutische Maßnahmen, ohne daß eine Dosisreduktion notwendig war. Hämatologische Nebenwirkungen wurden nicht beobachtet.

Diskussion

Die Behandlung des metastasierten kolorektalen Karzinoms mit 5-FU und LV kann heute als Standard angesehen werden. In mehreren randomisierten Studien sind Remissionsraten von 20–50% beschrieben [7, 8, 9]. Zusätzlich gibt es Hinweise für eine Lebensverlängerung bzgl. der Kombinationsbehandlung im Vergleich zur bisher durchgeführten 5-FU-Monotherapie.

Ungeklärt bleiben dagegen die zu gebende optimale Dosis sowie die Applikationsdauer und -frequenz beider Medikamente, wobei wegen der geringeren Toxizität eine kontinuierliche 5-FU-Dosis zu empfehlen ist. Bei tolerabler Toxizität kann möglicherweise die Kummulativdosis auf 600 mg/m^2 Tag 1–5 erhöht werden. Bzgl. der Leucovorin-Dosis wird unter Berücksichtigung von Effektivität, Tolerabilität und Kosten eine mittlere LV-Dosis empfohlen. Unklar bleibt weiterhin, ob die eigentlich wirksame und aktive L-Form der Folinsäure dem bisher eingesetzten Razemat aus L- und D-Formen überlegen ist. Die D-Form ist sicherlich nicht wirksam und hemmt möglicherweise die zelluläre Aufnahme der L-Form.

Zusammenfassend ist das hier vorgestellte Behandlungsprotokoll ambulant durchführbar und gut praktikabel, wenn auch die hohen Remissionsraten von ca. 25% und Ansprechraten bis zu 75% in unserer Serie nicht erreicht wurden. In einer nachfolgenden Phase-III-Studie wollen wir uns mit der Frage beschäftigen, ob möglicherweise eine Therapiemodulation mit L-Leucovorin einer Behandlung mit D-L-Leucovorin in Kombination mit 5-FU-DI überlegen ist.

Literatur

1. Moertel CG (1978) Current concepts in cancer: chemotherapy of gastrointestinal cancer. N Engl J Med 299:1049–1052
2. Faintuch JS, Shepard KV, Gayhoe E et al. (1986) Continuous infusion 5-FU – a dose escalation schedule. Proc Am Soc Clin Oncol 5:abstr 363
3. Ansfield F, Klotz I, Nealon T et al. (1977) A phase III study comparing the clinical utility of four regimens of 5-fluorouracil. A preliminary report. Cancer 39:34–40
4. Davis HL (1982) Chemotherapy of large bowel cancer. Cancer 50:2638–2646
5. Wernz JC, Kao AK, Muggia FW et al. (1985) Mitomycin and methotrexate: negative experience in untreated colorectal carcinoma. Cancer Treat Rep 5:223–224
6. Lokich J, Ahlgren I, Gullo J, Phillips I, Foyer I (1987) A randomized trial of standard bolus 5-FU vs. protracted infusional 5-FU in advanced colon cancer. Proc Am Soc Clin Oncol 6:81
7. Petrelli N, Herrera L, Rustum Y et al. (1987) A prospective randomized trial of 5-fluorouracil versus 5-fluorouracil and high-dose leucovorin versus 5-fluorouracil and methotrexate in previously untreated patients with advanced colorectal carcinoma. J Clin Oncol 5:1559–1565
8. Nobile MT, Vidili MG, Sobrero A et al. (1988) 5-fluorouracil alone or combined with high-dose folinic acid in advanced colorectal cancer patients: a randomized trial. Proc Am Soc Clin Oncol 7:79–81
9. Erlichman C, Fine S, Wong A, Elhakim T (1988) A randomized trial of fluorouracil and folinic acid in patients with metastatic colorectal carcinoma. J Clin Oncol 6:469–475

Ein modifiziertes Schema von 5-Fluorouracil (5-FU) mit Leucovorin (LV) mit guter Verträglichkeit

H. Denz, Ch. U. Ludwig, H. Gisin und J. P. Obrecht

Einleitung

Die medikamentöse Behandlung metastasierter Tumoren des Gastrointestinaltraktes hat in den letzten Jahrzehnten nur wenig Fortschritte gemacht. Die Standardtherapie ist bisher eine Monotherapie mit dem fluorierten Pyrimidin 5-Fluorouracil (5-FU), dessen tumorhemmende Wirkung bereits 1957 beschrieben worden war [4].

Mit dieser Behandlung werden Remissionsraten von 5–17% erreicht [1]. In den meisten Studien ist eine Verbesserung der mittleren Überlebenszeit nicht nachzuweisen. Einen möglichen Fortschritt versprachen in-vitro-Untersuchungen, die zeigten, daß Folinsäure (Leucovorin, LV) die Wirksamkeit von 5-FU deutlich steigern kann. Der wichtigste Wirkungsmechanismus dürfte dabei die Hemmung der Thymidilatsynthetase sein, ein Effekt, der durch höhere Konzentrationen von reduziertem Folat in der Zelle verstärkt wird [2]. Erste klinische Erfahrungen bestätigten die Überlegenheit der Kombination von 5-FU und LV über die Monotherapie. In randomisierten Studien konnten mit der Kombination Remissionsraten von 15–48% erreicht werden, die signifikant höher waren als mit 5-FU-Monotherapie [6, 7, 9]. Auch eine Verlängerung der mittleren Überlebenszeit konnte in einigen Studien gezeigt werden [2, 8].

Die verbesserten Ergebnisse werden allerdings mit einer deutlich erhöhten Nebenwirkungsrate erkauft. So wurden bei Therapieprotokollen, in denen eine wöchentliche Gabe von 5-FU/LV erfolgte, häufig schwere Diarrhoen gesehen mit einer Mortalität von bis zu 5% [7].

Die Beobachtung, daß schwere Nebenwirkungen meist erst nach vier bis fünf Wochen Therapie auftraten, veranlaßte uns zu einer Modifikation des ursprünglichen, von Petrelli [7] angegebenen Schemas, indem wir nach 3 Wochen Therapie jeweils eine Woche Pause einlegten. Gleichzeitig wurde aus Gründen der Praktikabilität die Dosis von LV auf 600 mg (total) reduziert. Da die wesentliche Fragestellung der Studie die Toxizität war, wurden neben Patienten mit kolorektalen Tumoren auch solche mit Adenokarzinomen anderen Ursprungs behandelt.

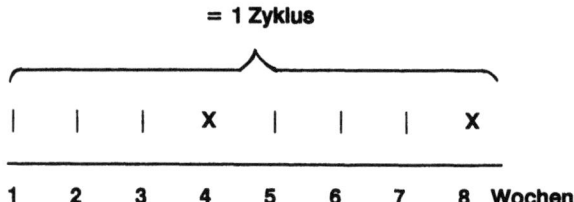

LEUCOVORIN   600 mg (absolut) i.v. 2-Stunden-Infusion

5-FU   600 mg/m2 i.v. 60' nach Beginn der LV-Infusion

Tag   1, 8, 15, 29, 36, 43   etc.   **Therapie**   (|)

Tag 22, 50 etc.   **Therapie-Pause (X)**

Abb. 1.
Therapieschema

Patienten und Methoden

In der Zeit von November 1987 bis September 1989 wurden 31 Patienten mit den folgenden Diagnosen behandelt: Kolorektales Karzinom (n = 19). Magenkarzinom (n = 3), Mammakarzinom (n = 4), Adenokarzinom der Harnblase (n = 1), Ovarialkarzinom (n = 1), bronchioloalveoläres Lungenkarzinom (n = 1) und metastasierendes Adenokarzinom bei unbekanntem Primärtumor (n = 2). Die mittlere Beobachtungszeit betrug 196 ± 111 Tage (Median: 175 Tage), das mittlere Alter 54 Jahre (35–72). Bei 30 dieser 31 Patienten war die Toxizität beurteilbar, ebenso war bei 30 von ihnen der Therapieeffekt zu beurteilen. Fünfzehn Patienten waren unvorbehandelt, 16 hatten vorher Chemotherapie erhalten, dabei war in 12 Fällen eine 5-FU-haltige Kombination verwendet worden. Insgesamt wurden in 140 Zyklen (1 Zyklus = 28 Tage) 420 Dosen verabreicht. Die durchschnittliche Zahl von Zyklen/Patient betrug $4,5 \pm 2,7$ (Median 4 Zyklen).

Das Therapieschema ist auf Abb. 1 graphisch dargestellt. Die Auswertung der Nebenwirkungen des angewandten Therapieschemas erfolgte nach den WHO-Kriterien [5]. Nebenwirkungen wurden bei den wöchentlichen Konsultationen protokolliert.

Der Therapieerfolg wurde nach den üblichen Definitionen bewertet: Teilremission = Tumorrückbildung um mindestens 50%, „Minor response" = Tumorrückbildung um 25–50%, stationäres Tumorverhalten (no change, NC) = Rückgang um < 25%, Wachstum um < 25%, Progression (PD) = Wachstum um > 25%.

Tabelle 1. Nicht-hämatologische Toxizität

	WHO Grad	Zyklen (%) (n = 140)	Patienten (%) (n = 30)
Nausea/Erbrechen	0	103 (74)	15 (50)
	1	31 (22)	10 (33)
	2	4 (3)	3 (10)
	3	2 (1)	2 (7)
	4	0 (0)	0 (0)
Diarrhoe	0	119 (85)	16 (53)
	1	12 (9)	6 (20)
	2	4 (3)	4 (13)
	3	3 (2)	3 (10)
	4	2 (1)	1 (3)
Stomatitis	0	128 (91)	22 (73)
	1	9 (6)	6 (20)
	2	2 (1)	1 (3)
	3	1 (1)	1 (3)
	4	0 (0)	0 (0)

Ergebnisse

Nebenwirkungen

Häufigkeit und Schweregrad von Diarrhoen sowie Stomatitis und Nausea/ Erbrechen sind in Tabelle 1 zusammengestellt, wobei jeweils der höchste Toxizitätsgrad gewertet wurde. Was die hämatologische Toxizität betrifft, so wurde nur bei einem (vorbehandelten) Patienten eine Leuko- und Thrombopenie Grad 3 festgestellt, eine Hämatotoxizität Grad 4 trat nie auf. Auch kam es zu keinen therapiebedingten Todesfällen.

Ansprechen auf die Therapie

Bei den 15 unvorbehandelten Patienten wurden 4 (27%) partielle Remissionen erreicht (Tabelle 2). Bei den 15 vorbehandelten Patienten konnten wir hingegen keine Remissionen beobachten, jedoch ein stationäres Tumorverhalten bei 9 Patienten.

Diskussion

Unsere Ergebnisse zeigen, daß es möglich ist, durch eine relativ geringfügige Modifikation des Therapieschemas die Verträglichkeit der Kombination von

Tabelle 2. Behandlungsergebnisse bei unvorbehandelten Patienten (n = 15)

PR	4/15	27%
MR	2/15	13%
NC	3/15	20%
PD	6/15	40%

Remissionsdauer (PR + MR): 30+, 51+, 60, 60+, 114+, 136 Tage

5-FU und LV zu verbessern. Nur bei einem Patienten fiel eine Diarrhoe Grad 4 auf, resp. bei 3 Patienten eine Diarrhoe Grad 3. Diese Inzidenz von schweren Diarrhoen ist deutlich geringer als die des ursprünglichen Schemas von Petrelli, wo bei 23% der behandelten Patienten schwere Diarrhoen mit 5% Letalität auftraten [7]. Umgekehrt wurde bei einer Applikation von 5-FU und LV während 5 Tagen alle 4 Wochen ein hoher Prozentsatz von schwerer Stomatitis beschrieben [9], während bei unserer Studie nur ein Patient eine Grad 3 Stomatitis erlitt. Daß die Reduktion der Toxizität in unserer Studie durch eine Pause nach jeweils 3 Wochen Therapie erreicht wird, spricht dafür, daß es sich bei der Diarrhoe zum Teil um eine kumulative Toxizität handeln muß. Da die Behandlung mit 5-FU und LV bei metastasierenden Tumoren palliativen Charakter hat, kommt der Senkung der Nebenwirkungsrate besonderes Gewicht zu.

Wegen der kleinen Anzahl von Patienten in unserer Toleranzstudie ist eine Aussage bezüglich Wirksamkeit des von uns verwendeten Schemas nur bedingt möglich. Andererseits liegt die Remissionsrate mit 27% partiellen Remissionen bei den nicht vorbehandelten Patienten im Bereich der für die Kombination von 5-FU und hochdosiertem Leukovorin zu erwartenden Ansprechraten [1]. Bei den vorbehandelten Patienten konnten hingegen keine Remissionen erreicht werden. Inwieweit Patienten, bei denen bei Therapiebeginn eine progrediente Erkrankung vorgelegen hatte, durch eine „Stabilisierung" profitieren, muß der weitere Verlauf zeigen. Um den Stellenwert des von uns verwendeten Protokolls weiter abzusichern, ist eine randomisierte Studie erforderlich, in der diese Behandlungsschema in Bezug auf Ansprechrate und Lebensqualität mit anderen Protokollen verglichen wird.

Literatur

1. Einhorn LH (1989) Improvements in fluorouracil chemotherapy? J Clin Oncol 7:1377–1379
2. Erlichmann C, Fine S, Wong A et al. (1988) A randomized trial of fluorouracil and folinic acid in patients with metastatic colorectal carcinoma. J Clin Oncol 6:469–475
3. Evans RM, Laskin JD, Hakala MT (1981) Effect of excess folates and deoxyinosine on the activity and site of action of 5-fluorouracil. Cancer Res 41:3288–3295
4. Heidelberger C, Chaudhari NK, Danneberg P et al. (1957) Fluorinated pyrimidine. A new class of tumor-inhibitory compounds. Nature 179:663–666

5. Miller AB, Hoogstraten B, Staquet M et al. (1981) Reporting results of cancer treatment. Cancer 47:207–214
6. Nobile MT, Vidili MG, Sobrero A et al. (1988) 5-fluorouracil alone or combined with high dose folinic acid in advanced colorectal cancer patients: a randomized trial. Proc Amer Soc Clin Oncol 7:97
7. Petrelli N, Douglass HO, Herrera L, Russell D et al. (1989) The modulation of fluorouracil with leucovorin in metastatic colorectal carcinoma: a prospective randomized phase III trial. J Clin Oncol 7:1419–1426
8. Poon MA, O'Connell MJ, Moertel CG et al. (1989) Biochemical modulation of fluorouracil: evidence of significant improvement of survival and quality of life in patients with advanced colorectal carcinoma. J Clin Oncol 7:1407–1418
9. Valone FH, Friedman MA, Wittlinger PS et al. (1989) Treatment of patients with advanced colorectal carcinomas with fluorouracil alone, high-dose leucovorin plus fluorouracil, or sequential methotrexate, fluorouracil, and leucovorin: a randomized trial of the northern california oncology group. J Clin Oncol 7:1427–1436

Sequentielle Therapie metastasierender kolorektaler Karzinome mit 5-Fluorouracil/Folinsäure sowie Dipyramidol und Mitomycin C

W. Hoffmann, F. Migeod, B. Weidmann, R. Farrokh und S. Seeber

Einleitung

Die chemotherapeutische Behandlung von kolorektalen Karzinomen durch eine Monotherapie mit 5-Fluorouracil (5-FU) führt nur zu unbefriedigenden Remissionsraten von ca. 20%.

In mehreren Phase-II-Studien konnte inzwischen die verbesserte antineoplastische Wirksamkeit einer Kombination von 5-FU und hochdosierter Tetrahydrofolsäure belegt werden [3, 5].

Diesen Studien lagen die Beobachtungen des 5-FU Metabolismus zugrunde und hier insbesondere die qualitativ verbesserte Hemmung der Zellkinetik durch komplex gebundene Thymidilatsynthetase infolge hochdosierter Folinsäure.

Wir berichten über unsere eigenen Erfahrungen mit einer Kombinationstherapie bei progredienten metastasierenden kolorektalen Karzinomen mit 5-FU/Folinsäure bei 35 Patienten.

Da der Stellenwert einer Rezidivtherapie bislang noch nicht einheitlich definiert ist [1, 6], wurde versucht, bei primärer oder sekundärer Progredienz der Tumorerkrankung die Wirkung der 5-FU/DL-Folinsäure-Therapie durch Dipyramidol zu modulieren.

Bei erneuter Krankheitsprogression erfolgte eine Monotherapie mit Mitomycin C.

Material und Methode

Im Rahmen einer Phase-II-Studie wurden 35 Patienten mit metastasierenden kolorektalen Karzinomen behandelt. Insgesamt wurden 16 Frauen und 19 Männer therapiert (Tabelle 1).

Der Primärtumor war zu 77% im Rektosigmoid lokalisiert, bei dem die hauptsächlichen Metastasenlokalisationen Lunge, Leber und lokoregionale Rezidive waren (Tabelle 2).

Appliziert wurde eine Kombination des aus Calciumfolinat-Racemat (DL) 200 mg/msq Körperoberfläche unmittelbar gefolgt von 5-Fluorouracil 370 mg/msq wobei beide Substanzen i.v. als Bolus appliziert wurde (Tabelle 3).

Tabelle 1. Patientencharakteristik

Anzahl (n)	35
Geschlecht (männlich/wiblich)	19/16
Durchschnittsalter (Jahre)	59,1+/−9,3
Therapiezyklen (insgesamt)	171
Aktivitätsindex 0–I (%)	77

Tabelle 2. Lokalisation des Primärtumors (n = 35)

Rektum	13
Sigma	14
Colon descendens	2
Colon transversum	3
Colon ascendens/Coecum	3

Tabelle 3. Dosierung, Applikationsmodus und Anzahl der verabreichten Therapiezyklen

Dosierung:	200 mg/msq KÖF Folinsäure (FA)	
	370 mg/msq KÖF 5-Fluorouracil (5-FU)	
Applikation:	FA vor 5-FU (beides i.v. als Bolus)	
	Tag 1–5; Wiederholung Tag 21–28	
Zyklen:	insgesamt	171
	pro Patient	4,9+/−2,6

Bei primärer Progression oder bei sekundärer Progression nach initialer Remission wurde eine Folgetherapie mit 5-FU/DL-Calciumfolinat in gleicher Dosierung mit zusätzlicher Gabe von 2×75 mg Dipyramidol p.o. an den 5 Therapietagen verabreicht. Als weitere Therapie bei erneuter Progredienz wurde dann eine Monotherapie mit Mitomycin C 110 mg i.v. Tag 1–3 (Wdhlg. alle 28–32 Tage) gegeben.

Ergebnisse

Insgesamt waren 171 Therapiezyklen evaluierbar. Hiervon konnten 84% ambulant verabreicht werden.

Jeder Patient erhielt durchschnittlich 4,9 Zyklen.

Bei den Nebenwirkungen stand die gastrointestinale Toxizität im Vordergrund (Diarrhoe und Stomatitis) (Tabelle 4).

Tabelle 4. Therapieassoziierte Nebenwirkungen der Zytostase mit 5-FU/Folinsäure (WHO)

Grad	0	I	II	III	IV
Hämoglobin	28	5	2	–	–
Leukozyten	28	6	1	–	–
Thrombozyten	35	–	–	–	–
Stomatitis	26	6	2	–	–
Nausea	23	11	1	–	–
Diarrhoe	19	11	5	–	–
Alopezie	31	4	–	–	–

Tabelle 5. Therapieergebnisse (32/35 Patienten evaluierbar)

	CR	PR	MR/NC	PD
Rektum (n = 12)	0	2	8	2
Sigma (n = 12)	0	6	5	1
Colon (n = 8)	0	4	1	3
Gesamt (n = 32)	0	12	14	6

Tabelle 6. Ergebnisse einer Folgetherapie mit 5-FU, Folinsäure und Dipyramidol

	CR	PR	NC	PD
Rektum (n = 4)	–	–	1	3
Sigma (n = 3)	–	–	3	–
Colon (n = 2)	–	–	2	–

32/35 Patienten waren in bezug auf das Therapieergebnis evaluabel. Eine partielle Remission wurde in 37,5 % (12 Patienten) beobachtet. Die Remissionsdauer betrug 2–10 Monate (Tabelle 5).

Die Ergebnisse der Rezidivtherapie zeigen bei der Folgetherapie mit 5-FU/Folinsäure und Dipyramidol nur noch eine Minor Response bzw. einen No-Change-Status. Von 9 Patienten ließ sich bei 4 Patienten ein Tumorstillstand für 2–3 Monate erzielen (Tabelle 6).

Ähnliche Ergebnisse zeigen die Daten einer Folgetherapie bei weiteren 9 Patienten (5 mit und 4 ohne Vorbehandlung mit 5-FU/FA/Dipyramidol) mit

Tabelle 7. Folgetherapie mit Mitomycin C nach Progression unter 5-FU/Folinsäure

	CR	PR	NC	PD
Rektum (n = 3)	–	–	2	1
Sigma (n = 1)	–	–	–	1
Colon (n = 4)	–	–	3	–

Mitomycin C als Monotherapie. Ein Tumorstillstand für 2,5 Monate wurde bei 5 Patienten erzielt. Bei dieser Therapie mußten jedoch in Abhängigkeit von der Vorbehandlung Dosisreduktionen vorgenommen werden (Tabelle 7).

Diskussion

Die Kombination von D/L-Folinsäure mit 5-Fluorouracil führt in unserer Studie zu einer Rate von 37,5% partieller Remissionen (Literaturangaben 15–40%) [1, 3, 4, 5].

Wie bei anderen Autoren waren die Nebenwirkungen gering ausgeprägt. Bei nur geringer hämatologischer Toxizität bleibt die gastrointestinale Toxizität als klinisch bedeutsam zu beachten. Besonders bei älteren und ambulanten Patienten muß auf die Gefahr von Diarrhoen und Exsikkose geachtet werden.

Die optimale Dosierung der Einzelsubstanzen und der Applikationsmodus (wöchentliche Gabe vs dreiwöchentliche Gabe) sind nach wie vor unklar [2].

Die Modulation der Wirkung durch Dipyramidol führt nicht zu einer Verbesserung der Ergebnisse [1].

Bei primärem oder sekundärem Therapieversagen führt eine Therapie mit Mitomycin C nur zu geringen Remissionsraten bei vergleichsweise erhöhter Toxizität.

Da die Folinsäure bisher nur als D/L-Racemat vorlag, wird zur Zeit die Effektivität einer Therapie von 5-FU in Kombination mit der biologisch aktiven stereoisomeren L-Form der Folinsäure erprobt.

Literatur

1. Allen S, Fine S et al. (1974) A phase II trial of 5-FU and folinic acid plus dipyramidole in patients with metastatic colorectal cancer. Proc Am Soc Clin Oncol 6:95
2. Cohen JL, Irwin LE, Marshall GI et al. (1974) Clinical pharmacology of oral and intravenous 5-fluorouracil. Cancer Chemotherapy Rep 58:731–738
3. Machover D, Goldschmidt E, Chollet P, Metzger G (1986) Treatment of advanced colorectal and gastric adenocarcinomas with 5 fluorouracil and high dose folinic acid. J Clin Oncol 4:685–696

4. Moertel CG (1975) Clinical management of advanced gastrointestinal cancer. Cancer 36:675–682
5. Petrelli N, Bruckner HW (1988) The Rosewell Park Memorial Institute and Gastrointestinal Study Group clinical experience with 5-FU and high dose leucovorin in metastatic colorectal adenocarcinoma. Proc Buffalo Symposium 4
6. Valone FH, Medrano V, Yu KP et al. (1987) Randomized trial of 5-FU versus Leucovorin plus 5-FU versus sequential Methotrexate, 5-FU, Leucovorin in patients with advanced colorectal cancer. Proc Am Soc Clin Oncol 6:78

Erste Erfahrungen mit der Chemoradiotherapie des fortgeschrittenen kolorektalen Karzinoms

W.-P. Brockmann, K. Sommer und K.-H. Hübener

Patientenkollektiv

Ausgewertet wurden die Behandlungsergebnisse von 40 Patienten. 7 Patienten konnten nicht berücksichtigt werden wegen einerseits zu kurzem follow-up (< 3 Monate, $n = 6$) sowie alleiniger Bestrahlung von lymphogenen/hämatogenen Fernmetastasen ($n = 1$).

15 Patienten waren männlichen Geschlechts, 18 weiblich. Das mittlere Alter bei Bestrahlungsbeginn betrug 61,4 Jahre.

Bezüglich der Tumorkonstellation nach Primärtumor-OP bzw. nach Lokalrezidiv-OP siehe Tabelle 1, bezüglich des histologischen Grading sowie der Primärtumorlokalisation siehe Tabelle 2 und 3.

Tabelle 1. Patientendaten

Tu-Konstellation	nach OP Primär-Tu	nach OP Lokalrezidiv
M0-R1	3	2
M0-R2	1	21
M1-R1	2	–
M1-R2	2	2

Tabelle 2. Patientendaten

Histologie:	Adeno-Ca	G1	1/33
		G2	21/33
		G3	10/33
		G4	1/33
mittl. Alter bei RT-Beginn:			61,4 Jahre
Geschlechtsverteilung (m/w):			15/18

Tabelle 3. Ort des Primär-Tu

Rektum	24/33
Sigma	4/33
Colon descendens	2/33
Colon transversum	1/33
Colon ascendens	1/33
Coecum	1/33

Von den Patienten mit Lokalrezidiv wurden 4 zuvor einmal operiert, 19 zweimal operiert und 2 Patienten zunächst operiert und dann mit 50 Gy nachbestrahlt.

Die Beobachtungszeit für alle Patienten betrug im Mittel 15,6 Monate, minimal 3,4 Monate und maximal 64,9 Monate.

Tumorparameter

Der Tumordurchmesser bei Bestrahlungsbeginn war bei 25 von 33 Patienten computertomographisch ausmeßbar und betrug im Mittel 7 cm (minimal 2 cm, maximal 12 cm). Ein auf mehr als 5 ng/ml erhöhtes Serum-CEA fand sich bei Bestrahlungsbeginn bei 14 Patienten: Der mediane CEA-Wert betrug 240 ng/ml (minimal 6 ng, maximal 2517 ng/ml).

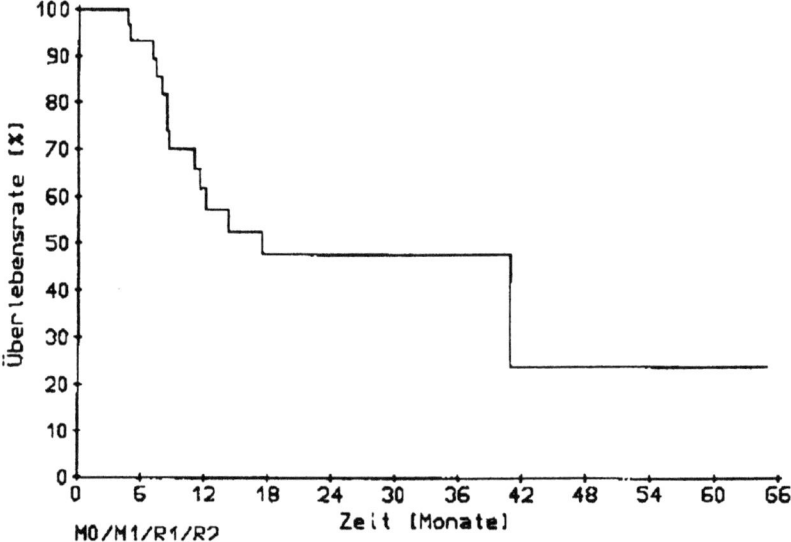

Abb. 1. Überlebensrate aller Patienten mit oder ohne Fernmetastasen und mit makroskopischem oder mikroskopischem Tu bei RT-Beginn

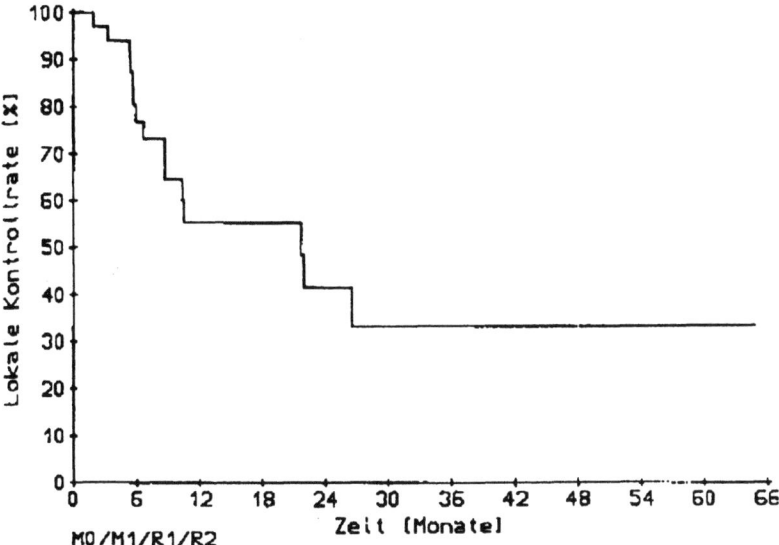

Abb. 2. Lokale Kontrollrate aller Patienten mit oder ohne Fernmetastasen und mikroskopischem oder makroskopischem Tu bei RT-Beginn

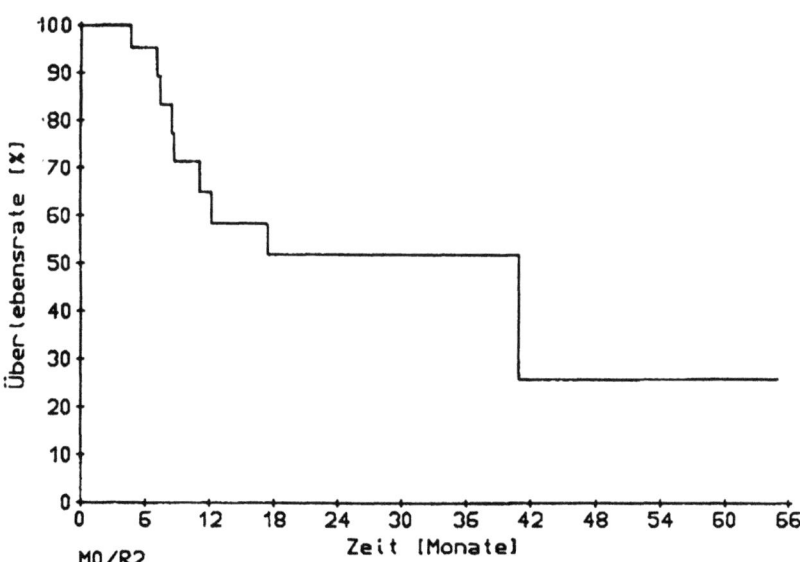

Abb. 3. Überlebensrate aller Patienten ohne Fernmetastasen mit makroskopischem Tu bei RT-Beginn

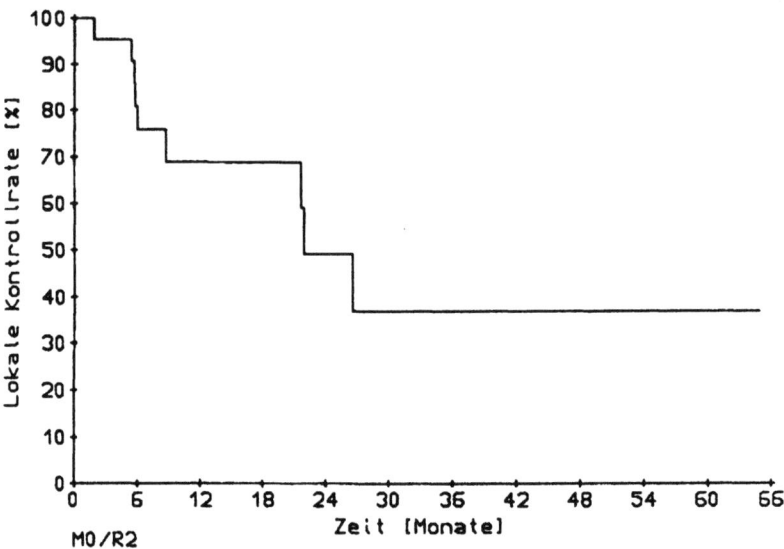

Abb. 4. Lokale Kontrollrate aller Patienten ohne Fernmetastasen mit makroskopischem Tu bei RT-Beginn

Ergebnisse

In Abb. 1–5 sind die Überlebensraten und die lokalen Tumorkontrollraten nach der Kaplan-Meier-Methode dargestellt. So beträgt die Überlebenswahrscheinlichkeit aller Patienten mit oder ohne Fernmetastasen und mit makroskopischem oder mikroskopischem Tumor (R1, R2) bei Bestrahlungsbeginn im Median 18 Monate. Die entsprechende lokale Tumorkontrollrate lag bei 20 Monaten. Die Überlebenswahrscheinlichkeit aller Patienten ohne Fernmetastasen, aber mit makroskopischem Tumor bei Bestrahlungsbeginn (n = 22) betrug im Median ca. 28 Monate, die entsprechende lokale Tumorkontrollrate 20 Monate.

Toxizität

Bezüglich der Akut- und Spättoxizität siehe Tabelle 4 und 5, die lediglich bei 2 Patienten zu einem Subileus im Sinne WHO Grad 4 geführt hatte, jedoch ohne Indikation zur Operation. Bei der Spättoxizität mußten bei 2 Patienten Dünndarmteilresektionen aufgrund einer Ileitis und eines Narbenileus durchgeführt werden. Zweimal kam es zu hämorrhagischen Zystitiden mit Schrumpf-Harnblasen.

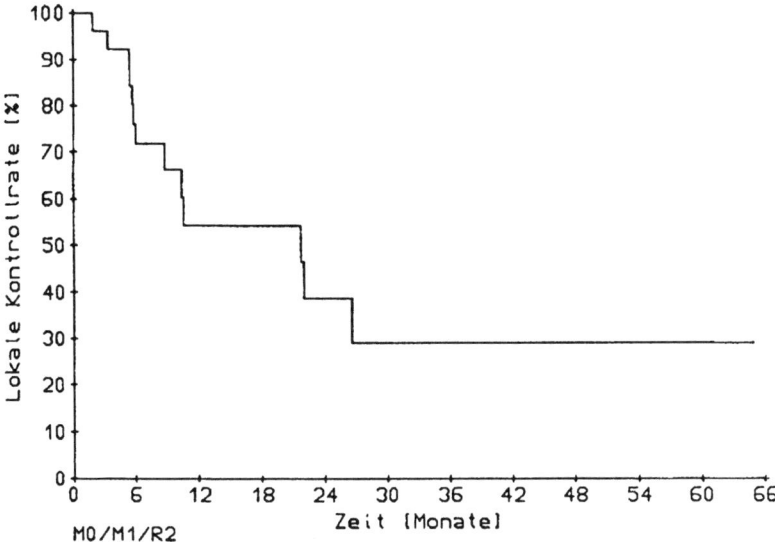

Abb. 5. Lokale Kontrollrate aller Patienten mit makroskopischem Tu vor RT-Beginn

Tabelle 4. Akut-Toxizität

WHO	I	II	III	IV
Thrombozyten	4	1	1	–
Leukozyten	1	2	–	–
Haut	3	1	3	–
Schleimhaut	–	–	–	–
ob. Abdomen[a]	5	7	2	–
Abdomen/Becken[b]	7	6	2	2[c]
Blase/Harnwege	–	–	–	–

[a] Übelkeit/Erbrechen
[b] Diarrhoe
[c] Subileus

Diskussion

Den Vorteil in der simultanen Chemoradiotherapie sehen wir wie Steel [18] in der räumlichen Zusammenwirkung beider Therapiemechanismen sowie der voneinander im Wirkmechanismus unabhängigen Zellvernichtung und damit auch in der geringeren Resistenzentwicklung. Die von Steel befürchtete Toxizitätsverstärkung, aufgrund derer er ein optimales Bestrahlungskonzept mit einem optimalen Chemotherapiekonzept zeitlich weitestgehend trennen möchte, meinen wir, durch die Wahl geeigneter Zytostatika [1, 3, 6, 7, 9, 11, 15]

Tabelle 5. Spät-Toxizität

WHO	I	II	III	IV
ob. Abdomen	–	–	–	1[a]
Abdomen Becken	–	–	1[b]	1[c]
Blase/Harnwege	–	–	–	2[d]

[a] Ileitis und Dünndarmresektion
[b] Proktitis
[c] Ileus-OP
[d] Schrumpfblase, hämorrhagische Cystitis

wie 5-FU und Mitomycin C gering halten zu können [14]. Bei einer Kombination mit Bleomycin, Adriamycin sowie Methotrexat dürften die Nebenwirkungen, die allein aus der Synchronizität resultierten, deutlich stärker sein. Im Gegensatz zum Nigro-Schema, das vorzugsweise bei Patienten mit Analkarzinomen angewendet wird, setzen wir die Kombination der Therapien an den Anfang der Behandlung, zumal eigene Serien-Computertomographien und Bloodpool-Szintigraphien die Hypothese, daß zu Therapiebeginn eine strahlentherapiebedingte Hyperämie auftritt, bestätigen konnten [5, 12]. Durch die verstärkte Perfusion meinen wir, genau zu dem Zeitpunkt, zu dem die Repopularisierung der Tumorzellen noch nicht voll eingesetzt hat (ca. 3 Wochen nach Therapiebeginn) eine maximal verstärkte Tumortoxizität erreicht zu haben. Dagegen liegt ab der 5. bis 6. Woche eine so starke Kapillarverödung vor (Fowler 1988/ASTRO), daß ein therapieverstärkender Zusatzeffekt durch Zytostatika kaum noch zu erwarten ist, während die Nebenwirkungen, insbesondere auf das Knochenmark, unverändert bestehen. Die strahlentherapiebedingte Hyperämie bzw. die verstärkte Perfusion wird z. B. von Brady' genutzt, indem er nach 15 Gy Vorbestrahlung auf die Leber radioaktive Antikörper bei CEA-positiven, hepatisch metastasierten kolorektalen Karzinomen in die Leber perfundiert.

Schlußfolgerungen

Da die bisherigen Ergebnisse einer alleinigen (in der Regel nur palliativen) Strahlentherapie bei Patienten mit fortgeschrittenen kolorektalen Karzinomen Überlebenswahrscheinlichkeiten von 9–14 Monaten beinhalteten [2, 4, 8, 10, 13, 16, 17, 19, 20], sehen wir aufgrund der eigenen Ergebnisse mit einer Chemoradiotherapie und einer mittleren Überlebenswahrscheinlichkeit von mehr als 24 Mon. die Notwendigkeit, diese anhand einer kontrollierten randomisierten Studie zu überprüfen. Diese Studie wird im Rahmen der ARO ab 1991 unter Federführung der Abt. für Strahlentherapie, Radiologische Universitätsklinik Hamburg-Eppendorf, Dir.: Prof. Dr. Dr. K.-H. Hübener, durchgeführt.

Literatur

1. Alberto P, Mermillod B, Germano G et al. (1988) A randomized comparison of Doxifluridine 5-FU in colorectal carcinoma. Eur J Cancer Clin Oncol 24:559–563
2. Arnott SJ (1975) The value of combined 5-FU and x-ray therapy in the palliation of locally recurrent and inoperable rectal carcinoma. Clin Radiol 26:177–181
3. Bleiberg H, Clavel M, Nicaise C et al. (1982) Combination of Dacarbazine and Mitomycin in advanced colorectal cancer. Cancer Chemother Pharmacol 10:68–69
4. Bohndorf W, Richter E, Aydin H (1984) CT Diagnostik und Strahlentherapie lokaler Rezidive nach Operation eines Rektumkarzinoms. Strahlentherapie 160:318–323
5. Brockmann WP, Sommer K, Müller-Gärtner HW, Hübener KH (1989) Vollremission bei inoperablem Analkarzinom mit großer solitärer Lebermetastase durch simultane Radiochemotherapie und Instillation von Ethanol und Mitomycin C in die Lebermetastase. 70 Dtsch Rö Kgr
6. Buyse M, Zelunich-Jacquotte A, Chalmers TC (1988) Adjuvant therapy of colorectal cancer: why we still don't know. JAMA 259:3571–3578
7. Coltman CA (1989) Pilot Phase II Adjuvant Chemotherapy with MITO/5-FU plus radiotherapy for high-risk patients with resected colon carcinoma. Southwest Oncology Group, San Antonio, Texas, USA
8. Duncan W, Arnott SJ, Jack WJ, Orr JA, Kerr GR, Williams JR (1987) Results of two randomized clinical trials of neutron therapy in rectal adenocarcinoma. Radiother Oncol 8(3):191–198
9. Estes NC, Morphis JG, Hornback NB, Jewell WR (1986) Intraarterial chemotherapy and hyperthermia for pain control in patients with recurrent rectal cancer. Am J Surg 152(6):597–601
10. Flentje M, Frey M, Kuttig H, Kimmig B (im Druck) Strahlentherapie bei Lokalrezidiven kolorektaler Tumoren. Strahlentherapie und Onkologie
11. Hafström L, Rudenstam CM, Domellöf L et al. (1985) A randomized trial of oral 5-FU versus placebo as adjuvant therapy in colorectal cancers Dukes B and C: results after 5 years observation time. Br J Surg 72:138–141
12. Haghbin M, Sischy B, Hinson J (1988) Combined modality preoperative therapy in poor prognostic rectal adenocarcinoma. Radiother Oncol 13:75–81
13. Kimmig B, Engenhart R, Flentje M, Marin-Grez M, Höver KH (1989) Strahlentherapie mit Photonen und Neutronen bei Rezidiven kolorektaler Tumoren. Röntgenblätter 42:47–50
14. Pearson AE, Steel GG (1984) Chemotherapy in combination with pelvic irradiation: a time dependence study in mice. Radiother Oncol 2:49–55
15. Schmitz R, Izbicki JR (1986) Aktueller Stand einer adjuvanten Chemotherapie bei kolorektalen Adenokarzinomen des Menschen. Die medizinische Welt 37:1266–1268
16. Sischy B, Remington JH, Sobel SH et al. (1980) Treatment of carcinoma of the rectum and squamous carcinoma of the anus by combination chemotherapy, radiotherapy and operation. Surg Gy Obst 151:369–371
17. Sischy B (1985) The use of radiation therapy combined with chemotherapy in the management of squamous cell carcinoma of the anus and marginally resectable adenocarcinoma of the rectum. Int J Rad Oncol Biol Phys 11:1587–1593
18. Steel GG (1988) The search for therapeutic gain in the combination of radiotherapy and chemotherapy. Radiother Oncol 11:31–53
19. Taylor RE, Kerr GR, Arnott SJ (1987) External beam radiotherapy for rectal adenocarcinoma. Br J Surg 74:455–459
20. Vongtama V, Douglass HO, Moore RH et al. (1975) End results of radiation therapy, alone and in combination with 5-FU in colorectal cancers. Cancer 36:2020–2075

Zellkinetik im menschlichen kolorektalen Karzinom

P. Dias Wickramanayake, H. O. Klein und V. Diehl

Einleitung

Als erster haben 1961 Spratt und Ackerman Wachstumscharakteristika des Primärtumors eines Kolonkarzinoms mitgeteilt [1]. Sie hatten bei einem 67jährigen Patienten mit Kolonkarzinom neun Doppelkontrasteinläufe im Verlaufe eines Beobachtungszeitraumes von 7,5 Jahren durchgeführt. Aus der Gesamtheit ihrer Beobachtungen ergibt sich eine exponentielle Wachstumskurve bezüglich der Tumorvolumenzunahme mit einer Verdopplungszeit (T_D) von 637 Tagen. Tumorvolumenverdopplungszeiten bei Lungenmetastasen kolorektaler Karzinome wurden von Stell und Spratt mitgeteilt [2, 3]. Als Methode benutzten sie die Röntgenuntersuchung der Thoraxorgane als Funktion der Zeit nach Diagnosestellung. Auffällig sind die relativ kurzen Volumenverdopplungszeiten der Metastasen im Vergleich mit denen der Primärtumoren. Die Medianwerte bei Lungenmetastasen schwanken zwischen 95 und 109 Tagen. Es ist das Ziel der eigenen Untersuchungen zu klären, in wieweit die beiden in unserem Labor serienmäßig gezüchteten und auf die Nacktmaus transplantierten menschlichen Kolonkarzinome Wachstumskinetiken aufweisen, die mit denen in der Literatur mitgeteilten übereinstimmen. Darüber hinaus wurden invitro autoradiographische Analysen des Zellzyklus an Biopsien von menschlichen kolorektalen Karzinomen vorgenommen.

Methodik

In dieser Studie untersuchten wir zellkinetische Messungen an Patienten mit primärem und metastasierendem Kolonkarzinom und an zwei auf nackte Mäuse (nu/nu NMRI) transplantierten menschlichen Kolonkarzinomen (XC1, XC2). An Techniken wurden benutzt: Doppelmarkierung mit 6-^{3}H-Thymidin (3HTdR) und 2-^{14}C-Thymidin (14CTdR) nach Hilscher und Maurer [4]. Nach Doppelmarkierung in vivo oder in vitro kann man in den Autoradiogrammen drei verschieden markierte Zellarten vorfinden. Aus dem Verhältnis der Prozentsätze aller 14CTdR zu den rein 3HTdR markierten Zellen läßt sich dann unter Berücksichtigung der Versuchszeit (Δt) die Dauer der DNS-Synthesephase berechnen. Für ein exponentielles Wachstum ist von Lennartz und Mitarbeiter ein Verfahren entwickelt worden, welches erlaubt, die Dauer des Generationszyklus graphisch und die S-Phase mit Hilfe mathematischer Formeln zu bestimmen [5]. Die Generationszeit läßt sich mit folgender Formel berechnen:

$$V \times t \times \frac{\ln 2}{T_C} = 1 - \cfrac{1}{1 + LI \times e - \cfrac{\ln 2 (G2 + M)}{T_C}} \tag{1}$$

Die Kenntnis der Generationszeit T_C und des Markierungsindex (MI) erlaubt nach Lennartz die Ermittlung der DNS-Synthesezeit (T_S) immer unter der Voraussetzung, daß G_2 und M annähernd bekannt sind:

$$T_S = \frac{TC}{\ln 2} \times \ln \left(1 + LI \times e - \frac{\ln 2 (G2 + M)}{TC} \right) \tag{2}$$

Die Wachstumsfraktion (GF) ist die Differenz zwischen T_C und potentielle Tumorvolumenverdopplungszeit (T_{pot}). So läßt sich GF nach der von Steel angegebenen Gleichung berechnen [6].

$$GF = \exp \left(\frac{T_C}{T_{pot}} \times \ln 2 \right) - 1 \tag{3}$$

Tritt keinerlei Zellverlust auf, so ist die Geburtsrate identisch mit der Wachstumsrate, das ist die aktuelle Nettozuwachsrate einer aus einer bestimmten Anzahl von Zellen bestehenden Population, und Zellproduktionsrate (K_p) läßt sich als die pro Zelle und Stunde neu gebildete Zahl von Zellen ausdrücken.

$$K_p = \frac{\ln 2}{T_{pot}} \tag{4}$$

In den meisten Tumoren kommt es zu einem Absterben von Zellen. Besteht ein dynamisches Gleichgewicht zwischen Zellproduktion (K_p) und Zellverlust (Φ) im Sinne des steady state, so ist $\Phi = 1$. Geht die Hälfte der bei jeder Zellteilung gebildeten Zellen wieder verloren, dann ist $\Phi = 0{,}5$.

$$\Phi = 1 - \frac{T_{pot}}{T_d} \tag{5}$$

Die potentielle Verdoppelungszeit läßt sich anhand der Zellverteilung in einer beliebigen Phase des Proliferationszyklus und der Dauer dieser Phase nach der Formel von Steel bestimmen.

$$T_{pot} = \frac{T_S \times \lambda}{T_d} \tag{6}$$

Tabelle 1. Tabellarische Aufstellung der gemessenen und errechneten Zellkinetischen Werte bei zwei menschlichen Kolonkarzinomen XC1 und XC2

	MI (%)	3H-I (%)	T_C (Std.)	T_{G2+M} (Std.)	T_S (Std.)	T_{G1} (Std.)	T_D (Std.)	T_{pot} (Std.)	GF	K_p	Φ
in vivo	1,0	1,2	70,0	2,83	21,78	45,39	191,5	121,3	0,5	0,57	0,62
XC1											
in vitro	1,1	1,24	70,4	2,88	22,88	44,64	191,5	120,4	0,5	0,57	0,62
in vivo	1,3	1,1	74,2	3,15	26,39	44,66	225,6	140,0	0,44	0,46	0,64
XC2											
in vitro	1,4	1,17	73,7	3,19	26,12	44,39	225,6	144,4	0,44	0,46	0,64

Erläuterung der Abkürzungen: MI = Mitose-Index, 3H-I = 3H-Thymidinmarkierungsindex, T_C gesamte Zellzyklusdauer, T_{G2+M} = G2M-Phasendauer, T_S = DNS-Synthesedauer, T_{G1} = G1-Phasendauer, T_D = Tumorvolumenverdopplungszeit, T_{pot} = potentielle Verdopplungszeit, GF = Wachstumsfraktion, K_p = Zellproduktionsrate/1000 Zellen/Std., Φ = Zellverlustfaktor

Tabelle 2. Tabellarische Aufstellung der gemessenen und errechneten zellkinetischen Werte bei fünf menschlichen kolorektalen Karzinomen. Die Messungen erfolgten in vitro, die Dauer des gesamten Zellzyklus wurde errechnet

Patienten	MI (%)	^{3}H-I (%)	T_C (Std.)	T_{G2+M} (Std.)	T_S (Std.)	T_{G1} (Std.)
K. P. (38 J., Kolonkarzinom)	1,09	1,58	59,5	2,69	23,79	33,02
R. A. (48 J., Kolonkarzinom)	0,75	1,01	89,0	2,73	33,16	53,11
M. I. (41 J., Rektumkarzinom)	2,0	2,06	46,3	2,96	20,10	23,24
F. D. (53 J., Kolonkarzinom)	1,38	1,46	87,11	3,46	34,10	49,54
H. J. (65 J., Kolonkarzinom)	1,15	1,15	76,3	3,00	27,15	46,15

Ergebnisse

Die Wachstumskurven wurden bei jeweils 24 Tumoren ermittelt. Nach der Tumortransplantation folgt zunächst eine sog. Lack-Phase, in der sich die transplantierten Tumorzellen an das neue Milieu im Wirtstier anpassen. Sie dauert zwischen 11 und 14 Tagen. Danach setzt eine exponentielle Wachstumsphase ein, die zwischen 36 und 44 Tagen anhält. Erst danach schwächt sich das Tumorwachstum in einer sog. Plateauphase ab. Die Tumorvolumenverdopplungszeit in der exponentiellen Wachstumsphase beträgt 7,9 Tage für das Kolonkarzinom XC1 und 9,4 Tage für das XC2. Die zellkinetischen Parameter, die mit Hilfe der Einzelzellautoradiographie in vivo und in vitro bestimmt bzw. errechnet wurden, sind für die Kolonkarzinome XC1 und XC2 in Tabelle 1 aufgelistet. Die zellkinetischen Untersuchungen, die mit Hilfe der Autoradiographie in vitro errechnet wurden, sind für Biopsien menschlicher kolorektaler Karzinome in Tabelle 2 aufgeführt.

Diskussion

Die in vivo und in vitro ermittelten zellkinetischen Daten für die beiden menschlichen Kolonkarzinome XC1 und XC2, die als Heterotransplantate auf der Nacktmaus wachsen, und für die Kolonkarzinombiopsien stehen in guter Übereinstimmung mit Ergebnissen von Houghton und Taylor bei menschlichen kolorektalen Karzinomen, die auf thymusaplastischen Mäusen wuchsen, sowie mit Daten, die aus menschlichem Biopsiematerial gewonnen wurden [7, 8, 9]. Bei der Bestimmung der DNS-Ploidie findet man in Histogrammen kolorektaler Karzinome zumeist Abweichungen vom normalen DNS-Index im Sinne hyperdiploider, wie bei unseren beiden Kolonkarzinomen, die auf der Nacktmaus wachsen, oder hyperdiploider Stammlinien, zuweilen auch mehrere Subpopulationen mit unterschiedlichem DNS-Gehalt [10, 11]. Diese Hinweise auf Tumorheterogenität werden ergänzt durch Untersuchungen von Aherne und Mitarbeitern [12]. Sie konnten zeigen, daß innerhalb eines kolorektalen Karzinoms, je nach untersuchtem Bezirk, signifikante Unterschiede in der mitotischen Aktivität vorliegen. Diese Unterschiede in der Proliferation bzw. im DNS-Histogramm weisen auf Subpopulationen mit differenten biologischen Charakteristika hin. Allen diesen Subpopulationen müssen Tumorstammzellen als Vorläuferzellen zugrunde liegen. Leider gelingt es mit den heutigen Kulturmethoden nur selten, solche Stammzellen anzuzüchten. In allen Fällen, bei denen mit Erfolg versucht wurde, Stammzellen kolorektaler Karzinome zu gewinnen und zur Koloniebildung anzuregen, stellte sich heraus, daß dies in weniger als 1% gelang [13].

Literatur

1. Spratt JS, Ackerman LV (1961) The growth of colonic adenocarcinoma. Am Surg 27:23–28
2. Stell GG (1968) Cell loss from experimental tumours. Cell Tissue Kinet 1:193–207
3. Spratt JS, Spratt TL (1964) Rates of growth of pulmonary metastases and host survival. Ann Surgery 159, 161–171
4. Hilscher W, Maurer W (1962) Autoradiographische Bestimmung der Dauer der DNS-Verdopplung ihres Verlaufs. Naturwissenschaften 49, 352–354
5. Lennartz KJ, Maurer W, Eder M (1968) Auswertungsverfahren bei Doppelmarkierung mit C14- und 3H-Thymidin für exponentielles Wachstum. Histochemie, 13, 84–90
7. Houghton PJ, Taylor DM (1977) Fractional incorporation of 3H-thymidine and DNA specific activity as assays of inhibition of tumor growth. Br J Cancer, 35, 68–75
8. Bleiberg H, Galand P (1976) In vitro autoradiographic determination of cell kinetic parameters in adenocarcinomas and healthy mucosa of human colon and rectum. Cancer, 36, 325–328
9. Campeljohn RS, Bone G, Aherne W (1973) Cell proliferation in rectal carcinoma and rectal mucosa. Eur J Cancer, 9, 577–581
10. Courtenay VD, Selbey PJ, Smith J, Mills IE, Peckham MJ (1978) Growth of human tumor cell colonies from biopsies using two soft agar technique. Br J Cancer, 38, 77–81
11. Buick RN, Fry SE, Salmo SY (1980) Application of in vitro soft agar technique for growth of tumor cells to the study of colon cancer. Cancer, 45, 1238–1242
12. Aherne WA, Camplejohn RS, Wright NA (1977) An introduction to cell population kinetics. Edward Arnold (Publishers Ltd.), London, pp 13–15
13. Salmon SE, Hamburger AW, Soehnlein B, Durie BGM, Alberts DS, Moon TE (1978) Quantitation of differential sensitivity of human stem cells to anticancer drugs. N Engl J Med 298, 1321–1327

Photodynamische Therapie humaner Kolonkarzinome: Substanzdosis- und Energiedichteabhängigkeit im thymusaplastischen Nacktmausmodell

L. Gossner, H. Wittke, H. Ernst, R. Lebek, R. Sroka, E. G. Hahn und Ch. Ell

Einleitung

Die photodynamische Therapie (PDT) unter Verwendung von Hämatoporphy-rinderivaten, eingeführt von Dougherty et al. [3], ist eine neue vielversprechen-de Methode zur Behandlung maligner Tumoren. Obwohl sich die photodyna-mische Therapie bereits im klinisch experimentellen Einsatz befindet [6, 7], fehlen ausreichende Grundlagenuntersuchungen bei gastrointestinalen Karzi-nomen. Im thymusaplastischen Nacktmausmodell wurde deshalb an einem humanen Kolonkarzinom die Effektivität der PDT in Abhängigkeit von der applizierten Substanzdosis und Energiedichte untersucht.

Material und Methoden

Tumormodell

Endoskopisch – bioptisch bzw. aus frischem Operationsresektat gewonnenes Kolontumorgewebe (tubulo-papilläres Adenokarzinom, Malignitätsgrad II–III) wurde in Standarttechnik [4, 11] unter die Rückenhaut thymusaplastischer Nacktmäuse vom NMRI-Stamm transplantiert. Nach Überführung in Serien-passage mit reproduzierbarem Wachstum erfolgte die PDT bei einer lichtappli-kationsbedingten Tumorgrundfläche mit Radius kleiner als 10 mm.

Photodynamische Therapie

Als photosensibilisierende Substanz wurde Dihämatoporphyrin-ether (Photo-san 3, Seehofe Labor, BRD) verwendet. Zur PDT wurde der Photosensitizer den Nacktmäusen i.p. in einer Substanzdosiskonzentration von 1,5–9 mg/ kg KG injiziert. Nach einer Retentionszeit von 24 Stunden erfolgte die Lichtapplikation mit einem Argon-Ionen-gepumpten Farbstofflaser (Mo-dell 171 und 375 B, Spectraphysics Inc., USA) bei einer Wellenlänge von 630 nm. Unterschiedliche Energiedichten zwischen 25 und 600 J/cm^2 wurden appliziert. Die Bestrahlungsanordnung ist in Abb. 1 schematisch dargestellt.

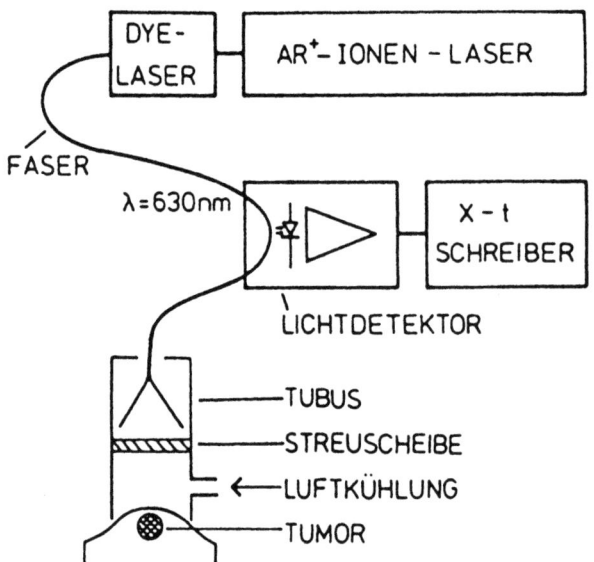

Abb. 1. Bestrahlungsaufbau für die PDT subkutaner Transplantattumoren

Ein flexibler Quarzglaslichtwellenleiter mit einem Kerndurchmesser von 600 µm führt das Licht einem Tubus zu, der eine homogene Lichtverteilung auf dem Behandlungsareal erzeugt [10]. Die emittierte Leistungsdichte von 400 mW/cm² wurde vor und nach jeder photodynamischen Behandlung gemessen. Mit einer Detektorkammer konnten während der PDT mögliche Abweichungen der Leistungsdichte registriert werden. Der Tubus wurde mit flüssigem Stickstoff gekühlt, um etwaige hyperthermische Effekte bei dieser Leistungsdichte zu vermeiden. Während der Behandlung wurde ein Temperaturmaximum von 38 °C registriert. Die Temperatur wurde subkutan sowie unter dem Tumor gemessen. Alle Tiere erhielten für die Zeit der photodynamischen Behandlung eine Inhalationsnarkose mit Enfluran (Ethrane, Abbott GmbH, BRD) über eine speziell konstruierte Atemmaske.

Für unsere Versuche wurden die Tiere in zwei Kollektive mit je vier Gruppen unterteilt:

Gruppe	Behandlung
A	Photosensibilisator + Licht (PDT)
B	Nur Licht
C	Nur Photosensibilisator
D	Spontannekrose, keine PDT

Im Kollektiv 1 wurde bei konstanter Substanzdosiskonzentration (9 mg/kg KG) die Energiedichteabhängigkeit untersucht. Bei dieser Konzentration haben etwaige Photosensitizerschwankungen keinen Einfluß auf das Ausmaß der photodynamischen Wirkung [12]. Bei konstanter Energiedichte (150 J/cm²) wurde im Kollektiv 2 unterschiedliche Substanzdosiskonzentrationen appliziert. Pro Energiedichte- bzw. Substanzdosisschritt wurden 5–10 Tiere für die Untersuchung eingesetzt. In der Gruppe A wurde die Energiedichte bzw. die Substanzdosisabhängigkeit der Tumordestruktion untersucht, mit Hilfe der Kontrollgruppe B konnte die reine Lichtwirkung auf das humane Kolonkarzinom bestimmt werden. Die Kontrollgruppe C erfaßt die Wirkung des Photosensibilisators ohne Lichtapplikation, während die Gruppe D zur Bestimmung der Spontannekrotisierung des Tumors diente.

Auswertung

120 Stunden nach Behandlung erfolgte die Tumorektomie. Nach Fixation, Anfertigung von Serienschnitten parallel zur Bestrahlungsrichtung und Färbung mit Hämatoxylin wurde die Tumornekroseausdehnung von drei unabhängigen Untersuchern lichtmikroskopisch semiquantitativ erfaßt. Mit Hilfe einer statistischen Auswertungssoftware wurden die Mittelwerte mit Standardabweichungen der prozentualen Nekroseanteile des Kolonkarzinoms in Abhängigkeit von der applizierten Energiedichte und der Substanzdosiskonzentration berechnet [9].

Ergebnisse

Die prozentualen Nekroseanteile der Kontrollgruppen B und C entsprechen denjenigen der Spontannekrotisierung der Gruppe D. Diese Anteile sind in den Abb. 2–4 bei $0\,J/cm^2$ applizierter Energiedichte bzw. bei $0\,mg/kg\,KG$ injizierter Substanzdosis gemeinsam dargestellt. Der Photosensitizer allein bzw. die reine Lichtapplikation haben keinen Einfluß auf die Tumornekrotisierung. Die Abb. 2 zeigt die therapeutische Wirkung der PDT in Abhängigkeit von der applizierten Energiedichte (Kollektiv 1). Für eine Energiedichte von $150\,J/cm^2$ ist mit einer Tumornekroserate von $>90\%$ zu rechnen. Durch eine Verdopplung der Energiedichte auf $300\,J/cm^2$ konnte keine signifikante Erhöhung der Tumornekrose erreicht werden. Bei konstanter Energiedichte ($150\,J/cm^2$) und variablen Substanzdosiskonzentrationen ($1,5–9\,mg/kg\,KG$) fanden sich signifikante Unterschiede bei der erzielten Tumornekrose in Abhängigkeit von der Substanzdosis. Abbildung 3 zeigt die Korrelation zwischen applizierter Substanzdosis und erzielter Tumornekrose. Die Tumornekroserate war $>90\%$ bei einer Dosierung $>6\,mg/kg\,KG$. Bei Substanzdosen $<6\,mg/kg\,KG$ nahm die Tumornekrose in Abhängigkeit von der verabreichten Substanzdosiskonzentration ab. Eine Dosierung von $1,5\,mg/kg\,KG$ ergab eine Nekroserate von 70%, die sich durch die Erhöhung der Energiedichte um das Vierfache ($600\,J/cm^2$) auf $>80\%$ steigen ließ. In Abbildung 4 ist der Einfluß unterschiedlich hoher Energiedichten auf die erzielte Tumornekrose bei niedrigen Substanzdosiskonzentrationen dargestellt.

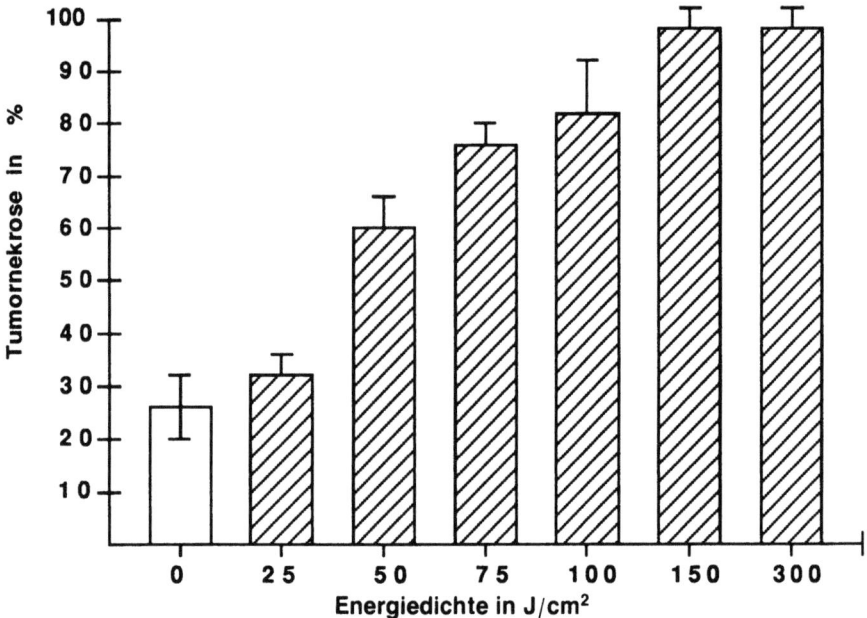

Abb. 2. Graphische Darstellung der Korrelation zwischen erzielter Tumornekrose und applizierter Energiedichte

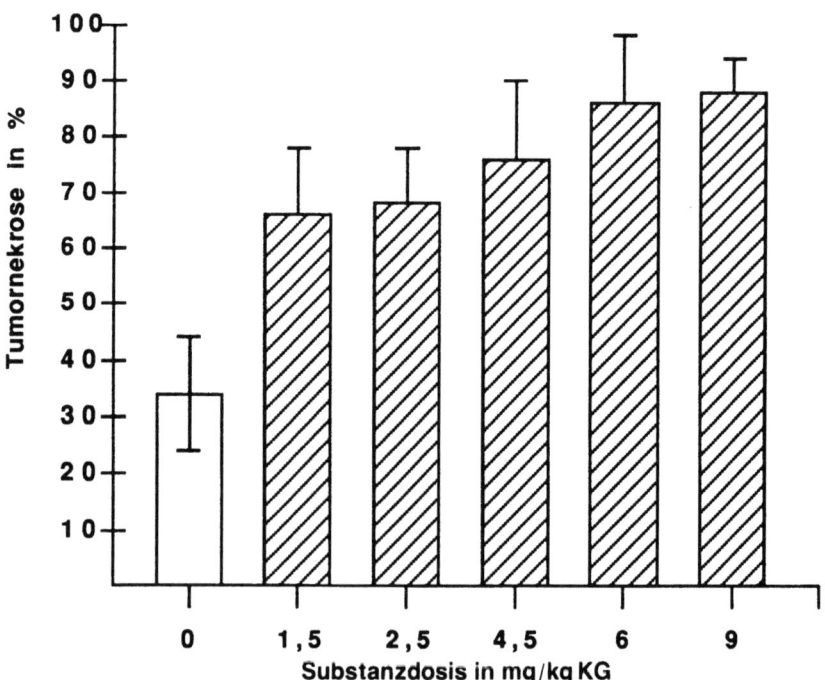

Abb. 3. Graphische Darstellung der Korrelation zwischen applizierter Substanzdosis und erzielter Tumornekrose

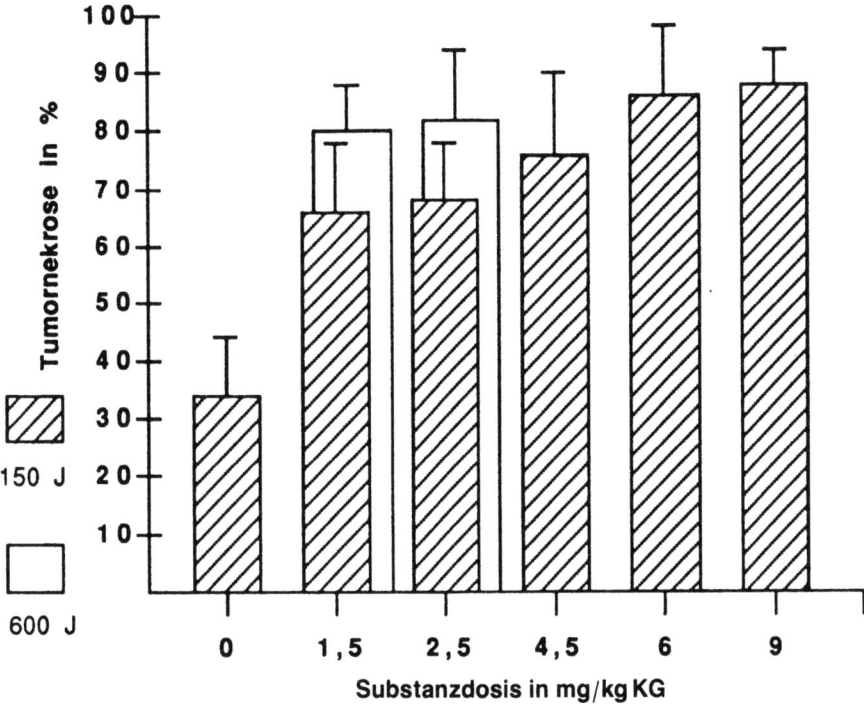

Abb. 4. Einfluß unterschiedlich hoher Energiedichten bei niedriger Substanzdosiskonzentration auf die erzielte Tumornekrose

Diskussion

Primäres Ziel dieser Untersuchungen an einem humanen Kolonkarzinom war es, im standardisierten Experiment zu prüfen, ob humane Kolontumoren nach vorausgegangener Photosensibilisierung durch die Applikation von Licht geeigneter Wellenlänge (630 nm) erfolgreich zerstört werden können und welche Bedeutung dabei der verabreichten Energiedichte und der Substanzdosis zukommt. Bezüglich der angewandten Energiedichte bestand in klinisch-experimentellen Studien [1, 6] eine erhebliche Schwankungsbreite.

Die vorliegenden Untersuchungen belegen, daß die photodynamische Wirkung eindeutig energiedichteabhängig ist. Eine effektive Tumordestruktion erscheint mit relativ geringen Energiedichten erreichbar. Neben der applizierten Energiedichte hängt die photodynamische Reaktion in erster Linie von der applizierten Dosis des Photosensitizers ab [8]. Es fand sich eine signifikante Dosis-Wirkbeziehung zwischen verabreichter Substanzdosis und erzielter Tumornekrose. Beim klinischen Einsatz der Methode ist die Photosensibilisatordosis von erheblicher Bedeutung aufgrund der zu erwartenden phototoxischen lokalen und systemischen Nebenwirkungen [14]. Unsere Experimente zeigen, daß auch mit niedrigen Photosensitizerkonzentrationen ausreichende photo-

dynamische Effekte zu erzielen sind. Jedoch kann eine Senkung der Substanzdosis durch eine Erhöhung der Energiedichte nur teilweise kompensiert werden.
Bei niedrigen Substanzdosen und sehr hoher Energiedichte ist eine Reziprozität
von Energiedichte und Photosensibilisatordosis aufgrund der Photodegrada-
tion des Photosensitizers nicht gewährleistet [5].

Eine subtotale bzw. totale Tumordestruktion läßt sich somit sowohl bei
niedrigen Substanzdosen und hohen Energiedichten als auch bei hohen
Substanzdosen und niedrigen Energiedichten erzielen. In zukünftigen Untersuchungen soll geklärt werden, ob bei niedrigen Substanzdosen in Kombination
mit anderen Wirkstoffen [2, 13] die Photosensitizerkonzentration im Tumorgewebe erhöht und damit die photodynamische Wirkung weiter gesteigert werden
kann.

Auch wenn diese Experimente nicht ohne weiteres auf die klinische
Anwendung übertragbar sind, belegen sie doch, daß menschliche Kolonkarzinome nach Photosensibilisierung und Lichtexposition erfolgreich destruiert
werden können.

Danksagung. Die Autoren danken der Wilhelm-Sander-Stiftung, Neustadt an
der Donau, für die finanzielle Unterstützung (Förderungsnummer 85.001.1).

Literatur

1. Barr H, Krasner N, Clark CB, Boulos PB, Bown SG (1988) Photodynamic therapy
   (PDT) for inoperable oesophageal, gastric and colorectal cancers. Las Med Sci,
   Abstract issue, Abstract 39
2. Cowled PA, Forbes IJ (1989) Modification by vasoactive drugs of tumour
   destruction by photodynamic therapy with hematoporphyrin derivative. Br J Cancer
   59:904–909
3. Dougherty TJ, Grindey GB, Fiel R, Weishaupt KR, Boyle DG (1985) Photoradiation
   therapy: II. Cure of animal tumors with hematoporphyrin and light. J Natl Cancer
   Inst 55:115–121
4. Fiebig HH, Löhr GW (1984) Wachstum menschlicher Karzinome in der thymusaplastischen Nacktmaus. Med Welt 35:1–14
5. Fingar VH, Henderson BW (1987) Drug and light dose dependence of photodynamic
   therapy: a study of tumor and normal tissue response. Photochem Photobiol 49:241–
   247
6. Hayata Y, Kato H, Okitsu H, Kawaguchi M, Konaka C (1985) Photodynamic
   therapy with hematoporphyrin derivative in cancer of the gastrointestinal tract. Sem
   Surg Oncol 1:1–11
7. Herrera-Ornelas L, Petrelli NJ, Mittelmann A, Dougherty TJ, Boyle DG (1986)
   Photodynamic therapy in patients with colorectal cancer. Cancer 57:677–684
8. Potter WS, Mang TJ, Dougherty TJ (1987) The theory of photodynamic dosimetry:
   Consequences of photodestruction of sensitizers. Photochem Photobiol 46:97–101
9. SAS-Institute, Inc (1985) SAS users guide: Basics and statistics. Vers 5 ed, chapt 54.
   Cary, North Carolina
10. Sroka R, Ell Ch, Unsöld E (1988) Bestrahlungsapplikation und Lichtdosisüberwa-
    chung für die Photodynamische Lasertherapie. Biomed Tech 33:313–316

11. Sroka R, Giedl J, Gossnert L, Nowak A, Oswald A, Stocker S, Unsöld E, Ell Ch (1989) Photodynamic therapy of human gastrointestinal carcinomas: An in vivo study on the relationship between energy density applied and tumor destruction in a nude mouse model. Laser Med Surg 5:110–116
12. Stocker S (1986) Ein Tumormodell der Maus zur Quantifizierung der photodynamischen Therapie. Diplomarbeit, Universität München
13. Thomas JP, Girotti AW (1989) Glucose administration augments in vivo uptake and phototoxicity of the tumor-localizing fraction of hematoporphyrin derivative. Photochem Photobiol 49:241–247
14. Wooton RS, Smith KG, Ahlquist DA, Muller SA, Balm RK (1988) Prospective study of cutaneous phototoxicity after systemic hematoporphyrin derivative. Las Surg Med 8:294–300

Morphologische Veränderungen beim humanen Kolonkarzinom nach photodynamischer Therapie*

H. Ernst, R. Lebek, L. Gossner, H. Wittke, R. Sroka, E. G. Hahn und Ch. Ell

Einleitung

Die Photodynamische Therapie (PDT) stellt eine vielversprechende Behandlungsform für eine Reihe von malignen Tumoren dar. Neben der Behandlung von Augen-, Harnblasen und Lungentumoren gibt es erste Berichte über den Einsatz dieser Behandlungsmethode bei Tumoren des oberen Gastrointestinaltraktes [1]. Das Therapieprinzip basiert auf einer Anreicherung eines Photosensibilisators im Tumorgewebe und Bestrahlung mit Licht spezifischer Wellenlänge. Nach intravenöser Gabe des Photosensibilisators und einer Retentionszeit von 24-72 h erfolgt die Lichtbehandlung mit einem Farbstofflaser bei einer Wellenlänge von 630 nm. Es wird angenommen, daß durch eine photochemische Reaktion Singulettsauerstoff entsteht und dieser „aktive" Sauerstoff mit Zellmembranen und anderen Zellstrukturen reagiert. Berichte über in vivo Untersuchungen an experimentell erzeugten Tiertumormodellen sprechen für einen primär von den Tumorgefäßen ausgehenden Schädigungsprozeß.

Klinisch könnte der Einsatz der PDT bei Tumoren des oberen und unteren Gastrointestinaltraktes sinnvoll [7] sein. Bisher fehlen allerdings Untersuchungen über den Mechanismus der Tumordestruktion bei Organtumoren des Kolons, der Speiseröhre oder des Magens.

In der vorliegenden Studie untersuchten wir die nach PDT auftretenden ultrastrukturellen Veränderungen bei humanen kolorektalen Karzinomen.

Material und Methode

Thymusaplastische Nacktmäuse mit s. c. implantierten menschlichen Kolonkarzinomen (Adeno-Ca, Malignitätsgrad II–III) erhielten Dihämatoporphyrinderivat (Photosan 3) (9 mg/kg/KG) i.p.. Nach einer Retentionszeit von 24 h erfolgte die Lichtapplikation [6] mit einem Argon gepumpten Farbstofflaser (λ 630 nm; 150 J/cm^2 Energiedichte, 400 mW/cm^2 Leistungsdichte). Die

---

* Mit Unterstützung durch die Wilhelm-Sander-Stiftung

Tumoren wurden zum Zeitpunkt 0 min, 15 min, 30 min, 1 h, 3 h, 6 h, 24 h, 48 h, 72 h und 240 h nach Therapie entnommen und licht- und elektronenmikroskopisch untersucht.

Ergebnisse

Unmittelbar nach der Therapie waren keinerlei ultrastrukturelle Veränderungen im Bereich der Tumorkapillaren nachweisbar. Bereits 15 Minuten nach PDT treten jedoch die ersten ultrastrukturellen Veränderungen in den Tumorkapillarendothelien in Form von Mitochondrienschwellungen auf. Die Erythrozyten zeigten zu diesem Zeitpunkt eine Zunahme ihres Durchmessers. Dreißig Minuten nach Lichtapplikation kam es zu einer Auflockerung der subendothelial gelegenen Matrix (Abb. 1). Zu diesem Zeitpunkt wurde bereits die Ablösung einzelner Endothelzellen (Abb. 2) von der Basalmembran beobachtet. Nach 3 Stunden war eine ausgeprägte Vakuolisierung in allen Endothelzellen sichtbar und ein Großteil der Zellen war fragmentiert. Zu diesem Zeitpunkt traten auch Erythrozyten ins Stroma über (Abb. 3). Erst mit dem Einsetzen der Hämorrhagie kam es zu morphologisch nachweisbaren Veränderungen im Cytoplasma und im Zellkern der Tumorzellen. Drei Tage nach Behandlung zeigten sich licht- und elektronenmikroskopisch nekrotische Veränderungen im Bereich der Tumorzellverbände. Zehn Tage nach photodynamischer Therapie waren nur noch vereinzelt vitale Tumorzellen nachweisbar, und es zeigte sich das Bild der organisierten Nekrose.

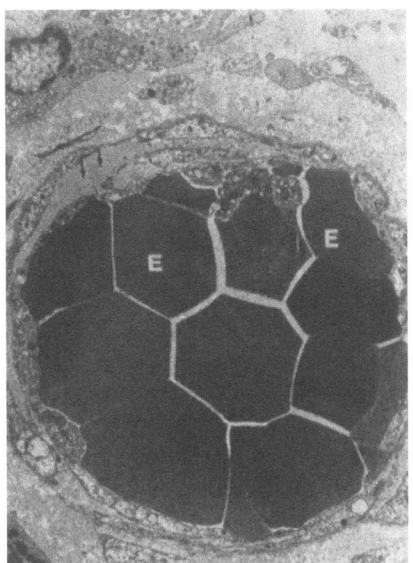

Abb. 1. 30 min nach PDT. Auflockerung der subendothelialen Matrix (Pfeile). Die Erythrozytenmorphologie ist verändert (E)

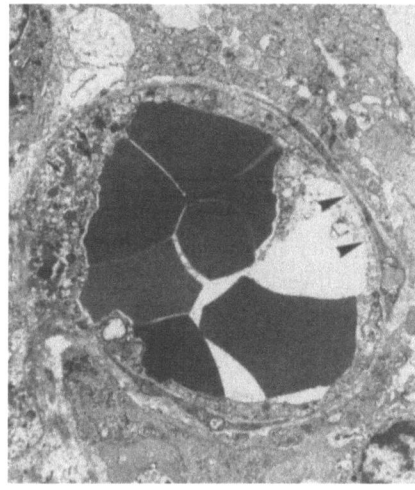

Abb. 2. 30 min nach PDT. Ablösung einer Endothelzelle (große Pfeile) von der Basalmembran. Vakuolen sind im Cytoplasma von Endothelzellen (kleine Pfeile) sichtbar

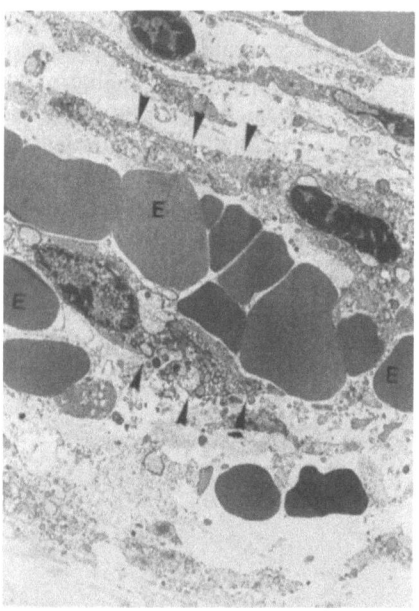

Abb. 3. 3 h nach PDT. In Auflösung befindliche Kapillare (Pfeile). Ins Bindegewebe übergetretene Erythrozyten (E) sind sichtbar

Diskussion

Studien an Zellen in Zellkultur haben den zytotoxischen Effekt der PDT auf subzelluläre Organellen und Biomoleküle gezeigt [2]. Veränderungen an Lipiden, Proteinen und Nukleinsäuren werden regelmäßig beobachtet. Dies führt zu Schäden im Bereich von Membranstrukturen, wie Ruptur von

Lysosomen und Mitochondrien [3]. Im Kern kommt es nach PDT zu Einzelstrangbrüchen der DNA. In vivo sind die pathophysiologischen Vorgänge durch die verschiedenen Kompartimente wie Kapillarbett, Bindegewebe und Tumorzellen vielschichtiger und schwieriger zu verstehen. Neuere Untersuchungen haben unmittelbare Veränderungen im Kapillarbett nach PDT gezeigt [4, 5, 8]. So kommt es nach PDT zu einer Verminderung des Blutflusses in den Tumorgefäßen [9]. Im Gegensatz zu diesen Untersuchungen, die an experimentellen Tumormodellen durchgeführt wurden, haben wir unsere Untersuchungen am menschlichen Kolonkarzinom durchgeführt. In unserem Tumormodell traten früher als in den zitierten Arbeiten [4, 5], nämlich bereits 15 Minuten nach Therapie, ultrastrukturelle Veränderungen im Bereich der Kapillarendothelien in Form von Mitochondrienschwellung auf. Die von Nelson [4] beschriebenen Veränderungen im Bereich der subendothelialen Zone in Form einer ödematösen Schwellung konnten wir nur vereinzelt beobachten. Die nach 3 Stunden einsetzende Hämorhagie korreliert mit dem Beginn der Tumorzellnekrosen, die nach 72 Stunden den Großteil der Tumormasse erfaßt haben.

In unserer Studie an humanen Kolonkarzinomen konnte gezeigt werden, daß die nach PDT einsetzende Nekrose der Tumorzellen sekundär nach Schädigung der Kapillaren auftritt. Weitere Untersuchungen müssen zeigen, ob die im Tiermodell erarbeiteten Vorstellungen über die Dynamik der Tumordestruktion nach PDT beim humanen Kolonkarzinom bei der klinischen Anwendung zutreffen.

Zusammenfassung

Es wurden die ultrastrukturellen Veränderungen nach photodynamischer Therapie im Bereich der Tumorkapillaren und -zellen in Abhängigkeit vom Zeitpunkt der Gewebeentnahme untersucht. Thymusaplastische Nacktmäuse mit s. c. implantierten menschlichen Kolonkarzinomen erhielten Dihämatoporphyrinderivat (Photosan 3) (9 mg/kg/KG) i.p.. Nach einer Retentionszeit von 24 h erfolgte die Lichtapplikation mit einem Argon gepumpten Farbstofflaser (λ 630 nm; 150 J/cm^2 Energiedichte, 400 mW/cm^2 Leistungsdichte). Die Tumoren wurden zum Zeitpunkt 0 min, 15 min, 30 min, 1 h, 3 h, 6 h, 24 h, 48 h, 72 h und 240 h nach Therapie entnommen. Erste ultrastrukturelle Veränderungen treten an den Endothelzellen bereits 15 min nach Therapie in Form von Mitochondrienschwellungen auf. 30 min nach Lichtapplikation kommt es zu einer Auflockerung der subendothelial gelegenen extrazellulären Matrix mit Ablösung einzelner Endothelzellen von der Basalmembran. Nach 3 h findet man verstärkte Vakuolisierung im Zytoplasma, Endothelien sind fragmentiert und Erythrozyten ins Stroma übergetreten. Intakte Endothelien sind nach 6 h kaum noch sichtbar.

Erste ultrastrukturelle Zellschädigungen im Bereich der Tumorzellen treten nach 3 h auf. Nach 72 h sind die Kapillaren im Tumor wieder intakt, während der Großteil der Tumorzellen Zeichen der beginnenden Nekrose aufweist. Nach 240 h sind nur noch vereinzelt vitale Tumorzellen nachweisbar. Die Kapillarendothelien und die subendotheliale Zone stellen den primären Angriffspunkt der photodynamischen Therapie dar und nach der Kapillarschädigung kommt es zur Destruktion des Tumors.

Literatur

1. Gomer CJ (1987) Photodynamic therapy. Pergamon Press, Oxford
2. Jori G, Spikes JD (1984) Photobiochemistry of porphyrins. In: Smith KC (ed) Topics in photomedicine. Plenum Press, New York, pp 183–318
3. Moan J (1986) Porphyrin-sensitized photodynamic inactivation of cells: a review. Lasers in Medical Science 1:5–12
4. Nelson JS, Liaw LH, Orenstein A, Roberts WG, Berns MW (1988) Mechanism of tumor destruction following photodynamic therapy with hematoporphyrin derivative, chlorin, and phthalocyanine. Journal of the National Cancer Institute 20:1599–1605
5. Selman SH, Kreimer-Birnbaum M, Klaunig JE et al. (1984) Blood flow in transplantable bladder tumors treated with hematoporphyrin derivative. Cancer Res 44:1924–1927
6. Sroka R, Ell Ch, Unsöld E (1988) Bestrahlungsapplikation und Lichtdosisüberwachung für die photodynamische Lasertherapie. Biomed Tech 33:313–316
7. Sroka R, Giedl J, Gossner L, Nowak A, Oswald A, Stocker S, Unsöld E, Ell Ch (1989) Photodynamic therapy of human gastro-instestinal carcinomas: an in vivo study on the relationship between energy density applied and tumor destruction in a nude mouse model. Laser Med Surg 5:110–116
8. Star WM, Marijnissen HPA, Van den Berg-Blok AE et al. (1986) Destruction of rat mammary tumor and normal tissue microcirculation by hematoporphyrin derivative photoradiation observed in vivo in sandwich observation chambers. Cancer Res 46:2532–2540
9. Wieman TJ et al. (1988) Effect of photodynamic therapy on blood flow in normal and tumor vessels. Surgery 104:512–517

Lebermetastasen

Leberresektion bei 157 Patienten
mit kolorektalen Metastasen

B. Ringe, W. O. Bechstein, R. Raab, H.-J. Meyer
und R. Pichlmayr

Kolorektale Karzinome gehören zu den häufigsten malignen Tumoren in westlichen Ländern. Trotz Verbesserung von präoperativer Vorbereitung, Standardisierung der Operationstechniken und Intensivierung der Nachsorge konnten hinsichtlich der Behandlungsergebnisse in den letzten Jahren insgesamt keine wesentlichen Fortschritte erzielt werden: etwa 50% aller Patienten erliegen innerhalb von 5 Jahren einem Tumorrezidiv [8]. Das Schicksal dieser Patienten wird hauptsächlich durch die Fernmetastasierung bestimmt. Dabei ist die Leber das am häufigsten und frühesten von hämatogenen Tumorabsiedlungen betroffene Organ. Bei 40–70% der Patienten, die an kolorektalen Karzinomen versterben, können Lebermetastasen nachgewiesen werden [1]. Bereits zum Zeitpunkt der Operation des Primärtumors finden sich in ca. 10–30% Metastasen in der Leber [9].

Man schätzt, daß bei 5–15% dieser Patienten eine potentiell kurative Entfernung der Lebermetastasen in Betracht kommt [12]. Bei der weitaus überwiegenden Mehrheit (70–80%) kann somit eine Heilung der malignen Erkrankung durch Leberresektion nicht erwartet werden [17]. Da derzeit eine effektive therapeutische Alternative jedoch nicht zur Verfügung steht, ist es gerechtfertigt, bei ausgewählten Patienten Lebermetastasen kolorektaler Karzinome zu resezieren, mit dem Ziel verlängerter Überlebensraten bzw. der gegenwärtig einzigen Chance auf eine dauerhafte Heilung oder zumindest signifikante Palliation, sofern das Risiko durch die Operation akzeptabel ist [1].

Zweifellos hat die chirurgische Behandlung von Lebertumoren in den vergangenen zwanzig Jahren ständig an Bedeutung gewonnen und wird gegenwärtig in zahlreichen Kliniken in großem Umfang durchgeführt [16, 19, 22]. Diese doch recht rasante Entwicklung ist im wesentlichen auf 3 Faktoren begründet: 1. hat die allgemeine Kenntnis von Tumorerkrankungen der Leber hinsichtlich Epidemiologie, Pathogenese, klinischer Manifestation und Prognose zugenommen. 2. wurde die Diagnostik – präoperativ und im Rahmen von postoperativen Nachsorgeprogrammen – durch Bestimmung serologischer Tumormarker und Einsatz nicht-invasiver bildgebender Verfahren verbessert, wodurch Lebertumoren heute häufiger und oftmals frühzeitiger entdeckt werden. 3. sind zunehmend differenziertere konservative und besonders auch operative Therapiemodalitäten etabliert worden. Hier steht natürlich die Leberresektion ganz im Vordergrund, die aufgrund wachsender individueller und allgemeiner Erfahrung, verbunden mit größerer Sicherheit, inzwischen zu einem standardisierten Routineeingriff geworden ist. Dies bedeutet in der Tat, daß die Leber nicht mehr als das „Niemandsland" des Chirurgen bezeichnet werden kann [9].

Um den onkologischen Stellenwert der Resektion maligner Lebertumoren definieren zu können, ist vor dem Hintergrund dieser Entwicklung ganz wesentlich die Frage: *Kann die Prognose eines individuellen Patienten mit kolorektalen Lebermetastasen durch eine Leberresektion günstig beeinflußt werden?* Standard für die Bewertung jeglicher Therapiemaßnahmen ist zunächst der natürliche Spontanverlauf der Tumorerkrankung. Die durchschnittliche Lebenserwartung von Patienten mit Lebermetastasen kolorektaler Karzinome ohne Behandlung beträgt ca. 3–24 Monate, wobei längere Verläufe insbesondere bei solitären oder unilobären Metastasen beobachtet wurden [8, 9, 23]. Nach fünf Jahren leben jedoch nur noch 1–2% dieser Patienten [13]. Gegenüber diesen Daten bei unbehandelten Patienten erweisen sich die Resultate nach Leberresektion als eindeutig überlegen: Die in der Literatur angegebenen 5-Jahres-Überlebensraten schwanken zwar erheblich, liegen jedoch bei den meisten Autoren zwischen 20 und 40% [1, 9, 10, 15]. Auch nur annähernd vergleichbare Behandlungserfolge haben sich mit systemischer und/oder regionaler Chemotherapie mangels adäquater kontrollierter Studien bislang nicht erzielen lassen. Weitgehend übereinstimmend wird also gegenwärtig von vielen Chirurgen die Leberresektion als Therapie der Wahl bei Patienten mit kolorektalen Lebermetastasen angesehen [2].

Wenn auch die globale Bedeutung der Leberresektion somit klar umrissen ist, so sind doch andererseits – zurückkommend auf die Frage nach der onkologisch relevanten Perspektive dieser Therapie – detailliertere Analysen notwendig, um besonders günstige bzw. ungünstige prognostische Kriterien aufzuzeigen. Hierzu gibt es in der Literatur aus Berichten einzelner Institutionen sowie multizentrischen Untersuchungen eine ganze Reihe von übereinstimmenden, aber auch gegensätzlichen Angaben, aus denen insgesamt nur abgeleitet werden kann, daß es mit dem heutigen Wissensstand nicht möglich ist, den „idealen" Patienten für eine Leberresektion zu identifizieren [14].

Unsere nach wie vor begrenzten Kenntnisse über tatsächlich klinisch relevante Prognosefaktoren unterstreichen somit die Notwendigkeit zusätzlicher kritischer Analysen. Der Ansatzpunkt der vorliegenden Arbeit war, hierzu einen weiteren Beitrag zu leisten, indem ein konsekutives Kollektiv von 157 Patienten mit kolorektalen Lebermetastasen, die im Zeitraum von 11 Jahren in einer Klinik eine Leberresektion hatten, retrospektiv untersucht wurde. Das Ziel war, hierbei einerseits die Gesamtergebnisse einer einzigen Institution über einen größeren Zeitraum darzustellen, andererseits evtl. bedeutsame Prognosekriterien herauszuarbeiten und mit den vorliegenden Ergebnissen anderer Arbeitsgruppen zu vergleichen.

Patienten und Methoden

Im Zeitraum von 1.6.1976–31.12.1987 wurde in der Klinik für Abdominal- und Transplantationschirurgie der Medizinischen Hochschule Hannover bei insgesamt 157 Patienten mit Lebermetastasen kolorektaler Karzinome eine Leberresektion durchgeführt. Während in den früheren Jahren die Operationsfrequenz noch relativ niedrig war, wurden seit 1984 ca. 30 Resektionen pro Jahr durchgeführt.

Das *Lebensalter* dieser Patienten zum Zeitpunkt der Leberresektion lag zwischen 34 und 81 Jahren (Mittelwert ± Standardabweichung 56,7 ± 9,8 Jahre; median 58 Jahre). Mehr als 70% waren älter als 50 Jahre. Das *Geschlecht* verteilte sich auf 92 Männer und 65 Frauen (Tabelle 1).

Der *Primärtumor* war im Colon ascendens in 17,3%, im Colon transversum in 3,5%, im Colon descendens/sigmoideum in 41,7% und im Rectum in 37,5% der Fälle lokalisiert. Die Stadieneinteilung nach Dukes war wie folgt: *A* 2,1%, *B* 20,0%, *C* 44,2% und *D* 33,7%. Da 80% der kolorektalen Primärtumoroperationen in verschiedenen auswärtigen Kliniken durchgeführt worden waren, lag

Tabelle 1. Alters- und Geschlechtsverteilung (157 Patienten)

		Anzahl der Patienten n
Alter [Jahre]	<40	8 (5,1%)
	41–50	38 (24,2%)
	51–60	57 (36,3%)
	61–70	40 (25,5%)
	>70	14 (8,9%)
Geschlecht	♂	92 (58,6%)
	♀	65 (41,4%)

Tabelle 2. Lokalisation und Stadieneinteilung der kolorektalen Primärtumoren

		Anzahl der Patienten n
Lokalisation	Colon ascendens	25 (17,3%)
	Colon transversum	6 (3,5%)
	Colon descendens/sigmoideum	60 (41,7%)
	Rectum	54 (37,5%)
Dukes-Stadium	A	2 (2,1%)
	B	19 (20,0%)
	C	42 (44,2%)
	D	32 (33,7%)

eine genaue Beurteilung von Lokalisation und Stadium dieser Tumoren nicht in allen Fällen vor (Tabelle 2).

Charakteristika der *Lebermetastasen* sind in Tabelle 3 zusammengestellt. In 61% fanden sich solitäre Tumoren, während 39% der Patienten multiple Metastasen hatten. Bei der Auswertung der Tumoranzahl in der Leber wurde keine Differenzierung zwischen möglichen Satellitenknoten und mehreren Metastasen vorgenommen. Die Größe (maximaler Durchmesser) lag zwischen 1 und 24 cm (Mittelwert 6,5 ± 4,1 cm; median 5,5 cm). Die Tumorknoten waren unilobär in 80,9% und in beiden Leberlappen in 19,1% gelegen. Der Anteil des durch Tumorgewebe ersetzten Leberparenchyms („PHR" = percent hepatic replacement by tumor, entsprechend dem Vorschlag von Gennari) wurde intraoperativ durch makroskopische und palpatorische Beurteilung in situ bzw. am Resektat abgeschätzt und betrug unter 25% bei 70,9%, zwischen 25 und 50% bei 24,1% und über 50% bei 5% der Patienten. 19,4% der Lebermetastasen zeigten eine gute, 70,9% eine mäßige und 9,7% eine schlechte Differenzierung. Die überwiegende Mehrheit der Patienten (81%) hatte zum Zeitpunkt der Leberresektion keinen extrahepatischen Tumor, während in 19% Metastasen außerhalb der Leber nachweisbar waren (Lymphknoten, Nachbarorgane und Lunge).

Die *Resektion* der Lebermetastasen erfolgte in 20,7% synchron zur Entfernung des Primärtumors (definiert als Intervall zwischen Dickdarm- und

Tabelle 3. Charakteristika der kolorektalen Lebermetastasen

		Anzahl der Patienten n (%)
Anzahl (n)	1	86 (61,0%)
	2	24 (17,0%)
	3	6 (4,3%)
	4	2 (1,4%)
	>4	23 (16,3%)
Größe [cm]	≤5	70 (50,0%)
	6–10	54 (38,6%)
	>10	16 (11,4%)
Lage	unilobär	114 (80,9%)
	bilobär	27 (19,1%)
PHR [%]	<25	100 (70,9%)
	25–50	34 (24,1%)
	50–75	7 (5,0%)
Differenzierungsgrad	gut	26 (19,4%)
	mäßig	95 (70,9%)
	schlecht	13 (9,7%)
Tumor extrahepatisch	nein	124 (81,0%)
	ja	29 (19,0%)

Leberoperation ≤ 3 Monate), davon in 9 Fällen in gleicher Sitzung. 79,3% der Patienten hatten metachrone Lebermetastasen. Diese Gruppe schließt 3 Patienten ein, bei denen gleichzeitig mit den auswärts durchgeführten kolorektalen Primärtumoroperationen Metastasen in Leber bzw. Lunge entfernt worden waren. Diese Zuordnung der genannten 3 Patienten erklärt die Differenz zwischen Stadium Dukes D und synchronem Zeitintervall in den Tabellen 2 und 4. Die Leberresektionsverfahren lassen sich jeweils zur Hälfte in sog. „kleine" und „große" Resektionen unterteilen. Abgesehen von atypischen Tumorentfernungen kamen überwiegend anatomische Leberteilresektionen zur Anwendung: Uni- und Plurisegmentektomien (40,1%), Hemihepatektomien (42%) und erweiterte Resektionen (8,3%).

Die Indikationsstellung zur Leberresektion war – in Abhängigkeit vom klinischen Zustand der Patienten – hauptsächlich durch den Tumorbefund in der Leber beeinflußt, d. h. lokale Resektabilität und möglichst auf eine kurative Tumorentfernung ausgerichtet. Abgesehen von den Fällen, bei denen erst postoperativ histologisch ein regionaler Lymphknotenbefall gesichert wurde, war bei einigen Patienten allerdings bereits auch unter palliativen Gesichtspunkten eine Leberresektion durchgeführt worden, z. B. bei Beschwerden durch die Größe des Tumors oder auch bei simultanen Befall von Dickdarm oder Nachbarorganen. Hier ist jedoch nicht zu verkennen, daß gerade bei retrospektiver Analyse dieser Daten über den Zeitraum von 11 Jahren sicherlich auch ein Wandel in der generellen Indikationsstellung eingetreten ist, der hier im einzelnen nicht berücksichtigt werden kann.

Das prinzipielle Vorgehen besonders bei anatomiegerechten Operationen, das sich an der Segmenteinteilung von Couinaud orientierte, umfaßte die präliminare Darstellung und Durchtrennung der den zu resezierenden Leberteil versorgenden Gefäß- und Gallengangsstrukturen (entsprechende Äste von A. hepatica, V. portae, Ductus hepaticus, V. hepatica), Parenchymdissektion in Hilusocclusion nach Pringle und Versorgung der Resektionsfläche durch gezielte Umstechungen, Titanclips und Infrarotkontaktkoagulation. Diese Technik ermöglichte in den meisten Fällen eine sichere und blutsparende Operation. Nach der abschließenden Einschätzung konnten 119 (77,8%) der Leberresektionen als potentiell kurativ (R0) beurteilt werden, wobei Patienten mit mikro- oder makroskopischen intra- bzw. extrahepatischen Tumorrest ausgeschlossen wurden (Tabelle 4).

Basierend auf den bisherigen Veröffentlichungen sowie eigenen klinischen Erfahrungen wurden 13 Faktoren mit möglicher prognostischer Relevanz ausgewählt, die in den Tabellen 1–4 aufgelistet sind. Die Berechnung der kumulativen Überlebenszeiten, grundsätzlich bezogen auf den Zeitpunkt der Leberresektion, erfolgte nach Kaplan-Meier unter Einschluß der perioperativen Letalität. Der Nachbeobachtungszeitraum für dieses Patientenkollektiv endete am 1. 12. 1988. Da komplette Daten aller Faktoren nicht für jeden Patienten vorlagen, variierten die Gruppengrößen in den einzelnen Analysen wie angegeben. Der statistische Vergleich der Überlebenschancen, bezogen auf die verschiedenen zugrunde gelegten Parameter wurde mit den Tests nach Breslow und Mantel-Cox durchgeführt [6].

Tabelle 4. Leberresektion bei kolorektalen Metastasen

		Anzahl der Patienten n	
Intervall	synchron – einzeitig	9 (6,4%)	
	– zweizeitig	20 (14,3%)	
	metachron	111 (79,3%)	
Operations-verfahren	atypische Resektion	15 (9,6%)	78 (49,7%) „kleine" Resektion
	Segmentresektion		
	– unilateral	51 (32,5%)	
	– bilateral	12 (7,6%)	
	Hemihepatektomie		79 (50,3%) „große" Resektion
	– links	19 (12,1%)	
	– rechts	47 (29,9%)	
	Leberteilresektion		
	– links erweitert	3 (1,9%)	
	– rechts erweitert	10 (6,4%)	
Radikalität	R0	119 (77,8%)	
	R1/R2	38 (22,2%)	

Ergebnisse

7 von 157 Patienten verstarben innerhalb von 30 Tagen nach der Leberresektion, entsprechend einer perioperativen Letalität von 4,5%. Signifikante postoperative Komplikationen wurden in 16 Fällen (10,2%) beobachtet und bestanden hauptsächlich aus Galleleckagen, Blutungen sowie lokalisierten Infektionen.

Die kumulativen Überlebensraten aller Patienten 12, 24, 36, 48 und 60 Monate nach Leberresektion kolorektaler Metastasen waren 79, 66, 44, 34 und 23% (Abb. 1). Daraus ergeben sich Überlebensraten im Mittel ($\pm$ Standardabweichung) und median von 45,1 $\pm$ 4,3 bzw. 34,9 Monaten. Bis zum Ende der Nachbeobachtungszeit waren insgesamt 78 Patienten (49,7%) verstorben.

Die Ergebnisse der Analyse über den Einfluß der einzelnen Faktoren auf das Überleben der Patienten sind für das Gesamtkollektiv in Tabelle 5 zusammengestellt. Danach spielte das Alter allein keine entscheidende Rolle: Auch Patienten über 70 Jahre hatten eine vergleichbare Überlebenschance. Obwohl die 5-Jahres-Überlebensrate von Frauen mit 29 gegenüber 18% bei Männern höher war, machte auch dieses keinen statistisch signifikanten Unterschied aus. Lokalisation oder Stadium des Primärtumors hatten ebenfalls keinen erkennbaren Einfluß auf die Prognose. Von den zahlreichen untersuchten Parametern, die das Ausmaß der Lebermetastasierung bzw. der Resektion näher charakterisieren, waren folgende ohne zumindest statistisch signifikante Bedeutung für die Überlebensrate: Anzahl der Tumorknoten, – auch im Vergleich solitär

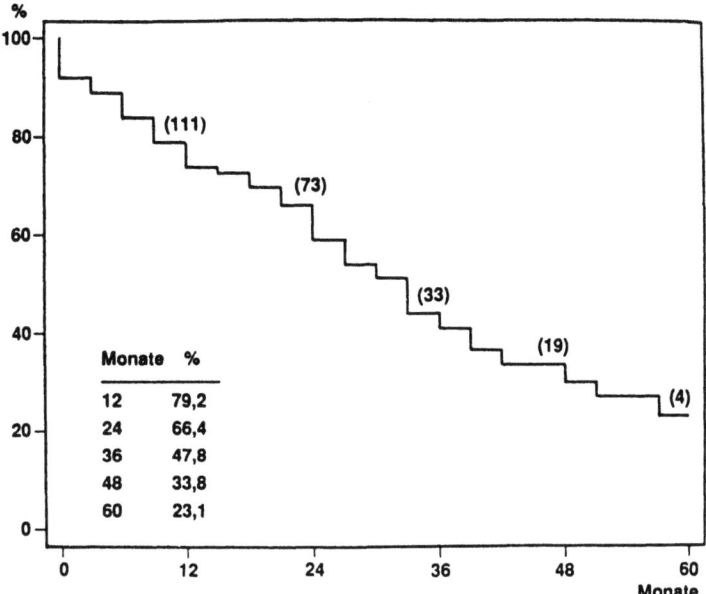

Abb. 1. Aktuarische Überlebenswahrscheinlichkeit nach Leberresektion wegen kolorektalen Metastasen bei 157 Patienten

gegenüber multipel, Differenzierungsgrad der Metastasen, Intervall zwischen Primärtumoroperation und Leberresektion, und die Art der Leberteilentfernung – also sparsame gegenüber ausgedehnteren Resektionen. Allenfalls einen Trend für einen ungünstigen Einfluß zeigten mehr als 4 bzw. synchrone Metastasen und größere Leberresektionen.

Prognostisch relevante Faktoren hingegen waren sowohl Größe als auch Lage der Metastasen: Mit zunehmender Größe der Tumorknoten verringerten sich Überlebensraten und mediane Überlebenszeiten drastisch ($p < 0,01$); hochsignifikante Unterschiede traten auch bei Verteilung der Metastasen in einem gegenüber beider Leberlappen auf. Von Bedeutung war ebenfalls die Tumormasse in Relation zum normalen Lebergewebe (PHR). Ein weiterer ungünstiger Prognosefaktor war das Vorhandensein von extrahepatischem Tumorwachstum ($p < 0,001$). Zuletzt wurde die Radikalität der Leberresektion analysiert. Auch hier fanden sich hochsignifikante Unterschiede: Die 119 potentiell kurativ resezierten Patienten (R0) hatten eine 5-Jahres-Überlebensrate von 27% und eine mediane Überlebenszeit von 35,1 im Vergleich zu 18,4 Monaten nach nicht radikaler Operation (Abb. 2).

Um eine präzise Einschätzung der onkologischen Relevanz zu ermöglichen, wurden nochmals alle Prognosefaktoren in dieser Patientengruppe mit kurativer Leberresektion analysiert (Tabelle 6). Wie zuvor fanden sich ohne signifikanten Einfluß auf das Überleben der Patienten: Alter und Geschlecht, Lokalisation und Stadium des Primärtumors, Anzahl und Differenzierungsgrad der Lebermetastasen, krankheitsfreies Intervall und Resektionsverfahren.

Tabelle 5. Überlebenszeit nach Leberresektion kolorektaler Metastasen in Abhängigkeit von verschiedenen Prognosefaktoren (157 Patienten)

Prognosefaktor		Aktuarische Überlebenswahrscheinlichkeit				Signifikanz (Breslow/ Mantel-Cox)
		nach Monaten [%]			median [Monate]	
		12	36	60		
Alter [Jahre]	<40	75	56	56	34,9	n.s.
	41–50	84	43	21	30,3	
	51–60	77	42	22	34,5	
	61–70	79	42	35	35,0	
	>70	79	38	–		
Geschlecht	♂	76	40	18	29,9	n.s.
	♀	84	47	29	35,2	
Primärtumor						
Lokalisation	Colon ascendens	76	28	–	34,5	n.s.
	Colon transversum	60	30	–	35,1	
	Colon descendens/sigmoideum	82	50	26	39,3	
	Rectum	79	43	25	30,3	
Dukes-Stadium	A				6,9	n.s.
	B	75	53	20	42,9	
	C	79	39	30	35,0	
	D	76	38	12	34,9	

Lebermetastasen						
Anzahl (n)	1	79	47	28	35,1	n.s.
	2	70	45	45	25,0	
	3	67	33	–	14,6	
	4	82	23	12	29,7	
	>4			–	24,8	
Größe [cm]	≤5	85	54	38	39,4	0,002/0,001
	6–10	77	33	10	29,7	
	>10	56	10	–	18,4	
Lage	unilobär	82	47	28	35,2	0,0006/0,0001
	bilobär	80	20	–	21,6	
PHR [%]	<25	81	47	26	35,1	0,03/0,05
	25–50	76	26	17	29,7	
	50–75	43	14	–	10,7	
Differenzierungsgrad	gut	81	40	–	26,8	n.s.
	mäßig	76	42	32	34,9	
	schlecht	77	27	–	34,5	
Tumor extrahepatisch	nein	84	45	26	35,1	0,005/0,005
	ja	58	32	–	18,4	
Leberresektion						
Intervall	synchron	76	42	11	34,9	n.s.
	metachron	78	40	26	32,4	
Resektionsverfahren	atypische/Segmentresektion	86	46	39	35,2	n.s.
	anatomische/erweiterte Hemihepatektomie	72	39	15	29,9	
Radikalität	R0	86	46	27	35,1	0,0007/0,003
	R1/R2	57	35	–	18,4	

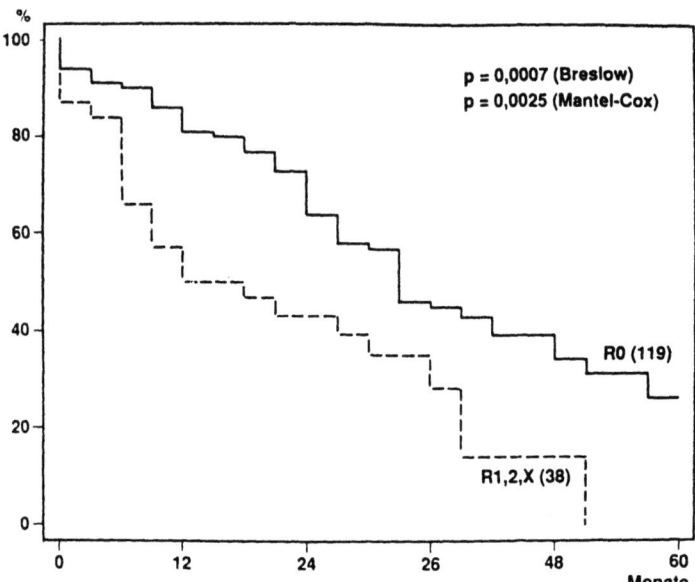

Abb. 2. Aktuarische Überlebenswahrscheinlichkeit nach Leberresektion kolorektaler Metastasen in Abhängigkeit von der Radikalität (R)

Tabelle 6. Überlebenszeit nach kurativer Leberresektion (R0) kolorektaler Metastasen in Abhängigkeit von verschiedenen Prognosefaktoren (119 Patienten)

Prognosefaktor		Patien-ten (n)	Mediane Über-lebens-zeit [Monate]	Signifikanz (Breslow/ Mantel-Cox)
Alter [Jahre]	< 40	5		n.s.
	41–50	29	35,9	
	51–60	41	36,0	
	61–70	32	35,1	
	> 70	12	13,4	
Geschlecht	♂	70	29,9	n.s.
	♀	49	39,4	
Primärtumor				
Lokalisation	Colon ascendens	21	34,9	n.s.
	Colon transversum	4	35,1	
	Colon descendens/ sigmoideum	45	35,2	
	Rectum	42	48,9	

Tabelle 6 (Fortsetzung)

Prognosefaktor		Patienten (n)	Mediane Überlebenszeit [Monate]	Signifikanz (Breslow/ Mantel-Cox)
Primärtumor				
Dukes-Stadium	A	2	6,9	n.s.
	B	19	42,9	
	C	32	35,2	
	D	25	35,1	
Lebermetastasen				
Anzahl (n)	1	65	42,9	n.s.
	2	20	26,8	
	3	4	14,6	
	4	2	29,7	
	>4	20	29,7	
Größe [cm]	≤5	55	43,1	0,005/0,0004
	6–10	45	32,4	
	>10	11	22,2	
Lage	unilobär	90	42,9	0,0007/0,0001
	bilobär	21	24,6	
PHR [%]	<25	77	42,9	0,005/0,002
	25–50	30	32,4	
	50–75	4	10,7	
Differenzierungsgrad	gut	24	26,8	n.s.
	mäßig	73	43,1	
	schlecht	9	34,5	
Leberresektion				
Intervall	synchron	22	34,9	n.s.
	metachron	88	35,1	
Resektionsverfahren	atyp. Segmentresektion	52	36,9	n.s.
	anatomische/ erweiterte Hemihepatektomie	67	35,0	

In Bestätigung der vorgenannten Ergebnisse des Gesamtkollektives waren wiederum von hochsignifikanter Bedeutung für die Prognose: Die Größe der Lebermetastasen (Abb. 3), uni- oder bilobärer Leberbefall (Abb. 4) und prozentuale Tumorausdehnung – PHR (Abb. 5).

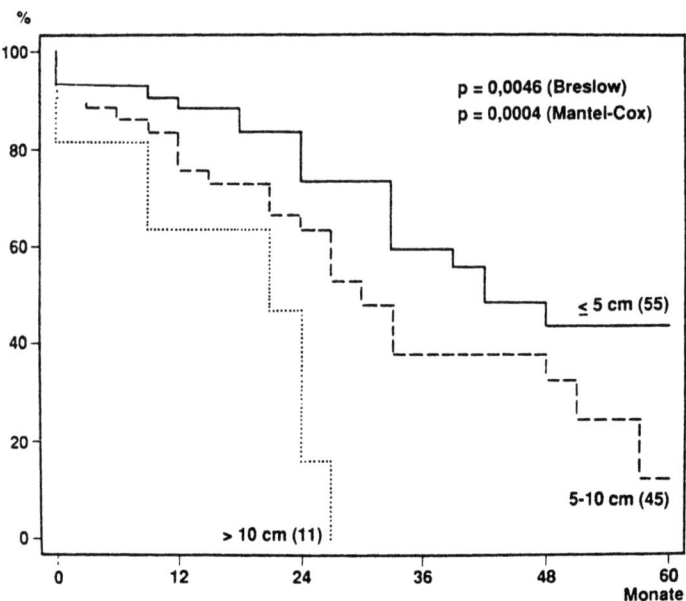

Abb. 3. Aktuarische Überlebenswahrscheinlichkeit nach kurativer Leberresektion (R0) kolorektaler Metastasen in Abhängigkeit von der Tumorgröße

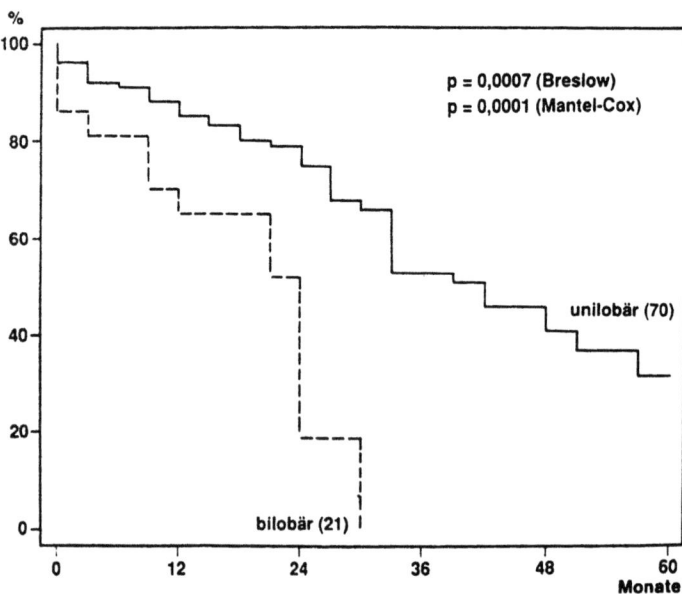

Abb. 4. Aktuarische Überlebenswahrscheinlichkeit nach kurativer Leberresektion (R0) kolorektaler Metastasen in Abhängigkeit von der Tumorlage

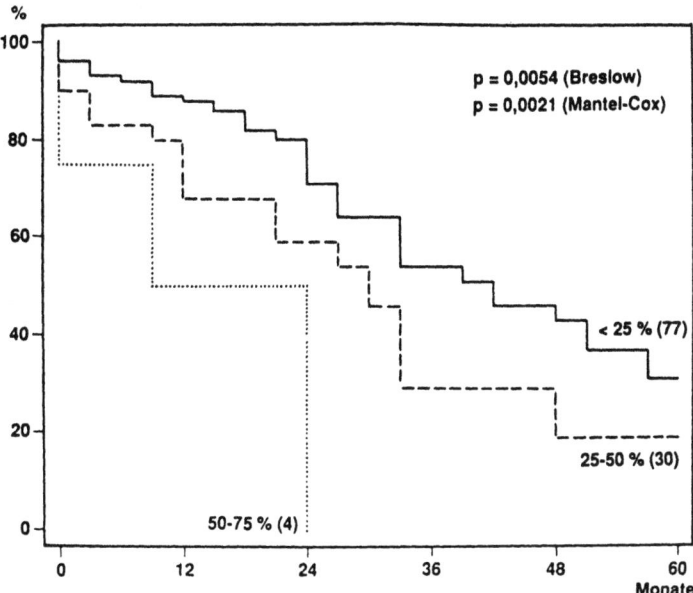

Abb. 5. Aktuarische Überlebenswahrscheinlichkeit nach kurativer Leberresektion (R0) kolorektaler Metastasen in Abhängigkeit von der prozentualen Tumormasse (PHR)

Diskussion

Grundlegende Voraussetzung für eine klinisch bedeutsame Behandlungsmethode ist ein ausgewogenes Verhältnis zwischen Schaden und Nutzen für den Patienten [9]. Für die Leberresektion kolorektaler Metastasen ist dies durch viele Studien und Veröffentlichungen klar belegt.

Die operationsbedingte Letalität liegt im internationalen Vergleich zwischen 0 und 10%, bei den allermeisten Gruppen – wie auch bei uns – unter 5% [2, 7, 11, 15]. Damit ist das Risiko des Eingriffes weitgehend kalkulierbar und sicherlich akzeptabel, umso mehr, als die zu erwartende Überlebenschance durch die Operation signifikant verbessert werden kann. Mit keinem anderen Therapieverfahren ist die Prognose von Patienten mit Lebermetastasen kolorektaler Karzinome gegenwärtig so günstig zu beeinflussen wie durch eine Leberresektion. Die erzielten Überlebensraten von durchschnittlich 20–30% nach 5 Jahren – sowie auch die hier vorgestellten eigenen Ergebnisse von 23%, und einer medianen Überlebenszeit von 34,9 Monaten – belegen die Überlegenheit dieser Therapie im Vergleich zum Spontanverlauf der Erkrankung [8, 9, 14, 16, 22].

Dennoch müssen diese – insgesamt zwar positiven – Behandlungsergebnisse kritisch bewertet werden, da nach wie vor die überwiegende Mehrheit aller Patienten mit kolorektalen Metastasen nicht von einer Leberresektion profitiert, sondern an nicht radikal entferntem Tumor oder einem Rezidiv verstirbt. Das heißt also, nur in relativ wenigen Fällen gelingt es, bei diesen Patienten das Tumorleiden unter Kontrolle zu bringen [1, 17, 23].

In diesem Zusammenhang ist zweifellos von besonderer Bedeutung, diejenigen Faktoren zu analysieren, die für die klinische Prognose tatsächlich relevant sind. Hierzu hat es in der Vergangenheit bereits zahlreiche Untersuchungen gegeben, deren kontroverse Ergebnisse sicherlich auch weiterhin die Diskussion in Gang halten werden [2]. Einer der hauptsächlichen Gründe für die insgesamt noch fehlende Übereinstimmung in dieser Frage mag die wahrscheinlich doch sehr heterogene Zusammensetzung der Patientenkollektive verschiedener Untersucher sein, zumal es sich im allgemeinen um retrospektive Auswertungen handelt. Einige der Erklärungsmöglichkeiten für diese Diskrepanzen könnten sein: Unterschiedliche Patientenselektion und Indikationsstellung, womit ein wesentlicher Einfluß auf die Prognose verbunden sein könnte; nicht vergleichbare Beobachtungszeiträume, da im Laufe der Zeit geänderte Vorgehensweisen miteingehen würden; uneinheitliche operative Verfahren (z. B. prinzipiell sparsame, nicht-anatomische Tumorentfernung gegenüber größeren Resektionen), und evtl. Anwendung adjuvanter Therapieschemata; Darstellung multizentrischer Ergebnisse, die individuell bedeutsame Faktoren möglicherweise nicht erkennen lassen; und vielleicht auch ein unterschiedliches biologisches Tumorverhalten, das sich nicht allein aus anatomischen Gegebenheiten ableiten läßt.

Der Ansatz für die eigene, hier vorgelegte Untersuchung war daher, unter Berücksichtigung und Wertung einiger der oben aufgeführten Faktoren, an einem vielleicht homogenen, konsekutiven Kollektiv einer größeren Patientengruppe einer einzigen Institution die Faktoren herauszuarbeiten, die prognostische Bedeutung haben könnten und mit den Resultaten anderer Autoren zu vergleichen.

Dazu sind in Tabelle 7 die wichtigsten bisher untersuchten Prognosefaktoren sowie deren statistische Bedeutung für die Patientenüberlebensrate gegenübergestellt, wie sie der aktuellen Literatur zu entnehmen ist [2, 4, 5, 10]. Aus dieser Übersicht wird deutlich, daß eine zuverlässige Bewertung eines einzelnen Parameters kaum möglich ist. Fast alle der hier aufgeführten Faktoren waren in der einen oder anderen Untersuchungsserie statistisch signifikant oder auch nicht. Will man dennoch eine zusammenfassende Gewichtung versuchen, so scheint es, daß Alter, Primärtumorlokalisation, Differenzierungsgrad der Lebermetastasen, krankheitsfreies Intervall und Resektionsausmaß den geringsten und demgegenüber Stadium des Primärtumors, Anzahl der Lebermetastasen, extrahepatisches Tumorwachstum und Radikalität der Leberresektion größten Einfluß auf die Prognose haben.

Unsere eigenen Ergebnisse zeigen hier nur eine teilweise Übereinstimmung. Dabei ist insbesondere unklar, warum die gezielte Analyse der kurativ resezierten Patientengruppe (R0) im Vergleich zum Gesamtkollektiv nicht mehr statistisch signifikante Prognosefaktoren aufwies. Da jedoch die Gesamtprognose der R0-Gruppe deutlich besser war, als die der palliativ operierten Patienten (R1, R2), stellt dies zumindest nicht den Wert einer kurativen Leberresektion kolorektaler Metastasen in Frage. Die Bedeutung des Primär-

Tabelle 7. Prognosefaktoren bei Resektion kolorektaler Lebermetastasen – Literaturübersicht

	Foster 1978 [9]	Fortner 1984 [8]	Cady 1984 [5]	Iwatsuki 1986 [15]	Funovics 1986 [10]	Butler 1986 [4]	Adson 1987 [2]	Ekberg 1987 [7]	Hohenberger 1988 [11]	Holm 1989 [12]	Hughes 1988 [13]	Scheele 1989 [22]	eig. Ergebnisse 1989
Patienten													
Anzahl	259	75	23	60	80	62	141	68	82	35	800	125	157
Alter	±	−	−	±	−		−		−	+	−		−
Geschlecht		−	+	−	−		+		+	+	−		±
Primärtumor													
Lokalisation	−	−		+	−	−	−	−	−	−			−
Dukes-Stadium	−	+		+	−		+	−	+	−	+	+	−
Lebermetastasen													
Anzahl	+	−	+	+		−	−	+	+	+	+	−	+
Größe	+	±	−		±	−	−	−	+	−		−	+
Lage						−		+	±	−	−	−	+
PHR								+		−			+
Differenzierungsgrad		+						+					−
Tumor extrahepatisch							+	+			+		+
Leberresektion													
Intervall	−	−	−	−	−	−	−	−	−	−	+	−	−
Resektionsverfahren	±	−	−	+	±		−	±	−	−	±		±
Radikalität	+		+				+			+	+	+	+

+ = Statistisch signifikant, − = Statistisch nicht signifikant, ± = Statistisch nicht signifikant, aber deutlicher Trend

tumorstadiums wurde von zahlreichen Autoren belegt [11, 14]. In der vorgelegten Untersuchung unserer Patienten konnte ein signifikanter Einfluß nicht gefunden werden. Dies könnte möglicherweise darauf zurückzuführen sein, daß – im Gegensatz zu anderen Gruppen – in unserem Patientenkollektiv weitaus die meisten Operationen der Primärtumoren zuvor in anderen Kliniken durchgeführt worden waren, womit letztlich auch eine einheitliche und vergleichbare Dokumentation und Klassifikation erschwert wird. Im Einklang mit den Ergebnissen anderer Autoren konnte jedoch die prognostische Bedeutung von Größe und Lage der Metastasen, prozentualer Tumormasse sowie extrahepatischem Wachstum und Radikalität auch bei unseren Patienten bestätigt werden. Bedeutsam für künftige Untersuchungen und auch deren Vergleichbarkeit scheint die Analyse verschiedener prognostisch relevanter Faktoren nicht nur getrennt voneinander, sondern besonders auch kombiniert, um hierdurch vielleicht aussagekräftigere Informationen zu erhalten.

Zum gegenwärtigen Zeitpunkt kann nur festgestellt werden, daß zwar wohl eine relativ günstige Ausgangssituation – begrenzter Primärtumor, einzelne unilobäre Lebermetastasen, kein extrahepatisches Wachstum oder Tumorrest – einer sicherlich schlechten Prognose gegenübersteht – fortgeschrittenes kolorektales Karzinom, multiple bilobäre Lebermetastasen, nicht-radikale Leberresektion [2]. Ein sog. „idealer" Patient für eine Operation der Lebermetastasen läßt sich jedoch z. Z. nicht eindeutig definieren [14].

Als klinisch praktische Konsequenz kann man hieraus ableiten, daß bei Patienten mit Lebermetastasen kolorektaler Karzinome eine Leberresektion grundsätzlich überlegt und angestrebt werden sollte. Bei der Auswahl und Indikationsstellung muß jedoch klar eine kurative Zielsetzung im Vordergrund stehen, da diese mit eindeutig besseren Überlebenschancen verbunden ist. Die individuelle Ausgangssituation hinsichtlich der verschiedenen Prognosefaktoren ist dabei möglicherweise zweitrangig. Da Therapieerfolg nicht allein an Überlebenszeiten gemessen werden kann, könnte auch die Berechtigung und Verpflichtung bestehen, aus palliativen Gesichtspunkten bei entsprechenden Patienten eine Leberteilentfernung vorzunehmen [2]. Die Diskussion über den Sinn und Wert dieser Empfehlung für einen individuellen Patienten ist jedoch noch nicht beendet.

Erweiterte operative Möglichkeiten für konventionell nicht entfernbare Malignome der Leber sind entwickelt worden und haben bereits auch Einzug in die Klinik gefunden. Gerade die Lebertransplantation, die grundsätzlich bei sehr ausgedehntem Tumorbefall der Leber angebracht sein könnte, hat jedoch vielerorts und auch in der eigenen Erfahrung bei bislang 3 Patienten mit kolorektalen Lebermetastasen enttäuscht [21]. Durchaus günstigere Überlebensraten bei einigen transplantierten Patienten wurden lediglich von der Wiener Arbeitsgruppe veröffentlicht [18]. Die Entwicklung der Resektion ex situ bei anatomisch irresektablen Tumoren könnte hier neue Wege eröffnen [20]. Die onkologische Effektivität dieser Behandlungsmaßnahmen muß aber erst noch bewiesen werden.

Die zukünftige Perspektive der Therapie von Patienten mit kolorektalen Karzinomen und Fernmetastasen liegt vermutlich in der Einbindung einer

möglichst radikalen operativen Tumorentfernung in multimodale Behandlungskonzepte. Die Frage, welche zum größten Teil noch in Entwicklung
begriffenen Verfahren – z. B. systemische oder regionale Chemotherapie bzw.
-embolisierung, Radiatio oder Einsatz immunbiologisch wirksamer Substanzen
– hier einbezogen werden sollte, kann heute noch nicht beantwortet werden
[17].

Martin A. Adson, ohne Zweifel einer derjenigen Chirurgen, die in den
vergangenen 20 Jahren maßgeblich das noch neue Gebiet der Leberchirurgie
vorangetrieben haben, hat in einem 1988 erschienenen Kommentar einen Satz
geschrieben, die hier als Schlußwort zitiert werden soll [3]: „There is a need for
better imaging techniques to cure our blindness to each tumors real stage".

Zusammenfassung

Die durchschnittliche Lebenserwartung von Patienten mit Lebermetastasen
kolorektaler Karzinome ist schlecht. Durch Entfernung solcher Tumoren
gelingt es, diese Situation zu verbessern. Bei 157 Patient mit kolorektalen
Metastasen wurde eine Leberresektion durchgeführt. Die erzielten Überlebensraten waren nach 5 Jahren 23% und im Median bei 34,9 Monaten. Als
signifikante Faktoren für die Prognose fanden sich Größe und Lage der
Metastasen, prozentuale Tumormasse und Radikalität der Operation. Diese
Ergebnisse belegen erneut, daß bei ausgewählten Patienten mit kolorektalen
Lebermetastasen die Resektion grundsätzlich indiziert ist, zumal bei Fehlen
alternativer Behandlungsverfahren gegenwärtig nur hierdurch eine langfristige
Heilungschance oder signifikante Palliation ermöglicht wird.

Literatur

1. Adson MA (1983) Hepatic metastases in perspective. AJR 140:695
2. Adson MA (1987) Resection of liver metastases – when is it worthwhile? World J Surg
   11:511
3. Adson MA (1988) Editorial comment. Am J Surg 156:372
4. Butler J, Attiyeh FF, Daly JM (1986) Hepatic resection for metastases of the colon
   and rectum. Surg Gynecol Obstet 162:109
5. Cady B, McDermott WV (1984) Major hepatic resection for metachronous
   metastases from colon cancer. Ann Surg 201:204
6. Dixon WJ (1981) BMDP Statistical software. University of California Press,
   Berkeley Los Angeles London
7. Ekberg H, Tranberg KG, Andersson R, Lundstedt C, Hägerstrand J, Ranstam J,
   Bengmark S (1987) Pattern of recurrence in liver resection for colorectal secondaries.
   World J Surg 11:541
8. Fortner JG, Silva JS, Goldberg RB, Cox EB, MacLean BJ (1984) Multivariate
   analysis of personal series of 247 consecutive patients with liver metastases from
   colorectal cancer. Ann Surg 199:306
9. Foster JH (1978) Survival after liver resection for secondary tumors. Am J Surg
   135:389

10. Funovics JM, Wenzl E, Függer R, Schemper M (1986) Leberresektionen wegen hämatogener und infiltrierender Metastasen. Wien Klin Wochenschr 98:813
11. Hohenberger P, Schlag P, Schwarz V, Herfarth Ch (1988) Leberresektion bei Patienten mit Metastasen colorektaler Karzinome. Chirurg 59:410
12. Holm A, Bradley E, Aldrete JS (1989) Hepatic resection of metastasis from colorectal carcinoma. Ann Surg 209–428
13. Hughes KS, for the Registry of Hepatic Metastases (1988) Resection of the liver for colorectal carcinoma metastases: a multiinstitutional study of indications for resection. Surgery 103:278
14. Hughes K, Scheele J, Sugarbaker PH (1989) Surgery for colorectal cancer metastatic to the liver. Surg Clin North Am 69:339
15. Iwatsuki S, Esquivel CO, Gordon RD, Starzl TE (1986) Liver resection for metastatic colorectal cancer. Surgery 100:804
16. Iwatsuki S, Starzl TE (1988) Personal experience with 411 hepatic resections. Ann Surg 208:421
17. Mazzaferro V, Dindzans VJ, Makowka L, van Thiel DH (1988) Approach to hepatic metastases from colorectal adenocarcinoma. Semin Liver Dis 8:247
18. Mühlbacher F, Piza F (1987) Orthotopic liver transplantation for secondary malignancies of the liver. Transpl Proc 19:2396
19. Pichlmayr R, Neuhaus P, Brölsch C (1984) Die Chancen einer chirurgischen Behandlung von Lebertumoren. Verh Dtsch Krebs Ges 5:473
20. Pichlmayr R, Bretschneider HJ, Kirchner E, Ringe B, Lamesch P, Gubernatis G, Hauss J, Niehaus KJ, Kaukemüller J (1988) Ex situ-Operation an der Leber. Eine neue Möglichkeit in der Leberchirurgie. Langenbecks Arch Chir 373:122
21. Ringe B, Wittekind C, Bechstein WO, Bunzendahl H, Pichlmayr R (1989) The role of liver transplantation in hepatobiliary malignancy. Ann Surg 209:88
22. Scheele J (1989) Die segmentorientierte Leberresektion. Chirurg 60:251
23. Wagner JS, Adson MA, van Heerden JA, Adson MH, Ilstrup DM (1984) The natural history of hepatic metastases from colorectal cancer. Ann Surg 199:502

Rezidivmuster und operative Verfahren in der Lebermetastasenchirurgie kolorektaler Karzinome

B. Mentges und D. Schäfer

Nachdem die Lebermetastasenchirurgie kolorektaler Karzinome im letzten Jahrzehnt in die Kliniksroutine Einzug fand und vor allem im angelsächsischen Schrifttum ermutigende Resultate berichtet wurden [1, 4, 9], stellt sich nun die Frage nach den Spätergebnissen. Hierbei interessiert neben der Rezidivrate und der Fünf-Jahres-Überlebenszeit auch das Rezidivmuster, das eventuell Hinweise auf den Krankheitsverlauf erlaubt und die Frage aufwirft, ob eine Änderung der chirurgischen Vorgehensweise eine Verbesserung der Langzeitergebnisse erhoffen läßt.

Material und Methode

51 Patienten mit Lebermetastasen kolorektaler Karzinome wurden vom 01.01.1978 bis Ende 1985 einer Resektionsbehandlung zugeführt. Voraussetzungen waren die kurative Operation des Primärtumors (R0) und das Fehlen weiterer extrahepatischer Absiedlungen. Neben der präoperativen Routinediagnostik einschließlich CT wurde seit 1983 eine intraoperative Sonographie durchgeführt und nicht resezierbare Metastasen von der chirurgischen Therapie ausgeschlossen.

Bei Vorliegen von Solitärmetastasen oder mehrerer kleiner bilobulärer Filiae unter 5 cm Durchmesser wurde eine Subsegmentresektion mit einem Sicherheitsabstand von 1–2 cm vorgenommen, eine Hemihepatektomie bei großen Solitärmetastasen oder mehr als zwei unilobulären Tochterabsiedlungen. Die „Finger-fracture-Technik" war die Methode der Wahl bei allen Operationsverfahren.

Über die Organisation der Nachsorge wurde an anderer Stelle berichtet [6]. Die mittlere Nachbeobachtungszeit betrug 59 Monate. Die Nachbeobachtungsperiode endete Dezember 1987. Die Stadieneinteilung der Tumoren orientiert sich an den Richtlinien der UICC [8].

Die kumulierten Überlebenswahrscheinlichkeiten wurden nach dem Verfahren von Kaplan-Meier, die statistische Signifikanzprüfung mit dem Log-Rank-Test vorgenommen.

Bei 30 Männern und 21 Frauen im Alter von 31 bis 78 Jahren wurden 39 metachrone und 12 isochrone Metastasen entfernt. Dabei handelte es sich in

37 Fällen um Solitärmetastasen, zehnmal wurden 2, dreimal 3 und einmal 4 Filiae reseziert. In 5 Fällen lag eine bilobuläre Verteilung vor.

Das Volumen der resezierten Metastasen betrug bei 14 Patienten weniger als 20 cm^3, bei 17 Patienten zwischen 20 und 200 cm^3 und in 20 weiteren Fällen mehr als 200 cm^3, das Maximum erreichte 2197 cm^3.

Eine Subsegmentresektion wurde bei 39 Patienten, eine Hemihepatektomie zwölfmal vorgenommen.

Die Primärtumoren befanden sich in 22 Fällen im Stadium pT1-3 N0 M0, dreimal im Stadium pT4 N0 M0; in den übrigen 26 Fällen wurde eine lymphogene Filiarisierung histologisch gesichert.

Ergebnisse

Komplikationen

Von den 51 Patienten verstarben 4 (7, 8%) innerhalb des ersten postoperativen Monats. Bei den übrigen Patienten traten in 35% nicht letale Komplikationen auf, am häufigsten ein subphrenischer Abszeß (n = 7), der meist von einem Pleuraerguß rechts begleitet wurde.

Rezidiv- und metastasenfreies Intervall

Das Intervall zwischen Resektion des Primärtumors und dem Auftreten von Metastasen lag im Median bei 27 Monaten, die Zeit zwischen Leberresektion und der Diagnose erneuter Metastasen war demgegenüber wesentlich kürzer und betrug im Median 9 Monate.

Rezidivrate

42 der 47 Patienten, die den Eingriff überlebten, entwickelten bis Ende 1987 ein Rezidiv (89%). Drei Patienten überlebten die Leberresektion 6 Jahre, 2 leben tumorfrei, ein Patient verstarb an einem Lokalrezidiv mit Lungenmetastasen.

Rezidivlokalisation

Bei den 42 Patienten mit Rezidiv konnten 70 Tumorlokalisationen festgestellt werden. Häufigster Manifestationsort war wieder die Leber mit 34 Fällen, gefolgt von der Lunge mit 12 Fällen, 9 Patienten entwickelten ein Lokalrezidiv, 5 paraaortale Lymphome, 2 eine Peritonealkarzinose bzw. Bauchdeckenmetastasen. Andere Lokalisationen (Hirn, Rippen, Lymphome: Hals/Axilla/Ligamentum hepatoduodenale/Leiste/Mesenterium) wurden jeweils einmal beobachtet.

In 81% der Patienten (34 von 42) mit Rezidiv nach Leberresektion fanden sich somit erneut Metastasen in der Leber, in 16 Fällen (38%) war die Leber isoliert vom Tumorrezidiv betroffen, bei 8 Patienten (19%) wurde ein rein extrahepatisches Rezidiv beobachtet.

Nach unilobulärer Subsegmentresektion traten in 9 Fällen Rezidive im alten Resektionslager auf, bei 8 Patienten wurden beidseitige Filiae beobachtet, nur in einem Fall fand sich eine isolierte Metastase auf der Gegenseite.

Prognose

Die Fünf-Jahres-Überlebensrate nach Leberresektion betrug 11%, der Median der Überlebenszeit 24 Monate.

Diskussion

Nach einer durchschnittlichen Nachbeobachtungszeit von fast 5 Jahren errechnete sich eine Fünf-Jahres-Überlebensrate von nur 11%, was deutlich unter den Frühergebnissen anderer Autoren liegt. Iwatzuki et al. [4] berichten bei einer geringen Fallzahl (n = 24) eine Überlebensrate von 52% nach ausgedehnten Resektionen, Wilson et al. [9] von 42%. Hughes und Mitarbeiter [3] geben in einer multizentrischen Studie unter Beteiligung von 24 Kliniken eine Fünf-Jahres-Überlebensrate von 32% und eine Fünf-Jahres-Tumorfreiheit von 25% an. Unsere Ergebnisse sind um so mehr enttäuschend, als gewisse Kriterien in unserer Studie (Resektion von höchstens 4 Metastasen, kein extrahepatisches Tumorwachstum, intraoperativer Ultraschall) eher für eine günstige Selektion für die Resektionsbehandlung an unserer Klinik sprechen.

Die hohe Rezidivrate, der uniforme Krankheitsverlauf nach Leberresektion mit dem kurzen metastasenfreien Intervall und die Tatsache, daß die Leber isoliert nur in 38% Manifestationsort des erneuten Rezidivs war, läßt den Eindruck entstehen, daß es sich in den meisten Fällen von resektablen Lebermetastasen um die Erstmanifestation einer generalisierten Tumorausbreitung handelt, stellt doch die Leber den ersten Metastasenfilter dar. Bei der Sektion zweier, kurz nach der Resektion an Komplikationen verstorbener Patienten fanden sich in einem Falle multiple kleine Lebermetastasen in der Restleber und einmal multiple Lungenmetastasen.

In unserer Studie wurde nach unilobulärer Subsegmentresektion in 50% der Rezidive eine isolierte Manifestation im alten Resektionslager gefunden, in den übrigen Fällen war die Resektionseite bis auf eine Ausnahme mit betroffen. Das Ausmaß der Leberresektion bei kleinen Solitärmetatasen sollte daher überdacht werden. In der Literatur findet sich keine Studie, in der Patienten mit Solitärmetastasen nach randomisierten Kriterien unterschiedlich ausgedehnte Resektionen erfahren. In einigen Publikationen werden Überlebenszeiten in Abhängigkeit vom Ausmaß der Resektion mitgeteilt, wobei meist kein Unterschied festgestellt wird [2, 7]. Nur Logan et al. [5] beschreiben eine bessere

Lebenserwartung für Patienten mit limitierten Lebereingriffen. Jedoch richtet sich das Ausmaß der chirurgischen Therapie in diesen Studien nach der Ausdehnung der tumorösen Leberbeteiligung. Die Analyse des Rezidivmusters in unserer Untersuchung läßt vermuten, daß bei den Subsegmentresektionen ein Sicherheitsabstand von 1-2 cm nicht ausreichend ist und auch bei kleinen Metastasen anatomisch orientierte Resektionen erwogen werden sollten.

Literatur

1. Adson MA, van Heerden JA, Adson MH, Wagner JS, Ilstrup DM (1984) Resection of hepatic metastases from colorectal cancer. Arch Surg 119:647–651
2. Fortner JG, Kim DK, MacLean BJ et al. (1978) Major hepatic resection for neoplasia: personal experience in 108 patients. Ann Surg 188:363–370
3. Hughes KS et al. (1986) Resection of the liver for colorectal carcinoma metastases: a multi-institutional study of patterns of recurrence. Surgery 100:278–284
4. Iwatsuki S, Shaw BW, Starzl TE (1983) Experience with 150 liver resections. Ann Surg 197:247–253
5. Logan SE, Meier SJ, Ramming KP, Morton DL, Longmire WP (1982) Hepatic resection of metastatic colorectal carcinoma. Arch Surg 117:25–28
6. Mentges B, Stahlschmidt M, Brückner R (1987) Die Effektivität der Nachsorge beim Coloncarcinom. Langenbecks Arch Chir 370:223–234
7. Petrelli NJ, Nambisan RN, Herrera L, Mittelman A (1985) Hepatic resection for isolated metastasis from colorectal carcinoma. Amer J Surg 149:205–209
8. UICC (1987) TNM-Klassifikation der malignen Tumoren (Hrsg.: P. Hermanek, O. Scheibe, B. Spiessl, G. Wagner), 4. Aufl. Springer, Berlin Heidelberg New York
9. Wilson SM, Adson MA (1976) Surgical treatment of hepatic metastases from colorectal cancers. Arch Surg 111:330–334

Review der regionalen Chemotherapie von Lebermetastasen kolorektaler Karzinome

E. Schmoll

Lebermetastasen sind die Hauptursache für Morbidität und Mortalität bei Patienten mit gastrointestinalen Karzinomen. Fünfzig bis 75% der Patienten mit fortgeschrittenem kolorektalen Karzinom entwickeln Lebermetastasen [7]. Die arterielle Therapie der Leber hebt die relative Zytostatikakonzentration in den Tumorzellen gegenüber Normalzellen an, da Lebermetastasen überwiegend arteriell von der Leberarterie versorgt werden, während Hepatozyten über die Vena potae versorgt werden [3]. Außerdem ist die Leber in der Lage, verschiedene Zytostatika zu metabolisieren, so daß relativ hohe Dosen ohne Gefahr für den Körper verabreicht werden können. In erster Linie war das Fluorodesoxyuridin (FUDR) interessant, da es zu 94–99% im sog. „first pass" extrahiert wird, während 5-Fluorouracil zu 19–55% detoxifiziert wird [5,9]. Die hohe Extraktionrate von FUDR war das ausschlaggebende Argument, es in der arteriellen Therapie einzusetzen. Anfang der siebziger Jahre wurden die ersten klinischen Studien mit regionaler Chemotherapie via perkutan plaziertem Katheter und extern angeschlossener Pumpe durchgeführt. Die mittlere Ansprechrate lag bei 51%. Die Therapie war aber aus verschiedenen Gründen für Ärzte und Patienten nicht durchsetzbar. Die Patienten waren immobilisiert und hospitalisiert. Bei häufig wiederholter Kathetereinlage traten arterielle Thrombosen, instabile Katheterlage sowie lokale Blutungen auf [28]. Die Entwicklung von Port- und Pumpensystem setzte eine Reihe klinischer Untersuchungen mit arterieller Therapie in Gang.

Die ersten Studien mit implantierbarer Pumpe und kontinuierlicher FUDR-Therapie von Lebermetastasen kolorektaler Karzinome zeigten hohe Responseraten. Die mediane Response in einer Zusammenstellung von 10 nicht randomisierten Studien mit einer Gesamtzahl von 437 Patienten liegt bei 48% und einem medianen Überleben von 17 Monaten, ca. 50% der Patienten hatten eine vorausgegangene systemische Chemotherapie (Tabelle 1) [13].

Die Monoaktivität von 5-FU ist vergleichbar mit einer medianen Responserate von 57% und einem Überleben von 14 Monaten (5 Studien, Tabelle 2).

Tabelle 1. FUDR-Monoaktivität regional (nicht randomisierte Studien)

		Patienten (n)	vorb. Patienten (%)	Ansprechen (%)	CEA-Abfall (%)	ÜLZ (Mon.)
Weiss	[29]	17	85	29	57	31
Cohen	[6]	50	36	51	-	-
Niederhuber	[18]	70	45	83	91	25
Kemeny	[15]	41	43	42	51	12
Johnson	[12]	40	-	47	-	12
Schwartz	[25]	23	-	15	75	18
Shepard	[26]	53	42	32	-	17
Balch	[2]	50	40	-	83	26
Quagliuolo	[20]	60	-	26	-	17
Rougier	[21]	16	-	53	-	15
Chang	[4]	32	-	62	-	15

Tabelle 2. 5-FU-Monoaktivität regional (nicht randomisierte Studien)

		Pat. (n)	Ansprechen (%)	ÜLZ (Mon.)
Grage	[10]	31	34	13
Bhirwell	[2]	68	60	13
Denk	[8]	50	58	14
Schlag	[24]	37	72	14
Rougier	[21]	43	56	14

Randomisierte Studien mit FUDR IA versus FUDR IV

Um den Stellenwert der regionalen Therapie in der Behandlung von Patienten mit Lebermetastasen zu etablieren, wurden randomisierte Studien iniziiert. Eine grundlegende und große Patientenzahlen einschließende Studie wurde von N. Kemeny am Memorial Sloan Kettering Cancer Center (MSK-CC) durchgeführt [16]. In einer prospektiv randomisierten Studie verglich sie FUDR bei gleicher Verabreichungsweise (14 Tage kontinuierliche Infusion in einer implantierbaren Pumpe) in einer intraarteriell (HAI) und einer intravenös behandelten Guppe. Entsprechend dem unterschiedlichen Applikationsweg war auch die Dosis adaptiert, in der intraarteriellen Gruppe 0,3 mg/kg/Tag und in der systemisch behandelten Gruppe 0,125 mg/kg/Tag. Alle Patienten wurden explorativ laparotomiert und nur im Rahmen der Studie behandelt, wenn extrahepatische Metastasen ausgeschlossen worden waren bzw. nichtresektable Lebermetastasen vorlagen. Vor der Randomisaton fand noch eine Stratifikation nach Leberbefall und LDH-Wert statt. Einhundertdreiundsechzig Patienten wurden randomisiert, von denen aber nur 99 aus oben erwähnten Gründen behandelt wurden. Von den 45 evaluierbaren Patienten in der intraarteriell behandelten Gruppe (HAI) fand sich in 2 Fällen eine komplette und in 23 Fällen eine partielle Response, das einer objektiven Responserate von 53% entspricht. In der systemisch behandelten Gruppe fand sich in 10 von 48 evaluierbaren Patienten eine partielle Remission (21%), so daß die Remissionsrate statistisch signifikant ist (p = 0,001). Da diese Studie ein Crossoverdesign hat, ist die Zahl der unter systemischer Therapie progredienten Patienten interessant, die eine regionale Therapie erhielten. Von den 45 Patienten waren es 31 (60%), die verbleibenden 14 Patienten (40%) hatten keine ausreichende Katheterfunktion bei intraarteriell implantiertem Portsystem. Von den 31 Patienten hatten 52% eine partielle Remission und 60% ein Abfall des CEA-Wertes. Wie zu erwarten unterscheidet sich in beiden Behandlungsarmen die Toxizität. In der HAI-Gruppe dominiert in 42% der Leberenzymanstieg als Ausdruck der lokalen Nebenwirkung wie auch die Entwicklung einer sklerosierenden Cholangitis bei 4 Patienten (8%). Eine weitere häufige Nebenwirkung war Gastritis und Magenulcus in 25%. Unter der systemischen FUDR-Therapie hatten 70% der Patienten eine Diarrhoe, wobei in 9% eine intravenöse Hydratation notwendig wurde. Immerhin hatten 25% der Patienten auch in dieser Behandlungsmodalität ein Leberenzymanstieg zu verzeichnen und 8% entwickelten Symptome einer Gastritis oder eines Ulcus.

Das mediane Überleben ist mit 17 Monaten im HAI-Arm und 12 Monaten im systemischen Arm (p = 0,424) nicht signifikant, aber die Interpretation dieser Daten ist schwierig, wenn 60% der Patienten aus dem systemischen Arm in die regionale Therapie gewechselt sind, nachdem sie nicht mehr von der systemischen Therapie profitierten. Vergleicht man das Survival der Crossovergruppe mit 18 Monaten gegenüber 8 Monaten der Patienten, die wegen fehlender Katheterfunktion nicht anschließend regional behandelt werden konnten, wird der Unterschied signifikant (p = 0,04). Die Charakteristika in beiden Behandlungsarmen waren ausgeglichen.

Eine ähnlich randomisierte Studie der Northern California Cooperative Cancer Group (NCOG) verabfolgt FUDR intraarteriell und systemisch, aber in reduzierten Dosen; 0,02 mg/kg/Tag im HAI-Arm und 0,075 mg/kg/Tag im systemischen Arm [11]. Im Unterschied zur Studie von MSKCC wurden die Patienten im systemischen Arm nicht explorativ laparotomiert und im HAI-Arm wurden auch Patienten mit extrahepatischem Tumor therapiert und in die Überlebenszeitberechnung aufgenommen. Analog zur geringer verabreichten Dosis ergaben sich niedrigere Remissionszahlen mit 37% im HAI- und 10% im systemischen Arm (p = 0,002) aber trotzdem irreversibler Toxizität im biliären Trakt mit 22% (zusätzlich 4% reversibel). Diarrhoe Grad 2 und größer findet sich im systemischen Arm nur in 40%. Seitens des Protokolls war kein Crossover nach Versagen der systemischen Therapie vorgesehen, so daß das mediane Überleben mit 17 Monaten in der HAI- und 16 Monaten in der systemischen Gruppe verwundert. Die unter intravenöser Therapie progredienten Patienten erhielten in 43% eine HAI-Therapie. Für diese betrug das mediane Überleben 22 Monate versus 12 Monate der verbleibenden 57% und erreicht somit wieder Signifikanz. In der medianen progressionsfreien Zeit findet sich eine Verlängerung um Faktor 2 mit 396 Tagen im HAI-Arm versus 201 Tagen unter systemischer Therapie ($p = 0,009$).

Eine Studie des National Cancer Instituts (NCI) verfolgte einen vergleichbaren Weg und randomisierte 64 Patienten in einen FUDR-HAI- und FUDR-systemischen Arm [4]. Die regionale Therapie erhielten aber nur 21 und die systemische Behandlung 29 Patienten. Von den 21 Patienten haben 8 (33%) positive hepatische Lymphknoten. Die Responseraten waren signifkant für HAI mit 62% versus 17% ($p = 0,003$). Die Toxizität war ähnlich wie in der MSKCC-Studie: Chemische Hepatitis in 79%, sclerosierende Cholangitis in 21%, Gastritis in 21% und Ulcus in 17% der Fälle. Unter der systemischen Therapie war einzig die Diarrhoe WHO Grad 2 in 59% der Fälle erwähnenswert. Im systemischen Arm wurden 10% der Patienten nicht behandelt und hatten ein medianes Überleben von 12 Monaten. In der Subgruppe mit negativen hepatischen Lymphknoten fand sich ein signifikantes 2-Jahresüberleben von 47% in der HAI- versus 13% in der systemisch behandelten Gruppe ($p = 0,003$).

FUDR IA versus 5-FU IV

In einer randomisierten Studie der Mayo-Klinik werden bei 69 Patienten arterielle FUDR-Gabe mit 0,3 mg/kg/Tag mit der systemischen Bolusgabe von 5-FU 500 mg/m^2 IV $\times$ 5 Tage verglichen [17]. Die Responserate war 48% in der HAI und 21% in der systemisch behandelten Gruppe ($p = 0,01$). Das mediane progressionsfreie Intervall ist mit 14 Monaten doppelt so lang gegenüber 7 Monate ($p = 0,001$). Es wurde ein Crossover vorgenommen und nur symptomatische Patienten aufgenommen. Das mediane Überleben liegt bei 13 Monaten versus 10,5 Monaten für den HAI- und den systemischen Arm bei diesem Kollektiv mit klinisch schlechter Prognose ($p = 0,44$). Dabei ist anzumerken, daß 5 von 33 Patienten (15%) des HAI-Arms niemals Therapie erhielten. 7 (21%) eine extrahepatische Metastasierung, 3 (9%) eine Thrombose der Arteria hepatica und 2 (6%) eine Fehlfunktion seitens der Pumpe hatten. Alle diese Patienten wurden in die Überlebensberechnung eingeschlossen. Zugleich berichtet die Gruppe, daß das Überleben der Patienten mit extrahepatischer Tumormases signifikant kürzer ist als das der ohne extrahepatische Tumormasse ($p = 0,04$).

FUDR IA versus 5-FU IV/alternativ symtomatische Behandlung

In der Untersuchung einer multizentrischen französischen Studie wurden 163 evaluierbare Patienten zu 81 Patienten in konventionclle FUDR IA-Therapie 0,3 mg/kg/Tag versus 41 Patienten zur 5-FU IV-Therapie 500 mg/m^2 $\times$ 5 Tage und 41 Patienten mit alleiniger symptomatischer Therapie randomisiert (22).

Die Responserate war vergleichbar mit der der Mayo-Klinik-Studie wie auch das mediane Überleben mit 14 versus 10 Monaten (2-Jahresüberleben 22% versus 10%, p = 0,02).

Bewertung der randomisierten Studien

In allen fünf randomisierten Studien zeigen sich signifikant höhere Responseraten unter der intrahepatischen Infusion gegenüber der systemischen Therapie von Lebermetastasen kolorektaler Karzinome (Tabelle 3). Aufgrund des guten Ansprechens unter intrahepatischer Infusion gab es in zwei Studien ein Crossover für Patienten, die unter der systemischen Therapie progredient waren. Vielleicht ist möglicherweise aus diesem Grunde das Überleben in diesen Studien unter der alleinigen intraarteriellen Therapie statistisch nicht signifikant. Die einzige Studie, die eine statistische Signifikanz zeigt, ist die französische Studie. Alle Studien zeigen aber einen Überlebensunterschied zwischen den Patienten, die arterielle Therapie erhielten und denen, die sie nicht erhielten. Man kann den Eindruck gewinnen, daß die intraarterielle Therapie erst notwendig ist, wenn es zu einem Versagen unter der systemischen kommt. Gegen diese Sichtweise ist zu argumentieren, daß die Nebenwirkungen unter der systemischen Therapie ausgeprägter sind und oft der Patient nach dem Versagen der systemische Therapie für eine Operation mit Kathetereinlage zu krank ist.

Die Responseraten sind überzeugend höher unter der intraarteriellen Infusion. Es gilt nun Therapieansätze zu verfolgen, die eine weitere Steigerung der Response und eventuell auch der Überlebenszeit ermöglichen und gleichzeitig die Lokal- und Gesamttoxizität reduzieren.

Tabelle 3. Intrahepatische versus systemische Chemotherapie bei Lebermetastasen (randomisierte Studien)

	cross over	Patien- ten (n)	intrahepatisch		systemisch		p =
			Medika- ment	Re- sponse (%)	Medika- ment	Re- spone (%)	
Kemeny [16]	ja	163	FUDR	50	FUDR	20	0,001
Hohn [11]	ja	143	FUDR	37	FUDR	10	0,002
Chang [4]	ja	64	FUDR	62	FUDR	17	n. a.
Martin [17]	nein	74	FUDR	54	5-FU	21	0,01
Rougier [22]	nein	163	FUDR	41	5-FU	14	n. a.

Kombinationstherapien IA

Erweiterungen der Fluoropyrimidine um ein weiteres Chemotherapeutikum wie Mitomycin, Cisplatin oder Carboplatin scheinen die Remissionsraten nicht zu verbessern. Die Modulation von 5-FU mit Folinsäure und der damit verbundenen Wirkungsverbesserung ist schon in der systemischen Therapie belegt. Dies gilt auch für die regionale Therapie.

Eigene Erfahrungen an 41 Patienten ergaben 76% objektive Remissionen bei einem ein und zwei Jahresüberleben von 85% und 47% unter der Kombination von 5-FU/Folinsäure über 120 Minuten, Tag 1-5, Wiederholung Tag 22. Vergleichbare Remissionszahlen erzielt Kemeny mit 72% bei der kontinuierlichen Gabe von FUDR/Folinsäure über 7 Tage bei einem Überleben der Patienten von 75% nach einem und 66% nach 2 Jahren. Die Therapien unterscheiden sich in dem Nebenwirkungsspektrum. Während es unter 5-FU/ Folinsäure überwiegend zu einer gastrointestinalen Toxizität WHO Grad 1 und 2 kommt, ist die hepatische Toxizität unter FUDR/Folinsäure noch höher als unter FUDR-Mono [14].

Ein anderer Weg, das Auftreten und die Intensität von Lebertoxizität zu reduzieren, ist der alternierende Einsatz von FUDR IA und 5-FU IA. Stagg et al. führte eine Phase-II-Studie durch, in der FUDR IA über 7 Tage mit 0,1 mg/ kg/Tag gegeben wurde mit anschließender Gabe von 5-FU IA 15 mg/kg an Tag 15, 22, 29 mit Wiederholung am Tag 36. Die Responserate ist mit der FUDR-Therapie vergleichbar bei 51% und es mußte nur bei 14 von 69 Patienten (8 wegen Lebertoxizität und 6 wegen systemischer Toxizität) eine Dosismodifikation vorgenommen werden. Die Überlebenszeit lag bei 23 Monaten [27].

Am MSKCC wurde zur Toxizitätsreduktion in einer randomisierten doppelblinden Studie die FUDR-Monogabe gegen die Kombination mit Dexamethason geprüft. Bei 50 evaluierbaren Patienten wurde zwar bis auf den fünften Monat keine signifikante Dosiserhöhung erreicht, aber die Responseraten unterschieden sich mit 40% für FUDR-MONO und 71% für FUDR/D (p = 0,03). In Bezug auf die Bilirubinerhöhung findet sich ein Trend für die FUDR/D-Kombination (9% vs. 32%, p = 0,07) wie auch in der Überlebenszeit mit 15 versus 23 Monaten (p = 0,06) [16].

Die Universität Ulm führte eine randomisierte Studie mit FUDR 0,2 mg/kg/ Tag arteriell gegen FUDR 0,3 mg/kg/Tag kombiniert intraarteriell und intravenös (0,21 mg/kg/Tag IA und 0,09 mg/kg/Tag IV) durch [23]. Einundsiebzig Patienten wurden randomisiert, 34 in den i. a.-Arm und 37 in den kombinierten Arm. Die objektive Response unter IA-Therapie lag bei 59% und im IA/IV-Arm bei 57%. Gastritis und Ulcus wurde in 18%, chemische Hepatitis in 47% und sclerosierende Cholangitis in 23%, die in knapp der Hälfte reversibel war. Das mediane Überleben liegt bei 24 Monaten ohne statistische Signifikanz zwischen den beiden Therapiearmen (IA 27 und IA/IV 17 Monate, p = 0,09). Statistisch signifikant war das extrahepatisch krankheitsfreie Überleben unter kombinierter intraarterieller und intravenöser Therapie (p < 0,01) [23].

Zirkadiane Modifizierungen von FUDR IA sollen gegenüber der kontinuierliche Gabe auch die Lebertoxizität reduzieren. Die Universität von Minneso-

ta verglich dazu 50 Patienten in einer nichtrandomisierten Studie. Bei chrono-
biologischer Applikation konnte die FUDR IA-Dosis fast auf das Doppelte
angehoben (0,79 mg/kg/Tag gegenüber 0,46 mg/kg/Tag) und die haptische
Toxizität reduziert werden (46% vs. 16% ohne Zeichen einer hepatischen
Nebenwirkung). Eine Aussage zur Responserate findet sich nicht [19].

Zusammenfassung

Unter der arteriellen Infusion von Fluoropyrimidinen wurden in 5 randomisierten Studien eine signifikant hörere Responserate in der Behandlung von
Lebermetastasen kolorektaler Karzinome gezeigt. Damit ist die therapeutische
Breite bei der regionalen Applikation deutlicher höher, auch wenn der Vorteil
hinsichtlich des Überlebens schwierig zu bewerten ist. Ein längeres Überleben
findet sich zwar in allen randomisierten Studien, ist möglicherweise aber wegen
des Studiendesign bzw. Vorgehensweise bei frustraner systemischer Therapie
nur in einer Studie statistisch signifikant.

Die höhere Responserate unter der intraarteriellen Therapie der Leber
gegenüber der systemischen ist klar. Um die regionale Therapie zu optimieren,
müssen die Ansprechraten und die Überlebenszeit weiter angehoben werden,
ohne die Toxizität zu steigern. Die Verwendung von FUDR und Folinsäure,
eventuell auch in Kombination mit 5-FU oder mit Mikrospheren ist vielversprechend. Dexamethason in Kombination mit FUDR oder zirkadiane Modifikationen können ebenfalls die hepatische Toxizität reduzieren.

Literatur

1. Balch CM, Urist MM (1986) Intraarterial chemotherapy for colorectal liver
   metastasis and hepatomas and hepatomas using a totally implantable drug infusion
   pump. Recent Results Can Res 100:123–147
2. Bhirwell MP, Hollingsworth LM, Herba MJ, Bolleau G, Boos G, MacFarlane JK
   (1986) Ambulatory hepatic artery infusion chemotherapy far cancer of the liver. Am
   J Surg 151:585–588
3. Breedis FA, Young C (1954) The blood supply of neoplasms in the liver. Am J Pathol
   30:969–972
4. Chang AE, Schneider PD, Sugarbaker PH (1987) A prospective randomized trial of
   regional versus systemic continuous 5-fluorodeoxyuridine chemotherapy in the
   treatment of colorectal liver metastases. Ann Surg 206:685–693
5. Chen HSG, Gross JF (1980) Intraarterial infusion of anticancer drugs: theoretic
   aspects of drug delivery and review of responses. Cancer Treat Rep 64:31–40
6. Cohen AM, Kaufmann SD; Wood WC (1983) Regional hepatic chemotherapy using
   an implantable drug infusion pump. Am J Surg 145:529–533
7. Coller FA (1955) Cancer of the colon and rectum: concepts of treatment. Univ.
   Michigan M. Bull 21:359–364
8. Denck H (1984) Ergebnisse einer intraarteriellen intermittierenden Chemotherapie
   mit 5-FU bei Metastasenleber sowie inoperablen Tumoren des Gastrointestinal- und
   Urogenitaltrakts. Onkol 7:167–176

9. Ensminger WD, Rosowsky A, Raso V (1978) A clinical pharmacologicalevaluation of hepatic arterial infusions of 5-fluoro-2-deoxy-uridine and 5-fluorouracil. Cancer Res 38:3784–3792

10. Grage T, Vassilopoulos P, Shingleton W, Jubert A, Elisas E, Aust J, Moss SE (1978) Results of a prospective randomized study of hepatic arterial infusion with 5-fluorouracil versus intravenous 5-fluorouracil in patients with hepatic metastases from colorectal cancer: a Central Oncology Group Study. Surg 86:550–555

11. Hohn D, Stagg R, Friedman M, Ignoffo R, Rayner A, Hannigan J, Lewis B (1989) The NCOG randomized trial of intravenous (iv) vs hepatic arterial (ia) FUDR for colorectal cancer metastatic to the liver. J Clin Oncol 7:1646–1654

12. Johnson LP, Rivkin SE (1985) The implanted pump in metastatic colorectal cancer of the liver. Risk versus benefit. Am J Surg 149:595–598

13. Kemeny N (1987) Role of chemotherapy in the treatment of colorectal carcinoma. Sem in Surg Oncol 3:190–214

14. Kemeny N, Cohen A. Bertino JR, Sigurdson ER, Botet J, Oderman P (1990) Continuous intrahepatic infusion of floxuridine and leucovorin through an implantable pump for the treatment of hepatic metastases from colorectal carcinoma. Cancer 65:1885–1893

15. Kemeny N, Daly J, Reichman B, Geller N, Botet J, Oderman P (1987) Intrahepatic or systemic infusion of fluorodexoyuridine in patients with liver metastases from colorectal carcinoma. Ann Int Med 107:459–465

16. Kemeny N, Seiter K, Niedzwiecki D, Chapman D, Sigurdson E, Cohen A, Botet J, Oderman P (1992) A randomized trial of intrahepatic infusion of fluorodeoxyuridine with dexamethasone versus fluorodeoxyuridine alone in the treatment of metastatic colorectal cancer. Cancer 69:327–334

17. Martin JK Jr, O'Connell MJ, Wieand HS; Fitzgibbons RJ Jr, Mailliard JA (1990) Intraarterial floxuridine vs systemic fluorouracil for hepatic metastases from colorectal cancer. A randomized trial. Arch Surg 125:1022

18. Niederhuber JE; Ensminger W, Gyves J (1984) Regional chemotherapy of colorectal cancer metastatic to the liver. Cancer 53:1336–1339

19. Nrushesky NJ (1987) Circadian pattern of continuous FUDR infusion reduces toxicities. Prog Clin Biol Res 227B:357–373

20 Quagliuolo V, Bignami P, Doci R, Civalleri D, Cosimelli M (1987) Continuous artery infusion of floxuridine for metastatic colorectal cancer. Proc ECCO 4:179

21. Rougier PH, Lasser PH, Elias D, Ghosn M, Droz JP, Sidibe S, Theodore C, Lumbroso J (1987) Intra-arterial hepatic chemotherapy (IAHC) for liver metastases (LM) from colorectal (CR) origin. Proc ASCO 6:94

22. Rougiere PH, Hay JM, Ollivier JM, Escat J, Laplanche A, Elias D, Lasser PH, Huguier M (1990) A controlled multicentric trial of hepatic chemotherapy (IHC) vs standard palliative treatment for colorectal liver metastases. Proc ASCO 9:104

23. Safi F (1992) Continuous Silmutaneus intra-arterial (ia) and intra-venous (iv) therapy of liver metastases of colorectal carcinoma. Results of a prospective randomized trial. Proc ASCO 11:169

24. Schlag P, Hohenberger P, Schwarz V, Herfarth CH (198) Intraarterielle 5-Fluoroura-cil-Chemotherapie bei Lebermetastasen kolorektaler Karzinome. Med Klin 83:705–709

25. Schwartz SI, Jones LS, McCune CS (1983) FUDR hepatic arterial infusion via an implantable pump for treatment of hepatic tumors. Proc AM Soc Clin Oncol 2:119

26. Shepard KV, Levin B, Karl RC (1985) Therapy for metastatic colorectal cancer with hepatic artery infusion therapy using a subcutaneous implanted pump. J Clin Oncol 3:161
27. Stagg RJ, Venook AP, Chase JL, Lewis BJ, Warren RS, Roh M, Mulvihill SJ, Grobman BJ, Rayner A, Hohn DC (1991) Alternating hepatic intra-arterial floxuridine and fluorouracil: a less toxic regimen for treatment of liver metastases from colorectal cancer. J Natl Cancer Inst 83:423–428
28. Tandon RN, Bunnel IL, Copper RG (1973) The treatment of metastatic carcinoma of the liver by percutaneus selective hapatic artery infusion of 5-fluorouracil. Surg 73:118–120
29. Weiss GR, Garnick MB, Osteen RT (1983) Longterm arterial infusion of 5-fluorodeoxyuridine for liver metastases using an implantable infusion pump. J Clin Oncol 1:337–334

Regionale Chemotherapie von 160 Patienten mit Lebermetastasen kolorektaler Karzinome

M. Lorenz, P. Maier, M. Reimann, R. Inglis und Ch. Hottenrott

Einleitung

Das kolorektale Karzinom, das zweithäufigste Malignom der westlichen Hemisphäre, zeichnet sich durch eine bei 60% stagnierende 5-Jahres-Überlebensrate aus. Die Ursache liegt in der frühzeitigen Dissemination mit einer Präferenz der Leber in 70% und der Chemoresistenz des Tumors. Im Gegensatz zu anderen Tumoren findet sich initial synchron oder metachron ein isolierter Befall der Leber bei 30–50% der Patienten.

Aufgrund der schlechten Ergebnisse der systemischen Chemotherapie wird bei einem zunächst isolierten Befall der Leber eine regionale Chemotherapie über die Leberarterie als attraktives Verfahren angesehen, wenn eine Resektion nicht möglich ist. Die kontinuierliche arterielle Gabe von FUDR (Floxuridin) mit implantierbaren Pumpen oder über subkutane Infusionskammern gilt hier als die Therapie der Wahl [1, 2]. Initial wurde eine Dosierung von 0,3 mg FUDR kg KG/Tag/14 Tage/28 Tage empfohlen [3, 4]. Aufgrund der hohen Rate lokaler Nebenwirkungen, insbesondere der biliären Sklerose, mußte die Startdosis in den nachfolgenden Studien auf 0,2–0,15 mg/kg KG/Tag reduziert werden [5]. Ebenso konnte Patt et al. 1984 [6] die Rate lokaler Nebenwirkungen mit einer Verkürzung der Applikationsdauer auf 5 Tage deutlich reduzieren im Vergleich zur vierzehntägigen Therapie.

Eine Stomatitis oder Diarrhoe, welche die limitierenden Faktoren nach systemischer kontinuierlicher 5-FU (Fluorouracil) oder FUDR-Gabe darstellen, wurden bei der regionalen Therapie nicht beobachtet, da FUDR zu 95% in der Leber metabolisiert wird [7].

Nach einer Resektion, die nur bei einem Drittel der Patienten mit isolierten Lebermetastasen kolorektaler Karzinome möglich ist, wird das Schicksal nach Bewältigung der akuten perioperativen Phase durch das Auftreten intra- und extrahepatischer Rezidive bestimmt. Bisherige Versuche, die Rezidivrate nach Leberresektion durch adjuvante systemische Therapien zu senken, waren nicht erfolgreich [8, 9, 10]. Eine Alternative stellt die lokale Applikation dar. Hier konnte ein Erfolg einer adjuvanten Therapie nach Primärtumorresektion durch die intraportale Infusion nachgewiesen werden [11]. Studien zur regionalen adjuvanten Therapie sind selten und aufgrund der niedrigen Patientenzahlen nicht wegweisend [12, 13].

Ein Problem der regionalen Therapie stellt die Entwicklung extrahepatischer Metastasen im Verlauf der Behandlung dar. Deshalb wurde bei einem Teil der Patienten die Wirkung einer additiven systemischen 5-FU-Therapie untersucht.

Methode und Patienten

Patienten: Im Zeitraum von 1982–87 erhielten 160 Patienten mit Lebermetastasen kolorektaler Karzinome eine regionale Chemotherapie. 112 Patienten mit einem isolierten, aber nicht resezierbaren Befall wurden folgendermaßen behandelt:

Gruppe I (n = 52) 0,3–0,15 mg FUDR/kg KG/Tag/14 Tage/28 Tage (Pumpe I.A.), Gruppe II (n = 30) 1,0 mg FUDR/kg KG/Tag/5 Tage/28 Tage (Port I.A.), Gruppe III (n = 26) wie Gruppe I plus 5-FU i.v. 700 mg/m²/Tag/3 Tage (Pumpe I.A.), Gruppe IV (n = 4) 1,0 mg FUDR/kg KG/Tag/5 Tage/28 Tage (Portal).

17 Patienten mit minimalem extrahepatischen Befall wurden gemäß Gruppe II behandelt.

Bei 31 Patienten war eine Resektion der Lebermetastasen möglich; hier erfolgte postoperativ eine adjuvante arterielle Therapie.

Ausschlußkriterien: Ausgeschlossen wurden Patienten mit einem Karnofsky-Index $< 60\%$, einem Pfortaderverschluß, einem Bilirubinwert > 3 mg/dl, TPZ $< 60\%$ sowie Albumin < 3 mg/dl.

Operation: Der Katheter wurde in Anlehnung an Watkins et al. 1970 [14] über die A. gastroduodenalis tangential an die A. hep. com. eingebracht. Zur Prophylaxe wurde eine Cholezystektomie durchgeführt. Die vollständige Perfusion wurde intraoperativ mit Fluorescein und postoperativ mit einer Technetium-99-Szintigraphie bzw. einer DSA (Digitale Substraktions-Angiographie) sichergestellt.

Verlaufskontrolle und Dosismodifikation: Bei allen Patienten erfolgte mindestens monatlich eine Kontrolle des Blutbildes, der Leberfunktionsparameter und der Tumormarker. Bei lokalen und systemischen Toxizitäten wurde die Therapie unterbrochen und die Dosis im weiteren Verlauf in Anlehnung an N. Kemeny et al. 1987 [5] und D. Hohn et al. 1986 [15] modifiziert. Das Ansprechen wurde gemäß den WHO-Kriterien definiert.

Statistische Auswertung: Die Überlebenszeiten wurden nach Kaplan-Meier dargestellt und mit einem Logrank-Testverfahren (Gehan-Wilcoxon) auf signifikante Unterschiede verglichen (Programm Test, IDV München). Darüber hinaus kamen parameterfreie Testverfahren zur Anwendung (Mann-Whitney-U-Test, Chi-Square- und Fisher-Exact-Test).

Ergebnisse

Patientencharakteristika: Die Mehrzahl der Patienten (57%) war männlichen Geschlechts; das Durchschnittsalter lag bei 58 Jahren. Insgesamt 54% der

Tabelle 1. Lebermetastasencharakteristik von Patienten mit Lebermetastasen kolorektaler Karzinome und Resektion und/oder regionaler Therapie. isol. Met. (n = 112), Lebermet. und extrahep. Met. (n = 17), Isol. mit Res. (n = 31)

	Isolierte Metastasen N	%	Lebermet. u. extrahep. Met N	%	Isolierte mit Resektion N	%	Gesamt N	%	
Synchrone Met.	43	38%	10	59%	8	26%	61	38%	p = 0.08
Tumorvolumen I	36	32%	4	24%	23	74%	63	39%	p = 0.004
(Frankfurt II	72	64%	8	47%	7	23%	87	54%	
Klassifikation) III	4	4%	5	29%	1	3%	10	6%	
Solitärer Befall	8	7%	3	18%	23	74%	34	21%	p < 0.00001
Multipler Befall	77	69%	10	59%	8	26%	95	59%	p < 0.00001
Diffuser Befall	27	24%	4	24%	0	0%	31	19%	p < 0.00001
Unilat. Befall	22	20%	3	18%	22	71%	47	29%	p < 0.0001
Bilat. Befall	90	80%	14	82%	9	29%	113	71%	p < 0.0001
> 5 Metastasen	91	81%	13	76%	4	13%	108	68%	p < 0.0001
Hepatomegalie > 2 cm MCL	27	24%	6	35%	2	6%	35	22%	p = 0.023
Gewichtsverlust	29	26%	1	6%	7	23%	37	23%	p = 0.343
Zeit bis zur Lebermetastat.	M 391	ID. 436	M: 360	ID: 264	M: 458	ID: 654	M: 396	ID: 247	p < 0.4
Latenzzeit Diagnose – Implantation	M: 61	ID. 142	M: 70	ID: 103	M: 37	ID: 83	M: 43	ID: 71	p = 0.138
CEA > 20 n/ml	76	68%	10	59	17	55%	103	64%	
AP > 195 U/ml	54	48%	9	53	9	29%	72	45%	
LDH > 215 U/ml	43	38%	10	59	8	26%	61	38%	

M: Median; ID: Interquartile Distanz

Patienten wiesen einen T3-Tumor auf. Ein Befall der regionalen Lymphknoten lag bei 49% aller Patienten vor.

Die Charakteristik der Lebermetastasen ist in Tabelle 1 beschrieben. Wie zu erwarten, findet sich ein signifikanter Unterschied bezüglich der Tumorinfiltration zwischen den Patientengruppen mit und ohne Resektion der Lebermetastasen. Bei 62% der Patienten wurden die Metastasen metachron im Median 369 Tage nach Resektion des Primärtumors diagnostiziert. Der längste Abstand zwischen Operation des Primärtumors und Lebermetastasendiagnose betrug $8^1/_2$ Jahre.

Ein normaler Gefäßstatus mit alleiniger Versorgung der Leber aus dem Truncus coeliacus über eine sich in rechte und linke Leberarterie nach Abgang der A. gastroduodenalis aufzweigende A. hep. com. fand sich nur in 55% der Fälle.

Ansprechrate: Bei 45% der Patienten mit einer palliativen regionalen Therapie konnte eine Remission der Lebermetastasen erzielt werden. Die Remissionsrate war nach vierzehntägiger intraarterieller FUDR-Therapie in Gruppe I (52%) und Gruppe III (59%) signifikant höher als nach arterieller Therapie über 5 Tage (20%) und portaler Infusionsbehandlung (0%) (Tabelle 2). Die Ansprechrate bei Patienten mit einem minimalen extrahepatischen Befall war niedrig (23%).

Überlebenszeit: Insgesamt erzielte die regionale palliative Therapie eine mediane Überlebenszeit von 15,5 Monaten nach Implantation des Systems. Obwohl nach vierzehntägiger Therapie eine mediane Überlebenszeit von 16 bzw. nach kombinierter i.a.- und i.v.-Therapie (Gruppe III) von 19 Monaten festgestellt wurde, konnte kein signifikanter Unterschied zur fünftägigen i.a.-Therapie errechnet werden (p = 0, 18) (Abb. 1). Einen Einfluß auf die Überlebenszeit hatten die erreichten Remissionsraten. Bei einem Ansprechen überlebten die Patienten im Median 22, nach primärer Progression lediglich 8 Monate (p < 0,001) (Abb. 2).

Zeit bis zur Progression: Eine erneute Progression der Lebermetastasen wurde im Median nach 10 Monaten beobachtet. Die Zeit bis zur intrahepatischen Progression wurde durch die Höhe des AP-Serumspiegels und die erzielten Remissionsraten signifikant beeinflußt.

Extrahepatische Rezidive wurden im Median nach 11 Monaten beobachtet (Tabelle 2). Sie traten bei Patienten der Gruppe II mit einer fünftägigen FUDR-Therapie signifikant häufiger und früher nach median 6,5 Monaten auf. Die Zeit bis zur extrahepatischen Progression wurde durch eine additive systemische Therapie nicht verlängert.

Adjuvante Therapie: Nach Resektion und adjuvanter arterieller Therapie konnte eine 2-Jahres-Überlebensrate von 70% erzielt werden. Ein intra-respektive extrahepatisches Rezidiv trat im Median nach 28 bzw. 21 Monaten auf. Diese Zeiten wurden signifikant beeinflußt durch die Anzahl der Metastasen (1 + 2 versus 2) und den erzielten intraoperativen Sicherheitsabstand (<1 cm versus >1 cm). Die adjuvante Therapie erhöhte die Gesamtmorbidität (42%) nicht wesentlich, bei einer Hospitalletalität der Leberresektion von 4,2%. Die intraoperative Unterbrechung der Blutzufuhr im Lig. hepatoduodenale (Pring-

Tabelle 2. Ergebnisse der regionalen Therapie von Patienten mit isolierten nicht resezierbaren Lebermetastasen in Abhängigkeit von der Therapieform. CR – Komplette Remission, PR – Partielle Remission, SD – Stabiler Verlauf, P – Progression, ÜLZ – Überlebenszeit

Therapieform / Kriterien	Gesamt n = 112	i.a. 14 I n = 52	i.a. 5 II n = 30	i.a. i.v. III n = 26	i.p. IV n = 4	p-Werte
Ansprechraten						
CR	1 1	1 2	0 0	0 0	0 0	I v II p = 0.042
PR	50 44	26 50	6 20	18 69	0 0	I v III p = 0.23
SD	31 28	12 23	12 40	6 23	1 25	II v III p = 0.0006
P	30 27	13 25	12 40	2 8	3 75	
Med. ÜLZ in Monaten	15.5	16	10.5	19	12	Gesamt p = 0.18
Zeit bis zur Leberprogression in Monaten	10	7	9	11	–	I v III p = 0.03
Zeit bis zur extrahepatischen Progression in Monaten	11	12	6.5	12	–	Gesamt p = 0.035 I v II p = 0.08 II v III p = 0.132

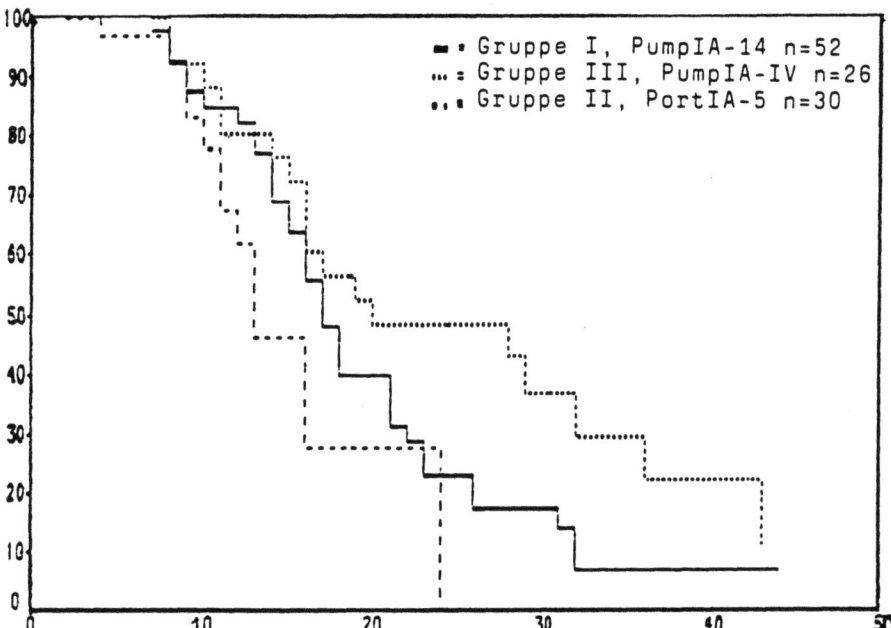

Abb. 1. Vergleich der Überlebenszeitkurven von Patienten mit Lebermetastasen kolorektaler Tumoren in Abhängigkeit von der Form der Behandlung

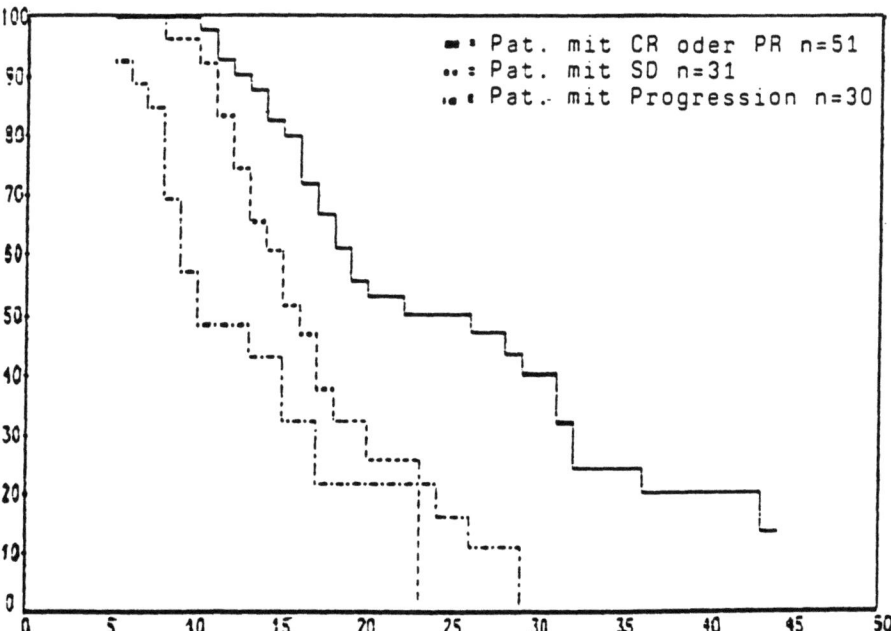

Abb. 2. Vergleich der Überlebenszeit in Abhängigkeit von der Art des Ansprechens bei Patienten mit isolierten Lebermetastasen und regionaler Therapie mit FUDR

le-Manöver) verringerte deutlich den intra- und postoperativen Blutverlust ohne die Funktion der Restleber zu beeinträchtigen.

Nebenwirkungen: Systemische Nebenwirkungen traten mit Ausnahme einer geringfügigen Übelkeit nach regionaler Therapie nicht auf. Nach kombinierter arterieller und systemischer Therapie betrug die Rate 25% (WHO-Grad II–IV). Aufgrund der hohen lokalen Cytostatikakonzentration in der Leber wurden in Abhängigkeit von der Dosis und der Applikationsdauer unterschiedliche Raten und Formen der lokalen Toxizitäten registriert. Die vierzehntägige FUDR-Therapie induzierte signifikant häufiger einen Anstieg von AP und GGT. Eine chemische Hepatitis wurde in 38% nach vierzehntägiger FUDR-Applikation beobachtet im Vergleich zu 7% nach fünftägiger FUDR-Therapie. Eine biliäre Sklerose mit einer bindegewebigen Einengung der Gallengänge konnte nach vierzehntägiger Therapie in 19% festgestellt werden [16]. Durch eine Reduktion der Anfangsdosis auf 0,2–0,15 mg/kg KG/Tag konnte die Rate der biliären Sklerose deutlich gesenkt werden und lag unter der fünftägigen FUDR-Therapie bei 0%.

Tabelle 3. Technische Komplikationen der regionalen Therapie – Vergleich von subkutanen Infusionskammern (PORT) und Pumpen (INFUSAID). Einsatz bei Patienten mit kolorektalen Lebermetastasen

	PORT		Pumpe	
Anzahl der Patienten	n = 34		n = 78	
Anzahl der Zyklen	236		605	
Medikamente	FUDR i.a.		FUDR i.a.	
	0.8–1.2 mg/kg KG/		0.3–0.15 mg/kg KG/	
	Tag/5 Tage/4 Wochen		Tag/14 Tage/4 Wochen	
Nicht behebbarer				
Katheterverschluß	7	21%	1	1%
A. hepatica Thrombose	2	6%	2	3%
Kanülenbruch	1	3%	1	1%
Hautperforation	0	0%	2	3%
Dislokation	2	6%	2	3%
Perfusion anderer Organe	2	6%	1	1%
Passagere Katheterverschluß	2	6%	2	3%
Katheterperforation	2	6%	0	0%
Pumpentascheninfektion	1	3%	4	5%
Membranluxation – Perforation	2	6%	1	1%
Paravasat	3	9%	1	1%
Implantatinversion	0	0%	1	1%
Flußreduktion	–	–	1	1%
Gesamt	24		19	

Die Rate technischer Komplikationen ist in Tabelle 3 aufgeführt. Bei Verwendung subkutaner Infusionskammern traten Komplikationen wesentlich häufiger auf. Deutlich höher lagen insbesondere die Anzahl an Katheterocclusionen und A. hep.-Thrombosen, die eine Fortsetzung der Therapie verhinderten.

Diskussion

Eine Lebermetastasierung auch von kolorektalen Karzinomen beinhaltet eine schlechte Prognose. Ohne Behandlung beträgt die Überlebenszeit, abhängig von der Art des Befalls, generell nur wenige Monate. Für systemische Therapien wurde bisher nur eine marginale Wirksamkeit nachgewiesen. Mit regionalen Therapien konnten im Verhältnis dazu signifikant höhere Ansprechraten erzielt werden.

Die Ansprechrate mit 52% nach vierzehntätiger intraarterieller FUDR-Infusion stimmt überein mit den Resultaten prospektiv randomisierter amerikanischer Studien [5, 15, 17]. Ebenfalls wurde, diesen Arbeiten vergleichbar, eine mediane Überlebenszeit von 17 Monaten erreicht. Inwiefern damit die Ergebnisse einer vergleichbaren systemischen Therapie übertroffen werden, bleibt bis auf weiteres fraglich, da es sich auch bei den zitierten randomisierten Studien um Untersuchungen mit einem möglichen Cross-over handelte.

Im Einzelnen können folgende Rückschlüsse gezogen werden: Ein wesentliches Problem der regionalen Behandlung stellt deren lokale Toxizität dar. Bei einer hohen Anfangsdosierung von 0,3 mg/kg KG/Tag wurden in 19% biliäre Sklerosen induziert. Die biliäre Sklerose ist im Gegensatz zu systemischen Nebenwirkungen aufgrund der bindegewebigen Umwandlung im Bereich der Gallengänge nicht rückbildungsfähig und kann, wie in der Literatur beschrieben, zum Leberversagen bei tumorfreier Leber führen. Mit einer Reduktion der Anfangsdosis sowie einer rechtzeitigen Modifikation während der Therapie konnte jedoch die Rate deutlich reduziert werden. Wird die Applikationsdauer verkürzt (im eigenen Krankengut auf 5 Tage), tritt eine biliäre Sklerose nicht mehr auf. Allerdings reduzierte sich hier die Ansprechrate auf 20% (SD 40%). Ebenso verringerte sich die erzielte Überlebenszeit.

Eine extrahepatische Metastasierung wird sowohl nach kurativer Resektion von Lebermetastasen wie auch nach regionaler Therapie isolierter Leberfiliae häufig beobachtet. Die Rate ist abhängig vom Ausmaß des Leberbefalls, wie auch im eigenen Krankengut nachgewiesen werden konnte. Eine additive systemische Therapie verringerte nicht die Frequenz einer extrahepatischen Metastasierung und zeigte keinen Einfluß auf deren Lokalisation [18].

Ein intrahepatisches Rezidiv nach kurativer Leberresektion tritt in durchschnittlich 64% der Fälle nach einer medianen Beobachtungszeit von 12 Monaten (9–15 Mon.) auf. Die bisher vorliegenden Studien zeigten nur den Vorteil einer adjuvanten arteriellen Therapie im Vergleich zur systemischen und portalen Infusion. Im eigenen Krankengut wurde den Arbeiten von M. Kemeny et al. 1985 [13] und Y. Z. Patt et al. 1987 [12] eine 2-Jahres-Überlebensrate von

70% sowie eine Zeit von median 19 Monaten bis zum intra- oder extrahepatischen Rezidiv erreicht. Allerdings wurde hier im Gegensatz zu der Untersuchung von Y. Z. Patt et al. 1987 [12] der Einfluß prognostisch ungünstiger Faktoren, wie das Vorliegen eines positiven Resektionsrandes und einer Metastasenzahl über drei Metastasen nicht aufgehoben.

Im Gegensatz zu bisherigen regionalen Therapieverfahren sind implantierbare Systeme mit niedrigeren Komplikationsraten behaftet. Es zeigte sich allerdings noch ein deutlicher Unterschied zwischen subkutanen Infusionskammern und vollimplantierbaren Pumpen. Bei Verwendung vom Pumpensystemen scheint die arterielle Infusion gesichert. Dadurch wäre bei einer Progression ein Wechsel auf andere Substanzen möglich. Da aber mit wenigen Ausnahmen (bsp. Mitomycin C, Chemoembolisationen) keine weiteren effektiven Therapien beschrieben wurden, bleibt der Vorteil einer Pumpe bezüglich einer langfristig möglichen Leberperfusion zunächst ohne klinische Relevanz.

Im Gegensatz zur weitläufigen Meinung steht die regionale Therapie erst am Anfang ihrer Entwicklung. Hier müssen nun, den systemischen Therapien vergleichbar, die Modifikationen der Applikation (Dauer, circadiane Infusion, Zykluslänge sowie die Kombination mit Folinsäure) in Abhängigkeit von der Ansprechrate und lokalen sowie systemischen Toxizitäten in prospektiv randomisierten Studien weiter untersucht werden. So konnte in ersten Pilotuntersuchungen von Y. Z. Patt et al. 1989 [19] und N. Kemeny et al. 1988 [20] wie auch in eigenen Untersuchungen eine Verbesserung der Ergebnisse nach additiver Gabe von Folinsäure festgestellt werden.

Danksagung. Unser besonderer Dank gilt Herrn P. Kempkes für seine Unterstützung bei der Erstellung der Datenbank, der statistischen Berechnung sowie dem Layout.

Literatur

1. Hottenrott C, Lorenz M (1987) Stellenwert der regionalen Chemotherapie der Leber. Z Gastroenterol 25:364–373
2. Hottenrott C, Lorenz M (1988a) Implantierbare Katheter – Port- und Pumpensysteme. Akt Chir 23:143–150
3. Ensminger W, Niederhuber J, Dakhil S, Thrall J, Wheeler R (1981) Totally implanted drug delivery system for hepatic arterial chemotherapy. Cancer treat Rep 65:393–400
4. Balch CM, Urist MM (1984) Intraarterielle Chemotherapie mit einer implantierbaren Infusionspumpe bei Lebermetastasen colorectaler Tumoren und Hepatomen. Chirurg 55:485–493
5. Kemeny N, Daly J, Reichman B et al. (1987) Intrahepatic or systemic infusion of FUDR in patients with liver metastases from colorectal carcinoma – a randomized trial. Ann Intern Med 107:459–465
6. Patt YZ, Boddie A, Soski M (1984) Exploration of various FUDR doses for HAI through the infusaid pump. Proc ASCO 3:137
7. Ensminger WD, Rosowsky A, Raso V et al. (1978b) A clinical-pharmacological evaluation of hepatic arterial infusion of 5-fluoro-2-deoxyuridine and 5-fluorouracil. Cancer Res 38:3784–3792

8. Butler J, Attiyeh FF, Daly JM (1986) Hepatic resection for metastases of colon and rectum. Surg Gynecol Obstet 162:109–113

9. Fortner JG, Silva JS, Golbey RB, Cox EB, Maclean BJ (1984a) Multivariate analysis of a personal series of 247 patients with liver metastases from colorectal cancer-I. treatment by hepatic resection. Ann Surg 199:306–316

10. Nims TA (1984) Resection of the liver for metastatic cancer. Surg Gynecol Obstet 158:46-48

11. Taylor I, Machint D, Mullee M, Trotter G, Crooke T, West C (1985a) A randomized controlled trial adjuvant portal vein cytotoxic perfusion in colorectal cancer. Br J Surg 72:359–363

12. Patt YZ, McBride CM, Frederick CA, Claghorn LJ, Cleary KR, Boddie W, Charnsangavej C, Mavgilit GM (1987) Adjuvant perioperative hepatic arterial mitomycin C and floxuridine combined with surgical resection of metastatic colorectal cancer in the liver. Cancer 59:867–873

13. Kemeny MM, Goldberg D, Beatty DN et al. (1986c) Results of a prospective randomized trial of continuous regional chemotherapy and hepatic resection as treatment of hepatic metastases from colorectal primaries. Cancer 57:492–498

14. Watkins E, Khazei AM, Nahra KS (1970) Surgical basis for arterial infusion chemotherapy of disseminated carcinoma of the liver. Surg Gynecol Obstet 130:581–605

15. Hohn DC, Rayner AA, Economou JS, Noffo RJ, Lewis BJ, Stagg RJ (1986) Toxicities and complications of implanted pump hepatic arterial and intravenous FUDR infusion. Cancer 57:465–470

16. Herrmann G, Lorenz M, Reimann M, Hottenrott C, Hübner K (1987) Morphological changes after intraarterial chemotherapy of the liver. Hepato-gastroenterol 34:5–9

17. Chang AE, Schneider PD, Sugarbaker PH et al. (1987) A prospective randomized trial of regional versus systemic continuous FUDR chemotherapy in the treatment of colorectal liver metastases. Ann Surg 206:685–693

18. Lorenz M, Hottenrott C, Inglis R, Reimann M (1989) Prevention of extrahepatic disease during intraarterial FUDR of colorectal liver metastases by simultaneous systemic 5-FU treatment? A prospective multicenter study. JPN J Cancer Chemother 16(12):3662–3671

19. Patt YZ, Roh M, Chase J, Levin B, Hohn D (1989) Hepatic arterial infusion of FUDR and folinic acid: a phase II trial. ICRCT '89 Berchtesgaden, June 5–7

20. Kemeny N, Cohen A, Bertino JR, Sigurdson E, Oderman P (1988) A phase I study of continuous intrahepatic infusion of FUDR and Leucovorin via an infusaid pump for the treatment of hepatic metastases from colorectal carcinoma. Proc ASCO 7:379

Analkarzinom

Chirurgische und multimodale Therapie des Anal-Karzinoms

P. Schlag

Nicht zuletzt aufgrund der Seltenheit des Tumors besteht eine allgemeine Unsicherheit in der Behandlung des Anal-Karzinoms. Nachdem in der Vergangenheit eine Vielzahl von Behandlungskonzeptionen verfolgt wurden, soll im folgenden eine kurze Analyse des hierbei Erreichten vorgenommen werden. Hierauf aufbauend wird eine aktuelle Therapieempfehlung abgegeben.

Ergebnisse ausschließlicher operativer Therapie

Die „klassische" Radikaloperation für das Anal-Karzinom stellt die abdominoperineale oder sacro-abdominale Rektumexstirpation mit Anlage eines definitiven Kolostomas dar. Die 5-Jahres-Überlebensraten variieren, abhängig von der Lokalisation des Tumors, der Tumorgröße und dem Vorliegen oder Fehlen von regionalen Lymphknoten- oder Fernmetastasen [1, 5]. Trotz der ausgedehnten chirurgischen Maßnahmen ist insgesamt die Lokalrezidivrate in diesen Behandlungsserien durchaus nicht unbeträchtlich. Sie schwankt auch in neueren Analysen zwischen 28 und 35%, wobei die 5-Jahres-Überlebensrate nach wie vor bei diesen Patienten zwischen 47 und 66% anzusetzen ist (Tabelle 1). Neben diesen sicherlich insgesamt unbefriedigenden Heilungsziffern ist der operative Eingriff zusätzlich mit einer Minderung der Lebensqualität durch die definitive Kolostomaanlage verbunden. Es stellt sich somit die Frage, inwieweit zumindest ähnliche Therapieergebnisse, jedoch unter Erhal-

Tabelle 1. Ergebnisse der abdomino-perinealen Exstirpation des Anal-Karzinoms

Autor	5-Jahres-Überleben	Rezidivrate		OP-Letalität
		lokal	total	
Boman (1984)	66%	28%	40%	2,5%
Dougherty (1985)	47%	?	59%	?
Greenall (1985)	55%	35%	?	6,0%

tung des Sphinkterapparates, durch andere Behandlungsverfahren erzielt werden können.

Ausschließliche Radiotherapie des Anal-Karzinoms

Bereits seit langem ist bekannt, daß durch externe Strahlentherapie eine komplette Tumorrückbildung bei selbst fortgeschrittenen Anal-Karzinomen erreicht werden und der Tumor auch ohne weitere Maßnahmen lokal kontrolliert werden kann [2, 8, 20, 22]. Allerdings muß hierbei zumindest teilweise mit einer Zerstörung des Sphinkterapparates gerechnet werden, so daß auch bei diesen Patienten ein Deviationskolostoma angelegt werden mußte. Zusätzlich sind auch andere Bestrahlungsfolgen, wie Radioosteonekrose oder Strahlenenteritis bzw. -proktitis zu erwähnen (Tabelle 2).

Eine Verbesserung der Strahlenbehandlung des Anal-Karzinoms ist durch die Kombination von externer und interstitieller Therapie erreicht worden [16, 17]. Hierdurch kann bei gleicher Strahlendosis auf den Tumor das umgebende Normalgewebe deutlich entlastet werden (Tabelle 3). Die Technik der kombinierten radiotherapeutischen Behandlung von externer Bestrahlung und interstitieller Therapie wurde vor allem von Papillon propagiert, wobei für die interstitielle Therapie Iridium 192 verwendet wurde, welches über eine Template-Spickung in der Regel vorgenommen wird (Abb. 1a u. b). Es handelt sich hierbei um eine One-End-Technik, bei der die Edelstahlnadeln vom Damm

Tabelle 2. Ergebnisse der ausschließlich externen Bestrahlung des Anal-Karzinoms

Autor	5-Jahres-Überleben	Lokale Kontrolle	Schwere Komplikation	Sphinkter-erhalt
Eschwege (1979)	42%		33%	24%
Rousseau (1979)	48%		20%	
Cummings (1983)	79%	80%	13%	76%
Salmon (1984)	59%	77%	4%	73%

Tabelle 3. Ergebnisse der kombinierten externen und interstitiellen Bestrahlung des Anal-Karzinoms

Autor	5-Jahres-Überleben	Lokale Kontrolle	Schwere Komplikation
Papillon (1973)	69%	75%	5%
Papillon (1983)	67%	81%	7%

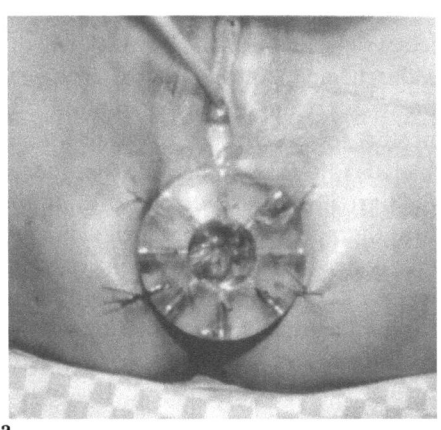

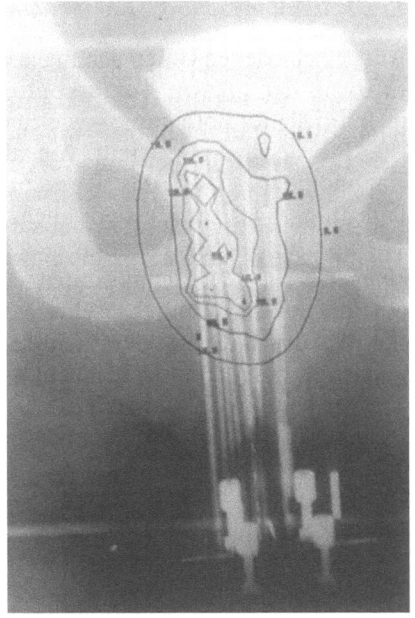

Abb. 1 a, b. Interstitielle Radiotherapie des Analkarzinoms mit One-End-Template-Spickung (a = Situs, b = Dosiskalkulation)

aus unter Zuhilfenahme eines Templates eingestochen werden. Das Template sichert die geometrisch exakte und parallele Führung der Nadeln und erlaubt dadurch eine exakte Dosenberechnung, so daß die größtmögliche Sicherheit im Hinblick auf die Schonung nicht tumorbefallenen Normalgewebes mit diesem Vorgehen erreicht werden kann. Durch interstitielle Bestrahlung läßt sich das Risiko einer strahleninduzierten Sphinkternekrose bzw. Sphinkterfibrose minimieren (Tabelle 4). Bei über 2/3 der Patienten mit einem Anal-Kanal-Karzinom kann hierdurch eine ausreichende lokale Tumorkontrolle erzielt werden, so daß mehrheitlich bei diesen Patienten nicht mehr die Notwendigkeit auch einer späteren Kolostomaanlage gegeben ist. Darüberhinaus sind die 5-Jahres-Überlebensraten nach kombinierter externer und interstitieller Bestrahlung denen nach ausschließlicher Radikaloperation (abdomino-perinealer Rektumexstirpation) vergleichbar.

Tabelle 4. Ergebnisse der interstitiellen Bestrahlung des Anal-Karzinoms

Autor	5-Jahres-Überleben	Lokale Kontrolle	Schwere Komplikation	Sphinktererhalt
Dalby (1961)	51%		10%	77%
Cummings (1982)	44%	67%	0%	
Papillon (1983)	68%	86%	5%	88%

Ergebnisse der Radio-Chemotherapie

Aus verschiedenen Untersuchungen ergeben sich jedoch auch Hinweise, daß die Effizienz der lokalen Tumorkontrolle durch eine kombinierte externe und interstitielle Radiotherapie – wie zu erwarten – abhängig von der Tumorgröße ist (Tabelle 5). So gewinnt vor allem für fortgeschrittenere Anal-Kanal-Karzinome (T_2, T_3) das Konzept einer Radio-Chemotherapie besondere Bedeutung. Das zunächst vor allem von Nigro [14] und anderen [9, 13] in die Therapie des Anal-Karzinoms eingeführte therapeutische Vorgehen zielte auf eine Steigerung der Heilungsraten nach radikaler Chirurgie durch eine vor dem operativen Eingriff durchgeführte Cytostase und Bestrahlung. Sehr bald zeigte sich, daß durch die präoperative cytostatische Therapie in Kombination mit der lokalen Strahlentherapie in einem hohen Prozentsatz der Fälle eine komplette Tumorrückbildung eintritt (Tabelle 6). Dies war selbst der Fall bei weiter fortgeschrittenen Tumoren, so daß zunehmend gerade hier die Kombination

Tabelle 5. Ergebnisse der Radio(-Chemotherapie) des Anal-Karzinoms in Abhängigkeit von der Tumorgröße (J. Papillon 1987)

	Anzahl Patienten	5-Jahres-Überleben (NED)	TU-abhängige Letalität
Tumor $\leq$ 4 cm	78	78%	11%
Tumor $>$ 4 cm	134	55%	27%

Tabelle 6. Ergebnisse der Chemo-Radiotherapie beim Anal-Karzinom

Autor	Anzahl Pat. gesamt	Anzahl operierter Patienten		
		a.-p. Resektion	lokale Excision	tumorfreies OP-Präparat
Flam (1983)	12	–	12[a]	12[a]
Michaelson (1983)	37	18	19	22
Nigro (1987)	26	12	14	21
Eigene Ergebnisse	11	7	4	3[b]
Gesamt	86	37	49	58 (67%)

[a] nur Biopsie nach Abschluß der Radio-Chemotherapie
[b] jedoch Tumorreste in Lymphknoten bzw. einzelne Tumorzellnester bei subtiler histologischer Aufarbeitung

Tabelle 7. Therapieergebnisse primärer Radiotherapie mit bzw. ohne simultaner Chemotherapie bei T_3-Anal-Karzinom (G. Pipard 1989)

	RT + IR (n = 23)	RT + IR + CT (n = 29)
Rezidivfreiheit	65%	76%
Tod und Tumorprogression	21%	14%
Sphinktererhaltung	68%	79%
Lokale TU-Kontrolle incl. Salvage-APR	78%	89%

von Chemotherapie und Bestrahlung als ein wichtiger und unabdingbarer Behandlungsschritt angesehen wird [11, 12]. In einem kürzlichen Überblick berichtet Nigro [15] über 104 Patienten, die mit externer Bestrahlung und systemischer Chemotherapie behandelt wurden, daß von 31 Patienten, die einer abdominoperinealen Rektumexstirpation zugeführt wurden, nur bei 9 Patienten ein Resttumor gefunden wurde. Bei 62 weiteren Patienten, bei welchen eine lokale Exzision erfolgte, konnten nur bei einem Patienten mikroskopisch noch Tumorzellen nachgewiesen werden. Die simultane Chemotherapie verstärkt somit offensichtlich die lokale Strahlenwirkung. Im Gegensatz zur alleinigen Radiotherapie können durch Radio-Chemotherapie auch größere Tumoren ohne wesentliche lokale Komplikationen behandelt werden. Die Rate kompletter Remissionen ist bei zusätzlicher Chemotherapie um ungefähr 10–15% höher als bei alleiniger Radiotherapie [11, 15].

Zusammenfassung der bisherigen Therapieerfahrung beim Anal-Karzinom

Durch Radio- und Radio-Chemotherapie kann in Abhängigkeit von der Tumorgröße bei bis zu 70% der Patienten mit einem Anal-Karzinom ein 5-Jahres-Überleben erreicht werden [6, 19]. Somit ist die alleinige Radio- oder Radio-Chemotherapie gleichwertig oder besser als die ausschließliche Radikaloperation, die die Notwendigkeit einer definitiven Kolostomie nach sich zieht (Tabelle 7). Die Kolostomaanlage ist dagegen nur in 20–30% der Fälle nach Radio- oder Radio-Chemotherapie aufgrund lokaler Komplikationen oder doch fortschreitenden Tumorwachstums notwendig. Die zentrale Bedeutung einer primären Radio- oder Radio-Chemotherapie beim Anal-Karzinom ergibt sich auch daraus, daß selbst nach Auftreten eines Tumorrezidivs durch Salvage-Chirurgie in einem hohen Prozentsatz der Patienten eine lokale Tumorkontrolle erreicht werden kann [23].

Primäre Radio- oder Radio-Chemotherapie

Auf die mögliche Bedeutung der Kombination der Strahlentherapie mit einer simultanen Chemotherapie in Abhängigkeit von der Tumorgröße muß noch-

Tabelle 8. Zusammenfassung der bisherigen Therapieergebnisse beim Anal-Karzinom

Überleben und Heilung:	50–70% nach ausschließlicher Radio-(Chemo-)therapie, damit zumindest *gleichwertig* zur operativen Therapie
Lokale Tumorkontrolle:	50–90% nach Radio-(Chemo)-therapie 90% mit Salvage-Chirurgie somit *besser* als alleinige OP
Sphinktererhaltung:	70% Kontinenzerhaltung bei Radio-(Chemo)-therapie möglich daher *eindeutiger Vorteil* gegenüber Radikaloperation (APR)

mals speziell hingewiesen werden (Tabelle 8). Allerdings ist das kombinierte Vorgehen mit zusätzlicher gastrointestinaler Toxizität und hämatologischen Nebenwirkungen verbunden. Vor- und Nachteile der Kombinationstherapie sind daher sorgfältig abzuwägen, wobei die Wertigkeit der Chemotherapie im Rahmen des multimodalen Behandlungskonzeptes nicht eindeutig geklärt ist [24]. Auch Nigro, als Verfechter der Radio-Chemotherapie beim Anal-Karzinom, hat eingeräumt, daß von verschiedenen Berichten her die derzeit günstigen Ergebnisse in der Behandlung des Anal-Karzinoms unter Umständen durch die neueren radiotherapeutischen Techniken (z. B. Fraktionierung) und Ausstattung bedingt werden und weniger oder nur in bescheidenem Umfang durch die hinzugefügte Chemotherapie [15]. Zu klären bleibt auch, inwieweit durch die Chemotherapie unter Umständen auch die Strahlendosis weiter reduziert werden kann. Möglicherweise besitzen auch andere Cytostatica oder Kombinationen als 5-Fluorouracil und Mitomycin-C eine größere Effektivität [21]. Es ist daher notwendig, diesen Fragen in Zukunft prospektiv weiter nachzugehen, wobei z. B. ein Radio-Chemotherapieprogramm mit einer alleinigen optimalen Strahlentherapie beim Plattenepithel-Karzinom des Anus untersucht wird, um die Toxizität und Ansprechrate sowie die lokale Tumorkontrolle und letztendlich die Überlebenszeit zu evaluieren [24]. Ein solcher Ansatz wird derzeit im Rahmen einer EORTC-Studie verfolgt [7].

Zur derzeitigen allgemeinen Behandlungs-Situation beim Anal-Karzinom

Wie die ersten Ergebnisse einer nationalen Evaluationsstudie der Arbeitsgemeinschaften für Onkologie und Proktologie der Deutschen Gesellschaft für Chirurgie ergeben, besteht in Deutschland kein einheitliches therapeutisches Vorgehen. Insbesondere zeigte sich hierbei, daß 1/3 der Patienten nach wie vor primär radikal chirurgisch, d. h. mit einer Rektumexstirpation, behandelt werden (Abb. 2). Oft erfolgt auch der Einsatz einer Radio- oder Radio-Chemotherapie als additive oder adjuvante Maßnahme, um ggf. die lokale Kurabilität zu steigern, weniger allerdings unter dem Aspekt einer Sphinkter-

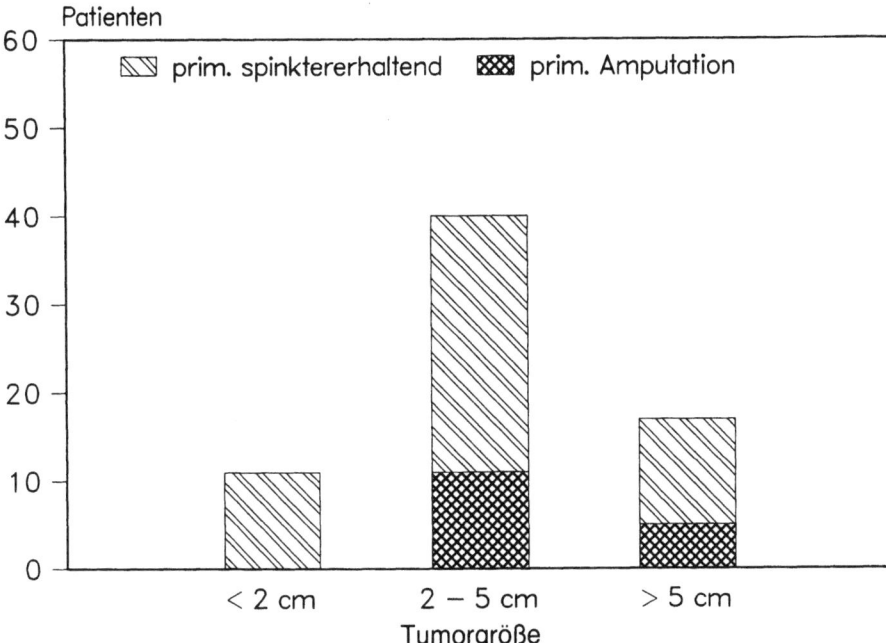

Abb. 2. CAO/CAP-Anal-Karzinom-Evaluationsstudie Januar 1987 bis Oktober 1989. Anteil primärer Amputationen

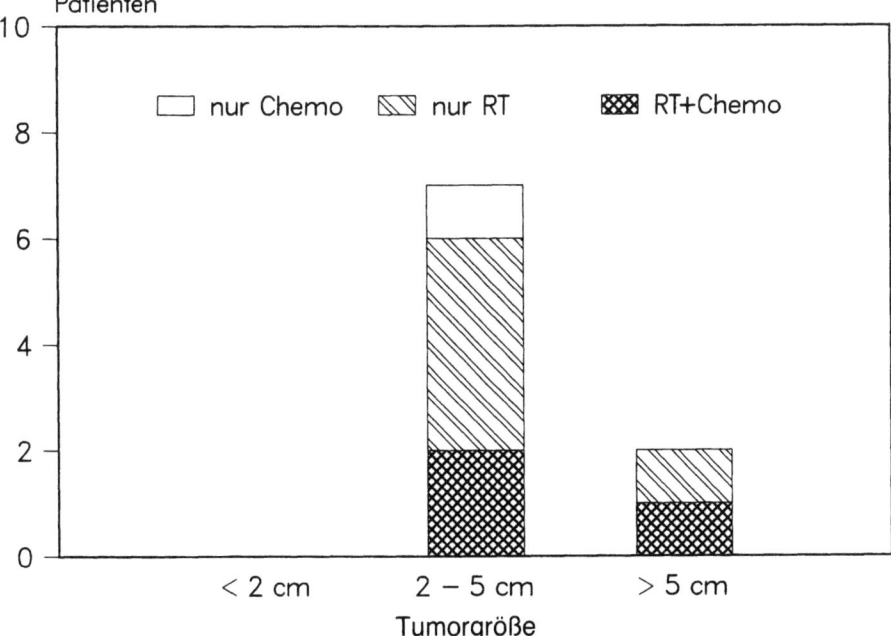

Abb. 3. CAO/CAP-Anal-Karzinom-Evaluationsstudie Januar 1987 bis Oktober 1989. Sekundärtherapie nach primärer Amputation

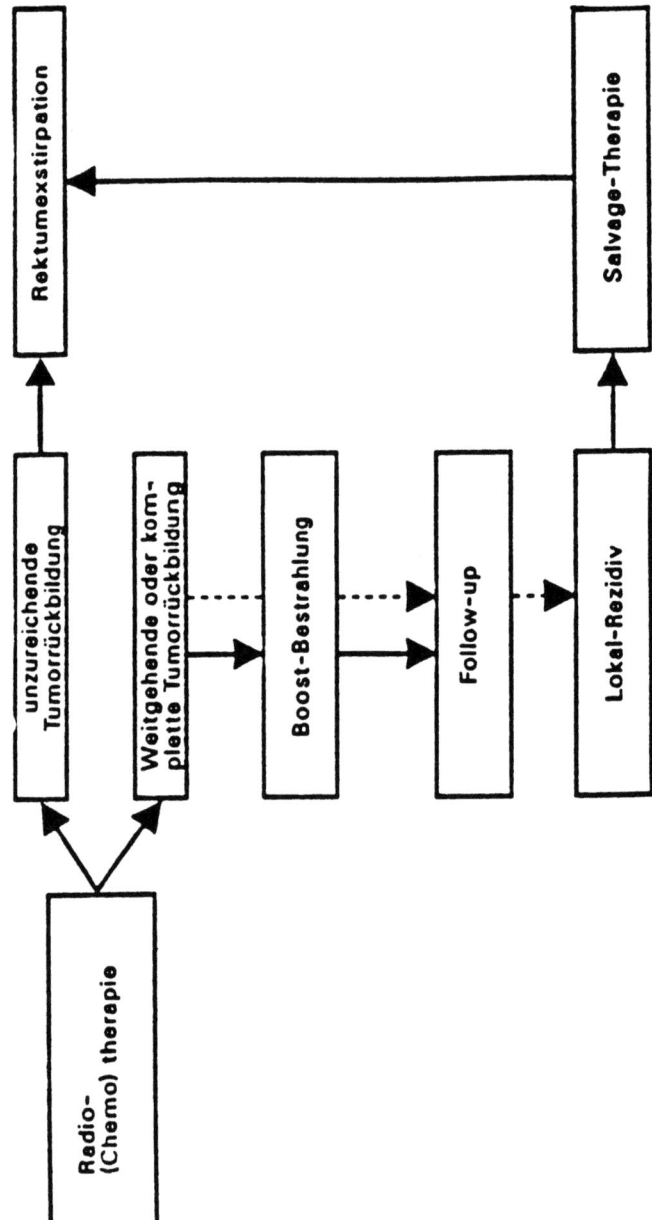

Abb. 4. Therapieempfehlung beim Anal-Karzinom

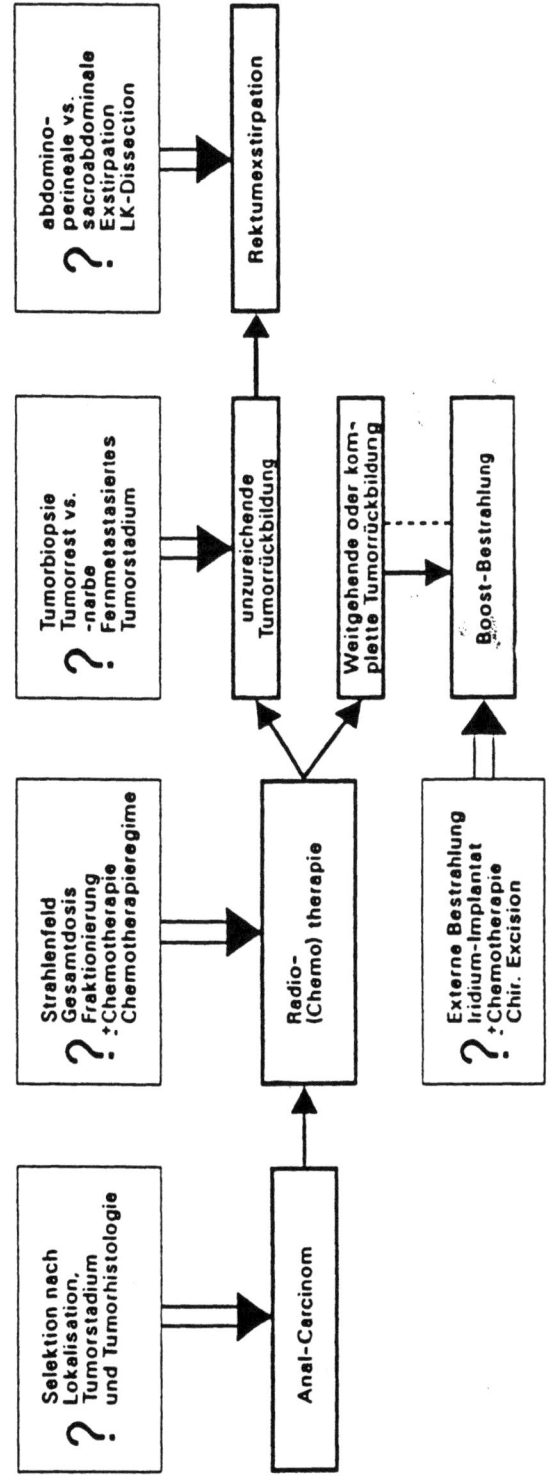

Abb. 5. Weiterentwicklung und offene Fragen in der Behandlung des Anal-Karzinoms

erhaltung (Abb. 3). Eine weitere Propagierung eines vereinheitlichten primär sphinktererhaltenden Konzeptes zur Behandlung des Anal-Karzinoms, wie es in Abb. 4 dargestellt, erscheint eine wichtige zukünftige Aufgabe. Unabhängig davon bleiben aber auch hierbei eine Vielzahl von Fragen im Rahmen eines solchen Behandlungskonzeptes, die einer zukünftigen Überprüfung bedürfen, offen [24]. Diese schließen Patientenselektion, Fragen der Optimierung der Strahlentherapie und die wichtige Frage der Kontrollbiopsie nach primärer Radiotherapie mit ein (s. Abb. 5).

Bekanntermaßen kann eine solche Kontrollbiopsie nicht repräsentativ sein, andererseits auch zur Fehlinterpretation führen, wenn Gewebeentnahmen evtl. zu frühzeitig nach einer Vorbestrahlung durchgeführt werden. Dabei ist die tumorbiologische Bedeutung histologisch nachweisbarer minimaler Tumorreste derzeit ebenfalls noch offen. Aus diesen Gründen und vor allem, da aus einer zu tiefen Biopsie nach Vorbestrahlung eine chronische Analfistel resultieren kann, wird teilweise eine histologische Befundüberprüfung nach Radio-(Chemo-) Therapie abgelehnt und statt dessen eine prinzipielle Boost-Nachbestrahlung empfohlen [19]. Durch den Boost ist zwar mit einer erhöhten Rate sogenannter radiogener Komplikationen (Nekrose, Proktitis, Sphinktersklerose) mit evtl. notwendiger sekundärer Rektumexstirpation zu rechnen, dennoch kann auf diese Weise die Rate der Kontinenzerhaltung als Zielkriterium einer multimodalen Therapie erhöht werden. Offen bleibt auch derzeit die optimale Therapiekonzeption bei bereits tumorös befallenen Leistenlymphknoten, insbesondere inwieweit durch aggressives Vorgehen hier die Möglichkeit einer Kuration unter Umständen doch gegeben ist. Auch hier wäre letztendlich zur Definition eines optimalen Behandlungskonzeptes eine prospektive Untersuchung notwendig, die abwartendes Vorgehen, diagnostische Dissektion oder prophylaktische Bestrahlung zu vergleichen hätte. Aufgrund der Seltenheit des Tumors können die aufgeworfenen Fragen künftig nur multiinstitutionell erfolgreich in Angriff genommen und beantwortet werden.

Literatur

1. Boman BM, Moertel CG, O'Connell MJ et al. (1984) Carcinoma of the anal canal: a clinical and pathological study of 188 cases. Cancer 54:114–125
2. Clark J, Petrelli N, Herrera L, Mittelman A (1986) Epidermoid carcinoma of the anal canal. Cancer 57:400–406
3. Cummings BJ (1983) Carcinoma of the anal canal: radiation or radiation plus chemotherapy. Int J Radiat Oncol Biol Phys 9:1417–1418
4. Dalby JE, Pointon RS (1961) The treatment of anal carcinoma by interstitial irradiation. Am J Roentgenol 85:515–520
5. Dougherty BG, Evans HL (1985) Carcinoma of the anal canal. A study of 79 cases. Am J Clin Pathol 83:772–777
6. Dunst J, Reichard U, Wolf N, Sauer R (1987) Funktionserhaltende Therapie des Anal-Carzinoms durch simultane Radio-Chemotherapie. Dtsch Med Wschr 112:1201–1205

7. EORTC Cooperative Group of Radiotherapy and Gastrointestinal Group, Protocol 22861 (1987) Radiotherapy alone or with concomitant chemotherapy in the treatment of anal carcinoma. Trial Coordinators: Bartelink H., Roelofsen F.
8. Eschwege F, Breteau N, Chary A et al. (1979) Complication de la radiothérapie transcutanée des epithéliomas du canal anal. Gastroenterol Clin Biol 3:183–186
9. Flam MS, John M, Lovalo LJ, Mills RJ, Ramalho LD, Prather Ch, Mowry PA, Morgan DR, Lau BP (1983) Definitive nonsurgical therapy of epithelial malignancies of anal canal – a report of 12 cases. Cancer 51:1378–1387
10. Greenall MJ, Quan HQ, De Cosse JJ (1985) Epidermoid cancer of the anus. Br J Surg (Suppl) 72:97
11. Leichman L, Nigro N, Vaitkevicius VK, Considine B, Buroker Th, Bradley G, Seydel GH, Olchowski S, Summings G, Leichman C, Baker L (1985) Cancer of the anal canal – model for preoperative adjuvant combined modality therapy. Am J Med 78:211–215
12. Meeker WR, Sickle-Santanello BJ, Philpott G, Kenady D, Bland KI, Hill GH, Popp MB (1986) Combined chemotherapy, radiation, and surgery for epithelial cancer of the anal canal. Cancer 57:525–529
13. Michaelson RA, Magill GB, Quan HQ, Leaming RH, Mikrui M, Stearns MW (1983) Preoperative chemotherapy and radiation therapy in the treatment of anal epidermoid carcinoma. Cancer 51:390–395
14. Nigro ND, Seydel GH, Considine B et al. (1983) Combined preoperative radiation and chemotherapy for squamous cell carcinoma of the anal canal. Cancer 51:1826–1829
15. Nigro ND (1987) Multidisciplinary management of cancer of the anus. World J Surg 11:446–451
16. Papillon J, Montbarbon JF, Chassard JL, Gerard JP, Jaussaud D (1973) Radiothérapie des cancers malpighiens de l'anus: place de la curiethérapie interstitielle, seule ou combinée à la cobalthérapie, dans le traitment des cancers épidermoides de l'anus. J Radiol Electrol Med Nucl 54:627–633
17. Papillon J, Mayer M, Montbarbon JF, Gerard JP, Chassard JL, Bailly Ch (1983) A new approach to the management of epidermoid carcinoma of the anal canal. Cancer 1830–1837
18. Papillon J, Montbarbon JF (1987) Epidermoid carcinoma of the anal canal. A series of 276 cases. Dis Colon Rectum 5:324–333
19. Pipard G (1989) Cancer of the anal canal: experience and results of conservative radiotherapy in Geneva. In: Wolf N, Matzel K (Hrsg) Fortschritte in der Proktologie. Zuckschwerdt, München Bern San Francisco, S 39–43
20. Rousseau J, Mathieu G, Fenton J (1979) Résultats et complications de la radiothérapie des epithéliomas du canal anal: Étude de 128 cas traites de 1956 à 1970. Gastroenterol Clin Biol 3:207–208
21. Salem PA, Habboubi N, Anaissie E, Brihl E, Issa P, Abbas J, Khalyl M (1985) Cis-dichlorodiamminerplatinum (II) is effective in the treatment of anal squamous cell carcinoma. Proceedings of ASCO 4:78
22. Salmon RJ, Fenton J, Asselain B, Mathieu G et al. (1984) Treatment of epidermoid anal canal cancer. Am J Surg 147:43–48
23. Schlag P (1986) Aspekte operativer und multimodaler Therapie beim Anal-Carcinom. Chirurg 57:488–492
24. Schlag P (1989) Notwendigkeit klinischer Studien beim Analkarzinom. In: Wolf N, Matzel K (Hrsg) Fortschritte in der Proktologie. Zuckschwerdt, München Bern Wien San Francisco, S 65–70

Analkarzinom: Chemoradiotherapie im Vergleich zur alleinigen Strahlentherapie – eine retrospektive Analyse

W.-P. Brockmann, K. Sommer und K.-H. Hübener

Patientengut

Von 1979 bis 1989 wurden 122 Patienten mit einem Analkarzinom überwiesen. 5 von ihnen wurden aufgrund mangelnder Dokumentation des follow-ups nicht ausgewertet. Drei weitere wurden aufgrund von Zweitmalignomen aus der Untersuchung ausgeschlossen. Von den 114 auswertbaren Patienten wurden 81 strahlentherapiert und 33 mit einer Chemoradiotherapie behandelt.

Tabelle 1. Patientendaten

	Bestrahlung		Chemoradiotherapie	
Gesamt	81		33	
Primärtumoren		66		29
Stadien UICC 1987				
I (T1N0M0)		11		1
II (T2–3N0M0)		25		12
IIIA (T4N0M0, T1–3N1M0)		13		10
IIIB (T4N1M0, T1–4N2–3M0)		16		5
IV (jedes M1)		1		1
Lokalrezidive	15		4	
mit Fernmetastasen		2		1
weiblich	55		16	
männlich	26		17	
Histologie				
Plattenepithel-Ca	61		27	
koakogenes Ca	17		6	
mukoepidermoides Ca	3		–	
Grading				
G1	13		7	
G2	43		14	
G3	25		12	
Mittleres Alter (Jahre)	66		57	

Tabelle 2. Operative Therapie und Radikalität vor Beginn der Bestrahlung bzw. Chemotherapie

	Bestrahlung	Chemoradiotherapie
Gesamt	81	33
Probeexzision	31	15
Lokalexzision	34	12
Abdominoperineale Rektumresektion	16	6
Radikalität		
R0 (mikroskopisch in sano)	20	9
R1 (mikroskopisch non in sano)	28	7
R2 (makroskopisch non in sano)	33	17

Bei 66 Patienten (81%) wurde ein Primärtumor nur bestrahlt, bei 29 Patienten (88%) kombiniert behandelt. Ein Lokalrezidiv wurde bei 15 Patienten (19%) nur strahlentherapiert und bei 4 Patienten (12%) zusätzlich synchron chemotherapiert. Bei 3 Patienten (3,7%) mit alleiniger Bestrahlung lagen zum Zeitpunkt der Therapie schon Fernmetastasen vor, ebenfalls bei 2 Patienten (6%), die kombiniert behandelt wurden.

Die Geschlechtsverteilung weiblich zu männlich war 2:1 in der Strahlentherapiegruppe und 1:1 in der Gruppe der Kombinationstherapie. Bezüglich der T/N-Konstellation siehe Tabelle 1, wobei auffällt, daß in beiden Patientengruppen sehr ungünstige Konstellationen des T/N-Stadiums vorlagen. Das mittlere Alter der Patientengruppen betrug 66 Jahre bei der Monotherapie und 57 Jahre bei der Kombinationstherapie. Histologisch lag bei den allein strahlentherapeutisch behandelten Patienten 61mal (75%) ein Plattenepithelkarzinom vor, 17mal (21%) ein kloakogenes Karzinom und 3mal (4%) ein mucoepidermoides Karzinom. In der Gruppe der Therapiekombination fand sich 27mal (82%) ein Plattenepithelkarzinom und 6mal (18%) ein kloakogenes Karzinom. Es wurden nur die Patienten ausgewertet, die vor der Therapie eine Sphinkter-erhaltende Tumorexzision oder in einem T3/T4-Stadium eine Exzisionsbiopsie erhalten hatten. In die Studie aufgenommen wurden Patienten, bei denen eine Rektumamputation vorgenommen worden war, nur dann, wenn danach ein lokoregionäres Tumorrezidiv behandelt werden mußte (Tabelle 2) oder wenn zur Zeit der Amputation schon Lymphknotenmetastasen vorlagen.

Therapie

a) Strahlentherapie: Bis Anfang 1987 wurde die Tumorregion umgreifend CT-geplant mit 60 Gy Photonen bestrahlt (Einzeldosis 2,5 Gy), wobei die Leisten mit Elektronen aufgesättigt wurden. Ab Anfang 1987 wurde das kleine Becken mit 50 Gy Photonen über A.p.-Gegenfelder bestrahlt (Einzeldosis

Überleben (%)

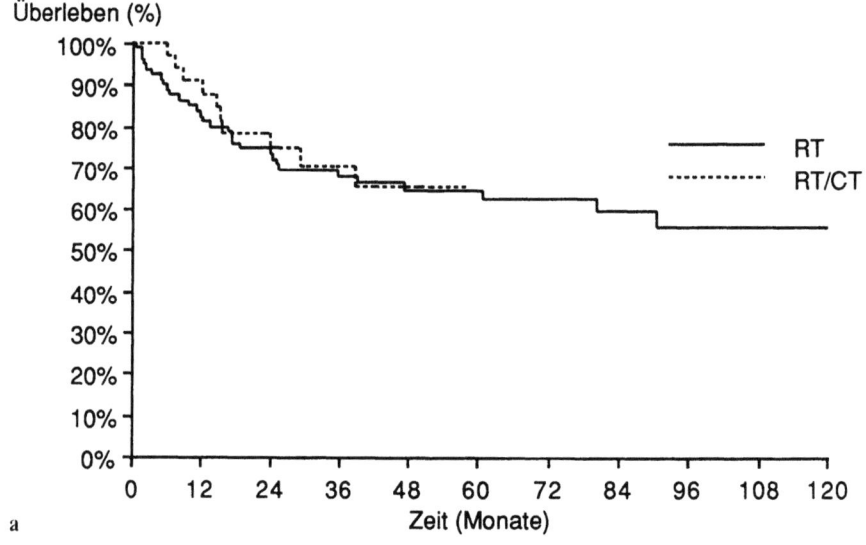

a

Lokale
Kontrolle (%)

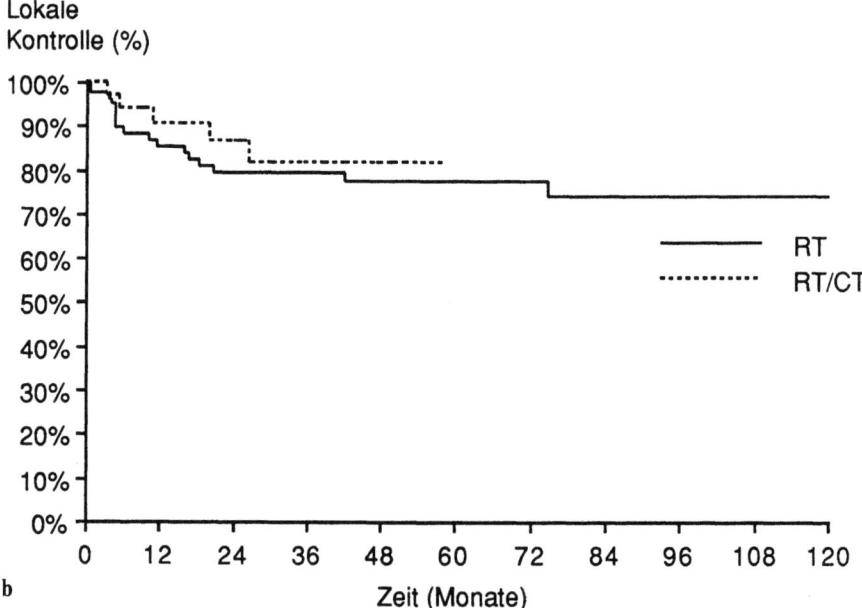

b

Abb. 1 a, b. Überlebensrate und lokale Kontrollrate aller Patienten ohne Fernmetastasen (RT = alleinige Radiotherapie, RT/CT = Chemoradiotherapie)

2,0 Gy), T3/T4-Tumoren sowie positive Lymphknoten erhielten eine CT-geplante Boost-Bestrahlung bis 60 Gy (Dosis-Max. < 15%).

b) Chemotherapie: von 1984 bis Anfang 1987 erhielten die Patienten 1000 mg/qm Körperoberfläche 5-FU, Tag 1 bis 5, über 8 Stunden i.v. sowie 10 mg/qm

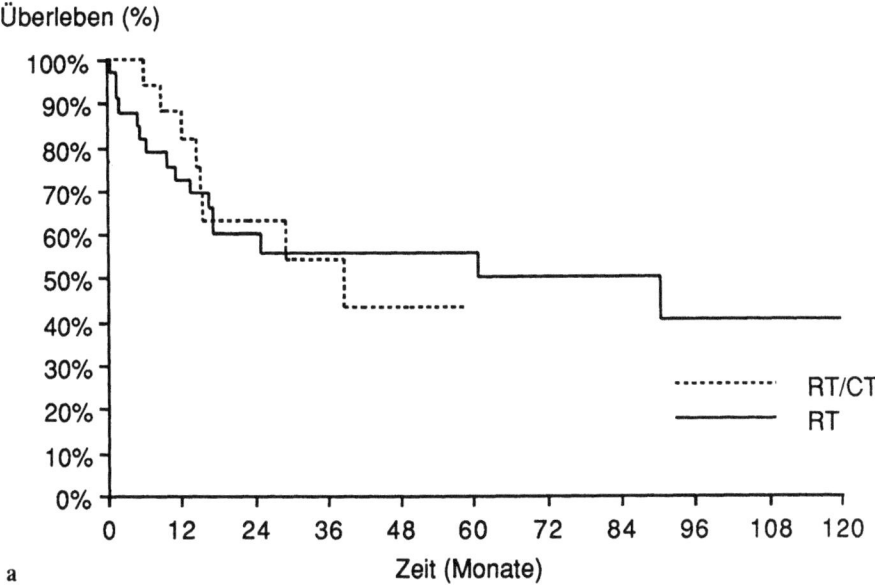

a

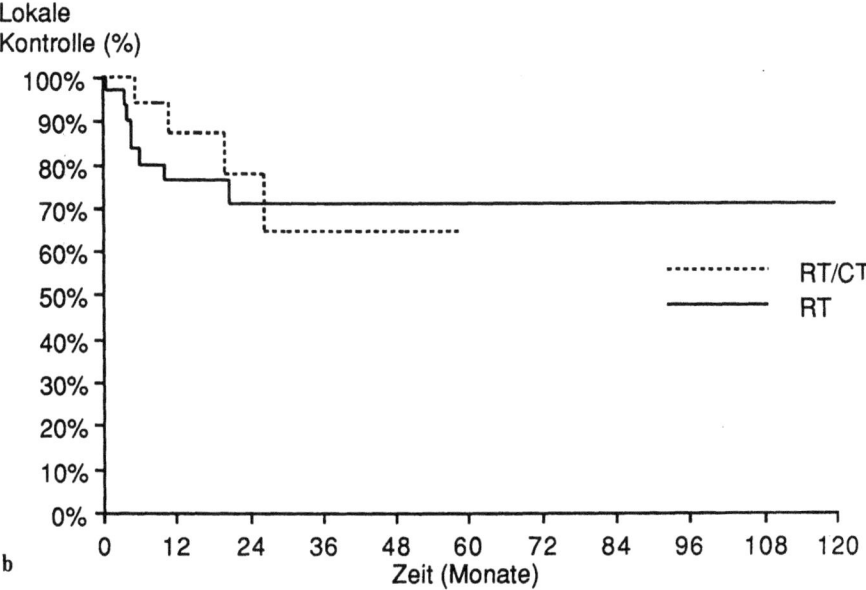

b

Abb. 2a, b. Überlebensrate und lokale Kontrollrate für die R 2-resezierten Patienten

Mitomycin C am Tag 5 als intravenösen Bolus. Ab Anfang 1987 wurden 500 mg/qm 5-FU am Tag 1 bis 5 und Tag 8 bis 12 über 8 Stunden i.v. gegeben sowie 5 mg/qm KOF Mitomycin C am Tag 5 und 12 als i.v. Bolus.

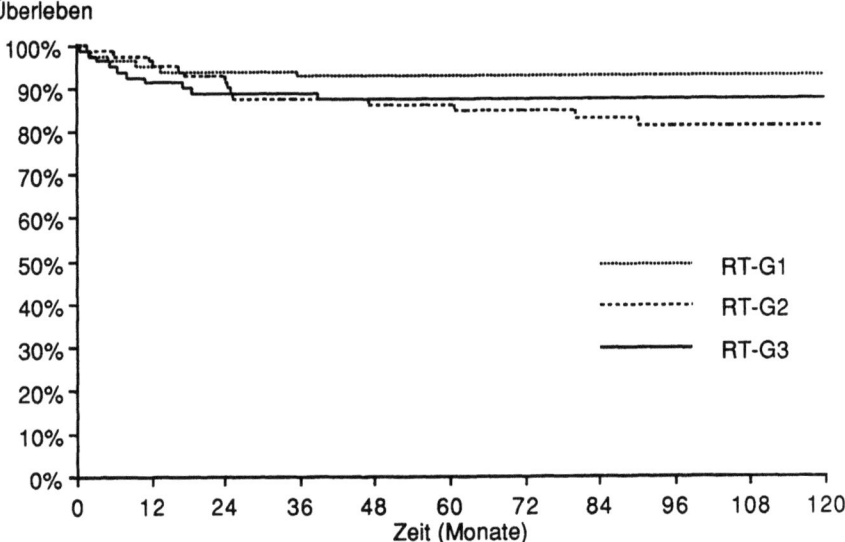

Abb. 3. Überlebensrate aller nur bestrahlten Patienten ohne Fernmetastasen in Abhängigkeit vom Differenzierungsgrad des Tumors

Behandlungsergebnisse

Wie den 3 Kaplan-Meier-Kurven für die Überlebenswahrscheinlichkeit und die wahrscheinliche Dauer der lokalen Tumorkontrolle zu entnehmen ist, läßt sich sowohl für das Gesamtkollektiv (Abb. 1a, b) als auch für die R2-resezierten Patienten (Abb. 2a, b) kein statistisch signifikanter Unterschied zwischen den Patienten mit alleiniger Strahlentherapie und denen mit Chemoradiotherapie erkennen. Allenfalls bei den Patienten mit G1-Tumoren im Vergleich zu G3-Tumoren läßt sich in der Tendenz ein geringer Behandlungsvorteil für die kombiniert therapierte Patientengruppe postulieren, der auch statistisch signifikant ($p = 0,05$) belegt werden kann (Abb. 3, 4). Von den Patienten, die mit der Strahlentherapie allein behandelt wurden, sind bisher 40 Patienten (49%) verstorben, davon an der Grunderkrankung 12 (15%), an anderen Ursachen 11 Patienten (13%) und an unbekannter Todesursache 17 Patienten (21%). In der kombiniert behandelten Patientengruppe starben bisher 9 Patienten (27%), davon an der Grunderkrankung 8 (24%) und an unbekannter Ursache ein Patient (3%).

Nebenwirkungen

Bezüglich der akuten und späten Toxizität siehe Tabelle 3 und 4. Hier ist zu erwähnen, daß bei der akuten Toxizität in beiden Behandlungsgruppen fast

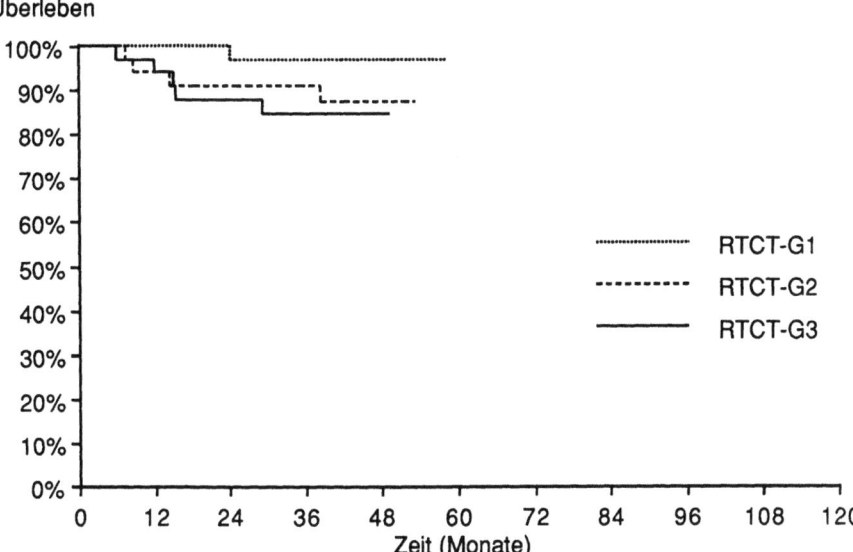

Abb. 4.Überlebensrate aller chemoradiotherapierten Patienten ohne Fernmetastasen in Abhängigkeit vom Differenzierungsgrad des Tumors

Tabelle 3. Akuttoxizität (Mehrfachnennungen möglich, * NB = nicht bestimmt)

	Bestrahlung	Chemoradiotherapie
Gesamt	81	33
Epitheliolysen (WHO 2–3)	54	20
Diarrhoe, Übelkeit, Erbrechen (WHO 1–3)	27	13
Leuko-, Thrombopenie (WHO 1–3)	NB*	7
Zystitis	1	1
Zahl der Patienten mit Toxizität	62	26

identische Verhältnisse vorliegen, wobei natürlich die Kombination mit der Chemotherapie eine zusätzliche Toxizität bezüglich Leuko- und Thrombopenie von 21% erzeugt. Die Leuko-/Thrombopenien erreichten Grad 1 bis 3 (WHO). Auch die Spättoxizität, die sich im wesentlichen auf hartnäckige Proktitiden erstreckte, war in der kombinierten Behandlungsgruppe nur unwesentlich (statistisch nicht signifikant) größer. Perineale Fibrosen, Ureterstrikturen, Ileitiden, Dünndarmileus mit der Notwendigkeit eines temporären Anus praeter sowie Lymphödeme der Beine kamen nur selten vor.

Tabelle 4. Spättoxizität (Mehrfachnennungen möglich)

	Bestrahlung	Chemoradiotherapie
Gesamt	81	33
Proktitis	21	8
A.p.-Anlage erforderlich	1	1
Zystitis	1	1
Ileus mit temporärem A.p.	1	–
Vaginitis	1	1
Induration perianal/Leisten	1	–
Osteoradionekrose	–	1
Zahl der Patienten mit Toxizität	22	10

Schlußfolgerungen

Vergleicht man die relevanten Ergebnisse aus der Literatur mit den hier vorgelegten, bleibt Folgendes zu konstatieren:

1. In keiner Arbeit wurde bisher ein Therapievorteil für die Kombinationstherapie an vergleichbaren Patientenkollektiven statistisch signifikant belegt [2–7, 10]. Das Analkarzinom ist ein so strahlensensibler Tumor, daß er zumindest in geringeren Tumorstadien (T 1 bis T 2, N0) ohne zusätzliche chemotherapeutische Behandlung gut kontrollierbar ist [8, 9]. Aufgrund einer möglichen Toxizitätsvermehrung aufgrund der Chemotherapie, die in einer retrospektiven Analyse unserer Auffassung nach nicht ausreichend dokumentiert werden kann, sollte die Behandlungskombination einer kontrollierten, randomisierten Studie vorbehalten bleiben.

2. Aufgrund eigener Untersuchungen (Serien-CT, Bloodpool-Szintigraphie) [1] sowie strahlenbiologischer Untersuchungen im Institut für Strahlenbiologie des UKE erscheint die Kombination im ersten Behandlungsdrittel erfolgversprechender als ein Splitting mit einem Chemotherapieanteil während des letzten Bestrahlungsdrittels wegen der mit Minderperfusion einhergehenden Gefäßveränderungen im Tumorbereich. Eine diesbezügliche Studie innerhalb der ARO wird angestrebt.

Literatur

1. Brockmann WP, Sommer K, Müller-Gärtner HW, Hübener KH (1989) Vollremission bei inoperablem Anal-Ca mit großer solitärer Lebermetastase durch simultane Radiochemotherapie und Instillation von Ethanol und Mitomycin C in die Lebermetastase. 70. Dtsch. Rö. Kgr.
2. Cummings B, Keane T, Thomas G, Harwood A, Rider W (1984) Results and toxicity of the treatment of anal canal carcinoma by radiation therapy or radiation therapy and chemotherapy. Cancer 54:2026–2068

3. Enker W, Heilwell M, Janov AJ, Quan SH, Magill G, Stearns MW, Shank B, Leaming R, Sternberg S (1986) Improved survival in epidermoid carcinoma of the anus in association with preoperative multidisciplinary therapy. Arch Surg 121:1386–1390
4. Flam MS, Midhu JJ, Mowry PA, Lovalvo LJ, Ramalho LD, Wade J (1987) Definitive combined modality therapy of carcinoma of the anus. Dis Colon Rectum 30:495–502
5. Leichman L, Nigro N, Vaitkevicius V, Considine B, Buroker T, Bradley G, Seydel H, Olchowski S, Cummings G, Leichman C, Baker L (1985) Cancer of the anal canal. Am J Medicine 78:211–215
6. Nigro ND (1984) An evaluation of combined therapy for squamous cell cancer of the anal canal. Dis Colon Rectum 27:763–766
7. Papillon J, Mayer M, Montbarbon JF (1987) Epidermoid carcinoma of the anal canal. Dis Colon Rectum 30:324–333
8. Salmon JS, Tenton J, Asselain B, Mathieu G, Girodet J, Durand JC, Decroix I, Pilleron J, Rousseau J (1987) Treatment of epidermoid anal canal cancer. Dis Colon Rectum 30:324–333
9. Schlienger M, Krzisch C, Pene F, Marin JL, Gindrey-Vie B, Mauban S, Barthelemy N, Habrand JI, Socie G, Parc R, Gallot D, Malafosse M, Laugier A (1989) Epidermoid carcinoma of the anal canal: treatment results and prognostic variables in a series of 242 cases. Int J Radiation Oncology Biol Phys 17:1141–1151
10. Sischy B (1985) The use of radiation therapy combined with chemotherapy in the management of squamous cell carcinoma of the anus and marginally resectable adenocarcinoma of the rectum. Int. J. Radiation Oncology Biol. Phys. 11:1587–1593

Ist die Effektivität der regionalen Chemotherapie bei Lebermetastasen des kolorektalen Karzinoms wirklich erwiesen?

R. Stangl, A. Altendorf-Hofmann und J. Scheele

Einleitung

Der metastatische Befall der Leber beim kolorektalen Karzinom stellt eine Tumordissemination dar. Da die Leber jedoch häufig das einzige befallene Organ ist, erscheinen lokoregionäre Therapieansätze interessant. Besondere Verbreitung fand die 1964 von Sullivan [30] am Menschen angewandte regionale Chemotherapie. Die in den letzten 10 Jahren neu entwickelten Pumpen und Portsysteme gewährleisten eine sichere Medikamentenapplikation bei hohen Ansprechraten [1]. Allerdings zeigten u. a. die Studien von Kemeny [11] und Chang [3], daß hohe Responseraten nicht mit einer Verbesserung der Überlebensrate einhergehen müssen.

Im Rahmen einer retrospektiven Untersuchung des eigenen Patientengutes soll versucht werden, die Frage der prognostischen Effektivität anzusprechen. Darüberhinaus werden Nebenwirkungsspektrum, Progressionsmuster unter regionaler Chemotherapie und der Einfluß potentieller Prognosefaktoren auf die Überlebenszeit untersucht. Abschließend wird versucht, auf die eingangs gestellte Frage nach der tatsächlichen Effektivität der regionalen Chemotherapie eine Antwort zu geben.

Patienten

Von 1977–1987 erhielten an der Chirurgischen Universitätsklinik Erlangen 118 Patienten mit diffusen Lebermetastasen des kolorektalen Karzinoms ein Kathetersystem (Port, Pumpe) zur therapeutischen regionalen Chemotherapie der Leber. Sechs Patienten verstarben postoperativ, so daß für die im folgenden durchgeführten Analysen 112 Patienten berücksichtigt werden konnten. Dabei handelt es sich um 68 Männer und 44 Frauen im Alter von 25–74 (Median 55) Jahren.

Bis Mitte 1984 wurden ausschließlich externe Katheter verwendet; diese waren jedoch mit einer hohe Rate an Katheterkomplikationen (Dislokation, Thrombose, Infektion) behaftet. Daher wurden seit Mitte 1984 ausschließlich vollimplantierbare Systeme (Port, Infusaid® Pumpe) benutzt. Die Behandlung erfolgte bei den vier Pumpenpatienten mit FUDR (0,2 mg/kg/die) über 14

Tage, gefolgt von einer ebenfalls 14tägigen Pumpenfüllung mit Aqua destillata, ansonsten mittels Mitomycin C ($8\,mg/m^2$/Tag 1, maximal 4 Kurse) und 5-FU ($600\,mg/m^2$/Tag 1–5) in 4 wöchentlichen Intervallen. Die Therapie wurde bis zur eindeutigen Tumorprogression, dem Auftreten irreversibler technischer Probleme oder gravierender Therapienebenwirkungen fortgeführt.

Vor jedem Therapiezyklus erfolgte eine Leberperfusionsszintigraphie, in Zweifelsfällen eine angiographische Katheterdarstellung. Darüberhinaus wurde zur Therapiekontrolle bei jedem Patienten eine Sonographie der Leber und die Kontrolle der Tumormarker und einfacher Laborparameter vorgenommen. In 3monatlichen Abständen wurde eine Computertomographie der Leber, eine Röntgen-Thoraxaufnahme in 2 Ebenen und – soweit möglich – eine endoskopische Kontrolle des Primärtumors durchgeführt. Der Therapieerfolg wurde gemäß der WHO-Responsedefinition beurteilt (Tabelle 1).

Alle Patienten wurden bis zum 1. 1. 1990 bzw. bis zu ihrem Tode nachbeobachtet. Der Einfluß verschiedener Prognosefaktoren wurden anhand Kaplan-Meier [10] berechneter Überlebensraten unter Zuhilfenahme des Logrank-Testes [16] bestimmt.

Ergebnisse

Die mediane und maximale Überlebenszeit der Gesamtgruppe betrug 13,2 bzw. 51 + Monate ab dem Zeitpunkt der Katheterimplantation. Die einzige Patientin, die am 1. 1. 1990, 51 Monate nach Katheterimplantation noch lebte, zeigte eine intra- und extrahepatische Tumorprogression.

Responseverhalten

Die Beurteilung des Responseverhaltens wurde auf 80 Patienten mit über 3monatiger Behandlungsdauer begrenzt. 23 Patienten konnten wegen einer frühen Katheterdysfunktion und 9 Patienten wegen einer frühen Verschlechterung des Allgemeinzustandes hinsichtlich des Responseverhaltens nicht beurteilt werden. Bei 8 der 80 Patienten mit über 3 Monaten Therapie ist die Responsebeurteilung wegen fehlender meßbarer Tumorparameter bzw. unzureichender Dokumentation nicht möglich. Die Gesamt-Ansprechrate der 72 beurteilbaren Patienten betrug 54% bzw. 83% (CR = 14%, PR = 40%, SD = 29%), je nachdem ob Patienten mit Stable Disease als Therapieerfolg gewertet werden. Die Therapiedauer betrug im Median 11 Monate (3–38).

Progressionsmuster (Tabelle 2)

Ein Patient verstarb in kompletter Remission an einer akuten gastrointestinalen Blutung; eine 4 Wochen vor dem Tode durchgeführte angiographische Kontrolle der Leberperfusion hatte ein korrektes Perfusionsverhalten gezeigt. Sechs Patienten konnten bezüglich des Tumorprogressionsmusters nicht erfaßt

Tabelle 1. Responsedefinition

Komplette Remission:	kein Tumorparameter meßbar, alle direkt und indirekt und nicht sicher meßbaren Tumorparameter (z. B. Aszites) bleiben mindestens 3 Monate lang verschwunden
Partielle Remission:	$\geq 50\%$ Remission aller meßbaren Tumorparameter, objektive Besserung aller bestimmbaren, oder nicht meßbaren Tumorparameter. Das Produkt aus den größten senkrecht zueinander stehenden Tumordurchmessern ist um mindestens 50% zurückgegangen. Der Zustand hält für mindestens 3 Monate an.
Stable Disease:	alle Tumorparameter gleich ($< 50\%$ Rückbildung bis Zunahme $< 25\%$)
Progression:	Zunahme nur einzelner Tumorparameter ($\geq 25\%$), Nachweis neuer Tumormanifestationen

Tabelle 2. Progressionsmuster

Lokalisation der Tumorprogression	initial	abschließend
Keine Progression	1	1
Intrahepatisch	60	46
Kombiniert	19	59
Extrahepatisch	26	–
Unbekannt	6	6
Summe	112	112

werden. Von den übrigen 105 Patienten entwickelten 60 Patienten primär eine intrahepatische Progression, 19 Patienten eine sowohl intrahepatische wie auch extrahepatische Progression, während 26 Patienten primär extrahepatisch progredient waren. Von den 60 primär intrahepatisch progredienten Patienten zeigten 14 im weiteren Verlauf auch extrahepatischen Tumor. Die 26 Patienten mit primär extrahepatischer Progression entwickelten alle im weiteren Verlauf eine intrahepatische Progredienz, teilweise jedoch erst nach Beendigung der Chemotherapie.

Nebenwirkungen (Tabelle 3)

Bei Berücksichtigung von 94 Patienten mit minimal 2 Monaten Therapie konnten 83 Patienten hinsichtlich ihres Nebenwirkungsspektrums beurteilt

Tabelle 3. Nebenwirkungsspektrum bei > 2 Mon. Therapie

Nebenwirkungsspektrum (n = 94)	Anzahl	(%)
Fieber, Schüttelfrost	2	2,5
Erbrechen, Übelkeit	23	28
Gastrointestinale Blutung	1	1
Chemische Hepatitis	1	1
Sklerosierende Cholangitis	2	2,5
Keine Nebenwirkungen	54	65
Unbekannt	11	–

werden. Von ihnen entwickelten 29 (35%) relevante Nebenwirkungen. Bei 23 (28%) Patienten standen gastrointestinale Symptome wie Übelkeit oder Erbrechen im Vordergrund. Zwei Patienten klagten über Fieber und Schüttelfrost. Ein Patient verstarb an einer akuten gastrointestinalen, jedoch therapieunabhängigen Blutung. Zwei mit FUDR behandelte Patienten entwickelten eine sklerosierende Cholangitis, die zum definitiven Therapieabbruch zwang. Ein Patient entwickelte eine chemische Hepatitis unter 5-FU Therapie.

Prognosefaktoren

Ein *hoch signifikanter* (p < 0,01) Einfluß auf die Überlebensrate konnte für folgende Faktoren dokumentiert werden: Malignitätsgrad des Primärtumors, Hepatomegalie, %-Leberbefall (Petrelli 1983 [20], Pettavel 1984 [21]), Erhöhung von Alkalischer Phosphatase, LDH bzw. Serumbilirubin über die 2fache Norm und Kombination von Lebervergrößerung und Alkalischer Phosphatase (Lausanne Klassifikation 1976) bzw. Lebervergrößerung und Serumbilirubinspiegel ("Klassifikation" Erlangen), Responseverhalten und Karnofsky-Index.

Lediglich *signifikanten* (p < 0,05) Einfluß zeigte das Vorhandensein extrahepatischen Tumors.

Ohne signifikanten Einfluß auf die Überlebensrate waren Lokalisation und Staging des Primärtumors, tumorfreies Intervall, Anzahl und Durchmesser der Lebermetastasen, vorherige systemische Chemotherapie und die Art des verwendeten Katheters.

Vergleich mit dem Spontanverlauf

Die Überlebensrate unserer chemotherapierten Patienten wurde retrospektiv mit einer selektierten historischen Kontrollgruppe aus dem eigenen Patientengut der Jahre 1970 bis 1987 verglichen. Als Einschlußkriterien für beide Gruppen wurden folgende Parameter definiert:

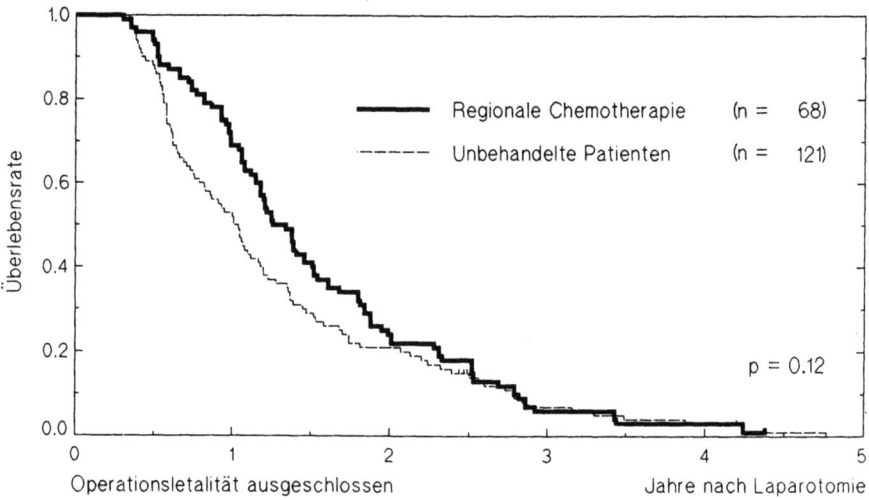

Abb. 1. Laparotomierte Patienten, kein extrahepatischer Tumor, Überlebenszeit ≥ 4 Monate, Therapiedauer ≥ 3 Monate (1970–1987 / 1. 1.1990)

1. Primärtumor komplett entfernt
2. kein extrahepatischer Tumor bzw. keine hilären Lymphknotenmetastasen
3. minimale Überlebensdauer 4 Monate; die Patienten der Chemotherapie-gruppe hatten mindestens 3 Chemotherapiezyklen erhalten.

Diese Kriterien definierten eine Gruppe von 121 unbehandelten, laparotomier-ten Patienten bzw. 68 regional chemotherapierten Patienten.

Trotz eines leichten Vorteils für die Patienten der Chemotherapiegruppe (Abb. 1) ergab sich kein signifikanter Unterschied bezüglich der Überlebenszeit (p = 0,12, mediane Überlebenszeit 15,0 versus 12,2 Monate; 18-Monate-Überlebensrate: 41% vs. 29%).

Diskussion

Zur Beurteilung der Effektivität der regionalen Chemotherapie scheinen drei Aspekte von wesentlicher Bedeutung:
1. Regionale Wirksamkeit an der Leber
2. Prophylaxe extrahepatischer Tumormanifestationen
3. Korrelation von Ansprechrate und Überlebenszeit

Aufgrund der häufig auf die Leber begrenzten Metastasierung des kolorektalen Karzinoms stellt die regionale Applikation von Chemotherapeutika, in Anbe-tracht fehlender therapeutischer Alternativen, einen interessanten Therapiean-satz dar. Dank direkter Anflutung des Chemotherapeutikums am gewünschten

Wirkort und eines hohen First-pass Metabolismus von 50% für 5-FU bzw. 95% für FUDR [6, 26] kann eine höhere Zytostatikakonzentration in der Leber bei zugleich reduzierten systemischen Nebenwirkungen erreicht werden. Ansprechraten von bis zu 98% [7] belegen eindeutig diesen verstärkten lokalen Effekt. Allerdings zeigt sich hierbei auch die Schwierigkeit der korrekten Beurteilung des Responseverhaltens. Balch et al. [1] und Ensminger et al. [7] beschrieben bei Zugrundelegung des CEA-Wertes als Responsekriterium Ansprechraten von 88% bzw. 98%. Deutlich niedrigere Responseraten von 15 bis 83% (Tabelle 4) ergab die Verwendung bildgebender Verfahren als Beurteilungskriterium.

Mitverantwortlich für die Diskrepanz der Responsebeurteilung könnten ein unterschiedlicher Vaskularisationsgrad der Metastasen [12, 28] und die Entwicklung von arteriovenösen Kurzschlüssen [17] sein. Zudem sprechen zentrale, bereits nekrotische Metastasenareale auf die Chemotherapie kaum durch eine meßbare Größenänderung an; auch eine Verkleinerung vitaler Tumorareale in der Peripherie kann sich wegen der therapiebedingten Fibrosierung und peritumorösen Entzündungsreaktion [24], der bildgebenden Dokumentation entziehen. Dies veranlaßte u. a. Safi [24] einen passageren CEA-Anstieg in Kombination mit einem späteren Absinken – trotz unspezifischer Schwankungen in der Abgabe von Tumorzerfallsprodukten [22, 24, 29] – als entscheidendes Erfolgskriterium zu empfehlen.

Insgesamt zeigt die regionale Chemotherapie gegenüber einer systemischen Zytostase erhöhte hepatische Ansprechraten [14, 18]. Ein Problem liegt jedoch in der Prophylaxe bzw. Therapie potentiellen extrahepatischen Tumorwachstums. Aufgrund des hohen First-pass Metabolismus von 5-FU und FUDR werden keine ausreichend hohen systemischen Wirkspiegel erreicht. Einen günstigen Effekt könnte hier die Zugabe von Mitomycin C [1, 27] haben. Der

Tabelle 4. Responseverhalten in Abhängigkeit von der Definition

Autor	Jahr	CEA-Abfall	Bildgebende Diagnostik
Ensminger	1982	98%	83%
Balch	1983	88%	–
Bedikian	1984	–	41%
Schwartz	1985	74%	15%
Rothmund	1986	77%	64%
Kemeny	1987	60%	50%
Ekberg	1986	–	36%
Patt	1986	–	52%
Chang	1987	–	62%
Hohn	1987	–	37%
Safi	1989	53%	50%

First-pass Metabolismus von Mitomycin C liegt bei 30%, wodurch höhere systemische Wirkspiegel erreicht werden können [31]. Safi et al. [25] versuchten dieses Problem einer eventuellen extrahepatischen Progredienz durch additive systemische Chemotherapie zu lösen. Im Gegensatz zu Lorenz et al. [15] gelang es ihnen, extrahepatische Tumormanifestationen von 61% auf 33% zu senken. Allerdings haben nicht alle Patienten in seiner Studie das Finalstadium erreicht, was die gegenüber unserem Patientengut niedrigere Inzidenz extrahepatischen Tumors erklären mag.

Die Analyse eines Zusammenhangs zwischen Ansprechrate und Überlebensrate muß den Einfluß tumorspezifischer Charakteristika einbeziehen. Lahr [13], Bedikian [2], Ekberg [5] und Chang [4] zeigten in zum Teil multivariaten Ansätzen den hochsignifikanten Einfluß solcher therapieunabhängiger Kriterien. Insbesondere der „prozentuale Leberbefall" und die Alkalische Phosphatase beeinflussen die Lebenserwartung hoch signifikant. Dadurch sind potentiell therapiebedingte Effekte auf die Überlebenszeit kaum zu evaluieren. Auch die randomisierten Studien von Kemeny [11], Hohn [8], Chang [3] lassen bezüglich der Überlebenszeit keine abschließende Wertung zu. Kemeny und Hohn ließen aus ethischen Gründen ein Cross-over der Patienten von systemischer zu regionaler Chemotherapie zu, weswegen Aussagen zur Verlängerung der Überlebenszeit erschwert sind. Chang [3] konnte zwar eine hoch signifikant bessere Überlebensrate von 61% für die regional chemotherapierte Gruppe gegenüber 17% der systemisch chemotherapierten Patienten nachweisen. Die Überprüfung der 2-Jahres-Überlebensrate zeigte mit 22% zu 15% jedoch keinen signifikanten Unterschied. Dies korreliert mit dem allenfalls marginalen, statistisch nicht signifikanten Vorteil unserer regional chemotherapierten Patienten gegenüber unserem historischen Vergleichskollektiv. Auch bei einem jüngst publizierten prospektiv randomisierten Vergleich mit einer unbehandelten Patientengruppe konnte kein signifikanter Unterschied im Überleben dokumentiert werden [9].

Ausblick

Ein lokal antitumoraler Effekt der regionalen Chemotherapie ist offensichtlich, doch läßt sich extrahepatisches Tumorwachstum bisher nicht, die intrahepatische Progression nur befristet kontrollieren. Ob die marginale Verbesserung der Überlebenszeit ein Selektionsphänomen oder einen Therapieeffekt darstellt, bleibt unklar. Dennoch sollte dieses attraktive Behandlungsprinzip nicht vorschnell ad acta gelegt werden; neue Chemotherapeutika, die Kombination mit anderen Therapieprinzipien (z. B. Embolisation), oder die an meßbaren Tumorparametern *und* subjektivem Befinden orientierte Einschaltung von Therapiepausen mag Überlebenszeit oder Lebensqualität von Patienten mit nicht resektablen Lebermetastasen kolorektaler Karzinome positiv beeinflussen. Diese Fragen können freilich – ebenso wie sinnvolle Selektionskriterien – nicht durch breite klinische Anwendung geklärt werden, sondern ausschließlich durch kontrollierte Studien.

Literatur

1. Balch CM, Urist MM, Soong SJ, McGregor ML (1983) A prospective phase II clinical trial of continuous FUDR regional chemotherapy for colorectal metastases to the liver using a totally implantable drug infusion pump. Ann Surg 198:567–573
2. Bedikian AY, Chen TT, Malahy MA, Patt YZ, Bodey GP (1984) Prognostic factors influencing survival of patients with advanced colorectal cancer: hepatic-artery infusion versus systemic intravenous chemotherapy for liver metastases. J Clin Oncol 2:174–180
3. Chang AE, Schneider PD, Sugarbaker PH, Simpson C, Culnane M, Steinberg SM (1987) A prospective randomized trial of regional versus systemic continous 5-fluorodeoxyuridine chemotherapy in the treatment of colorectal liver metastases. Ann Surg 206:685–693
4. Chang AE, Steinberg SM, Culnane M, White DE (1989) Determinants of survival in patients with unresectable colorectal liver metastases. J Surg Oncol 40:245–251
5. Ekberg H, Tranberg KG, Lundstedt C, Hanff G, Ranstam J, Jeppson B, Bengmark S (1986) Determinants of survival after intraarterial infusion of 5-Fluorouracil for liver metastases from colorectal cancer: A multivariate analysis. J Surg Oncol 31:246–254
6. Ensminger WD, Rosowsky A, Rsao V, Come S, Steele G, Levin DC, Glode M, Frei E (1978) A clinical pharmacological evaluation of hepatic arterial infusions of FUDR and 5-FU. Cancer Research 38:3784–3792
7. Ensminger W, Niederhuber J, Gyves J, Thrall J, Cozzi E, Doan K (1982) Effective control of liver metastases from colon cancer with an implanted system for hepatic arterial chemotherapy. Proc Am Soc Clin Oncol 1:94
8. Hohn D, Stagg R, Friedmann M (1987) The NCOG randomized trial of intravenous (IV) vs hepatic arterial (IA) FUDR for colorectal cancer metastatic to the liver. Am Soc Clin Oncol 6:85
9. Hunt TM, Flowerdew ADS, Birch SJ, Williams JD, Mullee MA, Taylor I (1990) Prospective randomized controlled trial of hepatic arterial embolization or infusion chemotherapy with 5-fluorouracil and degradable starch microspheres for colorectal liver metastases. Br J Surg 77:779–782
10. Kaplan EA, Meier P (1958) Non-parametric estimation from incomplete observations. J Am Statist Assoc 53:457–481
11. Kemeny N, Daly N, Reichman B, Geller N, Botet J, Oderman P (1987) Intrahepatic or systemic infusion of fluorodeoxyuridine in patients with liver metastases from colorectal carcinoma. Ann Int Med 107:459–465
12. Kim DK, Watson CR, Pahnke LD, Fortner JG (1977) Tumor vascularity as a prognostic factor for hepatic tumors. Ann Surg 185:31–34
13. Lahr CJ, Soong SJ, Cloud G, Smith JW, Urist MM, Balch CM (1983) A multifactorial analysis of prognostic factors in patients with liver metastases from colorectal carcinoma. J Clin Oncol 1:720–726
14. Lavin P, Mittelman A, Douglass H et al. (1980) Survival and response to chemotherapy for advanced colorectal adenocarcinoma. An Eastern Cooperative Oncology Group report. Cancer 46:1536–1543
15. Lorenz M, Hottenrott C, Maier P, Reimann M, Encke A (1989) Regionale Therapie von 160 Patienten mit Lebermetastasen kolorektaler Primärtumoren. Onkologie 12 (Suppl 2):22–23
16. Mantel N (1966) Evaluation of survival data and two new rank order statistics arising in its consideration. Cancer Chemotherapy Reports 50:163–170

17. Nott DM, Grime SJ, Yates J, Day DW, Baxter JN, Jenkins SA, Cooke TG (1989) Changes in hepatic perfusion index during the development of experimental hepatic tumours. Br J Surg 76:259–263
18. Moertel CG (1978) Chemotherapy of gastrointestinal cancer. N Engl J Med 2991049–1052
19. Patt YZ, Boddie AW, Charsangavej C, Ajani JA, Wallace S, Soski M, Claghorn L, Mavligit GM (1986) Hepatic arterial infusion with floxuridine and Cisplatin: Overriding importance of antitumor effect versus degree of tumor burden as determinants of survival among patients with colorectal cancer. J Clin Oncol 4:1356–1364
20. Petrelli NJ, Bonnheim DC, Herrera LO (1984) A proposed classification system for liver metastases from colorectal carcinoma. Dis Colon Rectum 27:249–252
21. Pettavel J, Leyraz S, Douglas P (1984) The necessity for staging liver metastases and standardizing treatment response criteria. The case of secondaries of colorectal origin. In: Van de Velde CJH, Sugarbaker PH (eds) Liver metastases. Martinus Nijhoff, Amsterdam, pp 154–168
22. Quentmeier A, Schlag P, Hohenberger P, Schwarz V, Abel U (1989) Assessment of serial carcinoembryonic antigen: Determinations to monitor the therapeutic progress and prognosis of metastatic liver disease treated by regional chemotherapy. J Surg Oncol 40:112–118
23. Rothmund M, Brückner R, Keller E, Quint B, Knuth A, Schicketanz KH (1986) Regionale Chemotherapie bei Lebermetastasen kolorektaler Karzinome mit implantierbaren Gasdruckpumpen. Deutsch Med Wschr 111:652–658
24. Safi F, Roscher R, Pralle U, Bittner R, Schölzel E (1989) Regionale Chemotherapie von Lebermetastasen. Die klinische Relevanz von CEA und CA 19-9. Chir Praxis 39:639–646
25. Safi F, Bittner R, Roscher R, Schuhmacher K, Gaus W, Beger GH (1989) Regional Chemotherapy for hepatic metastases of colorectal carcinoma (Continous intraarterial versus continous intraarterial/intravenous therapy). Cancer 64:379–387
26. Schlag P, Hohenberger P (1986) Therapie von Lebermetastasen kolorektaler Karzinome. Münch Med Wschr 128/16:301–304
27. Schwartz SJ, Jones LS, McCune CS (1985) Assessment of treatment of intrahepatic malignancies using chemotherapy via an implantable pump. Ann Surg 201:560–567
28. Sigurdson ER, Ridge JA, Daly JM (1986) Flourodeoxyuridine uptake by human colorectal hepatic metastases after hepatic artery infusion. Surgery 100:285–291
29. Skarin AT, Delwiche R, Zamchek N, Lokich JJ, Frei E (1974) Carcinoembryonic antigen: Clinical correlation with chemotherapy for metastatic gastrointestinal cancer. Cancer 33:1239–1245
30. Sullivan RD, Norcross JW, Watkins E (1964) Chemotherapy of metastatic liver cancer by prolonged hepatic artery infusion. N Engl J Med 270:321–327
31. Tseng MH, Luch J, Mittelman A (1981) Chemotherapy of advanced colorectal cancer with regional arterial mitomycin C infusion and concomitant measurement of serum drug level. Am Assoc Cancer Res 22:104

Expression von Immun-Adhäsionsmolekülen in primären und sekundären Lebertumoren

G. Steinhoff, M. Behrend, R. Raab und R. Pichlmayr

Einleitung

Zellinteraktionen des Immunsystems werden unter Beteiligung von Immun-Adhäsionsmolekülen vermittelt. Die Adhäsionsrezeptoren von Lymphozyten/Monozyten (CD 11a, CD 2, CD 18) sind in ihrer Expression beschränkt auf Subpopulationen [1]. Die entsprechenden Ligandmoleküle (ICAM-1/CD 54, ICAM 2, LFA-3/CD 58) scheinen mit Ausnahme von ICAM-2 auf Epithelzellen induzierbar zu sein [2–4]. Ihre Induktion wird durch Zytokine (IL-1, TNF, gamma IFN) vermittelt, ihre Expression restringiert die Reaktivität von NK und anderen Lymphozyten-Subpopulationen [3, 5]. Erste Untersuchungen in Melanomen [6–8] legten einen Zusammenhang der ICAM-1-Expression von Tumorzellen mit dem Metastasierungverhalten nahe. In vitro Untersuchungen weisen auf die Notwendigkeit der Expression von ICAM-1 und MHC-Molekülen für die Reaktivität von Lymphozyten mit Tumorzellen hin [9]. In dieser Untersuchung wurden Leberresektate und -explantate mit primären und sekundären Lebertumoren sowie entzündlichen Lebererkrankungen auf die Expression von ICAM-1-Molekülen untersucht.

Material und Methodik

Tumorresektionsmaterial von 26 Patienten mit primären (hepatozelluläres Karzinom, cholangiozelluläres Karzinom) und sekundären (Metastasen Kolonkarzinom und Karzinoid) Lebertumoren wurden untersucht (Tumorrand und Tumorgewebe). Zum Vergleich wurde Normalgewebe (10 Patienten mit singulären Kolonkarzinommmetastasen) und Normalbiopsien bei Lebertransplantation (n = 15) untersucht [10]. Veränderungen bei Entzündung (Cholangitis, Virushepatitis, Transplantatabstoßung) wurden in 20 Biopsien nach Lebertransplantation untersucht.

Das resezierte Gewebematerial wurde direkt in flüssigem Stickstoff schnellgefroren und aufbewahrt. Der Antigennachweis von Immun-Adhäsionsmolekülen wurde mittels Standard-Immunhistologie (indirekte Immunperoxidase und alkalische Phosphatase-Methodik) durchgeführt. Verwendet wurden monoklonale Antikörper gerichtet gegen ICAM-1 [7, 11].

Resultate

In der normalen Leber wurden ICAM-1-Moleküle nur auf wenigen Endothelien, Kupffer-Zellen und interstitiellen dendritischen Zellen exprimiert, Hepatozyten und Gallengangsepithelien waren negativ. Im Verlauf von Entzündungsreaktionen (Transplantatabstoßung, Cholangitis, Virushepatitis) wurden ICAM-1-Moleküle auf Endothelien induziert und von Hepatozyten/Gallengängen de novo exprimiert [10].

ICAM-1-Moleküle waren nicht auf Tumorzellen von hepatozellulären Karzinomen (5/6), Lebermetastasen von kolorektalen Karzinomen (16/16) und Karzinoidmetastasen (2/2) exprimiert. Bei 3/4 Gallengangskarzinomen und einem hochdifferenzierten hepatozellulären Karzinom fand sich eine fokale Induktion von ICAM-1 (Abb. 1a–d).

Im Tumor fand sich eine ICAM-1-Induktion auf Endothelien (Abb. 1a, b, d), während im Tumorrandbereich keine oder nur geringe Veränderungen der ICAM-1-Expression gegenüber der Normalleber (Hepatozyten, Endothelien, Gallengänge) gefunden wurden.

Diskussion

Die Bedeutung der Defektexpression von ICAM-1 auf Tumorzellen von hepatozellulären Karzinomen und Kolonkarzinom-Metastasen und die geringe Induktion im Tumorrandbereich ist unklar. Sie könnte einerseits auf fehlende Induktionsstimuli (Zytokine) zurückzuführen sein, zum anderen bei Nicht-Induzierbarkeit von Tumorzellen auch eine Nicht-Reaktivität von Lymphozyten erklären. Kürzlich publizierte in-vitro-Untersuchungen weisen darauf hin, daß die Reaktivität von Lymphozyten durch die Expression von MHC-Klasse-I-Molekülen und ICAM-1 auf Tumorzellen restringiert wird [9]. Möglicherweise könnte die Defektexpression von sowohl MHC-Molekülen wie Adhäsionsmolekülen einen Selektionsvorteil für Tumorzellen und Nichterkennbarkeit für T-Lymphozyten verursachen. Für die Reaktivität von NK-Zellen muß trotz ihrer Reaktivität mit MHC-negativen Tumorzellen vermutet werden, daß die Expression von Adhäsionsmolekülen und ihrer Liganden eine Restriktion ihrer Zytolyse darstellt [5]. Allerdings sind weitere Untersuchungen in vivo und in vitro notwendig, um die Bedeutung der Expression und Induktion verschiedener Immun-Adhäsionsligandmoleküle für die Reaktivität von Leukozyten beurteilen zu können.

Es ist möglich, daß die Immunität von Tumoren durch die Induktion von ICAM-1 über Zytokine (TNF, IFN) beeinflußt werden kann. Dies könnte eine

---

➤

Abb. 1a–d. ICAM-1-Gewebsexpression in Lebertumoren. **a** Hepatozelluläres Karzinom (MCA 84H10, indirekte alkalische Phosphatase Methodik, Vergr. 200×. Schwache ICAM-1-Expression auf Endothelien (Pfeil), Karzinomzellen sind negativ. **b** Cholangiozelluläres Karzinom (MCA 84H10, 200×): Tumorzellen (Pfeil) und Endothelzellen exprimieren ICAM-1. **c** Lebermetastase eines Kolonkarzinoms (MCA 84H10, 200×): nur wenige interstitielle Zellen im Tumor exprimieren ICAM-1 (Pfeil). **d** Karzinoid-Lebermetastasen (MCA 84H10, 200×): Nur Endothelzellen exprimieren ICAM-1, Tumorzellen sind negativ

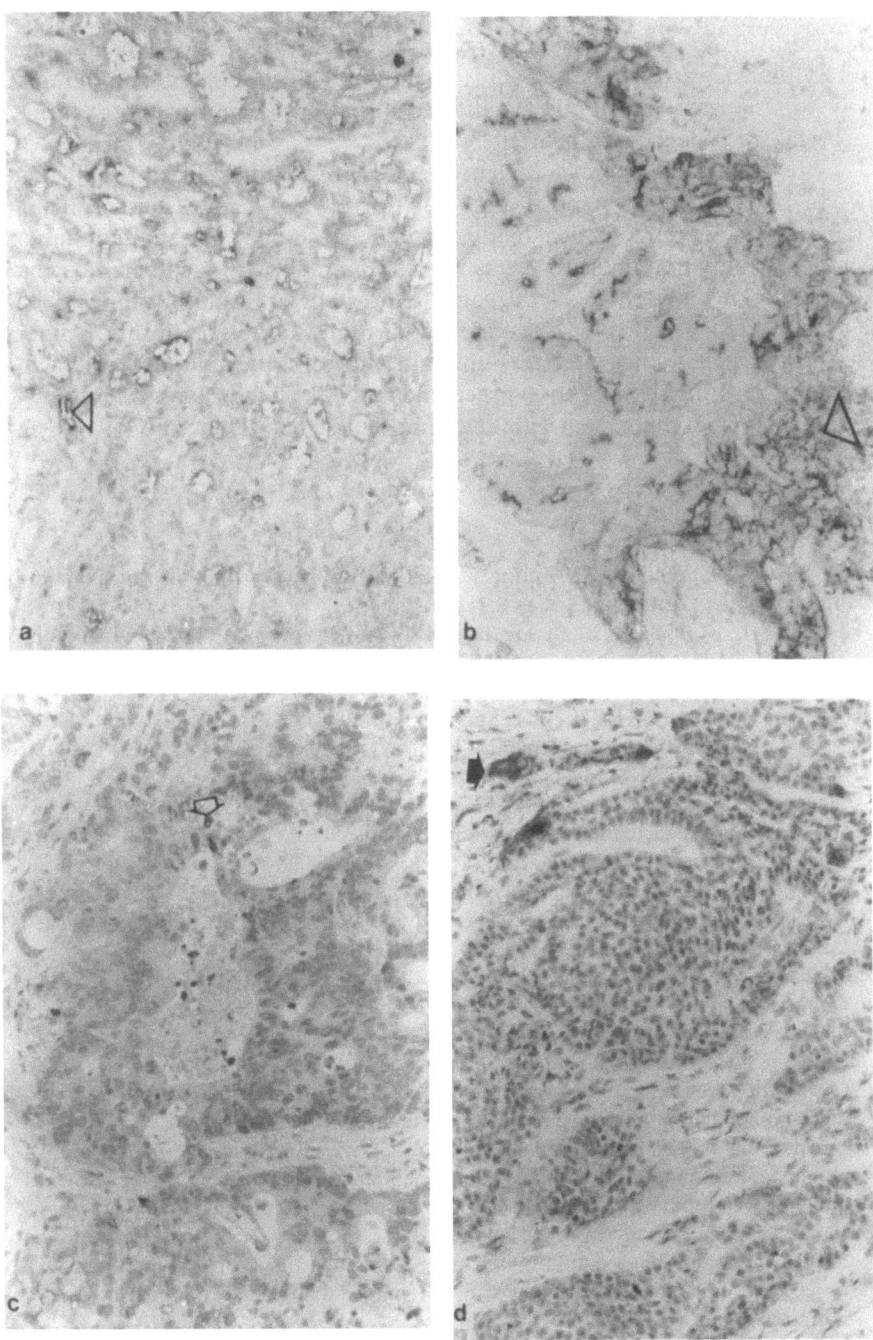

Sensibilisierung von T-Lymphozyten und möglicherweise eine erhöhte NK-Zellreaktivität einleiten. Eine Untersuchung der Effekte der in-vivo-Therapie mit Zytokinen wäre in diesem Kontext interessant. Ob allerdings die Induktion von Adhäsionsmolekülen positive Effekte auf die anti-Tumor Antwort verursacht, läßt sich noch nicht beurteilen.

Erste Untersuchungen in Melanomen zeigen eine hohe Expression von ICAM-1 auf metastasierenden Tumoren [6, 7]. Auch eines der positiven Gallengangskarzinome in dem hier untersuchten Material war zum Zeitpunkt der Operation schon multipel metastasiert. Somit läßt sich nicht einschätzen, welche Effekte die positive oder negative Expression von Adhäsionsmolekülen der Tumorzellen auf die Immunreaktivität und Zytolyse ausübt. Unter Umständen liegen auch andere Funktionen dieser Moleküle vor, die nicht primär in der Immuninteraktion liegen und unter Umständen das Wachstumsverhalten und „homing" von Tumorzellen beeinflussen könnte.

Literatur

1. Dustin ML, Staunton DE, Springer TA (1988) Supergene families meet in the immune system. Immunol Today 9:213–215
2. Dustin ML, Rothlein R, Bhan AK, Dinarello CA, Springer TA (1985) Induction by IL-1 and interferon-gamma: tissue distribution, biochemistry, and function of a natural adherence molecule (ICAM-1). J Immunol 137:245–254
3. Dustin ML, Singer KH, Tuck DT, Springer TA (1988) Adhesion of T-lymphoblasts to epidermal keratinocytes is regulated by interferon and is mediated by intercellular adhesion molecule (ICAM-1). J Exp Med 167:1323–1340
4. Singer KH, Tuck DT, Sampson HA, Hal RP (1989) Epidermal keratinocytes express the adhesion molecule intercellular adhesion molecule-1 in inflammatory dermatoses. J Invest Dermatol 92:746–750
5. Ramos OF, Patarroyo M, Yefenof E, Klein E (1989) Requirement of leukocytic cell adhesion molecules (CD11 A-D/CD18) in the enhanced NK Lysis of Ic3B opsonized targets. J Immunol 142:4100–4104
6. Johnson JP, Stade BG, Holzmann B, Schwäble W, Riethmüller G (1989) De novo expression of cell adhesion molecule ICAM-1 in melanoma and increased risk of metastasis. Proc Natl Acad Sci USA 86:641–644
7. Natali P, Nicotra MR, Cavaliere R, Bigotti A, Romano G Temponi M, Ferrone S (1990) Differential expression of intercellular adhesion molecule-1 in primary and metastatic melanoma lesions. Cancer Res 50:1271–1278
8. Vogetseder W, Feichtinger H, Schulz TG et al. (1989) Expression of 7F7 antigen, a human adhesion molecule identical to intercellular adhesion molecule-1 (ICAM-1) in human carcinomas and their stromal fibroblasts. Int J Cancer 43:768–773
9. Vanky F, Wang P, Patarroyo M, Klein E (1990) Expression of the adhesion molecule Icam-1 and major histocompatibility complex class I antigens on human tumor cells is required for their interaction with autologous lymphocytes in vitro. Cancer Immunol Immunoth 31:19–27
10. Steinhoff G, Behrend M, Wonigeit K (in press) Expression of adhesion molecules on lymphocyte/monocytes and hepatocytes in human liver grafts. Human Immunol
11. Makgoba MW, Sanders ME, Shaw S (1989) The CD2-LFA-3 and LFA-1-ICAM-1 pathways: relevance to T-cell recognition. Immunol Today 10:417–422

Management des nicht kurativ resektablen
Pankreas- und Gallengangskarzinom

Chemotherapie des Pankreas- und Gallengangskarzinoms

H.-J. Illiger

Pankreas- und Gallengangskarzinome stellen eine besondere ärztliche Herausforderung dar: sie sind zwar relativ selten, von der Tendenz her gesehen jedoch zunehmend, andererseits sind die Heilungschancen bisher allein durch die Chirurgie gegeben, aber ausgesprochen gering; denn in der Regel wird die Diagnose zu spät gestellt, so daß nur wenige Patienten mit kurativer Intention operiert werden können. Und für diese bestehen nur geringe Aussichten, nach 5 Jahren noch krankheitsfrei zu leben.

In dieser Situation ließen neue Medikamente in den 70er Jahren auf eine Wende hoffen. Aufgrund präliminärer Daten mit einem neueren Zytostatikum wurden für das Pankreaskarzinom Ergebnisse berichtet, die den Einsatz der Chirurgie sogar in Frage zu stellen schienen: Von 15 Patienten mit einem inoperablen Pankreaskarzinom sprachen nämlich sechs auf die Therapie an, neun verstarben innerhalb von vier Monaten. Die sechs Patienten aber, die unter der Therapie eine Remission erlebten, erfreuten sich nach 19 Monaten noch bester Gesundheit.

Es bedurfte nicht nur dieser fragwürdigen Darstellung, um den Wert von Zytostatika bei der Therapie dieser Krankheitsgruppe zu untersuchen. Vielmehr verlangte die ausgesprochen schlechte Prognose, alle Wege zu versuchen, hier eine Besserung zu erreichen. Allerdings verlangt ein derartiger Versuch auch eine kritische Betrachtung unserer Möglichkeiten; denn wenn wir schon bei einem derartigen Krankheitsbild nicht auf Dauer helfen können, so haben wir auch einmal die Pflicht, Patienten vor nicht begründbaren Behandlungen zu schützen. Aber auch das können wir nur, wenn sauber belegt ist, daß eine Therapie nicht hilft.

Das *Pankreaskarzinom* ist bezüglich der Chemosensibilität eine relativ häufig untersuchte Erkrankung. Allerdings haben wir bei der objektiven Bewertung der verschiedenen Substanzen erhebliche Schwierigkeiten, da die üblichen Remissionskriterien häufig nicht greifen. Auch lassen die Daten in den verschiedenen Studien nicht erkennen, ob Patienten bei der Remission auch einen Gewinn an Überlebenszeit haben. Und wenn eine Remission mit einem Überlebenszeitgewinn einhergeht, ist natürlich auch zu fragen, ob ähnlich den Patienten mit kolorektalen Karzinomen eine Stabilisierung einer zuvor progredienten Erkrankung ebenfalls einen Überlebensgewinn bedeutet.

Tabelle 1. Phase-II-Studien beim Pankreaskarzinom I (Monotherapie; $n \geq 14$, Remissionsrate $\geq 15\%$)

Substanz	n Pat.	Remissionsrate	
		n	%
5-Fluorouracil	212	60	28%
Mitomycin C	97	23	22%
Ifosfamid	50	21	42%
Streptozotocin	22	8	36%
4-Epirubicin	54	8	15%

Nur fünf Substanzen sind bei adäquater Untersuchung als einigermaßen effektiv gefunden worden: Fluorouracil, Mitomycin, Ifosfamid, 4-Epirubicin und Streptozotozin. Für diese Substanzen wird bei mehr als 14 Patienten pro Studie über Remissionsquoten von $\geq 15\%$ berichtet (Tabelle 1). Die recht hohe Remissionsquote für Ifosfamid wird nach einer noch nicht publizierten Studie der EORTC jedoch infrage gestellt.

Über zwei Substanzen liegen nur anekdotische Berichte vor, die eine relativ hohe Wirksamkeit vermuten lassen: Chlorambucil und CCNU (Tabelle 2).

Für das Gros der Substanzen, die adäquat untersucht wurden, wird eine Remissionsquote von unter 15% berichtet, so daß die minimalen Voraussetzungen für eine Integration in Phase-III-Studien für diese Substanzen nicht erfüllt sind (Tabelle 3).

Der Einsatz eines Zytostatikums in einer Polychemotherapie beim Pankreaskarzinom ist im wesentlichen den Substanzen vorbehalten, die als Monotherapeutika eine gewisse Effektivität besitzen, sofern nicht pharmakokinetische Effekte bei der Kombination von Substanzen zu einem synergistischen Effekt führen. Die meisten Kombinationen beinhalten 5-Fluorouracil und Mitomycin C, also die beiden Substanzen, die in der Monotherapie am umfassendsten untersucht wurden. Kombinationen dieser beiden Substanzen führen kumulativ nur zu 12% Remissionen, was bei der belegten Effektität beider Substanzen enttäuscht. Der zusätzliche Einsatz eines Anthracyclins oder Streptozotozins

Tabelle 2. Phase-II-Studien beim Pankreaskarzinom II (Monotherapie; $n < 14$, ≥ 2 „Responder")

Substanz	n	„Responder"
Chlorambucil	6	4
CCNU	4	2

Tabelle 3. Phase-II-Studien beim Pankreaskarzinom III (Monotherapie; n ≥ 14, Remissionsrate < 15%)

Actinomycin-D	Melphalan
Adriamycin	Menogaril
Amsacrin	Methotrexat
BCNU	Methyl-CCNU
Chlorozotozin	Mitoxantrone
ICRF-159	Tamoxifen
Galactitol	β-TGdR
Hexamethylmelamin	Trimetrexat
Idarubicin	Etoposid
Iproplatin	Vindesin

Tabelle 4. Phase-II-Studien beim Pankreaskarzinom IV (Polychemotherapie; n ≥ 14, Remissionsrate > 15%)

Schema	n Pat.	Remissionsrate	
		n	%
FAM	72	20	28%
FSM	172	49	28%
FAM-S	25	12	48%
FAM-Me	23	5	22%
FS	80	13	16%
FA-CDDP	29	9	30%
F-CDDP	55	9	16%
CDDP, HD-Ara C + Caffein	18	7	39%
F-BCNU	45	14	30%

Tabelle 5. Phase-II-Studien beim Pankreaskarzinom V (Polychemotherapie; n ≥ 14, Remissionsrate < 15%)

Schema	n Pat.	Remissionsrate	
		n	%
FAM-Chloro	23	3	13%
CYC-Strepto	51	6	12%
FM	68	8	12%
MIVA IV	29	4	14%
F-4-Epi	43	6	14%

Tabelle 6. Phase-III-Studien beim Pankreaskarzinom (Mono- vs Polychemotherapie vs Kontrolle)

Therapie	n Pat.	Remissionsrate	MÜZ (Mon.)	Bemerkung
⌈ 5-FU	14	2/12		wegen Toxizität in MMC –
⌊ 5-FU + MMC				Arm abgebrochen
⌈ 5-FU	20	10%		⎫ Remission: Differenz signif.
⌊ 5-FU + PALA	21	48%		⎬ MÜZ: ∅ Unterschied
⌈ 5-FU	?	16%	6	⎫
⊢ 5-FU + BCNU	30	33%	6	⎬ n.s.
⌊ BCNU	?	?	6	⎭
⌈ Kontrolle	19		2	
⌊ CYC, 5FU, VCR, MTX	21		11	p = 0,0006 !

hingegen führte wiederum zu etwas höheren Remissionsquoten. Diese Aussagen sind jedoch mit der nötigen Vorsicht zu betrachten, da es sich um Vergleiche verschiedener Phase-II-Studien handelt, die uns nicht zu signifikanten Aussagen berechtigen. Die Tabellen 4 und 5 stellen kumulative Daten verschiedener Phase-II-Studien zur Polychemotherapie beim Pankreaskarzinom dar. Eine Überlegenheit einer Kombination gegenüber einer Monotherapie ist ebensowenig erkennbar wie gegenüber einer anderen Kombination. Um hier eine zuverlässige Aussage zu erlauben, sind Phase-III-Studien erforderlich.

Phase-III-Studien zum Vergleich der Monotherapie gegen eine Polychemotherapie bzw. gegen eine nicht behandelte Kontrollgruppe sind in Tabelle 6 zusammengefaßt: Die einzelnen Angaben zur Wirksamkeit wie zur Toxizität differieren jedoch und sind meistens sehr lückenhaft. Die Toxizitätssteigerung einer Kombination ist verständlich. Angesichts kleiner Zahlen ist ebenso nachvollziehbar, daß signifikante Unterschiede trotz z. T. erheblich differierender Remissionsquoten nicht belegt werden können. Lediglich in einer Studie wird die Überlegenheit einer Kombinationschemotherapie gegenüber einer unbehandelten Kontrollgruppe belegt. Allerdings ist die mittlere Überlebenszeit der unbehandelten Kontrollgruppe mit neun Wochen extrem kurz.

Der Vergleich verschiedener Polychemotherapieregime untereinander (Tabelle 7) hat wiederum keine sicheren Unterschiede ergeben. Die in einer Studie gefundene hohe Remissionsquote für die Kombination Fluorouracil, Streptozotozin und Mitomycin konnte in anderen Studien nicht bestätigt werden. In keiner Studie war ein Gewinn bei der mittleren Überlebenszeit zu verzeichnen. Insgesamt ist aber auffällig, daß die berichteten Remissionsquoten oftmals deutlich niedriger sind, als sie bei Phase-II-Studien ermittelt wurden. Diese Beobachtung wird ja immer wieder auch bei anderen Erkrankungen gemacht,

Tabelle 7. Phase-III-Studien beim Pankreaskarzinom (verschiedene Kombinationen)

Therapie	n Pat.	Remis-sionsrate	MÜZ (Mon.)	Bemerkung
⌈ FAM	90	14%	6	⌉ Diff. nicht
⌊ FSM	94	4%	4,5	⌋ signifik.
⌈ FSM	56	34%	4,5	Rem: signif.
⌊ MF	60	8%	4,2	MÜZ: ∅ Diff.
⌈ FAM		~ 15%	~ 7	
⊢ FSM I		~ 15%	~ 7	
⌊ FSM II		~ 15%	~ 7	
⌈ FAM	14	42%		⌉ Diff. nicht
⌊ FAM + AG + H	14	50%		⌋ signifikant
⌈ FM + VCR, CYC, MTX	⌉ 172	< 15%		
⌊ F + ADM, CDDP	⌋	< 15%		

Tabelle 8. Phase-III-Studien beim Pankreaskarzinom: Chemotherapie +/− RT bei lokoregionalen Tumoren

Therapie	n Pat.	Überleben (Median; Mon.)		
⌈ Kontrolle	67	6		
⊢ RT	⌉ 64	6,3		
⌊ RT + 5-FU	⌋	10,4		
⌈ RT (60 Gy)	⌉	5	⟩ p 0,02	
⊢ RT (60 Gy) + 5-FU	106	10	⟩⟩	
⌊ RT (40 Gy) + 5-FU	⌋	9	p 0,02	
		n.12 M	n.18 M	
⌈ FSM	21	16%	0%	⟩ p 0,05
⌊ FSM + RT	22	45%	27%	

weswegen davor gewarnt wird, Therapiestrategien allein aufgrund von Phase-II-Studien zu entwickeln.

Lediglich für lokoregional begrenzte Pankreaskarzinome, die inoperabel sind, wurde für die Kombination von Fluorouracil mit einer Strahlentherapie ebenso wie für die Polychemotherapie mit Fluorouracil, Streptozotozin und Mitomycin C in Kombination mit der Radiotherapie ein signifikanter Gewinn an Überlebenszeit für betroffene Patienten ermittelt (Tabelle 8). Hieraus ist also wenigstens für eine kleine Gruppe im klinischen Alltag eine Therapieindikation abzuleiten, die für betroffene Patienten einen meßbaren, wenn auch nur kleinen Gewinn bedeutet.

Tabelle 9. Chemotherapie von Gallengangskarzinomen

Substanz	n Pat.	Remissionsrate	
		n	%
Mitomycin C	15	7	42%
F-FU	17	4	23%
BCNU	4	2	
ADM + Bleo	3	1	
5-FU + ADM + MMC	13	4	31%
ADM + MMC	1	1	

Aus dem Dargestellten läßt sich zusammenfassend für das Pankreaskarzinom sagen:

1. Nur wenig Substanzen besitzen eine marginale Effektivität von mindestens 20%: Fluorouracil, Mitomycin C, Streptozotozin und Ifosfamid.
2. Es ist bisher nicht erkennbar, daß eine Polychemotherapie wirksamer ist als eine Monotherapie.
3. Auch ein Überlebenszeitgewinn durch Chemotherapie ist nicht gesichert.
4. Lediglich bei lokoregional begrenzten Tumoren scheint ein Gewinn durch Kombination der Radiotherapie mit einer Chemotherapie erreichbar zu sein.

Somit ist eine gesicherte Indikation für eine Chemotherapie des fortgeschrittenen Pankreaskarzinoms nicht gegeben. Lediglich bei symptomatischen Patienten und/oder dringendem Therapiewunsch ist der Einsatz von Zytostatika ausnahmsweise vertretbar. Im Interesse einer Weiterentwicklung der deprimierenden Therapiestrategien sollten allerdings therapiewillige Patienten forschungsaktiven Institutionen mit festgelegtem Forschungsansatz zugewiesen werden.

Beim *Gallengangskarzinom* stellen sich die Probleme nicht wesentlich besser dar. Die Krankheit ist wesentlich seltener als Pankreaskarzinome. Meßbare Tumoren, die im Verlauf einer Therapie als Parameter dienen, sind selten. Aus diesem Grund sind auch Daten zur Wirksamkeit der Chemotherapie bei dieser Krankheitsentität nur mit Vorsicht zu interpretieren. Verfügbare Daten sind in Tabelle 9 zusammengefaßt. Insgesamt scheinen wiederum Fluorouracil und Mitomycin C die effektivsten Substanzen zu sein. Sie sind auch die einzigen Substanzen, die bisher adäquat entsprechend den Prinzipien einer Phase-II-Studie untersucht worden sind. Ob eine Kombinationstherapie einer Monotherapie überlegen ist, ist ebensowenig untersucht wie die Frage, ob durch irgendeine Chemotherapie bei dieser Krankheitsentität auch ein Gewinn an Überlebenszeit für behandelte Patienten unter Berücksichtigung z. T. erheblicher toxischer Reaktionen resultiert.

Somit ist auch für den Einsatz einer Chemotherapie bei Gallengangskarzinomen zu sagen, daß für eine routinemäßige Behandlung dieser Krankheit keine gesicherte Indikation besteht. Somit ist nur bei symptomatischen Patienten oder progredienter Erkrankung, die Symptome in Kürze erwarten lassen und/oder dringendem Therapiewunsch der Patienten, eine Chemotherapie vertretbar. Auch für Gallengangskarzinome gilt, daß man bei der insgesamt seltenen Erkrankung versuchen sollte, therapiewillige Patienten möglichst forschungsaktiven Institutionen mit festgelegtem Forschungsansatz zuzuweisen.

Perspektiven für eine verbesserte Systemtherapie der Pankreas- wie der Gallengangskarzinome sind sicherlich schlecht. Zu diskutieren wäre z. B. die Dosiseskalation durch gleichzeitigen Einsatz von Substanzen, die die Nebenwirkungen mindern können. Auch der Einsatz von Substanzen zur Überwindung einer Therapieresistenz ist denkbar. Wirksamere neue Substanzen und vor allen Dingen auch bessere Kombinationen wären wünschenswert.

Auf der Basis bisherigen Wissens wäre es sicherlich aber zunächst nötig, die Biologie der Erkrankungen und die molekularbiologischen Besonderheiten besser zu erkennen und zu verstehen, um auf dieser Basis neue spezifischere Therapiestrategien entwickeln zu können. Dies bedarf sicherlich aber neuer Ideen.

Literatur beim Verfasser

Kombinierte Radio-/Chemotherapie des Pankreaskarzinoms

V. Budach

Einleitung

Das Pankreaskarzinom gehört nach wie vor zu den Tumorerkrankungen mit infauster Prognose. Die im letzten Jahrzehnt stürmische Entwicklung moderner diagnostischer Verfahren wie Ultraschall, CT, MRT, ERCP, die Entdeckung der Tumormarker und Fortschritte in der radikalen Chirurgie haben an dieser Tatsache leider nur wenig geändert. 24,2% aller Sterbefälle in der Bundesrepublik Deutschland im Jahre 1987 sind nach der Todesursachenstatistik des Statistischen Bundesamtes auf maligne Erkrankungen zurückzuführen. Während die Zahl der Krebstodesfälle insgesamt seit Beginn der sechziger Jahre nur um das 1,4-fache zugenommen hat, sind die durch Pankreaskarzinome verursachten Todesfälle überproportional um das 2,4-fache angestiegen und lagen 1987 mit ca. 8000 Todesfällen an 3. Stelle der durch gastrointestinale Tumoren und an 7. Stelle aller durch Krebs bedingten Todesursachen [2]. Dieser „silent killer" des oberen Abdomens entzieht sich häufig einer Frühdiagnose, da die Tumoren in der Regel symptomlos bzw. -arm bis zu Größenordnungen heranwachsen können, bei denen sich eine radikale Resektion angesichts der intraabdominellen Ausbreitung verbietet. Zum Zeitpunkt der Diagnose liegt in 85% aller Patienten schon ein organüberschreitendes Wachstum vor, und in 50% der Fälle eine Beteiligung regionaler Lymphknotengruppen [11, 12, 13]. Dementsprechend sind weniger als 20% aller Patienten unter kurativem Aspekt resektabel. Die mediane Überlebenszeit resektabler Pankreaskarzinome liegt aufgrund klinisch okkulter lokoregionaler und/oder hämatogener Metastasierung trotz bester Chirurgie nur bei ca. 12 Mon. und die 5-J.-Überlebensrate bei 6,4% [27].

Für die lokal fortgeschrittenen nicht resektablen Pankreaskarzinome ist eine Heilung nicht erzielbar [3, 41]. In solchen Fällen kommen chirurgisch nur Palliativmaßnahmen, wie z. B. biliodigestive Anastomosen in Betracht. Angesichts der schlechten Prognose des Pankreaskarzinoms sind zusätzliche Therapiemodalitäten, die im Rahmen kontrollierter Studien untersucht werden sollten, dringend notwendig. Mit der Zielsetzung einer Verminderung der Lokalrezidivraten ist dabei in erster Linie die perkutane und interstitielle Strahlentherapie herausgefordert. Außerdem sollten zur Reduzierung der hohen Fernmetastasierungsraten alle Möglichkeiten einer effektiven Kombinationschemotherapie mit dem Ziel eines verbesserten Gesamtüberlebens der Patienten ausgeschöpft werden.

Ergebnisse und Diskussion monomodaler Therapien

Die Whipple-Resektion oder die regionale Pankreatektomie sind die beiden einzigen Therapieverfahren, die bei einem lokalisierten Pankreaskarzinom mit ca. 15% 3-J.-Überlebensraten die Chance einer langfristigen Tumorkontrolle und damit Heilung eröffnen können [22, 25, 45, 49]. Eine Studie der „Gastrointestinal Study Group" (GITSG) zeigten, daß 86% aller unter kurativem Aspekt resezierten Pankreaskarzinome rezidivierten [28]. Die initial mit ca. 20% hohe perioperative Mortalität konnte in der Hand erfahrener Chirurgen und durch verbesserte Methoden der postoperativen Intensivpflege auf < 10% reduziert werden [17, 25, 27, 35].

Die Strahlentherapie kann zu einer Verbesserung der lokalen Tumorkontrollraten und in Einzelfällen des Überlebens beitragen. Dabei ist zwischen den perkutanen und intraoperativen Bestrahlungsverfahren (Elektronen, ^{125}J-Seeds bzw. ^{192}Ir als Afterloading) sowie unterschiedlichen Strahlenqualitäten (Photonen, Neutronen, Pi-Mesonen und Helium-Ionen) zu unterscheiden.

Die GITSG-Studie zeigte aufgrund einer unterdosierten Strahlentherapie (40 Gy „Split course" in 6 Wochen) in beiden Behandlungsgruppen ähnliche mediane rezidivfreie Intervalle von 11 bzw. 9 Monaten [28].

Die Erfolge der palliativen perkutanen Strahlentherapie beim nicht mehr resektablen lokal fortgeschrittenen Pankreaskarzinom sind unbestreitbar. Haslam et al. (1973) beobachteten nach einer perkutanen „Split course" Strahlentherapie inoperabler Pankreaskarzinome mit 61 Gy mediane Überlebenszeiten, die denen nach einer radikalen Duodenopankreatektomie glichen [24]. Dabei konnte das Ziel der Palliation in 69% aller Patienten erreicht werden. Dobelbower et al. (1980) bestrahlten die Tumorregion in der sogenannten „Precision-high-dose"- („PHD"-) Technik nach computerisierter Bestrahlungsplanung mit minimalen Tumordosen von 60–70 Gy in Einzelfraktionen von 1,8 Gy und erzielte damit an 40 Patienten eine 1-J.-Überlebensrate von 50% [15]. Die Ergebnisse entsprachen denen einer radikalen Pankreaschirurgie [16]. Auch Whittington et al. (1984) berichteten mit der „PHD"-Technik über gute palliative Ergebnisse in 65% aller Patienten mit lokal fortgeschrittenen Pankreaskarzinomen.

Der Wert der präoperativen konventionell fraktionierten Strahlentherapie mit 40–50 Gy ist bisher nicht hinreichend gesichert [36].

Durch den Einsatz von schweren Teilchen (Neutronen, Protonen, Helium, Neon bzw. Kohlenstoff-Ionen) konnte in verschiedenen Studien bisher kein entscheidender Vorteil hinsichtlich der lokalen Kontrolle bzw. des Gesamtüberlebens im Vergleich zur „PHD"-perkutanen Bestrahlung erzielt werden, bei gegenüber Photonen gesteigerter Morbidität [6, 7, 10, 20, 29, 30]. Durch technische Aufrüstungen der Teilchenbeschleuniger mit z. B. 360° drehbarem Strahlerkopf können zeitaufwendige Umlagerungen von Patienten vermieden und die Sicherheit der Einstellungen der Bestrahlungsfelder in der klinischen Praxis besser erfüllt werden. Durch Ausnutzung des sog. „Bragg-Peaks" (wie z. B. bei Protonen) können in naher Zukunft weitere Fortschritte erwartet werden.

Einige Studien mit kleinen Patientenzahlen zeigen den Stellenwert der intraoperativen ^{125}I-Spickung. Sie zeigen, daß eine lokale Dosiserhöhung am Tumor unter weitgehender Schonung von umgebenden strahlenempfindlichen Strukturen möglich ist. Hilaris u. Roussis (1975) entwickelten Techniken für eine [125]J-Implantation von Pankreaskarzinomen [26]. Die Überlebensraten von 33 in dieser Form behandelten Patienten differierten nicht von 39 Patienten eines chirurgischen Vergleichskollektivs. Shipley et al. (1980) konnten an 12 Patienten durch Kombination von [125]J-Seed mit perkutaner Strahlentherapie eine gute Palliation ohne Unterschiede im Überleben im Vergleich zu 10 nach Whipple resezierten Patienten beobachten [39]. Whittington et al. (1984) fanden für die Kombination einer „PHD-perkutanen Strahlentherapie mit einer intraoperativen [125]J-Seed Implantation keine Überlebensvorteile gegenüber der „PHD"-perkutanen Bestrahlung allein [48]. Die lokale Tumorkontrollrate war in der „PHD"-perkutanen und mit [125]J-Seeds bestrahlten Patientengruppe mit 89% deutlich besser als für die alleinige perkutane Bestrahlung mit 17%. Einige prinzipielle Nachteile stehen der Implantation radioaktiver Strahler gegenüber, zu denen neben der Strahlenschutzproblematik peritoneale Implantationsmetastasen durch die Manipulation am Tumor gehören. Das hohe Risiko einer peritonealen Tumorzellaussaat durch die Implantation von [125]J-Seed konnte von Whittington et al. (1984) signifikant durch eine präoperative Einzeitbestrahlung von 5 Gy ($p < 0,003$) reduziert werden im Vergleich zu der Untergruppe von Patienten, die mit [125]J-Seeds implantiert wurden ohne vorhergehende Bestrahlung [48]. Die in den verschiedenen Studien z. T. widersprüchlichen Angaben hinsichtlich eines Überlebensvorteils durch die intraoperative Implantation von [125]J-Seeds beim nicht resektablen Pankreaskarzinom sprechen für eine Selektion von Patienten mit günstiger Prognose (geringere Tumorausbreitung) in den Studien mit dem Nachweis eines verbesserten Überlebens. Die erhebliche perioperative Mortalität (25%) und Morbidität (67%) dieser Therapiemodalität, auch bei guter interdisziplinärer Kooperation erfahrener Chirurgen und Strahlentherapeuten, ist für eine Palliativtherapie sehr hoch [5, 18, 26, 39, 47]. Die außerdem bestehenden Probleme des Strahlenschutzes bei der Implantation radioaktiver Strahler mit Aufklärung und Belehrung sowie ausreichenden Schutzmaßnahmen für Patienten, Angehörige und Personal führt sicher auch zukünftig zu einer Limitierung dieser Methode auf wenige Zentren.

Eine andere Möglichkeit der Dosiserhöhung am Tumor unter Schonung strahlensensibler Risikoorgane ist die intraoperative Strahlentherapie mit schnellen Elektronen (IORT). Sie war nach Anfangserfolgen durch Beck (1909), Chaoul (1936) und Finsterer (1915) in Vergessenheit geraten und erlebte erst in den sechziger Jahren mit Abe, zunächst in Japan, eine Renaissance [4, 8, 21]. Die IORT wurde von amerikanischen Arbeitsgruppen Mitte der siebziger Jahre aufgegriffen und an verschiedenen Tumorerkrankungen erprobt. Für das

Pankreaskarzinom sind umfangreiche Studien an > 720 Patienten durchgeführt worden [19]. Abe (1985) konnte zeigen, daß nach einer intraoperativen Einzeldosis von > 20 Gy über 70% der Patienten innerhalb einer Woche schmerzfrei waren [1]. Die medianen Überlebenszeiten in dieser Studie waren je 5,5 Monate in der alleinig chirurgisch wie auch in der chirurgisch und intraoperativ bestrahlten Patientengruppe und 12 Monate für die Patienten, die außerdem noch perkutan mit 30–40 Gy bestrahlt wurden. Eine prospektiv randomisierte Studie, die eine Patientengruppe mit IORT von 25 Gy mit nachfolgend 50 Gy perkutaner Bestrahlung einer zweiten Gruppe mit alleiniger „Split course"-perkutaner Therapie bis 60 Gy gegenüberstellte, ließ keinen Vorteil für die IORT-Gruppe (med. Überleben: 8,7 Mon.) gegenüber der perkutan bestrahlten Gruppe (med. Überleben: 8,1 Mon.) erkennen [43]. Die rezidivfreie Zeit war jedoch in der IORT-Gruppe länger. Ergebnisse aus der Mayo Clinic mit 20 Gy IORT und anschließender perkutaner Strahlentherapie bis 45–55 Gy bzw. mit postoperativ externer Bestrahlung von 40–60 Gy allein lassen ebenfalls keinen Überlebensvorteil für die IORT erkennen. Sie zeigen jedoch einen deutlichen Anstieg der 2-J. lokalen Kontrollraten mit 65% in der IORT-Gruppe gegenüber nur 19% in der perkutan bestrahlten Gruppe [23, 27]. Shipley et al. (1984) konnte mit 20 Gy IORT und perioperativer perkutaner Strahlentherapie bis 50 Gy die längsten medianen Überlebenszeiten von 16,5 Mon., eine lokale Kontrolle von 64% und eine Palliationsrate von 80% erzielen [40]. Die Komplikationsraten der IORT liegen zwischen 24–40%, die Mortalität bei 1% [19, 40, 34, 42]. Die vorliegenden Studien zeigen keinen Einfluß der IORT auf die Überlebensrate der Patienten, während ein deutlicher Anstieg der lokalen Kontrollraten, insbesondere durch Kombination einer IORT und perkutaner Radiatio, beobachtet werden konnte. Die Komplikationsraten der IORT liegen deutlich unter denen einer [125]J-Seed Implantation, die Verfügbarkeit dieser Methode wird wegen des hohen apparativen und personell-organisatorischen Aufwandes auch in Zukunft nur wenigen Zentren vorbehalten bleiben. Die Ergebnisse verschiedener Studien beim Pankreaskarzinom ohne zusätzliche Chemotherapie werden in der Tabelle 1 dargestellt.

Ergebnisse und Diskussion multimodaler Therapien

Nach alleiniger „kurativer" Resektion des Pankreaskarzinoms werden Lokalrezidivraten von ca. 80% berichtet [28]. Durch den Einsatz lokaler adjuvanter Therapiemaßnahmen wie der „PHD"-perkutanen und/oder interstitiellen Strahlentherapie kann die lokale Kontrolle verbessert bzw. beim inoperablen Pankreaskarzinom überhaupt ermöglicht werden. Durch Kombination lokaler Therapiemodalitäten können Kontrollraten von 60–90% erreicht werden, die jedoch nur in Einzelfällen zu einem verlängerten Überleben der Patienten führen. Die Ursache liegt in der hohen Fernmetastasierungsrate des Pankreaskarzinoms. Daher ist in verschiedenen Studien der Einfluß einer zusätzlichen adjuvanten Chemotherapie untersucht worden. In der Monotherapie sind objektive Ansprechraten > 20% nur mit 5 Substanzen erzielt worden, zu denen

Tabelle 1. Ergebnisse der Chirurgie und Strahlentherapie beim Pankreaskarzinom

Referenz	Behandlungsmodalität	Lokale Kontrolle	Überleben Median [Mon.]	Aktuarial [%] (Monate Follow up)
Tepper et al. (1976) [45]	Whipple Resektion	50%	12	25% (24)
Fortner et al. (1981) [22]	Regionale Pankreatektomie	72%	n.a.	27% (24)
Borgelt et al. (1980) [5]	Gold Seed Implantation	32%	9	32% (12)
Nishimura et al. (1984) [34]	IORT mit Elektronen	n.a.	5,3	18% (12)
Abe (1985) [1]	IORT	n.a.	5,5	n.a.
	IORT + perkutane RT	n.a.	12	n.a.
Bush et al. (1981) [6]	Pi-Mesonen	11%	8,2	8% (16)
Kaul et al. (1981) [29]	Neutronen	46%	9	18% (12)
Castro et al. (1980) [7]	Helium Ionen	29%	9	16% (12)
Shipley et al. (1980) [39]	125J-Seeds + perkut. RT	75%	11	20% (18)
Whittington et al. (1984) [48]	Perkutane RT allein	17%	7,3	6% (18)
dito	125J-Seeds + perkut. RT	89%	7,3	18% (18)
Cohen et al. [1985] [10]	Palliativer Bypass + Neutr.	4%	6	5% (24)

5-FU, Mitomycin C, die Anthrazykline Adriamycin bzw. Epi-Adriamycin und das Ifosfamid gehören. Durch eine Kombination verschiedener monoaktiver Substanzen konnten die Ansprechraten auf ca. 30–40% erhöht werden [31, 38, 44, 49]. Durch Kombination der lokoregionalen und systemischen Therapiemaßnahmen wurde versucht, die Überlebenszeiten der Patienten mit kurativ resezierten und lokal fortgeschrittenen inoperablen Pankreaskarzinomen zu verbessern.

Die einzige prospektiv randomisierte Studie der GITSG zur adjuvanten Strahlen- und 5-FU-Therapie des kurativ resezierten Pankreaskarzinoms ergab einen signifikanten Überlebensvorteil für die kombiniert gegenüber der chirurgisch behandelten Kontrollgruppe als Folge der Chemotherapie (63% bzw. 49% vs. 42% bzw. 15% 1- bzw. 2-J.-Überlebensraten; p < 0,03). Die Ineffektivität der in dieser Studie inadäquat dosierten Strahlentherapie (40 Gy Gesamtdosis in 6 Wochen als „Split course") zeigte sich an dem in beiden Behandlungsgruppen ähnlichen medianen rezidivfreien Intervall von 11 bzw. 9 Monaten [28].

Zur Kombinationstherapie liegt eine Anzahl retrospektiver Studien vor, die diesen therapeutischen Ansatz unterstützen [14]. Einen ersten Schritt in diese Richtung unternahmen Childs et al. (1965) mit einer prospektiv randomisierten Pilotstudie bei lokal fortgeschrittenen inoperablen Pankreaskarzinomen [9]. Tumoren einer maximalen Größe von 20 cm × 20 cm wurden über ventrodorsale Gegenfelder mit 35–40 Gy in 3–4 Wochen bestrahlt. Die ersten 3 Bestrahlungstage wurde 5-FU als Bolusinjektion hinzugegeben. Die mittlere Überlebenszeit war 10,4 Mon. für die Strahlentherapie + 5-FU gegenüber nur 6,3 Mon. für die Strahlentherapie + Placebo (p < 0,05; 32 Patienten in jedem Therapiearm). Die GITSG (Moertel et al. 1981) führte eine prospektiv randomisierte Studie an 194 Patienten mit lokal inoperablen Pankreaskarzinomen durch, die mit drei verschiedenen Therapiemodalitäten behandelt wurden [32]. Eine Patientengruppe wurde perkutan hochdosiert mit 60 Gy in 3 Zyklen zu je 20 Gy bestrahlt (Gruppe I) und zwei kombiniert behandelten Patientengruppen mit 40 Gy bzw 60 Gy (2 bzw. 3 Zyklen) mit 3 simultanen 5-FU-Kursen (3 Tage) und nachfolgend wöchentlichen Erhaltungsdosen für 2 Jahre gegenübergestellt (Gruppe II bzw. III). Es wurde ein Anstieg des progressionsfreien Intervalls um ca. das Zweifache für die kombiniert therapierten Patientengruppen (42,2 bzw. 40,3 Wochen nach 40 bzw. 60 Gy + 5-FU) vs. 22,9 Wochen nach 60 Gy allein beobachtet. Die 1-J.-Überlebensraten nach Kaplan und Meier betrugen 46% (40 Gy + 5-FU), 34% (60 Gy + 5-FU) und 12% (60 Gy).

Whittington et al. (1984) zeigten in einer nicht randomisierten retrospektiven Studie an 88 Patienten besonders eindrucksvoll den Einfluß der verschiedenen Therapiemodalitäten auf die lokale Tumorkontrolle und das Überleben bei lokal inoperablen fortgeschrittenen Pankreaskarzinomen [48]. Es wurden vier Behandlungsschemata, die jeweils auf den Analysen der Ergebnisse der vorangegangenen Therapiemodalitäten basierten, sequentiell eingesetzt. Die Behandlungsgruppe I (36 Pat.) wurde ausschließlich in „PHD"-perkutaner Technik mit 63–70 Gy/7–7,5 Wochen bestrahlt. Die Gruppe II (19 Pat.) erhielt zusätzlich 2 Wochen nach Abschluß der perkutanen Strahlentherapie eine adjuvante Chemotherapie mit 5-FU ± CCNU und Mitomycin C für die Dauer von einem Jahr. Die Gruppe III (13 Pat.) wurde kombiniert interstitiell mit ^{125}I-Seed Implantation (120 Gy) und postoperativer „PHD"-perkutaner Technik bis 55–65 Gy/5,5–6,5 Wochen bestrahlt. In der Gruppe IV (20 Pat.) kamen mit der interstitiellen und „PHD"-Bestrahlung sowie einer adjuvanten Chemotherapie alle Therapiemodalitäten zum Einsatz. Aufgrund der hohen peritonealen Aussaat von 67% bzw. 23% durch die intraoperative Manipulation in den interstitiellen Behandlungsgruppen III und IV kam bei einer Untergruppe von 17 Patienten eine niedrig dosierte präoperative Bestrahlung mit 5 Gy Einzeldosis am Tag vor der ^{125}J-Seed Implantation zur Anwendung. Bei einer Analyse der Therapieergebnisse zeigte sich, daß dadurch die Rate von an unkontrolliertem Pankreastumor gestorbenen Patienten von 67% auf 14% reduziert werden konnte. Bezüglich des Gesamtüberlebens blieb die Implantation der radioaktiven Strahler jedoch ohne Wirkung; das mediane Überleben mit alleiniger „PHD"- bzw. zusätzlicher interstitieller Bestrahlung betrug jeweils 7,3 Monate. Die lokale Tumorkontrolle konnte durch die adjuvante Chemotherapie nicht beeinflußt werden. Demgegenüber war das mediane Überleben in den adjuvant chemotherapierten Gruppen II und IV mit 12,4 bzw. 12,5 Mon. signifikant im Vergleich zu den nur lokal behandelten Patienten erhöht ($p < 0,0009$), was sich nach Ausschluß von Patienten mit bei Therapiebeginn manifester Metastasierung in einer 1-J.-Überlebensrate von 70% gegenüber 22% ohne Chemotherapie widerspiegelt. Das hohe Risiko einer peritonealen Tumorzellaussaat durch die ^{125}J-Seed Manipulation konnte zusätzlich zur präoperativen Einzeitbestrahlung von 5 Gy ($p < 0,003$) auch durch die adjuvante Chemotherapie ($p < 0,003$) reduziert werden. In einer Untergruppe von Patienten, die mit ^{125}J-Seeds implantiert wurden ohne vorhergehende Bestrahlung bzw. nachfolgende Chemotherapie, entwickelten alle 5 Patienten eine peritoneale Aussaat. In den Untergruppen, die entweder eine präoperative Bestrahlung bzw. eine postoperative Chemotherapie erhielten, wurde eine peritoneale Aussaat in nur 2/4 bzw. 3/4 Fällen beobachtet. Einzig in der kombiniert präoperativ bestrahlten und postoperativ chemotherapierten Gruppe wurde bei 13 Patienten in keinem Fall eine peritoneale Aussaat beobachtet. Diese Resultate zeigen, daß die Chemotherapie mit adjuvanter bzw. palliativer Zielsetzung zu einer Verlängerung des Überlebens von Patienten mit Pankreaskarzinomen führt. Die Ergebnisse sind angesichts der insgesamt schlechten Prognose der Erkrankung noch unbefriedigend. Die Kombination lokaler und systemischer Therapiemodalitäten kann durch Reduktion der lokalen Rezidivraten und der Metastasierung bei lokal fortgeschrittenen Tumoren noch Überlebenszeiten erzielen wie sie durch eine Monotherapie, mit Ausnahme der kurativen Resektion, nur durch hochgradige Patientenselektion möglich waren. Die Chemotherapie ist besonders in Verbindung mit einer interstitiellen Implantation radioaktiver Strahler zur Vermeidung einer Peritonealkarzinose indiziert. Eine Übersicht der Studie zur kombinierten Radio-Chemotherapie beim lokal fortgeschrittenen Pankreaskarzinom wird in der Tabelle 2 wiedergegeben.

Tabelle 2. Ergebnisse der kombinierten Radio-Chemotherapie der lokal fortgeschrittenen Pankreaskarzinome

Referenz	Anzahl Patienten	Strahlen-Dosis [G]	Chemotherapie	Median. Überleben [Mon.]
Moertel et al. (1981) [32]	28 31	40 60	+ 5-FU + 5-FU	9,7 9,3
Newal et al. (1982) [33]	11	60	FAM post Radiatio	10
Schein et al. (1983) [38]	26	45 (Split)	FAM, 1 Zyklus prä + 6 Zyklen	13+
Whittington et al. (1984) [48]	19	63–70	5-FU Kombinat.	12
Wagener et al. (1985) [46]	15	40 (Split)	+ 5-FU, 6 Zyklen FAP präop.	14

Zusammenfassung

Mit der „PHD"-perkutanen Strahlentherapie lassen sich gute Palliativergebnisse bei lokal fortgeschrittenen Pankreaskarzinomen erzielen. Angesichts der Entwicklung effektiverer interdisziplinärer Therapiemodalitäten sollte die alleinige perkutane Strahlentherapie jedoch Patienten mit Kontraindikationen für eine kombinierte Therapie vorbehalten bleiben.

Nach den derzeit vorliegenden Ergebnissen kann eine zusätzlich zur „PHD"-perkutanen Bestrahlung durchgeführte ^{125}J-Seed Implantation eine deutliche Verbesserung der lokalen Kontrollraten und der Palliativresultate erzielen. Die Überlebensraten werden angesichts der in diesen Tumorstadien in der Regel okkult vorhandenen und prognostisch entscheidenden regionalen und hämatogenen Metastasierung nur in Einzelfällen positiv beeinflußt. Die intraoperative Implantation von ^{125}J-Seeds bzw. die IORT mit schnellen Elektronen stehen in Konkurrenz zueinander. Da mit der IORT im Vergleich zur Implantation von radioaktiven Strahlern größere Zielvolumina homogener erfaßt werden können und aufgrund der minimalen intraoperativen Manipulation niedrigere Komplikationsraten und ein reduziertes Risiko einer peritonealen Aussaat gegeben sind, kann auch angesichts der Strahlenschutzproblematik in Verbindung mit ^{125}J-Seeds die IORT als zukunftsträchtigere Therapiemodalität angesehen werden.

Die Ergebnisse der GITSG-Studien sprechen eindeutig für die Kombinationstherapie bei Pankreaskarzinomen, obwohl der Kontrollarm der Adjuvans-Studie mit alleiniger Strahlentherapie einer besonders negativen Patientenselektion entsprach (schlechterer AZ und ausgedehntere Tumoren) und daher kritisch bewertet werden sollte [28]. Trotz der für retrospektive Studien typischen z. T. inhomogenen Patientenselektionskriterien und Therapiemodalitäten (z. T. verspätet eingesetzte Chemotherapie) wie auch relativ kleiner Patientenzahlen zeigen die Ergebnisse von Whittington et al. (1984) eindrücklich, daß durch die interdisziplinäre Kombination verschiedener Therapiemodalitäten eine Verbesserung der Prognose beim lokal fortgeschrittenen Pankreaskarzinom zu erzielen ist [48]. Die Resultate weiterer Studien mit z. T. palliativer Operation und kombinierter Strahlen-Chemotherapie bestätigen den Wert dieser Therapiemodalität beim lokal fortgeschrittenen Pankreaskarzinom [33, 38, 46]. Die auf diese Weise erzielbaren lokalen Kontroll- und Gesamtüberlebensraten sind nach der Mehrzahl der Studien trotz der ungünstigen prognostischen Ausgangssituation nicht wesentlich schlechter als diejenigen des kurativ resezierten Pankreaskarzinoms ohne Zusatztherapien.

Literatur

1. Abe M (1985) Intraoperative radiotherapy for carcinoma of the stomach and the pancreas. In: Proceedings XVI International Congress of Radiology, Honolulu, Hawaii, pp 207–210
2. Basisdaten Gesundheitswesen 1988/89, BPI, Statistisches Bundesamt, Fachserie 12, Gesundheitswesen, Reihe 4 (Todesursachen)
3. Baumel H, Deixonne B (1986) Results of therapy. In: Baumel H, Deixonne B (eds) Exocrine pancreatic cancer. Springer, Berlin Heidelberg New York, pp 156–169
4. Beck C (1909) External roentgen treatment of internal structures eventration treatment. NY med J 89:621–622
5. Borgelt BB (1980) Radiation therapy with either gold grain or neutron beam for unresectable adenocarcinoma of the pancreas. In: Cohn K (ed) Pancreatic cancer: new directions in therapeutic management. Masson Publishing, pp 55–62
6. Bush SE, Kligerman MM (1981) Pi Meson radiotherapy for carcinoma of the pancreas. In: Cohn I (ed) Pancreatic cancer: new directions for therapeutic management. Masson Publishing, New York, pp 89–96
7. Castro VR, Quevy VM, Lyman VT et al. (1980) Current status of clinical particle radiotherapy at Lawrence Berkley Laboratory. Cancer 46:633–641
8. Chaoul H (1936) Die Behandlung operativ freigelegter Rektumcarcinome mit der Röntgennahbestrahlung. Münch med Wschr 83:972
9. Childs DS, Moertel DG, Holbrook MA, Reitemeier RJ, Colby MY (1965) Treatment of malignant neoplasms of the gastrointestinal tract with a combination of 5-fluorouracil and radiation. Radiology 84:143–204
10. Cohen L, Woodruff KH, Hendrickson FR, Kurup PD, Mansell J, Awschalom M, Rosenberg I, Ten Haken RK (1985) Response of pancreatic cancer to local irradiation with high energy neutrons. Cancer 56:1235–1241
11. Cubilla AL, Fitzgerald PJ (1978) Pancreas cancer. I. Duct adenocarcinoma. Pathol Annu 1:241–289
12. Cubilla AL, Fitzgerald PJ, Fortner JG (1978) Pancreas cancer – duct cell. Adenocarcinoma: Survival in relation to site, size, stage and type of therapy. J Surg Oncol 10:465–482

13. Cubilla AL, Fortner JG, Fitzgerald PJ (1978) Lymph node involvement in carcinoma of the head of the pancreas area. Cancer 41:880-887
14. Dobelbower RR Jr (1979) The radiotherapy of pancreatic cancer. Semin Oncol 6(3):1
15. Dobelbower RR Jr, Borgelt BB, Stubler KA, Kutcher GI, Suntharalingam N (1980) Precision radiotherapy for cancer of the pancreas: technique and results. Int J Radiat Oncol Biol Phys 6:1127-1133
16. Dobelbower RR Jr, Strubler KA, Vaisman I (1980) Clinical applications of high energy electron beams: the pancreas, pleura and spine. In: Zuppinger A, Bataini JP, Irigaray JM, Chu F (eds) High energy electrons in radiation therapy. Springer, Heidelberg, pp 91-97
17. Dobelbower RR Jr, Howard JM (1985) Pancreatic cancer. In: Brain MC, Carbone PP (eds) Current therapy in hematology-oncology 1985-1986. Decker, Philadelphia, pp 181-186
18. Dobelbower RR Jr (1986) Therapy by irradiation. In: Go VLW, Gardner JD, Brooks FP, Lebenthal E, DiMagno E, Scheele GA (eds) The exocrine pancreas: biology, pathobiology, and diseases. Raven, New York, pp 699-711
19. Dobelbower RR Jr (1987) Intraoperative radiotherapy. Rev Bras Cancerol 33(3):207-226
20. Dobelbower RR Jr, Milligan AJ (1987) Radiotherapeutic approaches to treatment of pancreatic cancer. In: Howard JM, Jordan GL Jr, Reber HA (eds) Surgical diseases of the pancreas. Lea and Febiger, Philadelphia, pp 734-747
21. Finsterer H (1915) Zur Therapie inoperabler Magen- und Darmkarzinome mit Freilegung und nachfolgender Röntgenbestrahlung. Strahlentherapie 6:205-213
22. Fortner JG (1981) Surgical principals for pancreatic cancer: regional, total, and subtotal pancreatectomy. Cancer 47:1712-1718
23. Gunderson LL, Martin JK, Martinez A, Kvols LK, Nagorney DM, Fieck JM, Wieand Earle JD, O'Connel MJ (1985) Intraoperative and external beam irradiation for locally advanced pancreatic cancer. Int J Radiat Oncol Biol Phys 11:115
24. Haslam JB, Cevanough PJ, Stroup SL (1973) Radiation therapy in the treatment of irresectable adenocarcinoma of the pancreas. Cancer 32:1341-1345
25. Hermreck AS, Thomas CY IV, Friesen SR (1974) Importance of pathologic staging in the surgical management of adenocarcinoma of the exocrine pancreas. Am J Surg 127:653-657
26. Hilaris BS, Roussis K (1975) Cancer of the pancreas. In: Hilaris BS (ed) Handbook of interstitial brachytherapy. Publishing Science Group, Acton, pp 251-262
27. Jordan GL Jr (1987) Pancreatic resection for pancreatic cancer. In: Howard JM, Jordan GL, Reber HA (eds) Surgical diseases of the pancreas. Lea and Febiger, Philadelphia, pp 666-714
28. Kalser MG, Ellenberg SS (1985) Pancreatic cancer - adjuvant combined radiation and chemotherapy following curative resection. Arch Surg 120:899-903
29. Kaul R, Cohen L, Hendrickson F, Awscholonn M, Hiegsa AF, Rosenber I (1981) Pancreatic carcinoma: results with fast neutron therapy. Int J Radiat Oncol Biol Phys 7:173-178
30. Linstadt D, Quivey JM, Castro JR, Andejeski Y, Phillips TL, Hannigan J, Gribble BA (1988) Comparison of Heliumion radiation therapy and split-course megavoltage irradiation for unresectable adenocarcinoma of the pancreas. Radiology 168:261-264

31. Litka PA, Schein PS (1986) Chemotherapy of pancreatic cancer. In: Go VLW, Gardner JD, Brooks FP, Lebenthal E, DiMagno EP, Scheele GA (eds) The exocrine pancreas: biology, pathobiology and diseases. Raven, New York, pp 689–697

32. Moertel CG, Frytak S, Hahn RG, O'Connell MJ, Reitemeier RJ, Rubin J, Schutt AJ, Weiland LH, Childs DS, Holbrook MA, Lavin PT, Livstone E, Spiro H, Knowlton A, Kalser M, Barkin J, Lessner H, Mann-Kaplan R, Ramming K, Douglas Jr HO, Thomas P, Nave H, Bateman J, Lokich J, Brooks J, Chaffey J, Corson JM, Zamcheck N, Novak JW (1981) Therapy of locally unresectable pancreatic carcinoma: a randomized comparison of high dose (6000 Rads) radiation alone, moderate dose radiation (4000 Rads + 5-Fluorouracil), and high dose radiation + 5-Fluorouracil. Cancer 48:1705–1710

33. Newall J, Wernz J, Gouge T, Muggis F (1982) Locally inoperable pancreatic cancer: a combined modality protocol-toxicity and survival. Proc Amer Soc Clin Oncol 1:97

34. Nishimura A, Nakano M, Otsu H, Nakano K, Iida K, Sakata S, Iwabuchi K, Maruyama K, Kihara M, Okamura T, Todoroki T, Iwasaki Y (1984) Intraoperative radiotherapy for advanced carcinoma of the pancreas. Cancer 54:2375–2384

35. Papachristou DN, Fortner JC (1981) Pancreatic fistula complicating pancreatectomy for malignant disease. Br J Surg 68:238–240

36. Pilepich MV, Miller HH (1980) Preoperative irradiation in carcinoma of the pancreas. Cancer 46:1945–1949

37. Roldan GE, Gunderson LL, Nagorney DM, Martin JK, Illstrup DE, Holbrook MA, Kvols LK (1986) External beam vs. intraoperative and external beam irradiation for locally advanced pancreatic cancer. Int J Radiat Oncol Biol Phys [Supp 1] 12:149

38. Schein PS, Smith FP, Dritschillo A, Stablein DC, Ahlgren DJ (1983) Phase I–II trial of combined modality FAM (5-fluoro-uracil, adriamycin, and mitomycin-C) plus split course radiation (FAM-RI-FAM) for locally advanced gastric and pancreatic cancer: a Mid-Atlantic oncology program study. Proc Amer Soc Clin Oncol 2:126

39. Shipley WU, Nardi GL, Cohen AM, Ling CC (1980) Iodine-125 implant and external beam irradiation in patients with localized pancreatic carcinoma: a comparative study to surgical resection. Cancer 45:709–714

40. Shipley WU, Wood WC, Tepper JE, Warshaw AL, Orlow EL, Kaufman SD, Battit GE, Nardi GL (1984) Intraoperative electron beam irradiation for patients with unresectable pancreatic carcinoma. Ann Surg 200:289–296

41. Silverberg E, Lubera JA (1989) Cancer statistics, 1989. CA 39:3–20

42. Sindelar WF, Kinsella TJ, Hoekstra P, Schneider P, Tochner Z, Maher M, Smith R, Glatstein E (1985) Treatment complications in introperative radiotherapy. Int J Radiat Oncol Biol Phys 11:117

43. Sindelar WF, Kinsella WT (1986) Randomized trial of intraoperative radiotherapy in unresectable carcinoma of the pancreas. Int J Radiat Oncol Biol Phys [Suppl 1] 12:148–149

44. Smith FP, Stablein DM, Korsmeyer S, Neefe J, Chun BK, Wolley PV, Schein PS (1983) Combination chemotherapy for locally advanced pancreatic cancer: equivalence to external beam irradiation and implication for future management. J Clin Oncol 1:413–415

45. Tepper V, Mardi G, Suit H (1976) Carcinoma of the pancreas: Review of MGH experience from 1963 to 1973: analysis of surgical failure and implications for radiation therapy. Cancer 137:1519–1524

46. Wagener DJT, Hoogenraad WJ, Kruisselbrink H et al. (1985) Chemotherapy preceeding irradiation in locally advanced unresectable carcinoma of the pancreas: a phase II study. In: Wagener DJT, Blijham G, Wils J (eds) (1985) Primary chemotherapy in cancer medicine. Alan R Liss, Inc, p 301
47. Whittington R, Dobelbower RR Jr, Mohiuddin M, Rosato FE, Weiss SM (1981) Radiotherapy of unresectable pancreatic carcinomas: a six-year experience with 104 patients. In J Radiat Oncol Biol Phys 7:1639–1644
48. Whittington R, Solin L, Mohiuddin M, Cantor RI, Rosato FE, Biermann WA, Weiss SM, Pajak TF (1984) Multimodality therapy of localized unresectable pancreatic adenocarcinoma. Cancer 54:1991–1989
49. Wils JA (1988) Treatment of pancreatic carcinoma: therapeutic nihilism? Rec Res Cancer Res 110:87–94

Intraoperative Elektronenbestrahlung (IORT) bei Pankreaskarzinom

N. Willich, H. Denecke, J. Grab und K. Krimmel

Trotz der Entwicklung ausgeklügelter Bestrahlungstechniken wie der perkutanen Vielfelderbestrahlung oder interstitieller Implantate ist die Prognose des nicht resektablen Pankreaskarzinoms auch heute noch generell schlecht, auch wenn zum Zeitpunkt der Diagnose keine Fernmetastasen vorliegen [5]. Eine intraoperative Strahlentherapie hat bisher diese Situation nur für wenige Patienten ändern können [2]. Die hauptsächliche Limitierung einer Therapie mit kurativer Intention liegt bei diesen Tumoren in der schnellen Entwicklung von Fernmetastasen. Die medianen Überlebensraten auch bei Anwendung der IORT liegen daher in einem Bereich von etwa 6 bis 12,5 Monaten [1, 3]. Aus diesem Grund besteht der hauptsächliche Nutzen der IORT nach Meinung verschiedener Autoren [2, 6, 7, 8] am ehesten in der Erzielung von Palliativwirkungen, wobei der wichtigste Effekt die Schmerzlinderung ist. Die vorliegende Studie wurde daher hauptsächlich zur Evaluation von Palliativeffekten der IORT in der Behandlung fortgeschrittener Pankreaskarzinome durchgeführt.

Material und Methoden

Die intraoperativen Bestrahlungen wurden seit Juli 1986 an einem Linearbeschleuniger unter Benutzung spezieller, selbst konstruierter Elektronentubusse für intraoperative Bestrahlungen durchgeführt [4]. Nach operativer Freilegung der Tumoren bzw. nach Duodenopankreatektomie nach Whipple bzw. nach Linksresektion wurden die Patienten mit einem implantierten Tubusteil in den Bestrahlungsraum gebracht, wo die Bestrahlung mit hoher Dosisleistung (etwa 9 Gy pro Minute) durchgeführt wurde. Die Energie der Strahlung wurde dabei so bemessen, daß der verbliebene Tumor von der 90%-Isodose eingeschlossen war. Bei Tumorbettbestrahlungen wurde eine therapeutische Reichweite der Strahlung von 3 cm gewählt. Nach Beendigung der Bestrahlung wurden die Operationen nach Rücktransport des Patienten im Operationstrakt abgeschlossen.

Zwischen Juli 1986 und November 1989 wurden insgesamt 45 Patienten mit Pankreaskarzinomen mit intraoperativer Bestrahlung behandelt. 21 Patienten waren zum Zeitpunkt der IORT frei von Fernmetastasen, hatten aber einen nicht resezierbaren Primärtumor. Sie wurden intraoperativ mit Einzeldosen von 15 bzw. 20 Gy bestrahlt. 11 dieser Patienten erhielten postoperativ eine perkutane Bestrahlungsserie mit 50 Gy über 5 Wochen, weitere 10 Patienten eine perkutane Bestrahlung mit 34 Gy kombiniert mit 5-FU als Dauerinfusion über 96 Stunden zu Beginn der perkutanen Bestrahlung. 11 Patienten wiesen zum Zeitpunkt der Operation Fernmetastasen auf, sie wurden mit einer einmaligen Dosis von 30 Gy intraoperativ bestrahlt und erhielten postoperativ keine weitere Behandlung. In gleicher Weise wurde 1 Patient behandelt, der 2 Jahre nach einer Whipple'schen Operation ein regionäres Lymphknotenrezidiv aufwies. 22 von 33 Patienten wurden chirurgischerseits mit einer Gastroenterostomie behandelt, 22mal wurde eine biliodigestive Anastomose angelegt.

Bei 12 Patienten wurde im Rahmen einer Radikaloperation eine Tumorbettbestrahlung mit 20 Gy intraoperativ durchgeführt, wobei die operative Rekonstruktion im Anschluß an die Bestrahlung erfolgte.

Ergebnisse

Die lokale Effektivität der intraoperativen Bestrahlung erwies sich als hoch, was aus der Tumorkontrollrate von 70 Prozent nach 13 Monaten für die Patienten mit nicht resektablem Tumor geschlossen werden kann (Abb. 1). Aufgrund der in der Regel rasch einsetzenden Fernmetastasierung waren die Gesamtüberlebensraten im Vergleich zu Literaturdaten jedoch nicht verbessert. Die mediane Überlebensdauer betrug im nicht fernmetastasierten Stadium 8,4 Monate, kein Patient lebte länger als 14 Monate. Im fernmetastasierten Stadium

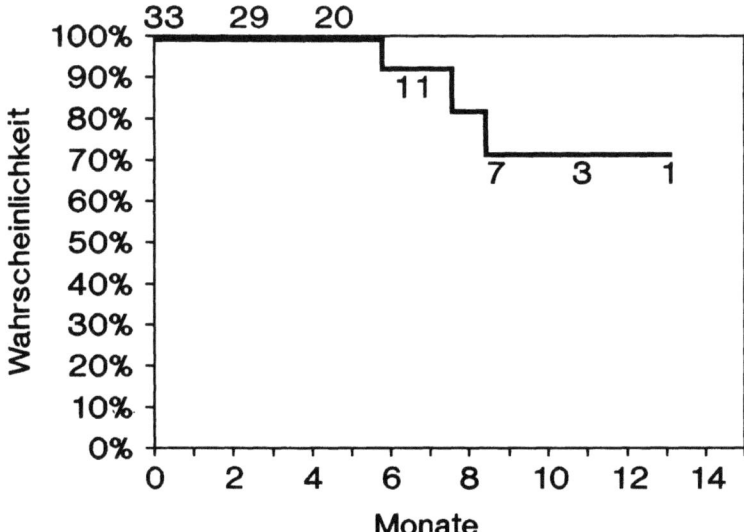

Abb. 1. Lokale Progressionsfreiheit nach IORT bei inoperablem Pankreaskarzinom, n = 33, Berechnung nach Kaplan-Meier

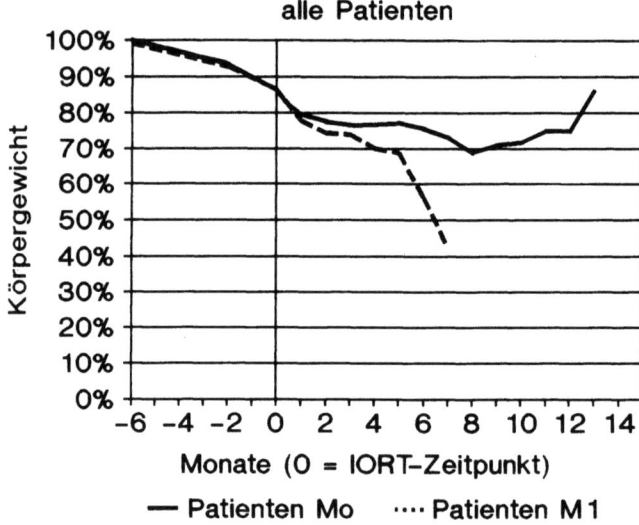

Abb. 2. Gewichtsverlauf vor und nach IORT, Mittelwerte

betrug die mediane Überlebenszeit knapp 4 Monate, kein Patient lebte länger als 8 Monate. Jedoch wurden neben der Fernmetastasierung auch Behandlungskomplikationen mit zum Teil tödlichem Ausgang beobachtet. Es handelte sich neben weniger gravierenden Komplikationen insbesondere um obere gastrointestinale Blutungen, die in 5 Fällen die Todesursache waren, wobei 3 Patienten zum Zeitpunkt der tödlichen Blutung keinen Anhalt für eine Tumorprogression aufwiesen. Die Rate an Blutungskomplikationen konnte durch Modifikation des Behandlungsschemas mit Einführung einer niedriger dosierten perkutanen Bestrahlung in Kombination mit 5-FU wesentlich verringert werden.

In Hinsicht auf Palliativeffekte zeigte sich, daß ein spontaner Gewichtsverlust im letzten halben Jahr vor der IORT bei den Patienten ohne Fernmetastasen über einen Zeitraum von etwa 5 Monaten aufgefangen werden konnte, während der Gewichtsverlust sich bei den Patienten mit Fernmetastasen kontinuierlich fortsetzte (Abb. 2). Dieser Befund war gut korreliert mit dem Verlauf des Karnofsky-Index über die Zeit. Dieser betrug ein halbes Jahr vor IORT für die Patienten mit inoperablem Primärtumor im Mittel 90 bis 100 Prozent und reduzierte sich über die Dauer eines halben Jahres auf 70 Prozent. Patienten mit Fernmetastasen setzten diese Verschlechterung des Karnofsky-Index kontinuierlich fort im Gegensatz zu Patienten ohne Fernmetastasen, bei denen der Allgemeinzustand bei einem Index von 60 bis 70 Prozent über eine Zeit von etwa einem halben Jahr nach IORT stabilisiert werden konnte (Abb. 3).

Der wichtigste Palliativeffekt bestand jedoch in der Erzielung einer sehr schnellen, innerhalb 10 Tagen auftretenden Schmerzreduktion (Abb. 4), so daß

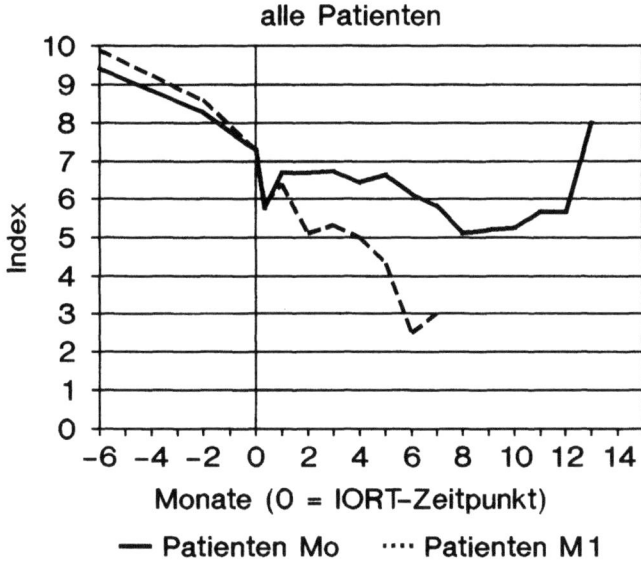

Abb. 3. Karnofsky-Index vor und nach IORT, Mittelwerte

der Anteil der Patienten, die ohne Einnahme von Analgetika oder lediglich unter Zuhilfenahme von Nicht-Opiaten schmerzfrei waren, von 15 Prozent zum Zeitpunkt der intraoperativen Bestrahlung auf 85 Prozent 10 Tage nach dem Eingriff anstieg und über 4 Monate auf diesem Niveau blieb.

Seit 12/88 wurden 12 Patienten im Rahmen radikaler Resektionen intraoperativ bestrahlt. Die Kürze der Nachbeobachtungszeit erlaubt noch keine sinnvolle Angabe von Überlebensdaten. Bei 2 Patienten entwickelten sich Komplikationen, die wahrscheinlich nicht auf den Einfluß der Bestrahlung zurückzuführen sind. Einer dieser Patienten entwickelte 4 Monate nach IORT eine Magenwandnekrose, die mit einer BII-Operation behandelbar war. Ein weiterer Patient erlitt in der frühen postoperativen Phase Anastomosen-Insuffizienzen und verstarb.

Folgerungen

Aufgrund dieser Erfahrungen wird die Behandlung inoperabler Pankreaskarzinome mit oder ohne Fernmetastasen als palliativ eingeschätzt. Die Überlebenszeit unserer Patienten konnte im Vergleich zu anderen Verfahren nicht wesentlich verbessert werden, wie das auch von anderen Autoren berichtet wurde [2, 3, 6, 7].

Die IORT nichtresektabler fortgeschrittener Pankreaskarzinome bewirkt an Palliativeffekten eine Stabilisierung des Körpergewichts sowie des Karnofsky-Index bei denjenigen Patienten, die zum Zeitpunkt der IORT ohne Fernmetastasen sind. Die eindrucksvolle Reduktion der typischen, häufig quälenden und

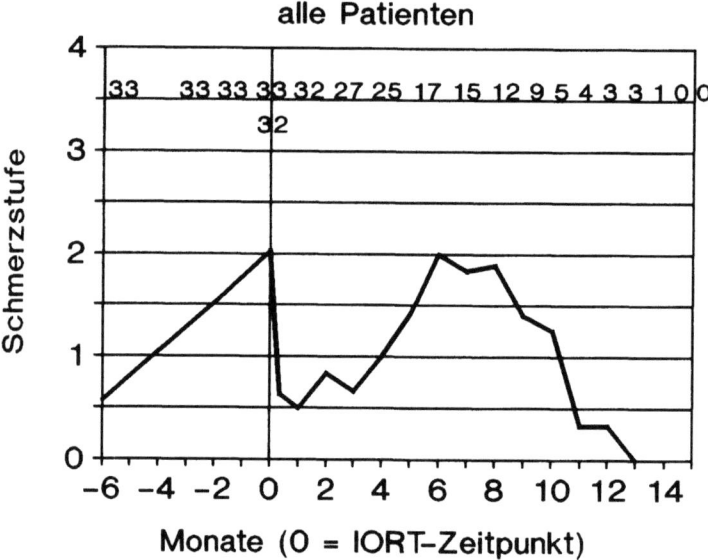

Abb. 4. Schmerzverlauf vor und nach IORT bei inoperablem Pankreaskarzinom, n = 33, Mittelwerte. 0 = schmerzfrei ohne Analgetika, 1 = schmerzfrei mit Nicht-Opiaten, 2 = Schmerzen trotz Nicht-Opiaten, 3 = schmerzfrei mit Opiaten, 4 = Schmerzen trotz Opiaten

anderweitig schlecht behandelbaren Pankreaskarzinomschmerzen unmittelbar nach der Behandlung über eine Zeit von etwa 4 bis 5 Monaten für Patienten ohne Fernmetastasen und von etwa 3 bis 4 Monaten für Patienten mit Fernmetastasen stellt den wohl wichtigsten Palliativeffekt dar.

Die lokale Tumorkontrollrate ist hoch, andererseits kann das Verfahren aufgrund der hohen lokalen Wirksamkeit auch Komplikationen bewirken, unter denen obere gastrointestinale Blutungen im Vordergrund stehen und die Überlebensergebnisse verschlechtern können. Eine Reduktion der perkutanen Bestrahlung von 50 Gy auf 34 Gy kombiniert mit 5-FU scheint diese Komplikationsmöglichkeit deutlich zu verringern. Die intraoperative Tumorbettbestrahlung nach radikaler Resektion hat bisher nicht zu häufigeren Komplikationen als bei alleiniger Operation geführt. Die Kürze des Nachbeobachtungszeitraums erlaubt jedoch noch keine Angaben über Überlebenszeiten. Eine Reduktion der auch nach radikaler Operation häufigen lokoregionären Rezidive durch die IORT wird erwartet.

Unsere gegenwärtige Behandlungsstrategie in der Therapie des Pankreaskarzinoms sieht daher für die palliative Behandlung des inoperablen nichtmetastasierten Pankreaskarzinoms eine intraoperative Bestrahlung mit 20 Gy kombiniert mit einer fraktionierten perkutanen Bestrahlungsserie mit 34 Gy plus 5-FU vor. Werden intraoperativ Fernmetastasen gefunden, so erfolgt eine einmalige Bestrahlung mit 30 Gy intraoperativ ohne weitere postoperative Behandlung, wenn eine Schmerzreduktion durch dieses Verfahren erwartet werden kann. Kann eine radikale Resektion in kurativer Intention durchgeführt werden, so wird intraoperativ eine Bestrahlung des Tumorbettes sowie der erreichbaren Lymphknotenareale mit 20 Gy durchgeführt.

Literatur

1. Abe M, Takahashi M (1981) Intraoperative radiotherapy: the Japanese experience. Int J Radiat Oncol Biol Phys 7:863–868
2. Abe M (1984) Intraoperative radiotherapy – past, present and future. Int J Radiat Oncol Biol Phys 10:1987–1990
3. Gunderson LL, Martin JK, Kvols LK, Nagorney DM, Fieck JM, Wieland HS, Martinez A, O'Connell MJ, Earle JD, McIlrath DC (1987) Intraoperative and external beam irradiation +/− 5FU for locally advanced pancreatic cancer. Int J Radiat Oncol Biol Phys 13:319–329
4. Krimmel K, Willich N, Denecke H (1990) Entwicklung spezieller Elektronentubusse für die intraoperative Strahlentherapie am Klinikum Großhadern. Strahlenth Oncol 166/3:218–223
5. Levin RL, Conelly RR, De Vesa SS (1981) Demographic characteristics of cancer of the pancreas: mortality, incidence, and survival. Cancer 47:1456–1468
6. Nishimura A, Nakano M, Otsu H, Nakano K, Iida K, Sakata S, Iwabuchi K, Maruyama K, Kihara M, Kamura T, Todoroki T, Iwasaki Y (1984) Intraoperative radiotherapy for advanced carcinoma of the pancreas. Cancer 54:2375–2384
7. Thurnher S, Glaser K, Url M, Frommhold H, Bodner E (1987) Intraoperative Strahlentherapie maligner Pankreastumoren – erste Ergebnisse. Strahlenther Onkol 163:79–83
8. Willich N, Teichmann R, Krimmel K, Naujokat B, Denecke H, Wendt TH, Rohloff R (1988) Intraoperative Elektronenbestrahlung (IORT) maligner Pankreastumoren – erste Großhaderner Erfahrungen. Strahlenther Onkol 164/4:187–194

Die fraktionierte intraoperative Bestrahlungsbehandlung – Teil eines neuen Behandlungskonzepts zur Therapie von Pankreaskarzinomen

A. Krüll, K.-H. Hübener, A. Heß, T. Block, D. Heyer, R. Schwarz, H. W. Schreiber, K. de Heer, J. Schulte am Esch und G. Schöntag

Einleitung

Pankreaskarzinome treten bevorzugt im höheren Lebensalter auf. Die jährliche Inzidenz beläuft sich auf 11/100000 Einwohner. Karzinome der Bauchspeicheldrüse stellen inzwischen die fünfthäufigste malignombedingte Todesursache dar [3, 5]. 60% aller Karzinome treten im Bereich des Pankreaskopfes auf. Am zweithäufigsten finden sich Neoplasien in der Corpusregion [2]. Nur 14% der Karzinome sind bei Diagnosestellung auf das Organ begrenzt und somit operabel. 21% der Patienten haben bereits Lymphknotenmetastasen, und in 65% der Fälle liegt bei der Erkennung des Krankheitsbildes schon eine hämatogene Filialisierung vor [2].

Bisherige Behandlungsergebnisse

In den meisten Fällen lassen sich nach der Diagnosestellung nur noch palliative Operationen durchführen. Die durchschnittliche Überlebenszeit nach einem solchen Eingriff beträgt 5 bis 10 Monate [9]. Zur Verbesserung der häufig infausten Prognose der Patienten mit einem Pankreas-NPL wurde eine Vielzahl von radioonkologischen Behandlungskonzepten entworfen. Durch eine alleinige perkutane Bestrahlung der Tumorregion simultan mit einer 5-FU-Chemotherapie läßt sich bei Patienten mit nicht resezierbaren Karzinomen eine mediane Überlebenszeit von 12,6 Monaten erreichen [6]. Nach einer einmaligen intraoperativen Bestrahlungsbehandlung eines nicht operablen Tumors beläuft sich die mediane Überlebenszeit auf 5,5 Monate [1]. Durch die Kombination der perkutanen mit einer intraoperativen Radiotherapie läßt sich eine mediane Überlebenszeit zwischen 12 und 16,5 Monaten erzielen [1, 6, 8, 10]. In den meisten Untersuchungen konnte durch die Anwendung der IORT die lokale Tumorkontrollrate signifikant gesteigert werden [6].

Überlegungen zu einem neuen radioonkologischen Behandlungskonzept

Die bisher beim Vorliegen eines Pankreaskarzinoms erzielten Behandlungsergebnisse sind unbefriedigend. Da das Schicksal der Patienten in der Regel

Tabelle 1. Strategie bei inoperablen Tumoren

- Perkutane Bestrahlung der Tumorregion (40 bis 50 Gy)
- Perkutane Bestrahlung der Leber (24 bis 30 Gy)
- Simultane Chemotherapie mit 5-FU
- IORT bei sekundärer Operabilität (16 bis 24 Gy ein- oder zweizeitig)

---

durch das Auftreten von Lebermetastasen bestimmt wird, läßt sich eine Verbesserung der Prognose nicht allein durch die Kombination der perkutanen Bestrahlung der Tumorregion mit einer intraoperativen Strahlentherapie erreichen, vielmehr halten wir eine systemische Therapie mit 5-FU sowie auch die Mitbestrahlung der Leber für erforderlich. Aufgrund strahlenbiologischer Überlegungen, die u. a. durch die Untersuchungen von Jacobsson et al. [4] unterstützt werden, sollte die IORT nicht einzeitig, sondern fraktioniert erfolgen. Hierdurch erhoffen wir uns zum einen eine Verbesserung der lokalen Tumorkontrollrate sowie zum anderen eine Schonung der kritischen Nachbarorgane durch Unterschreitung der maximalen tolerablen Dosen für z. B. Dünndarm, Gefäße und Nieren. Diese liegen für die genannten Organe nach einer Übersicht von Sauerwein [7] bei einer einzeitigen Bestrahlung bei 20 Gy oder darunter.

Radioonkologische Strategie bei primär inoperablen Pankreaskarzinomen

Bei primär inoperablen Tumoren erfolgt, wenn es der Allgemeinzustand des Patienten zuläßt, als erster strahlentherapeutischer Schritt die perkutane Bestrahlung der Tumorregion bis zu einer tumorumgreifenden Gesamtdosis von 40 bis 50 Gy sowie auch der Leber bis zu einer Gesamtdosis von 24 bis 30 Gy. Simultan erhält der Patient eine 5-FU-Monotherapie. Kommt es unter diesen Maßnahmen zu einer Tumorremission, so sollte bei gegebenenfalls sekundärer Operabilität des Tumors zusätzlich eine ein- oder zweizeitige IORT mit einer Dosis von 16 bis 24 Gy erfolgen (Tabelle 1).

Radioonkologische Strategie bei primär operablen Pankreaskarzinomen

Unser Behandlungskonzept bei resezierbaren Pankreaskarzinomen sieht vor, zunächst intraoperativ das Tumorbett, wenn immer möglich, fraktioniert zu bestrahlen. So streben wir bei fehlender Filialisierung eine 4-malige Irradiatio der Tumorregion mit einer Einzeldosis von 6 bis 8 Gy an. Der Mindestabstand zwischen den einzelnen Fraktionen darf hierbei 6 Stunden nicht unterschreiten. Postoperativ erfolgt dann die perkutane Bestrahlung der Pankreasregion mit einer Dosis von 40 bis 50 Gy sowie simultan auch der Leber bis zu einer Dosis von 24 bis 30 Gy. Die perkutane Irradiatio wird wiederum mit einer 5-FU-Monotherapie kombiniert (Tabelle 2).

446 A. Krüll et al.

Tabelle 2. Strategie bei operablen Tumoren

- Fraktionierte IORT des Tumorbettes (4 × 6 bis 8 Gy)

  postoperativ:
- Perkutane Bestrahlung der Tumorregion (40 bis 50 Gy)
- Perkutane Bestrahlung der Leber (24 bis 30 Gy)
- Simultane Chemotherapie mit 5-FU

Seit Januar 1989 wurden in unserer Klinik in enger Kooperation mit den Abteilungen für Allgemeinchirurgie und Anästhesiologie die apparativen und organisatorischen Voraussetzungen für die Durchführung einer fraktionierten IORT geschaffen. Erste Anwendungen haben gezeigt, daß eine fraktionierte intraoperative Bestrahlungsbehandlung praktikabel ist.

Organisatorischer Ablauf

Zunächst wird der chirurgische Eingriff in einem Operationssaal durchgeführt. Nach provisorischem Verschluß der Bauchdecken wird der Patient in Narkose zu dem vorbereiteten Bestrahlungsraum transportiert. Hier erfolgt die Implantation des Elektronentubus in die offene Bauchhöhle. Nach der intraoperativen Bestrahlung werden die Wundränder wiederum provisorisch adaptiert und der Patient bis zur nächsten Bestrahlung zur Intensivstation transportiert.

Der Elektronenapplikator

Für die intraoperative Bestrahlungsbehandlung wurde in Zusammenarbeit mit einem optischen Ingenieursbüro ein spezieller Elektronenapplikator nach unseren Vorstellungen entwickelt, der universell für die Elektronenenergien von 6 bis 20 MeV verwendbar ist. Als Besonderheit wurde in die Elektronenstreukammer ein dünner Spiegel schräg zur Elektronenstrahlrichtung und zwei kleine Leuchtstofflampen als Lichtquellen angebracht. Eine seitlich montierte Kamera mit Videoausgang ermöglicht eine kontinuierliche Betrachtung des Bestrahlungsgebietes in Strahlrichtung. Der eigentliche Bestrahlungstubus wird in die eröffnete Bauchhöhle implantiert und berührungslos an den Primärkollimator adaptiert (Abb. 1, 2). Der entwickelte Applikator zeichnet sich dadurch aus, daß er an allen Elektronenbeschleunigern verwendbar ist. Ferner ist auch während der Bestrahlung eine kontinuierliche Kameraüberwachung möglich, so daß eine Dislokation des Elektronentubus jederzeit erkannt werden kann. Der in der Elektronenstreukammer festinstallierte Spiegel bewirkt zwar einen Energieverlust der Elektronen um 0,6 MeV, er reduziert jedoch gleichzeitig die üblicherweise im Randbereich des Tubus auftretenden Dosiserhöhungen.

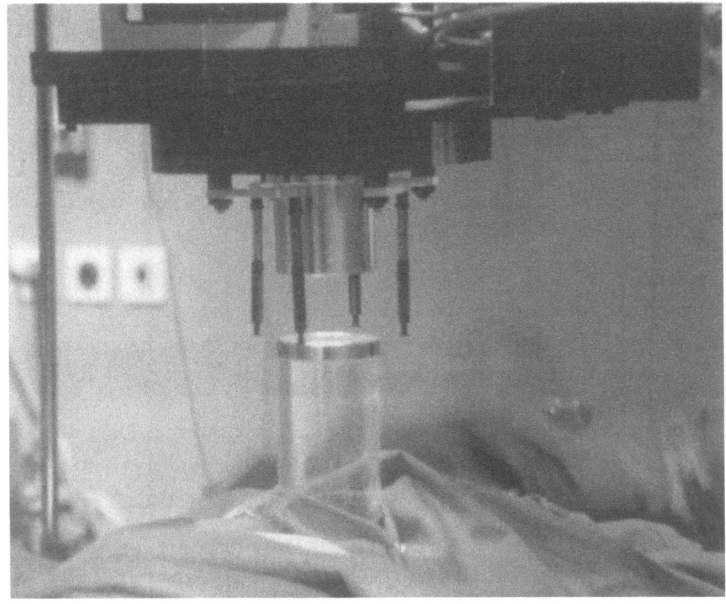

Abb. 1. Elektronenapplikator und Bestrahlungstubus in situ

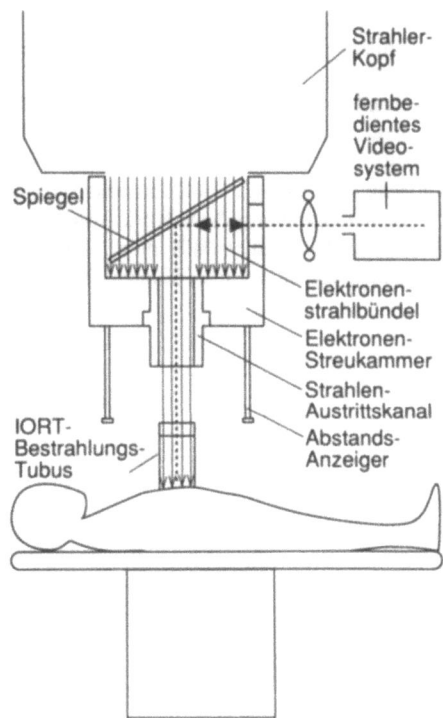

Abb. 2. Schemazeichnung des
Elektronenapplikators

Durch die berührungslose Adaptation des Bestrahlungstubus an den Elektronenapplikator wird verhindert, daß ein unnötiger Druck auf das Bestrahlungsgebiet ausgeübt wird. Somit wird außerdem den Atemexkursionen des Patienten Rechnung getragen. Außerdem wird gewährleistet, daß der sterile Patientenbereich vom semisterilen Bereich des Bestrahlungsgerätes getrennt wird. Schließlich erfolgt durch das air-gap-docking eine elektrische und elektromagnetische Entkoppelung des Patienten vom Beschleuniger.

Literatur

1. Abe M (1985) Intraoperative radiotherapy for carcinoma of the stomach and the pancreas. In: Proceedings XVI. International Congress of Radiology, Honolulu, Hawaii, pp 207–210
2. Cubilla AL, Fitzgerald PJ (1978) Pancreatic cancer. I. Duct adeno carcinoma. A clinical pathologic study of 380 patients. Pathol Annu 13/1:241–289
3. Gordis L, Gold EB (1984) Epidemiology of pancreatic cancer. World J Surg 8:808–821
4. Jacobsson M, Jonsson A et al. (1985) Dose-response for bone regeneration after single doses of cobalt-60 irradiation. Int J Radiat Oncol Biol Phys 11:1963–1969
5. Levin DL, Connelly RR et al. (1981) Demographic characteristics of cancer of pancreas. Cancer 47:1456–1468
6. Roldan GE, Gunderson LL et al. (1988) External beam versus intraoperative and external beam irradiation for locally advanced pancreatic cancer. Cancer 61:1110–1116
7. Sauerwein W, Eigler F-W et al. (1989) Intraoperative Strahlentherapie. Med Klin 84/1:32–39
8. Shipley WU, Wood WC, Tepper JE et al. (1984) Intraoperative electron beam irradiation for patients with unresectable pancreatic carcinoma. Ann Surg 200:289–296
9. Scherer E (Hrsg) (1987) Strahlentherapie: radiolog. Onkologie, 3. Aufl. Springer, Berlin Heidelberg New York London Paris Tokyo
10. Wood W, Shipley WU et al. (1982) Intraoperative irradiation for unresectable pancreatic carcinoma. Cancer 49:1272–1275

Der Wechsel onkologischer Therapieansätze am Beispiel des Pankreaskarzinoms – Stagnation oder Fortschritt

J. Meyer, U. Sulkowski, P. Preusser und H. Bünte

Einleitung

Die Karzinome des Pankreas haben während der letzten 20 Jahre an Häufigkeit deutlich zugenommen und sind somit zu einer besonderen Herausforderung für die Medizin und insbesondere für die Chirurgie geworden [2, 4]. Dennoch ist festzuhalten, daß die Ergebnisse der alleinigen chirurgischen Behandlung des Pankreaskarzinoms unverändert ernüchternd sind [6, 8].

Eine Literaturzusammenstellung mit Auswertung von 61 Veröffentlichungen der Jahre 1960 bis 1972 ergab, daß von 15000 Patienten mit einem Pankreaskarzinom nur 65 die 5-Jahres-Grenze überlebt haben [6]. Die Rate kurativer Resektionen beim Pankreaskarzinom liegt weitgehend konstant während der letzten Jahrzehnte bei 15% [8, 9].

Verschiedene Ansätze, die Frühdiagnostik des Pankreaskarzinoms zu verbessern, haben bisher keinen wesentlichen Erfolg gezeitigt [1]. So versterben in den Vereinigten Staaten jährlich mehr als 20000 Menschen an einem Pankreaskarzinom, in der Bundesrepublik Deutschland sind es ungefähr 7000 [4].

Material und Methoden

In der Zeit vom 1.1.1974 bis zum 31.12.1988 wurden an der Chirurgischen Universitätsklinik Münster insgesamt 512 Patienten mit einem Pankreaskarzinom stationär behandelt. Sie wurden anhand der Basisdokumentation für die Universitätskliniken Münster ausfindig gemacht. Die Auswertung der erhobenen Patientenmerkmale erfolgte mit dem Statistik-Programm-System für die Sozialwissenschaften (SPSS in der Version 9.0). Die Überlebenswahrscheinlichkeiten wurden nach der Sterbetafelmethode des SPSS-Programmes ermittelt.

Ergebnisse

Das Durchschnittalter während des Untersuchungszeitraumes aller Patienten mit Pankreaskarzinom betrug 58,7 Jahre. Das Geschlechtsverhältnis lag bei 1,6:1 zugunsten der Männer. In 461 Fällen lag der Tumor im Bereich des

Pankreaskopfes, 52mal im Korpus- und 27mal im Schwanzbereich. In 21 Fällen lag ein diffuses Tumorwachstum vor bzw. der Primärtumor war nicht genau lokalisierbar.

Bei unseren Patienten mit Pankreaskarzinom war nur in 14,6% aller Fälle eine kurative Operation möglich. Von den Palliativeingriffen wurde am häufigsten eine biliodigestive Anastomose vorgenommen.

An unserem Patientengut ließen sich drei verschiedene Therapieansätze ausmachen, die jeweils während einer bestimmten Periode fast ausschließlich angewendet wurden. Von 1974 bis 1982 war die palliative Behandlung praktisch ausschließlich chirurgisch vorgenommen. Während der Phase der endoskopischen Palliation behandelten wir von 1983 bis 1985 132 Patienten. Einem mehrmodalen Konzept mit Chirurgie, Endoskopie und Chemotherapie unterzogen sich 1986 und 1987 insgesamt 99 Patienten.

Die Phase der chirurgischen Palliation mit der biliodigestiven Anastomose als häufigster Operation (n = 98) ist durch eine hohe perioperative Letalität (8,5%) gekennzeichnet. Die mediane Überlebenszeit unter Einschluß der Operationsletalität lag bei 4,5 Monaten. In der Phase der endoskopischen Palliation sank die „peritherapeutische" Letalität auf 4,5%, der Überlebensmedian erhöhte sich auf 6,2 Monate.

Mit Einführung des mehrmodalen Therapiekonzeptes (Chirurgie, Endoskopie, Chemotherapie) wurden 35 Patienten einer Polychemotherapie nach dem EAP oder ELF-Schema unterzogen. Hierbei konnten fünf Teilremissionen beobachtet werden. Eine weitere Verbesserung der Langzeitprognose fand sich jedoch nicht. Es lag die peritherapeutische Letalität bei 3,0%, die mediane Überlebenszeit betrug 6,0 Monate.

Bei den durchgeführten Whippleschen Operationen lag die Letalität bei 10%. Der fatale Ausgang war häufig auf eine Insuffizienz an der Pankreatojejunostomie zurückzuführen. An zweiter Stelle standen systemische Komplikationen wie pulmonale und kardiale Insuffizienzen.

In unserem Krankengut ergab sich eine 5-Jahres-Überlebensrate für Patienten mit einem Pankreaskarzinom von insgesamt 1,2%. Für die Gruppe der Resezierten lag die 5-Jahres-Überlebensrate bei 8,1%.

Diskussion

Unverändert stellt sich das Pankreaskarzinom als der Gastrointestinaltumor mit der schlechtesten Prognose dar. Dies ist sicherlich auch darauf zurückzuführen, daß aufgrund der Lokalisation beim Pankreaskarzinom erst sehr spät und zusätzlich meist unspezifisch Symptome auftreten. Dies wird auch dadurch unterstrichen, daß die am spätesten sich manifestierenden Pankreasschwanzkarzinome auch die schlechteste Prognose haben [7, 8].

Effektive Verfahren zur Frühdiagnostik des Pankreaskarzinoms existieren nicht, als Verfahren mit der höchsten Sensitivität und Spezifität ist die ERCP zu nennen [7]. Durch sie ist meist eine Differenzierung zwischen der chronischen Pankreatitis und dem Pankreaskarzinom möglich [1, 7].

Eine Ausweitung des Resektionsausmaßes, wie sie 1973 von Fortner vorgeschlagen und auch klinisch durchgeführt wurde (Regional-totale Pankreatektomie), hat nach heute vorliegenden Langzeitergebnissen keine Prognoseverbesserung für das Pankreaskarzinom erbracht [3].

Leider stehen bis heute auch keine effektiven systemischen Therapiemaßnahmen als Immun- oder Chemotherapie zur Verfügung. Da eine weitere Ausweitung der Chirurgie noch über die Fortnersche Operation hinaus nur schwer möglich und auch von zweifelhaftem Wert erscheint, sind Verbesserungen der Langzeitprognose insbesondere von neuen Entwicklungen auf diesem Gebiet zu erwarten [5].

Eine entscheidende Verbesserung der Palliation beim Pankreaskarzinom ist durch die Weiterentwicklung und Differenzierung der endoskopischen Therapiemöglichkeiten eingetreten. Zwar scheinen systemische Therapieverfahren der einzige Weg für eine Prognoseverbesserung zu sein, jedoch sollten jene nach unserer Einschätzung vorläufig nur im Rahmen prospektiv-kontrollierter Studien bis zum Beweis ihrer Wirksamkeit angewendet werden.

Literatur

1. Bernardino ME, Barnes PA (1982) Imaging the pancreatic neoplasm. Cancer 50:2681–2688
2. Cubilla AL, Fitzgerald PJ, Fortner JG (1978) Pancreas cancer – duct cell carcinoma: survival in relation to site, size, stage, and type of therapy. J Surg Oncol 10:465–482
3. Fortner JG (1973) Regional resection of cancer of the pancreas. A new surgical approach. Surgery 73:307–310
4. Gordis L, Gold EB (1984) Epidemiology of pancreatic cancer. World J Surg 8:808–821
5. Harvey JH, Schein PS (1984) Chemotherapy of pancreatic carcinoma. World J Surg 8:935–939
6. Livstone EM, Spiro HM (1984) The pancreatic cancer problem. World J Surg 8:803–807
7. Meyer J, Sulkowski U, Kautz G, Sziuk J, Bünte H (1987) Die Wertigkeit diagnostischer Verfahren beim Pankreaskarzinom. Zentbl Chir 112:12–19
8. Meyer J, Sulkowski U, Preusser P, Bünte H (1987) Therapieergebnisse beim Papillen- und Pankreaskarzinom. Tumor Diagn Ther 8:54–58
9. Nakase A, Matsumoto Y, Uchida K, Honjo I (1977) Surgical treatment of cancer of the pancreas and the periampullary region: cumulative results in 57 institutions in Japan. Ann Surg 185:52–57

Perspektiven für die Therapie
gastrointestinaler Tumoren

Pathogenese und Prognose kolorektaler Karzinome – molekularbiologische, zytogenetische und zellkinetische Aspekte

W. Hiddemann, B. Wörmann, B. Dworniczak, D. B. von Bassewitz und V. Krieg

Einleitung

Die Häufigkeit kolorektaler Karzinome hat in den meisten industriell hochentwickelten Ländern der Erde in den vergangenen Jahrzehnten kontinuierlich zugenommen. Heutzutage sind Tumoren des Dick- und Enddarms nach dem Bronchialkarzinom bei Männern und dem Mammakarzinom bei Frauen bereits die zweithäufigste zum Tode führende maligne Erkrankung [1, 2]. Zahlreiche epidemiologische Studien belegen, daß Umweltfaktoren und insbesondere Ernährungsgewohnheiten maßgeblich zur Entstehung kolorektaler Karzinome beitragen [3–9]. Daraus abgeleitete Ernährungsempfehlungen der entsprechenden Gesundheitsbehörden zielen daher auf eine primäre Prävention ab [10, 11]. Ergänzende Aktionen zur Früherkennung maligner Darmtumoren haben dazu geführt, daß ein höherer Prozentsatz kolorektaler Karzinome in frühen Ausbreitungsstadien erfaßt wird, in denen eine kurative Resektion möglich ist. Bei fortgeschrittenen metastasierten Karzinomen konnten die therapeutischen Aussichten jedoch trotz radikalerer Operationsverfahren und des Einsatzes zahlreicher Zytostatika in Einzel- oder Kombinationsprotokollen nicht wesentlich verbessert werden. Aus diesem Grunde und auf der Basis neuer methodischer Entwicklungen der Grundlagenforschung wurden die Bemühungen verstärkt, mit Hilfe molekularbiologischer, zytogenetischer und zellkinetischer Analysen neue Erkenntnisse zur Pathogenese kolorektaler Karzinome zu gewinnen, die über ein besseres Verständnis der Tumorbiologie mögliche Aussagen zur Prognose erlauben und neue therapeutische Perspektiven eröffnen.

Molekularbiologsiche Aspekte

In den letzten Jahren konnten mit Hilfe molekularbiologischer Techniken wesentliche neue Erkenntnisse zur Pathogenese kolorektaler Karzinome gewonnen werden, die auch zu einem besseren Verständnis der Adenom-Karzinom Sequenz beitrugen. So ließ sich eine Aktivierung mehrerer Protoonkogene wie myc, ras, erb u. a. in manifesten Karzinomen, zum Teil aber auch in Adenomen nachweisen, die auf eine genetische Amplifikation oder Mutation zurückzuführen sind [15, 16].

Besondere Bedeutung haben dabei Punktmutationen der ras Gen Familie, in erster Linie Ki-ras gewonnen, die in bis zu 50% aller Tumoren identifiziert wurden [17–20]. In geringerer Frequenz sind ras Punktmutationen auch in Adenomen nachweisbar, wobei deren Häufigkeit mit der Adenomgröße korreliert. So fanden Vogelstein et al. bei Adenomen von < 1 cm Durchmesser nur in 9% der Fälle Mutationen des ras Gens, während diese in größeren Adenomen in 58% und damit in gleicher Frequenz wie bei manifesten Karzinomen beobachtet wurden [19]. Tierexperimentelle Befunde an anderen Tumoren [21, 22] und der Nachweis einer erhöhten Konzentration des ras Onkogen-Produkts p21 in größeren Adenomen und Karzinomen unterstützen die These, daß ras Punktmutationen eine wesentliche Bedeutung in frühen Stadien der malignen Transformation und Tumorprogression zukommen [19, 20, 23, 24].

Neben Alterationen des ras Gens wird eine Überexpression des myc Protoonkogens in bis zu 70% aller Karzinome gefunden [16, 25, 26]. Die genetische Basis dieses Phänomens ist bislang nicht geklärt, ebenso nicht dessen pathogenetische Relevanz. Möglicherweise ist die verstärkte Expression von myc lediglich ein Epiphänomen im Rahmen der Tumorprogression und Ausdruck einer gesteigerten Proliferationsaktivität.

Zytogenetische Aspekte

Neben einer erhöhten Aktivität von Protoonkogenen konnte eine davon offensichtlich unabhängige Assoziation spezifischer zytogenetischer Aberrationen mit Adenomgröße und histologisch definiertem Dysplasiegrad gefunden werden. Diese bestehen in einer allelen Deletion von Teilen der Chromosomen 5q, 18q und 17p [19, 27, 28]. Derartige Chromosomenanomalien sind in frühen Adenomstadien in 0–13% der Fälle, in manifesten Karzinomen dagegen in 36–75% zu finden [19]. Die fehlende Beziehung dieser Veränderungen zu ras Punktmutationen läßt vermuten, daß derartigen zytogenetischen Anomalien eine ähnliche und unabhängige Bedeutung in frühen Stadien der malignen Transformation zukommt. Die weitere Tumorprogression wird dagegen vom Zusammenwirken mehrerer Faktoren induziert und ist von heterogenen Einflüssen abhängig.

Die aus diesen Daten resultierenden Erkenntnisse zur Pathogenese kolorektaler Karzinome und zur Adenom-Karzinom-Sequenz sind in Abb. 1 zusammengefaßt. Obwohl diese Erkenntnisse wesentlich zu einem besseren Verständnis der Entstehung von Kolon-Karzinomen beigetragen haben, war in bisherigen Untersuchungen keine Beziehung zum klinischen Verlauf, zum Tumorstadium und zur Gesamtprognose erkennbar [19, 20, 29, 30, 31].

Zellkinetische Aspekte

Im Gegensatz zu molekularbiologischen und zytogenetischen Befunden berichteten mehrere Gruppen in den letzten Jahren über Untersuchungen des zellu-

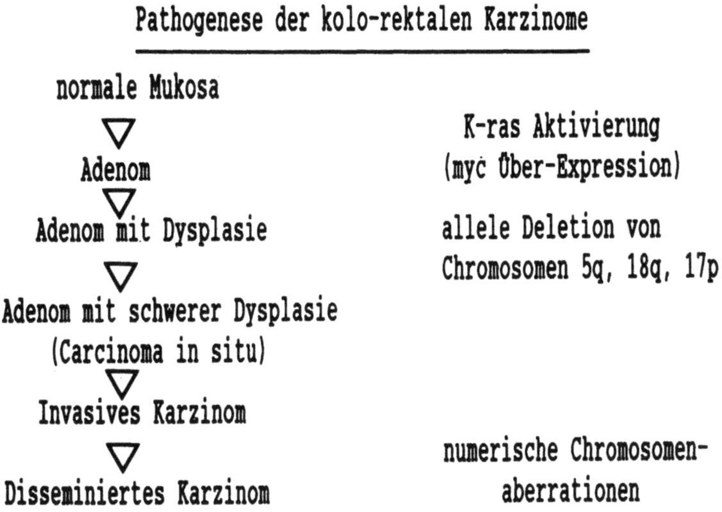

Pathogenese der kolo-rektalen Karzinome

normale Mukosa

▽   K-ras Aktivierung

Adenom   (myċ Über-Expression)

▽

Adenom mit Dysplasie   allele Deletion von

▽   Chromosomen 5q, 18q, 17p

Adenom mit schwerer Dysplasie

(Carcinoma in situ)

▽

Invasives Karzinom

▽   numerische Chromosomen-

Disseminiertes Karzinom   aberrationen

Abb. 1. Schematische Übersicht über die im Rahmen der Adenom-Karzinom-Sequenz ablaufenden molekularbiologischen und zytogenetischen Veränderungen

lären DNS-Gehaltes mittels Durchflußzytophotometrie, die über den Nachweis von DNS-Aneuploidien oder/und den Anteil von Zellen in S-Phase eine Identifizierung prognostisch unterschiedlicher Subgruppen ermöglichen. DNS-Aneuploidien können als Äquivalent numerischer Chromosomenaberration gelten und sind in 61–82% aller Kolon-Karzinome vorhanden [32, 33, 34]. In mehreren Studien erwies sich DNS-Aneuploidie als signifikantes und von anderen Faktoren wie Differenzierungsgrad und Invasionstiefe unabhängiges Prognostikum, indem Patienten mit DNS-Aneuploidie eine signifikant kürzere Überlebenszeit als Fälle mit diploiden Tumoren hatten [35–39]. Andere Arbeitsgruppen konnten diese Befunde jedoch nicht bestätigen und berichteten übereinstimmende Überlebenswahrscheinlichkeiten für Patienten mit und ohne aneuploide Tumorstammlinien [40, 41]. Auch im eigenen Untersuchungsgut ließ sich an 110 Patienten kein signifikanter Unterschied in der Überlebenszeit aufzeigen [42].

    Eine wesentliche Ursache für diese Diskrepanzen ist darin zu sehen, daß die auch im Hinblick auf DNS-Aneuploidien bestehende ausgeprägte Heterogenität kolorektaler Karzinome bislang nicht ausreichend berücksichtigt wurde. Innerhalb desselben Tumors lassen sich bei sorgfältiger Analyse mehrerer unterschiedlicher Areale in mehr als 40% der Fälle multiple voneinander unabhängige aneuploide DNS-Stammlinien nachweisen [33]. Nach ersten Ergebnissen unterscheiden sich diese in ihrem Potential zur Metastasierung. So fanden sich in Leber- und Lymphknotenmetastasen von 8 Fällen mit 3–7 unterschiedlichen DNS-Stammlinien im Primärtumor jeweils nur eine aneuploide Linie wieder. Welche Bedeutung dieser Beobachtung im Hinblick auf die Gesamtprognose zukommt, ist derzeit nicht zu beantworten.

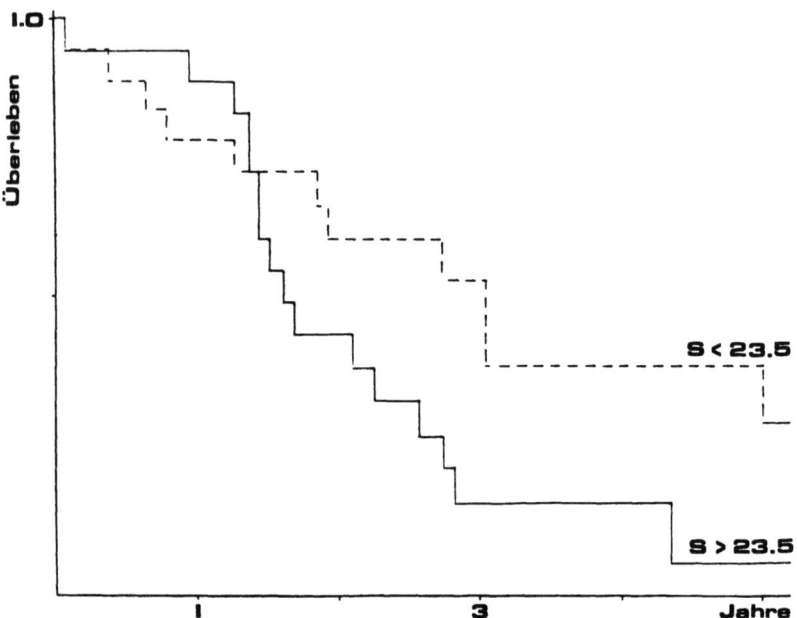

Abb. 2. Überlebenskurven für Patienten mit metastasierten kolorektalen Karzinomen in Abhängigkeit vom Anteil der Zellen in S-Phase

Am eigenen Untersuchungsgut erwies sich dagegen der Anteil von Zellen in S-Phase, der als Durchschnittswert aus allen analysierten Arealen eines Tumors errechnet wurde, als eindeutiges Prognostikum [42]. Patienten mit einem Anteil von Zellen in S-Phase oberhalb des Medians von 23,5% hatten eine signifikant niedrigere Überlebenswahrscheinlichkeit als Fälle mit einem geringen Anteil von Zellen in Proliferation (Abb. 2). Übereinstimmende Ergebnisse liegen auch von anderen Untersuchern vor [41].

Diese kurze Übersicht über molekularbiologische, zytogenetische und zellkinetische Aspekte bei kolorektalen Tumoren unterstreicht, daß mit Hilfe moderner Untersuchungstechniken wesentliche neue Erkenntnisse zur Pathogenese gewonnen werden konnten. Während Onkogenveränderungen und zytogenetische Anomalien bislang keine Rückschlüsse auf den klinischen Verlauf erlauben, und die klinische Relevanz von DNS-Aneuploidien derzeit offen bleiben muß, stellt der Anteil von Zellen in S-Phase einen prognostisch relevanten Parameter dar, der auch in zukünftigen klinischen Behandlungsstrategien Berücksichtigung finden sollte.

Literatur

1. Kern K (1983) Erfassung und Darstellung menschlicher Karzinome durch das Statistische Bundesamt. In: Frühmorgen P (Hrsg) Prävention und Früherkennung des kolorektalen Karzinoms. Springer, Berlin Heidelberg New York Tokyo, pp 19–26

2. Li FP (1986) Patients at high risk of cancer of the large bowel. In: Stelle G, Osteen RT (eds) Colorectal cancer. Marcel Dekker Inc, New York Basel, pp 27–40

3. Doll R, Muir C, Waterhouse J (1970) Cancer indicence in five continents. Springer, Berlin Heidelberg Tokyo (UICC, vol. 2)

4. Wynder EL (1975) The epidemiology of large bowel cancer. Cancer Res 35:3388–3394

5. Grundmann E (1985) What's new in colon carcinogenesis? Path Res Pract 179:429–432

6. Correa P (1981) Epidemiological correlations between diet and cancer frequency. Cancer Res 41:3685–3690

7. Bruce WR (1987) Recent hypotheses for the origin of colon cancer. Cancer Res 47:4237–4242

8. Reddy BS, Sharma C, Simi B, Engle A, Laakso K, Puska P, Korpela R (1987) Metabolic epidemiology of colon cancer: effect of dietary fiber on fecal mutagens and bile acids in healthy subjects. Cancer Res 47:644–648

9. Willett W (1989) The search for the causes of breast and colon cancer. Nature 338:389–394

10. Bruce WR, McKeown-Eyssen G, Ciampi A, Dion PW, Boyd N (1981) Strategies for dietary intervention studies in colon cancer. Cancer 47:1121–1125

11. McKeown-Eyssen GE, Bright-See E (1986) Dietary prevention of recurrence of adenomatous polyps in the colon and rectum. In: Proceedings of the UICC. Cancer Congress, Budapest

12. Hardcastle JD, Farrands PA, Balfour TW, Chamberlain J, Amar SS, Sheldon MG (1983) Controlled trial of faecal occult blood testing in the detection of colorectal cancer. Lancet II:1–4

13. Clarke DN, Jones PF, Needham CD (1980) Outcome in colorectal carcinoma: seven-year study of a population. Br Med J 1:431–435

14. Enblad P, Adami H-O, Bergström R, Glimelius B, Krusemo U, Pahlman L (1988) Improved survival of patients with cancers of the colon and rectum. J Nat Cancer Inst 80:586–591

15. Forgas I (1988) Oncogenes and gastrointestinal cancer. Gut 29:417–421

16. Shaw P, Costa J (1989) Molecular biology of colon cancer. Anticancer Res 9:24–28

17. Forrester K, Almoguera C, Han K, Grizzle WE, Perucho M (1987) Detection of high incidence of K-ras oncogenes during human colon tumorigenesis. Nature 327:298–303

18. Bos JL, Fearon ER, Hamilton SR, Verlaan-de Vries M, van Boom JH, van der Eb AJ, Vogelstein B (1987) Prevalence of ras gene mutations in human colorectal cancers. Nature 327:293–297

19. Vogelstein B, Fearon ER, Hamilton SR, Kern SE, Preisinger AC, Leppert M, Nakamura Y, White R, Smits AMM, Bos JL (1988) Genetic alterations during colorectal tumor development. N Engl J Med 319:525–532

20. Bos JL (1989) Ras oncogenes in human cancer: a review. Cancer Res 49:4682–4689

21. Land H, Parada LF, Weinberg RA (1983) Cellular oncogenes and multistep carcinogenesis. Science 222:771–778

22. Barbacid M (1987) Ras genes. Annu Rev Biochem 56:779–827

23. Gallick GE, Kurzrock R, Kloetzer WS, Arlinghaus RB, Gutterman JU (1985) Expression of p21[ras] in fresh primary and metastatic human colorectal tumours. Proc Natl Acad Sci USA 82:1795–1799

24. Williams ARW, Piris J, Spandidos DA, Wyllie AH (1985) Immunohistochemical detection of the ras oncogene p21 product in an experimental tumor and in human colorectal neoplasms. Br J Cancer 52:687–689

25. Erisman MD, Rothberg PG, Diehl RE, Morse CC, Spandorfer JM, Astrin SM (1985) Deregulation of c-myc gene expression in human colon carcinoma is not accompanied by amplification or rearrangement of the gene. Mol Cell Biol 5:1969–1976

26. Imaseki H, Hayashi H, Taira M, Ito Y, Tabata Y, Onoda S, Isono K, Tatibana M (1989) Expression of c-myc oncogene in colorectal polyps as a biological marker for monitoring malignant potential. Cancer 64:704–709

27. Salomon E, Voss R, Hall V, Bodmer WF, Jass JR, Jeffreys AJ, Lucibello FC, Patel I, Rider SH (1987) Chromosome 5 allele loss in human colorectal carcinomas. Nature 328:616–619

28. Fearon ER, Hamilton SR, Vogelstein B (1987) Clonal analysis of human colorectal tumors. Science 238:193–197

29. Monnat M, Tardy S, Saraga P, Diggelman H, Costa J (1987) Prognostic implications of expression of the cellular genes myc, fos, ha-ras, and ki-ras in colon carcinoma. Int J Cancer 40:293–298

30. Rothberg P (1987) The role of the oncogene c-myc in sporadic large bowel cancer and familial polyposis coli. Sem Surg Oncol 3:152–157

31. Erisman MD, Litwin S, Keidan RD, Comis RL, Astrin SM (1988) Noncorrelation of the expression of the c-myc oncogene in colorectal carcinoma with recurrence of disease or patient survival. Cancer Res 48:1350–1355

32. Barlogie B, Raber MN, Schumann J, Johnson TS, Drewinko B, Swartzendruber DE, Göhde W, Andreeff M, Freireich EJ (1983) Flow cytometry in clinical cancer research. Cancer Res 43:3982–3997

33. Hiddemann W, von Bassewitz DB, Kleinemeier H-J, Schulte-Brochterbeck E, Hauss J, Lingemann B, Büchner Th, Grundmann E (1986) DNA stemline heterogeneity in colorectal cancer. Cancer 58:258–263

34. Merkel DE, Dressler LG, McGuire WL (1987) Flow cytometry, cellular DNA content, and prognosis in human malignancy. J Clin Oncol 5:1690–1703

35. Wolley RC, Schreiber K, Koss LG, Karas M, Sherman A (1982) DNA distribution in human colon carcinomas and its relationship to clinical behavior. J Natl Cancer Inst 69:15–22

36. Armitage NC, Robins RA, Evans DF, Turner DR, Baldwin RW, Hardcastle JD (1985) The influence of tumour cell DNA abnormalities on survival in colorectal cancer. Br J Surg 72:828–830

37. Kokal W, Sheibani K, Terz J, Harada JR (1986) Tumor DNA content in the prognosis of colorectal carcinoma. JAMA 255:3123–3127

38. Schutte B, Reynders MMJ, Wiggers T, Arends JW, Volovics L, Bosman FT, Blijham GH (1987) Retrospective analysis of the prognostic significance of DNA content and proliferative activity in large bowel carcinoma. Cancer Res 47:5494–5496

39. Emdin SO, Stenling R, Roos G (1987) Prognostic value of DNA content in colorectal carcinoma: a flow cytometric study with some methodologic aspects. Cancer 60:1282–1287

40. Melamed MR, Enker WE, Banner P, Janov AJ, Kessler G, Darzynkiewicz Z (1986) Flow cytometry of colorectal carcinoma with three-year follow-up. Dis Colon Rectum 29:184–186

41. Bauer KD, Lincoln ST, Vera-Roman JM, Wallemark CB, Chmiel JS, Madurski ML, Murad T, Scarpelli DG (1987) Prognostic implications of proliferative activity and DNA aneuploidy in colonic adenocarcinomas. Lab Inst 57:329–335

42. Hiddemann W (1989) Onkogene, Zytogenetik und Zellkinetik – potentielle biologische Prognosefaktoren bei kolorektalen Karzinomen. Onkologie 12 (Suppl. 1):30

Die Bedeutung der Immunszintigraphie für die Diagnostik und Therapie gastrointestinaler Tumoren*

W. G. Dippold, A. Hach, B. Wittig, K. Hahn
und K. -H. Meyer zum Büschenfelde

Die Immunszintigraphie gastrointestinaler Tumoren besitzt bis heute ausschließlich Bedeutung für das kolorektale Karzinom, da für die übrigen
Tumorgruppen keine entsprechenden Antikörper allgemein verfügbar sind, die
eine gute Darstellbarkeit ermöglichen. Deshalb soll sich dieser Beitrag auf
kolorektale Karzinome beschränken. Die Prognose von Patienten mit kolorektalen Karzinomen hat sich in den letzten Jahrzehnten trotz großer Bemühungen
auf dem Gebiet der Diagnostik und Therapie kaum gebessert [19]. Das
kolorektale Karzinom steht in Deutschland für beide Geschlechter an der
zweiten Stelle in der Mortalitätsstatistik der bösartigen Neubildungen [28]. Die
histologische Einteilung kolorektaler Karzinome geht weltweit nach der TNM-
Klasssifikation bzw. dem Dukes-Schema. Die 5-Jahres-Überlebensrate hängt
von dem Stadium der Erkrankung bei Diagnosestellung ab. So beträgt sie im
Stadium Dukes A (Tumorinfiltration der Submukosa) 85%, bei Dukes D
(Fernmetastasen) nur 5% [12]. Eine wesentliche Verbesserung der Prognose
scheint hierbei nur durch eine frühzeitige Diagnose und Rezidivprophylaxe mit
Erkennung von Mikrometastasen möglich. Das carzinoembryonale Antigen
(CEA), bereits 1965 durch Gold und Freedman als tumor-assoziiertes Antigen
des Gastrointestinaltrakts beschrieben [7], wird postoperativ zur Rezidiverken-
nung im Serum bestimmt. Der CEA-Spiegel ist dabei in etwa 75% entweder
gleichzeitig oder in einzelnen Fällen bereits vor dem Auftreten eines nachweisbaren Tumorrezidivs erhöht [20]. In diesem Zusammenhang weisen mehrere
neue Studien daraufhin, daß die frühzeitige Reoperation bei kontinuierlichem
CEA-Anstieg im Serum zu einer verlängerten Überlebenszeit der Patienten
führt [1, 17, 27]. Es stellt sich deshalb die Frage, inwieweit die Immunszintigraphie die Diagnostik und Therapiemöglichkeiten gastrointestinaler Tumoren
weiter verbessern kann.

Antikörper gegen CEA wurden als erste radioaktiv markiert zur Erkennung
von gastrointestinalen Tumoren eingesetzt. Goldenberg konnte bereits 1973 mit
[131]J-markierten CEA-reaktiven Ziegenseren Tumoren in experimentellen Studien bei Hamstern nachweisen [23]. Erste klinische Studien führte er 1978 mit

---

* Gefördert durch das Naturwissenschaftliche Medizinische Forschungszentrum
(NMFZ) Mainz.

polyklonalen Antikörpern gegen CEA durch und fand eine hohe Sensitivität bei kolorektalen Karzinomen [8]. Die Folgestudie von Mach [15] zeigte deutlich ungünstigere Ergebnisse. Die Verfügbarkeit monoklonaler Antikörper durch die 1975 von Köhler und Milstein beschriebene Hybridomtechnik [13], bedeutete einen wesentlichen Fortschritt der Immunszintigraphie zu einem klinisch diagnostischen Verfahren. Monoklonale Antikörper standen jetzt in unbegrenzter Menge als chemisch einheitliche Standardreagenzien mit definierter Spezifität zur Verfügung. 1981 wurden erstmals monoklonale Maus-Antikörper gegen CEA bei Patienten mit Kolon- und Pankreaskarzinomen von Mach eingesetzt [16]. Obwohl CEA-positive Tumoren zuerst mit [131]J-markierten monoklonalen Antikörpern darstellbar waren, hat dieses Nuklid für die Immunszintigraphie ungünstige physikalische Eigenschaften. Erst 1987 gelang die von Schwarz eingeführte direkte Antikörpermarkierung mit 99m-Technetium [26]. Technetium-markierte Antikörper zeigen weit bessere Abbildungseigenschaften. Sie eignen sich wegen ihrer günstigen Strahlenenergie auch für die SPECT-Szintigraphie (Single-photon-emission-computer-tomography), so daß sich das Auflösungsvermögen sowie die topographische Zuordnung der Befunde wesentlich verbesserte [5]. Nach einer vergleichenden Zusammenstellung von Baum et al. [3] erhöhte sich die Sensitivität der Immunszintigraphie durch diese Methode erheblich. Außerdem ist 99m-Technetium ein reiner Gammastrahler mit kurzer Halbwertszeit und vermindert dadurch die Strahlenbelastung des Patienten [25]. Über das Generatorsystem ist es jederzeit und kostengünstig verfügbar, so daß die Immunszintigraphie zu einem in der Routinediagnostik einsetzbaren Verfahren wurde.

Es bleibt jedoch festzuhalten, daß die Darstellung gastrointestinaler Tumore bisher weitgehend auf monoklonale Antikörper gegen CEA beschränkt ist, so daß die immunszintigraphischen Untersuchungen Patienten mit CEA-positiven Tumoren vorbehalten bleiben. Als Indikation zum Einsatz der Immunszintigraphie gilt der Verdacht auf ein kolorektales Karzinom bei ansteigendem CEA-Spiegel und negativer konventioneller Röntgendiagnostik (Ultraschall, Computertomographie). Positive Befunde sind bereits von mehreren Arbeitsgruppen berichtet worden [2, 4]. Dabei scheint die Immunszintigraphie vor allem bei dem Nachweis von Lokalrezidiven im kleinen Becken überlegen. Neuere Untersuchungen erreichten eine Sensitivität von 65–90% [2, 4].

In Mainz wurden bereits 59 Patienten mit 99m-Technetium markierten monoklonalen Antikörpern gegen CEA (BW 431/26) untersucht [9, Hach und Hahn, unveröffentlicht]. Bei den Patienten mit kolorektalem Karzinom (n = 48) lag die Sensitivität für Lokalrezidive (n = 29) im kleinen Becken bei 84%. Beispielhaft kommt bei einem Patienten mit Zustand nach Resektion eines Sigmakarzinoms und ansteigendem CEA-Serumspiegel eine Metastase im Humeruskopf auf dem Ganzkörper-Szintigramm zur Darstellung (Abb. 1). Bei einem Patienten mit operiertem Rektumkarzinom gelang der Nachweis eines Lokalrezidivs im kleinen Becken mittels SPECT-Aufnahmen (Abb. 2). Im CT konnte dieser Befund nicht eindeutig von Narbengewebe unterschieden werden.

Aus heutiger Sicht ergeben sich für die Betreuung von Patienten mit kolorektalen Karzinomen durch die Immunszintigraphie die folgenden Per-

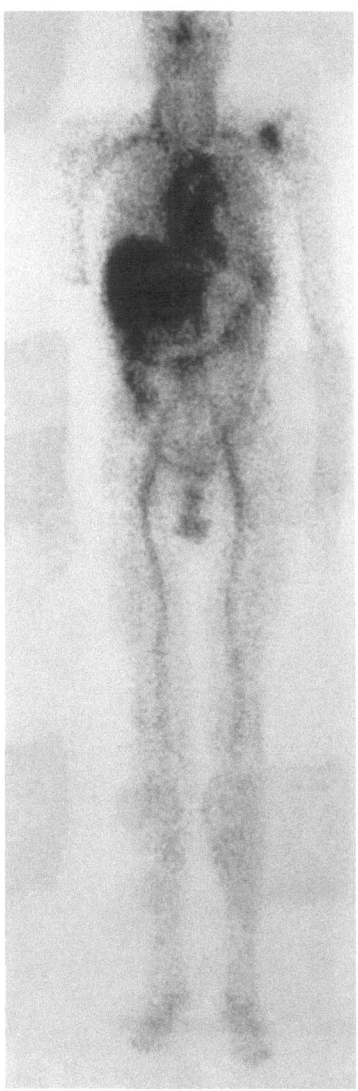

Abb. 1. Pat. mit metastasierendem Sigmakarzinom, Metastase im Humeruskopf.
Planare Ganzkörperszintigraphie

spektiven. In laufenden Studien soll ihre Bedeutung im Rahmen des präoperativen Stagings eines CEA-positiven Karzinoms geprüft werden, sowie zur
Tumorlokalisation CEA-exprimierender Metastasen. Die bisherigen Ergebnisse bei frühzeitigem Nachweis eines Rezidivtumors sind vielversprechend.
Desweiteren wird die immunszintigraphische intraoperative Ortung von Tumoren durch einen Handdetektor an einzelnen chirurgischen Zentren untersucht.

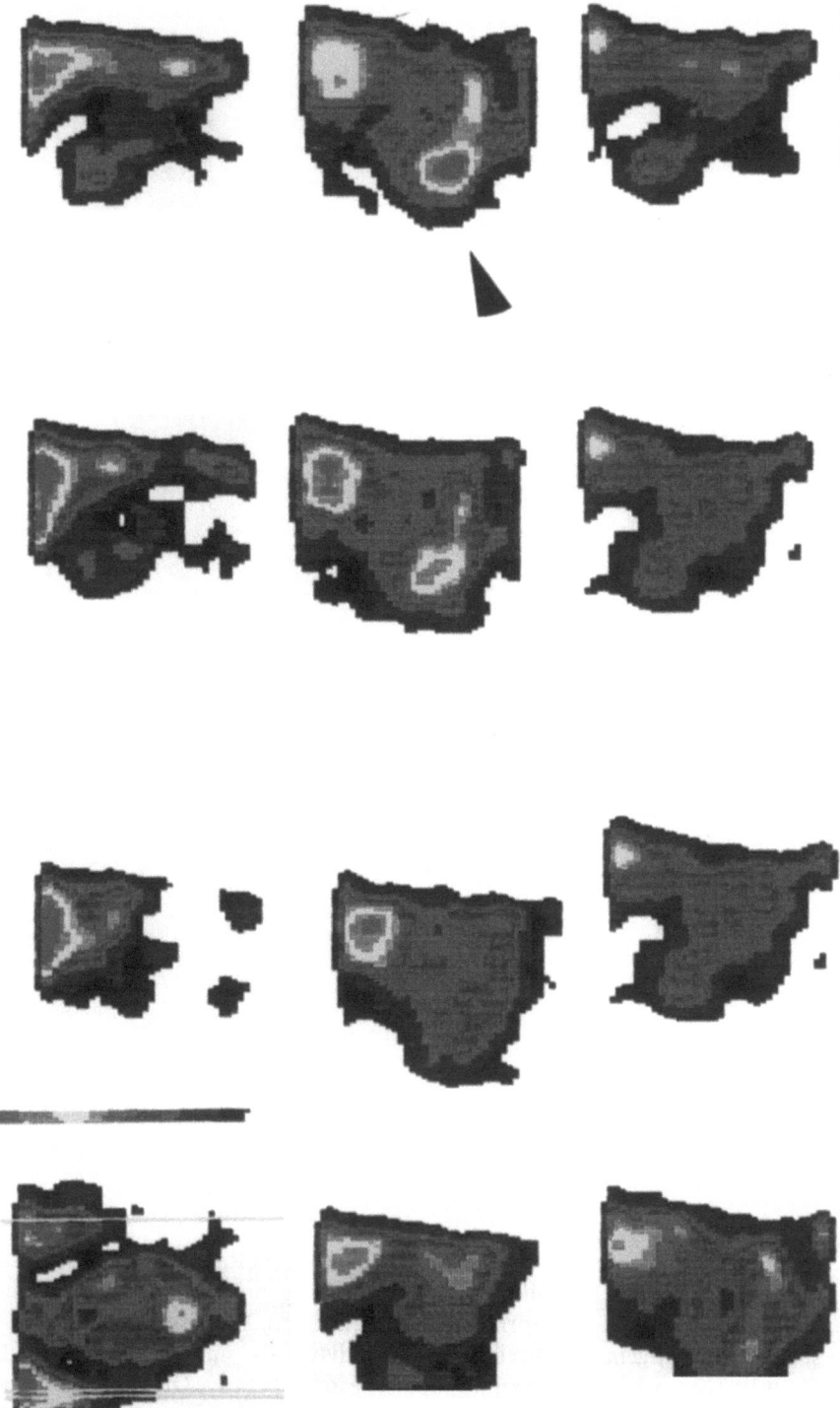

Abb. 2. Patient postoperativ mit Rektumkarzinom, Nachweis eines Lokalrezidivs (schwarzer Pfeil) im kleinen Becken. SPECT-Szintigraphie mit sagitaler Schnittebene

Sowohl mit radioaktivem Jod als auch Indium markierte monoklonale Antikörper gegen CEA und B72.3, einem hochmolekularen Muzin, kommen dabei zur Anwendung [18, 21]. Inwieweit dieses vielversprechende Konzept zu einem brauchbaren Hilfsmittel für den Chirurgen werden kann, muß sich noch zeigen.

In Zukunft wird durch die Verfügbarkeit von monoklonalen Antikörpern gegen neue tumor-assoziierte Antigene eine höhere spezifische Aktivität am Tumorort erreicht werden und somit eine Verstärkung der nachweisbaren Signale. Welt et al. [29] vom Memorial Sloan-Kettering Cancer Center in New York berichteten über einen solchen Antikörper, der eine spezifische Anreicherung am Tumor von bis zu 25:1 gegenüber dem Normalgewebe erreichte. Bis jetzt ist mit monoklonalen CEA-Antikörpern eine Anreicherung im Tumorgewebe von durchschnittlich 5:1 zu beobachten [14].

Unter diesen Vorraussetzungen kann auch die Radioimmuntherapie zur Behandlung von nicht operablen Mikrometastasen mit radioaktiv-markierten monoklonalen Antikörpern möglich werden, da die Strahlenbelastung vor allem des Knochenmarks reduziert wird. Über erste Erfolge mit dieser Behandlungsform wurde bereits bei Patienten mit Non-Hodgkin-Lymphomen berichtet [22]. Diese Tumorgruppe gilt allerdings als besonders strahlensensitiv. Für kolorektale Karzinome liegen zur Zeit keine entsprechenden klinischen Ergebnisse vor. Vor dem Einsatz monoklonaler Antikörper zur Radioimmuntherapie müssen noch einige Probleme gelöst werden. Bekanntlich werden bisher ausschließlich murine Antikörper für die Immunszintigraphie verwendet, die zu einer Immunantwort gegen Maus-Immunglobuline, den HAMAS (human-anti-mouse-antibody), führen. Kürzlich gelang jedoch die gentechnologische Umwandlung von Maus-Antikörpern in humanisierte Antikörper [24]. Diese ermöglichen nun die wiederholte Applikation, ohne daß es zur Antikörperbildung des Patienten kommt [10]. Außerdem wird zur Zeit die therapeutische Effizienz weiterer Radionuklide, z. B. 90-Yttrium [11], geprüft.

Zusammenfassend hat sich die Immunszintigraphie in den letzten 10 Jahren von einem experimentellen zu einem klinisch diagnostischen Verfahren für kolorektale Karzinome entwickelt. Mit dem verbesserten Nachweis von Tumorrezidiven sollte sich durch frühzeitige Operation auch eine Verbesserung der Überlebensrate der Patienten erreichen lassen. Die Verfügbarkeit von weiteren monoklonalen Antikörpern gegen tumor-assoziierte Antigene, z. B. gegen Alpha-Foetoprotein und B72.3 [6, 18], läßt erwarten, daß ein breiteres Spektrum gastrointestinaler Tumoren erfaßt wird. Es ist zu hoffen, daß mit einigen dieser neuen Antikörper auch die Radioimmuntherapie gastrointestinaler Tumoren in der Zukunft möglich wird.

Literatur

1. Attieyeh F, Stearns M (1980) Second-look laparotomy based on CEA elevations in colorectal cancer. Cancer 47:2119–2125
2. Bares R, Faß J, Weiller G et al. (1989) Klinische Bedeutung der Immunszintigraphie für Diagnose und Therapie gastrointestinaler Malignome. Onkologie 12 (suppl 1):13–18
3. Baum RP, Lorenz M, Senekowitsch R et al. (1987) Klinische Ergebnisse der Immunszintigraphie und Radioimmuntherapie. Nucl Med 26:68–78
4. Baum RP, Hertel A, Lorenz M et al. (1989) ^{99}Tc-labeled anti-CEA monoclonal antibody for tumour immunoscintigraphie: first clinical results. Nucl Med Commun 10:345–352
5. Berche C, Mach JP, Lumbroso JD et al. (1982) Tomoscintigraphy for detecting gastrointestinal and medullary thyroid cancers: first clinical results using radiolabeled monoclonal antibodies against carcinoembryonic antigen. Br Med J 285:1447–1451
6. Demangeat JL, Manil L, Demangeat C et al. (1988) Is anti-alphafetoprotein immunoscintigraphy a promising approach for the diagnosis of hepatoma? Eur J Nucl Med 14:612–620
7. Gold P, Freedman SO (1965) Specific carcinoembryonic antigens of the human digestive system. J Exp Med 122:467–481
8. Goldenberg DM, Deland FH, Kim EE et al. (1978) Use of radiolabeled antibodies to carcinoembryonic antigen for the detection and localisation of diverse cancers by external photoscanning. N Engl J Med 298:1384–1388
9. Hahn K (1988) Immunszintigraphie und -therapie. DMW 113:1827–1829
10. Hale G, Clark MR, Markus R (1988) Remission induction in non-Hodgkin lymphoma with reshaped human monoclonal antibody CAMPATH-1H. Lancet II:1394–1399
11. Hnatowich DJ, Stevens S, Kinders RJ et al. (1989) Intraperitoneal Yttrium-90 immunotherapy in ovarian cancer patients. J Nucl Med 30:413 (abs)
12. Kelvin FM, Maglinte DD (1987) Colorectal carcinoma: a radiologic and clinical review. Radiology 164:1–8
13. Köhler G, Milstein C (1975) Continuous cultures of fused cells secreting antibody of predefined specificity. Nature 256:495–497
14. König B, Röhle R, Köhn H, Mostbeck A (1989) Quantitative measurement of specific CEA-antibody uptake in intestinal tumors. Eur J Nucl Med 15:158 (abs)
15. Mach JP, Carrel S, Forni M et al. (1980) Tumor localization of radiolabeled antibodies against carcinoembryonic antigen in patients with carcinoma. N Engl J Med 303:5–1
16. Mach JP, Buchegger F, Forni M et al. (1981) Use of radiolabeled monoclonal anti-CEA antibodies for the detection of human carcinomas by external photoscanning and tomoscintigraphy. Immunol Today 2:239–249
17. Martin E Jr., Cooperman M, Carey L, Minton J (1980) Sixty second look procedures indicated primarily by rise in serial carcino-embryoic antigen. J Surg Res 28:389–394
18. Martin EW, Mojzisik C, Hinkle GH (1988) Radioimmunoguided surgery using monoclonal antibody. Am J Surg 156:386–392
19. National Institutes of Health (1988) Annual cancer statistics review, including cancer trends: 1950–1985 NIH publication no. 88.2789, Bethesda, Md, February
20. Northover J (1986) Carcinoembryonic antigen and recurrent colorectal cancer. Gut 27:117–122

21. O'Dwyer PJ, Mojzisik CM, Hinkle GH et al. (1986) Intraoperative probe-directed immunodetection using a monoclonal antibody. Arch Surg 121:1391–1394
22. Press QW, Eary JF, Badger CC et al. (1989) Treatment of refractory non-Hodgkin's lymphoma with radiolabeled MB-1 (Anti-CD37) antibody. J Clin Oncol 7:1027–1038
23. Primus F, Wang R, Goldenberg DM, Hansen H (1973) Localization of human GW-39 tumors in hamsters by radiolabeled heterospecific antibody to carcinoembryonic antigen. Cancer Res 33:2977–2982
24. Riechmann L, Clark M, Waldmann H, Winter G (1988) Reshaping human antibodies for therapy. Nature 332:323–32
25. Roedler HD, Lechel U, Moser EA (1987) Strahlenexposition des Patienten bei der Radioimmunszintigraphie. Der Nuklearmediziner 4/10:289–292
26. Schwarz A, Steinsträsser A (1987) A novel approach to Tc-99m labeled monoclonal antibodies. J Nucl Med 28:721
27. Staab H, Anderer F, Stumpf EL et al. (1985) Eighty-four second-look operations based on sequential carcinoembryonic antigen determinations and clinical investigations in patients with recurrent gastrointestinal cancer. Am J Surg 179:198–204
28. Statistisches Bundesamt (1989) Statistisches Jahrbuch 1989 für die Bundesrepublik Deutschland. Metzler-Poeschel, Stuttgart
29. Welt S, Divgi CR, Real FX et al. (1989) Localisation of [131]J-labeled monoclonal antibody (mAb) A33 in colorectal cancers. Proc ASCO 8:409 (abs)

Zelluläre Grundlagen der Interaktionen zwischen Zytostatika und ionisierenden Strahlen

W. C. M. Dempke, B. T. Hill und R. Osieka

Einleitung

Seit mehr als zwei Jahrzehnten wird angestrebt, durch die Integration aller Therapiemodalitäten („combined modality approach") die Behandlungsaussichten auch fortgeschrittener neoplastischer Erkrankungen zu verbessern. So konnte beispielsweise für das Rektumkarzinom in kontrollierten Studien gezeigt werden, daß bei vorausgegangener Operation durch eine lokale Nachbestrahlung und gleichzeitiger Chemotherapie (5-Fluorouracil und Methyl-CCNU) eine deutliche Senkung der Lokalrezidiv- und der Fernmetastasierungsrate erreicht werden kann [1].

Daten von klinischen Studien haben aber auch gezeigt, daß bei vorausgegangener fraktionierter Bestrahlung von bestimmten Tumoren die Ansprechrate einer nachfolgenden Chemotherapie reduziert sein kann [2–7]. Die bestrahlungsinduzierte Gewebsfibrose mit konsekutiver Hypovaskularisierung muß hier als mögliche Ursache angesehen werden. Die für den therapeutischen Index relevanten Nebenwirkungen der Radiochemotherapie sind kürzlich in einer Monographie dargestellt worden [8].

Die zugrundeliegenden Interaktionen von ionisierender Strahlung und Zytostatika auf der Ebene der molekularen Pharmakologie sind noch weitgehend unerschlossen. Untersuchungen in vitro zeigen, daß auch biochemische Mechanismen zur Resistenzentwicklung nach Bestrahlung beitragen, aber auch zu kollateralen Sensibilitäten gegenüber bestimmten Agentien führen können [9, 10]. Umgekehrt können zytostatika-resistente Tumorzellen in vitro und in vivo kreuzresistent gegenüber ionisierender Strahlung sein. Hier scheinen offensichtlich gesteigerte zelluläre Detoxifikationsmechanismen eine wesentliche Rolle zu spielen [11–13].

In der Therapie von gastrointestinalen Tumoren haben cis-Platin, 5-Fluorouracil, Etoposid, die Anthrazykline sowie die Vinca-Alkaloide ihren festen Platz. Für diese Zytostatika sollen im folgenden die Interaktionen mit ionisierender Strahlung in vitro näher untersucht werden.

Cis-Platin

Die Interaktionen von cis-Diaminodichloroplatin (II) (cis-Platin, CDDP) und davon abgeleiteten Derivaten mit ionisierender Strahlung sind intensiv in vitro als auch in klinischen Studien untersucht worden. So konnte gezeigt werden, daß die Gabe von CDDP wenige Stunden vor oder wenige Stunden nach der Bestrahlung zu einer überadditiven Wirkung der Bestrahlung führen kann. Dieser „Radiosensitizer"-Effekt von CDDP wird auf eine cis-Platin-induzierte Inhibierung von DNS-Reparaturprozessen zurückgeführt [14]. Untersuchungen mit in-vitro-Modellen haben gezeigt, daß die Behandlung von Tumorzellen mit CDDP zu einer Depletion des zellulären Thiol-Pools führt, so daß radiogeninduzierte toxische Radikale nicht mehr ausreichend detoxifiziert werden können. Darüberhinaus spielen DNS-Strangbruchkonversionen für die Interaktion CDDP/Bestrahlung eine entscheidene Rolle. Mit Hilfe von alkalischen Filterelutionstechniken wurde nachgewiesen, daß bestrahlungsinduzierte DNS-Einzelstrangbrüche gegenüber einem Platin-DNS-Addukt bei der Exzisionsreparatur des Platin-Adduktes zu DNS-Doppelstrangbrüchen führen (DNS-Doppelstrangbrüche werden als entscheidene bestrahlungsinduzierte letale DNS-Läsion angesehen) [15, 16].

CDDP-resistente Tumorzellen können ferner kreuzresistent gegenüber ionisierender Strahlung sein. Dies wurde auf einen gesteigerten zellulären Thiol-Pool zurückgeführt. Umgekehrt haben eigene Untersuchungen ergeben, daß durch eine fraktionierte Vorbestrahlung von Tumorzellen in vitro der Effekt einer nachfolgenden CDDP-Behandlung moduliert werden kann. So ließ sich in Tumorzellinien, die reparaturprofizient für alle vier CDDP-DNS-Addukte sind, durch eine fraktionierte Vorbestrahlung (Gesamtdosis 50 Gy) eine kollaterale Sensibilität gegenüber CDDP induzieren. Gleichzeitig ließ sich eine deutliche Zunahme der Thymidilat-Synthetase (TS, EC 2.1.1.6) in diesen Zellen nachweisen (Dempke und Hill, unveröffentlicht). Im Gegensatz dazu konnte durch fraktionierte Vorbestrahlung von Tumorzellen mit eingeschränkter Reparaturkapazität für CDDP-Addukte eine Resistenz gegenüber cis-Platin induziert werden. Als Ursache für diese Beobachtung wurde eine gesteigerte DNS-Reparatur in diesen vorbestrahlten Tumorzellen gefunden [10].

Zusammenfassend belegen diese in-vitro-Daten, daß cis-Platin nicht nur die Reparatur von bestrahlungsinduzierten DNS-Schäden modulieren kann, sondern daß auch durch ionisierende Strahlung die Effektivität einer nachfolgenden CDDP-Behandlung beeinflußbar ist.

5-Fluorouracil

Auch die Behandlung von 5-Fluorouracil (5-FU) läßt sich vorteilhaft mit ionisierender Strahlung kombinieren. Untersuchungen haben gezeigt, daß die Gabe von 5-FU *nach* erfolgter Bestrahlung (für etwa 24 Stunden) zu einer überadditiven Wirkung der Bestrahlung führen kann. Die molekularen Mechanismen für diese Interaktion sind allerdings noch völlig unklar. Vorhandene in-vitro-Daten deuten daraufhin, daß 5-FU nicht zu einer Inhibition der Reparatur von radiogen-induzierten DNS-Schäden führt [17]. Die Tumorzellen müssen jedoch sensibel gegenüber 5-FU allein sein, sonst läßt sich kein überadditiver Effekt durch das kombinierte Vorgehen erzielen. Hingegen wird bei 5-FU-Gabe *vor* der Bestrahlung nur ein additiver Effekt beobachtet. Die molekularen Mechanismen für diese Interaktionen sind auch hier weitgehend unbekannt.

Erste vorläufige experimentelle Daten deuten daraufhin, daß auch durch eine fraktionierte Vorbestrahlung von humanen Tumorzellinien in vitro eine kollaterale Sensibilität gegenüber einer nachfolgenden 5-FU-Behandlung induziert werden kann [18]. Als möglicher Mechanismus konnte eine Depletion der TS in den vorbestrahlten Zellen nachgewiesen werden. Umgekehrt zeigte sich eine murine 5-FU-resistente Sublinie kreuzresistent gegenüber ionisierender Strahlung [13]. Inwieweit der TS auch hier für die Interaktionen zwischen Bestrahlung und 5-FU Bedeutung zukommt, wird augenblicklich an geeigneten Zellinien in vitro untersucht.

Xenobiotika (sog. MDR-Substanzen)

Nur wenige Daten sind bisher für die Kombination von Vinca-Alkaloiden, Anthrazyklinen oder Epipodophyllotoxinen mit ionisierender Strahlung publiziert worden. Resistenz gegenüber diesen Agentien ist überwiegend bedingt durch die Überexpression eines Membranglykoproteins (GP-170), das in einer ATP-abhängigen Reaktion diese Xenobiotika sowie auch andere strukturell sehr heterogene Substanzen aus der Tumorzelle ausschleust („multidrug resistance", MDR) [19]. So konnte für zahlreiche vincristin- oder etoposid-resistente Sublinien murinen oder humanen Ursprungs keine Änderung der Effektivität einer nachfolgenden Bestrahlung in vitro gefunden werden. Allerdings lassen sich umgekehrt durch eine fraktionierte Vorbestrahlung von Tumorzellinien in vitro Resistenzen gegenüber den Vinca-Alkaloiden und Etoposid induzieren, nicht jedoch gegenüber Adriamycin. Diese Resistenzentwicklung wird bereits nach einer Gesamtdosis von etwa 10 Gy beobachtet [20]. Kürzlich gelang es dann erstmalig nachzuweisen, daß durch eine fraktionierte Vorbestrahlung von Tumorzellen eine Überexpression von GP-170 induziert werden kann [21]. Diese ersten Daten belegen, daß nicht nur durch kontinuierliche Zytostatika-Exposition von Tumorzellen in vitro, sondern auch durch eine fraktionierte Bestrahlung von malignen Zellen das Protein GP-170 vermehrt exprimiert wird.

Diese radiogene Induktion von „Resistenzproteinen" unterstreicht eindrücklich, daß dem „Timing" beim kombinierten Therapiekonzept eine große Bedeutung zukommt.

Ausblick

Das Studium der Interaktionen zwischen ionisierenden Strahlen und Zytostatika auf molekularer Ebene spielt für das kombinierte Therapiekonzept eine entscheidende Rolle. Das Hauptziel der experimentellen Untersuchungen in vitro muß daher sein, gezielt nach synergistischen Zytostatika-Bestrahlungs-Wechselwirkungen zu suchen und die damit verbundenen zellbiologischen Mechanismen aufzuhellen. Das zunehmende Verständnis dieser Interaktionen läßt aber auch die enorme Komplexität von Zytostatika-Bestrahlungs-Wechselwirkungen erkennen. So ist verständlich, daß bisher aufgrund der vorliegenden Daten noch keine verbindliche Definition für die optimale Integration von Radio- und Chemotherapie angegeben werden kann. Es wird daher auch in Zukunft Aufgabe bleiben, anhand von geeigneten experimentellen Modellen sowie bei klinischen Studien weiter nach Möglichkeiten einer Optimierung des kombinierten Therapiekonzeptes zu suchen.

Literatur

1. Gastrointestinal Tumor Study Group (1985) Prolongation of the disease-free interval in surgically treated rectal carcinoma. N Engl J Med 312:1464
2. Young RC, Knapp RC, Fuks Z, Disaia PJ (1985) Cancer of the ovary. In: DeVita VT, Hellman S, Rosenberg SA (eds) Cancer. Principles and practice of oncology. Lippincott, Philadelphia, pp 1083
3. Thigpen T, Vance RB, Balducci L, Blessing J (1981) Chemotherapy in the management of advanced or recurrent cervical and endometrial carcinoma. Cancer 48 (Suppl):658
4. Price LA, Hill BT (1977) A kinetically-based logical approach to the chemotherapy of head and neck cancer. Clin Otolaryngol 2:339
5. Holland JK, Glidewell O, Cooper RG (1980) Adverse effect of radiotherapy on adjuvant chemotherapy of breast cancer. Surg Gynecol Obstet 150:817
6. Einhorn LH, Wiliams SD (1982) Chemotherapy of testicular cancer. In: Williams CJ, Whitehouse JMA (eds) Recent advances in clinical oncology, vol 1. Churchill-Livingstone, Edinburgh, pp 133
7. Cavalli F, Goldhirsch A, Joss R (1984) Single-agent activity and European experiences with etoposide in the treatment of small cell lung cancer. In: Issel BF, Muggia FM, Carter SK (eds) Etoposide (VP-16). Current status and new developments. Academic Press, Orlando, pp 163
8. Hill BT, Bellamy AS (eds) (1990) Antitumor drug – radiation interactions. CRC Press, Boca Raton, Florida
9. Bedford P, Shellard SA, Walker MC, Whelan RDH, Masters JRW, Hill BT (1987) Differential expression of collateral sensitivities or resistance to cisplatin in human bladder carcinoma cell lines pre-exposed in vitro to either x-irradiation or cisplatin. Int J Cancer 40:681
10. Hill BT, Shellard SA, Hosking LK, Fichtinger-Schepman AMJ, Bedford P (1990) Enhanced DNA repair and tolerance of DNA damage associated with resistance to cis-diamine-dichloroplatinum (II) after in vitro exposure of a human teratoma cell line to fractionated x-irradiation. Int J Radiat Oncol Phys 19:75

11. Ensley JF, Jacobs JR, Weaver A, Kinzie J, Crissman J, Kish JA, Cummings G, Al-Sarraf M (1984) Correlation between response of cisplatinum-combination chemotherapy and subsequent radiotherapy in previously untreated patients with advanced squamous cell cancer of the head and neck. Cancer 54:811

12. Louie KG, Behrens BC, Kinsella TJ, Hamilton TC, Grotzinger KR, McKoy WM, Winker MA, Ozols RF (1985) Radiation survival parameters of antineoplastic drug-sensitive and -resistant human ovarian cancer cell lines and their modification by buthionine sulfoxime. Cancer Res 45:2110

13. Dempke WCM, Fabry U, Stürner S, Glatte P, Soll D, Osieka R (1990) Radiation response, X-ray induced DNA damage and its repair in five sublines of the murine L1210 leukemia resistant to etoposide, cis-platin, methotrexate, methyl-CCNU, or 5-fluorouracil. Int J Cancer (eingereicht zur Publikation)

14. Carde P, Laval F (1981) Effect of cis-dichlorodiammine platinum II and X-rays on mammalian cell survival. Int J Radiat Oncol Phys 7:923

15. Chadwick KH, Leenhouts HP, Szumiel I, Nias AHW (1976) An analysis of the interaction of a platinum complex and radiation with CHO cells using the molecular theory of cell survival. Int J Radiat Biol 30:511

16. Odenheimer B, Wolf W (1982) Reaction of cis-platin with sulfur-containing amino acids and peptides. I. Cysteine and glutathione. Inorg Chim Acta 66:641

17. Byfield JE, Calabro-Jones P, Klisak I, Kulhanian F (1982) Pharmacologic requirements for obtaining sensitization of human tumor cells in vitro to combined 5-fluorouracil or ftorafur and X-rays. Int J Radiat Oncol Biol Phys 8:1923

18. Hill BT, Bellamy AS (1984) Establishment of an etoposide-resistant human epithelial tumour cell line in vitro: characterization of patterns of cross-resistance and drug-sensitivities. Int J Cancer 33:599

19. Juliano RL, Ling V (1976) A surface glycoprotein modulating drug permeability in chinese hamster ovary cell mutants. Biochim Biophys Acta 455:152

20. Hill BT, Whelan RDH, Hosking LK, Shellard SA, Bedford P, Lock RB (1988) Interactions between antitumour drugs and radiation in mammalian tumor cell lines: differential drug response and mechanisms of resistance following fractionated X-irradiation or continous drug exposure. NCI Monogr 6:177

21. Hill BT, Deuchars K, Hosking LK, Ling V, Whelan RDH (1990) Overexpression of P-glycoprotein following exposure to fractionated X-irradiation in vitro. J Natl Cancer Inst 82:607

Aspekte der kombinierten Strahlen- und Chemotherapie bei gastrointestinalen Tumoren

W. Rhomberg

Die Anwendung einer sequentiellen oder gleichzeitigen Radio-Chemotherapie hat in den letzten Jahren breites Interesse gefunden. Dieser Trend wurde unter anderem von der Einsicht in die beschränkten Therapiemöglichkeiten und der Hoffnung auf die Überwindung des Resistenzproblems genährt. Erwünscht sind überadditive lokale Effekte oder komplexe Wirkungen auf das Gesamtgeschehen einer Krebserkrankung.

Allgemeine und experimentelle Aspekte

Chemo- und Strahlentherapie können sich potenzieren, addieren oder aber abschwächen. Erste Berichte über supraadditive Effekte wurden schon vor 30 Jahren publiziert [18]. Eine Abschwächung der Einzelwirkungen bleibt um so eher unerkannt, je mehr Komponenten in eine Therapie eingebracht werden. Es gibt inzwischen eine Reihe kombinationsfähiger antineoplastischer Substanzgruppen:
1. Zytostatika
2. Radiosensitizer
3. Radioprotektoren
4. Substanzen mit latenter Antitumorwirkung
5. Chemomodulatoren, „response modifiers"

Zytostatika

Zytostatika sind Medikamente, die direkt zytotoxisch und zytolytisch wirken und einen bestehenden Tumor verkleinern oder ganz zur Rückbildung bringen sollen. Die experimentelle Analyse der kombinierten Einwirkung von Radio- und Chemotherapie speziell auf das Normalgewebe wurde in den 70er Jahren vor allem von Philipps et al. vorangetrieben [25, 26], die Toxizität am Gastrointestinal (GI)-Trakt von Schenken et al. beispielhaft untersucht [31].

Bei GI-Tumoren wurden in Kombination mit Radiotherapie rein empirisch die Präparate eingesetzt, die in der Klinik die besten objektiven Wirkungen gezeigt haben. Dazu gehören 5-Fluorouracil, Nitrosoharnstoffe, Adriamycin,

Mitomycin C, MTX, Platinol, Vindesin, Etoposid und andere. Ihre Interaktion mit einer Bestrahlung ist Gegenstand zahlreicher in vitro und in vivo Untersuchungen, auf die hier nicht im Detail eingegangen werden kann. Weniges sei herausgegriffen.

Das hauptsächlich verwendete 5-FU zeigt zusammen mit der Radiotherapie in bestimmten Modellen überadditive Effekte [1]. Pharmakokinetische Studien von Looney [20] legten die Anwendung von mehrtägigen Infusionsschemata nahe, deren Vorteile in der Klinik aber nicht eindeutig sind. Ähnliches gilt für hyperfraktionierte und akzelerierte Bestrahlungsschemata.

Zytostatika der Antibiotikareihe (Actinomycin D, Bleomycin, Adriamycin) greifen vornehmlich in den DNS-Stoffwechsel ein und können intrazelluläre Erholungsvorgänge reduzieren. Zusammen mit ionisierenden Strahlen sind überadditive Effekte an den Tumorzellen zu erwarten. Die schon früher beschriebene hohe Toxizität bei gleichzeitiger Gabe zur Bestrahlung [2, 15] sollte nicht in Vergessenheit geraten. – Es existieren viele experimentelle Daten, allgemeine Regeln sind noch nicht abzuleiten [34].

Für Platinol belegen tierexperimentelle Befunde einen Verstärkungsfaktor bis 1,7 bei der Bestrahlung von Tumoren, während die Reaktion am Normalgewebe nur geringfügig erhöht wird [5, 6]. Ausnahmen sind Schäden an der Niere. Das Ausmaß und die Wertigkeit klinischer Spätschäden am Menschen sind noch nicht hinreichend bekannt, insbesondere nicht bei Bestrahlungen am GI-Trakt (cave: Nieren).

Radiosensitizer

Bezüglich der Terminologie sollten Unklarheiten vermieden und Zytostatika mit radiosensibilisierenden Eigenschaften von den „echten" Radiosensitizern unterschieden werden. Die Definition eines Radiosensitizers sagt aus, daß ein solcher Stoff die Wirkung der Strahlen auf einen Tumor in ungewöhnlicher Weise verstärken muß, ohne selbst tumorrückbildend zu sein. Zytostatika mit radiosensibilisierenden Effekten sollten „Zytostatika mit synergistischer Wirkung zur Strahlentherapie" oder „Zytostatika mit radiosensibilisierender Potenz" genannt werden (z. B. Platinol u. a.). Zu den Radiosensitizern, die bisher in die Klinik Eingang gefunden haben, zählen die Nitroimidazole, halogenierte Pyrimidine und Razoxan (ICRF 159).

Den Nitroimidazolen wurde im vergangenen Jahrzehnt viel Aufmerksamkeit zuteil. Es handelt sich um elektronenaffine Substanzen, die den Sauerstoffeffekt durch Beeinflussung intrazellulärer Redoxvorgänge imitieren können und sich zudem in hypoxischen Zellen anreichern. Hauptvertreter der Reihe ist das Misonidazol. Im Gegensatz zum Tierversuch hat dieses Medikament in der Klinik enttäuscht. Im gastrointestinalen (GI) Bereich wurde Misonidazol nur am Rande erprobt, beim inoperablen Rezidiv des Rektumkarzinoms zeigte sich zusammen mit der Bestrahlung kein gesteigerter Effekt auf die lokale Kontrollrate oder die Remissionsquoten [33]. Inwieweit neuere Derivate wie SR 2508, Ro 03-8799 oder RSU 1069 das Bild ändern können, bleibt vorerst offen. Es ist aber zu befürchten, daß die limitierende Darmtoxizität z. B. des RSU 1069 dem Einsatz im GI-Bereich von vorneherein Grenzen setzt. Darüberhinaus bleibt zu beachten, daß im Tierexperiment beim Einsatz dieser Substanzen ein häufigeres Auftreten von Fernmetastasen festgestellt wurde [17]. Trotz dieser negativen Aspekte bleibt das Forschungsinteresse für diese Stoffgruppe ungebrochen. Dies mag daran liegen, daß umfassende präklinische Daten zur Verfügung stehen, viel investiert wurde und in neuerer Zeit auch chemosensibilisierende Effekte der Nitroimidazole entdeckt wurden (Übersicht bei [32]).

Razoxan (Fa. ICI, Macclesfield, UK) blockiert den Zellzyklus in der frühen G2/M-Phase, in welcher die Zellen die höchste Strahlensensibilität aufweisen [10]. Darüberhinaus hat die Droge einen angiometamorphen Effekt. Sie kann z. B. beim Lewis-Lungentumor aus ungeordneten Blutsinusoiden geordnete Kapillaren bilden und über eine verbesserte Sauerstoffversorgung die Strahlenwirkung erhöhen [10, 11, 19]. Mit dieser gefäßverändernden Eigenschaft wird auch eine mögliche antimetastatische Wirkung des Razoxans in Zusammenhang gebracht [10, 13, 19]. Bei postoperativ-adjuvantem Einsatz vermochte Razoxan in ersten Studien beim Rektumkarzinom die 5-Jahres-Überlebenszeiten bei den Dukes-C-Stadien zu verbessern und die Häufigkeit von Lebermetastasen zu senken [8, 12]. In eigenen Pilotstudien bei inoperablen Rektumkarzinomen [28] konnte die Strahlenempfindlichkeit dieser mäßig sensiblen Geschwülste deutlich angehoben werden. Das Gleiche gilt für Rezidive von Magenkarzinomen (unveröffentlichte Ergebnisse).

Thymidinanaloge (z. B. 5-Bromdesoxyuridin „BUdR") gehören zu den am längsten bekannten Sensitizern. Sie werden in die DNS eingebaut und die Erhöhung der Strahlensensibilität resultiert aus vermehrten DNS-Einzelstrangbrüchen und einer mutmaßlichen Beeinträchtigung der intrazellulären Erholungsvorgänge. Aufgrund ihres raschen Abbaus im Organismus ist die Applikation aufwendig und der praktische Nutzen daher beschränkt.

Radioprotektoren

Diese interessanten Substanzen sollen die Strahlenreaktion im Normalgewebe reduzieren, ohne dabei auch den Tumor in gleichem Maße zu schützen. Diese Wirkung ist bei Amifostine (WR-2721), einer organischen Thiophosphatverbindung, am besten belegt. Bei Experimentaltumoren scheint der protektive Effekt überwiegend stärker am Normalgewebe als am Tumor zur Geltung zu kommen, doch sind bezüglich des therapeutischen Index keineswegs alle Fragen gelöst [22]. In murinen Modellen kann mit WR-2721 der GI-Trakt vor Strahlennebenwirkungen um den Faktor 1,6 geschützt werden [16], beim Menschen wurde unter anderem ein protektiver Effekt auf die Speicheldrüsen und die Mukosa der Kopf-Halsregion bekannt [36]. WR-2721 ist auch ein Chemomodulator und kann die hämatologische Toxizität des Endoxan und Platinols herabsetzen [9]. Ein therapeutischer Gewinn beim Menschen ist offen.

Substanzen mit latenter Antitumorwirkung

In diese Gruppe fallen Pharmaka, welche außerhalb der klassischen Zytostatika stehen und dennoch eine Antitumorwirkung entfalten. Ihr Effekt wird nicht in Remission und Progression bemessen, sondern eher in den schwerer objektivierbaren Phänomenen wie Wachstumsstillstand, Remission nach langer Latenz oder Hemmung weiterer Metastasenbildung. Zu dieser Gruppe zählen antiinvasive Substanzen (z. B. Vinkaalkaloide), antimetastatische Pharmaka (RA 233, DM-COOK, Razoxan), Mittel zur Differenzierung (N-Methylformamid) oder Pharmaka mit Angriffspunkt bei Wachstumsfaktoren (Suramin). Bis auf Razoxan haben die meisten der erwähnten Stoffe bei den gastrointestinalen Tumoren des Menschen noch keine Testung erfahren.

Immer mehr werden bei den einzelnen Substanzen breite Wirkungsspektren erkannt [3], und so müßten nicht nur Mittel dieser Gruppe, sondern auch einige Zytostatika und Radiosensitizer genauer als *multifunktionale antineoplastische Substanzen* bezeichnet werden. Derartige Medikamente sollten in Zukunft in der Kombination mit einer Radiotherapie eine größere Rolle spielen.

Chemomodulatoren, „response modifiers"

Dieser pharmakologische Bereich eröffnet ebenfalls neue Möglichkeiten für die Kombinationstherapie, auch wenn die Überschaubarkeit der Therapiegrundlagen weiter erschwert wird (Übersicht bei [24]). Bei den GI-Tumoren steht zur Zeit die Chemomodulation des 5-FU durch Leukovorin bis hin zum Interferon im Vordergrund des Interesses. Es ist noch in keiner Weise abzuschätzen, ob damit eine substantielle Verbesserung der Ergebnisse zu erzielen sein wird. Es sei aber erwähnt, daß selbst körpereigene Produkte wie Interferon, wenn sie systemisch in pharmakologischen Dosen gegeben werden, zur Verstärkung der Strahlenreaktion führen können [14].

Trends klinischer Ergebnisse

In dieser Darstellung wird auf die Wiedergabe der Einzelergebnisse bei den verschiedenen Tumoren verzichtet, da diese Daten in anderen Kapiteln dieses Symposiumbandes detailliert aufgeführt sind.

Ösophagus-Ca

Mit einer Radio-Chemotherapie liegen die medianen Überlebenszeiten beim inoperablen Befund zwischen 11 und 14 Monaten. Positive Effekte auf die 5-Jahres-Überlebenszeiten sind nicht sichtbar. Erprobt wurden neben einer Monochemotherapie Kombinationen wie 5-FU und Platinol, 5-FU und Mito C, Platinol und Vindesine sowie Kombinationen mit Methotrexat, Adriblastin oder Bleomycin. Bleomycin-haltige Kombinationen scheinen mit relativ hohen Ansprechraten, jedoch mit einem eher niedrigen Gesamtüberleben verbunden zu sein. Eine Standardtherapie oder „Therapie der Wahl" existiert nicht. Die öfter geübte 4- bis 5-tägige Dauerinfusion mit 5-FU (1000 mg/M^2 pro Tag) läßt keine sichere Verbesserung gegenüber dem Bolus erkennen.

Magenkarzinom

Übersichtsarbeiten kommen zum Schluß, daß die vorliegenden kleineren adjuvanten Therapiestudien beim kurativ operierten Magenkarzinom keinen Vorteil gegenüber den nur beobachteten Gruppen zeigen [27, 35].

Beim lokal fortgeschrittenen, inoperablen Magen-Ca wurden in Monotherapie meist 5-FU oder Ftorafur simultan zur lokalen Bestrahlung gegeben. Queißer resümiert hier, daß die Ansprechraten von 37–58% und die 1-Jahres-Überlebenszeiten von 45 bis 72% keinen Vorteil gegenüber der alleinigen Strahlen- oder Chemotherapie beweisen [27]. Auch die Kombinationen FAM, FAME oder FAB (F = 5-FU, A = Adriamycin, M = Mitomycin C, ME = Semustin, B = Bleomycin) ändern die Ergebnisse nicht signifikant.

Demgegenüber berichtet die kooperative Gruppe um Wilke, Preusser, Achterrath (s. diesen Symposiumsband) mit der Kombination Etoposid, Adriamycin und Platinol bei der präoperativen Therapie des Magenkarzinoms über sehr hohe Remissionsquoten. Die Kombination dieses Schemas mit einer Radiatio wäre aber vermutlich aus Toxizitätsgründen nicht einfach.

Möglicherweise läßt sich beim Magenkarzinom die Strahlensensibilität mit dem gut verträglichen Razoxan steigern: In einer eigenen Pilotstudie bei 12 unselektierten Patienten mit inoperablen Rezidiven oder makroskopischem Tumorrest nach Operation sahen wir 11 gut dokumentierte Remissionen (2 CR, 9 PR) mit Strahlendosen zwischen 25 und 55 Gy (unveröffentlicht).

Pankreaskarzinom

Die postoperativen, adjuvanten Therapieergebnisse lassen eine leichte Verbesserung der medianen Überlebenszeiten auf 12–16 Monate erkennen. Eine wesentliche Anhebung der 5-Jahres-Überlebenszeit ist nicht in Sicht. Auch für die nicht-resektablen Pankreaskarzinome ergibt sich durch eine Radio-Chemotherapie mit 5-FU eine bescheidene Verbesserung der medianen Überlebenszeit auf 9–13 Monate (gegenüber 4–8 Monate mit einer Modalität).

Rektumkarzinom

Es gibt nur wenige Studien zur postoperativen Kombinationstherapie. In 2 prospektiv randomisierten Studien der Gastrointestinal Tumor Study Group [7] und der North Central Cancer Therapy Group wurde bei je 200 Patienten eine signifikante Verbesserung des krankheitsfreien Überlebens berichtet, wenn eine Strahlendosis von 40–44 Gy gleichzeitig mit 5-FU appliziert wurde und anschließend eine Chemotherapie mit 5-FU und Methyl-CCNU folgte oder wenn mit der letzteren Chemotherapie begonnen wurde und die Kombination von Radiatio und 5-FU dazwischengeschaltet wurde.

Beim inoperablen Befund und Lokalrezidiv ist die gleichzeitige Gabe von 5-FU und Bestrahlung nicht wirksam [4, 29, 37], die Kombination 5-FU und Mitomycin C ändert die Situation auch nicht. Razoxan scheint jedoch in der Lage zu sein, die lokale Kontrolle und die mediane Überlebenszeit bei Lokalrezidiven zu verbessern (Rhomberg et al., dieser Symposiumsband).

Analkarzinom

Hier ist die Effektivität einer simultanen Radio- und Chemotherapie relativ gut belegt. Die von Nigro et al. angegebene Kombination von Radiotherapie, 5-FU und Mitomycin C fand Verbreitung [23]. Es besteht ein weitgehender Konsens darüber, daß diese und ähnliche Kombinationen mit lokalen Kontrollraten um 80 % einhergehen und bei der Mehrzahl der Patienten eine Kontinenzerhaltung ermöglichen. Sie sind daher einer primären Operation vorzuziehen. Die Ergebnisse mit alleiniger Bestrahlung scheinen etwas schlechter zu sein, genaue Vergleichsstudien fehlen jedoch.

Insgesamt bewirkt eine Radio-Chemotherapie bei adjuvanter postoperativer Gabe bisher nur beim Rektumkarzinom eine marginale Verbesserung der 5-Jahres-Überlebenszeit. Bei inoperablen oder rezidivierten GI-Tumoren ermöglicht eine Radio-Chemotherapie oft gute Palliativeffekte, wobei auf Toxizitäten frühzeitig reagiert werden muß. Die mediane Überlebenszeit wird hierbei um wenige Monate auf gegenwärtig 12 +/− 3 Monate verlängert. Heilungen und Langzeitüberleben machen nur geringe Prozentsätze aus. An dem Richtwert von ca. 12 Monaten werden sich weitere Therapiefortschritte zu messen haben. Tabelle 1 gibt eine Übersicht zum Stand der Effektivität der kombinierten Therapien.

Toxizitätsprobleme

Gastrointestinale Organe reagieren besonders rasch auf Bestrahlungen und gewisse Zytostatika. Die Akuttoxizität behindert die Anwendung der nötigen Bestrahlungs- und Medikamentendosen und stellt die Compliance der Patienten infrage. Bei der Spättoxizität, die insbesondere bei adjuvanten Studien zu beachten ist, fallen nicht nur somatische Effekte ins Gewicht, sondern auch Fertilitätsprobleme und die Entwicklung von Zweittumoren und Leukosen. Somatische Effekte umfassen Entzündung, seltener Ulceration, Fibrose/Stenose und Nekrose.

Der exakten Darstellung von Spättoxizitäten wird in Publikationen noch zu wenig Aufmerksamkeit geschenkt. Der Schweregrad der Veränderungen sollte

Tabelle 1. Gegenwärtiger Einfluß der kombinierten Radio-Chemotherapie auf die lokale Tumorkontrolle und Überlebenszeit im Vergleich zur Anwendung einer Modalität allein bei GI-Tumoren

	Adjuvante Situation nach OP		Inoperabilität und Rezidive	
	Verbesserung lok. Kontrolle	5-Jahres-ÜLZ	Verbesserung obj. Remission	Mediane ÜLZ
Ösophagus	?	−	+	+
Magen-Ca	?	−	(+)	−
Pankreas	+	(+)	?	+
Rektum-Ca	+	+	(+)	(+)
Anal-Ca	+	?	+	++?

Bewertung: − kein positiver Einfluß nachweisbar; (+) widersprüchliche Literatur oder Einzelberichte; + marginaler positiver Einfluß gesichert; ++ Therapie der Wahl: Verbesserung der medianen Überlebenszeit >6 Monate oder der 5-JÜLZ um 10–15%; ? Insuffiziente Daten

in internationaler Übereinstimmung in 5 Stufen angegeben werden: leichte, mäßig starke, schwere, lebensbedrohende und letale Veränderungen [30].

Vier allgemeine Regeln zur Toxizität bei kombinierter Therapie:

1. Je aggressiver die einzelne Modalität, desto ausgeprägter ist die akute und späte Toxizität
2. Es gibt keine absolut sichere Dosis bei Bestrahlung oder Chemotherapie
3. Ist ein Organ spezifischer Angriffspunkt einer Chemotoxizität, so muß bei zusätzlicher Bestrahlung des Organs mit einer besonderen Verstärkung der Reaktion gerechnet werden (z. B. Platinol-Niere, ADM-Herz etc.)
4. jede gleichzeitige und längerfristige Chemo-Radiotherapie ist derzeit experimentell und mit besonderen Gefahren belastet. Tierexperimentell und klinisch sind alternierende und sequentielle Schemata in der Regel weniger toxisch, aber nicht zwangsläufig weniger wirksam [21].

Kommentar

Die Vielfalt und Variationsmöglichkeiten der Kombinationen sind sehr zahlreich. Die Verhältnisse lassen bei Anwendung von polyzytostatischen Schemata zusammen mit Bestrahlungen eine rationale Begründung einer Therapie kaum mehr zu.

Offen sind für die GI-Tumoren immer noch die optimale zeitliche Zuordnung von Bestrahlung und Chemotherapie sowie das Ausmaß der toxischen Späteffekte.

Es darf auch auf die uneinheitliche Darstellung der Resultate (speziell Ösophagus) in der Literatur und die zu zahlreichen präliminären Mitteilungen hingewiesen werden. Für wissenschaftliche Kongreßkomittees und Journaleditoren wird es nicht leicht sein, die weiterhin zu erwartende Datenflut sinnvoll und gerecht zu handhaben.

Pilotstudien sollten einen eindeutigen Signalcharakter haben, wenn sie veröffentlicht werden. Wir meinen, daß solche Studien in der ungünstigen klinischen Situation eines inoperablen oder rezidivierten GI-Tumors besonders wichtig sind. Sie ergeben, wenn das Krankengut unselektioniert war, erst die sinnvolle Grundlage für kontrollierte Studien mit hohen Fallzahlen.

Literatur

1. Byfield JE, Calabro-Jones P, Klisak I et al. (1982) Pharmacologic requirements for obtaining sensitization of human tumor cells in vitro to combined 5 fluorouracil or ftorafur and X rays. Int J Radiat Oncol Biol Phys 8:1923–1933
2. Cassady JR, Richter MP, Piro AJ, Jaffe N (1975) Radiation-Adriamycin interactions: preliminary clinical observations. Cancer 36:946–949
3. Clagett-Carr K, Sarosy G, Plowman J et al. (1988) N-Methylformamide: Cytotoxic, Radiosensitizer, or Chemosensitizer (review article). J Clin Oncol 6:906–918
4. Danjoux CE, Gelber RD, Cotton GE, Klaassen DJ (1985) Combination chemoradiotherapy for residual, recurrent or inoperable carcinoma of the rectum: ECOG Study (EST 3276). Int J Radiat Oncol Biol Phys 11:765–771
5. Dewit L, Oussoren Y, Bartelink H, Thomas HD (1989) The effect of cisdiaminedichloroplatinum (II) on radiation damage in mouse rectum after fractionated irradiation. Radiother Oncol 16:121–128
6. Double EB (1985) The use of platinum chemotherapy to potentiate radiotherapy. Platinum Metals Rev 29:118–125
7. Gastrointestinal Tumor Study Group (1985) Prolongation of the disease free interval in surgically treated rectal carcinoma. N Engl J Med 312:1465–1472
8. Gilbert JM, Hellmann K, Evans M et al. (1982) Adjuvant oral Razoxane (ICRF 159) in resectable colorectal cancer. Cancer Chemother Pharmacol 8:293–299
9. Glover D, Glick JH, Weiler C et al. (1986) WR-2721 protects against the hematologic toxicity of cyclophosphamide: a controlled phase II trial. J Clin Oncol 4:548–588
10. Hellmann K, Burrage K (1969) Control of malignant metastases by ICRF 159. Nature 224:273–275
11. Hellmann K, Murkin CE (1974) Synergism of ICRF 159 and radiotherapy in experimental tumors. Cancer 34:1033–1039
12. Hellmann K, Gilbert J, Evans M et al. (1986) Randomized trial of oral razoxane in resectable colorectal cancer: five-year follow up. Clin Expl Metastasis 4:326
13. Hellmann K, Gilbert J, Evans M et al. (1987) Effect of razoxane on metastases from colorectal cancer. Clin Expl Metastasis 5:3–8
14. Holsti LR, Mattson K, Niiranen A et al. (1987) Enhancement of radiation effects by alpha interferon in the treatment of small cell carcinoma of the lung. Int J Radiat Oncol Biol Phys 13:1161–1166
15. Horwich A, Lokich JJ, Bloomer WD (1975) Doxorubicin, radiotherapy and esophageal stricture. Lancet 2:561–562
16. Ito H, Melstrich ML, Barkley Th et al. (1986) Protection of acute and late radiation damage of the gastrointestinal tract by WR-2721. Int J Radiat Oncol Biol Phys 12:211–219

17. Kanclerz A, Chapman JD (1988) Influence of Misonidazole, SR 2508, RSU 1069 and WR-2721 on spontaneous metastases in C57BL mice. Int J Radiat Oncol Biol Phys 14:309–316
18. Kligerman MM, Shapiro DM (1957) Augmentation of radiotherapeutic effect of cancer chemotherapy. Radiology 69:194–200
19. Le Serve AW, Hellmann K (1972) Metastases and the normalization of tumor blood vessels by ICRF 159: a new type of drug action. Br Med J I:597–601
20. Looney WB, Hopkins HA, Mac Leod MS et al. (1979) Solid tumor models for the assessment of different treatment modalities: XII. Combined chemo-radiotherapy: variation of time intervall between administration of 5 fluorouracil and radiation and its effect on the control of tumor growth. Cancer 44:437–447
21. Looney WB (1988) Alternating chemotherapy and radiotherapy. NCI Monogr 6:85–94
22. Milas L, Hunter N, Ito H, Peters LJ (1984) Effect of tumor type, size, and endpoint on tumor radioprotection by WR-2721. Int J Radiat Oncol Biol Phys 10:41–48
23. Nigro ND, Vaitkevicius VK, Considine B (1974) Combined therapy for cancer of the anal canal. A preliminary report. Dis Colon Rectum 17:354–356
24. Osieka R (1988) Chemosensibilisierung. Tumor Diagn Ther 9/Sonderheft 1:7–11
25. Phillips TL, Wharam MD, Margolis LW (1975) Modification of radiation injury to normal tissues by chemotherapeutic agents. Cancer 35:1678
26. Phillips TL, Fu KK (1976) Quantification of combined radiation therapy effects on critical normal tissues. Cancer 37:1186–1200
27. Queißer W, Heim ME (1989) Combined modality of radiation and chemotherapy for the treatment of gastric carcinoma. Onkologie 12:156–160
28. Rhomberg W, Eiter H (1989) Studien zur Strahlensensibilität inoperabler u. rezidivierter Rektumkarzinome. Strahlenther Onkol 165:28–33
29. Rominger CJ, Gunderson LL, Gelber RD et al. (1985) Radiation therapy alone or in combination with chemotherapy in the treatment of residual or inoperable carcinoma of the rectum or rectosigmoid or pelvic recurrence following surgery. RTOG. Amer J Clin Oncol 8:118–127
30. Rubin Ph, Constine LS, Van Ess JD (1988) Scoring of late toxic effects – interaction of two modalities. NCI Monogr 6:9–18
31. Schenken LL, Burholt DR, Ronald F et al. (1976) The modification of gastrointestinal tolerance and responses to abdominal irradiation by chemotherapeutic agents. Radiology 120:417–420
32. Siemann DW (1982) Potentiation of chemotherapy by hypoxic cell radiation sensitizers – a review. Int J Radiat Oncol Biol 8:1029–1034
33. Spanos WJ Jr, Wassermann T, Meoz R et al. (1987) Palliation of advanced pelvic malignant disease with large fraction pelvic radiation and misonidazole: final report of RTOG phase I/II study. Int J Radiat Oncol Biol Phys 13:1479–1482
34. Streffer Ch (1988) Experimentelle Grundlagen der Kombination ionisierender Strahlen mit zytostatischen Substanzen. Tumor Diagn Ther 9/Sonderheft 1:2–6
35. Tannock JF (1989) Combined modality treatment with radiotherapy and chemotherapy (review article). Radiother Oncol 16:83–101
36. Takahashi I, Nagai T, Miyaishi K et al. (1986) Clinical study of the radioprotective effects of Amifostine (YM-08310, WR-2721) on chronic radiation injury. Int J Radiat Oncol Biol Phys 12:935–938
37. Vongtama V, Douglass HO, Moore RH et al. (1975) Endresults of radiation therapy, alone and combination with 5-fluorouracil in colorectal cancers. Cancer 36:2020–2025

Optimierung der Chemotherapie durch Resistenz-Modulation

A. Schalhorn und M. Kühl

Einleitung

Die Modulation der 5-Fluorouracil-Wirkung durch den Antimetaboliten Methotrexat (MTX), aber auch durch Nicht-Zytostatika wie z. B. durch Folinsäure oder Allopurinol ist von großem wissenschaftlichen Interesse und hat zumindest in der Folinsäure/5-Fluorouracil-Kombination auch eine klinische Bedeutung erlangt. Von Modulation der 5-FU-Wirkung spricht man, wenn eine oft selber nicht toxische Substanz in den Transport oder den Metabolismus von 5-FU so eingreift oder die Wirkung der 5-FU-Metaboliten so beeinflußt, daß es zu einer Potenzierung oder Abschwächung der 5-FU-Wirkung kommt. Da es sich bei der 5-FU-Modulation um Effekte handelt, die sich von der Biochemie, speziell der Pharmakodynamik des 5-FU herleiten, soll im folgenden erst der Metabolismus von 5-Fluorouracil besprochen werden. Daran anschließend werden die Prinzipien und ersten Ergebnisse einiger der möglichen 5-FU-Modulationen dargestellt.

5-Fluorouracil-Anabolismus

Obwohl 5-Fluorouracil (5-FU) in neueren randomisierten Studien nur zu Remissionsraten unter 20% führt, ist es immer noch die effektivste Monosubstanz in der Behandlung fortgeschrittener kolorektaler Karzinome. In vivo ist 5-FU einem erheblichen Metabolismus unterworfen, der entscheidenden Einfluß auf die Effektivität dieses fluorierten Pyrimidins hat. Als typische „prodrug" ist 5-FU selber zytostatisch ineffektiv und wirkt erst über die Anaboliten FUTP und FdUMP und möglicherweise auch über FdUTP wirksam [26, 28]. In Abb. 1 ist der Anabolismus von 5-FU schematisch dargestellt. Von besonderer Bedeutung sind die Enzyme, die die Phosphorylierung von 5-FU und damit die Bildung von FUMP bzw. FdUMP ermöglichen. Während die Uridin- und Thymidin-Phosphorylase die Bildung von FUR bzw. FUdR katalysieren, ermöglicht die Orotat-Phosphoribosyltransferase (OPRT) die direkte Umwandlung von 5-FU in FUMP [26]. Die Steigerung der OPRT-Reaktion ist bei der Potenzierung der 5-FU-

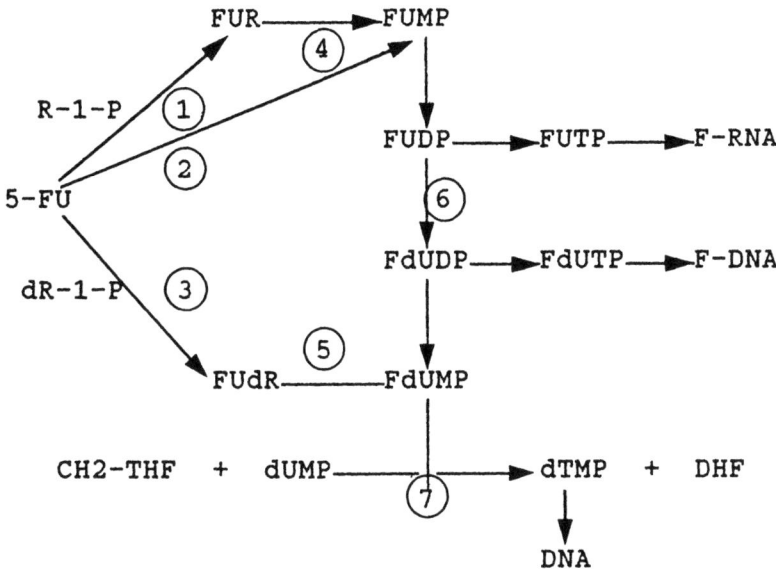

1 Uridine phosphoylase, 2 Phosphoribolsyl transferase, 3 Thymidine phosphorylase, 4 Uridine kinase, 5 Thymidine kinase, 6 Ribonucleotide reductase, 7 Thymidylate synthase

Abb. 1. Anabolismus von 5-Fluorouracil (5-FU). Abkürzungen: R-1-P Ribose-1-Phosphat; dR-1-P Desoxyribose-1-Phosphat; FUR Fluoruridin; FUdR Fluordesoxyuridin; FUMP Fluoruridinmonophosphat; FdUMP Fluordesoxyuridinmonophosphat; CH2-THF Methylen-Tetrahydrofolsäure, DHF Dihydrofolsäure

Wirkung durch eine vorausgegangene MTX-Therapie von besonderer Bedeutung (s. u.) [3]. Die Vielzahl der Einzelschritte im Anabolismus von 5-FU macht auch ohne Berücksichtigung anderer Faktoren wie z. B. der Durchblutung und der Pharmakokinetik erklärlich, warum die Effektivität der 5-FU-Therapie so schwankt und so schwer voraussagbar ist.

5-Fluorouracil-Katabolismus

In wieweit ein gesteigerter Katabolismus die Effektivität einer 5-FU-Therapie negativ beeinflußt, ist noch nicht ausreichend untersucht. Immerhin wird nach einer intravenösen Bolusgabe der größte Teil von 5-FU katabolisiert und über den Urin ausgeschieden. Der Abbau von 5-FU ist schematisch in Abb. 2 dargestellt. Heggie et al. wiesen die sehr rasche Bildung von Dihydrofluorouracil (FUH$_2$) nach. Die Peak-Konzentrationen von FUH$_2$ werden bereits ca. 30 min nach der 5-FU-Injektion erreicht [11]. FUH$_2$ wird weiter zu Fluoro-Ureidopropionsäure (FUPA) und Fluor-β-Alanin (FBAL) abgebaut [11]. Bereits innerhalb von 12 Stunden ist der größte Teil des 5-FU metabolisiert und über den Urin ausgeschieden. Im 24-Stunden-Urin finden sich von der

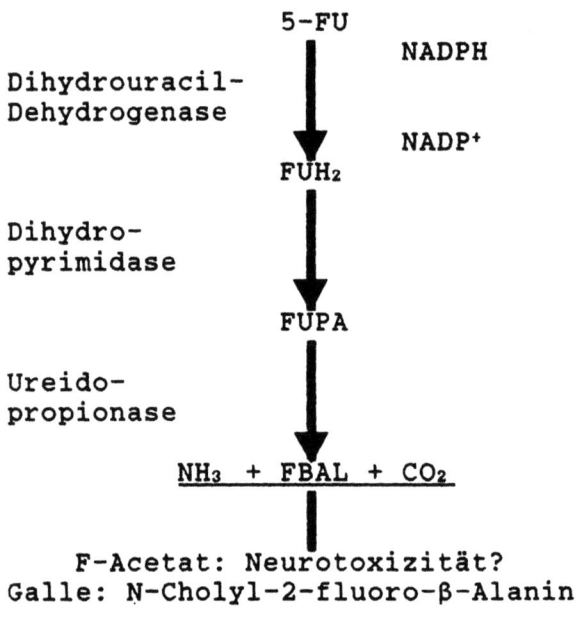

Dihydrouracil-
Dehydrogenase

Dihydro-
pyrimidase

Ureido-
propionase

5-FU

NADPH

NADP⁺

FUH₂

FUPA

NH₃ + FBAL + CO₂

F-Acetat: Neurotoxizität?
Galle: N-Cholyl-2-fluoro-β-Alanin

FUH₂   5-Fluor-Dihydrouracil
FUPA   Fluor-Ureidopropionsäure
FBAL   Fluor-ů-Alanin

Abb. 2. Katabolismus
von 5-Fluorouracil

ursprünglichen 5-FU-Dosis ca. 60% als Katabolite (52% FUPA, 8% FBAL) und nur ca. 10% als unverändertes 5-FU wieder [11]. Entsprechend der raschen Bildung von FUH$_2$, FUPA und FBAL wird die hohe Körper-Clearance von 5-FU überwiegend durch den Metabolismus verursacht [28]. Nach eigenen Untersuchungen ist die Plasma-Clearance von 5-FU bei hohen Konzentrationen über ca. 150 μM gesättigt, und die 5-FU-Kinetik entspricht dann einer Kinetik 0. Ordnung [31]. Dies bedeutet, daß nach verschiedenen Formen der 5-FU-Therapie die AUC nicht nur von der Dosis, sondern auch von der Applikationsmenge pro Zeiteinheit beeinflußt wird. Bei gleichen 5-FU-Dosen führt die Bolusinjektion zu einer höheren AUC als z. B. eine Dauerinfusion [28].

Modulation der 5-Fluorouracil-Wirkung

Purine und Pyrimidine

In Tabelle 1 sind in Anlehnung an Pinedo & Peters Modulatoren der 5-Fluorouracil-Wirkung zusammengestellt [26]. Bei der Modulation durch die Purine Inosin, Guanosin, GMP und Desoxyinosin kommt es letztlich über eine

Tabelle 1. Modulatoren der 5-Fluorouracil-Wirkung

Modulator	Postulierter Mechanismus	Sequenz der Gabe
Purine		
Inosin	Anstieg von Ribose-1-P führt zu gesteigertem FU-Anabolismus	vorher & simultan
Guanosin	wie Inosin	vorher & simultan
GMP	Umwandlung zu Guanosin, dann wie Inosin	vorher & simultan
Desoxyinosin	Anstieg von Desoxyribose-1-P führt zu Anstieg von FdUMP	vorher & simultan
Pyrimidine		
Thymidin	Hemmung des 5-FU-Abbaus (?) Rescue über Thymidinkinase (?)	vorher & simultan
Uridin	Rescue der Normalgewebe durch Verdrängung von FUTP durch UTP	verzögert
Cytidin	wie bei Uridin	verzögert
Antimetabolite		
Methotrexat	Hemmung der Purinsynthese, Anstieg PRPP & Steigerung der 5-FU-Anabolismus	vorher
PALA*	Hemmung der Aspartat-Transcarbamylase & der Pyrimidin-Synthese, Anstieg des FU-Anabolismus & FUTP	vorher
Allopurinol	Indirekte Hemmung der Orotat-Phosphoribosyltransferase, FUMP-Bildung wird gehemmt	simultan
Hydroxyurea	Ribonukleotidreduktase-Hemmung, normale Desoxy-Nukleotide vermindert, kein Rescue der 5-FU-Wirkung	nachher
Andere Modulatoren		
Folinsäure	Über Methylen-THF fester Komplex mit FdUMP und Thymidylatsynthase, Hemmung der dTMP-de-novo-Synthese	vorher & simultan
Dipyridamol	Hemmung des Efflux von FUR & FUDR	simultan

* PALA = N-(Phosphonoacetyl)-1-Aspartat

gesteigerte Bereitstellung von Ribose-1-Phosphat bzw. Desoxyribose-1-Phosphat zu einer Steigerung der Uridin- bzw. Thymidinphosphorylase-Reaktion und über FUR und FUdR zu einer vermehrten Bildung von FUTP bzw.

FdUMP als den beiden effektiven Anaboliten des 5-FU. Überwiegend handelt es sich bisher um Untersuchungen an Zellkulturen oder an Mäusen [26]. Klinische Ergebnisse liegen bisher nicht vor.

Bei Modulation durch die Pyrimidine Thymidin, Uridin und Cytidin überwiegen bisher die Tierversuche. Vom theoretischen Ansatz her liegen teilweise Widersprüche vor. Bei Thymidin z. B. wird eine Hemmung des 5-FU-Katabolismus als Wirkprinzip angegeben [26]. Andererseits ist seit langem bekannt, daß Thymidin zumindest die MTX- oder FdUMP-bedingte Hemmung der De-novo-Synthese von Thymidinmonophosphat durch vermehrte Phosphorylierung über die Thymidinkinase ausgleichen kann („salvage pathway"). Eine zumindest teilweise Aufhebung der 5-FU-Wirkung konnten z. B. Peters et al. in Zellkulturen nachweisen [23].

Allopurinol, PALA und Hydroxyharnstoff

Allopurinol führt indirekt über eine Hemmung der Orotat-Phosphoribosyl-transferase (Reaktion Nr. 2 in Abb. 1) zu einer verminderten direkten Umwandlung von FU zu FUMP [14]. Eine gesteigerte Effektivität sollte über einen unveränderten Anabolismus in den Tumorzellen bei verminderter Giftung in den Normalgeweben erfolgen. In der Tat, konnte die 5-FU-Dosis unter Allopurinol auf das Doppelte, auf 2000 mg/m² 5-FU als Dauerinfusion über 24 Stunden an 5 Tagen gesteigert werden, bis die limitierende Toxizität erreicht wurde [14]. Das Ziel, mit Allopurinol/5-FU die Remissionsraten zu steigern, konnte jedoch leider nicht erreicht werden [1]. Wir sehen daher derzeit keine Indikation für Allopurinol/FU in der Therapie fortgeschrittener kolorektaler Karzinome. Allopurinol/5-FU ist aber bei simultaner oraler Anwendung als Mundspülung in der Lage, die unter höheren 5-FU-Dosen häufige Mukositis abzuschwächen [32]. Ob diese Allopurinol/5-FU-Mundspülungen einen negativen Einfluß auf die systemische 5-FU-Therapie haben, ist noch nicht untersucht.

PALA (N-(Phosphonoacetyl)-1-Asparginsäure hemmt die Aspartat-Transcarbamylase, die den 2. Schritt in der Biosynthese von Pyrimidinen synthetisiert [2]. Wegen des daraus resultierenden Mangels an Pyrimidinen wird der Anabolismus von 5-FU gesteigert. In verschiedenen Zell-Linien konnte ein synergistischer Effekt von PALA und 5-FU gesichert werden [2]. Ardalan et al. wandten PALA/5-FU bei Patienten mit fortgeschrittenen kolorektalen und Pankreas-Karzinomen wöchentlich an [2]. 24 h nach i.v. Gabe von 250 mg/m² PALA wurde 5-FU in steigender Dosierung von 750 mg/m² bis über die maximal tolerierte Dosis von 2600 mg/m² hinaus über 24 h infundiert. Unter PALA/5-FU wurde in 46% und unter der 5-FU-Monotherapie in 21% eine Remission erzielt. Die kleine Fallzahl von 52 Patienten, die ungleiche Verteilung in den 5-FU bzw. PALA/5-FU-Arm, die Mischung aus Pankreas- und kolorektalen Karzinomen und die Art der Auswertung, die teilweise noch auf der klinischen Bestimmung der Lebergröße beruht, zwingen zu einer sehr zurückhaltenden Bewertung der Ergebnisse. Weitere Studien zur PALA/5-FU-Therapie sind daher notwendig.

Hydroxyharnstoff (HU) hemmt die Ribonukleotidreduktase und ist über diesen Mechanismus z. B. bei der CML effektiv. Nach einer 5-FU-Therapie gegeben, verhindert HU die Bildung normaler Desoxynukleotide, die sonst die 5-FU-Wirkung zumindest zum Teil aufheben könnten [26]. Diese Modulation der 5-FU-Wirkung wurde bisher in Zellkulturen untersucht [16]. Erste Ergebnisse bei HNO-Tumoren sind wegen einer zusätzlichen Cisplatin- und Strahlentherapie schwer zu beurteilen [34]. Verläßliche Daten zu HU/FU-Kombination bei kolorektalen Karzinomen liegen unseres Wissens nach nicht vor.

Dipyridamol und Interferon

Dipyridamol hemmt in Zellkulturen den Efflux von FUR und FUDR [10, 26]. Klinische Untersuchungen waren bisher spärlich. Köhne-Wömpner et al. verglichen in einer randomisierten Studie mit 181 Patienten mit fortgeschrittenem kolorektalen Karzinom eine Folinsäure/5-FU-Therapie (s. u.) mit der gleichen Therapie plus einer zusätzlichen Dipyridamol-Gabe. In dieser Studie konnte durch Dipyridamol kein zusätzlicher Vorteil in bezug auf die Remissionsraten und das Überleben erzielt werden [17]. Bei Fehlen von pharmakokinetischen Messungen ist aber nicht klar, ob eine Tagesdosis von 3×75 mg Dipyridamol überhaupt zu ausreichend hohen Serumspiegeln führt. Nachdem aber eine weitere Steigerung der Dipyridamol-Dosis von der Verträglichkeit her kaum möglich ist, sehen wir derzeit keine Indikation für diese Form der 5-FU-Modulation.

Interferon: Nach einer Publikation von Wadler et al. scheint humanes rekombinantes Alfa-2a-Interferon nicht nur in Zellkulturen, sondern auch in vivo bei Patienten mit fortgeschrittenen kolorektalen Karzinomen die Effektivität einer 5-FU-Therapie zu steigern [35]. Nimmt man die eingangs gegebene Definition der 5-FU-Modulation, ist Interferon diesem Wirkprinzip im strengen Sinne jedoch nicht zuzuordnen. Bei einer sehr kleinen Fallzahl mit sicher selektionierten Patienten wurden Remissionsraten von über 50% erzielt [35]. Nicht nur bei kolorektalen Karzinomen werden mit der Mehrzahl neuer Therapieprotokolle relativ hohe Remissionsraten erzielt, die sich an größeren Fallzahlen und an weniger selektiertem Patientengut dann jedoch leider meist nicht bestätigen lassen. Daher sollten die Ergebnisse von Wadler et al. trotz der positiven Aspekte kritisch gesehen werden und in weiteren, möglichst multizentrischen Studien bestätigt werden. Nach vorausgegangener Chemotherapie erzielte auch mit diesem Protokoll kein Patient eine Remission [35]. Wir sehen außerhalb von Studien derzeit keine Indikation für einer primäre Interferon/5-FU-Therapie.

Sequentielle Methotrexat/5-FU-Therapie

Basierend auf exakten biochemischen Kenntnissen des Folat- und Pyrimidin-Stoffwechsels versuchte man die Effektivität der Chemotherapie kolorektaler

Karzinome zu steigern. Bei der sequentiellen mittelhoch-dosierten Methotre-xat/5-FU-Therapie soll nach vorausgehenden MTX-Gabe die 5-FU-Wirkung über einen gesteigerten Anabolismus zu FUTP und durch eine deutlichere Hemmung der dTMP-Synthese durch FdUMP verstärkt werden [3, 9, 13, 36]. Im Vordergrund der 5-FU-Modulation steht dabei das Phosphoribosylpyro-phosphat (PRPP). Wegen der MTX-bedingten Hemmung der Purinsynthese akkumuliert PRPP intrazellulär und ermöglicht damit in verstärktem Ausmaß die direkte Bildung von FUMP aus 5-FU und PRPP über die Orotat-Phosphoribosyl-Transferase-Reaktion [3, 9, 26].

Die besonders von Herrmann et al. in einer Phase-II-Studie beschriebenen günstigen Ergebnisse einer MTX/5-FU-Therapie [13] konnten in einer jetzt vorliegenden Phase-III-Studie der AIO leider nicht bestätigt werden [12]. Prinzipiell erwies sich MTX/5-FU mit einer Remissionsrate von 25% als effektiv. Ein signifikanter Unterschied zur 5-FU-Monotherapie (RR 17%) konnte nicht nachgewiesen werden. In der medianen Überlebenszeit der beiden Therapiearme bestand mit 12,8 bzw. 14,5 Monaten ebenfalls kein signifikanter Unterschied [12]. Auch zwei kürzlich publizierte randomisierte Studien von Poon et al. sowie Valone et al. konnten keine Vorteile für die MTX5/FU-Kombination belegen [27, 33]. In der Studie von Valone lagen die Remissionsra-ten in beiden Armen um 19% [33]. Bei Poon et al. wurden bei niedriger MTX-Dosis mit der MTX/FU-Kombination in 26% eine Remission erzielt, die damit signifikant höher war als unter einer 5-FU-Monotherapie [27]. Aber auch in diesen neuen Studien mit über 50 bzw. über 100 Patienten pro Studienarm konnte leider kein Überlebensgewinn durch MTX/FU gesichert werden [27, 33]. Wir sehen nach den derzeitigen Ergebnissen daher keine Indikation für eine primäre sequentielle MTX/5-FU-Therapie.

Folinsäure/5-Fluorouracil

Nach Untersuchungen besonders an Zellkulturen verstärkt Folinsäure den zytostatischen Effekt von 5-FU [4, 8, 15, 21]. 5-FU selbst ist nicht effektiv, erst die 5-FU-Anaboliten FUTP und FdUMP hemmen den Zellstoffwechsel [26]. FdUMP hemmt die Thymidylatsynthase und damit die De-novo-Synthese von Thymidinmonophosphat (dTMP) aus Methylen-Tetrahydrofolsäure und dUMP. Bei hohen Konzentrationen an Methylen-Tetrahydrofolsäure wird ein besonders stabiler Komplex dieses Kofaktors mit FdUMP und der Thymidy-latsynthase gebildet, die Hemmung der De-novo-Synthese von Thymidinmo-nophosphat und damit auch die Hemmung der DNS-Synthese besonders verstärkt [4, 21, 36]. Da Folinsäure (N-5-Formyl-Tetrahydrofolsäure, Citro-vorum Faktor, Leucovorin) intrazellulär zum Teil in Methylen-Tetrahydrofol-säure umgewandelt wird, kann sie die 5-FU-Wirkung entscheidend verstärken [4, 21, 36].

Machover et al. berichteten 1986 über die Folinsäure/5-FU-Therapie bei fortgeschrittenen kolorektalen Karzinomen [21]. Bei nicht vorbehandelten Patienten betrug die Remissionsrate 39% und bei vorbehandelten noch 15%

[21]. Prinzipiell wurden die im Vergleich zur 5-FU-Monotherapie relativ
günstigen Remissionsraten in zahlreichen Phase-II-Studien auch von anderen
Untersuchern bestätigt. Auch wenn verschiedenste Therapieprotokolle zur
Anwendung gelangten und die Ergebnisse stark schwanken, kann nach
Laufman et al. bei nicht vorbehandelten Patienten von Remissionsraten um
30% ausgegangen werden [18]. Bei vorbehandelten Patienten sind die Remissionsraten schlechter und liegen meist zwischen 0 und ca. 20% [18]. Wir selber
erzielten mit dem von Laufman et al. beschriebenen Protokoll [18] bei meist
mehrfach vorbehandelten Patienten in 13% eine Teilremission und in immerhin
56% einen Krankheitsstillstand. Bei einer sehr geringen Toxizität nach WHO
betrug die mediane Überlebenszeit dieser massiv vorbehandelten Patienten
noch 8,3 Monate [30].

Da sehr häufig die Ergebnisse in Phase-II-Studien durch Patienten-Selektion
zu günstig ausfallen, läßt sich der Wert eines neuen Therapieprinzips erst durch
Phase-III-Studien sichern. In Tabelle 2 sind die Ergebnisse acht verschiedener
Phase-III-Studien zusammengestellt. In einem Teil der Studien wurde die
Folinsäure/5-FU-Therapie wöchentlich, bei den anderen Studien wurde Folin-
säure/5-FU im Abstand von 4–5 Wochen jeweils über 5 Tage gegeben [5, 6, 7,
22, 24, 25, 27, 33]. Trotz der verschiedenen Protokolle konnte die Effektivität

Tabelle 2. Randomisierte Studien, die Folinsäure/5-FU mit einer 5-FU-Monotherapie
vergleichen. Die Studien sind im Literaturverzeichnis aufgeführt. In der Spalte FA/FU
Remissionen bedeuten h: high-dose und l: low-dose Folinsäure

Randomisierte Studien Folinsäure/5-FU versus 5–FU

	n	Remissionen		mediane ÜLZ	
		FA/FU	5-FU	FA/FU	5-FU
Wöchentliche Therapie					
Canobbia (1987)	54	21%	4%	8 Mo	11 Mo
Petrelli (1987)	44	48%*	11%*	12 Mo	11 Mo
Nobile (1988)		16%*	5%*		
Petrelli (1989)	328	h 30%*	12%*	55 Wo*	46 Wo*
		l 19%		45 Wo	
5-Tages-Zyklen					
Doroshow (1987)	63	45%	15%	15 Mo	13 Mo
Erlichman (1988)	125	33%*	7%*	13 Mo*	10 Mo*
Valone (1989)	162	19%	17%	345 d	324 d
Poon (1989)	218	h 26%*	10%*	12 Mo*	8 Mo*
		l 43%*		12 Mo*	

* Unterschiede FA/FU versus FU signifikant, Prozentzahlen abgerundet

der Folinsäure/5-FU-Therapie eindeutig belegt werden. Während unter 5-FU alleine die Remissionsraten zwischen 4 und 17% lagen, betrugen sie im jeweiligen Folinsäure/5-FU-Arm zwischen 19 und 48% [5, 6, 7, 22, 24, 25, 27, 33] und lagen mit Ausnahme der Studie von Valone et al. [33] um 11–37% über denen der 5-FU-Monotherapie; in fünf der acht Studien waren die Unterschiede in den Remissionsraten signifikant [7, 22, 24, 25, 27]. In bezug auf das Überleben sind die Ergebnisse noch nicht so beeindruckend. Die Überlebenszeiten für die 5-FU- bzw. Folinsäure/5-FU-Therapie lagen zwischen 8 und 13 bzw. 8 und 15 Monaten. In drei der acht Studien war die mediane Überlebenszeit unter Folinsäure/5-FU gegenüber 5-FU signifikant verlängert, der absolute Lebensgewinn war in diesen Studien mit 3–4,5 Monaten aber noch nicht beeindruckend [7, 24, 27]. In einer von Löffler geleiteten Studie konnte unter Folinsäure/5-FU ebenfalls eine im Vergleich zu 5-FU signifikante Überlebensverlängerung erzielt werden [19].

Unserer Meinung nach ist die Folinsäure/5-FU-Kombination eine echte Bereicherung. Zahlreiche Fragen, speziell nach der Art des Therapieprotokolls (Dosis der Folinsäure, Gabe der Folinsäure bzw. des 5-FU als Bolus, Kurzinfusion oder Dauerinfusion?) und der Langzeit-Effektivität sind noch offen. Gerade zur Höhe der Folinsäure-Dosis sind die Ergebnisse auch neuerer Studien widersprüchlich [24, 27]: In der Studie von Petrelli et al. wurde eine signifikant höhere Remissionsrate und ein signifikant längeres Überleben nur unter der hochdosierten Folinsäure-Gabe (Tagesdosis: 500 mg/ m^2/2h i.v.) erzielt [24]. Bei Poon et al. andererseits wurden unter einer niedrigen Folinsäure-Dosis (Tages-Dosis 20 mg/m^2 als Bolus i.v.) höhere Remissionsraten als bei der Hochdosis (200 mg/m^2 Folinsäure i.v.) gesehen; in dieser Studie wurde mit beiden Folinsäure-Dosierungen ein im Vergleich zur 5-FU-Monotherapie um ca. 4 Monate signifikant verlängertes Überleben erzielt [27].

Die aufgrund der Folinsäure sehr teuren Folinsäure/5-FU-Kombinationen sollten z. Z. aber nach Möglichkeit noch weiter in Studien zur Anwendung gelangen und vergleichend auf ihre Effektivität, insbesondere auf die Verträglichkeit und auf das Überleben, untersucht werden. Vergleichende Untersuchungen zur Pharmakokinetik und zu den klinischen Ergebnissen der verschiedenen möglichen Therapie-Protokolle sind dringend erforderlich [28, 29]. Wir selber führen eine randomisierte Studie durch, in der eine 5-FU-Monotherapie mit einer Folinsäure/5-FU-Therapie verglichen wird. 5-FU-Monotherapie: 600 mg/m^2 5-FU als 2-Stunden-Infusion Tag 1–Tag 5. Folinsäure/5-FU: 300 mg Folinsäure als Bolus i.v. Tag 1–Tag 5; jeweils anschließend 500 mg/m^2 5-FU als 2-Stunden-Infusion. Wichtig ist, daß die 5-FU-Tagesdosis in den Folgezyklen der im Intervall beobachteten Toxizität nach WHO angepaßt wird. In der Mehrzahl der Fälle ist eine kontinuierliche Steigerung der 5-FU-Tagesdosis bis auf ca. 600–700 mg/m^2 möglich. Zu bedenken ist, daß die Infusionsdauer von zwei Stunden nicht unterschritten wird, da sonst mit schwerster Schleimhaut- und Knochenmark-Schädigung zu rechnen ist. Die erste Zwischenauswertung der im allgemeinen sehr gut verträglichen Therapie wird Anfang 1990 erfolgen. In Einzelfällen, besonders bei sehr jungen

Patienten, erscheint die Anwendung einer Folinsäure/5-FU-Therapie auch außerhalb von Studien gerechtfertigt.

Literatur

1. Ahmann FR, Garewal H, Greenberg B (1986) Phase II trial of high-dose continuous infusion 5-fluorouracil with allopurinol modulation in colon cancer. Oncology 43:83–85
2. Ardalan B, Singh G, Silberman H (1989) A randomized phase I and II study of short-term infusion of high-dose fluorouracil with or without N-(phosphonoacetyl)-1-aspartic acid in patients with advanced pancreatic and colorectal cancers. J Clin Oncol 6:1053–1058
3. Bertino JR, Mini E, Fernandes DJ (1983) Sequential methotrexate and 5-fluorouracil: mechanisms of synergy. Sem Oncol 10:2–5
4. Bleyer WA (1989) New vistas for leucovorin in cancer chemotherapy. Cancer 63:995–1007
5. Canobbio L, Nobile MT, Galligioni E, Vidili G, Fassio T, Lo Re G, Rubagotti A, Rosso R (1987) Randomized trial of 5-fluorouracil alone or in combination with high-dose folinic acid in advanced colorectal cancer. ASCO Proc 6, No 318, p 97
6. Doroshow JH, Bertrand M, Multhauf P, Leong L, Goldberg G, Margolin K, Carr B, Akman S, Hill R (1987) Prospective randomized trial comparing 5-fluorouracil versus 5-fluorouracil and high-dose folinic acid for treatment of advanced colorectal cancer. ASCO Proc 6, No 374, p 96
7. Erlichman C, Fine S, Wong A, Elhakim T (1988) A randomized trial of fluorouracil and folinic acid in patients with metastatic colorectal carcinoma. J Clin Oncol 6:469–475
8. Evans RM, Laskin JD, Hakala MT (1981) Effect of excess folates and deoxyinosine on the activity and site of action of 5-fluorouracil. Cancer Res 41:3288–3295
9. Fernandes DJ, Moroson BA, Bertino JR (1981) The role of methotrexate and dihydrofolate polyglutamates in the enhancement of fluorouracil action by methotrexate. Cancer Treat Rep 65 (Suppl 1):29–35
10. Grem JL, Fischer PH (1985) Augmentation of 5-fluorouracil cytotoxicity in human colon cancer cells by dipyridamole. Cancer Res 45:2967–2972
11. Heggie GD, Sommadossi JP, Cross DS, Huster WJ, Diasio RB (1987) Clinical pharmacokinetics of 5-fluorouracil and its metabolites in plasma, urine, and bile. Cancer Res 47:2203–2206
12. Herrmann R, Knuth A, Kleeberg U, Middecke H (1988) Methotrexat/5-Fluorouracil (MTX/FU) sequentiell im Vergleich mit 5-Fluorouracil (FU)-Monotherapie beim metastasierenden kolorektalen Karzinom. Endauswertung einer randomisierten Multicenter-Studie. Klin Wochenschr 109 (Suppl XIII):254
13. Herrmann R, Spehn J, Beyer JH, v. Franqué U, Schmieder A, Holzmann K, Abel U (1984) Sequential methotrexate and 5-fluorouracil: Improved response rates in metastatic colorectal cancer. J Clin Oncol 2:591–594
14. Howell SB, Wallace EW, Taetle R, Hussain F, Romine JS (1981) Modulation of 5-fluorouracil toxicity by allopurinol in man. Cancer 48:1281–1289
15. Keyomarsi K, Moran RG (1986) Folinic acid augmentation of the effects of fluoropyrimidines on murine and human leukemic cells. Cancer Res 46:5229–5235

16. Kobayashi S, Hoshino T (1983) Combined cytotoxic effect of low dose 5-fluorouracil and hydroxyurea on 9L cells in vitro. Cancer Res 43:5309–5313

17. Köhne-Wömpner CH, Wilke H, Weiss J, Hiddemann W, Gropp C, Schmitz-Hübner U, Lohrmann HP, Bodenstein H, Urbanitz D, Hotz J, Preiß J, Knuth A, Schwark J, Bade J, Kohler B, Schmoll HJ (1989) Hochdosis Folinsäure (HDFA)/5-Fluorouracil (FU) versus FA/FU plus Dipyridamol (D) – Vorläufige Ergebnisse einer randomisierten multizentrischen Phase-II-Studie beim fortgeschrittenen kolorektalen Karzinom. Onkologie 12 (Suppl 2):19–20

18. Laufman LR, Krzeczowski KA, Roach R, Segal M (1987) Leucovorin plus 5-fluorouracil: An effective treatment for metastatic colon cancer. J Clin Oncol 5:1394–1400

19. Löffler TM, Korsten FW, Burghardt F, Aulbert E, Planker M, Lindemann M, Hausamen TU, Strohmeyer G (1989) Randomisierter Vergleich 5-FU vs. 5-FU/Leukovorin beim fortgeschrittenen metastasierten kolorektalen Karzinom. Onkologie 12 (Suppl 2):15

20. Machover D, Goldschmidt E, Chollet P, Metzger G, Zittoun J, Marquet J, Vandenbulcke JM, Misset J, Schwarzenberg L, Fourtillon JB, Gaget H, Mathé G (1986) Treatment of advanced colorectal and gastric adenocarcinoma with 5-fluorouracil and high-dose folinic acid. J Clin Oncol 4:685–696

21. Moran RG (1989) Leucovorin enhancement of the effects of the fluoropyrimidines on thymidylate synthase. Cancer 63:1008–1012

22. Nobile MT, Vidili MG, Sobrero A, Sertoli MR, Canobbio L, Fassio T, Rubagotti A, Gallo L, Lo Re G, Galligioni E, Rosso R (1988) 5-Fluorouracil (FU) alone or a combined with high dose folinic acid (FA) in advanced colorectal cancer patients: randomized trial. ASCO Proc 7 No 371, p 97

23. Peters JP, Laurensse E, Leyva A, Pinedo HM (1987) Purine nucleosides as cell-specific modulators of 5-fluorouracil metabolism and cytotoxicity. Eur J Cancer Clin Oncol 23:1869–1881

24. Petrelli N, Douglass Jr HO, Herrera L, Russell D, Stablein DM, Bruckner HW, Mayer RJ, Schinella R, Green MD, Muggia FM, Megibow A, Greenwald ES, Bukowski RM, Harris J, Levin B, Gaynor E, Loutfi A, Kalser MH, Barkin JS, Benedetto P, Woolley PV, Nauta R, Weaver DW, Leichman LP for the Gastrointestinal Tumor Study Group (1989) The modulation of fluorouracil with leucovorin in metastatic colorectal carcinoma: a prospective randomized phase II trial. J Clin Oncol 7:1419–1426

25. Petrelli N, Herrera L, Rustum Y, Burke P, Creaven P, Stulc J, Emrich LJ, Mittelman A (1987) A prospective randomized trial of 5-fluorouracil versus 5-fluorouracil and high-dose leucovorin versus 5-fluorouracil and methotrexate in previously untreated patients with advanced colorectal carcinoma. J Clin Oncol 5:1559–1565

26. Pinedo HM, Peters GFJ (1988) Fluorouracil: biochemistry and pharmacology. J Clin Oncol 6:1653–1664

27. Poon MA, O'Connell MJ, Moertel CG, Wieand HS, Cullinan SA, Everson LK, Krook JE, Maillard JA, Laurie JA, Tschetter LK, Wiesenfeld M (1989) Biochemical modulation of fluorouracil: evidence of significant improvement of survival and quality of life in patients with advanced colorectal carcinoma. J Clin Oncol 7:1407–1418

28. Schalhorn (1988) Clinical pharmacology of folinic acid and 5-Fluorouracil. In: Erlichman C (ed) Leucovorin: an expanding role in chemotherapy. Pharma Libri, Montreal, pp 33–50

29. Schalhorn A, Kühl M, Stupp-Poutot G, Nüssler V (1990) Pharmacokinetics of reduced folates after short-term infusion of d, l-folinic acid. Cancer Chemother Pharmacol 25:440–444

30. Schalhorn A, Lerner J, Possinger K, Wilmanns W (1988) Folinic acid/5-fluorouracil in praetreated patients with far advanced colorectal carcinoma. J Cancer Res Clin Oncol 114 (Supplement):S 25

31. Schalhorn A, Peyerl G, Denecke H (1988) Pharmacokinetics of 5-fluorouracil during isolated liver perfusion. Reg Cancer Treat 1:21–27

32. Tsavaris N, Caragiauris P, Kosmidis P (1988) Reduction of oral toxicity of 5-fluorouracil by allopurinol mouthwashes. Euro J Surg Oncol 14:405–406

33. Valone FH, Friedman M, Wittlinger PS, Drakes T, Eisenberg PD, Malec M, Hannigan JF, Brown Jr BW (1989) Treatment of patients with advanced colorectal cancer with fluorouracil alone, high-dose leucovorin plus fluorouracil, or sequential methotrexate, fluorouracil, and leucovorin: a randomized trial of the Northern California Oncology Group. J Clin Oncol 7:1427–1436

34. Vokes EE, Panje WR, Weichselbaum RR, Schilsky RL, Moran WJ, Awan AM, Guarnieri CM (1988) Otolaryngol Head Neck Surg 98:295–298

35. Wilmanns W, Schalhorn A (1989) Chemotherapie von Lebermetastasen kolorektaler Karzinome. In: Wannagat L (Hrsg) Onkologie – Tumoren des Verdauungstraktes. 2. Bad Mergentheimer Onkologisches Gespräch. Thieme, pp 161–176

Perspektiven für den Einsatz hämatopoetischer Wachstumsfaktoren bei der Chemotherapie gastrointestinaler Tumoren

H. H. Bartsch, U. Söling, U. Friedrichs, S. Abramson,
K. Vehmeyer, G. A. Nagel und P. Scheurich

Einleitung

Die menschliche Hämatopoese wird durch ein kompliziertes Netzwerk stimulierender und inhibierender Signale gesteuert [19]. Hämatopoetische Wachstumsfaktoren, sog. *Colony stimulating factors (CSF)*, fördern Wachstum und Differenzierung unreifer und determinierter Blutzellen [17]. Interferone, einige Interleukine und Tumor-Nekrose-Faktoren besitzen dagegen z. T. inhibierende Eigenschaften auf die Hämatopoese [13]. Nachdem einige CSF's gereinigt, sequenziert und deren Gene kloniert wurden, stehen sie heute in ausreichender Menge für umfangreiche in-vitro- und in-vivo-Untersuchungen zur Verfügung (Tabelle 1). Erythropoetin, Interleukin-3 (multi-CSF), Granulozyten-CSF (G-CSF), Granulozyten-Makrophagen-CSF (GM-CSF) und Makrophagen/ Monozyten-CSF (M-CSF) werden bereits in klinischen Prüfungen angewandt [2, 5, 6, 10, 11, 43]. Zu den klinisch interessantesten Indikationen zählen dabei hämatologische Systemerkrankungen wie das myelodysplastische Syndrom [2], die aplastische Anämie [2, 21] und Patienten nach Knochenmarktransplantation [15]. Bei Patienten mit congenitaler Granulopenie konnte der Einsatz von rekombinantem G-CSF neben einem signifikanten Anstieg der Granulozyten auch die Abnahme infektiöser Komplikationen bewirken [24]. Erythropoietin gilt heute schon annähernd als Standardtherapie der renalen Anämie [1, 9].

Neben den genannten Beispielen einer „Substitutionsrolle" für CSF's ergeben sich jedoch weitere klinisch relevante Perspektiven wie z. B. der Einsatz bei chemotherapeutisch induzierten Zytopenien. Durch die Gabe von CSF's könnte eine behandlungsbedingte Leuko/Thrombopenie verringert werden und damit u. U. eine Therapieintensivierung erfolgen. Hierdurch würden sich möglicherweise weitere kurative Chancen bei bestimmten Tumorerkrankungen ergeben. Eine Reihe von Erfahrungen liegen diesbzgl. schon vor [8–11, 14], insbesondere auch von Patienten mit Blasenkarzinomen [6] oder kleinzelligem Bronchialkarzinom [5]. Eine Vielzahl klinischer Phase-I- und Phase-II-Studien werden derzeit durchgeführt.

Einige CSF's sind nicht nur in der Lage eine Expansion von hämatopoetischen Progenitorzellen zu ermöglichen (wie z. B. IL-3, GM-CSF), sondern fördern auch Differenzierung und Aktivierung bereits determinierter Zellen

Tabelle 1. Rekombinante hämatopoetische Wachstumsfaktoren

Faktor	Mol.-Gewicht	Herkunfts-zelle	Zielzellen	
			Knochenmark	Periph. Blut
GM-CSF	18–24 kD	T-Zellen Monozyten Fibroblasten Endothelzellen	CFU-GM, EO CFU-GEMM BFU-E CFU-MEG	Monozyten Granulozyten Eosinophile
G-CSF	19,6 kD	Monozyten Fibroblasten Endothelzellen	CFU-G CFU-GM	Granulozyten
M-CSF	45 kD 70–90 kD	Monozyten (Urin)	CFU-M	Monozyten Monozyten
Erythropoietin	36 kD	Nieren	CFU-E	Retikulozyten
Interleukin-1	22 kD	Monozyten Leukozyten	CFU-S	Monozyten Granulozyten Endothelzellen Fibroblasten
Interleukin-3	15–25 kD	T-Zellen	CFU-GEMM CFU-EO, -GM BFU-E	Monozyten Mastzellen
Interleukin-4		T-Zellen	CFU-G?	B-Zellen
Interleukin-5	20 kD	T-Zellen	CFU-EO	Eosinophile
Interleukin-6	26 k	Leukozyten Fibroblasten Epithelzellen	Co-Faktor	

G/M-CSF = Granulozyten/Makrophagen-Kolonie stimulierender Faktor, kD = kilo Dalton

(z. B. G-CSF, GM-CSF, M-CSF) [4, 7, 12]. Damit könnten den genannten Substanzen eigenständige therapeutische Qualitäten, z. B. bei Infektionskrankheiten oder Tumorerkrankungen, zukommen.

Für die Anwendung von CSF's bei Patienten mit malignen Erkrankungen ergeben sich jedoch einige prinzipielle Fragen:

1. Welche Tumoren produzieren bereits selbst CSF's (wie z. B. bestimmte Blasenca., Leukämien [27]) und benutzen diese als autokrine Wachstumsfaktoren?
2. Welche Tumoren exprimieren Membranrezeptoren für CSF's und können dadurch ggf. in ihrem Wachstum gefördert werden (Tumorenhancement)?
3. Führt der Einsatz von CSF's u. U. zu einer verstärkten Sensibilität der Hämatopoese gegenüber zytotoxischen Substanzen?

Wir möchten im Folgenden einige Ergebnisse eigener Untersuchungen vorstellen, die wir bei der Prüfung eines gereinigten natürlichen CSF (M-CSF) erhalten haben. Die Befunde haben noch präliminären Charakter.

Eigene Untersuchungen

Aufgrund der potentiellen Chance, durch den Einsatz von CSF's, nach vorangegangener zytostatischer Therapie, die hämatologische Toxizität zu verringern und damit u. U. eine Dosisintensivierung herbeizuführen, begannen wir eine Phase-I-Prüfung mit gereinigtem, menschlichem CSF (CSF-HU) bei chemotherapeutisch behandelten Patienten mit metastasierenden kolorektalen Karzinomen. CSF-HU wird mit Hilfe affinitätschromatografischer Verfahren aus

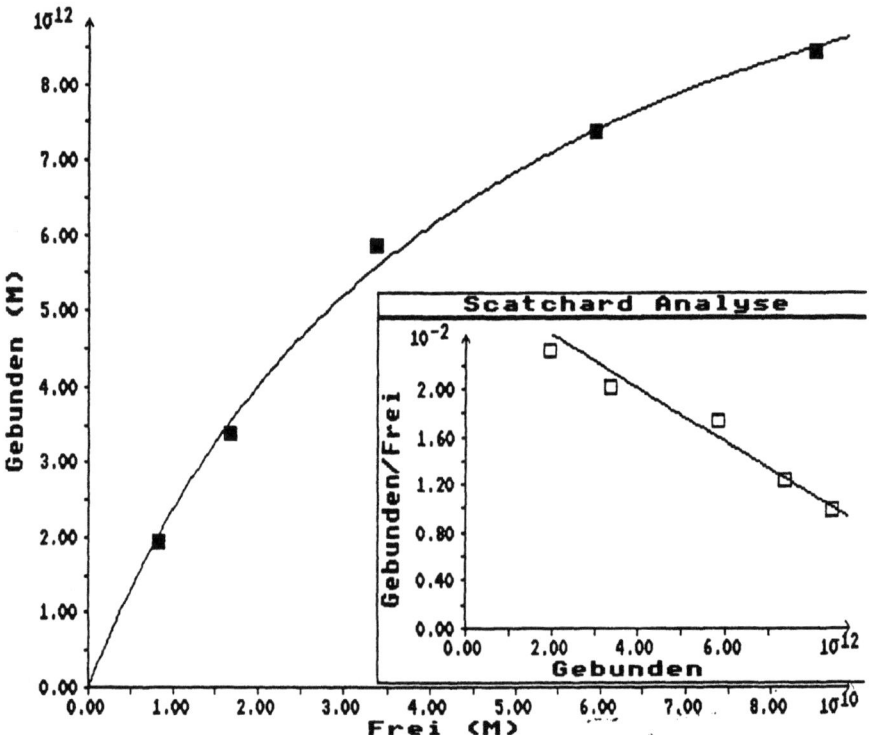

Abb. 1. Spezifische Bindung von ^{125}J-CSF-HU an der Makrophagenzellinie P 388 D1. Je 4×10^6 Zellen wurden bei 4°C mit steigenden Konzentrationen ^{125}J-CSF-HU für 2 Stunden inkubiert. Die unspezifische Bindung wurde durch 200fachen Überschuß mit nicht markiertem CSF-HU bei verschiedenen Konzentrationen ermittelt und von der Gesamtbindung subtrahiert. Die Berechnung der Affinitätskonstanten Kd erfolgte mit Hilfe der Scatchard-Analyse

Tabelle 2. Bindungsdaten für ^{125}J-CSF-HU auf etablierten Zellinien

Zelle	Herkunft	CSF-HU Rezeptorzahl	Kd (M)
P 388 D1	Makrophagen	3240	$5{,}1 \times 10^{10}$
U 937	AMMOL	< 40	–
HL-60	AML	< 40	–
K562	CML	< 40	–
Raji	B-NHL	< 20	–
Jurkat	T-Leukämie	< 20	–
HUT 78	T-Leukämie	< 20	–
YT	NK-Zelle	< 20	–
COLO 205	Kolonca.	< 20	–
HSR 320	Kolonca.	< 20	–
SW 480	Kolonca.	< 20	–

menschlichem Urin gereinigt [12, 22] und besitzt die vollständige Aminosäurensequenz des menschlichen M-CSF [26]. Inzwischen wurde das Gen für humanes CSF-HU kloniert und es konnte gezeigt werden, daß sowohl das natürliche als auch das rekombinante Protein in vitro und in vivo neben direkten stimulierenden Eigenschaften auf die Hämatopoese auch eine Monozyten/Makrophagen-Aktivierung bewirken [7, 12]. Aufgrund dieser Eigenschaften erscheint uns CSF-HU besonders interessant, bzgl. seiner in-vitro- und in-vivo-Wirkungen untersucht zu werden.

Entsprechend den drei o. g. Fragestellungen über den Einsatz von CSF's bei Patienten mit malignen Erkrankungen wurde zunächst untersucht, ob etablierte Kolonca.-Zellinien Oberflächenrezeptoren für CSF-HU besitzen. Wir haben daher mit Standardmethoden hochgereinigten CSF-HU radioaktiv markiert und Bindungsstudien durchgeführt. Dabei wurde festgestellt, daß CSF-HU an den Rezeptor für M-CSF bindet und durch rekombinantes M-CSF kompetitiv aus dieser Bindung verdrängt werden kann. In Abb. 1 ist beispielhaft die spezifische Bindung von ^{125}J-CSF-HU an der Makrophagenlinie P388 D1 dargestellt sowie die Scatchard-Analyse der Bindungsdaten zur Berechnung der Rezeptorzahl und Affinitätskonstanten. In Tabelle 2 sind einige der Bindungsdaten dargestellt. Aus diesen geht hervor, daß auf den untersuchten Kolonca.-Zellinien im Gegensatz zur Makrophagenzellinie P388 D1 keine spezifische CSF-HU Membranrezeptoren nachgewiesen werden können. Entsprechend diesen Befunden ist es nicht zu erwarten, daß die Inkubation der Kolonca.-Zellen mit CSF-HU zu einer zellulären Reaktion führt. Abbildung 2 belegt, daß bei vier verschiedenen Kolonca.-Zellen keine signifikante Veränderung der Proliferation, gemessen an dem Einbau von 3-H-markiertem Thymidin, festzustellen war. Um einen Langzeiteffekt auf das Zellwachstum auszuschließen, haben wir die Klonierungseffizienz, mit Hilfe der „Grenzwert-Verdünnungsmethode" [16] verschiedener Kolonca.-Zellinien unter dem Ein-

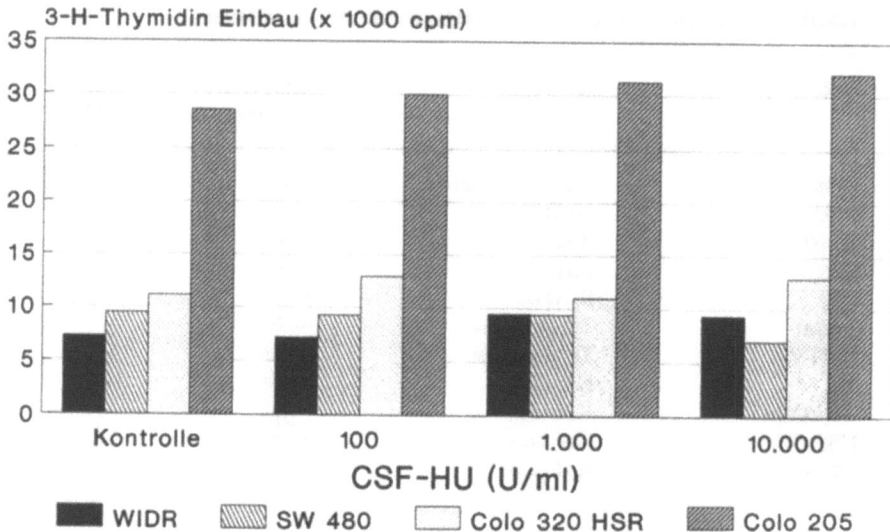

Abb. 2. Menschliche Kolonkarzinom-Zellinien wurden in Mikrotiterplatten (2×10^4 Zellen/Vertiefung) 48 Stunden mit den angegebenen Konzentrationen CSF-HU unter Standardzellkulturbedingungen inkubiert. Anschließend erfolgte über 4 Stunden die Inkubation mit 0,5 mcCi ^{3}H-Thymidin. Die Messung der Radioaktivität erfolgte im β-Counter

fluß von CSF-HU untersucht. Auch in diesem System konnte keine signifikante Veränderung der Klonierungseffizienz nachgewiesen werden. In Abb. 3 ist das Ergebnis für drei Zellinien, darunter Colo 205, dargestellt.

Aufgrund der bis dahin vorliegenden Befunde ergaben sich also bisher keine begründeten Einwände gegen die Durchführung der klinischen Phase-I-Studie. In Abb. 4 ist das Therapieschema illustriert [25]. CSF-HU (Alpha Therapeutic GmbH, Langen, BRD) mit einer spezifischen Aktivität von 8×10^6 U/Amp. wurde zu den angegebenen Zeitpunkten als Kurzinfusion über die Dauer von 30 Min. intravenös infundiert. Die Entscheidung, ob die Patienten mit Therapiekurs A (nur Chemotherapie) oder Kurs B (CSF-HU Tag 1–10) beginnen, erfolgt gemäß Randomisationsschema. Die Dosis von CSF-HU wird in Patientengruppen zu je 6 Personen beginnend von 120 000 U/kg Körpergewicht (KG) in fünf Stufen bis auf 1 600 000 U/kg KG gesteigert. Da bisher die behandelte Patientenzahl zu gering ist, kann zu den klinischen Ergebnissen noch keine Stellung genommen werden. Allerdings wurde keine Toxizität durch die Gabe von CSF-HU beobachtet (Dosisstufen 1 und 2). Erste Untersuchungen an zirkulierenden hämatopoetischen Stammzellen scheinen anzudeuten, daß nach in-vivo-Applikation von CSF-HU das CSF-abhängige Koloniewachstum zirkulierender Stammzellen gesteigert wird (Abb. 5).

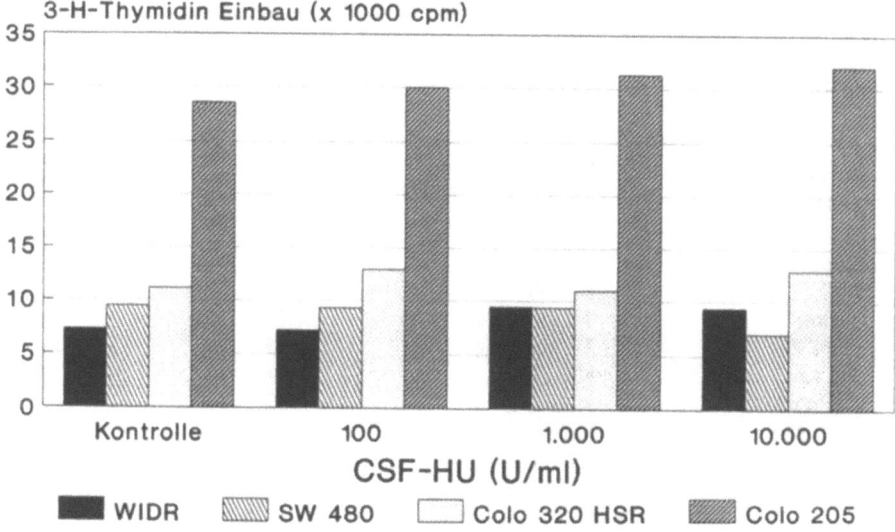

Abb. 3. Die o. g. menschlichen Tumorzellinien wurden in Mikrotiterplatten mit den Konzentrationen 1 Zelle/Vertiefung bis 10 Zellen/Vertiefung eingesetzt und unter Standardkulturbedingungen +/− 1000 U/ml CSF-HU 14 Tage inkubiert. Anschließend erfolgte die optische Auswertung

Diskussion

Der Einsatz hämatopoetischer Wachstumsfaktoren könnte auch für Patienten mit fortgeschrittenen gastrointestinalen Tumoren zu einer Verbesserung der Behandlungsergebnisse führen. Voraussetzung hierfür wären einerseits effektive Chemotherapiekombinationen, die eine höhere Remissionsrate erzielen, und bei bestimmten Tumoren (z. B. Magenkarzinom, Pankreaskarzinom) eine Operabilität ermöglichen, andererseits die Gewißheit, daß diese Substanzen selbst nicht zu einem verstärkten Tumorwachstum führen. Beispielsweise konnten bei der Chemotherapie des Magenkarzinoms in den vergangenen Jahren deutliche Fortschritte erreicht werden, die mit Hilfe einer Therapieintensivierung zu Lasten der Toxizität möglich wurden (z. B. EAP-Schema, FAMTX). Hier könnte die Reduktion der hämatologischen Toxizität durch die zusätzliche Gabe von CSF's zu einer besseren Verträglichkeit und u. U. noch weiterer Dosisintensivierung führen. Damit würde sich für einen Teil der Patienten mit fortgeschrittenen Karzinomen eine kurative Perspektive ergeben.

Die Wirkung von CSF's auf die Hämatopoese bei Patienten mit gastrointestinalen Tumoren dürfte sich nicht gegenüber Patienten mit anderen soliden Tumoren unterscheiden, so daß auf diesen Punkt hier nicht näher eingegangen wird.

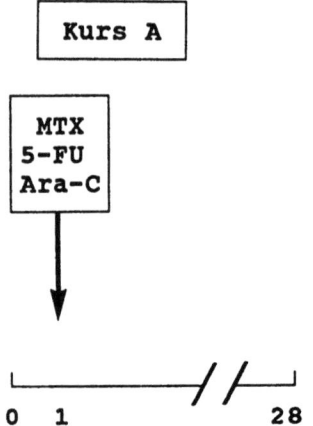

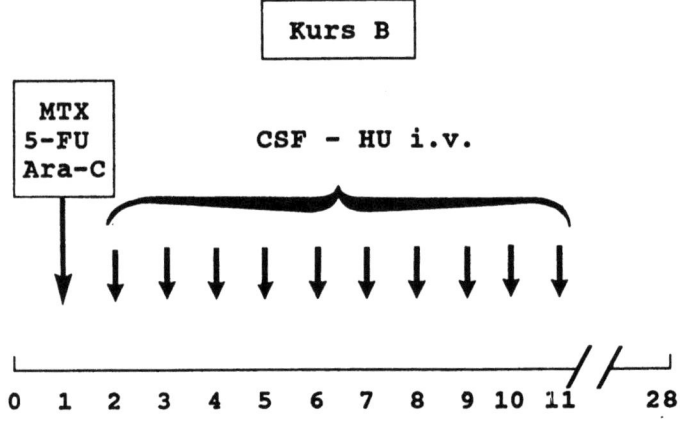

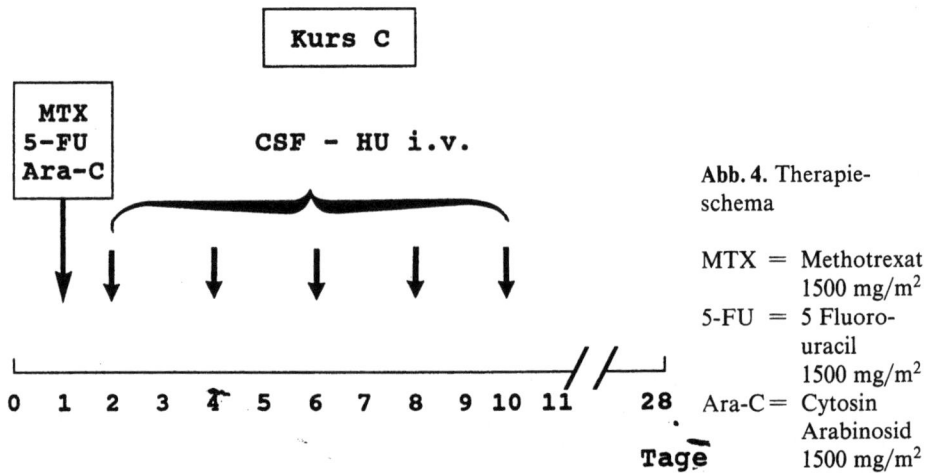

Abb. 4. Therapie-schema

MTX = Methotrexat
        1500 mg/m²
5-FU = 5 Fluoro-
        uracil
        1500 mg/m²
Ara-C = Cytosin
        Arabinosid
        1500 mg/m²

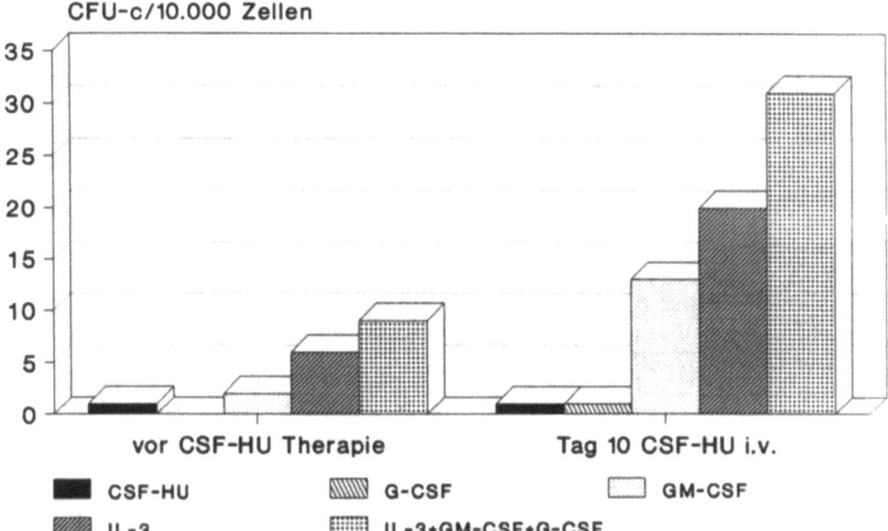

Abb. 5. Vor Therapie mit CSF-HU und am Tag 10 nach Abschluß der Therapie wurden aus dem peripheren Blut der Patienten mononukleäre Zellen isoliert und jeweils 10000 Zellen mit den o. g. CSF's in einem Standard-Knochenmarkstammzellassay eingesetzt. Die Ergebnisse beziehen sich auf Tag 14 der Kultur

Unklar ist dagegen jedoch noch die Bedeutung hämatopoetischer Wachstumsfaktoren für die Beeinflussung von Wachstum und Differenzierung solider Tumoren. So wurde z. B. der Einfluß verschiedener CSF's auf das klonogene Tumorzellwachstum von Adenokarzinomlinien des Kolon [3] oder von transplantierten Hodenkarzinomen [18] untersucht. Die bisher vorliegenden Ergebnisse sind uneinheitlich. Ein wesentlicher Grund dafür dürfte in den nur limitierten Daten über die Expression von Membranrezeptoren auf soliden Tumorzellen liegen [20]. Es erscheint sehr unwahrscheinlich, daß nicht rezeptorvermittelte Wirkungen der CSF's auf Tumorzellen möglich sind. Wir haben an dem Beispiel von natürlichem CSF-HU (M-CSF) gezeigt, daß bei fehlenden Membranrezeptoren z. B. auf Kolonkarzinomzellen auch keine Beeinflussung des Wachstums eintritt. Entsprechend können rezeptorpositive Zellen, z. B. die Makrophagenzellinie P388 D1, mit einer verstärkten Proliferation und/oder Differenzierung antworten.

Zusammenfassend läßt sich feststellen, daß der Einsatz von hämatopoetischen Wachstumsfaktoren in Kombination mit der Chemotherapie bei Patienten mit gastrointestinalen Tumoren eine neue therapeutische Option darstellt, die jedoch gleichartig wie bei anderen malignen Erkrankungen begleitet sein müssen von intensiver Grundlagenforschung über die molekularen Wirkmechanismen dieser Substanzgruppe.

Literatur

1. Adamson JW (1989) The promise of recombinant human Erythropoientin. Seminars in Hematology 26:5–8
2. Antin JH, Smith BR, Holmes W, Rosenthal DS (1988) Phase I/II study of recombinant human granulocyte-macrophage colony-stimulating factor in aplastic anemia and myelodysplastic syndrome. Blood 72:705–713
3. Berdel WE, Danhauser-Riedl S, Steinhauser G, Winton EF (1989) Various human hematopoietic growth factors (Interleukin-3, GM-CSF, G-CSF) stimulate clonal growth of nonhematopoietic tumor cells. Blood 73:80–83
4. Branch DR, Turner AR, Guilbert LJ (1989) Synergistic stimulation of macrophage proliferation by the monokines tumor necrosis factor-alpha and colony-stimulating factor 1. Blood 73:307–311
5. Bronchud MH, Scarffe JH, Thatcher N, Crowther D, Souza LM, Alton NK, Testa NG, Dexter TM (1987) Phase I/II study of recombinant human granulocyte colony-stimulating factor in patients receiving intensive chemotherapy for small cell lung cancer. Br J Cancer 56:809–813
6. Gabrilove JL, Jakubowski A, Scher H, Sternberg C, Wong G, Grous J, Yagoda A, Fain K, Moore MAS, Clarkson B, Oettgen HF, Alton K, Welte K, Souza L (1988) Effect of granulocyte colony-stimulating factor on neutropenia and associated morbidity due to chemotherapy for transitional-cell carcinoma of the urothelium. N Engl J Med 318:1414–1422
7. Geissler K, Harrington M, Srivastava C, Leemhuis T, Tricot G, Broxmeyer HE (1989) Effects of recombinant human colony stimulating factors (CSF) (granulocyte-macrophage CSF, granulocyte CSF, and CSF-1) on human monocyte/macrophage differentiation. J Immunol 143:140–146
8. Glapsy JA, Golde DW (1989) Clinical applications of the myeloid growth factors. Seminars in Haematology 26:14–17
9. Groopman JE (1988) Clinical applications of colony-stimulating factors. Seminars in Oncology 15:27–33
10. Morstyn G, Campbell L, Souza LM, Alton NK, Keech J, Green M, Sheridan W, Metcalf D, Fox R (1988) Effect of granulocyte colony stimulating factor on neutropenia induced by cytotoxic chemotherapy. Lancet I 667–671
11. Morstyn G, Lieschke GJ, Sheridan W, Layton J, Cebon J, Fox RM (1989) Clinical experience with recombinant human granulocyte colony-stimulating factor and granulocyte macrophage colony-stimulating factor. Seminars in Haematology 26:9–13
12. Motoyoshi K, Yoshida K, Hatake K, Saito M, Miura Y, Yanai N, Yamada M, Kawashima T, Wong GG, Temple PA, Leary AC, Witek-Giannoti JS, Fujisawa M, Yuo A, Okabe T, Takaku F (1989) Recombinant und native human urinary colony-stimulating factor directly augments granulocytic and granulocyte-macrophage colony-stimulating factor production of human peripheral blood monocytes. Exp Hematol 17:68–71
13. Murphy M, Perussia B, Trinchieri G (1988) Effects of recombinant tumor necrosis factor, lymphotoxin and immune interferon on proliferation and differentiation of enriched hematopoietic precursor cells. Exp hematol 16:131–138
14. Nathan DG (1987) Hope for hematopoietic hormones. N Engl J Med 317:626–628
15. Nemunaitis J, Singer JW, Buckner CD, Hill R, Storb R, Thomas ED, Appelbaum FR (1988) Use of recombinant human granulocyte-macrophage colony-stimulating

factor in autologous marrow transplantation for lymphoid malignancies. Blood 72:834-836

16. Pfizenmaier K, Scheurich P, Däubner W, Krönke M, Röllinghoff M, Wagner H (1984) Quantitative representation of all T-cells committed to develop into cytotoxic effector cells and/or interleukin-2 activity-producing helper cells within murine T-lymphocytes subsets. Eur J Immunol 14:33-39

17. Platzer E (1989) Human hemopoietic growth factors. Eur J Haematol 42:1-15

18. Schmoll HJ, Casper J, Flamme C, Harstrick A, Poliwoda H (1989) The influence of recombinant human M-CSF on the growth kinetics of heterotransplanted human testicular cancer cell lines. Blut 59:256

19. Trinchieri G, Murphy M, Perussia B (1987) Regulation of Hematopoiesis by T Lymphocytes and natural killer cells. CRC Critical Reviews in Oncology Hematology 77:219-265

20. Urdal DL, Park LS (1988) Studies on hematopoietic growth factor receptors using human recombinant IL-3, GM-CSF, G-CSF, M-CSF, IL-1 and IL-4. Behring Inst Mitt 83:27-39

21. Vadhan-Raj S, Buescher S, Broxmeyer HE, LeMaistre A, Lepe-Zuniga JL, Ventura G, Jeha S, Horwitz LJ, Trujillo JM, Gillis S, Hittelman WN, Gutterman JU (1988) Stimulation of myelopoiesis in patients with aplastic anemia by recombinant human granulocyte-macrophage colony-stimulating factor. N Engl J Med 319:1628-1634

22. Waheed A, Shadduck RK (1989) Purification of human urine colony-stimulating factor by affinity chromatography. Exp Hematol 17:61-65

23. Welte K, Bonilla MA, Gillio AP, Boone TC, Potter GK, Gabrilove JL, Moore MAS, O'Reilly RJ, Souza LM (1987) Recombinant human granulocyte colony-stimulating factor: effects on hematopoiesis in normal and cyclo-phosphamide-treated primates. J Exp Med 165:941-948

24. Welte K, Zeidler C, Reiter A, Pietsch T, Souza L, Riehm H (1989) Long-term treatment with recombinant human granulocyte colony-stimulating factor (rhG-CSF) in patients with severe congenital neutropenia. Blood 74:154a

25. Wickramanayake PD, Klein HO, Pape S, Meyer-Hofmann H (1985) Chemotherapie-protokoll für das metastasierende kolorektale Karzinom. DMW 13:487-491

26. Wong GG, Temple GA, Leary AC, Witek-Giannotti JS, Yang YC, Ciarleta AB, Chung M, Murtha P, Kriz R, Kaufman RJ, Ferenz CR, Shipley BS, Turner KJ, Hewick RM, Clark SC, Yanai N, Yokota H, Yamada M, Saito M, Motoyoshi K, Takaku F (1987) Human CSF-1: molecular cloning and expression of 5-kb cDNA encoding the human urinary protein. Science 235:1504-1508

27. Young DC, Wagner K, Griffin JD (1987) Constitutive expression of the granulocyte-macrophage colony-stimulating factor gene in acute myeloblastic leukemia. J Clin Invest 79:100-106

Anti-idiotypische Antikörper als Vakzine bei inkurablen kolorektalen Karzinomen

R. Raab, E. Schmoll, I. Schedel, H.-J. Schmoll und R. Pichlmayr

Einleitung

Der Idiotyp ist die Gesamtheit der Idiotope, d.h. der Determinanten der variablen Region, eines Antikörpers (im folgenden Ak1 genannt). Anti-Antikörper (Ak2), die gegen den Idiotyp gerichtet sind (anti-idiotypische Antikörper) können analog dem Schlüssel-Schloß-Schema u.U. in ihrem variablen Teil eine Strukturähnlichkeit mit dem zugrundeliegenden Antigen aufweisen; allerdings nur dann, wenn sie solche Idiotope erkennen, die im Bereich der Antigenbindungsstelle des Ak1 liegen. Diese Strukturähnlichkeit wird als „inneres Abbild" (internal image) des Antigens bezeichnet. Da anti-idiotypische Antikörper ihrerseits – wie alle Antikörper – immunogen sind, kann auch gegen ihre variable Region eine Antikörperantwort induziert werden (anti-anti-idiotypische Antikörper, Ak3 genannt). Wenn der Ak2 ein inneres Abbild des Antigens trägt, so kann theoretisch von einem Teil der Ak3-Antwort Ähnlichkeit mit dem Ak1 erwartet werden (Abb. 1). Dies würde die Möglichkeit

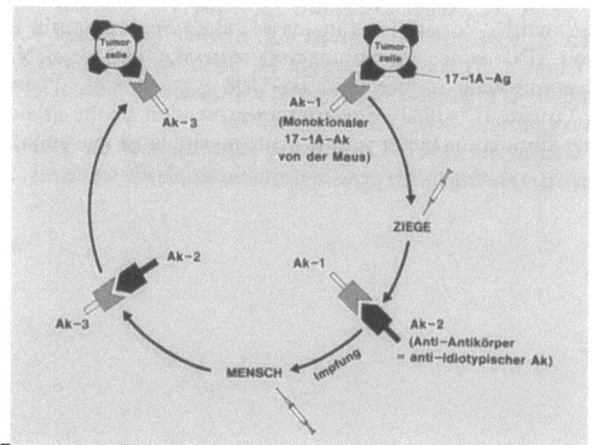

Abb. 1. Schematische Darstellung der Induktion einer Ak3-Antwort durch Vakzinierung mit einem anti-idiotypischen Antikörper

In Zusammenarbeit mit dem Wistar Institut of Anatomy and Biology, Philadelphia, USA und dem Sandoz Forschungsinstitut, Wien.

eröffnen, einen anti-idiotypischen Antikörper als Ersatz für das Antigen zu einer aktiven Immunisierung zu benutzen [1–5]. Daß dieses Prinzip auch in der Praxis funktioniert, konnte sowohl für virale Infektionen als auch für Tumorantigene bereits im Tierversuch bestätigt werden [6–8].

Fragestellung

Der monoklonale Antikörper CO 17-1 A erkennt ein auf kolorektalen Karzinomzellen gehäuft vorkommendes Antigen [9]. Zahlreiche Patienten mit kolorektalen Karzinomen wurden bereits mit dem Antikörper selbst therapiert [10–14]. Ziel der vorliegenden Arbeit war, zu untersuchen, ob die Vakzinierung mit einem gegen den Idiotyp dieses Antikörpers gerichteten Ak 2 (α-17-1 A) zur Bildung eines auch mit dem ursprünglichen Antigen reagierenden Ak 3 führt. Dabei sollte die Toxizität beobachtet und eine möglichst optimale Dosis gefunden werden.

Methodik

Im Rahmen einer Phase-I-Studie wurden Patienten mit rezidivierten und metastasierten kolorektalen Karzinomen mit einem polyklonalen anti-idiotypischen Antikörper (α-17-1 A) behandelt, der zuvor durch Immunisierung von Ziegen mit dem monoklonalen Antikörper 17-1 A gewonnen worden war [15]. Dieser α-17-1 A-Antikörper (Ak 2) wurde in den Wochen 0, 1, 2 und 5 in Dosen zwischen 0,5 und 16 mg je Gabe intrakutan injiziert (Tabelle 1). Vor, während und alle 2–3 Wochen nach der Therapie wurden Serumproben entnommen. Die Bindung in diesen Seren vorhandener humaner Antikörper (Ak 3) an den Ak 2 und an das 17-1 A-Antigen wurde mit Hilfe eines ELISA, die Bindung an kolorektale Tumorzellen in Kultur mit Hilfe eines MHA bestimmt (zur spez. Methodik s. [16]). Patienten, die nach der ersten Behandlung keine Ak 3-

Tabelle 1. Behandlungsschema zur intrakutanen Injektion von Ak 2 (α-id-17-1 A-Antikörper)

Anzahl Pat.	Einzeldosis (Woche 0, 1, 2, 5)	Gesamtdosis
7	je 0,5 mg	2 mg
5	je 1,0 mg	4 mg
5	je 1,5 mg	6 mg
6	je 2,0 mg	8 mg
9	je 4,0 mg	16 mg
5	je 8,0 mg	32 mg
5	je 16,0 mg	64 mg

Antwort zeigten, erhielten eine Boosterung, d.h. vier weitere Injektionen im Abstand von je vier Wochen.

Ergebnisse

Bindungsstudien: 60% aller behandelten Patienten (26/42) entwickelten nach den ersten vier Injektionen einen Ak3 mit Bindung an Ak2, an das isolierte 17-1A-Antigen und an kolorektale Tumorzellen in Kultur. Im Dosisbereich zwischen 0,5 und 4 mg stieg die Ansprechrate mit zunehmender Dosis, zwischen 4 und 16 mg konnte keine weitere Verbesserung beobachtet werden. Bei allen 11 Patienten, die eine Boosterung erhielten, zeigte sich anschließend doch noch eine Ak3-Antwort. Der isolierte Ak3 war bei allen diesbezüglich untersuchten Patienten in der Lage, die Bindung von Ak2 an Ak1 zu hemmen (bis zu 30%).

Nebenwirkungen: Alle Patienten zeigten eine lokal begrenzte Rötung der Injektionsstelle für maximal 72 Stunden und einen Anstieg der Körpertemperatur ($\leq 38°C$). Fieber über 38°C wurde im Dosisbereich bis 4 mg nur vereinzelt beobachtet. Bei Einzeldosen von mehr als 4 mg trat bei allen Patienten Fieber und eine bis zu 18 Stunden anhaltende Mattigkeit auf. In keinem Fall kam es zu bedrohlichen Nebenwirkungen, insbesondere nicht zu gastrointestinaler Toxizität oder zu schweren allergischen Reaktionen.

Klinischer Verlauf: Bei keinem Patienten konnte eine meßbare Reduktion der Tumormasse gesehen werden. Allerdings zeigten 5 der 26 Patienten mit primärer Ak3-Antwort einen Abfall des Serum CEA-Wertes um mehr als 50%. Die mediane Überlebenszeit betrug 14 Monate.

Diskussion

Die Ergebnisse der Bindungsstudien zeigen, daß die Induktion einer antigen-spezifischen Ak3-Antwort auch beim Menschen durch Immunisierung mit einem anti-idiotypischen Antikörper möglich ist. Die Hemmung der Bindung von Ak2 an Ak1 spricht dafür, daß Ak3 (i.e. ein Teil der Ak3-Antwort) und Ak1 gemeinsame Idiotope tragen und damit möglicheweise dasselbe Epitop des Antigens erkennen.

Als optimale Einzeldosis erwies sich in unserer Untersuchung die Gabe von je 4 mg. Aber auch bei höheren Dosen kam es nicht zu schweren akuten Nebenwirkungen. Theoretisch bestehen darüberhinaus längerfristige Risiken: Da das 17-1A-Antigen nicht streng tumorspezifisch ist, sondern auch auf anderen Körperzellen und insbesondere auf normaler Mukosa vorkommt, ist z.B. die Induktion einer Autoimmunreaktion denkbar. Wegen der relativ kurzen Beobachtungszeit bei unseren Patienten kann diese Gefahr nicht endgültig beurteilt werden; gastrointestinale Nebenwirkungen, besonders Diarrhoen – wie sie bei z. T. Therapie mit dem monoklonalen Antikörper 17-1A beschrieben wurden [13] – traten aber nicht auf.

Der über 50%ige Abfall des Serum-CEA bei fünf unserer Patienten ist ein wichtiger Hinweis auf eine mögliche Beeinflussung des Tumorwachstums. Die Überprüfung der klinischen Wirkung der Therapie erfolgt aber erst im Rahmen einer Phase-II-Studie.

Im Einzelfall konnte nach Therapie mit demselben anti-idiotypischen Antikörper eine partielle Remission kolorektaler Lungenmetastasen auch histologisch nachgewiesen werden; dabei ergaben sich auch Hinweise auf eine Aktivierung des zellulären Immunsystems [17]. Eine spezifische zelluläre Immunisierung durch anti-idiotypische Antikörper konnte gleichermaßen in anderen Arbeiten gezeigt werden, wobei die komplexen Regelmechanismen jedoch bislang noch weitgehend unklar sind [18, 19].

Wenn sich die Wirksamkeit des Prinzips einer „Anti-Idiotyp-Immunisierung" in weiteren Studien bestätigen läßt, so eröffnen sich Anwendungsmöglichkeiten sowohl in der Tumor-Immuntherapie [20] als auch in der Therapie und Prophylaxe insbesondere solcher Infektionskrankheiten, bei denen eine Impfung bislang noch gefährlich oder unmöglich ist z. B. Hepatitis C oder AIDS [21, 22].

Literatur

1. Kennedy RC, Melnick JL, Dreesman GR (1986) Anti-idiotypes and immunity. Scientific American 255:48–56
2. UytdeHaag FGCM, Bunschoten H, Weijer K, Osterhaus ADME (1986) From Jenner to Jerne: towards idiotype vaccines. Immunol Rev 90:93–113
3. Burdette S, Schwartz RS (1987) Idiotypes and idiotypic networks. New Engl J Med 317:219–224
4. Walter G, Friesen HJ, Harthus PJ (1988) Anti-idiotypic antibodies: powerful tools in diagnosis and therapy. Behring Inst Mitt 82:182–192
5. Berchtold P (1989) Antikörper als Antigene – Idiotypen und idiotypische Netzwerke. Schweiz Med Wschr 119:1577–1582
6. Kennedy RC, Eichberg JW, Lanford RE, Dreesman GR (1986) Anti-idiotypic antibody vaccine for type B viral hepatitis in chimpanzees. Science 232:220–223
7. Herlyn D, Ross AH, Iliopoulos D, Koprowski H (1987) Induction of specific immunity to human colon carcinoma by anti-idiotyic antibodies to monoclonal CO 17-1 A. Eur J Immunol 17:1649–1652
8. Smorodinsky NI, Ghendler Y, Bakimer R, Chaitchuk S, Keydar I, Shoenfeld Y (1988) Towards an idiotype vaccine against mammary tumors. Induction of an immune response to breast cancer-associated antigens by anti-idiotypic antibodies. Eur J Immunol 18:1713–1718
9. Göttlinger HG, Funke I, Johnson JP, Gokel JM, Riethmüller G (1986) The epithelial cell surface antigen 17-1A, a target for antibody-mediated tumor therapy: its biochemical nature, tissue distribution and recognition by different monoclonal antibodies. Int J Cancer 38:47–53
10. Sears HF, Mattis J, Herlyn D, Häyry P, Atkinson B, Ernst C, Steplewski Z, Koprowski H (1982) Phase-I clinical trial of monoclonal antibody in treatment of gastrointestinal tumours. Lancet I: 762–765

508   R. Raab et al.

11. Douillard JY, Lehur PA, Vignoud J, Bottière H, Maurel C, Thedrez P, Kremer M, Le Mevel B (1986) Monoclonal antibodies specific immunotherapy of gastrointestinal tumors. Hybridoma 5, Suppl. 1:S 139–S 149
12. Frödin JE, Biberfeld P, Christensson B, Philstedt P, Sundelius S, Sylvén M, Wahren B, Koprowski H, Mellstedt H (1986) Treatment of patients with metastasizing colorectal carcinoma with mouse monoclonal antibodies (Moab 17-1A): a progress report. Hybridoma 5, Suppl. 1:S 151–S 161
13. Lobuglio AF, Saleh M, Peterson L, Wheeler R, Carrano R, Huster W, Khazaeli MB (1986) Phase I clinical trial of CO 17-1A monoclonal antibody. Hybridoma 5, Suppl. 1:S 117–S 123
14. Peters KM, Funke I (1987) Monoklonale Antikörper in der Behandlung des kolorektalen Karzinoms. Dt Ärztebl 34/35:B 1561–B 1562
15. Herlyn D, Sears H, Iliopoulos D, Lubeck M, Douillard JY, Sindelar W, Tempero M, Mellstedt H, Maher M, Koprowski H (1986) Anti-idiotypic antibodies to monoclonal antibody CO 17-1A. Hybridoma 5, Suppl. 1:S 51–S 58
16. Herlyn D, Wettendorf M, Schmoll E, Iliopoulos D, Schedel I, Dreikhausen U, Raab R, Ross AH, Jaksche H, Scriba M, Koprowski H (1987) Anti-idiotype immunization of cancer patients: modulation of the immune response. Proc Natl Acad Sci 84:8055–8059
17. Rot A, Thierer R, Plot R, Haupt EM, Wrann H, Loibner H, Samonigg H, Stöger H, Wilders-Truschnig M (1990) Treatment of a colon carcinoma patient with SCV 106 (Anti-ID 17-1A). Poster 21 in: Kronberger L (ed) International Society of University Colon and Rectal Surgeons. XIIIth Biennal Congress/Graz, Austria (Europe), p 107. Blackwell MZV-Medizinische Zeitschriftenverlagsges. mbH
18. Raychaudhuri S, Saeki Y, Chen JJ, Kohler H (1987) Tumor specific idiotype vaccines. III. Induction of T helper cells by anti-idiotype and tumor cells. J Immunol 139:2096–2102
19. Saeki Y, Chen JJ, Shi L, Raychaudhuri S, Köhler H (1989) Characterization of "regulatory" idiotope-specific T cell clones to a monoclonal anti-idiotypic antibody mimicking a tumor-associated antigen (TAA). J Immunol 142:1046–1052
20. O'Connell MJ, Chen ZH, Yang H, Yamada M, Massaro M, Mittelman A, Ferrone S (1989) Active specific immunotherapy with antiidiotypic antibodies in patients with solid tumors. Semin Surg Oncol 5:441–447
21. Kennedy RC, Dreesman GR (1986) Anti-idiotypic antibodies as idiotope vaccines that induce immunity against infectious agents. Int Rev Immunol 1:67–78
22. Kennedy RC, Chanh TC (1988) Perspectives on developing anti-idiotype-based vaccines for controlling HIV infection. Aids 2, Suppl. 1:S 119–S 127

Wirkung von Zytokinen auf das klonogene Wachstum gastrointestinaler Tumoren in vitro

M. Joraschkewitz, H. Depenbrock, J. Trijssenaar, M. Freund,
H.-J. Meyer, S. Sandner, H. Poliwoda und A.-R. Hanauske

Abstract

Interleukin 3 (IL-3), Granulocyte Colony-Stimulating Factor (G-CSF) und Granulocyte-Macrophage Colony-Stimulating Factor (GM-CSF) sind Glykoproteine, die die Proliferation und Differenzierung hämatopoietischer Zellen in vivo und in vitro stimulieren. Das Ziel unserer Untersuchungen war, die Effekte von rekombinantem menschlichem GM-CSF, G-CSF und IL-3 sowie Kombinationen dieser Zytokine auf primäre menschliche Tumorzellen in einem kapillären Klonierungssystem zu untersuchen. Dabei wurden insgesamt 42 gastrointestinale Tumore gegen die Faktoren getestet, 17 (41%) zeigten ein adäquates Wachstum in der Kontrolle. Vier von 17 Proben (24%) wurden durch GM-CSF stimuliert, 3/15 (20%) durch G-CSF und 5/17 (31%) durch IL-3. Es konnte eine konzentrationsabhängige Rekrutierung klonaler Zellen in einem Bereich von 0,1 ng/ml bis 1000 ng/ml beobachtet werden, wobei individuelle Tumorproben ein heterogenes Stimulationsmaximum zeigten. Eine additive/ synergistische Wirkung der untersuchten Zytokine für eine Konzentration von 100 ng/ml konnte nicht beobachtet werden. Diese Ergebnisse zeigen, daß auch das Wachstum nicht-hämatopoietischer maligner Zellen durch hämatopoietische Wachstumsfaktoren in vitro stimuliert werden kann.

Einführung

Die Bedeutung von GM-CSF, und IL–3 sowohl für die Differenzierung und Reifung hämatopoietischer Progenitorzellen als auch für die Funktion reifer Blutzellen ist in-vitro-Kultursystemen und in Tiermodellen bestätigt worden [1, 2]. Durch die Möglichkeit der molekularen Klonierung der Gene dieser Zytokine stehen rekombinante Faktoren für einen breiteren therapeutischen Einsatz zur Verfügung. Die Möglichkeit, durch hämatopoietische Wachstumsfaktoren konzentrationsabhängig die Zahl unterschiedlicher Leukozytenpopulationen zu erhöhen, bietet ein klinisches Einsatzfeld im Bereich verschiedener hämatologischer Krankheitsbilder, der Knochenmarkstransplantation sowie im onkologischen Bereich zur Reduzierung der Morbidität infolge chemotherapieinduzierter Myelosuppression [3, 4]. Jüngste Studien haben jedoch eine

Stimulierung nicht-hämatopoietischer maligner und normaler Zellen (u. a. Pankreaskarzinome, Kolonkarzinome, Blasenkarzinome und Fibroblasten) durch rhGM-CSF nachgewiesen, die durch Zugabe monoklonaler Antikörper gegen den Faktor beseitigt werden konnte [5]. Berdel und Mitarbeiter berichteten erstmals über eine Stimulation des klonalen Wachstums von Kolonkarzinom-Zellinien durch GM-CSF, G-CSF und IL-3 [6]. Ziel der gegenwärtigen Untersuchungen war, die Wirkung von rekombinantem, menschlichem IL-3, GM-CSF und G-CSF auf das klonogene Wachstum von frisch explantierten Tumorproben in einem kapillären Weichagarklonierungs-system zu untersuchen.

Material und Methoden

Tumorproben

In den Versuchen wurden Biopsien und Aszitespunktate von 39 Patienten mit gastrointestinalen Neoplasien untersucht. Solide Tumore und Lymphknoten wurden im Rahmen klinisch indizierter Eingriffe direkt steril entnommen und unmittelbar in eine Einzelzellsuspension überführt. Die Zahl vitaler Zellen wurde mit Trypanblau in einer Neubauer-Zählkammer prozentual bestimmt. Die Zellsuspension wurde in CMRL 1066 Medium mit folgenden Zusätzen aufgenommen: 15% Pferdeserum, 2% Serum vom neugeborenen Kalb, 0,05 mg/ml Vitamin C, 90 U/ml Penicillin, 90 µg/ml Streptomycin, 0,1 mM nicht essentielle Aminosäuren, 2 mM Glutamin, 2 U/ml Insulin, 2 µg/ml Transferrin, 4 mg/ml Hydrokortison, 100 µg/ml Asparagin, 100 µg/ml Natriumpyruvat (alle Sigma Chemie, GmbH, Deisenhofen) und 10 mM HEPES (GIBCO, Paisley, UK). Die Dichte der ausgesäten Zellen lag zwischen 4×10^4 und $6,3 \times 10^4$ Zellen/Kapillare.

Zytokine

Lyophilisiertes rekombinantes menschliches GM-CSF, G-CSF und IL-3 mit einer spezifischen Aktivität von 5×10^7 U/ml wurde freundlicherweise von den Behringwerken AG, Marburg, BRD, zur Verfügung gestellt. Das Material wurde in phosphat-gepufferte Kochsalzlösung (PBS) pH 7,4 mit 2 mg/ml Rinderserumalbumin (RSA) resuspendiert und zu Stammkonzentrationen von 1, 10, 100, 1000 und 10000 ng/ml für die Einzelfaktoren und zu 1000 ng/ml für die Zytokinkombinationen verdünnt.

Kapilläre Weichagarklonierung

Eine von Maurer und Ali-Osman sowie von Von Hoff [7, 8] beschriebene Modifikation des Klonierungssystem menschlicher Tumore (HTCA) wurde zur

Testung der Zytokine angewandt. Je 0,1 ml der Zytokinstammkonzentration und 3%igem Agar wurden mit 0,8 ml der Zellsuspension gemischt und auf jeweils sechs 100-µl-Glaskapillaren verteilt und kontinuierlich für 14–21 Tage bei 37°C, 5% CO_2 und 100% Luftfeuchtigkeit inkubiert. Als Negativkontrolle wurde eine phosphatgepufferte Kochsalzlösung (PBS) mit 2 mg/ml RSA und als Positivkontrolle eine PBS/RSA-Lösung mit 1 mM Ammoniummonovanadat (Merck, Darmstadt) mitgeführt. Die Anzahl der Kolonien wurde am Ende der Inkubation mikroskopisch bestimmt und relativ zur Kontrolle dargestellt. Für jeden Datenpunkt wurden Mittelwerte und Standardabweichungen aus Vier- bis Sechsfachbestimmungen berechnet. Als signifikante Stimulation wurde die Erhöhung der Koloniezahl auf > 150% der Negativkontrolle, als signifikante Inhibition die Verminderung der Koloniezahl auf < 50% der Negativkontrolle bewertet.

Ergebnisse

Von insgesamt 36 Tumorbiopsien und 6 Aszitespunktaten von 39 Patienten wurden bei 39 Proben alle drei Faktoren im HTCA getestet. Die Zytokinkonzentrationen lagen bei 15 Proben zwischen 0,1 ng/ml und 100 ng/ml und bei 27 Ansätzen zwischen 1 ng/ml und 1000 ng/ml. Adäquates Wachstum in Kontrollkapillaren zeigten 17 (41%) Proben mit einer mittleren Koloniezahl pro Kapillare von 6,6 (Bereich: 3,8–27,8 Kolonien/Kapillare). In die Untersuchungen wurden Karzinome von Kolon/Rektum, Leber, Magen, Gallenblase/Gallengang, Pankreas und Ösophagus eingebracht, die histologische Verifizierung erfolgte im Rahmen der pathologischen Routinediagnostik. Die detaillierte Tumordistribution ist in Tabelle 1 zusammengefaßt. Insgesamt zeigten 4/17 Proben (24%) eine signifikante Stimulierung der Koloniebildung durch GM-CSF. Eine erhöhte Koloniebildung durch IL-3 konnte bei 5/17 Proben (31%) und durch G-CSF bei 3/15 Proben (20%) beobachtet werden. Auch bei einer

Tabelle 1. Übersicht über die untersuchten Tumortypen

Tumortyp	Versuchsanzahl/Anzahl mit Wachstum (%)[a]
Kolon/Rektum	20/10 (50)
Leber	7/ 2 (28)
Magen	6/ 0 (0)
Gallenblase/Gallengang	4/ 2 (50)
Pankreas	4/ 2 (50)
Ösophagus	1/ 1 (100)
Gesamt	42/17 (41)

[a] in Kontrollkapillaren ohne Zytokine

Tabelle 2. Konzentrationsabhängige Rekrutierung klonaler Tumorzellen durch Zytokine

	Tumoranzahl mit Stimulierung/ Tumoranzahl mit Wachstum in Kontrollkapillaren[a]				
	0,1 ng/ml	1 ng/ml	10 ng/ml	100 ng/ml	1000 ng/ml
GM-CSF	0/17	1/17	2/17	3/17	3/10
G-CSF	0/15	1/15	1/15	2/15	1/10
IL-3	2/17	1/17	2/17	4/17	3/10

[a] 150% Survival wurde als signifikante Stimulation bewertet

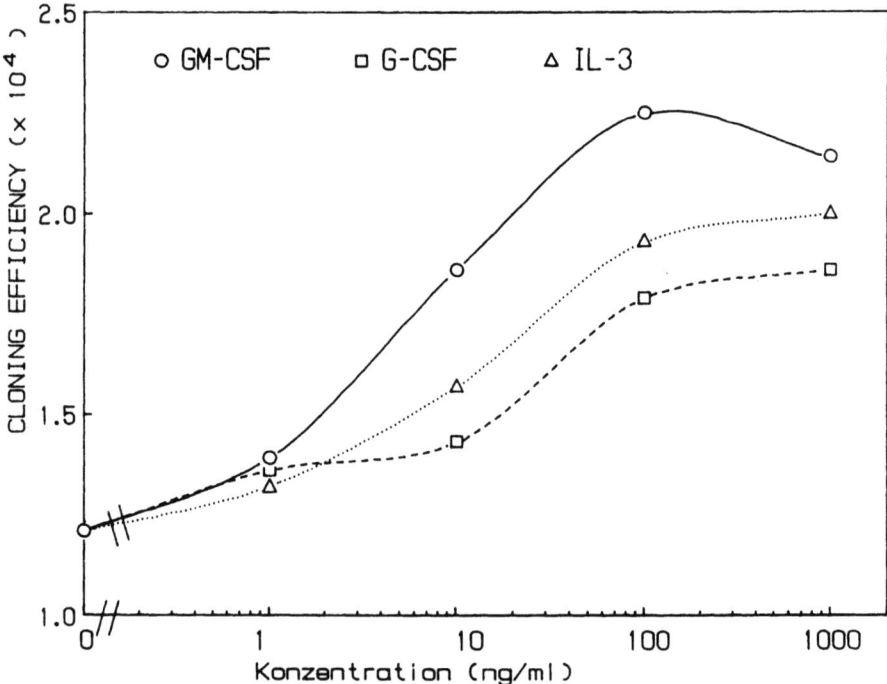

Abb. 1. Konzentrationsabhängige Stimulation des klonalen Wachstums von primären Kolonkarzinom-Zellen.

Cloning Efficiency: $\dfrac{\text{Zahl der Kolonien}}{\text{Zahl der gesäten Zellen}}$

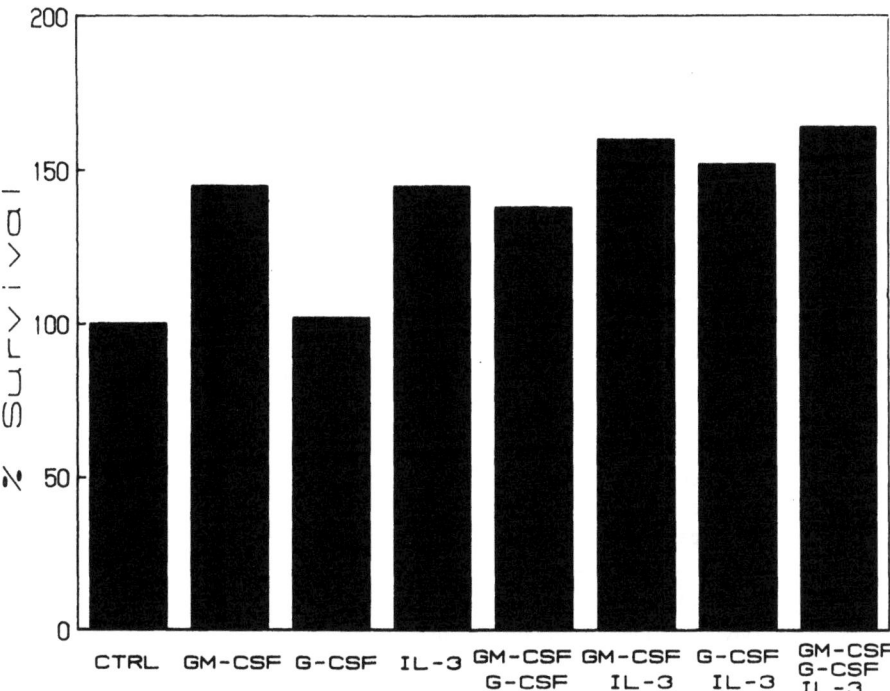

Abb. 2. Repräsentatives Ergebnis nach Inkubation mit verschiedenen Zytokin-Kombinationen. Eingesetzt wurden jeweils 100 ng/ml. Es zeigt sich keine additive oder synergistische Wirkung.

CTRL: Kontrolle

$$\% \text{ Survival: } \frac{\text{Zahl der Kolonien bei Zytokinexposition}}{\text{Zahl der Kolonien in der Kontrolle}} \times 100$$

Konzentration von 1 ng/ml konnte für je einen Tumor unter Zytokininkubation eine Stimulation durch alle drei Faktoren nachgewiesen werden (Tabelle 2). Die Tumorproben zeigten eine dosisabhängige Stimulation, wobei einige Proben eine biphasische Konzentrations/Wirkungskurve aufwiesen. Eine individuelle Dosis/Wirkungskurve eines Kolonkarzinoms ist in Abb. 1 dargestellt. Die Untersuchung von Zytokinkombinationen in einer Konzentration von 100 ng/ml bei 29 Proben zeigte keine additive/synergistische Wirkung der untersuchten Faktoren (Abb. 2). Es bestanden lichtmikroskopisch keine morphologischen Unterschiede zwischen Kolonien aus zytokinbehandelten Ansätzen und Kontrollansätzen. Bei neuen Tumorproben wurde ein Vergleich mit der Wirkung bekannter Tumorwachstumsfaktoren durchgeführt. Dabei war die Sensitivität für Zytokine unabhängig von der Sensitivität für Epidermal Growth Factor, Insulin oder Transferrin (Tabelle 3). Somit ist die Stimulation des klonalen Tumorwachstums nicht als unspezifische Wirkung anzusehen.

Tabelle 3. Vergleichende Untersuchungen mit Epidermal Growth Factor, Insulin und Transferrin

Tumor #	Typ	Sensitivität[a] für					
		GM-CSF	G-CSF	Il-3	EGF	Transferrin	Insulin
23	Gallengang	+	ND	+	−	−	−
181	Kolorektal	+	−	+	+	−	+
199	Kolorektal	+	−	+	−	−	−
28	Leber	−	ND	−	+	+	−
32	Leber	−	−	−	−	+	+
147	Kolorektal	−	−	−	−	−	−
182	Kolorektal	−	−	−	−	−	−
195	Kolorektal	−	−	−	−	−	−
153	Pankreas	−	−	−	−	−	−

ND: nicht durchgeführt
[a] $\geq 150\%$ Survival; zur Definition von „% Survival" siehe Abb. 2

Diskussion

Die vorliegenden Ergebnisse zeigen, daß auf das klonale Wachstum der Mehrzahl primärer gastrointestinaler Tumore durch GM-CSF, G-CSF und IL-3 nicht eingewirkt werden kann, eine Subpopulation zeigt jedoch konzentrationsabhängig ein vermehrtes Wachstum durch ein oder mehrere Zytokine. Diese Ergebnisse weisen auf eine regulative Funktion von hämatopoietischen Wachstumsfaktoren auch auf nicht-hämatopoietische Zellen hin. Sie sind vereinbar mit Berichten anderer Autoren über die Freisetzung von Faktoren aus aktivierten Makrophagen und Lymphozyten, die die Proliferation maligner Zellen stimulieren können [9–11]. Verschiedene Arbeitsgruppen haben berichtet, daß Zellinien von soliden Tumoren hämatopoietische Wachstumsfaktoren sezernieren [12, 13]. Während hämatopoietische Wachstumsfaktoren als spezifische Mitogene für Knochenmark-Präkursorzellen angesehen wurden, haben in-vitro-Untersuchungen auch eine stimulierende Wirkung auf menschliche, nicht-hämatopoietische Tumorzellen und normale Zellen ergeben [5, 6, 14]. Auf Lungenkarzinomzellinien wurden Membranrezeptoren für GM-CSF nachgewiesen [14].

Zytokinrezeptoren befinden sich möglicherweise auch auf anderen Zelltypen.

Die biologische Wertigkeit von Zytokinrezeptoren für die Wachstumsregulation von nicht-hämatopoietischen Tumoren in vivo ist bislang unbekannt. Es bleibt daher zu untersuchen, ob hämatopoietische Wachstumsfaktoren als essentielle Wachstumsfaktoren auch von nicht-hämatopoietischen Zellen benötigt werden.

Da Zellinien ihr biologisches Verhalten während der Anpassung an die Kulturbedingungen in vitro verändern können, sind Untersuchungen an primären menschlichen Tumorzellen von potentieller klinischer Relevanz. In einer Untersuchung von Salmon et al. an 33 frisch explantierten Tumorbiopsien wurden nach GM-CSF-Zugabe in relativ niedrigen Konzentrationen bis 10 ng/ml unspezifische Wirkungen beobachtet, die bei einigen Tumorproben eine geringe Stimulation, bei anderen eine Inhibition des Einbaues von [^{3}H]-Thymidin beinhaltete [13]. Diese Befunde stimmen mit unserer Beobachtung überein, daß bei den sensitiven Tumoren ein Stimulationsmaximum erst ab einer Konzentration von 100 ng/ml erreicht wurde.

Die vorliegenden Untersuchungen an explantiertem oder kultiviertem Tumormaterial sollten durch in-vivo-Untersuchungen komplementiert werden, um die klinische Relevanz der in vitro beobachteten Wirkungen besser einschätzen zu können.

Literatur

1. Metcalf D (1985) The granulocyte-macrophage colony-stimulating factors. Science 229:16–22
2. Clark S, Kamen R (1987) The human hematopoietic colony-stimulating factors. Science 236:1229–1237
3. Herrmann F, Schulz G, Lindemann A, Meyenburg W, Oster W, Kurmwieh D, Mertelsmann R (1989) Hematopoietic responses in patients with advanced malignancy treated with recombinant human granulozyte-macrophage colony-stimulating factor. J Clin Oncol 7:159–167
4. Gabrilove JL, Jakubowski A, Scher R, Sternberg C, Wong R, Grous J, Yagoda A, Fain K, Moore MAS, Clarkson B, Öttgen HF, Alton K, Welte K, Souza L (1988) Granulocyte colony stimulating factor reduces the neutropenia and associated morbidity of chemotherapy for transitional cell carcinoma of the urothelium. N Engl J Med 318:1414–1422
5. Dedhar S, Gaboury L, Galloway P, Eaves C (1988) Human granulocyte-macrophage colony-stimulating factor is a growth factor active on a variety of cell types of non-hemopoietic origin. Proc Natl Acad Sci USA 85:9253–9257
6. Berdel WE, Danhauser-Riedl S, Steinhauser G, Winton EF (1989) Various human hematopoietic growth factors (Interleukin-3, GM-CSF, G-CSF) stimulate clonal growth of non-hematopoietic tumor cells. Blood 73:80–83
7. Maurer HR, Ali-Osman F (1981) Tumor stem cell cloning in agar-containing capillaries. Naturwissenschaften 68:381–383
8. Von Hoff DD (1984) Plating efficiencies of human tumors in capillaries versus petri dishes. In: Salmon SE, Trent JM (eds) Human tumor cloning. Grune & Stratton, New York, pp 153–161
9. Metcalf D (1988) Hematopoietic growth factors. Med J Aus 148:516–520
10. Hamburger AW (1984) Modulation of tumor colony growth by irradiated accessory cells. In: Salmon SE, Trent JM (eds) Human tumor cloning. Grune and Stratton, New York, pp 53–65

11. Buick RN, Fry SE, Salmon SE (1980) Effect of host-cell interactions on clonogenic carcinoma cells in human malignant effusions. Br J Cancer 41:695–704
12. Wu MC, Cini JK, Yunis AA (1979) Purification of a colony-stimulating factor from cultured pancreatic carcinoma cells. J Biol Chem 254:6226–6230
13. Takahasi M, Fujiwara M, Kishi K, Sakai C, Sanada M, Moriyama Y, Shibata A (1984) CSF producing gall bladder cancer: case report and characteristics on the CSF produced by tumor cells. Int J Cell Cloning 3:294–297
14. Dippold W, Kerlin M, Meyer zum Büschenfelde KH (1989) Stimulation of pancreatic carcinoma cell growth by Interleukin 3. Blut 59:337
15. Salmon SE, Liu R (1989) Effects of granulocyte-macrophage colony-stimulating factor on in vitro growth of human solid tumors. J Clin Oncol 7:1346–1350
16. Baldwin GC, Gasson JC, Kaufman SE, Quan SG, Williams RE, Avalos BR, Gazdar AF, Golde DW, DiPersio JF (1989) Nonhematopoietic tumor cells express functional GM-CSF receptors. Blood 73:1033–1037

Wachstumsmodulation gastrointestinaler Tumorzellen durch Polypeptide

A.-R. Hanauske und W. E. Berdel*

Einleitung

In den letzten Jahren ist es gelungen, wesentliche Einsichten in die Wachstums-regulation maligner Tumoren zu gewinnen. Grundlegende Kenntnisse über die Proliferation von malignen Zellen, aber auch über deren Gewebepenetration und Metastasierung resultieren dabei aus dem Zusammenwirken so unter-schiedlicher Gebiete wie Zellbiologie, Molekulargenetik, Endokrinologie und Virologie [1]. Die Summe der gewonnenen Erkenntnisse belegt, daß das Wachstum maligner Zellen vielfach einer Kontrolle durch Steroid- und/oder Polypeptidwachstumsfaktoren unterliegt [1–5]. Für eine Reihe von Modellsy-stemen konnten bereits verschiedene Mechanismen der Signaltransduktion zur Vermittlung der Peptidwirkung aufgeklärt werden. Hierzu gehören unter anderem die Phosphorylierung von Tyrosinresten verschiedener Rezeptor- und Peptidmoleküle, die Aktivierung von G-Proteinen, sowie die Spaltung von Membranlipiden mit nachfolgender Bereitstellung von Diacylglycerin und Phosphoinositoltriphosphat zur Aktivierung der Proteinkinase-C-Enzymfami-lie und Veränderung der intrazellulären Kalziumkonzentration [6–16].

Für die Proliferation wachstumsfaktorabhängiger Tumorzellen ist die Konzentration des Wachstumsfaktors, aber auch die Kontaktdauer mit dem Wachstumsfaktor wichtig [17]. Während Steroide im Organismus eine relativ lange Halbwertszeit besitzen und somit auch von entfernten Produktionsstätten (z. B. Ovar, Hoden, Nebenniere) in ihrer biologisch aktiven Form zu Tumorzel-len transportiert werden können, ist die biologische Halbwertszeit von Polypep-tiden wesentlich kürzer und somit eine Inaktivierung auf längeren Transport-strecken wahrscheinlich. Zusätzlich zum Modell der endokrinen Tumorstimu-lation wurden daher von den Arbeitsgruppen um Todaro und Sporn autokrine Stimulationsmechanismen vorgeschlagen [18–20].

Die Hypothese der *autokrinen* wachstumsfaktorvermittelten Stimulation ist in Abb. 1a schematisch wiedergegeben. Hiernach produziert eine Tumorzelle mitogene Substanzen und setzt die aktive Form des Moleküls in das umgebende

* Die Autoren werden von der Deutschen Forschungsgemeinschaft (Be 822/4-1, W.E.B.) und der Deutschen Krebshilfe (W 41/88/Ha1, A.-R.H.) unterstützt.

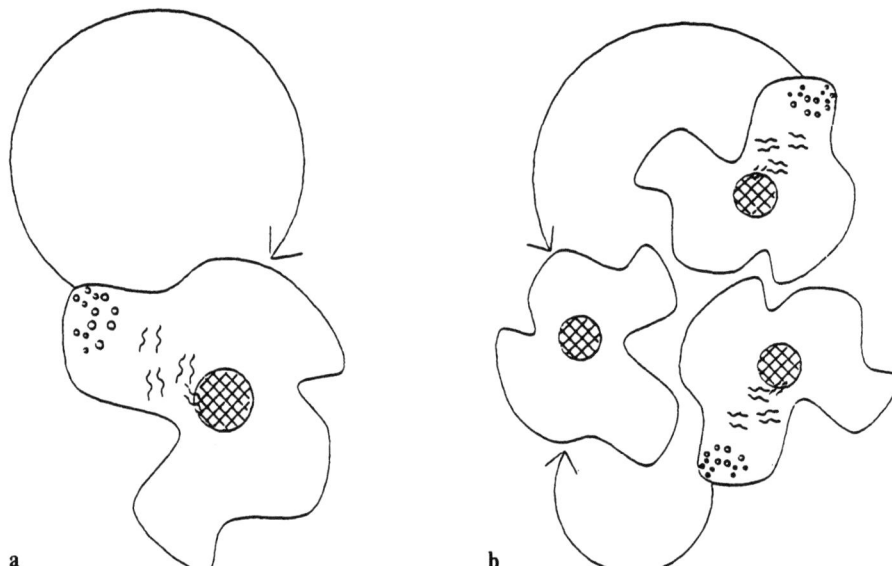

Abb. 1. Schematische Darstellung der autokrinen (a) und parakrinen (b) Tumorstimulation. Die Tumorzelle transkribiert, translatiert und sezerniert einen Polypeptid-Wachstumsfaktor. Gleichzeitig exprimiert sie im autokrinen System Rezeptoren für diesen Faktor auf ihrer Zellmembran. Im parakrinen System wirken benachbarte, nicht-maligne Zellen als Feeder

Medium frei. Zugleich exprimiert die Zelle Rezeptoren für die freigesetzten Wachstumsfaktoren. Sie wird damit unabhängig von äußeren Kontrollmechanismen und erhält einen Wachstumsvorteil im Vergleich zu normalen Zellen [20–22]. Der Nachweis von spezifischen Rezeptoren auf den Tumorzellen fällt mit konventionellen Bindungsmethoden häufig negativ aus, da die Rezeptoren quantitativ mit dem endogen gebildeten Liganden besetzt sind [23].

Das Prinzip der *parakrinen* Sekretion von Wachstumsfaktoren ist in Abb. 1b dargestellt. Hierbei werden mitogene Substanzen durch nicht-maligne Zellen produziert, die sich in der unmittelbaren Umgebung der Tumorzellen befinden. Es besteht demnach keine Wachstumsautonomie der Tumorzellen per se, sondern die im Tumor enthaltenen normalen Wirtszellen üben eine Feeder-Funktion aus. Auf welche Weise Tumorzellen mit ihren Feederzellen interagieren, ist bislang nur unzureichend bekannt.

Endokrine und autokrin/parakrine Stimulationsmechanismen stellen keine Alternative dar, sondern können bei der Wachstumssteuerung maligner Zellen zusammenwirken [21]. Sie bieten über das bessere Verständnis der Tumorbiologie hinaus Ansätze für die Entwicklung neuer Therapieprinzipien.

Neben Peptiden mit stimulierenden Eigenschaften sind in den letzten Jahren Peptide mit potenter wachstumshemmender Wirkung, wie Interferone und Tumor-Nekrose-Faktoren, beschrieben worden.

Mitogene Peptide

Epidermal Growth Factor (EGF)

Epidermal Growth Factor ist ein Peptid aus 53 Aminosäuren, die durch Disulfidbrücken in drei Schleifen gelegt sind. Zusammen mit seinem spezifischen Rezeptor stellt es einen wichtigen Regulator des epithelialen Zellwachstums von benignen und transformierten Zellen dar.

Mit immunhistochemischen Methoden konnten sowohl EGF als auch der EGF-Rezeptor an Magenkarzinomen nachgewiesen werden [24–28]. Dabei korrelierte bei den Untersuchungen von Yasui et al. die Inzidenz des EGF-Nachweises positiv mit der Eindringtiefe des Tumors: EGF wurde in 0/26 Frühkarzinomen, aber in 38/130 (29,2%) aller fortgeschrittenen Karzinome nachgewiesen. Eine ähnliche Korrelation bestand auch für den EGF-Rezeptor: Frühkarzinome wiesen EGF signifikant seltener auf als fortgeschrittene Karzinome (4% vs. 34%). Bei 17 von 130 Patienten fanden die Autoren sowohl EGF- als auch EGF-Rezeptoren. Diese Patienten zeigten klinisch einen besonders ungünstigen Verlauf [25].

Andere Autoren fanden bei einem kleineren klinischen Untersuchungsgut keine Korrelation zwischen dem Nachweis von EGF-Rezeptoren und dem Differenzierungsgrad oder dem Vorliegen von Lymphknotenmetastasen [26].

In-vitro-Untersuchungen zeigten, daß das klonale Wachstum von Magenkarzinomzellen in Weichagar durch EGF stimuliert werden kann [29]. Bei einigen, aber nicht allen untersuchten Magenkarzinomzellinien ließen sich EGF-Rezeptoren nachweisen [27]. Von anderen Autoren wurde über die Freisetzung von EGF-artigen Peptiden durch Magenkarzinomzellinien berichtet [28]. Der formale Beweis einer autokrinen Eigenstimulation steht jedoch aus.

Primäre kolorektale Karzinome, aber auch Kolonkarzinom-Zellinien besitzen Membranrezeptoren für EGF. Die höchste veröffentlichte Inzidenz liegt bei 77% [30, 31]. Die Expression des Rezeptors ist vom Differenzierungsgrad des Tumors unabhängig. Das Wachstum von Zellinien wird in vitro durch EGF stimuliert [29, 32].

Transforming Growth Factor α

Transforming Growth Factor α ist in seiner maturen Form ein dem EGF ähnliches Peptid von 50 Aminosäuren. Höher- und niedermolekulare Spezies von TGFα binden an den EGF-Rezeptor und werden von einer Vielzahl maligner Tumoren, aber auch von benignen Zellen, in vitro freigesetzt.

Der Nachweis von TGFα wurde für kolorektale und hepatozelluläre Karzinome sowie für Magen- und Pankreaskarzinome geführt [33–42]. Das Peptid wurde auch im embryonalen und normalen Epithel des Gastrointestinaltraktes nachgewiesen [39, 43].

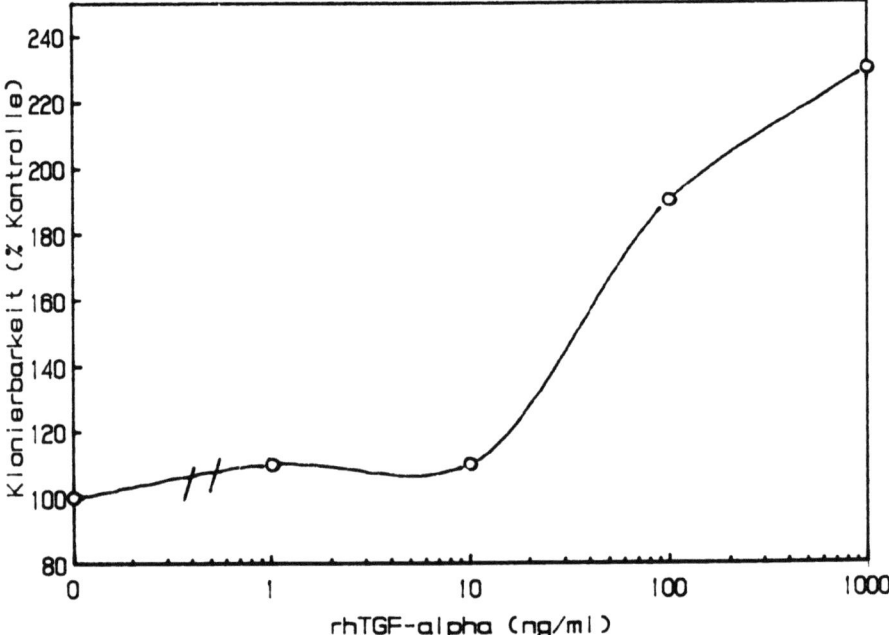

Abb. 2. Stimulierbarkeit des klonalen Wachstums primärer Kolonkarzinom-Zellen in Gegenwart von rekombinantem menschlichem TGFα

Eine Sensitivität von Kolonkarzinomen für TGFα ließ sich in vitro zeigen (Abb. 2). Die relative Bedeutung des TGFα-Nachweises für die Prognose der Patienten ist für gastrointestinale Tumoren nicht ausreichend untersucht. Bei anderen bösartigen Erkrankungen korreliert der Nachweis jedoch mit einer ungünstigen Prognose [44].

Platelet Derived Growth Factor (PDGF)

Neben TGFα und TGFβ sezernieren Kolonkarzinomzellen in Kultur auch PDGF und PDGF-artige Peptide. PDGF-Transkripte wurden in Magen- und Leberkarzinomzellen beschrieben [45, 46]. Die Zellen besitzen zwar keine extern zugänglichen PDGF-Membranrezeptoren, es konnten jedoch intrazelluläre Rezeptoren nachgewiesen werden [47, 48]. Die Tumorproliferation wird durch PDGF gefördert [48].

Insulin-like Growth Factors (IGF-I/IGF-II)

Transkripte und Genprodukte von IGF-I und IGF-II wurden in hepatozellulären und Kolonkarzinomen nachgewiesen [49–51]. Diese dem Insulin nahestehenden Peptide stimulieren die Proliferation von gastrointestinalen Tumorzellen in vitro und spielen möglicherweise eine Rolle bei der Metastasierung [50].

Hämatopoietische Wachstumsfaktoren

Granulocyte-Macrophage Colony-Stimulating Factor (GM-CSF), Granulocyte Colony-Stimulating Factor (G-CSF) und Interleukin-3 (IL-3) sind niedermolekulare Glykoproteine, die auf unterschiedlichen Ebenen die Proliferation und Reifung hämatopoietischer Vorläuferzellen regulieren und auch von Tumorzellen sezerniert werden. Ihre Rezeptoren werden ebenfalls nicht nur von hämatopoietischen Zellen, sondern auch von soliden Tumoren exprimiert [52].

Berdel et al. zeigten erstmals, daß das klonale Wachstum von Kolonkarzinomzellinien durch GM-CSF, IL-3 und G-CSF stimuliert werden kann (Tabelle 1) [53]. Joraschkewitz et al. bestätigten diese Beobachtung auch für primäre, frisch explantierte gastrointestinale Tumorzellen [54] (siehe den Beitrag von Joraschkewitz et al.). Auch durch Interleukin-1 können Kolonkarzinomzellen stimuliert werden [55].

Tabelle 1. Wirkung hämatopoietischer Wachstumsfaktoren auf das klonale Wachstum von drei Kolonkarzinom-Zellinien

	Kontrolle[a] (%)		Konzentration (U/ml)		
			10	100	1000
HTB-38					
rhIL-3	$63,8^b \pm 5,3$	(100)	$155,8 \pm 9,1^{c,d}$	$189,8 \pm 1,3^d$	$217,0 \pm 7,9^d$
rhGM-CSF	$33,8 \pm 4,4$	(100)	$110,4 \pm 17,4$	$135,2 \pm 6,7^d$	$197,3 \pm 6,1^d$
rhG-CSF	$30,7 \pm 2,5$	(100)	$101,1 \pm 8,5$	$132,6 \pm 7,5^d$	$154,3 \pm 4,4^d$
CCL-197					
rhIL-3	$25,0 \pm 2,7$	(100)	$121,3 \pm 12,5$	$140,0 \pm 7,6^d$	$162,7 \pm 5,1^d$
rhGM-CSF	$25,0 \pm 2,7$	(100)	$117,3 \pm 11,0$	$128,0 \pm 6,3^d$	$142,7 \pm 9,0^d$
rhG-CSF	$28,7 \pm 2,1$	(100)	$108,1 \pm 3,2$	$116,3 \pm 19,5$	$120,9 \pm 12,0$
CCL-218					
rhIL-3	$50,7 \pm 3,2$	(100)	$93,7 \pm 1,5$	$95,7 \pm 7,3$	$120,0 \pm 14,8$
rhGM-CSF	$50,7 \pm 3,2$	(100)	$94,7 \pm 3,0$	$94,7 \pm 5,9$	$97,4 \pm 18,4$

[a] Kontrollansatz ohne Wachstumsfaktor
[b] Koloniezahl/Kapillare (Aussaat: 4000 Zellen/Kapillare; Mittelwert $\pm$ standard error)
[c] Mittelwert aus Dreifachbestimmung (% Kontrolle $\pm$ Standardabweichung)
[d] statistisch signifikante Differenz im Vergleich zur Kontrolle ($P < 0.05$, ungepaarter, zweiseitiger Test)

Die biologische Bedeutung von Cytokinrezeptoren auf nicht-hämatopoieti-schen Tumorzellen sowie der Cytokin-vermittelten Stimulation des klonalen Wachstums in vitro bedarf der weiteren Untersuchung in vivo, bevor auch eine mögliche Stimulation des Tumorwachstums in der Klinik berücksichtigt werden sollte.

Bifunktionelle Peptide

Transforming Growth Factor β (TGFβ)

TGFβ stimuliert oder inhibiert die Zellproliferation in Abhängigkeit von den benutzten Indikatorzellen [56–58]. Die Mehrzahl von untersuchten Kolon- und Magenkarzinom-Zellinien sezerniert das Peptid [47]. Eine Mitwirkung von TGFβ bei der Entwicklung von szirrhösen Magenkarzinomen wird wegen der mitogenen Wirkung auf Fibroblasten diskutiert [59]. Während die Proliferation normaler Hepatozyten durch TGFβ inhibiert wird, kann dieser Regulationsweg bei transformierten Zellen partiell verloren gehen. Dabei scheinen undifferenzierte Karzinomzellen völlig resistent zu sein, differenziertere Zellen werden in ihrer Proliferation zumindest noch teilweise inhibiert [58, 60]. Bei Kolonkarzinomzellen wurde auch der Nachweis von TGFβ-Membranrezeptoren geführt [47]. Obwohl somit eine autokrine Regulation möglich wäre, ist die Funktion des TGFβ für das Wachstum gastrointestinaler Tumorzellen in vivo bislang unzureichend geklärt.

Inhibierende Peptide

Interferone und Tumor-Nekrose-Faktoren

Interferone inhibieren das Wachstum gastrointestinaler Tumorzellen. Dabei besteht jedoch eine ausgeprägte Heterogenität zwischen verschiedenen Zellinien [61–63]. Mehrfach wurde über einen Synergismus mit Tumor-Nekrose-Faktoren berichtet [64–66]. Wegen der hohen klinischen Toxizität von TNF wird diese Kombination jedoch klinisch nur von begrenztem Wert sein.

Perspektiven

Die hier beispielhaft aufgezeigten experimentellen Befunde weisen auf eine grundlegende Bedeutung von Polypeptiden für das Tumorwachstum gastrointestinaler Tumoren in vivo hin. Dabei sind die Regelkreise, in deren Rahmen sich Tumorzellen zumindest noch partiell kontrollieren lassen, bislang unvollständig bekannt. Es zeichnet sich jedoch bereits eine Heterogenität in der Wirkung der Polypeptide, nicht nur bei unterschiedlichen Tumortypen, sondern auch innerhalb von Tumoren mit identischer Histologie ab. Ein besseres

Verständnis der Proliferationsmechanismen wird die Möglichkeit neuer therapeutischer Modalitäten, z. B. in Form von monoklonalen Antikörpern gegen mitogene Peptide oder deren Membranrezeptoren, eröffnen.

Literatur

1. Goustin AS, Leof EB, Shipley GD, Moses HL (1986) Growth factors and cancer. Cancer Res 46:1015–1029
2. Antoniades HN, Owen A (1982) Growth factors and regulation of cell growth. Ann Rev Med 33:445–463
3. Massague J (1985) Transforming growth factors. Isolation, characterization, and interaction with cellular receptors. Prog Med Virol 32:142–158
4. Todaro GJ, DeLarco JE, Fryling Ch, Johnson PA, Sporn MB (1981) Transforming growth factors (TGFs): properties and possible mechanism of action. J Supramol Structure Cell Biochem 15:287–301
5. Roberts AB, Frolik ChA, Anzano MA, Sporn MB (1983) Transforming growth factors from neoplastic and nonneoplastic tissues. Fed Proc 42:2621–2626
6. Coussins L, Parker PJ, Rhee L, Yang-Feng TL, Chen E, Waterfield MD, Francke U, Ullrich A (1986) Multiple, distinct forms of bovine and human protein kinase C suggest diversity in cellular signaling pathways. Science 233:859–866
7. Ushiro H, Cohen S (1980) Identification of phosphotyrosine as a product of epidermal growth factor-activate protein kinase in A-431 cell membranes. J Biol Chem 255:8363–8365
8. Ek B, Ronnstrand L, Heldin CH (1984) Stimulation of tyrosine phosphorylation by platelet-derived growth factor. Transactions Biochem Soc 12:759–761
9. Valentine-Braun KA, Northup JK, Hollenberg MD (1986) Epidermal growth factor (urogastrone)-mediated phosphorylation of a 35-kDa substrate in human placental membranes: relationship to the beta subunit of the guanine nucleotide regulatory complex. Proc Natl Acad Sci USA 83:232–240
10. Woo DDL, Fay SP, Griest R, Coty W, Goldfine I, Fox CF (1986) Differential phosphorylation of the progesterone receptor by insulin, epidermal growth factor, and platelet-derived growth factor receptor tyrosine protein kinases. J Biol Chem 261:460–467
11. Avruch J, Nemenoff RA, Blackshear PJ, Pierce MW, Osathanondh R (1982) Insulin-stimulated tyrosine phosphorylation of the insulin receptor in detergent extracts of human placental membranes. Comparison to epidermal growth factor-stimulated phosphorylation. J Biol Chem 257–15162–15166
12. King AC, Fearn JC (1985) Regulation of epidermal growth factor receptor affinity by calcium and proteinkinase C. Fed Proc 44:1626
13. Rackoff WR, Rubin RA, Hearp HS (1984) Phosphorylation of the hepatic EGF receptor with cAMP dependent protein kinase. Mol Cell Endocrinol 34:113–119
14. Gosh-Dastidar P, Fox CF (1984) cAMP-dependent protein kinase stimulates epidermal growth factor-dependent phosphorylation of epidermal growth factor receptors. J Biol Chem 259:3864–3869
15. Hollenberg MD (1986) Mechanisms of receptor-mediated transmembrane signaling. Experientia 42:718–727
16. Church JG, Buick RN (1988) G-protein-mediated epidermal growth factor signal transduction in a human breast cancer cell line. Evidence for two intracellular pathways distinguishable by pertussis toxin. J Biol Chem 263:4242–4246

17. Osborne CK, Hamilton B, Nover M (1982) Receptor binding and processing of epidermal growth factor by human breast cancer cells. J Clin Endocrinol Metab 55:86–93

18. Sporn MB, Todaro GJ (1980) Autocrine secretion and malignant transformation of cells. N Engl J Med 303:878–880

19. Sporn MB, Roberts AB (1985) Autocrine growth factors and cancer. Nature 313:745–747

20. Alexander P, Currie G (1984) Concomitant synthesis of growth factors and their receptors – an aspect of malignant transformation. Biochem Pharmacol 33:941–943

21. Lippman ME, Dickson RB, Bates S, Knabbe C, Huff K, Swain S, McManaway M, Bronzert D, Kasid A, Gelmann EP (1986) Autocrine and paracrine growth regulation of human breast cancer. Breast Cancer Res Treat 7:59–70

22. Nister M, Libermann TA, Betsholtz C, Petterson M, Claesson-Welsh L, Heldin C-H, Schlessinger J, Westermark B (1988) Expression of messenger RNAs for platelet-derived growth factor and transforming growth factor-alpha and their receptors in human malignant glioma cell lines. Cancer Res 48:3910–3918

23. Rueda F, Pinol G, Gonzalez-Garrigues M, Marti F, Fabra A (1989) Transforming growth factor release by human tumor cell lines and their interactions with other growth factors. Anticancer Res 9:1245–1258

24. Tahara E, Sumiyoshi H, Hata J, Yasui W, Taniyama K, Hayashi T, Nagae S, Sakamoto S (1986) Human epidermal growth factor in gastric carcinoma as a biological marker of high malignancy. Jpn J Cancer Res 77:145–152

25. Yasui W, Hata J, Yokozaki H, Nakatani H, Ochiai H, Ito H, Tahara E (1988) Interaction between epidermal growth factor and its receptor in progression of human gastric carcinoma. Int J Cancer 41:211–217

26. Sakai K, Mori S, Kawamoto T, Tanguchi S, Kobari O, Morioka Y, Kuroki T, Kano K (1986) Expression of epidermal growth factor receptors on normal human gastric epithelia and gastric carcinomas. J Natl Cancer Inst 77:1047–1052

27. Ochiai A, Takanashi A, Takekura N, Yoshida K, Miyamori S, Harada T, Thara E (1988) Effect of human epidermal growth factor on cell growth and its receptor in human gastric carcinoma cell lines. Jpn J Clin Oncol 18:15–25

28. Mori K, Ibaragi S, Kurobe M, Furukawa S, Hayashi K (1987) Production of an hEGF-like immunoreactive factor by human gastric cancer cells depends on differentiational state of the cells. Biochem Biophys Res Commun 145:1019–1025

29. Hamburger AW, White CP, Brown RW (1981) Effect of epidermal growth factor on proliferation of human tumor cells in soft agar. J Natl Cancer Inst 67:825–830

30. Yasui W, Sumiyoshi H, Hata J, Kameda T, Ochiai A, Ito H, Tahara E (1988) Expression of epidermal growth factor receptor in human gastric and colonic carcinomas. Cancer Res 48:137–141

31. Kitagami S, Itabashi M, Mirota T, Hayashi I, Hojo K, Moriya Y, Maruyama K, Okabayashi K (1986) Immunohistochemical study of oncogene-related products in human gastrointestinal malignancies – expression of ras p 21, fes p 85 and EGF receptor. Gan No Rinsho 32:1950–1958

32. Maley MA, Agrez MV, House AK (1986) Growth factor-induced proliferative responses in human and DMH-induced rat colorectal tumour cell lines. Aust J Exp Biol Med Sci 64:445–451

33. Hanauske A-R, Buchok J, Scheithauer W, Von Hoff DD (1987) Human colon cancer cell lines secrete alpha TGF-like activity. Br J Cancer 55:57–59

34. Liu C, Tsao MS, Grisham JW (1988) Transforming growth factors produced by

normal and neoplastically transformed rat liver epithelial cells in culture. Cancer Res 48:850–855

35. Luetteke NC, Michalopoulos GK, Teixido J, Gilmor R, Massague J, Lee C (1988) Characterization of high molecular weight transforming growth factor alpha produced by rat hepatocellular carcinoma cells. Biochemistry 27:6487–6494

36. Raymond VW, Lee DC, Grisham JW, Earp HS (1989) Regulation of transforming growth factor alpha messenger RNA expression in a chemically transformed rat hepatic epithelial cell line by phorbol ester and hormones. Cancer Res 49:3608–3612

37. Yeh YC, Tsai JF, Chuang LY, Yeh HW, Tsai JH, Florine DL, Tam JP (1987) Elevation of transforming growth factor alpha and its relationship to the epidermal growth factor and alpha-fetoprotein levels in patients with hepatocellular carcinoma. Cancer Res 47:896–901

38. Coffey RJ, Shiple GD, Moses HL (1986) Production of transforming growth factors by human colon cancer lines. Cancer Res 46:1164–1169

39. Malden LT, Novak U, Burgess AW (1989) Expression of transforming growth factor alpha messenger RNA in the normal and neoplastic gastrointestinal tract. Int J Cancer 43:380–384

40. Bennett C, Paterson IM, Corbishley CM, Luqmani YA (1989) Expression of growth factor and epidermal growth factor receptor encoded transcripts in human gastric tissues. Cancer Res 49:2104–2111

41. Yamamoto T, Hattori T, Tahara E (1988) Interaction between transforming growth factor-alpha and c-Ha-ras p21 in progression of human gastric carcinoma. Pathol Res Pract 183:663–669

42. Ohmura E, Okada M, Onoda N, Kamiya Y, Murakami H, Tsushima T, Shizume K (1990) Insulin-like growth factor I and transforming growth factor alpha as autocrine growth factors in human pancreatic cancer cell growth. Cancer Res 50:103–107

43. Miettinen PJ, Perheentupa J, Otonkoski T, Laehteemaeki A, Panula P (1989) EGF- and TGF-alpha-like peptides in human fetal gut. Pediatr Res 26:25–30

44. Arteaga CL, Hanauske A-R, Clark GM, Osborne CK, Hazarika P, Pardue RL, Tio F, Von Hoff DD (1988) Immunoreactive alpha transforming growth factor activity in effusions from cancer patients as a marker for tumor burden and patient prognosis. Cancer Res 48:5023–5028

45. Tsai TF, Yauk YK, Chou CK, Ting LP, Chang C, Hu C, Han S, Su TS (1988) Evidence of autocrine regulation in human hepatoma cell lines. Biochem Biophys Res Commun 153:39–45

46. Sariban E, Sitaras NM, Antoniades HN, Kufe DW, Pantazis P (1988) Expression of platelet-derived growth factor (PDGF)-related transcripts and synthesis of biologically active PDGF-like proteins by human malignant epithelial cell lines. J Clin Invest 82:1157–1164

47. Anzano MA, Rieman D, Prichett W, Bowen-Pope DF, Greig R (1989) Growth factor production by human colon carcinoma cell lines. Cancer Res 49:2898–2904

48. Rakowicz-Szulczynska EM, Koprowsky H (1989) Expression of A-type PDGF receptor in cytoplasm of tumor cell lines synthesizing PDGF. Exp Mol Pathol 51:171–178

49. Su TS, Liu WY, Han SH, Jansen M, Yang-Fen T-L, Peng FK, Chou CK (1989) Transcripts of the insulin-like growth factors I and II in human hepatoma. Cancer Res 49:1773–1777

50. Koenuma M, Yamori T, Tsuruo T (1989) Insulin and insulin-like growth factor 1 stimulate proliferation of metastatic variants of colon carcinoma 26. Jpn J Cancer Res 80:51–58

51. Tricoli JV, Rall LB, Karakousis CP, Herrera L, Petrelli NJ, Bell GI, Shows TB (1986) Enhanced levels of insulin-like growth factor messenger RNA in human colon carcinomas and liposarcomas. Cancer Res 46:6169–6173

52. Baldwin GC, Gasson JC, Kaufman SE, Quan SG, Williams RE, Avalos BR, Gazdar AF, Golde DW, DiPersio JF (1989) Nonhematopoietic tumor cells express functional GM-CSF receptors. Blood 73:1033–1037

53. Berdel WE, Danhauser-Riedl S, Steinhauser G, Winton EF (1989) Various human hemoatopoietic growth factors (Interleukin-3, GM-CSF, G-CSF) stimulate clonal growth of nonhematopoietic tumor cells. Blood 73:80–83

54. Joraschkewitz M, Trijssenaar J, Krumwieh D, Neukam D, Meyer HJ, Freund M, Poliwoda H, Hanauske A-R (1989) Recombinant cytokines stimulate in vitro colony formation of human tumors. Proc Amer Assoc Cancer Res 30:238

55. Gaffney EV, Koch G, Tsai SC, Loucks T, Lingenfelter SE (1988) Correlation between human cell growth response to interleukin 1 and receptor binding. Cancer Res 83:5455–5459

56. Sporn MB, Roberts AB, Wakefield LM, Assoian RK (1986) Transforming growth factor-beta: biological function and chemical structure. Science 233:532–534

57. Wakefield LM, Roberts AB, Assoian RK, Fanger BO, Masui T, Lechner JF, Harris CC, Sporn MB (1986) Structure and function of transforming growth factor-beta. Proc West Pharmacol Soc 29:475–477

58. Chapekar MS, Huggett AC, Thorgeirsson SS (1989) Growth modulatory effects of a liver-derived growth inhibitor, transforming growth factor beta 1, and recombinant tumor necrosis factor alpha in normal and neoplastic cells. Exp Cell Res 185:247–257

59. Yoshida K, Yokozaki H, Niimoto M, Ito H, Ito M, Tahara E (1989) Expression of TGF-beta and procollagen type I and type III in human gastric carcinomas. Int J Cancer 44:394–398

60. Hoosein NM, McKnight MK, Levine AE, Mulder KM, Childress KE, Brattain DE, Brattain MG (1989) Differential sensitivity of subclasses of human colon carcinoma cell lines to the growth-inhibitory effects of transforming growth factor-beta 1. Exp Cell Res 181:442–453

61. Morikawa K, Fidler IJ (1989) Heterogenous response of human colon cancer cells to the cytostatic and cytotoxic effects of recombinant human cytokines: interferon-alpha, interferon-gamma, tumor necrosis factor, and interleukin-1. J Biol Response Mod 8:206–218

62. Dennis JW, Koch K, Beckner D (1989) Inhibition of human HT29 colon carcinoma growth in vitro and in vivo by swainsonine and human interferon-alpha 2. J Natl Cancer Inst 81:1028–1033

63. Wong VL, Rieman DJ, Aronson L, Dalton BJ, Greig R, Anzano MA (1989) Growth-inhibitory activity of interferon-beta against human colorectal carcinoma cell lines. Int J Cancer 43:526–530

64. Chapekar MS, Glazer RI (1988) The synergistic cytocidal effect produced by immune interferon and tumor necrosis factor in HT29 cells is associated with inhibition of rRNA processing and (2'5')oligo(A) activation of RNase L. Biochem Biophys Res Commun 151:1180–1187

65. Tsujimoto M, Yip YK, Vilcek J (1986) Interferon-gamma enhances expression of cellular receptors for tumor necrosis factor. J Immunol 136:2441–2446

66. Kuehl JS, Klapdor R, Bahlo M, Franke N, Kunde C, Arps H, Dietel M (1989) Cytokines and pancreatic cancer. Sensitivity of xenotransplants of perdominantly pancreatic carcinomas to rIFN-gamma and rTNF-alpha in nude mice. Int J Pancreatol 4:303–319

Monoklonale Antikörper in der Therapie gastrointestinaler Tumoren

G. Schlimok und G. Riethmüller

Das Konzept, Tumorzellen mit Hilfe von Antikörpern gezielt zu markieren und zu eliminieren, geht auf Paul Ehrlich zurück, der schon vor ca. 90 Jahren die Vision von Antikörpern als „Zauberkugeln" entwickelte, die ihr Ziel selbst finden [6]. In den Jahren zwischen 1958 und 1978 wurde eine Reihe von Untersuchungen publiziert, die über den Einsatz polyklonaler Antikörper in der Behandlung maligner Erkrankungen berichtete [15]. Jedoch erst die Entwicklung der Hybridomtechnik durch Köhler und Milstein [23] im Jahre 1975 ermöglichte die Produktion muriner monoklonaler Antikörper, die mit hoher Spezifität tumorassoziierte Antigene auf oder in Tumorzellen erfassen konnten und die sich in großen Mengen produzieren ließen. Diese revolutionierende Technik erweckte von neuem das Interesse an einer „Serotherapie" maligner Erkrankungen.

Antikörper-vermittelte Mechanismen der Tumorzellabtötung

Mit Antikörper beladene Tumorzellen können von zytotoxischen Effektorzellen, die einen Rezeptor für den Fc-Teil von IgG besitzen, lysiert werden. Diese Antikörper-abhängige zelluläre Zytotoxizität (ADCC) wird vor allem über Antikörper vom IgG2a Isotyp vermittelt, als zytotoxische Effektorzellen können Lymphozyten-Subpopulationen, Monozyten und Granulozyten agieren. Im Rahmen der Komplement-abhängigen Zytotoxizität (CDC) kommt es nach Bindung des Antikörpers an ein Oberflächenantigen der Tumorzelle zu einer Aktivierung der ersten Komponente des Komplementsystems (C1) über den Fc-Teil des Antikörpermoleküls. Am Ende der klassischen Komplementaktivierung steht ebenfalls die Zellyse. Diese letztgenannte Form der Zytotoxizität wird vor allem durch Antikörper vom IgG1- und IgG3-Isotyp vermittelt.

Antiproliferative Effekte können ebenfalls von Antikörpern induziert werden, die sich an Wachstumsfaktor-Rezeptoren an der Tumorzelloberfläche binden und so die Wirkung dieser wachstumsstimulierenden Substanzen kompetitiv blockieren.

Daneben sind Antikörper als Träger zytotoxischer Substanzen einsetzbar und können auf diese Weise indirekt zur Tumorzellyse beitragen.

Anti-idiotypische Antikörper können schließlich Tumorantigene imitieren und eine Produktion humaner anti-Tumor-Antikörper induzieren.

Unkonjugierte monoklonale Antikörper

Die größten Erfahrungen in der Therapie gastrointestinaler Tumoren liegen mit dem monoklonalen Antikörper CO17-1A vor. Dieser Antikörper vom IgG2a Isotyp erfaßt ein 30–40 kD Glykoprotein auf der Oberfläche einer Reihe von epithelialen Tumoren, u. a. auf Pankreas-, Magen- und kolorektalen Karzinomen [14, 20]. Im Nacktmausmodell hemmt der Antikörper das Wachstum humaner kolorektaler Karzinome, die anti-Tumor-Wirkung wird überwiegend über zytotoxische Effektorzellen im Rahmen einer ADCC-Reaktion vermittelt [18].

In Tabelle 1 sind Therapiestudien mit murinen monoklonalen Antikörpern bei fortgeschrittenen gastrointestinalen Tumoren dargestellt. Sears et al. [36, 37] setzten als erste unkonjugierte monoklonale Antikörper bei Patienten mit gastrointestinalen Karzinomen ein. Mehrere Arbeitsgruppen versuchten, die ADCC-Wirkung des applizierten Antikörpers zu steigern, indem sie in vitro periphere mononukleäre Zellen mit dem Antikörper vorinkubierten [5, 11, 39, 42, 43] oder zusätzlich systemisch Gamma-Interferon verabreichten [5, 44, 45]. Die erzielten Remissionsraten, sowohl bei Pankreas- als auch bei kolorektalen Karzinomen, waren niedrig, weder die Vorinkubation peripherer Effektorzellen mit Antikörper noch die zusätzliche Applikation von Gamma-Interferon führte zu einer eindeutigen Verbesserung der Ergebnisse.

Fogler et al. [10] konnten zeigen, daß eine Kombination aus zwei nicht kompetitiven monoklonalen Antikörpern gegen Epitope des CO17-1A Antigens sowohl die ADCC als auch die CDC steigern kann. Wir behandelten bisher zwei Patienten mit ausgedehnten kolorektalen Karzinomen mit einem Antikörpercocktail, bestehend aus 50 mg 17-1A Antikörper und 50 mg M79 Antikörper (Isotyp IgG2a), den wir an 7 aufeinander folgenden Tagen applizierten. Bei beiden Patienten konnte subjektiv eine Stabilisierung des Krankheitsverlauf erzielt werden, objektivierbare Remissionen traten jedoch nicht auf.

Eine mögliche Ursache für den beschränkten Therapieerfolg monoklonaler Antikörper ist die fortgeschrittene Tumorausdehnung bei den behandelten Patienten. Mit zunehmender Tumorgröße kann einerseits eine zunehmende Antigen-Heterogenität, andererseits eine Verschlechterung der Gefäßversorgung des Tumors beobachtet werden. In der Bundesrepublik wurde deshalb eine prospektive, randomisierte Multicenterstudie (Augsburg, Essen, Hamburg, Hannover, Köln, München) initiiert, in der Patienten mit kolorektalen Karzinomen und hohem Rezidivrisiko (Dukes C) adjuvant mit dem monoklonalen Antikörper CO17-1A (500 mg 2 Wochen postoperativ, 4×100 mg im Abstand von jeweils 4 Wochen) behandelt wurden. Die Rekrutierungsphase dieser Studie ist bereits abgeschlossen, eine Auswertung steht unmittelbar bevor.

Tabelle 1. Therapie fortgeschrittener gastrointestinaler Tumoren mit murinen monoklonalen Antikörpern

MAK	Dosis	Tumor	Remissionen	Autor
CO 17-1A	1 × 15–1000 mg	kolorektal	5/29	Sears [36] Sears (Habil) [37]
CO 17-1A	2–19 × 200–400 mg + PBL	kolorektal	1 CR/17	Frodin [11] Mellstedt [27]
CO 17-1A	1 × 200 mg + PBL	kolorektal	0/17	Verrill [43]
CO 17-1A	1 × 500 mg + PBL 1 × 500 mg + PBL + γ-IFN	kolorektal	1 CR/20 0/16	Douillard [5]
CO 17-1A	1 × 400 mg + γ-IFN	kolorektal	0/25	Weiner [44]
CO 17-1A	2–4 × 150 mg + γ-IFN	kolorektal	0/19	Weiner [45]
CO 17-1A	7 × 50 mg	kolorektal	0/4	Schlimok (unveröff. Ergeb.)
CO 17-1A	1 × 200 mg + PBL	Pankreas	0/4	Verill [43]
CO 17-1A	1 × 400 mg + γ-IFN	Pankreas	0/1	Weiner [44]
CO 17-1A	400 mg	Pankreas	0/8	Paul [32]
CO 17-1A	1 × 400 mg + PBL	Pankreas	0/17	Tempero [42]
CO 17-1A	400 mg 1 × 400 mg + PBL	Pankreas	3 PR/10 1 PR/15	Sindelar [39]
CO 17-1A	7 × 50 mg	Pankreas	0/4	Schlimok (unveröff. Ergeb.)
Bw 494	230–430 mg	Pankreas	1 PR/39	Büchler [3]

Die Nebenwirkungen der Therapie mit unkonjugierten monoklonalen Antikörpern sind relativ gering und reversibel. Dosisabhängig wurden bei 5–20% der Patienten Erbrechen, Übelkeit, Diarrhoe, Temperaturerhöhung und allergische Reaktionen beobachtet [27].

Antikörper als Träger zytotoxischer Substanzen

Monoklonale Antikörper können auch benützt werden, um zytotoxische Substanzen gezielter an die Tumorzelle zu bringen. So ist es möglich, Toxine, Chemotherapeutika und radioaktive Isotopen mit anti-Tumor-Antikörpern zu koppeln.

Potentielle Kandidaten für Toxin-Antikörper-Konjugate sind das Diphterietoxin, alpha-Toxin, Pseudomonas-Toxin, Abrin, Gelonin, Ricin und Saponin. Drei monoklonale Antikörper (CO17-1A, 44×14, XMMCO-791), die tumorassoziierte Antigene auf kolorektalen Tumorzellen erfassen, wurden bisher mit Ricin konjugiert [12, 13, 35, 47]. Ergebnisse klinischer Phase-I-Studien liegen bisher nur ganz vereinzelt vor [35]. Eindeutige Tumorrückbildungen wurden bisher nicht beobachtet.

Neben Toxinen können auch Chemotherapeutika an Antikörper gekoppelt werden. Im Vergleich zu Toxin-Antikörper-Konjugaten ist die Bindung von chemotherapeutischen Substanzen schwieriger, da die Anzahl der erforderlichen Moleküle deutlich höher ist. Monoklonale Antikörper gegen Antigene auf kolorektalen Tumorzellen konnten mit Methotrexat [7], Anthrazyklinen [31], Mitomycin C [41], Neocarzinostatin [41] und Chlorambucil [1] gekoppelt werden. Klinische Studien stehen noch am Anfang. Takahashi et al. [41] konnten bei 3/8 Patienten mit Lebermetastasen objektive Tumorrückbildungen, Oldham et al. [28] konnten bei 5/42 Patienten „minor responses" beobachten.

Antikörperkonjugate mit radioaktiven Isotopen haben zwei wichtige Vorteile. Sie müssen nicht internalisiert werden, um ihre zytotoxische Wirkung zu entfalten und sie können auch antigennegative, benachbarte Tumorzellen abtöten. Bezüglich der emittierten Strahlung können Alpha-Strahler (Blei 212, Wismuth 212), Beta-Strahler (Jod 131, Yttrium 90, Scandium 47, Rhenium 186, Rhenium 188) und Auger-Elektronen-Strahler (Jod 125, Brom 77) unterschieden werden. Klinische Remissionen wurden bei Patienten mit Hepatomen beobachtet, die mit einem Jod 131-Anti-Ferritin-Antikörper behandelt wurden [29, 30]. Klinische Phase-I/II-Studien bei kolorektalen Karzinomen wurden mit Re186-Anti-CEA-Antikörpern begonnen [9]. Radioaktiv markierte monoklonale Antikörper (HMFG2, anti-CEA) wurden vereinzelt auch lokal (intrapleural, intraarteriell in die A. hepatica) bei Patienten mit kolorektalen Karzinomen verabreicht [8, 34]. Dabei wurden vereinzelt partielle Remissionen beobachtet.

Bispezifische monoklonale Antikörper und bifunktionelle Heterokonjugate

Bispezifische monoklonale Antikörper bestehen aus zwei Antigenbindungsregionen mit unterschiedlichen Spezifitäten und können entweder chemisch-enzymatisch oder mit der Hybridom-Technologie hergestellt werden. Bifunktionelle Heterokonjugate gewinnt man, indem man zwei monoklonale Antikörper mit verschiedenen Antigenspezifitäten an ihren Fc-Teilen kovalent verknüpft. In der Therapie können bispezifische Antikörper bei der Toxin- oder Chemotherapeutika-vermittelten Eliminierung von Tumorzellen eingesetzt werden. Dabei ist eine Bindungsstelle gegen das Tumorantigen, die zweite Bindungsstelle gegen das Toxin bzw. Chemotherapeutikum gerichtet. Bifunktionelle Heterokonjugate können ebenfalls in der Tumortherapie eingesetzt werden. Der eine Antikörper ist gegen tumorassoziierte Antigene gerichtet, der andere z. B. gegen Antigene auf zytotoxischen Effektorzellen. Mittels derartiger Antikörper ist es möglich, zytotoxische Effektorzellen zu aktivieren und gezielt an Tumorzellen heranzubringen [4, 26, 33]. Klinische Studien mit diesen Substanzen bei gastrointestinalen Tumoren liegen bisher noch nicht vor.

Antikörper als Vakzine

Antikörper gegen die hypervariable Region eines Immunglobulins werden als anti-idiotypische Antikörper bezeichnet. Anti-idiotypische Antikörper (AB2), die gegen die hypervariable Region eines murinen monoklonalen anti-Tumor-Antikörpers (AB1) gerichtet sind, können das entsprechende Tumorantigen imitieren. AB2-Antikörper können nun als Vakzine benützt werden, um humane anti-Tumor-Antikörper (AB3) zu induzieren. Es liegen bis heute nur wenige klinische Erfahrungen mit anti-idiotypischen Antikörpern vor. Mit Hilfe des monoklonalen Antikörpers CO17-1A konnten anti-idiotypische Antikörper generiert werden, die ein „internal image" des vom monoklonalen Antikörper 17-1A definierten tumorassoziierten Antigens darstellen [17, 19, 24]. An 30 Patienten mit ausgedehnten kolorektalen Karzinomen wurden die anti-idiotypischen Antikörper bereits klinisch eingesetzt [18]. Anti-anti-idiotypische Antikörper (AB3) konnten bei allen behandelten Patienten nachgewiesen werden, 13% der ausschließlich mit Antikörpern therapierten Patienten zeigten klinische Remissionen.

Humane monoklonale Antikörper

In den bisher vorgestellten Studien wurden zur Tumortherapie vorwiegend murine monoklonale Antikörper eingesetzt. Der anti-Tumor-Effekt dieser Substanzen ist jedoch limitiert, da die überwiegende Mehrheit der therapierten Patienten humane anti-Maus-Antikörper (HAMA) entwickelt, die wiederum die zytotoxische Aktivität eines erneut applizierten murinen monoklonalen Antikörpers, zumindest teilweise, neutralisieren. Da eine erfolgreiche Immuntherapie möglicherweise die mehrfache Gabe eines Antikörpers voraussetzt, wurde versucht, dieses Problem durch die Produktion humaner monoklonaler Antikörper zu lösen. Dies gestaltete sich jedoch als problematisch. Trotz Schwierigkeiten bei der Herstellung und Stabilisierung antikörperproduzierender Hybridome gelang es, einige humane monoklonale Antikörper gegen tumorassoziierte Antigene auf gastrointestinalen Tumorzellen zu gewinnen [2, 16, 46]. Die Mehrzahl dieser Antikörper ist jedoch vom IgM-Typ und gegen zytoplasmatische Antigene gerichtet, beides ungünstige Voraussetzungen für einen therapeutischen Einsatz. Außerdem liegt keiner dieser Antikörper bisher in Mengen vor, die für eine Therapie erforderlich sind.

Eine Alternative zu humanen monoklonalen Antikörpern sind die chimären Antikörper. Mit Hilfe rekombinanter DNA-Technologie ist es möglich, den antigenbindenden Anteil des murinen monoklonalen Antikörpers mit der konstanten Region eines humanen Immunglobulins zu kombinieren. Kürzlich gelang es, den Mausanteil dieser Antikörper auf ein Minimum zu reduzieren, indem nur die antigenbindenden Segmente der variablen Region der H- und L-Kette des murinen Antikörpers auf ein humanes IgG_1-Molekül „transplantiert" wurden. Chimäre monoklonale Antikörper konnten gegen das 17-1A Antigen entwickelt werden [38, 40]. Vorläufige Ergebnisse zeigen, daß diese Antikörper eine verlängerte Halbwertzeit besitzen und weniger immunogen als murine monoklonale Antikörper sind [25].

Kombination von monoklonalen Antikörpern und Zytokinen

Antikörperbeladene Tumorzellen werden im Rahmen der Antikörper-abhängigen zellulären Zytotoxizität (ADCC) von zytotoxischen Effektorzellen eliminiert. Durch Kombination einer Antikörpertherapie mit der Gabe von Zytokinen kann versucht werden, die zytotoxischen Effektorzellen gezielt zu stimulieren. Die bisher vorliegenden klinischen Studien mit einer Kombination von monoklonalen Antikörpern und Gamma-Interferon (Tabelle 1) zeigen keinen eindeutigen Vorteil der Kombinationstherapie. Kombinationen von monoklonalen Antikörpern mit Interleukin-2, Tumornekrosefaktor (TNF) und GM-CSF wurden im Nacktmausmodell erprobt [21, 22]. Ausreichende klinische Ergebnisse liegen bisher nicht vor.

Literatur

1. Bernier LG, Page M, Dumas L et al. (1983) Monoclonal anti-CEA antibodies for targeting chlorambucil to human colon carcinoma cells in vitro. Prot Biol Fluids 31:787–790
2. Borup-Christensen PJ, Erb K, Jensenius JC et al. (1986) Human-human hybridomas for the study of anti-tumor immune response in patients with colorectal cancer. Int J Cancer 37:683–688
3. Büchler M, Kübeck R, Klapdor R et al. (1989) Immunotherapy of pancreatic cancer with monoclonal antibody BW-494: results from a multicentric Phase I–II trial. In: Beger HG et al. (eds) Cancer therapy. Springer, Berlin Heidelberg New York London Paris Tokyo, pp 32–41
4. Corvalan JRF, Smith W, Gore VA (1988) Tumor therapy with vinca alkaloids targeted by a hybrid-hybrid monoclonal antibody recognizing both CEA and vinca alkaloids. Int J Cancer (Suppl) 2:22–25
5. Douillard JY, Lehur PA, Vignoud J et al. (1986) Monoclonal antibodies specific immunotherapy of gastrointestinal tumor. Hybridoma 5 (Suppl 1):139–149
6. Ehrlich P (1956) A general review of the recent work of immunity. Collected papers of Paul Ehrlich. In: Immunology and cancer research, p 442
7. Embleton MJ (1987) Cytotoxic action of combinations of drug antibody conjugates against human tumor cells. Med Sci Res 15:1107–1108
8. Epenetos AA J(1987) Antibody guided diagnosis and therapy. In: Proc Advances in the applications of monoclonal antibodies in clinical oncology, London, p 42
9. Fer MF, Weiden PL, Frietzberg A et al. (1989). A phase I/II study of Re-186 labeled monoclonal antibodies in patients with cancer. Proc Am Soc Clin Oncol 8:126

10. Fogler WE, Klinger MR, Abraham KG et al. (1988) Enhanced cytotoxicity against colon carcinoma by combinations of noncompeting monoclonal antibodies to the 17-1A antigen. Cancer Res 48:6303–6308

11. Frodin JE, Harmenberg U, Biberfeld et al. (1988) Clinical effects of monoclonal antibodies (MAB 17-1A) in patients with metastatic colorectal carcinomas. Hybridoma 7:309–321

12. Gallagher WJ, Burk MW (1986) Monoclonal antibody Ricin A chain conjugates (immunotoxins): potential therapeutic agents for human colon carcinoma. J Surg Res 40:159–166

13. Gilliland DG, Steplewski Z, Collier RJ et al. (1980) Antibody directed cytotoxic agents: use of monoclonal antibody to direct the action of toxic A chain to colorectal carcinoma cells. Proc Natl Acad Sci USA 77:4539–4543

14. Göttlinger H, Johnson J, Riethmüller G (1986) Biochemical and epitope analysis of the 17-1A membrane antigen. Hybridoma 5 (Suppl 1):29–38

15. Harris DT, Mastrange MJ (1989) Serotherapy of cancer. Sem Oncol 16:180–198

16. Haspel MV, McCabe RP, Pomato N et al. (1985) Generation of tumor cell-reactive human monoclonal antibodies using peripheral blood lymphocytes from actively immunized colorectal carcinoma patients. Cancer Res 45:3951–3961

17. Herlyn D, Steplewski Z, Herlyn M et al. (1980) Inhibition of growth of colorectal carcinoma in nude mice by monoclonal antibody. Cancer Res 40:717–721

18. Herlyn D, Wettendorff M, Schmoll E et al. (1987) Antiidiotype immunization of cancer patients: modulation of the imune response. Proc Natl Acad Sci USA 84:8055–8059

19. Herlyn D, Ross AH, Iliopoulos D et al. (1987) Induction of specific immunity to human colon carcinoma by antiidiotypic antibodies to monoclonal CO17-1A. Eur J Immunol 17:1649–1652

20. Herlyn M, Steplewski Z, Herlyn D et al. (1986) CO17-1A and related monoclonal antibodies: their production and characterization. Hybridoma 5 (Suppl 1):3–10

21. Honsik CJ, Jung G, Reisfeld RA (1986) Lymphokine-activated killer (LAK) cells targeted by monoclonal antibodies to disialogangliosides GD2 and GD3 specifically lyse human tumor cells of neuroectodermal origin. Proc Natl Acad Sci USA 83:7893–7897

22. Klapdor R (1989) Interaction of monoclonal antibodies with biological response modifiers and cytostatics. In: Beger HG et al. (eds) Cancer therapy. Springer, Berlin Heidelberg New York London Paris Tokyo, pp 56–79

23. Köhler G, Milstein C (1975) Continuous cultures of fused cells secreting antibody of predifined specificity. Nature 256–495

24. Koprowski H, Herlyn D, Lubeck M et al. (1984) Human anti-idiotype antibodies in cancer patients: is the modulation of the immune response beneficial for the patient. Proc Natl Acad Sci USA 81:216–219

25. Lo Buglio AF, Wheeler R, Leavitt RD et al. (1988) Initial clinical trial of chimeric mouse-human monoclonal antibody in man. Proc Conf Biomodul Cancer, Berkeley, CA

26. Mansfield PF, Salmeron K, Itoh K et al. (1989) Activation of human tumor infiltrating lymphocytes (TIL) by a heteroconjugate of anti CD3-anti p97 monoclonal antibodies followed by IL2. Proc Am Assoc Cancer Res 30:402

27. Mellstedt H, Frödin JE, Masucci G et al. (1989) Mab 17-1A used for therapy of patients with metastatic colorectal carcinomas. In: Berger HG et al. (eds) Cancer therapy. Springer, Berlin Heidelberg New York London Paris Tokyo, pp 42–50

28. Oldham M, Lesis D, Orr SK et al. (1989) Treatment of cancer patients using conjugated murine monoclonal antibodies (Mab) with adriamycin (ADR) or Mitomycin-C (MMC): a national biotherapy study group trial. Proc Am Soc Clin Oncol 8:181

29. Order S, Pajak T, Klein J et al. (1989) A randomized prospective trial in nonresectable hepatoma comparing adriamycin and 5-fluorouracil + 131-I antiferritin. Proc Soc Clin Oncol 8:99

30. Order SE, Stillwagon GB, Klein J et al. (1985) Iodine-131-anti-ferritin. A new treatment modality in hepatomas: a radiation therapy oncology group study. J Clin Oncol 3:1573–1582

31. Page M, Delorme F, Lafontaine F et al. (1984) Chemotherapy with daunorubicin-anti-CEA conjugates in human colon adenocarcinoma grafted in nude mice. Sem Oncol 11:56–58

32. Paul AR, Engstrom PF, Weiner LM et al. (1986) Treatment of advanced measurable or evaluable pancreatic carcinoma with 17-1 murine monoclonal antibody alone or in combination with 5-fluorouracil and adriamycin and mitomycin (FAM). Hybridoma 5 (Suppl 1):171–174

33. Raso V (1982) Antibody mediated delivery of toxic molecules to antigen bearing target cells. Immunol Rev 62:93–117

34. Riva P, Pagnanelli G, Moscatelli G et al (1987) Therapeutic use of radiolabelled monoclonal antibodies by systemic and locoregional administration. In: Proc Adv in the applications of monoclonal antibodies in clinical oncology, London, p 30

35. Rodvien R, Grant K, Durrant L et al. (1988) Phase I study of monoclonal antibody-Ricin A chain immunotoxin in metastatic colon cancer. Proc Am Soc Clin Oncol 7:111

36. Sears HF, Atkinson B, Herlyn D et al. (1982) The use of monoclonal antibody in a phase I clinical trial of human gastrointestinal tumor. Lancet 1:762–765

37. Sears HF, Herlyn D, Steplewski Z et al. (1985) Phase II clinical trial of a murine monoclonal antibody cytotoxic for gastrointestinal adenocarcinoma. Cancer Res 45:5910–5915

38. Shaw DR, Khazaeli MB, Lo Buglio AF (1988) Mouse/human chimeric antibodies to a tumor-associated antigen: biology activity of the four human IgG subclasses. J Natl Cancer Inst 80:1553–1559

39. Sindelar WF, Maher MM, Herlyn D et al. (1986) Trial of therapy with monoclonal antibody 17-1A in pancreatic carcinoma: preliminary results. Hybridoma 6 (Suppl 1):125–132

40. Sun LK, Curtis P, Rakowicz-Szukzynska E et al. (1987) Chimeric antibody with human constant regions and mouse variable regions directed against a carcinoma associated 17-1A antigen. Proc Natl Acad Sci USA 84:214–218

41. Takahashi T, Yamaguchi T, Kitamura K et al. (1988) Clinical application of antibody-drug conjugates for immunotargeting chemotherapy of colorectal carcinoma. Cancer 61:881–888

42. Tempero MA, Pour PM, Uchida E et al. (1986) Monoclonal antibody CO17-1A and leukapheresis in immunotherapy of pancreatic cancer. Hybridoma 5:133–138

43. Verrill H, Goldberg M, Rosenbaum R et al. (1986) Clinical trial of Wistar Institute 17-1A monoclonal antibody in patients with advanced gastrointestinal adenocarcinoma: a preliminary report. Hybridoma 5 (Suppl 1):175–183

44. Weiner LM, Steplewski Z, Koprowski H et al. (1986) Biological effects of gamma interferon pretreatment followed by monoclonal antibody 17-1A administered in patients with gastrointestinal carcinoma. Hybridoma 5 (Suppl 1):65–77

45. Weiner LM, Moldofsky PJ, Gatenby RA et al. (1988) Antibody delivery and effector cell activation in a phase II trial of recombinant γ-interferon and the murine monoclonal antibody CO17-1A in advanced colorectal carcinoma. Cancer Res 48:2568–2573

46. Yoshikawa K, Ueda R, Obata Y et al. (1986) Human monoclonal antibody reactive to stomach cancer produced by mouse-human hybridoma technique. Jpn J Cancer Res 77:1122–1133

47. Zalcberg JR, Pietersz G, Toohey B et al. (1989) Phase I–II study of a ricin monoclonal antibody conjugate in colon cancer. Proc Am Assoc Cancer Res 30:401

Immunmodulatoren in der Therapie gastrointestinaler Karzinome

L. Bergmann

Zusammenfassung

Trotz einiger Fortschritte in der Therapie gastrointestinaler (GI) Tumoren sind die Therapieergebnisse mit chemotherapeutischen (CT) Strategien in den fortgeschrittenen Stadien weiterhin unbefriedigend. Der Einsatz von „biological response modifiers" (BRM) stellt aufgrund experimenteller Ergebnisse einen neuen Therapieansatz dar, bei dem eine Regression des Tumors durch Immunmodulation und/oder -aktivierung autologer zytotoxischer Zellen induziert werden soll. Die verschiedenen Phase-I- und II-Studien mit α- oder γ-Interferon (IFN) und Tumornekrosefaktor-α (TNF-α) in der Monotherapie bei GI-Tumoren sind enttäuschend. Kombinationen mit CT oder anderen Zytokinen (TNF-α+IFN-γ) zeigen bisher keine Überlegenheit zur CT-Monotherapie. Der Einsatz monoklonaler Antikörper (MAK) gegen tumorassoziierte Antigene stehen noch in der Frühphase klinischer Prüfung. Mit dem Einsatz von Interleukin-2 (Il-2) zur Induktion autologer zytotoxischer Zellen (LAK-Zellen) konnte nur bei wenigen Patienten mit fortgeschrittenem Kolon-Ca ein Response induziert werden. Klinische Phase-II-Studien von Il-2 in Kombination mit 5-Fluorouracil beim Kolon-Ca und Il-2 mit FAM beim Magen-Ca werden z. Z. durchgeführt. Aufgrund bisheriger Ergebnisse erscheint der Einsatz von BRM bei GI-Tumoren außer im Rahmen klinischer Studien nicht gerechtfertigt.

Einleitung

Trotz einiger Fortschritte in der Therapie gastrointestinaler (GI) Tumoren sind die Resultate mit chemo- und/oder strahlentherapeutischen (CT) Strategien in den fortgeschrittenen Stadien sowohl beim Magen- und Pankreas-Karzinom als auch bei kolorektalen Tumoren weiterhin unbefriedigend [28]. Der Einsatz von Immunmodulatoren („biological response modifiers", BRM) mit dem Ziel, die autologe immunologische Tumorabwehr zu forcieren, erscheint daher gerechtfertigt. Hierbei spielen die in den letzten Jahren rasch gewachsenen Kenntnisse immunregulatorischer Mechanismen und der Bedeutung von Immunmediatoren, die zunehmend durch die rekombinante DNA-Technologie für den therapeutischen Einsatz zur Verfügung stehen, eine entscheidende Rolle [33]. Darüberhinaus lassen in-vitro- und ex-vivo-Daten bei gastrointestinalen Tumoren erkennen, daß durch Zytokine (z. B. Interleukin-2) eine deutliche Steigerung der zytotoxischen Aktivität peripherer Lymphozyten induziert werden kann [3, 12, 34].

Im folgenden wird eine Übersicht über die bisherigen therapeutischen Ergebnisse mit BRM unter besonderer Berücksichtigung des Einsatzes von Zytokinen bei gastrointestinalen Tumoren gegeben.

Immunmodulatoren bei gastrointestinalen Tumoren

Beim therapeutischen Einsatz von Zytokinen muß berücksichtigt werden, daß deren biologische Wirkung eingebunden ist in ein Netzwerk immunologischer Reaktionen und durch deren Applikation eine Kaskade von Zytokinen und immunregulativen einschließlich gegenregulativen Mechanismen induziert werden kann. Die Therapie mit BRM kann hierbei biologische Effekte sowohl an den Tumorzellen als auch an den Effektorzellen erzielen, die zur Tumorreduktion führen können (Tabelle 1). Hierzu zählt bei der Tumorzelle die Replikationshemmung, Differenzierungsinduktion oder Amplifikation von Antigenexpressionen, wie es insbesondere unter Interferon zu beobachten ist, und/oder die Induktion und Aktivierung zytotoxischer Zellen [27].

Die in der Tumortherapie angewandten BRM lassen sich in unspezifische und spezifische Immunmodulatoren unterteilen (Tabelle 2; [4]). Der Stellenwert unspezifischer Stimulantien wie BCG muß jedoch nicht zuletzt auch aufgrund prospektiv randomisierter Studien in Zweifel gezogen werden [4, 5]. Spezifische Immuntherapien mit monoklonalen Antikörpern (MAK) gegen tumorassoziierte Antigene oder Tumorvakzination mit autologen Tumorzellantigen befinden sich in der frühen klinischen Prüfphase [21, 22, 24, 28, 41].

An Zytokinen wurden bei gastrointestinalen Tumoren bisher in erster Linie Interferone (IFN), Tumornekrosefaktor (TNF) und Interleukin-2 (Il-2) allein oder in Kombination mit anderen Zytokinen oder Chemotherapie eingesetzt,

Tabelle 1. Potentielle Effekte von „biological response modifiers" auf Tumorzellen und Effektorzellen

Zielzelle (Tumorzelle)
- Hemmung der Zellreplikation von Tumorzellen
- Differenzierungsinduktion
- Induktion oder Verstärkung der Antigenexpression auf Tumorzellen
- Interferenz mit Onkogenexpression

Effektorzelle
- Induktion, Aktivierung und Proliferation von zytotoxischen T-Zellen
- Aktivierung und Proliferation von NK/K-Zellen
- Aktivierung und Proliferation von Makrophagen

Tabelle 2. Exemplarische Zusammenstellung von „biological response modifiers" in der Tumortherapie [3]

---

1. Unspezifische Immunstimulantien

Bacillus Calmette-Guerin (BCG)
Corynebacterium parvum
Xenogene Immunribonukleidsäure (RNA)
Transferfaktor
Thymushormone
OK-432

2. Spezifische Antitumortherapie

MAK gegen tumor-assoziierte Antigene
Vakzination mit autologen Tumorextrakten
Vakzination mit virus-transformierten autologen Tumorzellen

3. Zytokine (spezifisch und unspezifisch)

Interferone (IFN-α, IFN-β, IFN-γ)
Tumornekrosefaktor (TNF)
Interleukin-2 (Il-2)
Il-2 + adoptive Immuntherapie (AI)
Il-2 + tumorinfiltrierende Lymphozyten (TILs)
Il-2 + andere Zytokine oder Chemotherapie

---

wobei sich die meisten Studien auf kolorektale Tumoren konzentrieren, während bei Magen- und Pankreaskarzinomen nur wenige Studien publiziert wurden.

Die publizierten Studien beim *Magen- und Pankreaskarzinom* mit BRM sind bei kleinen Patientenkollektiven durchgeführt und daher nur bedingt aussagefähig. Insgesamt muß jedoch eine Ineffektivität von TNF-α und/oder IFN-γ konstatiert werden [1, 20, 31]. Auch der Einsatz von Il-2 und lymphokin-aktivierten Killerzellen (LAK) in Kombination mit einer Chemotherapie (FAM-Schema) sind enttäuschend (Tabelle 3).

Auch bei *kolorektalen Tumoren* zeigen die Studien mit TNF-α und IFN-α, IFN-β und IFN-γ keine Effektivität dieser Zytokine (Tabelle 4). Kombinationen von TNF oder IFN mit 5-Fluorouracil (5-FU) erzielten in Phase-II-Studien keine besseren Resultate als 5-FU alleine, abgesehen von einer Studie von Wadler et al. [40] mit 5-FU und IFN-α (Responder 15/59). Faßt man die Patienten der verschiedenen Phase-II-Studien zusammen, so wurden mit TNF-α keine Remissionen (0/52 Patienten; [7, 31, 37]) und mit IFN-α, -β und -γ nur bei 1/98 (1%) Patienten eine partielle Remission erzielt [2, 6, 8, 13, 18, 19, 39, 40].

Größere Erwartungen bei kolorektalen Tumoren wurden auf die klinische Anwendung von Il-2 allein oder in Kombination mit adoptiver Immuntherapie (LAK) und/oder Chemotherapie gesetzt, da bei zahlreichen in-vitro- und

Tabelle 3. „Biological response modifiers" beim Magen- und Pankreaskarzinom

Referenz	Therapie	Response		
		Pat.	CR	PR
Magenkarzinom				
Marshall [20]	Il-2/LAK 3×106 U/m^2 d1–5, 8–12	3	0	0
Bergmann et al.*	Il-2/LAK + FAM 3×106 U/m^2 d1–5, 8–12	8	0	1
Roh et al. [30]	IFN-γ 3 mg/m^2 2×/Woche	11	0	0
Abbruzzese et al. [1]	rTNF-α + rIFN-γ 3×50–225 µg/m^2 rTNF d1–5 50–150 µg/m^2 rIFN d1–14	5	0	0
Pankreaskarzinom				
Marshall [20]	Il-2/LAK 3×10^6 U/m^2 d1–5, 8–12	1	0	0
Bergmann et al.*	rIl-2/LAK + FAM 3×10^6 U/m^2 d1–5, 8–12	2	0	0
Taylor et al. [37]	rTNF-α + DOX 40–200 µg/m^2 d1–5	1	0	0
Roh et al. [30]	IFN-γ 3 mg/m^2 2×/Woche	13	0	0
Abbruzzese et al. [1]	rTNF-α + rIFN-γ 3×50–225 µg/m^2 rTNF d1–5 50–150 µg/m^2 rIFN d1–14	5	0	0

* unpublished data

tierexperimentellen Untersuchungen Kolonkarzinome durch LAK lysiert werden konnten. Leider zeigt sich in der therapeutischen Anwendung von Il-2 oder Il-2/LAK bei Patienten mit kolorektalen Karzinomen nur eine sehr geringe Ansprechrate von 3/66 Patienten, wenn die Studien zusammengefaßt werden (Tabelle 5). Auch die Kombination von Il-2 mit IFN-α erwieß sich als ineffektiv [16, 23]. Phase-II/III-Studien von 5-FU ± Il-2 werden zur Zeit durchgeführt. Eine Therapie mit sog. tumorinfiltrierenden Lymphozyten (TILs) wurde bisher nur bei einem Patienten allerdings ohne Erfolg beschrieben [39].

Im Gegensatz zu den gastrointestinalen Karzinomen hat sich IFN-α in niedriger Dosierung beim *Karzinoidtumor* als effektiv herausgestellt mit Responseraten um 50% (Tabelle 6; [11, 14, 25]). Sie ist jedoch nicht höher

Tabelle 4. Tumornekrosefaktor und Interferon in der Therapie kolorektaler Karzinome

Referenz	Therapie	Response		
		Pat.	CR	PR
Savona et al. [32]	rTNF-α 40–200 yg/m² d1–5	3	0	0
Schaadt et al. [33]	rTNF-α 5–15 × 10⁶ U/m² d1, 3, 5	15	0	0
Childs et al. [7]	rTNF-α 100–150 yg/m² d1–5	14	0	0
Heim et al.*	rTNF-α 3 × 106 U/m²/d1–3	10	0	0
Taylor et al. [37]	rTNF-α + Dox 40–200 yg/m² Il-2 d1–5 10–20 mg/m² Dox d3–5	10	0	0
Krown et al. [18]	hIFN-α 15 × 10⁶ U/m² d1, 3, 5	22	0	1
Eggermont et al. [13]	rIFN-α 20 × 10⁶ U 2×/wk	20	0	1
Lillis et al. [19]	rIFN-β 30 × 10⁶ U d1–5, 8–12	19	1	0
Triozzi et al. [39]	rIFN-β 90 × 10⁶ U bidaily i.v.	13	0	0
Brown et al. (SWOG) [6]	rIFN-γ 0,25–4 × 10⁶ U/m² d1–5, 15–19	44	0	0
Wadler et al. [40]	rIFN-α + 5-FU 6–9 × 10⁶ U/m²/d IFN-α 750 mg/m² 5-FU d1–5	30	1	13
Clark et al. [8]	rIFN-α + 5-FU 5-20 × 10⁶ U/m² 250–500 mg/m² 5-FU	29	0	1
Ajani et al. [2]	rIFN-γ + 5-FU 0,5 mg/m² U/m² IFN-γ d1–14 500 mg/m² 5-FU d1–5	29	0	2

* personal communication

als die Remissionsraten, die mit Somatostatin-Analogons erzielt werden können [28].

Neben der sytemischen Applikation von BRM muß auch die *regionale und lokale Therapie mit BRM* geprüft werden. Olham et al. [26] konten bei 3/16

Tabelle 5. Therapieergebnisse mit Interleukin-2 beim kolorektalen Karzinom

Referenz	Therapie	Response		
		Pat.	CR	PR
Rosenberg et al. [31]	Il-2/LAK $3 \times 10\text{--}100000$ U/kg/d1–5, 10–15	26	1	2
West et al. [42]	Il-2/LAK 18×10^6 U/kg CIVI d1–5, 10–15	13	0	0
Gilweski et al. [15]	Il-2 ± LAK 18×10^6 U/kg CIVI d1–5, 10–15	6	0	0
Stahel et al. [36]	Il-2/LAK 3×30000 U/kg/d1–5, 8–12	2	0	0
Smith et al. [35]	Il-2/LAK 3×10^6 U/m^2 d1–5, 10–15	7	0	0
Rosenberg et al. [31]	Il-2 $3 \times 10\text{--}100000$ U/kg/d1–5, 10–15	6	0	0
Creekmore et al. [9]	Il-2 $3 \times 10\text{--}100000$ U/kg/d1–5, 10–15	5	0	0
Mittelman et al. [23]	Il-2 + IFN-α $1\text{--}7 \times 10^6$ U/m^2 Il-2 CIVI d1–4 6×10^6 U/m^2 IFN-α d1 + 4	7	0	0
Hirsh et al. [16]	Il-2 + IFN-α 1×10^6 U/m^2 d1–5 Il-2 $3\text{--}12 \times 10^6$ U/m^2 d1, 3, 5	6	0	0
Topalian et al. [38]	TILs	1	0	0
Croghan et al. [10]	CTX + Il-2 350 mg/m^2 CTX d1 $2\text{--}6 \times 10^6$ U/m^2 Il-2 d4–8, 11–12	8	0	0

Tabelle 6. „Biological response modifiers" beim Karzinoidtumor

Referenz	Therapie	Pat.	CR + PR
Eriksen et al. [14]	hIFN-α $3\text{--}6 \times 106$ U/d	36	17 (47%)
Öberg et al. [25]	rIFN-α $2\text{--}5 \times 106$ U/m^2/d	20	11 (55%)
Dolva et al. [11]	rIFN-α $3\text{--}6 \times 106$ U/d	12	7 (59%)

Patienten mit Leberfiliae verschiedener Tumoren durch regionale Leberperfusion mit Il-2/LAK eine Remission induzieren. Auch mit der intraperitonealen Applikation von TNF-α oder Il-2/LAK bei malignem Aszites kann bei ca. 50% der Patienten eine Remission des Aszites jedoch nicht des Tumors (!) erzielt werden [29].

Zusammenfassung und Zukunftsperspektiven

BRM wie IFN, TNF und Il-2 haben sich bei gastrointestinalen Tumoren bisher insgesamt als nicht oder wenig effektiv gezeigt. Ihr Einsatz ist derzeit nur im Rahmen klinisch-kontrollierter Studien gerechtfertigt. Der endgültige Stellenwert von BRM in Kombination mit anderen Zytokinen, spezifischen monoklonalen Antikörpern und/oder Chemotherapie muß noch durch weitere Untersuchungen geklärt werden. Desweiteren bleibt offen, ob die für Chemotherapie üblichen Remissionskriterien immer auch auf BRM angewendet werden können und ob von einem Versagen von BRM in der Palliativtherapie auch auf negative Resultate in der adjuvanten Therapie geschlossen werden kann. Die Lokaltherapie von TNF-α bei malignem Aszites erscheint als Palliativmaßnahme gerechtfertigt. Im Gegensatz zu den gastrointestinalen Karzinomen ist IFN-α bei endokrinen intestinalen Tumoren wirksam, jedoch Somatostatinanaloga nicht überlegen.

Literatur

1. Abbruzzes JL, Levin B, Ajani JA, Faintuch JJ, Saks S, Patt YZ, Edwards C, Ende K, Gutterman JU (1989) Phase I trial of recombinant human γ-interferon and recombinant human tumor necrosis factor in patients with advanced gastrointestinal cancer. Cancer Res 49:4057–4061
2. Ajani JA, Rios AA, Ende K, Abbruzzese JL, Edwards C, Faintuch JS, Saks S, Gutterman JU, Levin B (1989) Phase I and II studies of the combination of recombinant human interferon-gamma and 5-fluorouracil in patients with advanced colorectal carcinoma. J Biol Resp Mod 8:140–146
3. Bergmann L, Mitrou PS, Weidmann E, Schmidt-Mathiesen A, Hanke P, Hoelzer D (1989) In vitro induction of lymphokine activated killer (LAK) cells in patients with gastric cancer and other solid tumors. In: Koldovsky U et al. (eds) Lymphocytes in immunotherapy of cancer. Springer, pp 32–43
4. Bergmann L, Keilholz U, Bartsch U, Weidmann E, Runne U, Mitrou PS (1990) Combination of interleukin-2 and interferon-alpha in the treatment of advanced renal cell carcinoma and malignant melanoma. Study design and preliminary results. Onkol 13:137–140
5. Bergmann L (1990) Malignant melanoma – prognosis and actual treatment strategies with chemotherapy and biological response modifiers. Europ J Cancer Clin Oncol 25 Suppl 3:31–35
6. Brown T, Fleming T, Goodman P, Macdonald J (1989) Randomized trial of recombinant gamma interferon administered on two schedules in advanced colorectal cancer. Proc AM Soc Clin Oncol 8:Abstr 482

7. Childs B, Kemeny M, Kelsen D, Rosado K (1989) A phase II trial of recombinant tumor necrosis factor (rTNF) in patients with advanced colorectal carcinoma. Proc Am Soc Clin Oncol 8:Abstr 743

8. Clark PI, Slevin ML, Reznek RH, Niederle N, Kurschel E, Lundell G, Cedermark B, Fallenius A, Blomgren H, Ohman U (1987) Two randomized phase II trials of intermittent intravenous versus subcutaneous alpha-2 interferon alone and in combination with 5-fluorouracil in advanced colorectal cancer. Int J Colon Dis 2:26–29

9. Creekmore SP, Harris JE, Ellis TM, Braun DP, McMannis JD, Cohen II, Bhoopalam N, Jassak PF, Cahill MA, Canzoneri CL (1987) Phase I/II trial of recombinant interleukin-2 by 24 hr continous infusion – an Illinois cancer council trial. Proc Am Soc Clin Oncol 6:Abstr 960

10. Croghan W, Hersh EW, Taylor C, Weyskens F, Dalke P, McDonald L, Gardner S, Rudolph A (1988) Phase I–II study of low dose cytoxan and recombinant interleukin-2 (Il-2) for the treatment of disseminated carcinoma. Proc Am Soc Clin Oncol 7:Abstr. 699

11. Dolva L, Hanssen LE, Schrumpf E, Kolbenstvedt AN, Tausjo J (1987) Recombinant human alpha 2-interferon in the treatment of malignant metastatic carcinoid tumors. 4th Eur Conf Clin Oncol (ECCO), Madrid, Spain

12. Ebihara T, Koyama S, Fukao K, Osuga T (1989) Lymphokine-activated suppressor (LAS) cells in patients with gastric carcinoma. Cancer Immunol Immunother 28:218–224

13. Eggermont AM, Weimar W, Tank B, Dekkers-Bijma AM, Marquet RL, Lameris JS, Westbroeck DL, Jeekel J (1986) Clinical and immunological evaluation of 20 patients with advanced colorectal cancer treated with high dose recombinant leukocyte interferon-alpha A. Cancer Immunol Immunother 21:81–84

14. Eriksson B, Öberg K, Alm G et al. (1986) Treatment of malignant endocrine pancreatic tumors with human leukocyte interferon. Lancet II:1307–1309

15. Gilewski TA, Richards JM, Vogelzang NJ, Ramming K, Levitt D (1989) A phase II study of recombinant interleukin-II trial with or without lymphokine activated killer cells (LAK) in patients with metastatic colon carcinoma. Proc Am Soc Clin Oncol 8:Abstr 499a

16. Hirsh M, Harvey H, Levitt D, Givant D, Casey P, Lipton A (1989) A phase I study of infusional Il2 and i.m. α-interferon in patients with renal, colorectal cancer and malignant melanoma. Proc Am Soc Clin Oncol 8:Abstr 698+

17. Kelso A (1989) Cytokines: structure, function and synthesis. Current Opinion Immunol 2:215–225

18. Krown S, Mintzer D, Cunningham-Rundles S, Noediwicki D, Krim M, Einzig AI, Gabrilove JL, Shurgot B, Gessula J (1987) High dose human lymphoblastoid interferon in metastatic colorectal cancer: clinical results and modification of biological responses. Cancer Treatm Rep 71:39–45

19. Lillis PK, Brown TD, Beougher K, Koeller J, Marcus SG, von Hoff DD (1987) Phase II trial of recombinant beta interferon in advanced colorectal cancer. Cancer Treatm Rep 71:965–967

20. Marshall GD (1989) Adoptive immunotherapy in gastrointestine malignancies using interleukin-2. Acta Chir Scand Suppl 549:71–74

21. Mellstedt H, Frödin J-E, Masucci G, Lindemalm C, Wedelin C, Christonsson B, Biberfeld P, Lefvert A-K, Pihlstedt P, Makower J (1989) Monoclonal antibodies (Mab 17-1A) for the treatment of patients with metastatic colorectal carcinomas. Acta Chir Scand Suppl 549:63–70

544   L. Bergmann

22. Mitchell EP, Schlorm J (1988) Monoclonal antibodies in gastrointestinal cancer. Sem Oncol 15:170–180
23. Mittelman A, Huberman M, Fallon B, Savona S, Croopman J, Puccio C, Hill J, Gaffney E, Wick M, Skelos S, Eyre B, Arnold P, Ahmed T, Levitt D, Arlin Z (1989) Phase I study of recombinant interleukin-2 and recombinant human interferon alpha in patients with melanoma, renal cell carcinoma, colorectal CA and malignant B-cell disease. Proc Am Soc Clin Oncol 8:Abstr 696
24. Morgan AC, Sulivan W, Graves S, Woodhouse CS (1989) Murine monoclonal IgG 3 to human colorectal tumor-associated antigens; enhancement of antibody dependent cell-mediated cytotoxicity by interleukin-2. Cancer Res 49:1773–1776
25. Öberg K, Alm G, Magnusson A, Lundquvist G, Theodorsson E, Wide L, Wilander E (1989) Treatment of malignant carcinoid tumors with recombinant interferon alpha-2b: development of neutralizing antibodies and possible loss of antitumor activity. J Natl Cancer Inst 81:531–535
26. Oldham RK, Bartal AH, Birch R, Orr DW, Lewis M, Yanelli JR, Thurman GB, Sharp B, Marshall G, West WH (1988) Regional adoptive immunotherapy with Il-2 activated cells in patients with metastatic cancer. Proc Am Soc Clin Onc 7:Abstr 667
27. Oppenheim JJ, Ruscetti FW, Faltynek CR (1987) Interleukins and interferons. In: Stites DP, Stobo JD, Wells JV (eds) Basic and clinical immunology. Appleton & Lange Norwalk, pp 82–95
28. Pinedo HM, Longo DL, Chabner BA (1988) Cancer chemotherapy and biological response modifiers. Elsevier
29. Raeth U, Schmid H, Hofman J, Wiedeman B, Kempeni J, Schlick E, Kaufman M (1989) Intraperitoneal (i.p.) application of recombinant human tumor necrosis factor (rhuTNF) as an effective palliative treatment of malignant ascites from ovarian and gastroenteropancreatic carcinomas. Proc Am Soc Clin Onc 8:Abstr 703
30. Roh JK, Wooley PV, Reich SD, Coval-Goldsmith S, Neefe JR (1986) Phase II evaluation of recombinant interferon gamma in advanced pancreatic and gastric adenocarcinoma. Proc Am Soc Clin Oncol 5:Abstr 85
31. Rosenberg SA, Lotze MT, Muul LM, Chang AE, Avis FP, Leitman S, Linehan M, Robertson CN, Lee RE, Rubin JT, Seipp CA, Simpson CG, White DE (1987) A progress report on the treatment of 157 patients with advanced cancer using lymphokine activated killer cells and interleukin-2 or high dose interleukin-2 alone. New Engl J Med 316:889–897
32. Savona S, Mittelman A, Gaffney E, Skelos S, Coombe N, Wood D, Arlin Z, Ahmed T, Puccio C, Ashikari R, Nadler P (1989) Toxicity of a 5 day continous infusion of recombinant human tumor necrosis factor (TNF). Proc Am Soc Clin Oncol 8:Abstr 733
33. Schaadt M, Pfreundschuh M, Steinmetz HT, Lohrscheidt HG, Schell E, Muller RP, Diehl V (1989) Phase II trial of repeated short-term infusion of recombinant human necrosis factor (rhuTNF) in patients with colorectal carcinoma. Proc Annu Meet Am Soc Clin Oncol 8:A 460
34. Sedman PC, Ramsden CW, Brennan TG, Giles GR, Guillou PJ (1988) Augmentation of lymphokine-activated killer cell activity in patients with gastrointestinal cancer. Brit J Surg 75:591–594
35. Smith J, Clark J, Steis R, Urba W, Crum W, Miller R, McKnight J, Creekmore S, Stewart M, Schoenberger C, Beman J, Conlon A, Sznol M, Van der Molen L, Hartman L, Longo D (1989) Interleukin-2 (Il-2) and lymphokine activated killer (LAK) cell therapy: analysis of two different regimens. Proc Am Soc Clin Oncol 8:Abstr 708

36. Stahel RA, Sculier JP, Jost L, Delforge A, Bron D, Gmur J, Oelz O, Sauter C, Stryckmans P, Klastersky J (1988) Il-2 and lymphokine activated killer cells (Il2/LAK) in solid tumors. Proc Am Soc Clin Oncol 7:Abstr 483

37. Taylor C, Hersh E, Plezia P, Alberts D, McCloskey T, Wiggins C, Ahmann F, King D, Rudolph A (1989) A phase I and pharmacokinetic study of recombinant tumor necrosis factor (rTNF) and doxorubicin (DOX). Proc Am Soc Clin Oncol 8:Abstr. 712

38. Topalian SL, Solomon D, Avis FP, Chang AE, Freerksen DL, Linehan WM, Lotze MT, Robertson CN, Seipp CA, Simon P, Simpson CG, Rosenberg SA (1988) Immunotherapy of patients with advanced cancer using tumor infiltrating lymphocytes and recombinant interleukin-2. A pilot study. J Clin Oncol 6:839–853

39. Triozzi PL, Kenney P, Young D, Rinehart JJ (1987) Openlabel phase II trial of recombinant beta interferon in patients with colorectal cancer. Cancer Treatm Rep 71:983–984

40. Wadler S, Schwartz EL, Goldman M, Lyver A, Rader M, Zimmermann M, Itri L, Weinberg V, Wiernik PH (1989) Fluorouracil and recombinant alfa-2a-interferon: an active regimen against advanced colorectal carcinoma. J Clin Oncol 7:1769–1775

41. Weiner LM, Moldofsky PJ, Gatenby RA, O'Dwyer J, Comis RL (1989) Phase II trial of interferon-gamma and monoclonal antibody 17-1A in colorectal carcinoma. Proc Annu Meet Am Soc Clin Oncol 8:A661

42. West WH, Tauer KW, Yanelli JR, Marshall GD, Orr DW, Thurman GB, Oldham RK (1987) Constant-infusion recombinant interleukin-2 in adoptive immunotherapy of advanced cancer. New Engl J Med 316:898–905

Adjuvante Immunotherapie mit Rubratin (N-CWS) von Patienten mit Kolon-, Rektum- und Magenkarzinomen – eine Phase-II-Studie

P. Kempf, N. Pompetzki, P. Aulenbacher und M. Peukert

Zusammenfassung

Rubratin ist die Zellwandskelett-Präparation von Nocardia Rubra (N-CWS). Es zeigt immunmodulatorische Effekte in experimentellen und klinischen Studien.

Zwanzig Patienten mit Kolorektal- und Magenkarzinomen wurden postoperativ mit Rubratin i. d. behandelt. Nebenwirkungen waren Hautrötungen und Ulcerationen an der Applikationsstelle. Diese waren aber nicht gravierend und führten in keinem Falle zu Dosisreduktionen oder Therapieabbruch. Wegen der ansonsten ausgesprochen guten Verträglichkeit ist deshalb Rubratin auch zur Langzeittherapie geeignet. Während der Therapie wurde im Allgemeinen ein Anstieg der verzögerten Immunreaktionen, gemessen über den Merieux-Hauttest, beobachtet. Ein Patient starb kurz nach Abschluß der Studie, 19 Patienten waren bei Studienende noch am Leben. Nach einem Jahr waren noch 17 Patienten am Leben, davon waren 15 tumorfrei. Nach zwei Jahren lebten noch 16 Patienten, davon 9 ohne Rezidiv bzw. Sekundärtumor.

Einleitung

Die Gruppe der gastrointestinalen Tumoren weist die höchste Krebsmortalität in der Bundesrepublik Deutschland auf. Etwa 30% der tumorbedingten Todesfälle werden durch ein Kolon-, Rektum- oder Magenkarzinom hervorgerufen [1, 2].

Während die Kolorektalkarzinome dabei eher ansteigend sind, zeigt das Magenkarzinom eine fallende Tendenz. Die Erkrankung trifft überwiegend ältere Menschen, wobei der Altersgipfel beim 60. Lebensjahr liegt. Die Therapieergebnisse in den letzten Jahren waren eher enttäuschend. So haben sich die Überlebenszeiten in den letzten 30 Jahren kaum verändert. Fast 90% der Patienten mit Magenkarzinomen und über 60% der Patienten mit Kolorektalkarzinomen sterben innerhalb von 5 Jahren nach der Diagnose ihrer Erkrankung [1, 2, 3], wobei die Prognose vom Grad der Ausdehnung des Tumors bei Diagnose abhängt. Bei zunehmender Progredienz des Tumors verschlechtert sich die Prognose (DUKES A: 61–81% zu DUKES D: < 5% 5-Jahre-Überlebenszeit) sehr deutlich [2].

Dabei macht das Kolorektalkarzinom mit bevorzugter Lokalisation von Rektum und Sigma mehr als 50% aller gastrointestinalen Tumoren aus. Bei dieser Indikation ist die kurative oder palliative Chirurgie die Therapie der Wahl.

Trotz einer Verbesserung der chirurgisch-technischen und intensivpflegerischen Maßnahmen in den letzten Jahren ist das Schicksal der Patienten, die nach kurativer Dickdarmresektion die Klinik verlassen, in den letzten Jahren weithin unverändert geblieben. So treten bei 10 bis 40% der Patienten lokoregionäre Rezidive und bei über 30% Fernmetastasen auf. Tumorrezidive und Metastasen treten erfahrungsgemäß relativ rasch nach der Operation des Primärtumors auf.

Innerhalb der ersten zwei Jahre nach der Erstoperation werden bereits 70% der Rezidive manifest [4, 5, 6, 7]. Es ist deshalb naheliegend, die Prognose des Kolorektal-Karzinoms durch geeignete Zusatzmaßnahmen im Rahmen der operativen Primärbehandlung deutlich zu verbessern [3]. Neben der prä- und postoperativen Radiotherapie bietet sich eine Chemo- oder Immunotherapie oder eine Kombination beider (Chemoimmunotherapie) an [7].

Aus der großen Gruppe der Magen-Karzinome haben nur die Frühkarzinome, die nur in Mukosa und Submukosa eine Infiltration aufweisen, eine Überlebenszeit von mehr als 5 Jahren, dies sind etwa 5–10%.

Eine adjuvante Polychemotherapie oder eine Kombination von Chemo- und Immuntherapie hat bislang nicht zu gesicherten Ergebnissen geführt, die eine Verlängerung der Überlebenszeit und des rezidivfreien Intervalls beweisen [2].

Zur Zeit untersuchen eine Vielzahl von Studien den Erfolg einer sich an den operativen Eingriff anschließenden Immuntherapie. Die Rationale einer Immuntherapie besteht darin, daß Patienten mit einem kolorektalen Karzinom unabhängig vom Tumorstadium möglicherweise an einem Immundefizit leiden und daß mit allen Behandlungsarten die Immunabwehr zumindest kurzfristig weiter geschwächt wird [8, 9, 10].

Erste Erfahrungen auf dem Gebiet der unspezifischen Immuntherapie wurden mit Bacillus Calmette Guerin (BCG) und Corynebacterium parvum mit sehr unterschiedlichen Ergebnissen gemacht [11, 12]. Auf diesen Beobachtungen basieren die von Yamamura et al. [13] durchgeführten Entwicklungsarbeiten zur Isolierung des Zellwandskelettes von Rubratin, eines nicht pathogenen, dem BCG aber taxonomisch verwandten Bakterienstammes (Nocardia). Mit Rubratin steht ein stabiles Produkt definierter und reproduzierbarer Zusammensetzung zur Verfügung.

Patienten und Methoden

In einer Phase-II-Studie, die im Juli 1986 begann und im September 1987 endete, wurden Verträglichkeit und Wirksamkeit von Rubratin (Rubratin) bei 20 Patienten (11 Männer, 9 Frauen) mit Magen-, Kolon- oder Rektumkarzinom geprüft. 16 (80%) dieser Patienten hatten ein Kolorektalkarzinom, 4 (20%) ein Magenkarzinom. Histologisch handelte es sich in 18 Fällen (90%) um ein

Adenokarzinom und in jeweils einem Fall (5%) um ein Siegelring- bzw. Plattenepithel-Karzinom. In der Regel wurde die Therapie nach 24 Wochen beendet. Die Patienten wurden vom gleichen chirurgischen Team nach einer einheitlichen Methode operiert und dann dem gleichen therapeutischen Protokoll unterzogen. Ausgeschlossen wurden alle Patienten, die über 70 Jahre alt waren oder an einer Erkrankung der Leber, Nieren, des Respirationstraktes bzw. an Herz-Kreislauf-Erkrankungen litten.

Weiter ausgeschlossen war eine radiologische oder chemotherapeutische Vorbehandlung. Die Patienten sollten eine Lebenserwartung von mindestens 3 Monate haben und ihr Allgemeinzustand höchstens bis zum Grad 2 (nach WHO) eingeschränkt sein.

Nach einer potentiell kurativen Operation des Tumors erhielten die Patienten 4 Wochen 1 mal Rubratin in einer Einzeldosis von 400 µg. Die Prüfsubstanz wurde dabei intradermal in die Ober- oder Unterarme (ersatzweise Oberschenkel) appliziert. Danach wurde Rubratin in 4 wöchigem Abstand in einer Dosis von 400 µg als Erhaltungstherapie gegeben. In der Regel wurden die Patienten 24 Wochen nachbehandelt (2 Patienten nur 20 Wochen), wobei die klinischen Untersuchungen und Labortests alle 4 Wochen erfolgten.

Vor Beginn der Immuntherapie und anschließend in 4 wöchigen Intervallen wurde zur Überwachung des Immunstatus der Multitest Merieux durchgeführt [14].

Durch die Messung von Tumor- und Immunparameter sollten Kenntnisse über die therapeutische Wirksamkeit von Rubratin gewonnen werden, daneben lag ein besonderes Schwergewicht der Prüfung auf der Untersuchung der Verträglichkeit.

Ergebnisse

Überlebensstatus

Ein Patient verstarb 16 Tage nach Beendigung der Studie. Alle anderen 19 Patienten waren jeweils zu Beendigung der Studie noch am Leben. Nach einem Jahr lebten noch 17 Patienten. 15 waren bei der letzten Nachuntersuchung im Oktober 1987 tumorfrei. Im Januar 1990, also 2 Jahre nach Abschluß der Behandlung, waren 16/20 Patienten noch am Leben; bei 7 dieser Patienten traten im Verlauf der Nachbeobachtungszeit ein Rezidiv bzw. Sekundärtumoren auf.

Immunmodulation

Die immunmodulatorischen Eigenschaften in vivo wurden über den Merieux-Hauttest gemessen. Bei diesem Test werden 7 Antigene und eine Glycerin-Kontrolle auf die Haut aufgetragen. Nach 48 Stunden wird die Größe der aufgetretenen Indurationen abgelesen und die Summe dieser Durchmesser

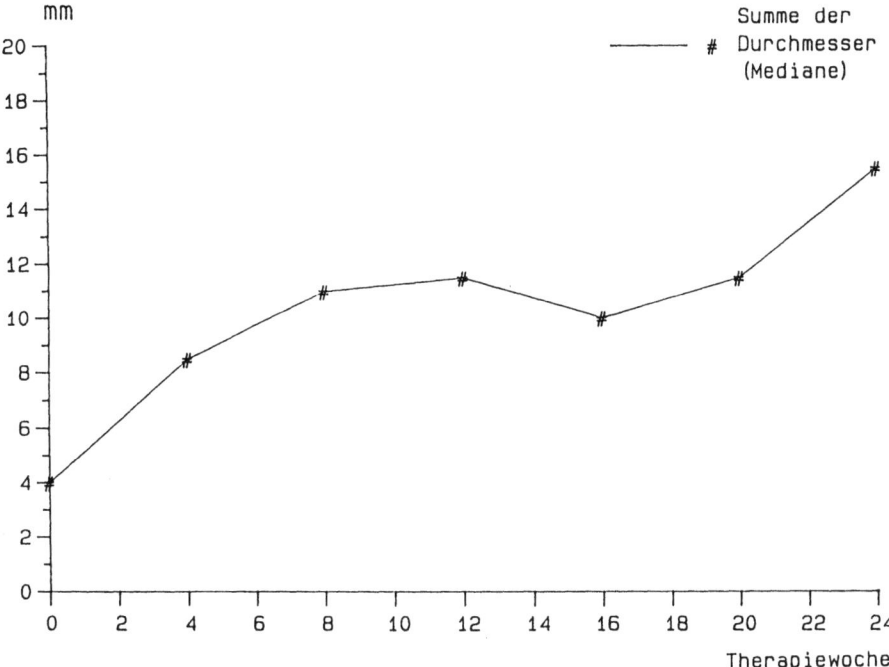

Abb. 1. Entwicklung der Summe von 7 Einzeldurchmessern beim Multitest Merieux (Mediane)

und die Anzahl der positiven Reaktionen ausgewertet. Im Verlauf der Therapie kam es sowohl zu einem deutlichen Anstieg der Summe der mittleren Durchmesser als auch der Anzahl der positiven Reaktionen (Abb. 1).

Körpergewicht

Das Körpergewicht ist bei der ersten Zwischenuntersuchung infolge der Operation im Median deutlich niedriger als bei der Erstuntersuchung vor der chirurgischen Behandlung. Danach steigt das Körpergewicht bei 17 Patienten stetig wieder an, ohne allerdings das Ausgangsgewicht wieder zu erreichen (siehe Abb. 2). Bei 3 Patienten kommt es zu einem erheblichen Gewichtsverlust im Studienverlauf, wobei 2 Patienten bezüglich der Krankheit progredient sind.

Verträglichkeit

Lokale Reaktionen, wie sie bei intradermaler Gabe von Immunstimulantien zu erwarten sind, traten bei 19 der 20 Patienten (95%) mindestens einmal auf. In der Regel waren die Symptome nur vom Schweregrad 1 (nach WHO) und

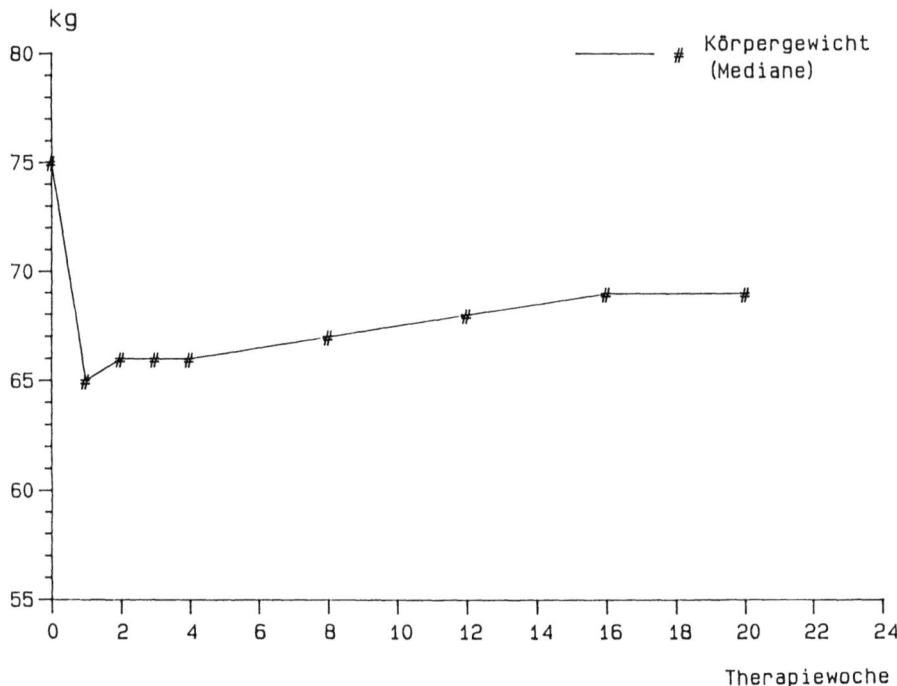

Abb. 2. Entwicklung des Körpergewichts (Mediane). Chirurgischer Eingriff zwischen Woche 0 und 1

verschwanden nach 3 bis 7 Tagen ohne symptomatische Behandlung. Als Hautreaktionen an der Einstichstelle traten Indurationen und Erytheme auf, sehr selten erfolgte eine Ulceration (5 mal bei 156 Injektionen) und nur in einem Falle bildete sich ein Abszess. Die Dauer der Symptome zeigt eine im Verlauf der Therapie ansteigende Tendenz. In keinem Falle führten die lokalen Hautreaktionen zu einer Dosisreduktion oder zu einem Therapieabbruch.

Weiter wurde bei einem Patienten leichtes Fieber beobachtet. Bei 4 Patienten wurde unter Therapie eine zeitweilige Erhöhung der Leberenzyme (GOT, GPT und γ-GT) über die Normwerte registriert, deren medizinische Interpretation noch aussteht. Ansonsten traten keine gastrointestinalen Toxizitäten auf.

Diskussion

In der vorliegenden Studie bei Patienten mit operablen Karzinomen des Gastrointestinaltraktes konnte sowohl die immunmodulatorische Aktivität von Rubratin wie auch die günstige Beeinflussung des Präparates auf die Rekonvaleszenz der Patienten nach chirurgischem Eingriff gezeigt werden. Die Daten zur Verträglichkeit bestätigen die Daten aus japanischen Studien bei insgesamt 730 Patienten mit Magen- und Lungen-Karzinomen [15, 16, 17]. Sie sind für die Patienten tolerabel und erlauben auch eine Langzeit-Therapie mit Rubratin. In keinem Fall wurden ähnlich gravierende oder lebensbedrohliche Komplikationen wie nach der Applikation von BCG beobachtet [3, 12].

Auch hinsichtlich der Wirksamkeit liegen bereits Daten aus Japan vor, die die Ergebnisse der vorliegenden Studie bestätigen. So wurden 400 µg Rubratin i. d. bei über 300 Magenkarinom-Patienten [15] in einer kontrollierten Studie nach Gastrektomie in wöchentlichen Einzeldosen zusätzlich zu einer Basischemotherapie mit Mitomycin-C, 5-FU und 1β-D-arabinofuranosyleytosin (MFC-Therapie-Schema) gegeben.

In der Patientengruppe mit nichtkurativer Resektion ergab sich eine signifikant verlängerte Überlebensdauer für die Chemoimmunotherapie-Gruppe mit einer 50%-Überlebensdauer von 458 gegenüber 281 Tagen in der Chemotherapie-Gruppe. Die 1-Jahres-Überlebensrate war 65,7% gegenüber 26,8% bei der Chemotherapie. Dagegen war in der Patientengruppe mit kurativer Resektion kein signifikanter Unterschied zwischen Chemoimmuno- oder Chemotherapie zu verzeichnen [15].

Bei 118 Patienten mit inoperablem Lungenkarzinom wurde in Kombination mit einem Chemotherapie-Schema (kleinzelliges Bronchial-Ca.: als Basis Cyclophosphamid mit Adriamycin + Nitrosoharnstoff; Nichtkleinzeller: als Basis Adriamycin und Methotrexat oder Vincristin) Rubratin intratumoral, dann intradermal verabreicht. Bei diesen Patienten, besonders bei denen mit kleinzelligem Bronchial-Ca., war die Überlebenszeit wie die lokale Response-Rate gegenüber der Kontrollgruppe (108 Patienten mit Chemotherapie allein) signifikant vergrößert [16]. Auch bei operablem Bronchial-Karzinom wurde Rubratin als Adjuvanz zusätzlich zu einem Chemotherapie-Schema gegeben. 52 Patienten erhielten 200 µg Rubratin alle 2 Wochen bis zur Woche 20, dann 4wöchentlich, die Kontrollgruppe (64 Patienten) erhielt neben der Chemotherapie (adaptiert an die Tumor-Histologie) keine weitere Behandlung. In der Gruppe mit kurativer   Operation war die 4-Jahre-Überlebensdauer und -Remissiondauer bei Zugabe von Rubratin signifikant erhöht (Überlebensrate: Rubratin 81,2%, Kontrolle: 63,4%, Remissionsrate: 75,8% gegenüber 36,3%) [17]. Diese Daten zeigen die klinische Wirksamkeit von Rubratin, besonders in der adjuvanten Therapie.

Der Einfluß des Präparates auf das Immusystem wurde in einer Reihe von tierexperimentellen Arbeiten gezeigt, so der auf Makrophagen und Lymphozyten, ebenso der Einfluß auf den Interferon-Spiegel im Serum [18, 19, 20, 21]. Ebenso kann dies beim Menschen in derzeit laufenden klinischen Studien belegt werden. So kann eine Steigerung beim Multitest Merieux unter Rubratin-Therapie bei inoperablen Patienten mit nicht kleinzelligen Bronchialkarzinomen ebenfalls gezeigt werden [22], weiterhin ist bei diesen Patienten die Stimulierung der Lymphozyten mit Phytohaemagglutinin A sowie die Expression der Lymphozyten-Oberflächenmarker gegenüber den Kontrollen deutlich verbessert [22]. Dies alles deutet auf einen Anstieg der zellulären Immunität mit Rubratin.

Die vorgelegten Daten bestätigen die immunmodulatorische Komponente von Rubratin, während die günstige Beeinflussung der Rekonvaleszenz-Phase der Patienten nach Operation erst noch eine gründlichere Prüfung in einer randomisierten Studie erfordert. Zwar zeigt die Entwicklung des Körpergewichts unter Therapie schon in diese Richtung, allerdings ist diese günstige Entwicklung auch bei Patienten ohne eine postoperative Behandlung durchaus zu erwarten.

Im Ganzen ist die Erwartung gerechtfertigt, daß Rubratin aufgrund seiner immunmodulatorischen Eigenschaften in der Tumortherapie Erfolge zeigen dürfte. Die stabile, reproduzierbare Zusammensetzung, die tierexperimentellen Daten und die ersten klinischen Ergebnisse sprechen dafür.

Literatur

1. Hartenstein R et al. (1981) Gegenwärtiger Stand der Chemotherapie des Magen- und kolorektalen Karzinoms. Onkologie 4:101–107
2. Schmidt M et al. (1978) Was ist gesichert in der Chemo- oder Immuntherapie gastrointestinaler Tumoren? Internist 19:662–699
3. Metzger U et al. (1985) Adjuvant treatment of colorectal cancer. Current status and concepts. Cancer Chemother Pharmacol 14, 1–8 (1985)
4. Lange V et al. (1986) Behandlung des lokoregionären Rezidivs von kolorektalen Karzinomen. Münchner Med Wochenschrift 128, 309–312
5. Kempf P (1974) Aspekte einer chirurgischen Tumorkartei und Tumorsprechstunde. Therapiewoche 24, 2088–2093
6. Kempf P et al. (1980) L'exerese des recidives tumorales dans les cancers colorectaux. Quest Med 33, 365–367
7. Gerard et al. (1987) Preoperative radiotherapy as adjuvant treatment in rectal cancer: final analysis of a randomized study of the EORTC. New England Journ Med (in press)
8. Bolton P et al. (1975) Cellular immunity in cancer: comparison of delayed hypersensitivity skin tests in three common cancers. Brit Med Journ 3, 18–24
9. Harris J et al. (1976) The effect of immunosuppressive chemotherapy on immune function in patients with malignant disease. Cancer 37, 1058–1065
10. Berenbaum M et al. (1973) Depression of lymphocyte responses after surgical trauma. Brit Journ Exp Pathol 54, 597–602
11. Flad HD (1980) Prinzipien der Immuntherapie maligner Tumoren. Therapiewoche 30, 781–784
12. Havemann K (1979) Immunstimulation in der Behandlung menschlicher Tumoren. Internist Welt 9, 306–314
13. Yamamura Y et al. (1979) Immunotherapy of cancer with cell wall skeleton of nocardia rubra. In: Terry/Yamamura (eds) Immunobiology and immunotherapy of cancer. Elsevier, North Holland, p 279–294
14. Koenig K et al. Hauttest mit Recall-Antigenen erfasst postoperativen Immunstatus. Diagnostik und Intensivmedizin 10, 13–16
15. Dohiai T et al. (1983) Randomly controlled study of chemotherapy versus chemoimmunotherapy in postoperative gastric cancer patients. Cancer Res 43, 3001–3007
16. Yamamura Y et al. (1983) Randomized controlled study of adjuvant immunotherapy with Rubratin for inoperable lung cancer. Cancer Res 43, 5575–5579

17. Yasumoto K et al. (1985) Randomly controlled study of chemotherapy versus chemoimmunotherapy in postoperative lung cancer patients. Cancer Res 45, 1413–1417

18. Izumi S et al. (1986) Effect of Rubratin on murine interferon production in vitro. Cancer Res 46, 1960–1965

19. Masuno T et al. (1986) Mechanisms of in vitro macrophage activation with Rubratin: the effects on macrophage activation factor production by lymphocytes. Cancer Immunol Immunother 22, 132–138

20. Saijo N et al. (1983) In vivo and in vitro effects of Rubratin on natural killer activity in mice. Gann 74, 137–142

21. Kawase I et al. (1981) Effect of Nocardia Rubra cell wall skeleton on T-cell mediated cytotoxicity in mice bearing syngeneic sarcoma. Cancer Res 41, 660–666

22. Drings P, Manke HG, Günther I, Aulenbacher P, Peukert M (1989) Immunomodulating activity of Rubratin. Results of a phase II trial in advanced lung cancer. Karger, Basel (Contrib Oncol 37, 279–286)

Lymphomonozytäre Zellen in gastrointestinalen Karzinomen

B. Koch und J. Giedl

Zusammenfassung

In der folgenden Studie wurden Karzinome des Gastrointestinaltraktes (Magen, Kolon, Rektum) hinsichtlich der Präsenz lymphomonozytärer Zellen sowie der Expression von Aktivierungsantigenen immunhistologisch untersucht. Hierbei wurden monoklonale Antikörper gegen T-Lymphozyten, T-Helfer- und T-Suppressor-Lymphozyten, NK-Zellen, Monozyten sowie gegen HLA-DR Antigen und den Transferrin Rezeptor eingesetzt. Es konnte gezeigt werden, daß sich im intratumoralen Stroma gastrointestinaler Karzinome massiv monozytäre und HLA-DR Antigen exprimierende Zellen, deutlich weniger T-Lymphozyten und T-Lymphozyten-Subpopulationen und nahezu keine NK-Zellen nachweisen lassen. Tumorepithel exprimierte den Transferrin Rezeptor sowie teilweise HLA-DR Antigen. Weiterhin konnte die Bindung von Anti-HLA-DR Antikörper an Endothelwände festgestellt werden. Die immunhistologisch erhobenen Daten deuten auf einen intratumoralen Aktivierungsprozeß hin, wobei intratumoral ein Mangel an NK-Zellen auffällt, welcher auch schon im Rahmen von funktionellen Untersuchungen beschrieben worden ist.

Einleitung

Die Beeinflussung von Tumorwachstum durch Zellen des Immunsystems ist in zahlreichen Studien dokumentiert worden (Den Otter 1986). Zum Verständnis des Tumor-Wirt-Verhältnisses ist die Analyse der Präsenz lymphomonozytärer Zellen im intra- und peritumoralen Bereich erforderlich. Immunhistologische Untersuchungen erlauben eine Bestandsaufnahme des Vorhandenseins von Zellen, die dem Immunsystem zuzuordnen sind (Mantovani u. Evans 1985). Inwieweit sich Tumor infiltrierende lymphozytäre Zellen als zytotoxische Effektorzellen einsetzen lassen, ist Gegenstand von Untersuchungen (Kradin et al. 1987). Im folgenden werden Befunde einer immunhistologischen Analyse gastrointestinaler Karzinome mit Hilfe von monoklonalen Antikörpern mit Spezifität für unterschiedliche lymphomonozytäre Zellsubpopulationen dargestellt.

Tabelle 1. Eingesetzte Antikörper

Anti-körper	CD-Nummer	Spezifität	Hersteller
OKT3	3	T-Lymphozyten	Ortho
9.6	3	T-Lymphozyten	NEN
OKT4	4	T-Helfer-Lymphozyten	Ortho
OKT8	8	T-Suppressor-Lymphozyten	Ortho
OKT9	71	Transferrin-Rezeptor	Ortho
OKT10	38	aktivierte T-Lymphozyten	Ortho
MOS39	14	Monozyten	Dr. Winchester, New York
BMA070	16	NK-Zellen, Fc Rezeptor	Behringwerke
Leu7	57	NK-Zellen	Becton Dickinson
OKIa		HLA-DR Antigen	Ortho
22c6		HLA-DR Antigen	Dr. Winchester
VEP9		Karbohydrat Antigen, Monozyten, Granulozyten	Dr. Rumpold, Wien

Material und Methoden

Gewebe

Untersucht wurde Gewebe von Operationsmaterial: Magenkarzinome n = 12 (nach WHO-Klassifikation: tubuläres Adenokarzinom n = 11, undifferenziertes Karzinom n = 1; nach Lauren Klassifikation: Intestinaltyp n = 7, Diffuser Typ n = 5), Kolorektale Karzinome n = 12 (Adenokarzinom n = 11, Muzinöses Adenokarzinom n = 1).

Immunhistologische Untersuchung

Mit der Kryostat-Technik vorbereitete Gewebeschnitte wurden mit monoklonalen Antikörpern (siehe Tabelle 1) untersucht. Die Darstellung der Antikörperbindung erfolgte in einem indirekten System unter Verwendung eines Peroxydase konjugierten Ziege-anti-Maus Immunglobulin-Antikörpers (Medac GmbH, Hamburg, FRG) und unter Verwendung des Substrates Amino-Äthyl Carbazol. Zur Quantifizierung des Antikörperbindungsverhaltens wurde eine semiquantitative Analyse durchgeführt, wobei unterschiedliche Intensitätsgruppen gebildet wurden: Gruppe 1: 0–10% der Zellen, Gruppe 2: 10–35% der Zellen, Gruppe 3: 35–70% der Zellen, Gruppe 4: mehr als 70% der Zellen zeigten eine positive Reaktion. Folgende Kompartimente wurden ausgewertet: Tumorepithel, intratumorales Stroma, peritumorales Entzündungsgebiet, normales Gewebe in Tumornähe, Gefäßwände und mononukleäre Zellaggregate.

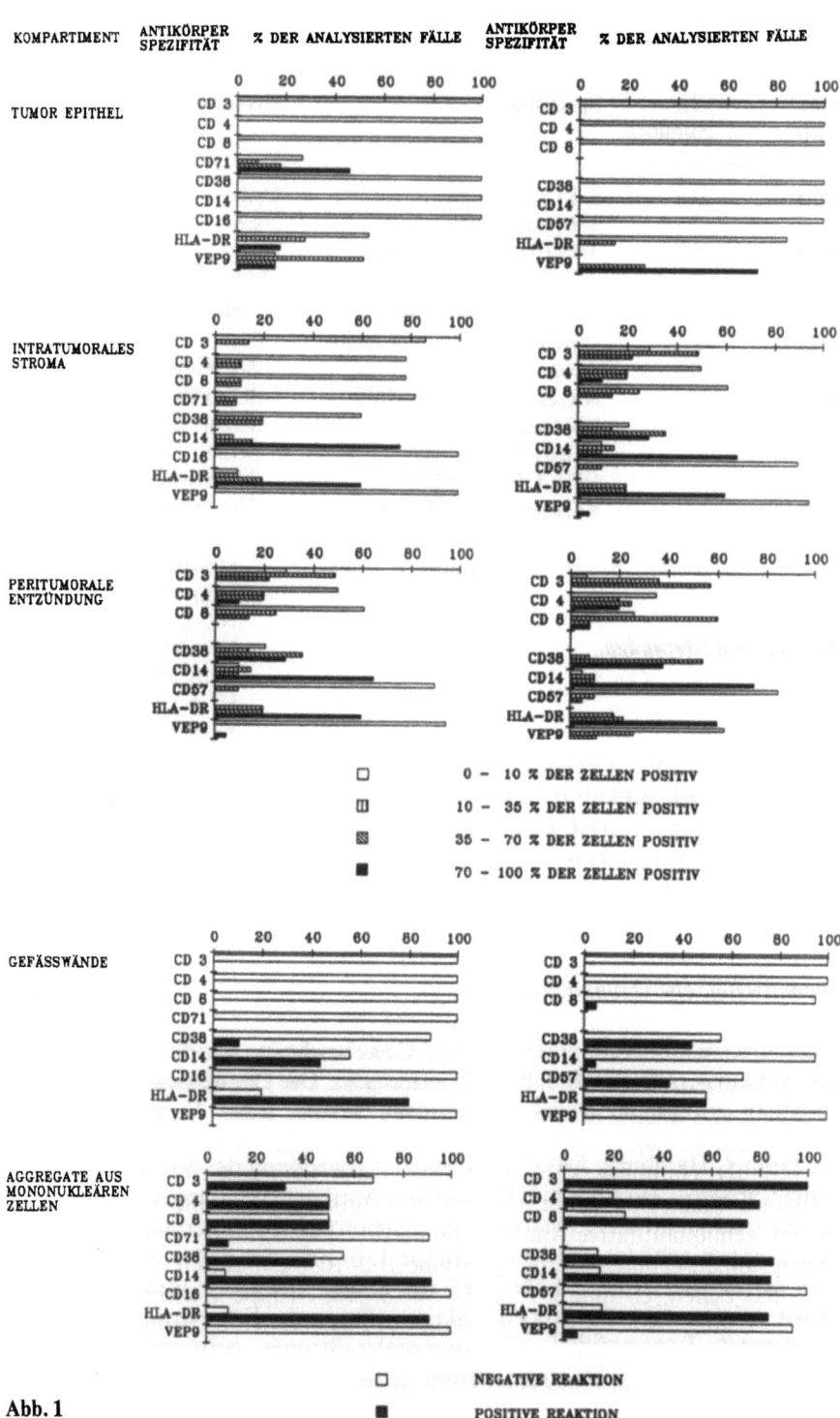

Abb. 1

Resultate

Im *intratumoralen Stroma* von Magen- und kolorektalen Karzinomen (siehe Abb. 1) ließen sich T-Lymphozyten (CD 3), T-Lymphozyten Subpopulationen (CD 4, CD 8, CD 38), Monozyten (CD 14) und HLA-DR Antigen exprimierende Zellen nachweisen. Bei dem Vergleich Lymphozyten zu Monozyten zeigte sich ein Überwiegen monozytärer Zellen. NK-Zellen waren nahezu nicht nachweisbar.

Im *peritumoralen Entzündungsgebiet* zeigte sich im Vergleich zum intratumoralen Stroma eine Zunahme der T-Lymphozyten-Subpopulationen. Reichlich vertreten waren monozytäre und HLA-DR Antigen tragende Zellen.

Tumorepithel exprimierte Aktivierungsantigene wie den Transferrin Rezeptor (CD 71) und HLA-DR Antigen sowie ein Karbohydratantigen, welches auch auf Monozyten zu finden ist (Antikörper VEP9).

Im *normalen Gewebe* in Tumornähe (Daten nicht dargestellt) ließen sich innerhalb des Stromas reichlich aktivierte Zellen (CD 38 positiv) nachweisen.

An Gefäßwänden war teilweise die Expression von HLA-DR Antigen festzustellen.

In den *mononukleären Zellaggregaten* in Tumornähe fanden sich T-Lymphozyten, T-Lymphozyten-Subpopulationen, Monozyten und Aktivierungs-Antigen tragende Zellen.

Eine Korrelation zwischen dem klinischen Stadium der untersuchten gastrointestinalen Karzinome und der Präsenz lymphomonozytärer Zellen bzw. dem Vorhandensein von Aktivierungsantigenen ließ sich unter Verwendung der semiquantitativen Analyse nicht aufstellen.

Diskussion

Lymphomonozytäre Zellen mit Betonung der monozytären Zellen (Allen u. Hogg 1987) lassen sich in großer Anzahl in gastrointestinalen Karzinomen nachweisen. Es ist jedoch noch unklar, welche Faktoren zytotoxische Effekte dieser potentiell antineoplatisch wirksamen Zellen inhibieren. NK-Zellen sind nahezu nicht in dem intratumoralen Bereich anzutreffen. Dies stimmt überein mit den Ergebnissen von funktionellen Untersuchungen, welche eine intratumorale NK-Zell-Defizienz berichten (Aparicio-Pages et al. 1989). Auf Tumorepithel werden verschiedene Antigene exprimiert, welche mit Aktivierungsprozessen bei immunologischen Reaktionen in Verbindung gebracht werden. Die Frage, inwieweit intratumorale mesenchymale Zellen einen

Abb. 1. Resultate einer semiquantitativen Analyse des Bindungsverhaltens monoklonaler Antikörper an Magenkarzinomen (linke Spalte) und an kolorektalen Karzinomen (rechte Spalte). Eingesetzt wurden Antikörper gegen CD 3, CD 4, CD 8, CD 71, CD 38, CD 14, CD 16, CD 57, gegen HLA-DR Antigen sowie der Antikörper VEP9

Wachstums-fördernden Effekt auf des Tumorepithel ausüben (Chung et al. 1989), bedarf weiterer Untersuchungen.

Literatur

Allen C, Hogg N (1987) Elevation of infiltrating mononuclear phagocytes in human colorectal tumors. JNCI 78:465–470

Aparicio-Pages NM, Verspaget HW, Pena SA, Lamers CBHW (1989) Impaired local natural killer cell activity in human colorectal carcinomas. Cancer Immunol Immunother 28:301–304

Den Otter W (1986) Immune surveillance and natural resistance: an evaluation. Cancer Immunol Immunother 21:85–92

Chung LWK, Chang SM, Bell C, Zhau HE, Ro JY, Eschenbach AC (1989) Co-inoculation of tumorigenic rat prostate mesenchymal cells with non-tumorigenic epithelial cells results in the development of carcinosarcoma in syngeneic and athymic animals. Int J Cancer 43:1179–1187

Kradin RL, Boyle LA, Preffer FI, Callahan RJ, Barlai Kovach M, Strauss HW, Dubinett S, Kurnick JT (1987) Tumor-derived interleukin-2-dependent lymphocytes in adoptive immunotherapy of lung cancer. Cancer Immunol Immunother 24:76–85

Mantovani A, Evans R (1985) Tumor-infiltrating leukocytes. Immunol Today 6:143–145

The Use of Ondansetron, a New Selective 5HT₃-Antagonist, in the Control of Emesis in Patients Receiving Cytotoxic Therapy for Gastrointestinal Tumours

M. E. Butcher

Introduction

Nausea and vomiting are common and extremely debilitating side-effects of many cytotoxic treatments and may in some cases lead to the patient discontinuing or interrupting potentially curative treatment.

Cisplatin is well recognised as the most emetogenic chemotherapeutic agent [1], however, other agents, such as cyclophosphamide and doxorubicin [2, 3], and radiotherapy, particularly to the abdomen [4] also induce significant emesis.

A variety of anti-emetic combinations offer reasonable control of nausea and vomiting [1] although many are associated with side-effects, in particular extrapyramidal reactions with metoclopramide or phenothiazines.

Ondansetron is a selective 5HT₃-antagonist thought to inhibit emesis mediated through $5HT_3$ receptors both centrally and peripherally. It has been shown to be a safe and effective anti-emetic in patients receiving chemotherapy [5, 6] or radiotherapy [7].

Patients and Methods

During an extensive international clinical trial programme with ondansetron including over 1500 patients, a total of 63 patients with gastro-intestinal tumours have been treated under a variety of protocols. Ondansetron was administered as a single anti-emetic agent.

Patients were receiving either their first course or a subsequent course of cytotoxic therapy. Details are given in Table 1.

Ondansetron was administered as an 8 mg intravenous loading dose followed by a 1 mg/h infusion for 24 hours in patients receiving cisplatin ($\geqslant 50$ mg/m²), an 8 mg intravenous or oral loading dose followed by 3 further 8 mg oral doses or 4 further 4 mg oral doses in patients receiving non-cisplatin chemotherapy regimens and as an 8 mg oral loading dose followed by 3 further 8 mg oral doses in patients receiving a single high dose of radiotherapy (8–10 Gy) to the upper abdomen.

Table 1. Patient Details

	Cisplatin	Non-Cisplatin	Radiotherapy (Single-dose)
Patients	31	19	13
Cytotoxic	Cisplatin ≥ 50 mg/m^2	Cyclophosphamide, doxorubicin etc.	Radiotherapy 8–10 Gy to upper abdomen (field size ≥ 100 cm^2)
Ondansetron	8 mg i.v. before chemotherapy 1 mg/h infusion for 24 h	8 mg i.v. or p.o. before chemotherapy 8 mg p.o. 8-hourly or 4 mg p.o. 6-hourly	8 mg p.o. before radiotherapy 8 mg p.o. 8-hourly
Tumour type			
Colorectal	11	5	6
Stomach	9	5	2
Pancreas	5	4	3
Intestine	2	1	
Others	4	4	2

Patients were assessed for the 24 hours following cytotoxic treatment. The number of episodes and the degree of nausea were recorded on cards and the response to treatment was assessed as:

Emesis

Complete Response (CR)　= 0 emetic episodes
Major Response (MR)　　= 1–2 emetic episodes
Minor Response (mR)　　= 3–5 emetic episodes
Failure (F)　　　　　　= > 5 emetic episodes

Emetic episode = 1 vomit or 1–5 retches in a 5 minute period.

Nausea

None
Mild　　　　– Did not interfere with normal daily life
Moderate　– Interfered with normal daily life
Severe　　 – Bedridden due to nausea

Results

The control of emesis and nausea are given in Fig. 1. Complete control of emesis (vomiting and retching) was achieved in 17/31 (55%) of cisplatin-treated patients, 14/19 (74%) of non-cisplatin treated patients and in 10/13 (77%) receiving radiotherapy to the abdomen.

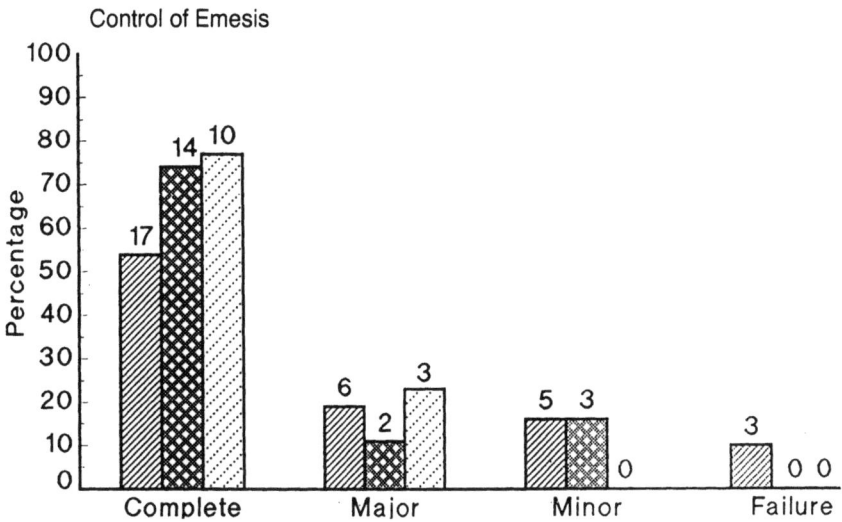

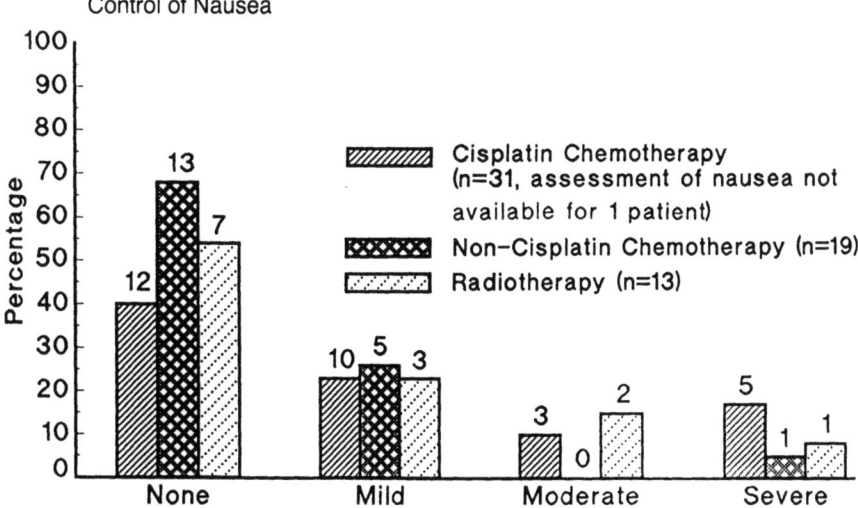

Fig. 1. Results of Ondansetron-antiemetic treatment in Gastrointestinal Cancer

Tolerance

A total of 15 minor adverse events were reported by 11 patients during their course of ondansetron. Headache occurred in 5 patients and sleepiness in 3 patients. The other events were constipation (1), diarrhoea (1), stomach pain (1), colic (1), hiccoughs (1), flushing (1) and xerostomia (1).

Conclusions

Ondansetron has been shown to be safe and effective as a single anti-emetic in this group of patients receiving a variety of cytotoxic treatments. Overall 51/63 patients (85%) had a complete or major control of emesis (vomiting and retching) and nausea was "none" or "mild" in 50/60 patients (83%). Ondansetron was well tolerated and no patients experienced extrapyramidal reactions.

References

1. Gralla RJ, Tyson LB, Kris MG, Clark RA (1987) The management of chemotherapy-induced nausea and vomiting. Med Clin North Amer 71:289–301
2. Wilcox PM, Fetting JH, Nettlesheim KM, Abeloff MD (1982) Anticipatory vomiting in women receiving cyclophosphamide, metotrexate and 5-fluorouracil (CMF) adjuvant chemotherapy for breast carcinoma. Cancer Treat Rep 66:1601–1604
3. Hortobagyi GN, Bodey GP, Buzdar AU et al. (1987) Evaluation of high-dose versus standard FAC chemotherapy for advanced breast cancer in protected environment units: a prospective randomized study. J Clin Oncol 5:354–364
4. Priestman T, Priestman S (1984) An initial evaluation of nabilone in the control of radiotherapy-induced nausea and vomiting. Clin Radiol 35:265–266
5. Marty M (1988) Ondansetron in the prophylaxis of acute cisplatin-induced nausea and vomiting. Eur J Cancer Clin Oncol 25 (Suppl 1):S41–S45
6. Schmoll H-J (1989) The role of ondansetron in the treatment of emesis induced by non-cisplatin-containing chemotherapy regimens. Eur J Cancer Clin Oncol 25 (Suppl 1):S35–S39
7. Priestman TJ (1989) Clinical studies with ondansetron in the control of radiation-induced emesis. Eur J Cancer Clin Oncol 25 (Suppl 1):S29–S33

Zusammenfassung

Therapie des Magenkarzinoms – Zusammenfassung

H.-J. Meyer und H. Wilke

Das Magenkarzinom gehört weiterhin zu den häufigsten malignombedingten Todesursachen bei Männern und Frauen, obwohl die Inzidenz dieses Karzinoms weltweit – so auch in der Bundesrepublik Deutschland – abnimmt. Dabei hat sich insgesamt die Prognose des Magenkarzinoms in den letzten Jahren zwar nicht entscheidend verbessert, jedoch machen klar definierte Operationsverfahren bzw. Neu- und Weiterentwicklungen in der Chemotherapie wie auch in multimodalen Therapiekonzepten eine differenzierte Behandlungsstrategie möglich und notwendig.

Eine Zusammenfassung der derzeit aktuellen Behandlungsmöglichkeiten beim Magenkarzinom soll dazu beitragen, generell die Indikation zum jeweiligen therapeutischen Vorgehen individuell zu stellen, besonders, um für den Patienten belastende und vom prognostischen Aspekt her wenig effektive therapeutische Maßnahmen zu vermeiden.

Zusätzlich wird auf wichtige, vorerst in Studien zu überprüfende Fragestellungen eingegangen, mit dem Ziel, die generell ungünstige Prognose, vor allem in fortgeschrittenen Stadien, zu verbessern. Hier kommt den interdisziplinären Behandungskonzepten zweifelsohne die entscheidende Bedeutung zu.

Chirurgie

Als Behandlungsverfahren der Wahl beim Magenkarzinom wurde und wird weiterhin – u. a. wegen fehlender Verfügbarkeit effektiver alternativer Therapieverfahren bzw. Ergebnisnachweise – die Chirurgie angesehen. Dies trifft besonders für frühe oder fortgeschrittene, lokal begrenzte Tumorstadien zu, unabhängig von der jeweiligen chirurgischen Verfahrenswahl, wie dem sogenannten stadiengerechten oder histologieorientierten Vorgehen im Vergleich zum Konzept der Gastrektomie als Regeloperation.

Allerdings werden in europäischen und anglo-amerikanischen Ländern im Gegensatz zu Japan lediglich 1/3 der Fälle in diesen frühen Stadien diagnostiziert, so daß in aller Regel trotz gesteigerter Resektionsraten (60–80%) bei gleichzeitiger deutlich gesenkter perioperativer Klinikletalität (ungefähr 5%) die Prognose quo ad vitam wenig verbessert werden konnte.

Die damit quasi vorgegebene Überprüfung interdisziplinärer Therapiekonzepte beim Magenkarzinom verlangt allerdings, daß das jeweils gewählte chirurgische Konzept – eingebunden als ein Eckpfeiler – in einem solchen Vorgehen exakt definierbar bzw. reproduzierbar ist. Dies trifft sowohl für das Ausmaß der Resektionsgrenzen am Magen wie auch bei der systematischen Lymphadenektomie zu, jeweils unter expliziter Beschreibung pathohisto- und morphologischer Befunde. Nur bei Beachtung solcher Kriterien bzw. Fakten ist eine objektivierbare Grundlage verschiedener Therapiemodalitäten – speziell auch der jeweiligen chirurgischen Strategie – gewährleistet.

Kurative chirurgische Eingriffe

Vorrangiges Ziel des jeweiligen chirurgischen Eingriffes ist ein kuratives Resektionsverfahren (R0-Resektion); dies gilt für frühe Tumorstadien ebenso wie auch für lokal fortgeschrittene Tumoren und ist – sofern eine R0-Resektion erreicht werden kann – ggf. auch bei organübergreifendem Wachstum des Magenkarzinoms anzustreben. Kurative Resektionen sind dabei generell durch eine Gastrektomie als Regeloperation bzw. bei histologieorientiertem Vorgehen mit subtotaler, distaler Resektion oder Gastrektomie jeweils einschließlich einer systematischen Lymphadenektomie im Kompartment I und II (perigastrisch und entlang der entsprechenden organversorgenden Gefäße) möglich. Eine proximale Magen- bzw. Kardiaresektion mit intraabdomineller Anastomosierung sollte aufgrund unzureichender Radikalität bzw. erhöhter postoperativer Morbidität (vor allem erhebliche Refluxösophagitis) nicht mehr durchgeführt werden.

Unter der Zielvorstellung einer kurativen R0-Resektion ist dabei nun die früher hinreichend lange geführte Diskussion „Pro und Kontra" Gastrektomie als Regeloperation weitgehend in den Hintergrund getreten: zum einen wurden die postoperativen Klinikletalitätsraten nach resezierenden Verfahren und Gastrektomie weitgehend einander angeglichen (ungefähr 3–5%), zum anderen ist die Gastrektomie als Regeloperation als mögliche chirurgische Übertherapie von den onkologischen Forderungen her im Vergleich zum histologieorientierten Vorgehen exakt und numerisch zu erfassen. Dieser Anteil macht lediglich 4–5% der Fälle aus, wenn man z. B. beim Antrumkarzinom vom intestinalen Typ (Laurén-Klassifikation) eine Gastrektomie durchführt, bei dem von den onkologischen Notwendigkeiten her auch eine subtotale, distale Resektion als ausreichend radikal anzusehen ist.

Unberücksichtigt von den jeweiligen Tumorstadien – dem letztendlich aber entscheidenden prognoserelevanten Faktor – können bei potentiell kurativen R0-Resektionen 5-Jahres-Überlebensraten von 50 bis 60% erreicht werden.

Palliative chirurgische Eingriffe

Hierbei ist zwischen den palliativ-resezierenden und -nichtresezierenden Verfahren zu unterscheiden. Palliative Resektionen resultieren dabei aus primär kurativ angestrebter Resektion, wobei dann noch mikro- oder makroskopisch Residualtumor (R 1- oder R 2- Resektionen) in situ verbleiben muß. Ist nach R 2-Resektionen das belassene Tumorgewebe entsprechend meßbar oder evaluierbar, kann u. U. direkt postoperativ eine Chemotherapie angeschlossen werden, um so eine sekundäre Resektion dieses Gewebes zu ermöglichen. Geplante palliative Resektionen können zudem mit dem Ziel der Verbesserung der klinischen Symptomatik, wie chemotherapierefraktäre Dysphagie etc. indiziert sein, ebenso als Notfalleingriff bei den seltenen, ausgeprägten Tumorblutungen oder -perforationen.

Operative, nichtresezierende Verfahren – ausgenommen einer explorativen Laparotomie nach Ausschöpfung der zur Verfügung stehenden diagnostischen, bildgebenden Verfahren – in Form von Gastroenterostomien oder Implantationen von Endoprothesen, vor allem in metastasierten Stadien, sollten heute die Ausnahme darstellen. Hierbei sollte grundsätzlich in Abhängigkeit von der individuellen Situation, ein interventionelles Vorgehen (Laservaporisation, endoskopische Tubusimplantation), eine systemische Chemotherapie oder aber die Kombination beider Behandlungsmodalitäten als Primärmaßnahme erwogen werden.

Strahlentherapie

Die Ergebnisse der alleinigen perkutanen Strahlentherapie beim Magenkarzinom zeigen, daß diese Behandlungsmodalität weder unter kurativen noch palliativen Aspekten die Prognose dieses Tumors verbessern konnte. Das erforderliche große Bestrahlungsvolumen sowie die besonders strahlensensiblen Nachbarorgane wie Leber, Dünndarm, Niere und Myelon lassen höhere Strahlendosen als 50 Gy nicht zu, und dies reicht üblicherweise nicht aus, um mehr als eine Palliation zu erzielen. Es ist nicht zu erwarten, daß die Möglichkeiten der alleinigen Strahlentherapie durch Veränderung des Applikationsmodus (Hyperfraktionierung) verbessert werden können.

Die kombinierte Chemo-/Strahlentherapie gehört zu den Behandlungsansätzen, die perioperativ eingesetzt, die Prognose des lokal begrenzten Magenkarzinoms verbessern konnten. Es gibt ausreichend experimentelle und klinische Daten, die eine solche Therapiemodalität auch beim Magenkarzinom als sinnvoll erscheinen lassen. Allerdings konnten die bisher veröffentlichten Ergebnisse der Chemo-/Strahlentherapie des Magenkarzinoms (vorwiegend Phase-II-Studien) nicht belegen, daß sie gegenüber der alleinigen Chemotherapie Vorteile bietet. Inwieweit die Kombination von modernen und wirksamen Chemotherapieregimen und Strahlentherapie diese Behandlungsergebnisse verbessern kann, müssen zukünftige Studien erweisen.

Eine Weiterentwicklung der Strahlentherapie basiert u. a. auf der Applikation einer zusätzlichen lokalen, nur am Tumor wirksamen Strahlendosis. Erfolge von einer solchen Boost-Behandlung lassen sich derzeit am ehesten von einer intraoperativen Elektronenbestrahlung mit hohen Einzeldosen in Kombination mit einer postoperativen perkutanen Bestrahlung erwarten. Auch dieser

Behandlungsansatz ist rein experimentell und außerhalb von Studien nicht indiziert.

Chemotherapie

Bis vor wenigen Jahren wurde das Magenkarzinom noch als ein weitgehend Chemotherapie-insensibler Tumor angesehen. Wegen der Behandlungsergebnisse, die mit den neueren Zytostatikakombinationen FAMTX, EAP und ELF erzielt wurden, muß es jetzt zu den chemotherapeutisch gut behandelbaren Tumoren gerechnet werden.

Zum jetzigen Zeitpunkt kann die Kombination FAMTX am ehesten als die neue Standardchemotherapie des Magenkarzinoms angesehen werden (Remissionsrate ca. 45%; CR-Rate ca. 10%; mediane Überlebenszeit ca. 9 Monate). FAMTX, das in einer randomisierten Studie von der EORTC gegen FAM geprüft worden war, induzierte signifikant höhere objektive Remissionsraten und führte zu einer signifikant längeren Überlebenszeit als FAM. Allerdings ist die Durchführung des FAMTX-Protokolls an spezialisierte Zentren gebunden (MTX-Spiegelmessung) und darf bei deutlichem Aszites oder Pleuraerguß nicht eingesetzt werden. Unabhängig von dem Ergebnis der EORTC-Studie wäre es wünschenswert, die Kombination FAMTX weiterhin in Studien zu prüfen.

Bei Kontraindikationen gegen FAMTX oder Anthrazykline scheint die Kombination ELF eine sinnvolle Alternative zu sein (Remissionsrate ca. 50%, CR-Rate ca. 10%; mediane Überlebenszeit ca. 11 Monate).

Die Kombination EAP (Ansprechrate ca. 50%, CR-Rate ca. 10%; mediane Überlebenszeit ca. 10 Monate) sollte grundsätzlich nur bei Patienten mit lokal fortgeschrittenen Magenkarzinomen und da auch nur in Studien eingesetzt werden.

Der Stellenwert der Kombinationen FAMTX, EAP und ELF wird derzeit in zwei randomisierten Studien weiter geprüft.

Der wichtigste Prognosefaktor bei der Chemotherapie des Magenkarzinoms ist das Stadium. So wurden bei Patienten mit lokal fortgeschrittenen, irresektablen Magenkarzinomen signifikant höhere Remissionsraten und signifikant längere Überlebenszeiten erzielt als bei Patienten mit Fernmetastasen. Darüberhinaus konnte gezeigt werden, daß Patienten mit lokal begrenzten, irresektablen Tumoren nach chemotherapeutisch induzierter objektiver Remission einer chirurgischen Therapie mit kurativer Intention zugeführt werden können.

Diese stadienabhängige Wirksamkeit von Zytostatika beim Magenkarzinom unterteilt die Chemotherapie des Magenkarzinoms in einen kurativen und palliativen Behandlungsansatz:

Chemotherapie mit kurativer Intention

Bei Patienten mit lokal begrenzten Tumoren soll die frühe, perioperative Chemotherapie dazu beitragen, lokale und systemische Rezidive zu verhindern bzw. die kurative Resektabilität zu erhöhen, wobei Zytostatika üblicherweise prä- oder postoperativ verabreicht werden. Bei diesem Behandlungsansatz steht die Wirksamkeit der Chemotherapie ganz im Vordergrund, so daß Nebenwirkungen durchaus in Kauf genommen werden können.

Die häufiger verwendete postoperative, adjuvante Chemotherapie konnte bisher die Behandlungsergebnisse gegenüber der alleinigen chirurgischen Therapie nicht verbessern. Möglicherweise profitieren Patienten mit fortgeschritteneren Stadien (T3/T4 oder N2) von einem solchen Vorgehen, wie es derzeit in Studien geprüft wird. Außerhalb von Studien besteht keine Indikation für eine adjuvante Chemotherapie.

Als vielversprechend erscheinen multimodale Therapiekonzepte mit einer präoperativen „neoadjuvanten" Chemotherapie. Hier konnte in einigen Studien gezeigt werden, daß Patienten mit primär irresektablen Tumoren nach präoperativer Chemotherapie plus sekundärer Chirurgie krankheitsfrei waren.

Chemotherapie mit palliativer Intention

Bestehen klinisch manifeste Fernmetastasen oder aus medizinischen Gründen Kontraindikationen gegen eine Operation, dann ist die Chemotherapie eine palliative Behandlungsmaßnahme. Unter Abwägung der klinischen Situation (Alter, Allgemeinzustand, Begleiterkrankungen) steht hier die Reduktion bzw. Beseitigung tumorbedingter Symptome im Vordergrund unter Erhaltung einer vernünftigen Lebensqualität und wenn möglich bei einer deutlichen Verlängerung der Lebenserwartung. In dieser Situation sollten außerhalb von Studien nur ambulant durchführbare und gut verträgliche Regime (FAMTX, ELF) eingesetzt werden. Intensive und potentiell nebenwirkungsreiche Zytostatikakombinationen (z. B. EAP) sind deshalb nicht indiziert.

Inwieweit andere prognostisch relevante Faktoren (Allgemeinzustand, Geschlecht, Histologie, Peritonealkarzinose, LDH, tumorbiologische Parameter) in der Zukunft dazu beitragen, die Chemotherapie des Magenkarzinoms differenzierter zu gestalten, muß in prospektiven Studien untersucht werden.

Stadienorientierte Therapie des Magenkarzinoms

Stadium I–III/IV (lokalisiert)

Außerhalb von Studien werden Patienten mit lokal begrenztem Magenkarzinom grundsätzlich primär operiert. Das weitere Vorgehen hängt vom Ergebnis des chirurgischen Eingriffs ab:
- R0-Resektion: Keine weiteren Therapiemaßnahmen
- R1-Resektion: Keine weiteren Therapiemaßnahmen; bei klinischer Manifestation eines Rezidivs hängt das weitere Vorgehen von der Lokalisation und der Möglichkeit eines erneuten chirurgischen Eingriffs ab.

- R2-Resektion: Bei meßbaren/evaluierbaren Tumorparametern kann versucht werden, durch eine sofortige „präoperative" Chemotherapie eine sekundäre Resektion zu ermöglichen.
- Irresektabel: Intensive „präoperative" Chemotherapie mit dem Ziel der sekundären Resektion als kurativer Behandlungsansatz.

In Studien zu prüfende Fragestellungen

- Stadium I/II:
  Eingeschränkte versus ausgedehnte Lymphadenektomie.
  Splenektomie versus Milzerhalt (abhängig von Tumorlokalisation).
- Stadium III/IV (lokal fortgeschritten, resektabel):
  Adjuvante Chemotherapie mit wirksamen Zytostatikakombinationen.
  Adjuvante Chemo-/Strahlentherapie.
  Primäre alleinige Chirurgie versus präoperative Chemotherapie plus Chirurgie; zusätzlich Prüfung der Bedeutung einer postoperativen Konsolidierungstherapie (Chemotherapie bzw. Chemo-/Strahlentherapie).
  Intraoperative Strahlentherapie (IORT).
  Präoperative Chemotherapie plus intraoperative Strahlentherapie.
  Intraperitoneale, postoperative Chemotherapie.
- Stadium III/IV (lokal fortgeschritten, irresektabel):
  Weitere Prüfung des präoperativen Chemotherapieansatzes +/− Strahlentherapie (IORT, perkutan).
- Stadium IV (mit Fernmetastasen/Peritonealkarzinose)

Außerhalb von Studien kann FAMTX in spezialisierten Zentren beim metastasierten Magenkarzinom eingesetzt werden. Bei Kontraindikationen gegen FAMTX (nicht beherrschbarer Ascites/Pleuraerguß, kardiale Risiken) scheint ELF eine sinnvolle Alternative zu sein.

In Studien zu prüfende Fragestellungen

- Entwicklung neuer Chemotherapiekonzepte.
- Prüfung von Chemotherapie plus Zytokine (GCSF, Interferon, etc.)
- Intraperitoneale +/− systemische Chemotherapie bei Peritonealkarzonose.

Neben den o. g. Fragestellungen wird es in der Zukunft von besonderer Bedeutung sein, patienten- und tumorbiologiebezogene Prognosefaktoren in klinischen und experimentellen Studien zu definieren.

Palliative Lokalmaßnahmen beim Magenkarzinom
- Lasertherapie
- Endoprothesen (endoskopische Implantation)
- Ernährungsfisteln (ggf. auch interventionell)
- Strahlentherapie (Knochenmetastasen, etc.).

Kolon-Rektum-Karzinom – Zusammenfassung

H.-J. Schmoll und R. Pichlmayr

Häufigkeit

Das kolorektale Karzinom gehört zu den häufigsten Tumoren mit einer geschätzten Inzidenz (Neuerkrankung pro 100000 pro Jahr) von 20–30 für das Kolonkarzinom und 13 für das Rektumkarzinom und einer Mortalitätsrate pro 100000 und Jahr von 14,2 für das Kolonkarzinom und 9,5 für das Rektumkarzinom. Das bedeutet, daß ca. die Hälfte der Patienten mit Kolonkarzinom und 2/3 der Patienten mit Rektumkarzinom an ihrem Tumor sterben. Die Gesamtinzidenz für Kolon- und Rektumkarzinom beträgt 30–40 und die Gesamtmortalität 20–25 pro 1000000 und Jahr. Das bedeutet für die alte Bundesrepublik eine Gesamtmortalität für Männer von 6000 für das Kolonkarzinom und 4000 für das Rektumkarzinom bzw. für Frauen von 9000 für das Kolonkarzinom und 4000 für das Rektumkarzinom. Die jährliche Gesamtmortalität für kolorektale Karzinome beträgt somit 10000 (Männer) und 13000 (Frauen). Hiermit deutet sich das enorme gesundheitspolitische und menschliche Problem durch die Erkrankung an einem Kolon-Rektum-Karzinom an (s. Tabelle 1).

Tabelle 1. Inzidenz und Mortalität (pro 100000 und Jahr) an Kolon-Rektum-Karzinomen in der alten BRD (1976–1980, Durchschnittswert)

	Inzidenz (geschätzt)	Mortalität	Verstorbene		
			Männer	Frauen	Gesamt
Kolon	20–30	14,2	6000	9000	15000
Rektum	13	9,5	4000	4000	8000
Gesamt	30–40	20–25	10000	13000	23000

Prognosefaktoren

Wie bei fast allen Tumoren ist die chirurgische Therapie die einzige, die eine Heilung ermöglicht. Die 5-Jahres-Überlebensraten betragen 75–80% für das Dukes-A-Stadium, 55–65% für das Dukes-B-Stadium, 25–30% für Dukes C und 5% für Patienten mit primärer Metastasierung. Nach R 1-/R 2-Resektion des Kolonkarzinoms beträgt die 5-Jahres-Überlebensrate 13%, nach R0-Resektion 69%, bzw. 15% und 61% beim Rektumkarzinom.

Für die Optimierung der therapeutischen und insbesondere der adjuvanten Strategien hat man eine Reihe von Prognosefaktoren identifiziert, deren Wertigkeit im einzelnen aber noch nicht klar ist. So ist die *Tumorzelldissemination* bei der Operation ein wichtiger Prognosefaktor: beim Kolonkarzinom beträgt die 5-Jahres-Überlebenszeit bei R0-Resektion ohne Tumorzelldissemination 69%, bei Tumorzelldissemination demgegenüber 47%, bzw. 62% und 46% beim Rektumkarzinom. Ein zusätzlicher Prognosefaktor ist der aborale *Sicherheitsabstand:* die Rezidivrate beträgt bei einem Sicherheitsabstand unter 10 mm 23%, über 10 mm 13%. Ein weiterer, in einigen Studien als signifikant herausgearbeiteter Prognosefaktor ist der *Differenzierungsgrad.*

Die *Onkogene* haben bisher noch keine eindeutige prognostische Relevanz, wenngleich die Aktivierung von myc, ras, erb-B als Folge einer genetischen Amplifikation oder Mutation sowohl bei frühen Adenomen, als auch bei Karzinomen nachgewiesen worden sind. Es ist aber wahrscheinlicher, daß eine ras-Punktmutation mit Nachweis einer erhöhten Konzentration des ras-Onkogenproduktes p21 ebenso wie die Überexpression des myc-Onkogens mit der Malignität der Kolonadenomzellen assoziiert oder auch mit der Genese des Karzinoms zum Teil verknüpft sind und mit der Proliferationsaktivität assoziiert sind; der Nachweis einer prognostischen Relevanz dieser molekularbiologischen Befunde steht aber noch aus.

Eindrucksvoller sind die *zellkinetischen* Untersuchungen von Kolonkarzinomen; der Anteil von Zellen in der S-Phase, meßbar in der Durchflußzytometrie, scheint ein sehr guter prognostischer Parameter sowohl für das Rezidiv nach Operation als auch für das Ansprechen unter Chemotherapie zu sein. Die Befunde bedürfen aber erst der Bestätigung in prospektiven Studien und sollten dringend in solche Studien eingeschlossen werden. Auch die Rolle der *Adhäsionsmoleküle* I-CAM, N-CAM, α-/β-Integrin sowie der Lektine für die Abschätzung des Rezidivrisikos nach Operation ist desgleichen eine Aufgabe zukünftiger prognoseorientierter Studien. Die prognostische Relevanz von *zytogenetischen* Befunden ist noch unklar, wenngleich die biologische Aktivität der Tumoren eng mit makro-zytogenetischen Veränderungen verknüpft ist (Chromosom 5, 17 (p53), 18 (Deletion in Colon Carcinoma, DCC, N-CAM); in Zukunft werden der Nachweis von Supressorgenen (p53, TIMP, DCC) und insbesondere deren Summation eine neue Dimension der Prognoseklassifikation eröffnen. Es kann davon ausgegangen werden, daß neben der reinen Histologie die Kombination mehrerer Faktoren unter Einschluß von molekularbiologischen Befunden, zytofluorographischen Befunden mit Definition des S-Phasenanteils und Oberflächenmolekülen wie

Adhäsionsmoleküle oder Lektine zu einer wesentlich differenzierteren, individuellen Rezidiv- und Prognoseabschätzung führen könnten.

Chirurgie – Primärtumor

Die Therapie kolorektaler *Primärkarzinome* ist – unabhängig vom Alter des Patienten – zunächst eine Domäne der Chirurgie. Bei kurativer Intention werden Primärtumor und entsprechendes Lymphabflußgebiet en bloc reseziert. Dies geschieht auch im Rektumbereich zunehmend durch kontinenzerhaltene Operationen. Eine subtile chirurgische Technik ist die wichtigste Prophylaxe gegen ein Lokalrezidiv. Operationstechnik, Ausmaß der Resektionen und perioperative Maßnahmen sind weitgehend standardisiert. Dies hat in der Vergangenheit zu einer Verminderung des Anteils der palliativen zugunsten der kurativen Operationen geführt und zu einer deutlichen Senkung der Operationsletalität auf insgesamt unter 3%. Die Langzeitprognose konnte aber besonders in den Stadien II and III noch nicht wesentlich verbessert werden. Nach Ausschöpfung der chirurgisch-technischen Möglichkeiten besteht hier die Notwendigkeit der Etablierung wirksamerer adjuvanter oder auch neoadjuvanter Therapiemodalitäten.

Chirurgie – Metastasen

Auch bei *metastasierten, inkurablen Tumoren* besteht in der Regel die Indikation zu einem resezierenden Verfahren. Die Entfernung des Primärtumors erzielt meistens die beste Palliation. Technische Irresektabilität ist selten; die Resektionsrate liegt heute über 90%.

Für die Behandlung von *Lokalrezidiven* und *Metastasen* gilt, daß eine Operation immer dann eine Heilungschance (von jeweils ca. 25–30%) bietet, wenn eine R0-Resektion möglich ist. Dies ist bei Lokalrezidiven besonders nach nicht radikaler Voroperation zu erwarten.

Lebermetastasen sind unabhängig von ihrer Anzahl in der Regel resektabel, wenn sie auf einen Leberlappen beschränkt sind. Da gleichwertige Alternativen nicht zur Verfügung stehen, wird man die Operationsindikation in geeigneten Fällen eher weit stellen. Auch für diese Patienten besteht ein Bedarf an zusätzlichen Therapieverfahren; möglicherweise werden zukünftig multimodale Konzepte an Bedeutung gewinnen.

Adjuvante Therapiemöglichkeiten

Adjuvante systemische Chemotherapie des Kolonkarzinoms

Adjuvante Therapieverfahren haben sich bei einer Reihe von soliden Tumoren mit einem hohen Rezidivrisiko bewährt. Es lag nahe, adjuvante Therapieverfahren auch beim Kolon- und Rektum-Karzinom anzuwenden, zumindest für Patienten mit einem hohen Risiko für Rezidiv, entsprechend dem Ausdehnungsstadium beim Primärtumor. Es handelt sich hier insbesondere um Patienten mit Dukes-B2- und C-Stadium. Der Unterschied zu z. B. dem Mammakarzinom, testikulären Karzinom oder auch Osteosarkom besteht beim Kolon- und Rektum-Karzinom darin, daß keine systemische Chemotherapie zur Verfügung steht, die eine konsistente objektive Remissionsrate in Größenordnungen von 40–50% erzielt, was als Voraussetzung für einen signifikant lebensverlängernden Effekt einer adjuvanten Therapiemaßnahme angesehen wird. Ein weiterer Faktor ist die unterschiedliche Biologie und Proliferationsaktivität der kolorektalen Tumore gegenüber anderen Tumoren. Trotz allem wurden eine Reihe von randomisierten Studien durchgeführt, um die Wirksamkeit von 5-Fluorouracil in den verschiedensten Dosierungen und Kombinationen auf die Rezidivrate und Gesamtüberlebensrate beim Kolonkarzinom zu prüfen. Die Studie der VASOG, GITSG, SWOG und NSABP untersuchten die Kombination 5-Fluorouracil plus Methyl-CCNU. Die NSABP hatte zusätzlich noch Vincristin gegeben, die SOWG BCG. Als Kontrollarm diente entweder eine unbehandelte Kontrolle, ein Arm mit BCG-Immuntheraie oder – in der SWOG-Studie – 5-Fluorouracil plus Levamisol. Die VASOG-, GITSG- und SWOG-Studien ergaben keinen signifikanten Unterschied für krankheitsfreies und Gesamtüberleben. In der Studie der NSABP hingegen zeigte sich ein signifikanter Vorteil für den Chemotherapiearm, allerdings verbunden mit einer erheblichen Toxizität und einer erhöhten Sekundärleukämie-Rate.

Drei randomisierte Studien untersuchten 5-Fluorouracil in Kombination mit Levamisol; insgesamt sind 1838 Patienten in diesen Studien untersucht worden. Es zeigte sich sowohl bei der NCCTG- als auch bei der Mayo-Klinik-Studie ein signifikanter Vorteil für das krankheitsfreie Überleben, aber – und das ist noch viel wichtiger – auch für das Gesamtüberleben für den 5-Fluorouracil-haltigen Therapiearm, allerdings nur für das Stadium Dukes C. Das Rezidivrisiko wird um 41% reduziert, die Todesrate um 33%, nach einem Follow-up von im Median 3 Jahren und maximal 5 Jahren. Dieses Ergebnis kann wegen der großen Patientenzahl von über 300 Patienten pro Arm und einer sorgfältig durchgeführten, kontrollierten Studie nicht angezweifelt werden und muß daher akzeptiert werden als richtungsweisend für das künftige therapeutische Vorgehen. Offen ist allerdings die Frage, ob die Kombination von 5-Fluorouracil plus Levamisol für dieses Ergebnis verantwortlich zu machen ist und ob daher diese Kombination unbedingt erforderlich ist. Da Levamisol keine eigene Antitumoraktivität beim Kolonkarzinom besitzt, darüberhinaus auch nur sehr geringe immunmodulatorische Aktivitäten besitzt und die Modulation der 5-Fluorouracil-Aktivität durch Levamisol in den klinisch verwendeten Dosierungen vernachlässigbar gering ist, kann nicht davon ausgegangen werden, daß Levamisol eine Rolle spielt; als Monosubstanz in der adjuvanten Situation angewendet, hatte Levamisol nur in der NCCTG-Studie eine Verlängerung des krankheitsfreien Überlebens, nicht aber des Gesamtüberlebens erbracht; in den anderen Studien war Levamisol selbst inaktiv gewesen. Viel wahrscheinlicher für das positive Ergebnis dieser Studien ist die hohe verwendete 5-Fluorouracil-

Tabelle 2. Aktuelle Studien zur adjuvanten Therapie des Kolon-Karzinoms

Intergroup-Protokoll (Dukes B_2/C)	
– 5 FU + FA – low dose (20 mg/m^2) d 1–5	6 Monate
– 5 FU + FA – high dose (500 mg/m^2) wöchentlich	6 Monate
– 5 FU + Levamisol wöchentlich	12 Monate
– 5 FU + Levamisol + FA low dose	6 Monate
EORTC – GI-Group-Protokoll	
– 5 FU + Levamisol (Dukes B_2-C)	12 Monate
– perioperative Therapie → systemisch 5 FU + Levamisol (B_2-C)	12 Monate
– portale oder peritoneale 5 FU-Infusion (Dukes A–B_1)	7 bzw. 5 Tage
AIO/CAO-Protokoll (Option) (Randomisation 1:1:2) (Dukes B_2/C)	
– 5 FU + Levamisol	12 Monate
– 5 FU + Levamisol	6 Monate
– 5 FU + FA (20 mg/m^2) d 1–5	6 Monate

Dosis, mit allerdings auch entsprechender Toxizität: alle 4 Studien mit positivem Ergebnis für das Gesamtüberleben hatten im 5-Fluorouracil-Arm eine Kumulativdosis von ca. 20000 mg 5-Fluorouracil gegeben, im Gegensatz zu den „negativen" Studien mit Kumulativdosen zwischen 2000 und 13000 mg.

Die Consensus Development Conference des National Institute of Health, USA, hat im April 1990 folgende Empfehlung zur adjuvanten Therapie des Kolonkarzinoms erarbeitet [1]:
– Im Stadium Dukes B ist die Wirksamkeit einer adjuvanten Therapie wahrscheinlich, aber noch nicht gesichert und bedarf deswegen der weiteren Überprüfung in prospektiven Studien. In diesen Studien ist ein Kontrollarm erlaubt.
– Die optimale adjuvante Therapie im Stadium Dukes C ist noch nicht definiert und bedarf desgleichen der Überprüfung in kontrollierten Studien mit der Fragestellung nach Dosierung von 5-Fluorouracil, Optimierung der Wirkung durch Folinsäure in verschiedenen Schedules und der Therapiedauer. Außerhalb von diesen Studien wird eine Therapie entsprechend dem Intergroup-Studienprotokoll empfohlen mit 5-Fluorouracil/Levamisol für 1 Jahr, beginnend Woche 3–5 nach der Operation.

Die derzeit aktuellen Studienkonzepte sind in Tabelle 2 dargestellt. Patienten sollten nach Möglichkeit unbedingt in das EORTC-Protokoll oder in die geplante AIO-Studie eingebracht werden.

Adjuvante lokoregionale Therapie

Der systemischen Chemotherapie mit 5-FU +/– Levamisol über 1 Jahr steht die deutlich weniger toxische perioperative lokoregionale Therapie mit einer 7tägigen 5-Fluorouracil-Dauerinfusion in die Vena portae über einen intraoperativ gelegten Katheter gegenüber. Die Gesamtergebnisse sind vergleichbar der systemischen adjuvanten Therapie in Bezug auf Verlängerung des rezidivfreien Intervalls und der Überlebenszeit. Die portale adjuvante 5-Fluorouracil-Infusion reduziert allerdings nicht die Häufigkeit von Lebermetastasen; wie auch bei der systemischen adjuvanten Therapie wird das Auftreten aller Metastasenlokalisationen gleichermaßen verzögert, bzw. in einzelnen Fällen verhindert. Da die Toxizität allerdings sehr gering ist und insbesondere die Therapie nur sehr kurz ist, wäre sie im Prinzip der systemischen Therapie über 1 Jahr vorzuziehen; allerdings ist dieses Vorgehen an operative Zentren gebunden, die sich mit der Technik der periportalen Infusion und deren lokalen Komplikationen auskennen.

Da sowohl die systemische Chemotherapie mit 5-Fluorouracil plus Levamisol als auch die präoperative intraportale 5-Fluorouracil-Infusion über 7 Tage (d 1–7 postop.) gleiche Ergebnisse ergibt, sieht die geplante EORTC-Studie die Kombination beider Modalitäten im Vergleich mit der alleinigen systemischen Therapie vor. Als Alternative zur intraportalen Perfusion ist die intraperitoneale Applikation von 5-Fluorouracil über 5 Tage vorgesehen. Die peritoneale Applikation hätte möglicherweise noch den Vorteil, daß die Rate der peritonealen Rezidive gesenkt wird, was bei der portalen Infusion und systemischen Therapie nicht der Fall ist. In dieser Studie werden Patienten mit Stadium Dukes A–C präoperativ in den Arm mit oder ohne frühe perioperative Chemotherapie randomisiert. Nach der Operation werden nur die Patienten der systemischen Chemotherapie zugeführt, die ein Hochrisiko-Stadium Dukes B 2 und C haben. Somit hat die Hälfte der Patienten nur eine systemische Chemotherapie, die andere Hälfte eine perioperative und systemische Chemotherapie; ein weiterer Teil (Stadium Dukes A + B 1) bekommt nur eine perioperative Therapie ohne weitere Therapie.

Während die Intergroup-Studie sämtliche Optionen der adjuvanten Chemotherapie in einer 4armigen Studie für eine große Zahl von Patienten überprüft, will die AIO-Studie 2 Teile der amerikanischen Intergroup-Studie herausgreifen, nämlich den Standardarm mit 5-Fluorouracil plus Levamisol über 12 oder 6 Monate, und als Vergleichsarm 5-Fluorouracil plus Folinsäure (in der wöchentlichen Applikation mit einer Folinsäuredosis von 500 mg/m^2 über 2 Stunden). Diese Studie bedarf einer großen Patientenzahl und die Kooperation aller großen Kliniken, insbesondere auch der chirurgischen Abteilungen; sie hätte den Vorteil, daß die Unsicherheit des therapeutischen Vorgehens in der adjuvanten Situation kanalisiert würde in diese klar definierte Studientherapie und die Patienten nicht außerhalb eines Protokolls und möglicherweise adäquater behandelt werden würden. Zusätzlich können Informationen gewonnen werden über die Möglichkeit der Verkürzung der adjuvanten Therapie von 12 auf 6 Monate oder die Optimierung der adjuvanten Therapie durch Folinsäure.

Adjuvante regionale Therapie nach radikaler Resektion von Lebermetastasen

Als Konzept sehr attraktiv, ist die adjuvante regionale Chemotherapie mit 5-Fluorouracil oder 5-FUDR über die Arteria hepatica nach Resektion von Lebermetastasen in verschiedenen Phase-II-Studien durchgeführt worden. Die medianen Überlebenszeiten der Patienten sind zum Teil fast doppelt so lang zum Vergleich zum konventionellen Vorgehen; allerdings ist der Vorteil der adjuvanten Therapie noch nicht in einer randomisierten Studie überprüft worden. Es empfiehlt sich, diese Patienten im Rahmen der derzeitigen Studie der CAO (Leiter Prof. Hottenrott/Dr. Lorenz, Universitätsklinikum Frankfurt, Abt. für Chirurgie) zu behandeln, die diese Fragestellung im Rahmen einer multizentrischen Studie überprüft.

Adjuvante Therapie des Rektumkarzinoms

Die adjuvante Therapie beim Rektumkarzinom ist etwas problematischer, da häufiger lokoregionäre Rezidive auftreten und die Strahlentherapie eine dezidierte Rolle spielt bei der Behandlung, ebenso aber auch bei der Prävention regionaler Rezidive. Es ist nachgewiesen, daß die postoperative Strahlentherapie die Rezidivrate und die Zeit bis zum Lokalrezidiv verringert, ohne allerdings einen Einfluß auf die Überlebenszeit ausüben zu können. Gleiche Ergebnisse werden gezeigt für die präoperative Radiotherapie. Effektiver ist die kombinierte Radio-Chemotherapie als adjuvante postoperative Maßnahme beim Rektumkarzinom. Durch eine kombinierte Strahlentherapie und Chemotherapie mit 5-Fluorouracil/Methyl-CCNU konnte z. B. die GITSG eine hochsignifikante Verminderung der Rezidivrate, eine signifikante Verlängerung des rezidivfreien Intervalls und eine signifikante Überlebensverlängerung nachweisen. Das gleiche Ergebnis wurde in einer nachfolgenden Studie mit einer 5-Fluorouracil-Monotherapie in einer optimierten Dosis gewonnen [3], so daß das Problem der Sekundärleukämieinduktion durch Methyl-CCNU der Durchführung einer solchen Therapie nicht mehr im Wege stehen würde. Da in 4 Studien ein Vorteil für die adjuvante Therapie nachweisbar war, hat das NCI die adjuvante Radio-Chemotherapie beim Rektumkarzinom Dukes $B_{2,3}$ und C als obligatorisch definiert, nach Möglichkeit allerdings in Studien (Tabelle 3). Das Therapieprotokoll ist in Tabelle 4 dargestellt.

Eine weitere adjuvante Therapiemöglichkeit wäre die präoperative Radiotherapie mit 5-Fluorouracil mit oder ohne Folinsäure. In Pilotprotokollen (Hannover und Erlangen) wurde nachgewiesen, daß dieses therapeutische Vorgehen sicher ist und die perioperative Toxizität nicht verschlechtert wird, so daß ein schlechtes Gesamtergebnis zu erwarten wäre. Der Vorteil einer präoperativen Radiochemotherapie wäre eine maximale Tumorreduktion, maximale Devitalisierung der Tumorzellen mit entsprechend geringerem Risiko für eine zumindest perioperativ bedingte Tumoraussaat und möglicherweise ein reduzierter lokaler Eingriff. Diese beiden Therapieoptionen,

Tabelle 3. Ergebnisse der Studien zur adjuvanten Therapie beim Rektumkarzinom [2]

Studie	Protokoll	n Pat.	5-Jahres-Überlebende		
			Lokal-Rezidiv	Krank-heitsfrei	Gesamt
NCCTG 794751	– RTx	100	25%	42%	47%
	– MeCCNU/FU + RTx/FU	104	13,5%*	63%*	58%*
GITSG 7175	– Kontrolle	58	24%	47%	43%
	– MeCCNU/FU	48	27%	55%	56%
	– RTx	50	20%	55%	52%
	– MeCCNU/FU + RTx/FU	46	10,9%	71%*	59%*
NSABP R-01	– Kontrolle	184		30%	43%
	– RTx	184		33%	41%
	– MeCCNU/VCR/FU	187		42%*	53%*
GITSG 7180**	– RTx/FU + MeCCNU/FU	95		54%	66%
	– RTx/FU + FU	104		69%*	76%*

* $p < 0,05$; ** 3-Jahres-Daten

Tabelle 4. Adjuvante Radio-Chemotherapie bei Rektum-Karzinom Dukes $B_{2,3}$ und C (NCI-Empfehlungen)

1. Beginn 1–2 Monate postoperativ; Erholung von Operation, normaler Ernährungsstatus und normale hämatologische Parameter

2. Woche 1 + 5   → 5-FU   500 mg/m^2 d 1–5

3. Woche 9   → Radiatio: Tumor-Region + Lymphknotenregion
   Dosis: 45 Gy in 4–6 Wochen, gefolgt von 5,4 Gy Boost in 3 Fraktionen auf das Tumorbett

4. Woche 1 + letzte Woche der Bestrahlung   → 5-FU   500 mg/m^2 d 1–3

5. Woche 4 + 8 nach Radiatio   → 5-FU   450 mg/m^2 d 1–5

6. 5-FU-Applikation: i.v. Bolus Injektion

7. Radiatio-Technik: Cave Jejunum/Ileum/Colon; Vierfeldertechnik; Beschleuniger

8. Chirurgie: Markierung der Resektionsgrenzen mit „Radio. Opaque-Clips"

Tabelle 5. Studien zur perioperativen adjuvanten Therapie des Rektumkarzinoms in der BRD

Hannover/Erlangen-Protokoll
- präoperative Therapie: 5 FU + Radiatio
  + postoperative Therapie: FU/FA 6 Monate
- postoperative Therapie: 5 FU + Radiatio

AIO-Studie Dukes $B_{2,3}$ + C
- 5 FU + FA high dose wöchentlich (6 Monate)
- 5 FU + FA → Radiatio → 5 FU/FA
- Kontrolle (nur bis Mitte 1991, danach kein Kontrollarm mehr)

---

die postoperative Radiochemotherapie – mit ihrer nachgewiesenen Wirksamkeit – und die präoperative Radiochemotherapie, gefolgt von postoperativer adjuvanter Chemotherapie, sollen in einer randomisierten multizentrischen Studie überprüft werden. Das Design dieser Studie ist in Tabelle 5 dargestellt. Da ein möglicherweise sehr relevanter Schwachpunkt der amerikanischen Studien die hohe Lokalrezidivrate mit Hinweis auf eine schlechte Primärchirurgie sein könnte, wird in der Hannover/Erlangen-Studie noch ein Kontrollarm mit „optimierter" Chirurgie ohne adjuvante Radiochemotherapie diskutiert. Da diese Studie allerdings nur auf sehr spezialisierte Zentren limitiert bleiben wird, sollten die anderen Patienten im Rahmen der AIO-Studie behandelt werden (s. Tabelle 5), die eine alleinige postoperative Chemotherapie vergleicht mit einer postoperativen Radiochemotherapie mit 5-Fluorouracil/Folinsäure plus Bestrahlung im Vergleich zu einer unbehandelten Kontrolle; der Kontrollarm wird auf Grund der Empfehlungen des NCI in Zukunft geschlossen werden.

Eine adjuvante Therapie außerhalb dieser Studienprotokolle ist im Einzelfall, insbesondere bei besonders jungen Patienten mit hohem Risiko für Rezidiv, indiziert, eine Behandlung im Rahmen eines dieser beiden Studienprotokolle in Deutschland hingegen dringend erforderlich.

Adjuvante Immuntherapie

Nicht beim Rektum-, aber beim Kolonkarzinom scheint eine adjuvante Immuntherapie wirksam zu sein, zumindest in Bezug auf die Reduktion der Rezidivrate und die Verlängerung des rezidivfreien Intervalles. Für eine Beurteilung der Überlebensraten sind die Studien noch nicht lang genug durchgeführt. Als immunmodulatorische Therapie werden sowohl monoklonale Antikörper (17-1A-Vaccine) oder autologe Tumorzellen aktiviert mit New Castle Disease Virus (NDV) als Interferon-Inducer verwendet. In einigen Phase-II-Studien wird zusätzlich Interleukin-2 zur spezifischen Immunstimulation appliziert. Vorgesehen sind desgleichen Studien mit bifunktionellen

Antikörpern, die aber zur Zeit noch in der klinischen Erprobung sind. Außerhalb von kontrollierten Studien ist die Verwendung von adjuvanten Immuntherapien allerdings obsolet, da eine endgültige Beurteilung noch nicht möglich ist und wirksame adjuvante Therapiemaßnahmen (s.o.) zur Verfügung stehen. Problematisch wird die Durchführung kontrollierter Studien mit Immuntherapien, da ein Kontrollarm, zumindest beim Kolonkarzinom, aus ethischen Gründen nach dem Vorliegen der exzellenten Resultate der Intergroup-Studie nicht mehr durchführbar ist. Es ist allerdings zweifelhaft, ob die immuntherapeutischen Modalitäten alleine wirksamer sind und/oder weniger toxisch sind als die adjuvante Chemotherapie. Es läßt sich aufgrund dieser Diskussion erkennen, wie offen das Feld für zukünftige Studien zur adjuvanten Therapie beim Kolon-Rektum-Karzinom ist; so könnte man sich vorstellen, daß die weiteren Therapiemodalitäten „Immuntherapie" und „Chemotherapie" parallel oder sequentiell in ein adjuvantes Therapiekonzept inkorporiert werden.

Palliative systemische Therapie

Chemotherapie

Das Kolon-Rektum-Karzinom besitzt eine hohe intrinsische Chemotherapieresistenz; es gehört zu den Tumoren mit der höchsten intrinsischen Expression von MDR-1, entsprechender der hohen MDR-1-Expression auch bei der normalen Kolonmukosa. Darüberhinaus muß die Kolon-Rektum-Karzinomzelle ein ganzes Panel von weiteren Resistenzmechanismen besitzen. Die wirksamste Monosubstanz ist 5-Fluorouracil mit einer objektiven Remissionsrate zwischen 10 und 20%. Die Dosierung und der Applikationsschedule von 5-Fluorouracil ist entscheidend für die Remissionsrate; allerdings sind die erreichbaren Verbesserungen der objektiven Remissionsrate immer noch so gering, daß das Überleben kaum beeinflußt wird. Die größte remissionsinduzierte Potenz hat die kontinuierliche Infusion von 5-Fluorouracil von höheren Dosen über mindestens 5 bis hin zu über 30 Tagen. Unter dem Aspekt der Praktikabilität bei der rein palliativen Therapie ist aber die 5tägige „Loading"-Therapie gefolgt von einer wöchentlichen Erhaltungstherapie sinnvoller, mit einer nahezu vergleichbaren Wirksamkeit. Die etwas höhere Toxizität bei der wöchentlichen Applikation wird durchaus wett gemacht durch die einfachere Anwendbarkeit, zumal die Dosis bei Toxizität reduziert wird. Auch Mitomycin C und Cyclophosphamid haben eine grenzwertige Wirksamkeit mit einer Remissionsrate von 18%; auch Melphalan und Actinomycin D scheinen wirksame Substanzen zu sein mit einer Remissionsrate von 22% bzw. 15%. Die Nitroseharnstoffe haben eine nur sehr marginale Wirksamkeit von 9–12% und sollten bei diesem Tumor nicht eingesetzt werden.

Sämtliche Kombinationstherapien sind nicht wirksamer als die Monotherapie. So bleibt als einzige Möglichkeit der Therapieoptimierung die Modulation von 5-Fluorouracil. Die Biomodulation mit den Zytostatika Cisplatin und Methothrexat ist zwar wirksam, aufgrund der höheren Toxizität und der aufwendigeren Therapie aber nicht besser als die viel einfachere Modulation durch Folinsäure. In den meisten randomisierten Studien wurde eine signifikant bessere objektive Remissionsrate für 5-Fluorouracil plus Folinsäure gegenüber 5-Fluorouracil alleine nachgewiesen. Allerdings wurde nur in 4 von 10 randomisierten Studien auch die Überlebenszeit des behandelten Patientenkollektivs hierdurch signifikant verlängert. Dies liegt zum einen daran, daß die Verdoppelung der objektiven Remissionsrate doch nur zu einer Remissionsrate von 20–40% führt, wodurch die Gesamtüberlebenszeit des behandelten Patientenkollektivs nur gering beeinflußt werden kann; zum anderen waren die Prognosefaktoren in den jeweiligen Therapiearmen nicht ausreichend balanciert, und es ist in der Regel nicht nach den relevantesten Prognosefaktoren stratifiziert worden. Ein weiterer Faktor ist, daß in den meisten Studien die Patienten äußerst heterogen waren, was die Dynamik der Progression anbetrifft; so war nur bei einer von 10 randomisierten Studien die dokumentierte Progression vor Therapiebeginn ein Eingangskriterium gewesen – ein vermutlich sehr relevanter Prognosefaktor mit einem größeren Einfluß auf das Überleben, als es eine Therapie mit 5-Fluorouracil/Folinsäure haben könnte.

Aufgrund dieser Einschränkung sind somit die Studien auch nicht eindeutig bewertbar für die Analyse des optimalen Therapieregimes. Zur Zeit ist nur die Schlußfolgerung zulässig, daß die 5-Fluorouracil-Aktivität durch Folinsäure signifikant moduliert wird und für den Einzelfall und zum Teil auch für die Gesamtgruppe die Überlebenszeit durch die Kombination von 5-Fluorouracil mit Folinsäure verlängert werden kann. Dieses Ziel kann mit 2 verschiedenen Schemata erreicht werden, und zwar mit der intermittiereden Injektion über 5 Tage, alle 3 Wochen – wobei eine niedrige Folinsäure-Dosis ausreicht in der Größenordnung von 20–25 mg/m^2 –, ebenso durch die wöchentliche Applikation, wobei Folinsäure in einer hohen Dosis von 500 mg/m^2 über 2 Stunden infundiert wird. Das laufende Protokoll der ECOG überprüft in einer 7 armigen Studie sämtliche Möglichkeiten der Dosierungen für 5-Fluorouracil als auch für Folinsäure im Vergleich zu einer 5-Fluorouracil-Monotherapie als wöchentliche Applikation oder als kontinuierliche Infusion; das Ergebnis dieser Studie mit einer großen Zahl von Patienten wird vermutlich Klarheit bringen über das optimale Therapieregime für das metastasierte kolorektale Karzinom.

Solange diese Daten noch nicht vorliegen, sollte man sich bei dem praktischen Vorgehen orientieren an dem Regime der MAYO-Klinik-Gruppe mit einer 5 tägigen intermittierenden 5-Fluorouracil-Injektion plus 20 mg Folinsäure; wenn aus praktischen Gründen die wöchentliche Therapie vorgezogen wird, muß die hohe Dosis von 500 mg Folinsäure gewählt werden, als 2 stündige Infusion mit Injektion von 5-Fluorouracil 1 Stunde nach Beginn der 2 stündigen Folinsäure-Infusion. In jedem Fall sollte die Dosis an die Toxizität angepaßt werden. Die Haupttoxizitäten sind Mukositis/Stomatitis, chemische Enteritis mit Diarrhoe und Knochenmarksdepression mit Leukozyopenie und Thrombopenie. Zusätzlich sollten supportive Maßnahmen wie optimale Antiemese mit selektiven 5 HT 3-Rezeptorantagonisten sowie Stomatitisprophylaxe (eine halbe Stunde Eislutschen während der FU-Infusion) durchgeführt werden. Bei Enteritis sollte Octreocid (Sandostatin®) umgehend eingesetzt werden.

Es ist natürlich zu fragen, ob beim kolorektalen Karzinom überhaupt eine Chemotherapie durchgeführt werden sollte und ob eine Monotherapie mit 5-Fluorouracil ausreicht, oder ob – wenn schon eine Therapie begonnen wird – 5-Fluorouracil durch Folinsäure erweitert werden sollte. Leider liegen nur sehr wenig Analysen der Lebensqualität unter den verschiedenen Therapieformen vor. Die wenigen Studien mit einem Kontrollarm ohne Therapie zeigen ein signifikant längeres Überleben der behandelten Patientengruppe. Andererseits ist die mediane Überlebenszeit immer noch kurz mit 9–14 Monaten, ohne langzeitüberlebende Patienten. Hierfür sollte eine möglichst wenig toxische Therapieform gewählt werden, die aber eine maximale Reduktion der tumorbedingten Symptomatik bewirkt. Dies scheint eher der Fall zu sein bei 5-Fluorouracil plus Folinsäure in niedriger Dosis, entsprechend dem MAYO-Klinik Protokoll, als bei einer 5-Fluorouracil-Monotherapie, wodurch sich die Rechtfertigung für die Therapie mit der Kombination 5-Fluorouracil/Folinsäure ergibt. Allerdings sollten alle zukünftigen Studien nur noch mit einer Lebensqualitätsanalyse durchgeführt werden, da die Lebensqualität ein ebenso wichtiger, wenn nicht gar wichtigerer Endpunkt als die Überlebenszeit ist.

Therapiebeginn

Hieraus ergibt sich auch eindeutig, daß eine Chemotherapie erst bei einer progredienten Erkrankung durchgeführt werden sollte, die zusätzlich noch tumorbedingte Symptome hervorruft, wie Schwäche, Schmerzen, Funktionseinschränkung, Gewichtsabnahme etc. (Tabelle 6).

Tabelle 6. Praktisches Vorgehen – Kolon-Rektum-Karzinom

Therapiebeginn	– bei nachgewiesener Progression – bei Symptomatik (Schmerzen, Schwäche, Gewichtsverlust)

Therapiewahl	– 5FU 425 mg/m² $\Big\}$ d 1–5, q 4–5 Wochen
	  FA 20 mg/m²
	  oder
	– 5-FU 500 mg/m² Bolus, 1 Std. nach Beginn der FA 500 mg/m² 2-Std.-Infusion
	– Wdhlg. wöchentlich

Therapiedauer	– bis maximales Tumoransprechen – nicht länger als 6 Zyklen/Monate – bei CR 2 Zyklen zur „Konsolidierung"
Progreß in Therapiepause	– erneut gleiche Therapie
Progreß unter Therapie	– keine weitere Therapie

Therapiedauer

Unter dem Aspekt der rein palliativen Therapie sollte auch die Therapiedauer beschränkt werden auf das minimal nötige. Dies bedeutet, daß ein Induktionszyklus bzw. eine 4wöchige Therapie abgewartet werden sollte. Sollte die vorher progrediente Krankheit zum Stillstand kommen, sollte die Behandlung weitergeführt werden bis zu maximal 6 Monaten bzw. – bei vorzeitiger Progression – bis zur Progression. Bei No change, Minor Remission oder partieller Remission sollte die Therapie nach 6 Monaten abgebrochen werden und erst bei erneuter Progression – falls der Patient dies noch wünscht – wieder aufgenommen werden. Obwohl randomisierte Studien zu dieser Frage fehlen, kann man davon ausgehen, daß die Gesamtlebenserwartung durch dieses Vorgehen nicht erheblich reduziert wird.

Eine Salvage-Therapie bei Versagen der 5-Fluorouracil/Folinsäure-Kombination sollte – von wenigen Fällen abgesehen – nicht eingesetzt werden.

Weitere Therapieoptionen

Eine experimentelle Therapieform ist die Hochdosistherapie mit hochdosiertem Melphalan unter Einschluß der autologen Knochenmarkreinfusion. Es wurden objektive Remissionsraten zwischen 40 und 55% berichtet, sogar mit 10% kompletten Remissionen. Dies Ergebnis bedeutet, daß auch beim kolorektalen Karzinom die Alkylantienresistenz durch eine entsprechend hohe Dosis überwunden werden kann. Dieses Ergebnis hat Konsequenzen für die weitere klinische Forschung, die das Problem der Hochdosistherapie und/oder der Resistenzmodulation überprüfen muß, z. B. durch Inhibitoren der Gluthationstransferase wie Buthionin-Sulfoximin oder des DNS-Repairs z. B. durch Aphidicholin. Auch das Konzept der Biomodulation der aktiven fluorierten Pyrimidinanaloge muß weiter geprüft werden; verheißungsvoll sind vorläufige Daten zur Modulation von 5-Fluorouracil oder FUDR durch mittelhochdosiertes PALA.

Ob die Modulation von 5-Fluorouracil durch Alpha-Interferon zu – im Sinne der Lebensqualitätsverbesserung und Verlängerung der Lebenszeit – überlegenen Ergebnissen gegenüber einer 5-Fluorouracil/Folinsäure-Kombination führt, wird in laufenden randomisierten Studien zur Zeit geklärt; nach den vorliegenden Daten ist dies allerdings nicht anzunehmen, zumal der biochemische Mechanismus sich nicht von demjenigen bei der Modulation mit Folinsäure unterscheidet. Allerdings sind die Möglichkeiten der Modulation verschiedener Substanzen inklusive der Fluoropyrimidine durch Alpha-Interferon alleine oder in Kombination mit weiteren Modulatoren wie PALA und Folinsäure noch ungeklärt und bietet ein weites Feld der intensives präklinischen und klinische Forschung.

Prognosefaktoren unter Chemotherapie

Für randomisierte Studien und für die Entscheidung, ob eine Chemotherapie beginnen werden soll oder nicht, ist die Kenntnis von Prognosefaktoren bzw. Prädiktoren für das Ansprechen auf eine Chemotherapie besonders wichtig. Eine der wesentlichen Prognosefaktoren ist der Allgemeinzustand, die Tumorausdehnung und die Progredienz der Erkrankung. Von den biochemischen Faktoren ist insbesondere eine hohe Leukozytenzahl über 10000 sowie eine LDH-Erhöhung über das doppelte des Normwertes von erheblicher Bedeutung. Die LDH spiegelt möglicherweise nur die Proliferationskapazität und - aktivität des Tumorleidens wieder; die Leukozytenzahl ist möglicherweise hervorgerufen durch eine tumorbedingte Zytokinproduktion, die bei schnell wachsenden und ausgedehnten Tumoren besonders ausgeprägt sein mag. Zytogenetische und molekularbiologische Prognosefaktoren (Verlust einer Allele vom Chromosom 5, 17, 18) und DNA-Durchfluß-Zytometrie-Befunde sind weitere mögliche Prognosefaktoren, die vielleicht eine höhere Bedeutung haben können als das pathologische Grading.

Immuntherapie

Immunmodulatorische Therapieversuche mit Interleukin-2, Interferon, oder deren Kombination oder IL-2 mit LAK- oder TIL-Zellen sind beim kolorektalen Karzinom unwirksam und sollten nicht weiter erprobt werden. Offen ist, ob IL-2 eine effektive Modulation von 5-Fluorouracil bewirken kann; möglicherweise kann 5-Fluorouracil die Tumorzellen einer Interleukin-2 induzierten Tumorzellyse durch immunkompetente Zellen zugänglich machen. Präklinische, aber auch zum Teil klinische Beobachtungen lassen die Verfolgung dieses Konzeptes interessant erscheinen.

Regionale Chemotherapie

Durch die Entwicklung der Technologie für eine regionale Chemotherapie über die Arteria hepatica über Pumpen oder Portsysteme, die Kenntnis der Blutversorgung von Lebermetastasen kolorektaler Karzinom und die zunehmende Kenntnis der biologischen Verläufe bei verschiedenen Tumorausdehnungen ist die regionale Therapie eine hochinteressante Option im Gesamtkonzept der Therapie des kolorektalen Karzinoms geworden. Aufgrund der hohen Extraktionsrate für Fluoropyrimidine ist die intratumorale, intrahepatische Substanzkonzentration um ein Vielfaches höher als bei systemischer Applikation, die systemischen Spiegel umgekehrt deutlich geringer mit entsprechend geringer bzw. fehlender systemischer Toxizität. Somit ist diese Therapieform für Patienten mit überwiegend oder nur auf die Leber beschränkter Metastasierung im Sinne der palliativen Tumortherapie einer Systemtherapie unbedingt vorzuziehen, da die therapeutische Breite dieses Therapieverfahrens eindeutig höher ist. Der Nachteil besteht darin, daß – sofern bei der primären Operation kein arterielles Zugangssytem implantiert worden ist – eine erneute Operation erforderlich ist, um das Zugangssystem zu implantieren. Dies sollte außerhalb von Studie nur ausgewählten Patienten zugemutet werden, z. B. besonders jungen Patienten mit einer ausgedehnten Lebermetastasierung ohne extrahepatische Metastasierung, die eine Maximaltherapie wünschen.

Die optimale regionale Therapieform ist noch nicht gefunden; nach vorläufigen Berichten besteht die Möglichkeit der weiteren Optimierung der regionalen Therapie durch Modulation von 5-Fluorouracil mit weiteren Substanzen, z. B. Alpha-Interferon, so daß in Zukunft mit einer objektiven Remissionsrate zwischen 50 und 90% gerechnet werden kann mit einem substantiellen Anteil an kompletten Remissionen. Wenn diese vorläufigen Daten sich bestätigen, wäre die regionale Therapie sogar eine kurative Therapieoption für ausgewählte Patienten mit isolierter Lebermetastasierung von insbesondere nicht großem Ausmaß. Darüberhinaus kann die regionale Therapie als präoperative Therapie vor Resektion von Lebermetastasen eingesetzt werden zur Reduktion des intrahepatischen Rezidivrisikos. Aber auch dieses Vorgehen wird derzeit in klinischen Studien überprüft und sollte noch nicht außerhalb dieser Studien angewendet werden.

Analkarzinom

Das Analkarzinom ist ein exzellentes Beispiel einer kooperativen Tumortherapie. Durch die multimodale Therapie mit präoperativer Chemo-/Radiotherapie unter Einschluß von 5-Fluorouracil und Mitomycin C, gefolgt von Resektion, wird eine hohe Rate an nicht verstümmelnder kurativer Operationen erreicht. Wie weit die Gesamtüberlebensrate durch dieses Vorgehen weiter verbessert werden kann, ist noch nicht eindeutig gesichert; aus diesem Grunde sollten die Patienten überwiegend im Rahmen der multizentrischen Studie der CAO und ARO zur Therapie des Analkarzinoms behandelt werden. Es ergeben sich weitere Möglichkeiten der Therapieoptimierung durch die Kombination von 5-Fluorouracil und Mitomycin C mit Carboplatin +/− Alpha-Interferon.

Perspektiven

Während bis vor kurzem die Chemotherapie des kolorektalen Karzinoms als nicht sinnvoll oder nur für den Einzelfall geeignet erschien, öffnen sich durch die intensive Erforschung der Biomodulation von fluorodierten Pyrimidinen durch Folinsäure, Alpha-Interferon, PALA etc. neue Möglichkeiten (s. Tabelle 7). Die arterielle Chemotherapie bei Lebermetastasen bietet ein einzigartiges Modell zur Untersuchung dieser Modulation in optimalen Dosierungen beim Menschen; schon jetzt führt die Chemotherapie mit 5-Fluorouracil plus Folinsäure zu einer objektiven Remissionsrate dieser Metastasen über 50% und einer Ansprechrate von über 90%; es ist zu erwarten, daß weitere Verbesserun-

Tabelle 7. Weitere Entwicklungen bei der Therapie des kolorektalen Karzinoms

---

- 5-FU 24–48 h-Infusion
- 5-FU Modulation mit PALA (oder Alpha-Interferon)
- Reduktion der 5-FU-Toxizität mit Uridin-Rescue
- Topoisomerase-I-Inhibitoren
- Camphotecin-Derivate (33% CR/PR)
- Hochdosis/Mega-Dosis Melphalan plus periphere/autologe Stammzell-Rescue
- Somatostatin-Analoga, hochdosiert
- MDR-Reversion (?)
- Substitution fehlender Suppressorgen-Proteine

---

gen der Modulation zu einer weiteren Verbesserung der Therapie führt. Diese Erkenntnisse können in die Systemtherapie überführt werden, unter sorgfältiger Kontrolle der Toxizität. Von besonders hohem Interesse sind immunmodulatorische Ansätze mit autologer Tumorvaccine mit oder ohne New Castle Disease Virus-Aktivierung, Interleukin-2 oder weiteren unspezifischen Immunaktivatoren wie Muramyltripeptid oder Rubratin. Dies gilt insbesondere für „minimal residual disease" nach der Chirurgie, d.h. für die adjuvante Therapiesituation. Vielversprechend ist der therapeutische Ansatz von bifunktionellen Antikörpern mit hoher Spezifität für Kolonkarzinomzellen, wie 17-1A oder gegen weitere Epitope gerichtete Antikörper. Auch die erweiterte Radio-Immuntherapie unter Benutzung von hochspezifischen Antikörpern mag in Zukunft eine zusätzliche Rolle spielen. Die derzeit in interessanter Entwicklung befindliche photodynamische Therapie wird bei lokal erreichbaren Tumoren eine wichtige Therapieoption im Gesamttherapiekonzept kolorektaler Tumore werden können.

Dringend erforderlich ist die Absicherung der bisher vielversprechenden Daten einer Hochdosischemotherapie mit Alkylantien unter Einschluß von autologer Knochenmarkreinfusion oder peripheren Stammzellen mit Knochenmarkstimulatoren wie G- oder GM-CSF. Parallel hierzu müssen aber auch die molekularbiologischen Therapieansätze verfolgt werden mit Anti-Sense-Oligonukleotiden gegen Onkogenprodukte [4].

Zur Klärung aller dieser jetzt schon vorhanden und in der Zukunft in noch größerem Ausmaß auftretenden Fragen sowohl für die adjuvante Therapie, für die Definition der biologischen und molekularbiologischen Prognosefaktoren, als auch für die Systemtherapie manifest metastasierter Patienten ist eine enge interdiszipläre Kooperation zwischen Molekularbiologen, Pathologen, chirurgischen Onkologen, internistischen Onkologen und Strahlentherapeuten erforderlich. Diese Kooperation kann gerade beim Kolon-Rektum-Karzinom modellhaft intensiviert werden und findet jetzt schon ihren Ausdruck in der gemeinsamen Durchführung innovativer multizentrischer Protokolle. Auch für das Kolon-Rektum-Karzinom inklusive für das Analkarzinom ist die Zeit des therapeutischen Nihilismus und Individualismus vorbei.

Literatur

1. Metzger U (1990) Adjuvant therapy for colon and rectal cancer. NIH Consensus Development Conference. Eur J Cancer 26:753–755
2. Clinical announcement, National Cancer Institute, 14. 3. 1991: Adjuvant Therapy of Rectal Cancer
3. O'Connel M et al (1991) Lack of value for methyl-CCNU (MeCCNU) as a component of effective rectal cancer surgical adjuvant therapy. Proc Am Soc Clin Oncol 10:Abstr 403
4. Tanaka K et al. (1991) Suppression of tumorigenicity in human colon carcinoma cells by introduction of normal chromosomes 5 or 18. Nature 49:340–342

Therapie des Pankreaskarzinoms – Zusammenfassung

H. Wilke, V. Budach, J. Klempnauer, H.-J. Meyer

Das Pankreaskarzinom, das in den westlichen Industrienationen eine zunehmende Inzidenz aufweist, hat eine besonders ungünstige Prognose. Hauptursache hierfür ist der bei Diagnosestellung geringe Anteil früher, radikal resektabler Stadien und eine insgesamt ungünstige Tumorbiologie. Patienten mit irresektablen oder metastasierten Pankreastumoren haben unbehandelt eine mediane Überlebenszeit von 3–4 Monaten. Auch mit Chemotherapie und/oder Strahlentherapie konnte in dieser Situation keine deutliche Prognoseverbesserung erreicht werden. In jedem Fall sollte eine chirurgische Resektion des Tumors angestrebt werden. Allerdings liegen selbst bei kurativer R0-Resektion die 5-Jahres-Überlebensraten nur in der Größenordnung von 5 bis maximal 15%. Eine Sonderstellung kommt allerdings dem periampullären Karzinom zu. Aufgrund des frühen Auftretens eines cholestatischen Ikterus kann zumeist eine Resektion im frühen Stadium erfolgen und die 5-Jahres-Überlebensraten liegen zwischen 25 und 35%.

Chirurgie

Chirurgische Operationsverfahren stehen bei Pankreaskarzinom eindeutig im Zentrum der Therapie, da Chemo- und Strahlentherapie in kurativer und palliativer Intention häufig weitgehend ineffektiv sind. Eine chirurgische Resektion ist übereinstimmend die einzige Methode, eine Lebensverlängerung bei akzeptabler Lebensqualität zu erreichen. Abhängig von der Lokalisation des Tumors stehen hierfür die partielle Duodenopankreatektomie, die totale Duodenopankreatektomie und die Pankreaslinksresektion zur Verfügung.

Eine *partielle Duodenopankreatektomie* ist indiziert beim periampullären Karzinom und beim Pankreaskopfkarzinom. Das Papillenkarzinom ist dabei aufgrund der meist frühen Diagnosestellung in der Regel gut resektabel. Beim Pankreskopfkarzinom muß die Resektabilität intraoperativ geklärt werden. Die Kriterien der Resektabilität sollten durch individualisierte Verfahrenswahl eher großzügig ausgelegt werden, da nicht resezierte Tumoren durch lokale Infiltration zu progredientem Ikterus, Duodenalstenose und heftigen Rückenschmerzen führen können. *Palliative Umgehungsanastomosen* wie Hepaticojejunostomie und Gastrojejunostomie können dabei eingesetzt werden, bewirken jedoch keine wesentliche Lebensverlängerung und sind mit einer Letalität von durchschnittlich 15 bis 20% behaftet. Dies ist wohl höher als die Letalität nach partieller Duodenopankreatektomie, die in erfahrenen Zentrum bei 5–10% liegt. Bei Pankreaskarzinomen im Korpus ist wegen häufig ausgeprägter retroperitonealer Infiltration und später Diagnosestellung zumeist eine Irresektabilität gegeben. In ausgewählten Fällen, insbesondere wenn es sich nicht um ein duktales Pankreaskarzinom, sondern um ein Zystadeno-, ein Azinuszell- oder ein Inselzellkarzinom handelt, sollte eine *totale Duodenopankreatektomie* versucht werden. Das operative Risiko ist gegenüber einer partiellen Pankreatektomie nicht wesentlich erhöht, da eine u. U. komplikationsträchtige Pankreasanastomose entfällt. Dafür stellt die Stoffwechseleinstellung des pankreoprivens Diabetes mellitus ein besonders schwieriges Problem dar. Die Indikation zu einer *Pankreaslinksresektion* ist eher selten gegeben, da Karzinome in diesem Bereich oft sehr spät entdeckt werden und bei Operation häufig bereits nach dorsal infiltrieren. Auch bei Anwendung radikaler Operationstechniken mit ausgedehnter Lymphadenektomie, organüberschreitenden Resektionen läßt sich eine eindeutige Verbesserung der Prognose nur schwerlich belegen. Nach kurativer R0-Resektion beträgt die 5-Jahres-Überlebensrate lediglich 5–10%, wobei periampulläre Karzinome mit 25–35% eine wesentlich bessere Prognose aufweisen.

Strahlentherapie

Das Pankreaskarzinom ist ein nur mäßig strahlensensibler Tumor, bei dem aufgrund der geringen Strahlentoleranz der peripankreatischen Gewebe/ Organe mit der perkutanen Strahlentherapie keine ausreichend tumorwirksamen Dosen appliziert werden können.

Mit den derzeitigen Möglichkeiten der alleinigen Strahlentherapie sind keine kurativen Behandlungsansätze gegeben. Allerdings ist sie eine wertvolle Palliativmaßnahme in der Therapie fortgeschrittener Pankreaskarzinome, mit der bei ca. 50–70% der Patienten symptomatische Erfolge zu erzielen sind. Die Kombination mit einer Chemotherapie scheint darüberhinaus auch eine Verlängerung der medianen Überlebenszeit dieser Patientengruppe zu ermöglichen.

Der Einsatz einer perioperativen Strahlentherapie oder Chemo-/Strahlentherapie mit kurativer Intention ist trotz erster positiver Ergebnisse hoch experimenteller Behandlungsansatz, der weiterhin in Studien geprüft werden muß. Dies gilt sowohl für R0- und R1-Resektionen lokal begrenzter Pankreaskarzinome.

Strahlentherapie mit kurativer Intention

Mit kurativer Intention wurde die Strahlentherapie prä-, intra- und postoperativ und als kombinierte postoperative Chemo-/Strahlentherapie geprüft, wobei in den meisten Studien nur kleinere Patientenkollektive behandelt wurden.

Mit einer präoperativen Bestrahlung mit 40–50 Gy konnten ca. 1/3 der so behandelten Patienten mit lokoregionär begrenzten, aber irresektablen Tumoren in einen resektablen Status überführt werden. Ein erkennbarer positiver Einfluß auf das Gesamtüberleben konnte bisher nicht belegt werden. Ein solches Vorgehen ist derzeit außerhalb von Studien nicht indiziert.

Das gleiche gilt für die intra- (^{125}J-Seeds, Elektronen) oder postoperative Strahlentherapie nach radikaler Pankreaticoduodenectomie. Die Ergebnisse kleinerer, nicht randomisierter Studien zeigen zwar eine Verbesserung der lokalen Tumorkontrolle, aber keinen signifikanten Einfluß auf das Gesamtüberleben.

Eine Verbesserung der Prognose nach R0-Resektion lokal begrenzter Tumoren erscheint durch eine postoperative Chemo-/Strahlentherapie möglich. Kalser et al. konnten 1986 in einer randomisierten Studie mit kombinierter Radiochemotherapie (40 Gy split course + 5-Fluorouracil) im Vergleich zu einer rein chirurgischen Kontrollgruppe zeigen, daß sowohl das rezidivfreie wie auch das Gesamtüberleben nach der Kombinationstherapie verlängert waren. Eine Folgestudie der GITSG unterstützt diese Daten, so daß im kurativen Therapiekonzept des Pankreaskarzinoms der Einsatz einer kombinierten Radiochemotherapie in weiteren prospektiven Studien geprüft werden sollte.

Strahlentherapie mit palliativer Intention

Die alleinige perkutane Strahlentherapie mit Photonen (^{60}Cobalt bzw. Linearbeschleuniger) kann mit palliativer Intention bei makroskopischem Residualtumor oder primär irresektablen Lokaltumoren eingesetzt werden. Die Indikation hierfür sollte allerdings nur bei Patienten mit tumorbedingten Symptomen gestellt werden. In Abhängigkeit von der Strahlendosis (50–60 Gy) können bei ca. 60% der Patienten kurzfristige symptomatische Erfolge (z. B. Schmerzreduktion) erzielt werden. Da ein lebensverlängernder Einfluß der palliativen Radiotherapie nicht belegt ist, muß die durch höhere Strahlendosen bedingte, z. T. nicht unerhebliche Morbidität gegen den erwarteten Benefit abgewogen werden. Im Vergleich mit Photonen wurden mit anderen Strahlenqualitäten (Neutronen und andere schwere Teilchen) bei erhöhten Nebenwirkungen keine besseren Ergebnisse erreicht.

Neben der perkutanen Strahlentherapie kann im Rahmen chirurgisch palliativer Maßnahmen (z. B. biliodigestive Anastomose) eine kombinierte intra- und postoperative perkutane Strahlentherapie eingesetzt werden (spezialisierten Zentren vorbehalten). Hiermit werden Palliativraten von bis zu 80% erzielt. Allerdings ist die intraoperative Bestrahlung (^{125}J-Seeds, Elektronen) mit einer hohen Morbidität (24–40%) verbunden und sollte somit kurativen Behandlungsansätzen vorbehalten sein.

Chemotherapie

Eine Chemotherapie kann als effektiv bezeichnet werden, wenn sie eine akzeptable Zahl an objektiven Remissionen induziert, die Gesamtüberlebenszeit eines behandelten Patientenkollektives (Responder und Nonresponder) positiv beeinflußt oder wenn sie zumindest für einige Patienten ein Langzeitüberleben ermöglicht. Unter diesen Gesichtspunkten muß das Pankreaskarzinom als ein weitgehend chemotherapieinsensibler Tumor angesehen werden. Dies gilt sowohl für die Mono- als auch für die Polychemotherapie.

Aus der Vielzahl, der beim Pankreaskarzinom geprüften Zytostatika induzieren nur 5-Fluorouracil (5-FU), Mitomycin C, 4-Epidoxorubicin und Streptozotozin objektive Remissionsraten von 15–20%. Remissionsraten von 10 bis <15% wurden bei ausreichend großen Patientenkollektiven mit Doxorubicin und Ifosfamid erreicht.

Bisher waren die Ergebnisse der Polychemotherapie der Monotherapie nicht überlegen. Dies gilt sowohl für die Remissionsraten als auch die medianen Überlebenszeiten. In randomisierten Studien waren weder FAM (5-FU, Adriamycin, Mitomycin), FA (5-FU/Adriamycin), noch SMF (Streptozotozin, Mitomycin, 5-FU) einer Monotherapie mit 5-FU überlegen.

Basierend auf den bisherigen Chemotherapieergebnissen gilt die Behandlung mit 5-FU alleine als systemische Standardtherapie.

Chemotherapie mit kurativer und palliativer Intention

Derzeit gibt es keine Indikation für eine alleinige Chemotherapie mit kurativer Intention beim Pankreaskarzinom. Dies gilt auch für eine adjuvante Behandlung.

Inwieweit die perioperative Kombination von Chemo-/Strahlentherapie zu kurativen Behandlungsansätzen beitragen kann, ist Gegenstand von laufenden und zu planenden Studien. Ein solches Vorgehen ist rein experimentell und außerhalb von Studienprotokollen nur im Einzelfall indiziert.

Bei der nur marginalen Effektivität der Chemotherapie muß in der palliativen Behandlungssituation fortgeschrittener Pankreaskarzinome immer überprüft werden, ob das Behandlungsziel nicht auch mit anderen Maßnahmen erreicht werden kann (z. B. Schmerztherapie, Bestrahlung).

Unter Berücksichtigung prognostischer Parameter wie Alter, Allgemeinzustand und Tumormasse kann außerhalb von Studien im Einzelfall ein Therapieversuch durchgeführt werden. Hierbei ist bei lokal begrenzten Tumoren die Therapieindikation eher frühzeitig zu stellen. Bei metastasierten Tumoren sollte mit einer Chemotherapie erst bei tumorbedingter Symptomatik begonnen werden. Second-line-Therapien sind beim Pankreaskarzinom nicht indiziert.

Insgesamt ergibt sich damit folgende *stadienorientierte Therapie des Pankreaskarzinoms:*

Stadium I- (II)

Außerhalb von Studien werden diese Patienten, wenn medizinisch möglich, grundsätzlich reseziert. Das weitere Vorgehen hängt vom operativen Ergebnis ab.

- R0-Resektion: keine weiteren Therapiemaßnahmen.
- R1-Resektion: keine weiteren Therapiemaßnahmen.
- R2-Resektion: bei klinischer Symptomatik kann im Einzelfall eine Strahlentherapie +/− Chemotherapie (5-FU, FAM) eingesetzt werden.
- Irresektabel: Anlage von Umgehungsanastomosen, wenn erforderlich; ansonsten Vorgehen wie nach R2-Resektion.

Stadium III

- Palliative chirurgische Maßnahmen, wenn erforderlich.
- Palliative Strahlentherapie bei Symptomatik.
- Bei jüngeren Patienten in ausreichendem Allgemeinzustand und nicht sehr ausgedehnter Tumormasse kann ein Therapieversuch mit kombinierter Chemo-Strahlentherapie erfolgen.

Stadium IV

- Außerhalb von Studien gibt es keine gesicherte Indikation für eine Chemotherapie.
- Wird die Indikation für eine Chemotherapie gestellt (dringender Therapiewunsch, ausreichender AZ), sollte diese erst bei klinischer Symptomatik bzw. rascher Tumorprogression begonnen werden.
- Ansonsten adäquate Supportivtherapie (Schmerztherapie, Ernährung) und evtl. palliative Strahlentherapie

In Studien zu prüfende Fragestellungen

Lokal begrenzte Stadien (I–III)

R0-Resektion:
- Wertigkeit der Lymphadenektomie
- Stellenwert der erweiterten Resektionsbehandlung mit Gefäßersatz, organüberschreitenden Operationen etc.
- Kriterien der Irresektabilität
- Intraoperative + perkutane Strahlentherapie +/− Chemotherapie
- Postoperative Chemo-/Strahlentherapie

R1-Resektion:
– Gleiche Fragestellung wie nach R0-Resektion

R2-Resektion:
– Postoperative Chemo-/Strahlentherapie

Irresektabilität:
– Kombinierte Chemo-/Strahlentherapie

Metastasierte Stadien (IV)

– Prüfung neuer Substanzen (z. B. Topoisomerasehemmer)
– Prüfung biochemischer Modulatoren
– Prüfung von Resistenzmodulatoren

Sachverzeichnis

Springer-Verlag und Umwelt

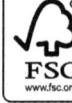